보건의료인을 위한

병태생리학

SEVENTH EDITION

GOULD's Pathophysiology for the Health Professions

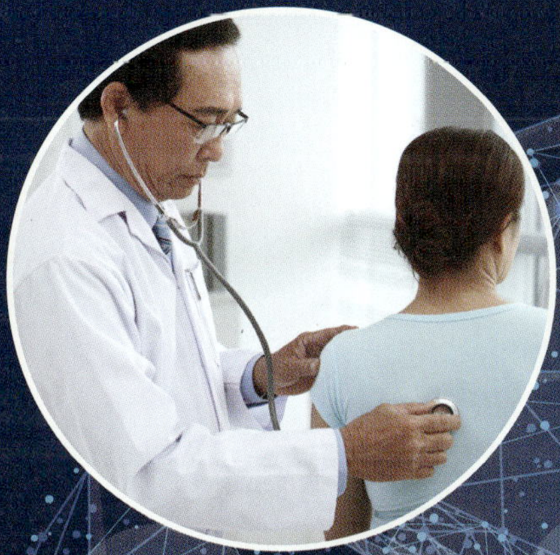

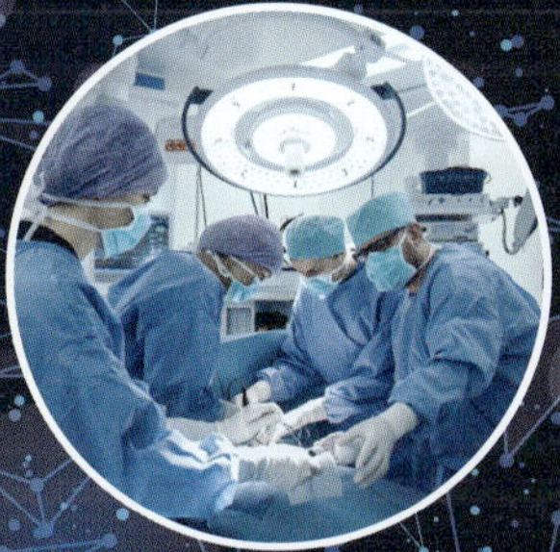

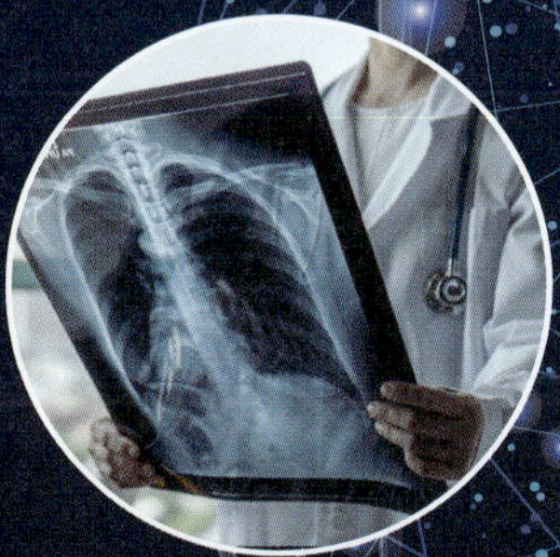

Karin C. VanMeter
Robert J. Hubert 공저

최명애 · 이경숙 · 정재심 · 안경주
채영란 · 조미경 · 황영희 외 공역

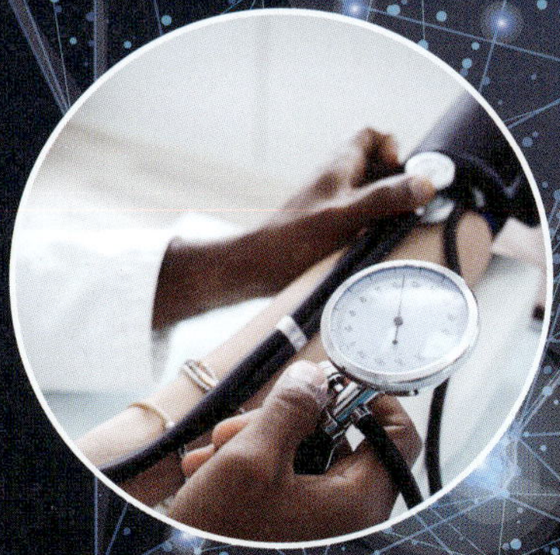

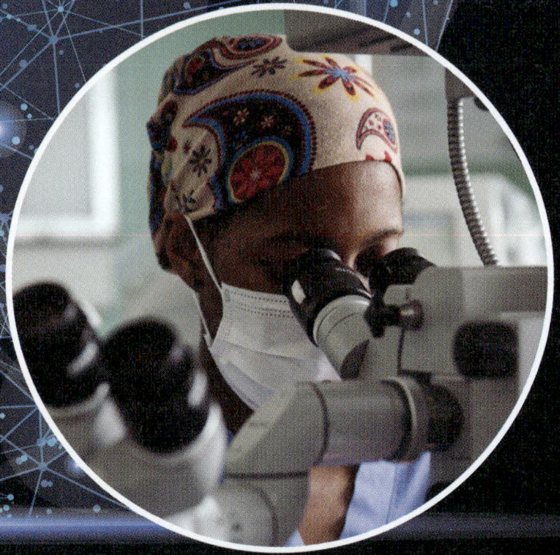

ELSEVIER

계축문화사

보건의료인을 위한

병태생리학

SEVENTH EDITION

GOULD's Pathophysiology for the Health Professions

Karin C. VanMeter, PhD
Lecturer
Austrian Biotech University of Applied Sciences, Tulln, Austria
University of Applied Sciences Upper Austria, Hagenberg, Austria
Lecturer (retired)
Iowa State University
College of Veterinary Medicine
Department of Biomedical Sciences
Ames, Iowa

Robert J. Hubert, BS
Laboratory Coordinator (retired)
Iowa State University
Department of Animal Sciences
Ames, Iowa

집필진〈가나다순〉

대표편집위원 최명애

편집위원 이경숙, 정재심, 안경주, 채영란, 조미경, 황영희

집필진

김진일 제주대학교 간호대학 교수
신기수 중앙대학교 적십자간호대학 교수
신아라 (전) 서울아산병원 호흡치료간호사
안경주 청주대학교 간호학과 교수
유미수 (전) 여주대학교 간호학과 교수
유영미 백석대학교 간호학과 교수
이경숙 강릉원주대학교 간호학과 명예교수
전미양 경상국립대학교 간호대학 교수
정영선 아산사회복지재단 자문역
정우정 경북대학교 간호대학 교수
정재심 (전) 울산대학교 임상전문간호학 교수
조미경 충북대학교 간호학과 교수
채영란 강원대학교 간호대학 교수
최명애 서울대학교 간호대학 명예교수
최혜란 울산대학교 임상전문간호학 교수
홍은희 서울여자간호대학교 교수
황영희 충북대학교 간호학과 교수

제7판 개정판 역자 서문

"보건의료인을 위한 병태생리학"은 2023년 7판 개정판이 출판되어 이에 맞추어 7판 번역판을 출간하였습니다.

7판 번역판은 7판 개정판의 내용변화를 반영하였고, 7판의 용어는 2025년 간호사 국가시험부터 사용하게 될 대한의사협회 의학용어집 제6판 기준으로 변경하였습니다.

7판 번역판은 6판과 동일하게 1부 병태생리학의 배경과 개요, 2부 방어/보호기전, 3부 신체 계통별 병태생리, 4부 생물인자와 병태생리, 5부 환경인자와 병태생리로 구성되었습니다.

그러나 세부적으로 6판과 다르게 '병태생리학이란 무엇인가'의 내용에 '병태생리학에서 쓰이는 기초용어'를 추가하여 '서론'으로 하였습니다. 제1부 3장 순환장애를 '순환장애와 순환계질환'으로 명칭을 변경하고 내용을 조정하여 제3부 8장으로 이동하였습니다. 3장의 '순환장애' 중 전신 혈액 순환장애인 쇼크는 심혈관계 질환에 포함되어 있는 쇼크와 중복되어 삭제하였고 혈관질환을 추가하였습니다. 제9장 심혈관계 질환은 7판 개정판과 동일하게 심장질환, 동맥혈관질환 중 고혈압, 쇼크를 포함하였습니다.

7판 개정판의 기본 형식은 6판과 동일하며, 각각의 신체계통질병에 대한 정보가 보강되었고 피부, 근골격계, 순환계, 호흡계 질환 등에 몇 개의 질병이 추가되었습니다. 공역자들이 장을 분담하여 일차로 7판 개정판과 6판 번역판의 내용을 비교하여 빠진 내용은 삭제하고 추가된 내용을 보완하였으며, 6판 번역판에서 내용이 불분명한 부분을 수정 · 보완하였습니다. 이 작업에 이어 장을 서로 바꾸어 교차검독을 하였으며 교차검독한 장을 편집위원들이 검토하였고 필요시 수정 · 보완하였습니다.

한국보건의료인 국가시험원장이 전국 간호대학에 보낸 공문(2022년 3월 31일)에 의하면 2025년도 간호사 국가시험부터 간호사 국가시험 의학용어기준이 의학용어집 제6판으로 한다고 하였으므로, 이에 맞추어 7판 개정판의 의학용어 번역은 대한의사협회 의학용어집 검색엔진 https://term.kma.org/searchllist.asp을 이용하였으며 검색시에 가능하면 첫 번째 나오는 용어를 선택하여 '용어(영어)'로 표기하였습니다.

질환 설명에서 미국통계치가 제시된 부분에 가능하면 최근 우리나라 통계치를 추가하였습니다. 그리고 미국통계치가 오래된 자료인 경우 삭제하였습니다. 또한 손쉽게 이용할 수 있는 각종 실험실검사(혈액, 소변, 뇌척수액, 혈액응고시간)의 정상치, 혈액응고인자, 체액의 pH, 혈청효소, 동종효소 및 표지자(markers) 등의 내용을 6판과 동일하게 뒷표지 안쪽에 제시하였습니다.

7판 번역판의 공역자는 6판 공역자인 최명애, 이경숙, 정재심, 안경주, 채영란, 신기수, 전미양, 정영선, 조미경, 신아라, 최혜란, 유미수, 황영희, 김진일(존칭생략)과 추가로 유영미, 정우정, 홍은희(존칭생략)가 참여하였습니다.

그리고 7판 번역판 작업을 원활하게 수행하기 위해 역자 중에서 편집위원을 구성하여 최명애, 이경숙, 정재심, 안경주, 채영란, 조미경, 황영희(존칭생략)가 편집위원으로서 몇 차례의 편집작업을 수행하였습니다.

이 책이 완성되기까지 많은 수고를 해주신 계축문화사 사장님과 편집부장님, 직원 모두에게 감사드립니다.

2024년 2월에

대표편집위원 최명애

저자 서문

이 책은 보건의료인이 되기 위하여 대학에서 다양한 건강과학 과정을 이수하고 있는 학생들을 위한 병태생리학 지식을 제공한다. 이 책에서는 주요 질병들을 기술하여 다양한 범위의 질병 정보를 제공하고자 하였다. 이러한 기본 지식들을 이해함으로써 학생들은 그 지식을 임상 실습이나 병태생리학의 특정 분야에 대한 보다 전문화된 과정에서 부딪치는 다른 질환에 적용할 수 있을 것이라 기대한다.

구 성

이 책은 5개의 주요 부분으로 구성되어 있다.

제1부 – 병태생리학 : 배경과 개요

- 병태생리학의 서론으로 용어와 기본적인 세포 변화를 포함한다.
- 체액, 전해질, 산-염기 불균형, 통증과 같은 주제들을 다룬다.

제2부 – 방어 / 보호 기전

- 염증과 치유, 감염, 면역과 같은 주제들을 다룬다.
- 인체 방어와 특정 손상인 화상 후 치유, 기초 미생물, 그리고 면역계의 구성과 기전의 복습 등을 다루는 내용을 포함한다.

제3부 – 신체 계통별 병태생리

- 질병의 선정은 다양한 병태생리 과정 및 병인(病因)에 대한 설명의 필요성 뿐만 아니라 질병의 빈도와 발생률을 토대로 하였다.
- 주요 질병에 대해서는 병태생리, 병인(病因, etiology), 임상 증상, 주요 진단검사, 일반적인 치료방법 및 합병증을 다루었다.
- 기타 선정된 질병들의 경우 의미 있고 독특한 특징들을 강조하였다.

제4부 – 생물학적 요인과 병태생리

- 종양, 청소년기, 임신, 노화와 관련된 정상적인 생리적 변화와 질병 과정에 대한 영향, 그리고 치료를 설명한다.
- 암, 발달 단계와 관련 있는 특정 질병을 다룬다.

제5부 – 환경요인과 병태생리

- 부동, 스트레스와 같은 요인이 5부에서는 가장 주요한 부분이다.
- 일반적인 병태생리에 더하여 다양한 신체계통과 잠재적인 합병증에 영향을 미치는 환경요인을 다룬다.
- 최근 관심이 증가하고 있는 질병의 병태생리와 환자 건강과 관련된 연구와 통계자료를 제시하였다.

형식과 특징

단순하고 간결한 접근뿐만 아니라 기본적인 형식은 4판과 다르지 않다. 몇몇 자료는 이해를 도울 수 있도록 재편하였다. 이 책에서 정보를 제시하는 방법은 이전과 동일하다.

- 종합적인 학습 목표가 각 장에 포함되어 있다.
- 질병에 대한 논의에서는 신체의 기본적인 변화를 설명하기 위한 "단계 설정"때문에 병태생리가 먼저 제시된다. 일단 학생들이 문제의 본질을 이해하면 선행요인이나 원인을 쉽게 파악할 수 있으며, 결과적으로 나타나는 증상과 징후, 합병증과 연관시킬 수 있다. 또한 병태생리에 이어서 진단검사와 치료를 제시하였다.
- 세포 수준의 변화는 의미 있을 때에만 언급하였다.
- 기초 미생물학에 대한 복습은 감염을 다루는 장에 포함되어 있다.
- 흐름도, 모식도, 사진과 같은 많은 도해(illustrations)는 대안적으로 시각적인 학습방법을 제공할 뿐만 아니라 특히 과정이 복잡할 때에는 원문의 내용을 보완하여 명확하게 해준다. 도해는 구조적인 부분과 병태생리학적 변화를 포함하며, 다른 색깔을 사용함으로써 한 과정 내에 다양한 단계나 요인들을 구분하였다.
- 표는 자료를 요약하거나 비교함으로써 학생들이 조금 더 의미 있는 정보를 선택하거나 복습하는 데에 도움을 준다.
- 원문과 구분이 되는 Box에는 질병발생의 경고 증상이나 급성 상태에서의 응급처치 내용으로 구성하였다.
- 진단검사와 치료방법에 대한 간략한 언급은 질병과정에서 발생하는 변화에 대한 이해를 증진시켜 줄 것이다.
- 이해 여부를 확인하기 위해 본문 전체에 걸쳐 질문과 답을 제시하는 형태로 "생각해보기"를 수록하였다.
- 각 장의 끝에 단원 요약과 학습문제를 제시하였다.

새롭게 보강된 부분

- 질병에 대한 정보를 가능한 최신의 내용으로 보강하였다.
- 각각의 신체계통의 질병에 대해 최근의 경향과 연구를 포함하였다.
- 각 부와 장은 "블럭쌓기 접근"으로 재구성하였다: 5부로 구성되었으며 1부 기초과학과 인체 생물학과의 연관성, 2부 질병에 반응하는 인체의 다양한 기전들, 3부 인체계통별 특정 질병, 4부 질병에 영향을 미치는 일반적인 인체 기능 이외의 생물학적인 요인들, 마지막으로 5부 생물학적 기능에는 직접 영향을 미치지 않으나 인체 계통을 통하여 질병에 영향을 미치는 환경 요인들이다.
- 새로운 사진과 도해가 그림(figures)에 추가되었고 표에는 최근의 새로운 내용을 포함시켰다.
- 각 장의 생각해보기를 새롭게 보강한 자료를 토대로 구성하였다.
- 학습가이드는 보강된 내용에 맞추었고 시각기반(visually-based) 질문을 추가하였다.

사용자 지침

특정 지침은 건강과학을 공부하는 다양한 배경의 학생들이 이 책을 쉽게 사용할 수 있도록 돕기 위해 개발하였다. 몇몇 전문가 집단은 진행되고 있는 일반적인 변화뿐만 아니라 독특한 실행모델과 용어를 개발하였다. 어떤 분야에서는 용어의 빠른 변화로 일부 학생들이 어려움을 겪고 있다. 예를 들어 약물의존성 또는 인지장애와 같은 현재의 용어는 많은 동의어를 가지고 있으며, 이들 중 몇몇 용어는 학생들에게 있어 다른 의미로 더 익숙할 수도 있다. 이 책의 본문에서는 혼돈을 피하기 위하여 일반적이면서 전통적인 용어를 사용하였다.

- 간호나 서비스를 받는 대상자는 환자라고 하였다.
- 질병 개체가 관련질환군을 나타낼 때 논의는 그 관련 질환군의 전형적이면서 대표적인 특성이나 일반적인 특성에 초점을 맞추었다.
- 주요 용어는 각 장의 앞부분에 정리되어 있다.
- 학생들이 병태생리학 학습을 시작하기 전에 구조와

기능을 공부한 것으로 가정하였다.

- 이 책은 간결하고 읽기 쉬운 스타일로 쓰여져 있으며 충분한 과학적, 의학적 용어를 포함하고 있다. 이는 학생들의 전문적인 용어 및 적절한 의사소통 능력의 습득을 돕기 위해서이다. 다만 고도의 기술적인 접근을 피하여 과학적인 배경 지식이 적은 학생들도 학습할 수 있도록 하였다.
- 본문 내용 중의 수치는 종종 학생들을 혼돈하게 하고 기본적인 개념으로부터 주의를 분산시킨다. 그러므로 특정 숫자는 원리를 이해함에 있어서 도움이 될 때에만 포함시켰다.
- 진단검사 및 치료는 병태생리학을 학습하면서 학생들의 응용을 돕기 위해서 일반적인 내용을 제시하였다. 이는 학생들에게 특정 질병이 환자에게 미치는 영향 및 개별적인 간호가 필요할 경우 적용 가능한 방법을 인식하도록 하기 위한 것이다. 진단검사는 질병과정이나 치료 경과를 지켜보는 것에 대한 중요성뿐만 아니라 진단을 내리기 전에 자료수집의 범위에 대한 인식을 넓혀준다.
- 특정 약물은 질병사례에 제시하였다. 약물은 속명(generic name)으로 분류하며, 이는 일반적으로 상품명(trade name) 앞에 나온다. 특정 장에서 제시된 예는 권장하는 사항이 아니며, 약물 분류에서 자주 사용되는 대표적인 약물로 제시하였다.
- 약물과 치료의 유해작용에 대한 정보는 잠재적인 문제가 있는 경우, 예를 들면, 감염의 위험성이 높아지는 경우나 건강관리팀(health care team)의 특별한 주의가 요구되는 경우만 포함시켰다.

자 료

이 책에는 :

- 선정된 참고문헌의 목록이 각 단원의 마지막에 정리되어 있다.
- 책의 뒷표지 안쪽에 참조표(Reference table)를 수록하였으며, 이 표에는 혈액, 뇌척수액, 소변의 정상 수치와 체액의 pH, 혈액 응고 인자와 진단 검사의 목록을 포함하였다.
- 각 장의 참고문헌과 웹사이트는 주로 정확한 정보와 지속성이 있는 건강관리 집단 및 전문 기관의 사이트로 구성하였다.

이 책을 위해 시간과 노력을 아끼지 않은 교정자와 편집자에게 감사드리며 이 책이 유용하게 사용되기를 바란다.

Robert Hubert
Karin VanMeter

목차

제3부 신체 계통별 병태생리

제4부 생물인자와 병태생리

제5부 환경인자와 병태생리

서론

1. 병태생리학이란 무엇인가?

병태생리학은 질병 과정에서 초래된 신체의 생리적인 변화 즉, 기능적인 변화를 다루는 학문으로 인체의 정상 구조와 기능에 대한 지식에 기초를 두고 있다. 질병은 세포 수준에서 시작하므로 처음에는 인체의 구조와 기능의 변화가 드러나지 않을 수도 있고, 질병이 진행되면서 구조와 기능의 변화가 명확하게 나타날 수도 있다. 이와 같이 병태생리학은 병리학의 측면, 즉 질병과 연관된 세포와 조직 변화의 실험실연구(laboratory study)를 포함하고 있으나 병리학과는 차이가 있다. 병리학은 질병의 원인 및 발생기전과 그 결과로 인하여 변형된 병적인 형태와 구조를 분석하고 종합하여 질병을 이해하고 진단하는 데에 초점을 두고 있다.

1) 건강과 질병의 이해 (Understanding Health and Disease)

질병은 정상적인 구조와 기능에서 벗어나거나 안녕(wellness)상태로부터 벗어난 것으로 정의할 수 있다. 세계보건기구(World Health Organization)는 건강을 '신체적, 정신적, 사회적인 안녕'으로 정의하였다.

개인마다 다양한 인생 경험과 유전적인 차이, 환경적 영향이 각기 다른 배경을 만들기 때문에 건강상태를 정의하는 것이 쉽지 않다. 신체적으로는 장애가 있는 사람도 건강한 상태일 수 있으며, 평소에 건강한 사람도 부상이나 수술로 특정 부위에 일시적인 장애가 생길 수는 있지만, 개인의 전반적인 건강상태가 변한 것은 아니다.

항상성(homeostasis)은 외부 환경의 변화와 관계없이 인체의 내환경이 비교적 안정되게 유지되는 것이다. 질병은 신체에 현저한 변화가 일어날 때 발생하며, 중재(intervention)없이는 항상성이 유지될 수 없는 상태로 이끈다. 비교적 일정하거나 안정적인 내환경(internal environment) 상태를 항상성 또는 정상상태라 하며, 정상상태 하에서 항상성은 혈압, 체온, 체액의 균형 등이 안정적인 상태로 유지되는 것이다. 인체 내에서 작은 변화들이 자주 일어날 때 곧 보상기전(compensatory mechanism)이 작용하고 항상성은 빠른 속도로 회복되므로 사람들은 이러한 변화나 보상작용이 일어나는 것을 알아차리지 못한다.

혈압이나 맥박 또는 검사결과(laboratory data)와 같은 건강척도의 "정상"치를 정의할 때, 이들 수치는 대개 평균이나 정상범위로 나타낸다. 이러한 수치는 전형적으로 건강한 사람에게 기대되는 것이나 절대적인 것은 아니다. 건강한 사람에서 이들 수치는 연령, 성별, 유전, 환경 그리고 활동정도와 같은 요인에 따라 달라질 수 있다. 잘 훈련된 운동선수들은 일반인보다 심박동수가 느리며, 혈압은 건강한 사람들의 경우에도 나이가 들수록 약간 증가한다. 또한, 혈압은 활동이나 체위변화와 같은 변화에 반응하여 매일 작은 변동이 있다. 그러므로 혈압이나 맥박의 정상치를 단일 수치로 기술하는 것은 불가능하다. 개인의 신체 사정(assessment)시 검사수치와 건강척도의 지표(indicator)가 함께 고려되어야 하는 것은 매우 중요하다.

이와 마찬가지로, 이 책에서 다루고 있는 특정 질병에 대한 논의는 그 질병의 전형적인 특성을 일반적으로 기술한 것이며 개인에 따라 임상 양상에 차이가 있을 수 있다.

2) 병태생리학의 개념과 범위 (Concept and Scope of Pathophysiology)

병태생리학은 세포의 정상적인 구조와 기능의 상실 혹은 변화를 기본으로 하고 있기 때문에 인체의 구조와 기능에 관한 지식을 이용한다. 특정 계통(system)이나 기관(organ)에 영향을 주는 많은 질병들은 정상구조 및 기능과 직접적으로 연관된 일련의 증상 및 징후를 나타낸다. 하나의 기관(또는 조직)이 정상적으로 기능하지 못할 때 다른 기관과 계통에 동시에 영향을 준다. 예를 들어 간이 손상되면 혈액응고인자들이 생산되지 못해 과다한 출혈이 발생한다. 피부가 노랗게 착색되는 황달은 빌리루빈(bilirubin)을 배출하는 간의 기능에 문제가 생겼다는 또 다른 징후이다. 또한 염증이나 감염의 진행과 같이 질병의 원인과 관련된 병태생리학의 기본적인 개념은 많은 질병에 공통적이다. 간의 염증은 조직 부기(swelling)를 유발하고 간 피막을 신장(stretching)시켜 통증을 야기한다. 신장(kidney)의 염증 시에도 동일한 기전으로 통증이 초래된다. 이와 같은 원인-효과 관계는 증상 및 징후로 정의되며 특정 질병을 연구하는 데 유용하다.

본문에서는 질병의 진행과정에 대한 종합적인 개요를 제공하기 위해 주요 질환들에 초점을 두었다. 주요 질환 이외에 질환을 광범위하게 설명하기에 적합한 질병도 포함시켰다. 이러한 질병에 의해 설명되는 원리는 임상에서 접하게 되는 다른 질병에도 적용할 수 있으며, 여러 아형(subtype)이 있는 질병을 설명하는 데도 이용된다. 예를 들어, 본문에서 기술한 신장질환인 사구체신염(glomerulonephritis)의 한 가지 형태인 급성 사슬알균감염 후 사구체신염(post streptococcal glomerulonephritis)을 사구체신염의 여러 유형을 대표하여 설명하였다.

질병의 예방이 건강관리의 주안점이 되고 있다. 특정 질병을 유발한다고 알려졌거나 특정 질병의 선행요인(predisposing factor)이 되는 요인은 더 효과적인 예방 프로그램을 개발하는데 사용되고 있다. 또한 특정 질병의 발생을 줄이기 위해 보다 더 의미있는 요인을 발견하고, 더 많은 자료를 수집하려는 노력이 중요하다. 미국의 질병통제예방센터(Centers for Disease Control and Prevention, CDC)에서는 모든 질병 유형에 대한 자료를 모으는데 중요한 역할을 담당하고 있으며 질병 예방을 위한 근거기반의 권고안을 제공하고 있다. 예방은 정기적인 예방접종 프로그램을 시행하고 선별검사 프로그램에 참여할 것을 격려하는 등의 활동을 포함한다(예, 시력검사와 혈압측정 등). 지역사회 건강프로그램이 개발되고, 인터넷으로 이용 가능한 정보의 양이 증가함에 따라 건강관리자는 지역사회 주민을 포함한 많은 사람들의 질문에 응답하는데 더 많이 관여하게 되며 지역사회에서 적절한 예방 방법을 증진시킬 수 있는 기회를 갖는다. 병태생리학의 지식은 간호전문직에서 질병 예방 방법을 가르칠 수 있는 기초가 된다.

병태생리학을 공부하면서 학생들은 많은 질병들의 복잡성, 진단과 치료과정에서 부딪치는 어려움, 그리고 일련의 증상 및 징후 혹은 예후가 나타내는 함축적인 의미(implication)들을 알게 될 것이다.

학생들이 병태생리학을 이해하게 되면 질병의 증상 및 징후, 잠재적인 합병증 등과 같은 요인들을 더 잘 이해할 수 있다. 그리고 건강관리 전문인이 확고한 지식을 가질 때 대상자들이 요구하는 적절한 정보를 제공하는 것이 가능하다.

질병이나 비정상적인 상태는 기관(organ)이나 계통의 육안 수준에서뿐만 아니라 세포 또는 현미경 수준에서의 변화를 포함한다. 병태생리학은 기관 수준에서의 비정상적인 영향에 초점을 두지만 세포의 변화는 이러한 영향을 완전하게 이해하는데 필수적이다. 병리학 실험실 연구는 질병의 원인을 확립하는데 특히 유용한데, 생검(살아있는 조직의 매우 작은 양을 떼어내는 것)을 통해 조직표본을 검사(examine)하기도 하고, 수술로 표본을 얻거나, 부검(사후에 조직을 관찰)하기도 한다. 체액을 분석하는 것 또한 병태생리학적으로 진단을 내리는 데 필수적인 수단이다.

인체구조와 기능에 대한 지식은 병태생리학 공부에 상당한 도움이 된다. 하나의 질병이 신체의 여러 기관이나 조직에 영향을 미칠 때에는 인체의 구조와 기능에 대한 탄탄한 기초가 특히 중요하다. 예를 들면, 신장질환은 레닌-안지오텐신-알도스테론(renin-angiotensin-aldosterone) 기전을 통해 심혈관 기능에 영향을 준다. 즉, 인체 내 변화된 기능을 이해하기 위하여 인체 기능에 대한 지식을 빠르게 적용할 수 있을 때 한 기관의 질병에 의한 효과가 다른 계통에 중요한 영향을 미친다는 것을 더 쉽게 이해하고 기억할 수 있는 것이다.

3) 새로운 발전과 경향 (New Developments and Trends)

의료정보와 지식의 지속적인 업데이트(update)는 학생들과 임상전문가들 모두에게 요구된다. 건강관리(health care)의 모든 영역에서 매우 빠른 속도로 끊임없는 발전이 이루어지고 있다. 이는 일차적으로 기술의 변화 때문이다.

새롭게 밝혀진 질병의 원인과 장애의 병태생리에 대해 더 구체적인 내용이 밝혀지고 있다. 진단검사는 향상되고 있으며 더 효과적인 약들이 개발되고 있다. 이와 같이 기술은 건강관리의 많은 면을 크게 변화시켰다.

많은 질병을 예방하고, 관리하며 치료하기 위해 광범위한 연구들이 지속적으로 이루어지고 있다. 예를 들면, 연구를 통해 대부분의 자궁경부암이 사람유두종바이러스(human papillomavirus, HPV)의 감염에 의해 초래되었다는 것이 밝혀졌다.

다음 단계는 사람유두종바이러스의 가장 흔한 균주(strains)에 대해 효과적인 백신을 개발하는 것이었다. 임상실험에서 백신이 자궁경부암으로 발전하는 여성의 수를 감소시키는 것으로 밝혀졌다. 몇 년이 지난 지금 이 백신은 자궁경부암 예방을 위해 젊은 여성에게 사용되고 있다. 이 백신이 자궁경부암을 100% 예방하지는 못하지만 정기적인 선별검사와 같은 건강예방 행위를 유지하게 되면 실제적인 자궁경부암의 발생과 이로 인한 치료비용이 많이 감소될 것으로 기대된다.

따라서 학생들과 임상전문가(실무자)들은 계속하여 새로운 정보를 확인하는 것이 필수적이며, 이를 위해 전문학술지를 읽거나 세미나에 참석하며, 전문가 웹사이트(website)와 같은 신뢰롭고 정확한 자원(resources)을 이용해야 한다. 그리고 가까운 미래에는 전자장치(devices)가 흔하게 이용되기 때문에 건강관리에 많은 변화가 기대된다. 예를 들어, 피부 밑에 이식된 센서는 당뇨병 환자들의 혈당수치를 측정할 수 있고 환자의 요구에 맞게 적절한 양의 인슐린을 분비하도록 한다.

건강관리의 미래는 인공지능, 3차원 프린팅, 로보틱스, 나노(nano) 등과 같은 기술을 포함할 것이며, 기술발전에 따른 비용 증가는 입원 또는 만성질환 간호에 소요되는 비용과 맞먹어 균형을 이루게 될것이다.

2. 병태생리학에서 쓰이는 기초용어

기초적인 용어를 이해하는 것은 새로운 학문을 배우는 데 필수적인 첫째 단계이다. 질병과정, 병인, 질병의 특징, 질병의 예후에 대한 용어를 다음과 같이 제시한다.

1) 질병과정(The Disease Process)

다음은 질병과정(processes)의 진행을 논의하는 데 자주 이용되는 용어들이다. 그러나 어떤 하나의 질병을 설명하는데 이 용어들이 모두 사용되는 것은 아니다.

- 진단(diagnosis) : 증상과 징후의 평가, 임상 검사, 또는 다른 도구를 사용하여 특정 질병을 확인하는 것을 말한다.

- 병인(etiology) : 특정 질병의 원인이 되는 요인을 말하며 한 가지 또는 여러 가지일 수 있다. 병인의 요인에는 선천적 결손, 유전질환, 바이러스나 세균 같은 미생물의 침입, 면역장애, 대사장애, 퇴행성 변화, 악성종양, 화상, 외상, 환경인자, 그리고 영양결핍 등이 있다.

2) 병인(Etiology) - 질병의 원인

- 특발(idiopathic) : 질병의 원인을 모를 때 사용하는 용어이다.
- 의인(iatrogenic) : 치료나 시술로 인해 또는 오류(error)가 질병의 원인이 되는 경우를 말한다. 의인성질환의 예로는 유치도뇨관 삽입 후 발생하는 방광염, 처방된 약을 복용했을 때 생기는 골수손상 등이 있다.
- 선행요인(predisposing factor) : 개인에서 질병 발생을 증가시키는 경향을 포함한다. 선행요인은 질병에 대한 고위험을 나타내지만 그 질병이 반드시 발생된다는 것은 아니다. 예를 들어, 질병에 잘 걸리는 선행요인이나 고위험 요인은 연령, 성별, 유전적 요인, 직업적 노출, 또는 식이요법(dietary practice)을 포함한다.
- 예방(prevention) : 특정 질병의 병인 및 선행요인과 밀접하게 연관되며 예방법으로는 예방접종, 식이 또는 생활방식 변화, 주위 환경에서 해로운 물질 제거, 흡연과 같은 잠재적인 해로운 행동을 중단하는 것 등이다.

3) 질병의 특징

- 발병기전(pathogenesis) : 질병의 발생이나 특정 질병의 진행과 관련된 조직 변화에 관여되는 일련의 사건(sequence of events)을 말한다.
- 질병의 시작(onset) : 갑작스럽고 명확하거나 급성일 수 있는데 가령 위장염(gastroenteritis)의 경우 구토, 복통, 설사를 동반한다. 또는 잠행성으로(insidious) 나타나기도 하는데, 징후가 모호하거나 매우 약하며 서서히 진행된다. 간염(hepatitis)이 이런 예 중의 하나이며 하나의 질병 발생에도 여러 단계가 있을 수 있다.
- 급성질병(acute disease) : 고열이나 심한 통증과 같은 뚜렷한 징후를 나타내고 매우 빠르게 발생하는 단기간의 질병을 말하며, 급성충수염(appendicitis)을 예로 들 수 있다.
- 만성질병(chronic disease) : 서서히 발생하고 오랜 시간 지속하며 영구적인 조직 손상을 일으킨다. 만성질병은 간헐적으로 급성 형태로 나타나는 것이 특징이며, 류마티스 관절염이 이에 속한다.
- 무증상 상태(subclinical state) : 증상이 없는 상태로 병태생리학적 변화가 일어나는 상황에서 존재하나 몇몇 기관(organs)들은 예비용량이 크기 때문에 질병이 심각해질 때까지 명확한 증상과 징후를 나타내지 않는다. 예를 들면, 신장손상은 증상이 나타나기 전에 이미 신부전 단계까지 진행될 수 있다.
- 잠재기(latent stage) : 임상 징후가 명백하지 않으며 몇몇 질환에서 나타난다. 감염성 질환에서 잠재기는 미생물에 노출되어 증상 및 징후가 시작될 때까지의 시간을 의미한다. 이 시기는 하루 정도 지속되거나 며칠 혹은 몇 주가 되기도 한다.
- 전구기(prodromal period) : 질병의 초기 발생 시기로 환자가 신체의 변화를 인지하나 징후는 비특이적이다. 예를 들면 피로, 식욕상실, 두통 등이 나타난다. 종종 감염의 초기에 위협을 느끼는 감각이 발생한다. 전구기 동안에는 검사 결과가 음성으로 나타나므로 진단을 내리기 어렵다.
- 질병의 소견(manifestation) : 질병의 임상적 증거인 증상과 징후이다. 증상과 징후는 특정 문제를 진단하는데 중요하며 국소적 또는 전신적으로 나타난다. 발적이나 부기(swelling)와 같은 징후는 국소적으로 문제가 있는 부위에 나타난다. 발열은 전신적

으로 나타나며 질병의 일반적인 지표가 된다.

- **증상**(symptom) : 주관적인 느낌으로 통증이나 구역(nausea) 등이 있다.
- **징후**(sign) : 환자 외에 다른 사람이 명백히 관찰할 수 있는 객관적인 지표이다. 문제가 있는 부위에서 피부발진이 발견되는 것은 국소적인 징후이며 발열은 전신적인 징후이다.
- **병터**(lesion) : 조직의 특정한 국소 변화를 지칭하는 용어이다. 국소 변화는 간세포의 병리학적 변화를 검사할 때와 같이 현미경으로만 보일 수도 있고, 피부의 수포나 여드름과 같이 눈에 잘 보일 수도 있다.
- **증후군**(syndrome) : 증상 및 징후의 집합을 말하며 이들은 보통 특정 상태에 대한 반응으로서 함께 발생한다.
- **진단검사**(diagnostic test) : 특정 질병의 진단을 도와주는 검사실 검사이다. 적절한 검사는 환자의 소견과 질병력, 의사의 검진 및 특정(specific) 질문에 대한 환자의 답변을 토대로 하여 시행된다. 이러한 검사들은 치료에 대한 반응이나 질병의 진행을 모니터링하는데 이용된다. 검사의 종류로는 혈액과 같은 체액의 화학적 분석, 검체(생검 혹은 신체 분비물)의 조직과 세포검사, 체액이나 조직검체에서 나온 미생물 검사, 방사선 검사 등이 있다.
- **질병의 완화**(remission)**와 악화**(exacerbation) : 질병의 과정이나 진행을 나타낸다. 완화기에는 질병의 소견(증상 및 징후)들이 영구적이거나 일시적으로 줄어드는 반면, 악화기에는 질병의 정도가 심해지고 증상 및 징후가 악화한다. 류마티스 관절염(rheumatoid arthritis)은 전형적으로 통증과 부기(swelling)가 줄어드는 완화기와 이들 증상이 심하게 나타나는 악화기가 번갈아 나타난다.
- **촉진요인**(precipitating factor) : 위급한 에피소드(episode)를 유발하는 상태를 말하는 것으로 발작(seizure)장애가 있는 사람에서의 발작을 예로 들 수 있다. 촉진요인은 소인과 다르다. 만일 어떤 환자가 고콜레스테롤 식이를 한다면 관상동맥질환과 협심증(angina)에 걸리기 쉬운 소인이 될 수 있고, 협심증 발작은 매우 추운 날에 눈을 치우다가 촉진될 수 있다.
- **합병증**(complication) : 원래의 질병이 시작된 후 새롭게 발생하는 이차적인 혹은 추가적인 문제들이며 예를 들어, 심장발작이 일어난 후에 합병증으로 울혈성 심부전이 발생할 수 있다.
- **요법**(therapy) **혹은 치료중재**(therapeutic intervention) : 회복을 촉진시키거나 질병의 진행을 늦추는데 사용되는 치료적 방법으로 수술, 약물, 물리요법, 대체요법 또는 행동수정 등이 있다.
- **후유증**(sequelae) : 질병에 뒤따르는 잠재적인 원하지 않는 결과이며, 마비는 뇌졸중의 회복기에 겪는 후유증이라 할 수 있다.
- **회복기**(convalescence) : 건강한 정상 상태로 돌아가는 시기이며 며칠 혹은 몇 달 지속될 수 있다.

4) 질병의 예후

- **예후**(prognosis) : 회복이나 추후 결과에 대한 가능성이나 확률로 정의된다. 예후를 예측할 때 사용하는 확률 수치들은 평균결과를 토대로 하며 개인마다 상당한 변이(variation)가 있을 수 있다.
- **이환율**(morbidity) : 한 집단 내에서 질병이 발병하는 비율을 가리킨다.
- **부검**(autopsy) : 사망의 정확한 원인을 밝히거나 질병의 과정과 치료의 효과를 확인하기 위해 사망 후 시행하는 것이다. 부검은 병리학자가 신체의 전체 또는 부분을 검사하는 것으로 조직, 장기 그리고 체액을 육안이나 현미경으로 검사하며 개인의 상황에 따라 다양한 검사를 시행할 수 있다.
- **사망률**(mortality) : 특정 질병으로 인해 사망하는 상대적인 숫자를 가리킨다.
- **역학**(epidemiology) : 질병의 패턴이나 발생을 추적하는 학문이다. 역학적 기록들은 질병의 전파와

분포에 대한 자료들을 포함하고 특히 감염병 및 환경과 관련된 질병에 대한 통제에 중요하다. 예를 들어, 인플루엔자 바이러스의 최근 활동 균주(strains)와 지리적인 이동에 대한 역학적 정보는 매년 접종해야 하는 인플루엔자 백신의 성분을 결정하는데 사용된다.

- **질병의 발생**(occurrence) : 두 가지 요인 즉, 발생률과 이환율의 기록을 통하여 추적된다.
- **발생률**(incidence) : 정해진 기간 동안 일정한 인구집단에서 새롭게 질병이 발생한 사례의 수를 가리킨다.
- **유병률**(prevalence) : 특정 인구집단과 기간 내에서 새로운 사례, 과거에 발생한 사례, 그리고 기존의 사례를 모두 더해서 산정한다. 유병률은 발생률보다 항상 더 크다.
- **유행**(epidemics) : 일정 지역 내에서 감염성 질병이 예측했던 것보다 더 많이 발생하는 것이다.
- **범유행**(pandemics) : 많은 지역에서 또는 전 세계적으로 더 많은 사례가 발생하는 것이다. 인플루엔자는 산발적(sporadically)일 뿐만 아니라 유행 혹은 범유행 형태로 발생한다.
- **전염병**(communicable disease) : 한 개인으로부터 다른 사람에게 퍼질 수 있는 감염성을 가진다. 몇몇 전염병은 보건당국에 보고해야 한다. 이러한 보고는 질병의 전파를 막고 공중보건을 유지하기 위한 것이며 보고해야 하는 특정 질병은 시간이 지나면서 달라질 수 있다.

제 1 부

병태생리학: 배경과 개요

제 1 장

세포손상

학습목표

이 장을 학습한 후에, 학생들은 다음을 할 수 있다 :

1. 세포손상의 원인을 열거할 수 있다.
2. 가역 세포손상과 비가역 세포손상을 설명할 수 있다.
3. 세포괴사의 유형을 열거하고 각 유형을 설명할 수 있다.
4. 괴저와 경색증을 설명할 수 있다.
5. 세포자멸사를 설명할 수 있다.
6. 세포적응과 세포적응이 일어나는 이유를 설명할 수 있다.

주요 용어

무산소(anaerobic)
세포자멸사(apoptosis)
내인의(endogenous)
외인의(exogenous)
괴저(gangrene)
항상성(homeostasis)
저산소증(hypoxia)
염증(inflammation)
허혈(ischemia)
용해(lysis)
용해소체의(lysosomal)
미생물(microorganisms)
현미경의(microscopic)
형태학의(morphologic)
괴사(necrosis)
자유라디칼(free radical)
경색증(infarction)
역형성(anaplasia)

질병은 세포구조와 기능이 변하고 이의 결과로 항상성이 유지될 수 없을 때 발생한다. 세포 내 비가역적 변화는 DNA구조 또는 기능의 변화에 신호를 보낸다. 비정상적인 변화가 반드시 영구적인 조직 손상이나, 종양 혹은 암 발생의 전조가 되는 것은 아니지만 심각한 결과를 초래하는 위험을 줄이기 위해서는 초기에 원인을 파악하고 비정상적인 상태를 모니터할 필요가 있다. 세포는 대사과정에서의 변화, ATP (adenosine triphosphate) 감소, 세포의 pH 변화, 세포막과 수용체(receptor) 손상에 의해 손상을 입거나 파괴된다.

1. 세포손상의 원인

체내에서 세포가 손상되는 여러 가지 요인은 다음과 같다.

- 허혈(ischemia), 순환기계 폐쇄(obstruction)로 인해 조직이나 기관으로의 산소화된 혈액의 공급 감소
- 물리적인 요소들, 과도한 열이나 낮은 온도 또는 방사선 노출
- 압력 혹은 조직의 찢어짐과 같은 기계적인 손상
- 화학적 독극물과 약물
- 세균, 바이러스, 기생충과 같은 미생물들
- 세포 내에 비정상적인 대사산물 축적
- 영양 결핍
- 체액 혹은 전해질 불균형

1) 허혈

세포손상을 일으키는 가장 흔한 원인은 허혈이며, 동맥경화증이나 혈전에 의해 조직으로의 혈액공급이 감소되어 세포 내 산소부족으로 세포대사가 저하된다. 조직 내의 산소 저하는 동맥의 차단으로 인해 국소적으로 나타나거나 호흡장애로 인해 전신적으로 나타난다. 뇌, 심장, 신장과 같이 산소 요구량이 높은 세포에는 저산소증(hypoxia)의 영향이 신속하게 작용한다. 산소공급에 민감한 심장근은 20–30분 후에 근세포가 죽게 되지만 하지굴곡근은 비가역적 손상없이 2–3시간 동안 허혈에 견딜 수 있다. 심한 산소 결핍은 ATP 생산을 방해하고 세포막의 소듐 펌프(sodium pump) 기능을 손상시킬 뿐 아니라 다른 세포 기능들까지도 손상시킨다. 세포 내에 소듐이온이 증가하면 세포부기(swelling)가 생겨 결국 세포막이 파열될 수도 있다.

세포막에 있는 소듐 펌프가 에너지원인 ATP를 사용하여 끊임없이 소듐을 세포 밖으로 내보내고 대신 포타슘(potassium)을 세포내로 끌어들이는 능동적인 물질이동이 일어나야 한다. 저산소증으로 인하여 ATP가 감소되면 능동적 물질이동에 장애가 발생하여 세포내 포타슘은 세포 밖으로 확산되어 나가고 소듐과 염소이온은 세포내에 증가하게 되며 결과적으로 수분은 세포내로 이동하게 된다. 세포내로 이동한 수분 및 전해질은 다시 세포내 소기관내로 이동하여 세포질그물(endoplasmic reticulum)의 확장이 일어나며 사립체(mitochondria) 및 골지기관(Golgi apparatus)도 수분이동으로 팽창되어 형태학적으로 세포부기(cell swelling)가 초래된다. 세포내에 산소가 부족하면, 무산소(anaerobic) 대사가 일어나 젖산 축적으로 pH를 감소시키고 더 심한 대사장애가 나타난다.

2) 물리적 손상

세포손상의 또 다른 원인은 열 또는 기계적 압력과 관련된 물리적 손상이다. 외상, 화상, 동상과 같은 극한적인 온도, 방사선노출, 전기쇼크, 잠수병, 고공병과 같은 대기압의 급격한 변화 등의 물리적 요인에 의해서 손상이 나타난다. 이러한 손상은 세포에 대한 혈액공급을 감소시키고 대사 과정에 영향을 준다. 방사선 노출은 혈액공급을 방해하거나 직접적으로 화학 성분을 바꾸고, 세포 내에 독성물질을 만들어내거나 DNA를 변화시킨다. 환경(외인, exogenous)과 신체(내인, endogenous)에서 유리되는 화학물질은 세포막의 투과성을 변화시키거나, 자유라디칼(free radicals)이라는 반응성 화학물질을 만들어 세포 구성성분을 계속적으로 파괴하고 세포를 손상시킨다.

3) 화학적 물질과 약물

포도당(glucose)이나 염(salts)의 농도가 높을 경우 삼투압을 변화시켜 세포손상 또는 세포사가 나타나며 산소분압이 높은 경우에도 세포에 유해하다. 비소, 사이안화물(cyanide)과 같은 독극물도 막투과성, 삼투압, 효소의 통합성을 변화시켜 세포수준에서 심한 손상을 야기하여 유기체의 사멸을 초래한다. 그 외에도 대기오염물질, 살충제(insecticides), 일산화탄소(CO), 석면(asbestos), 치료약물, 에탄올(ethanol) 등이 세포손상을 일으킨다.

4) 감염성 질병

감염성 질병은 세균과 바이러스 같은 미생물의 작용을 통해 세포손상을 일으킨다. 특정형태의 세포내 미생물이 pyroptosis라는 세포사를 유발한다. Pyroptosis는 세포의 용해를 초래하고 용해소체 효소(lysosomal enzyme)를 조직으로 유리하여 염증(부기(swelling), 발적, 통증)을 일으키며 동시에 인접세포의 손상과 기능저하를 가져온다. Pyroptosis는 세포자멸사(apoptosis)와 다르다. 세포자멸사 동안 형성되는 세포자멸사체는 포식작용(phagocytosis)에 의해 빠르게 탐식되므로 염증반응을 일으키지 않는다.

2. 세포손상의 단계

1) 가역 손상

세포손상은 대개 두 단계에 걸쳐 발생한다. 일반적으로 초기의 세포손상은 대사반응을 변화시켜 세포 기능을 소실시킨다. 만일 손상을 유발하는 인자가 빠르게 제거되면 세포는 회복하여 정상 상태로 되돌아오게 되며 이런 손상을 가역적(reversible)이라고 한다(그림 1–1).

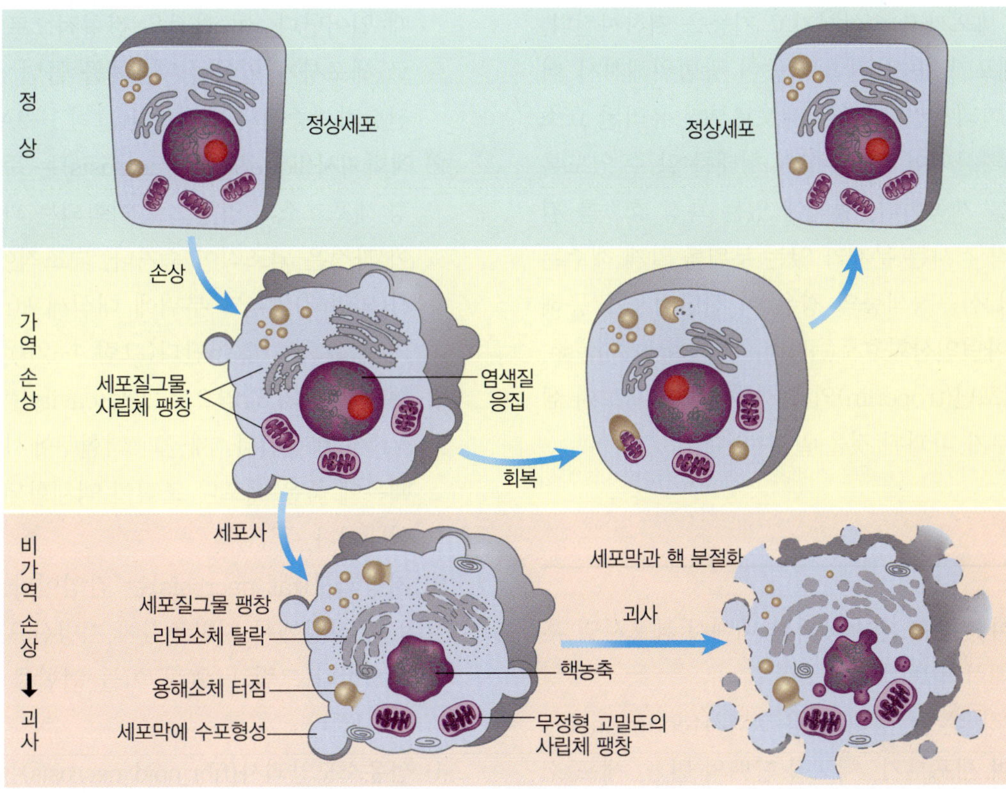

그림 1–1. 세포손상; 가역 손상과 비가역 손상

2) 비가역 손상 ; 세포사

가역 손상에 이어서 용해소체에서 단백질 및 지질 분해효소가 방출되고 세포막 손상이 일어나 세포는 사멸하게 된다.

손상의 양이 증가함에 따라 핵과 세포에서 발생하는 구조 변화 또는 형태학적 변화를 발견할 수 있다. 심근에 허혈성 상태가 20분 내지 60분 지속되면 세포는 이미 돌이킬 수 없는 치명적인 생화학적 변화가 일어난다. 세포사는 세포손상의 결과이며 다양한 형태로 일어날 수 있다. 일반적으로 세포막이 영향을 받거나 대사가 교란되어 세포 내에 지방이 축적되면 세포는 팽창되거나 파열을 일으킬 수 있다. 그러나 유해한 요인이 남아있게 되면 손상은 비가역적(irreversible)으로 변하며 세포사를 초래한다(그림 1-1).

세포가 죽은 후 세포의 핵은 분해된다. 세포는 용해되거나 세포를 파괴시키는 용해소체 효소를 조직으로 유리하여 염증(부기, 발적, 통증)을 일으킬 뿐만 아니라 주변에 있는 세포까지 손상시키고 기능을 저하시킨다. 많은 수의 세포가 죽게 되면 염증이 광범위해져서 더 많은 세포를 파괴시킨다. 죽은 세포로부터 유리된 효소는 혈액으로 확산되어 세포손상의 형태를 알 수 있도록 유용한 단서를 제공한다. 혈액에 있는 특정 효소를 검출하는 진단적 검사는 문제가 있는 부위를 알게 해주는데 예를 들면 심근경색증의 경우 이 진단검사를 통해 혈액의 크레아틴인산화효소(creatine phosphokinase, CPK)와 트로포닌(troponin)의 존재를 확인함으로써 심장근육의 일부가 파괴된 것을 알 수 있다.

3. 괴사

괴사란 살아있는 조직이나 기관 내에서 세포사멸 후 뒤따르는 형태학적 변화이다.

괴사의 가장 흔한 형태는 응고괴사(coagulative necrosis)이며 세포부기, 세포질 단백의 변성, 세포 소기관의 분해에 의한 것이다. 괴사의 형태학적 변화는 두 가지 과정의 결과이다. 하나는 세포의 효소 소화(enzyme digestion)이고 또 다른 하나는 단백질의 변성에 의한 것이다. 가수분해효소는 죽은 세포에서 유리되어 자가분해(autolysis)를 하고, 침범한 염증세포의 용해소체(lysosome)에서 나오면 이종용해(heterolysis)를 한다. 이 과정은 수 시간을 요하며 세포에는 눈에 띄는 변화가 없다. 예를 들어 심근세포는 glutamic oxaloacetic transaminase (GOT), glutamic pyrubic transaminase (GPT), lactic dehydrogenase (LDH) 및 creatine kinase (CK) 등을 가지고 있다. 이런 효소가 혈청 내에서의 상승, 특히 심근에만 존재하는 CK의 동종효소인 CK-MB (myocardial band)의 상승은 심근경색증의 진단에 매우 가치 있는 임상적 기준이 된다(9장 심혈관계 질환 그림 9-4 참조). 세포사의 과정은 손상의 원인에 따라 다양하다.

1) **응고괴사(coagulative necrosis)**는 세포단백질이 변성(달걀을 삶을 때 응고되는 것과 비슷함)될 때 그리고 세포가 죽은 후 얼마간 그 형태를 유지할 때 일어난다. 이 과정은 전형적으로 산소 부족으로 세포사가 일어날 때, 예를 들면 심근경색증과 신장경색증에서 발생한다(그림 1-2A).
2) **액화괴사(liquefaction necrosis)**는 죽은 세포가 특정 세포효소의 영향으로 액화되는 과정을 뜻한다. 이 과정은 뇌조직이 죽거나, 뇌조직에서 허혈성괴사(뇌경색) 후 그 부위에 대식세포(macrophage)의 침윤으로 일어난다(그림 1-2B). 감염부위에 특정 세균의 감염으로 공동(cavity)이나 궤양(ulcer)이 형성된다. 세균과 백혈구에서 유리된 효소 때문에 죽은 세포나 조직이 액체화되는 괴사의 한 형태이다.
3) **지방괴사(fat necrosis)**는 감염이나 특정 효소가 있는 상황에서 지방조직이 지방산으로 분해될 때 발생한다(그림 1-2C). 이들 화합물은 염증을 증가 시킨다.
4) **섬유소모양괴사(fibrinoid necrosis)**는 면역복합체가 혈관에 침착하여 일어난 염증반응으로 괴사성

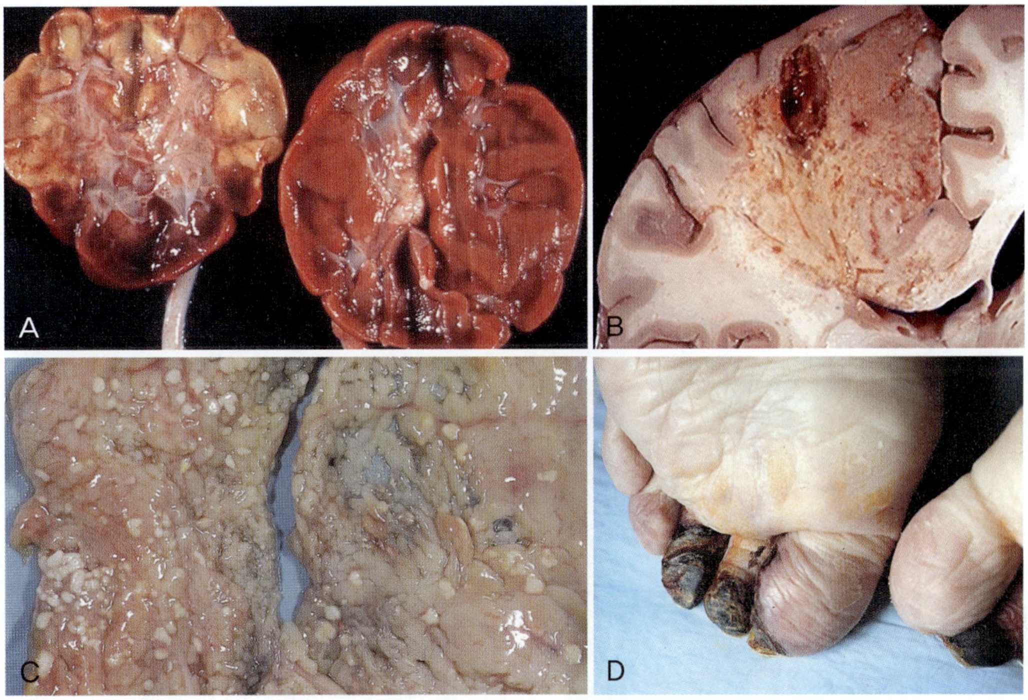

그림 1-2.

A. 허혈에 의해 신장에 유발된 응고괴사. 괴사 부위는 붉은 갈색을 띤 정상 조직과 비교했을 때 옅은 노란색임 (*Damjanov I*: Pathology for the Health Professions, *ed 3, Philadelphia, 2006, WB Saunders*)

B. 뇌경색증으로 초래된 액화괴사(검은부위)(*Cotran RS et al*: Robbins Pathologic Basis of Disease, *ed 6, Philadelphia, 1999, WB Saunders.*)

C. 장간막에 생긴 지방괴사. 백색부위가 지방괴사가 있는 부분이며 지방이 분해된 부위에 칼슘염이 형성되어 있음(*Kumar V.Abbas AK Faustro M*; Robbins and Cotran Pathologic Basis of Disease, *ed 7, Philadelphia, 2005, WB Saunders*)

D. 발가락의 건성괴저(*Damajanov I*: Pathology for the Health Professions, *ed 3, Philadelphia, 2006, WB Saunders*)

혈관염이 일어난 혈관에 혈중섬유소(fibrin)와 같은 물질의 침착이 일어난다. 이때 침착되는 물질은 섬유소를 포함하는 변성된 단백질이며 이러한 물질의 침착을 동반하는 조직의 괴사를 섬유소모양괴사라 한다.

5) **치즈괴사(caseous necrosis)**는 두텁고, 노란, 치즈 같은 형태의 응고괴사로 결핵(tuberculosis)에서 나타난다(그림 1-3). 결핵의 초기 단계에서는 대식세포와 림프구가 모여 작고 단단한 덩어리인 육아종(glanuloma)을 형성하는데 대개 결합조직(connective tissue)으로 둘러싸여 있으며, 만성 염증의 형태로 발전하게 된다. 결핵에서는 이러한 육아종 안에서 치즈괴사를 볼 수 있다. 결핵과 관련된 육아종을 곤 병터(Ghon focus) 또는 곤 복합체(Ghon complex)라 부르는데 이것은 감염을 국소적으로 제한하며 흉터(scar)를 남기고 치유된다. 감염이 지속되면 이 부위는 공동을 형성하면서 액화괴사가 일어난다.

6) **괴저(gangrene)**는 세균에 의해 침습당한 괴사 조직부위로 혈액공급이 상실되거나 또는 결여된 조직에 세균이 침범되어 발생하는 괴사조직 부위를 의미한다(그림 1-2D). 괴사조직은 미생물 감염의 좋은 배지가 된다. 이러한 감염은 혈액 공급이 불충분하고 정상적으로 세균이 상주하는 장(intes-

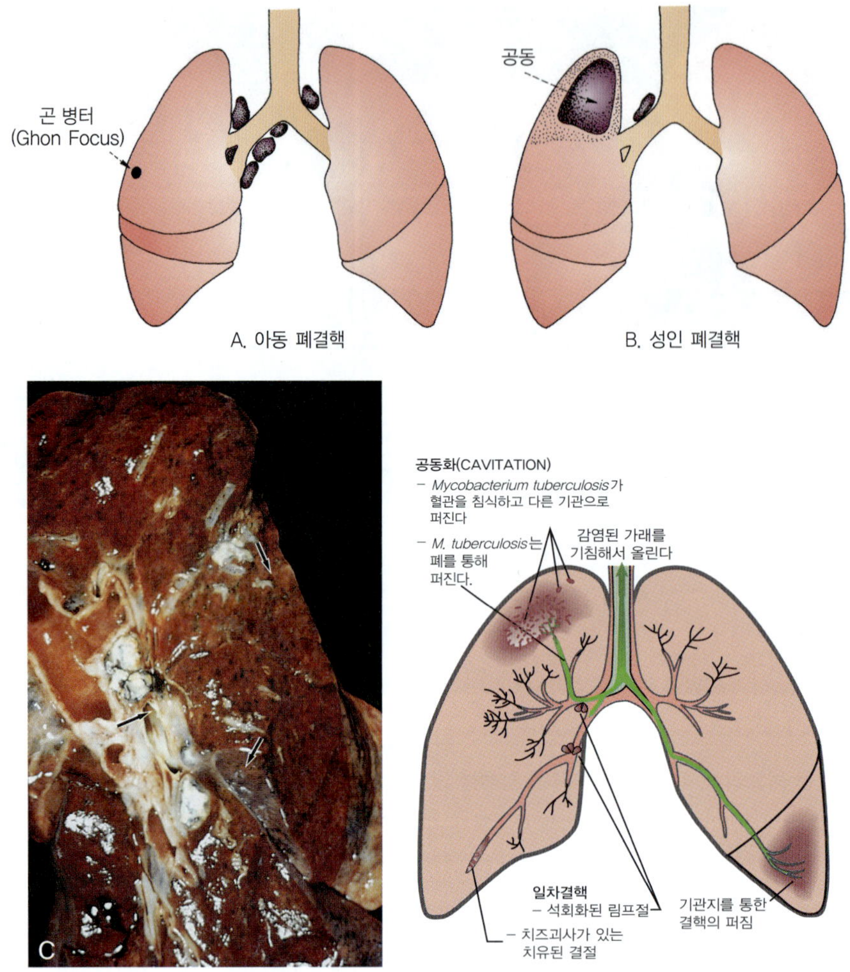

그림 1–3. A와 B는 폐결핵이고, C는 폐의 상엽 폐결핵, 치즈화(caseation)와 흉터조직이 있음(화살표 부위).
(A, B *Drawing by Margot Mackay, University of Toronto Faculty of Medicine, Department of Surgery, Division of Biomedical Communications, Toronto. Reprinted from Walter JB*: An Introduction to the Principles of Diseases *ed 3, 1992, WB Saunders.* C *From Cotran RS, et al*: Robbins Pathologic Basis of Disease, *ed 6, Philadelphia, 1999, WB Saunders.*)

tine)이나 사지가 경색된 후에 발생한다. 위치에 따라 건성 혹은 습성 괴저가 나타난다. 응고괴사가 우세하면 건성 괴저(dry gangrene)라 하고 액화괴사가 더 현저하면 습성 괴저(wet gangrene)라 한다. 가스를 만드는 세균에 의한 감염으로 심한 괴사와 함께 가스형성이 동반된다. 괴저는 조직 내에서 가스를 축적하여 혈액공급을 더 저하시킨다. 괴저조직은 절단과 같은 외과적 수술로 제거하여 다른 부위로 퍼지는 것을 막아야 한다.

7) **경색증(infarction)**은 산소부족으로 초래되는 죽은 세포의 부위에 적용되는 용어이다. 한 부위에서 많은 수의 세포가 죽으면 기능손실이 상당하다. 예를 들어, 심장근육의 일부가 경색되거나 죽으면 (9장 심혈관계 질환 그림 9–3 참조) 그 부위는 수축할 수 없어 더 이상 혈액을 조직으로 박출할 수 없게 된다. 조직이 죽은 후에는 주위의 유사세포로부터 조직이 재생되거나 흉터조직이나 결합조직으로 대체된다. 심장근육세포는 유사분열(mitosis)을 하지 않으므로 재생되지 않고 흉터조직이 죽은 조직을 대체하게 된다.

4. 세포자멸사

세포자멸사(apoptosis)는 정상적으로 발생하는 프로그램된 세포사(programmed cell death)이고 체내에서 세포발달이 비정상이고 세포수가 과도하게 많아졌을 때, 또는 세포가 손상되거나 노화되었을 때 증가한다. 세포는 효소를 분비하여 자가분해되며 자가 파괴되어 자멸사체(apoptotic bodies)로 붕괴된다. 자멸사체 조각들은 염증반응을 일으키지 않고 대식세포(macrophage)의 포식작용을 통해 빠르게 탐식된다. 자멸사는 배아발생(embryogenesis)에서 태아조직의 구조를 만들어 나가기 위한 프로그램된 세포사, 암세포 증식이 과도하게 일어나서 상대적으로 저산소증이나 영양부족으로 초래되는 암세포의 자멸사, 또는 자궁내막처럼 호르몬 의존성 위축을 일으키는데 관여한다.

자멸사는 소량의 조밀한 염색질 조각을 가지는 둥글거나 난원형의 호산(acidophilic) 세포질 덩어리로 나타난다. 핵 염색질이 응축되고 핵막아래의 말초에 모여 여러 가지 형태와 크기의 경계가 분명한 덩어리를 형성한다. 핵파괴(karyorrhexis)가 일어나고 분자수준에서 DNA가 파열된다. 이들 조각들이 빠르게 탐식되고 분해되기 때문에 병터(lesion)가 조직학적으로 인식되기 전에 상당한 자멸사가 나타난다(그림 1-4).

생각해보기 1-1

괴사와 세포자멸사의 차이점을 쓰시오.

5. 세포적응

세포는 세포의 성장과 분화(differentiation)로 신체 상태의 변화에 적응할 수 있는 기전이 있다. 주변 환경의 영향을 견디며 살아가기 위해서는 세포가 변화된 기능을 수행하기 위한 구조와 기능변화 즉 적응이 필요하다. 임신기간 동안 유방과 자궁조직이 증가하는 것과

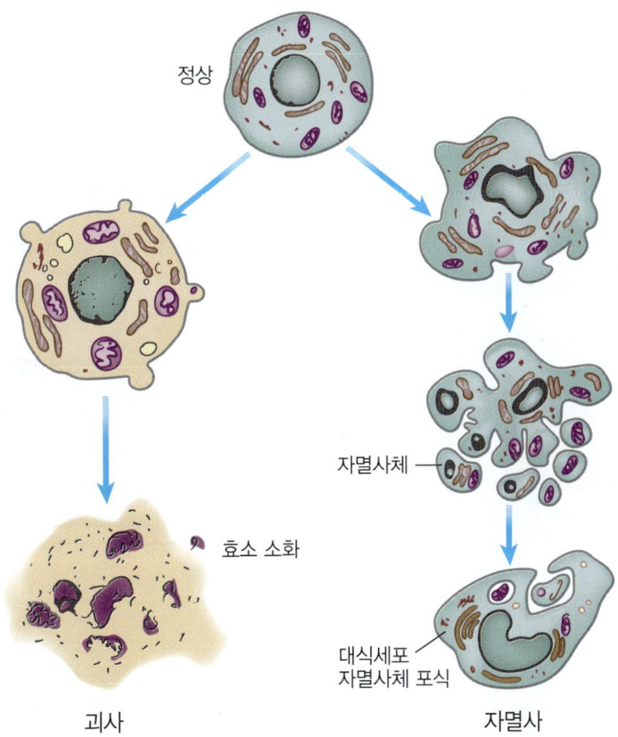

그림 1-4. 세포자멸사와 괴사

자멸사에서 처음 핵 염색질의 응결과 단열이 생기고 순차적으로 자멸사체의 포식작용이 일어난다.

같은 경미한 변화는 신체의 변화에 정상적으로 적응하는 것이다. 조직은 호르몬 자극이나 환경 자극에 반응하여 자주 변화하며 이러한 변화는 자극이 제거되면 원래 상태로 되돌아갈 수 있다.

1) **위축(atrophy)**은 세포의 크기가 감소하여 조직 질량(mass)이 줄어드는 것을 의미한다(그림 1–5). 흔한 원인으로는 조직사용의 감소, 불충분한 영양상태, 신경 혹은 호르몬 자극의 감소 그리고 노화가 있다. 예를 들어 팔다리에 몇 주간 석고붕대를 하게 되면 부동 상태가 되어 뼈대근육 위축이 일어난다. 세포의 단백질 합성이 저하되거나 분해가 증가되면 위축이 진행된다.
2) **비대(hypertrophy)**는 세포의 크기가 증가하여 조직 질량(mass)이 커지는 것을 말한다(그림 1–5). 이러한 증가는 조직의 산소요구량 증가로 심근비대가 나타나듯이 조직의 활동증가에서 기인한다. 비대의 흔한 예로는, 지속적인 운동이 뼈대근육에 미치는 효과로 근육질량이 증대되는 것이다. 과도한 호르몬 자극은 세포 성장을 자극한다.
3) **증식(hyperplasia)**은 세포의 수가 증가하여 조직의 질량(mass)이 증대되는 것으로 정의된다(그림 1–5). 몇몇 상황에서 비대(hypertrophy)와 증식(hyperplasia)이 동시에 일어나기도 하는데 임신기의 자궁비대(enlargement)가 일례이다. 증식은 증가된 요구를 충족시키기 위한 보상기전일 수도 있고, 호르몬 불균형으로 생기는 병적인 상태일 수도 있다. 증식이 발생하게 되면 암에 걸릴 위험이 높아진다. 자궁내막의 증식이 있는 대상자들은 자궁내막암이 발생할 위험성이 크다.
4) **화생(metaplasia)**은 하나의 성숙한 세포형태가 다른 성숙한 세포형태로 대치(replace)될 때 일어난다(그림 1–5). 이것은 가역적인 변화이며 주로 상피(epithelium)에서 관찰된다. 때로 화생은 저항력이 더 강한 세포로 대치되어 적응기전이 될 수 있는데, 가령 담배를 피우는 사람의 기도는 섬모원주상피(ciliated columnar epithelium)에서 중층편평

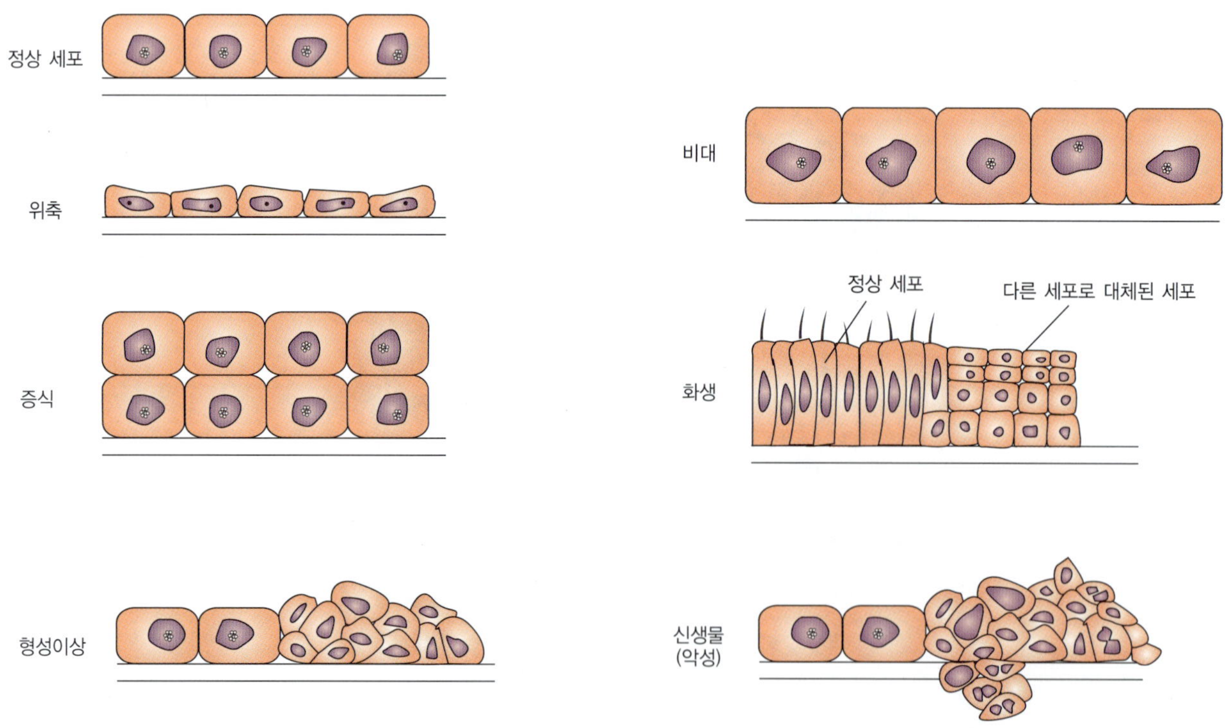

그림 1–5. 비정상적인 세포성장 형태

상피(stratified squamous epithelium)로 대치된다. 새로운 세포는 더 강한 장벽을 형성하는 것 같지만 폐의 방어력이 약화되는 결과를 초래하는데 그 이유는 편평상피세포는 점액분비기능을 상실하고 섬모기능이 없어 더 이상 정상적인 방어기제(defense mechanism)를 나타낼 수 없기 때문이다.

5) **형성이상(dysplasia)**은 세포의 크기와 모양이 다양하고, 세포배열의 규칙성도 소실된다(그림 1-5). 거대한 핵이 빈번히 발견되며 세포 분열속도가 증가한다. 이러한 상황은 만성자극에 의한 감염에서 초래되며 전암성변화(precancerous change)가 될 수 있다. 형성이상을 발견하려면 자궁경부세포의 Pap test(자궁경부질세포검사)와 같은 선별검사를 하는 것이 기본이다.

6) **역형성(anaplasia)**은 미분화한 다양한 핵과 세포구조, 그리고 수많은 유사분열을 한 세포들을 일컫는다. 역형성은 대부분의 악성종양에서 나타나나 모든 악성종양에서 보여지는 것은 아니며 종양의 공격성(aggressiveness) 등급을 매기는데 기본이 된다.

7) **신생물(neoplasm)**은 새로운 조직이 자라는 것으로 종양(tumor)이라 한다(그림 1-5). 종양에는 양성(benign)과 악성(malignant) 두 가지 종류가 있다. 악성종양은 암(cancer)이라고 부르며 양성종양이 반드시 악성이 되는 것은 아니다. 양성종양은 대개 심각하지 않게 여겨지는데 그 이유는 전이되지 않고 뇌와 같은 특정 부위에 위치하지 않는다면 목숨을 위협하지 않기 때문이다. 각각의 종양 특성은 종양이 생기는 세포의 특정 형태에 좌우되며 이로 인해 고유의 모습(appearance)과 성장패턴이 나타난다.

생각해보기 1-2

비대(hypertrophy), 증식(hyperplasia), 역형성(anaplasia), 형성이상(dysplasia)의 차이점을 쓰시오.

생각해보기 1-3

괴사의 유형을 기술하고, 절단(amputation)이 필요한 상태를 설명하시오. 세포마다 사멸되는 속도는 각기 다르다. 뇌세포는 산소결핍시에 빠르게(4-5분) 사멸하는 반면 심장세포는 약 30분 동안 생존할 수 있다. 과거에는 심장작용과 호흡이 정지되었을 때 사망으로 가정하였으나 현재는 심장기능과 호흡기능이 인공적으로 유지될 수 있기 때문에 사망의 진단은 좀더 복잡하다. 현재 뇌사가 사망의 기준이 되며 뇌사의 진단은 자극에 대한 반응결여, 뇌조영술(encephalography) 변화, 뇌관류 저하를 확인하는 검사 후에 내려진다.

사례연구

35세의 A는 정기 건강검진시에 Pap test(자궁경부질세포검사)를 받았으며 검사결과 자궁경부 세포에 현저한 형성이상을 보였으나 감염의 징후는 없는 것으로 나타났다.

1. Pap test를 진단검사로 사용하는 목적을 설명하고 이 사례에 Pap test가 어떻게 적용되는지를 논의하시오.
2. 형성이상과 이 사례에서 실시한 Pap test에 초점을 두어 세포 적응의 여러 가지 형태를 비교하시오.

단원요약

- 어떤 세포손상은 가역적이어서 기능이 일시적으로 상실되지만 세포의 심한 손상은 비가역적이며 괴사나 기능손실을 일으킬 수 있다.
- 세포손상의 원인으로는 허혈이나 산소 결핍, 독성물질, pH의 변화 및 세균이나 바이러스와 같은 미생물 등이 있다.
- 괴사는 세포사 후에 뒤따르는 형태학적인 변화로 괴사의 유형에는 응고괴사, 액화괴사, 지방괴사, 섬유소모양괴사, 치즈괴사가 있다.
- 세포자멸사는 프로그램된 세포사이고 정상적으로 발생한다. 세포는 효소를 분비하여 자가분해되며 자가 파괴되어 자멸사체로 붕괴된다. 자멸사체조각들은 염증반응을 일으키지 않고 대식세포의 포식작용을 통해 빠르게 탐식된다.
- 위축(atrophy)과 비대(hypertrophy)와 같은 세포

와 조직의 변화는 조직의 요구 또는 이용이 변화되는 것과 관련된다. 화생(metaplasia)은 정상세포가 더 저항력 있는 세포로 대체되는 적응성 변화에 의해 일어난다. 형성이상과 역형성은 악성 변화와 관련된다.

학습문제

1. 화생(metaplasia)과 악성종양(malignant neoplasm)을 구분하시오.
2. 기능상실과 괴사를 유발하는 세포의 변화를 기술하시오.
   a. 기능상실
   b. 괴사
3. 다음 용어를 정의하시오.
   a. 세포자멸사(apoptosis)
   b. 괴저(gangrene)

제 2 장

수분, 전해질, 산-염기 불균형

학습목표

이 장을 학습한 후에, 학생들은 다음을 할 수 있다 :

1. 부종을 일으키는 신체 구획 사이의 수분이동을 설명할 수 있다.
2. 탈수의 원인과 영향을 기술할 수 있다.
3. 제3의 공간의 의미를 설명할 수 있다.
4. 저나트륨혈증과 고나트륨혈증의 원인과 징후를 설명할 수 있다.
5. 저칼륨혈증과 고칼륨혈증의 원인과 징후를 설명할 수 있다.
6. 저칼슘혈증과 고칼슘혈증의 원인과 징후를 기술할 수 있다.
7. 저마그네슘혈증, 저인산혈증, 저염소혈증, 고염소혈증의 원인과 영향을 기술할 수 있다.
8. 대사산증, 대사알칼리증, 호흡산증, 호흡알칼리증이 발생되는 기전과 신체에 미치는 영향을 설명할 수 있다.
9. 보상기전상실의 발생기전과 중추신경계에 미치는 영향을 설명할 수 있다.

주요 용어

알도스테론(aldosterone)
음이온(anion)
식욕부진(anorexia)
항이뇨호르몬(antidiuretic hormone)
복수(ascites)
심방나트륨배설펩타이드(atrial natriuretic peptide)
모세관투과성(capillary permeability)
손발연축(carpopedal spasm)
양이온(cation)
확산(diffusion)
이뇨, 이뇨제(diuretic)
리듬장애, 심장박동장애(dysrhythmia)
부종(edema)
심전도(electrocardiogram)
세포바깥의(extracellular)
여과(filtration)
수소이온(hydrogen ion)
정수압(hydrostatic pressure)
고장성의, 고삼투질의(hypertonic/hyper–osmolar)
과다혈량증(hypervolemia)
저마그네슘혈증(hypomagnesemia)
시상하부(hypothalamus)
저장성의, 저삼투질의(hypotonic/hypo–osmolar)
혈량저하증(hypovolemia)
사이질액(interstitial fluid)
세포속의(intracellular)
혈관내액(intravascular fluid)
등장성의, 등삼투질의(isotonic/iso–osmolar)
후두연축(laryngospasm)
밀리그램당량(milliequivalent, mEq)
비휘발성 대사 산(nonvolatile metabolic acid)
삼투수용기(osmoreceptor)
삼투(osmosis)
삼투압(osmotic pressure)
감각이상(paresthesia)
피부긴장도(skin turgor)
테타니(tetany)
세포분비액(transcellular fluid)

1. 수분 불균형(Fluid Imbalance)

1) 체액 과다 — 부종(Edema)

체액 과다는 세포바깥(extracellular) 구획에서 발생하며 원인에 따라 등장액(isotonic), 저장성(hypotonic), 고장액(hypertonic)으로 나뉜다. 체액 안에 있는 용질의 농도는 체액구획 사이의 체액 이동에 영향을 미친다.

부종은 사이질액(interstitial fluid)에 체액이 과잉축적된 것으로 조직이 붓거나 비대해지는 원인이 된다. 부종은 한 부분에 국한되어 나타나거나 신체 전반에 걸쳐 나타난다. 조직의 형태와 신체 부위에 따라 부종이 잘 보일 수도, 상대적으로 잘 보이지 않을 수 있으며 그 부위에 숨어있는 체액의 양을 정확하게 반영하지 않을 수도 있다. 예를 들면 얼굴 부종은 눈에 잘 띄지만 간이나 팔다리의 부종은 잘 보이지 않는다. 휠체어에 앉았을 때 엉덩이, 발목, 발처럼 부종은 중력이 최대로 작용하는 부위에서 심각하게 나타난다. 만성부종은 정맥혈복귀(venous return), 동맥 순환이나 부종의 영향을 받는 부위의 세포 기능을 방해할 수 있다.

(1) 부종의 원인

일반적으로 부종의 원인은 네 가지이다(그림 2-1).

1. 첫째, 모세혈관정수압의 증가(혈압 증가와 동일)이다. 이것은 사이질에서 모세혈관의 정맥 말단으로 체액 이동을 막거나 과도한 양의 체액을 모세혈관에서 조직으로 이동하게 한다. 이 중 후자는 폐부종의 원인이 되며, 혈액량 증가로 인한 폐모세혈관 내 과도한 압력이 체액을 폐포로 이동시켜 호흡기능을 방해한다.

   부종의 특이적 원인들은 과다혈량증(hypervolemia) 같은 정수압 상승과 관련이 있다. 과다혈량증은 신부전(renal failure), 임신, 울혈심부전(congestive heart failure)과 관련이 있다. 임신한 여성의 경우, 임신 중에 확장된 자궁이 정맥을 압박하고, 장시간 동안 서 있어야 하는 경우에는 하지 정맥의 압력이 매우 상승되어 발과 하지에 부종을 일으킨다. 또한 울혈심부전 환자는 혈액이 정맥을 통해 심장으로 쉽게 돌아가지 못해 다리와 복부기관의 정수압이 높아지고 복수(ascites), 즉 복강 내에 체액이 정체될 수 있다.
2. 두 번째 원인은 혈장 단백질의 소실, 특히 알부민 소실로 인한 혈장 삼투압 감소이다. 혈장 단백질은 보통 모세혈관 내에 남아있고 반투과성 모세혈관막을 거의 통과하지 않는다. 혈장 단백질의 양이 매우 적으면 모세혈관에서 체액이 유출되기 때문에 정맥의 말단 모세혈관으로 귀환하는 체액이 더 적어진다.

   신장(kidney) 장애시 단백질은 소변 중으로 소실될 수 있으며 영양실조나 흡수불량 혹은 간 질환을 가지고 있는 대상자들은 단백질 합성에 문제가 있을 수 있다. 심한 화상 환자들은 화상 후 염증과 피부장벽의 소실로 단백질이 몸 밖으로 유출됨으로써 급격한 단백질 감소를 보인다.

   세포바깥액(extracellular fluid) 내 사이질액의 소듐 이온 증가는 삼투압을 증가시켜 사이질 부위에 체액축적을 촉진한다. 높은 소듐 농도는 심부전, 고혈압, 신장 질환, 알도스테론 분비증가 환자에게서 흔하게 발견된다.
3. 세 번째로 부종은 림프순환의 장애로 발생한다. 림프순환 장애는 과도한 체액과 단백질이 전신 순환으로 돌아오지 않기 때문에 국소부종을 일으킨다. 이 상황은 종양이나 감염으로 림프절이 손상되었을 때, 혹은 암 수술을 받으면서 림프절이 제거되었을 때 발생될 수 있다.
4. 네 번째 원인은 증가된 모세관투과성이다. 이것은 국소부종을 야기하며 염증성 반응이나 감염으로부터 초래될 수 있다. 조직 손상 후 세포로부터 분비된 히스타민이나 다른 화학매개물질이 모세관투과성을 증가시켜 사이질 부위로의 체액 이동을 유발시킬 수 있다. 또한 단백질이 사이질 공간으로 유

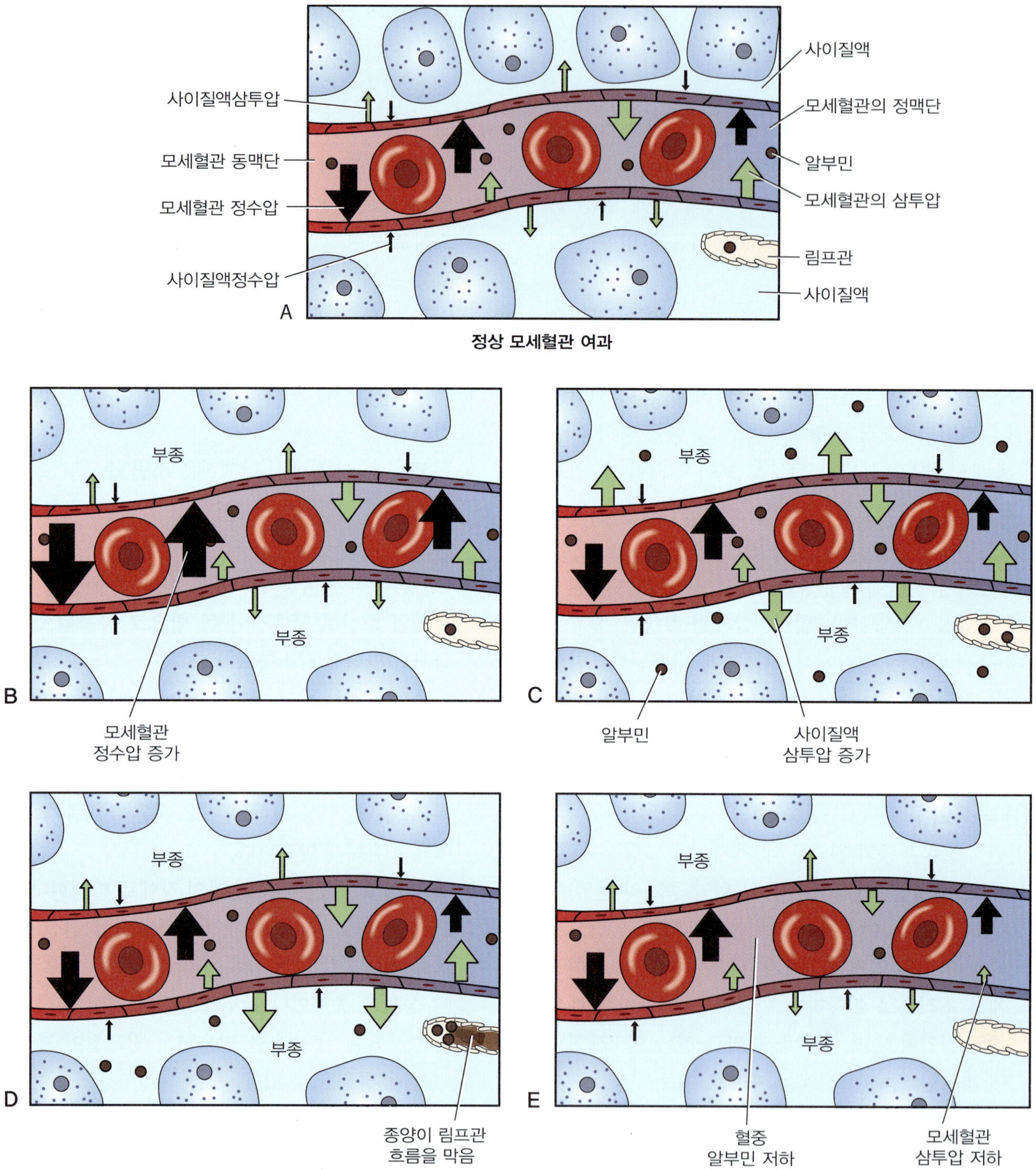

그림 2-1. 부종의 원인

A. 부종이 없는 정상적인 모세혈관 여과 B. 모세혈관 정수압 증가로 인한 부종 C. 모세관투과성 증가로 사이질액 삼투압이 증가되어 나타난 부종 D. 림프관 흐름이 막혀서 생긴 부종 E. 저알부민혈증으로 모세혈관 삼투압이 감소되어 나타난 부종(*From Copstead-Kirkorn LC* : Pathophysiology, *ed 4, St. Louis, 2009, Saunders, Elsevier.*)

출되어 사이질액의 삼투압을 높이며 결국 사이질 공간에 더 많은 체액을 축적한다. 모세관투과성 증가는 세균성 독소, 심한 화상 시 초래되며 혈량저하증과 쇼크로 이어진다.

생각해보기 2-1

a. 일부 유방암 환자에서 겨드랑림프절을 많이 절제한다. 그 후 그쪽 팔에 주사를 하지 않는 이유는?
b. 중증 신장 질환이 전신 부종을 일으키는 이유를 설명하시오.
c. 오랫동안 앉아 있으면 발이 붓게 되는 이유와 누우면 부종이 감소하는 이유를 설명하시오.
d. 단백질-열량 영양부족이 어떻게 복수를 초래하는지 설명하시오.

(2) 부종의 영향

- 국소부종은 눈으로 관찰할 수 있으며 원인에 따라 색깔이 연하거나 붉은색일 수 있다(표 2-1).
- 오목부종(pitting edema)은 사이질액이 과도한 경우 발생한다. 손가락으로 부종 부위를 누르면 움푹 들어가고, 손가락을 제거한 후에도 움푹 들어간 자국이 한동안 남는다.
- 전신부종의 경우 현저한 체중증가가 동반되며 가시적인 다른 징후가 나타나기 전에 체중증가를 통해 문제를 나타낼 수 있다(그림 2-2).

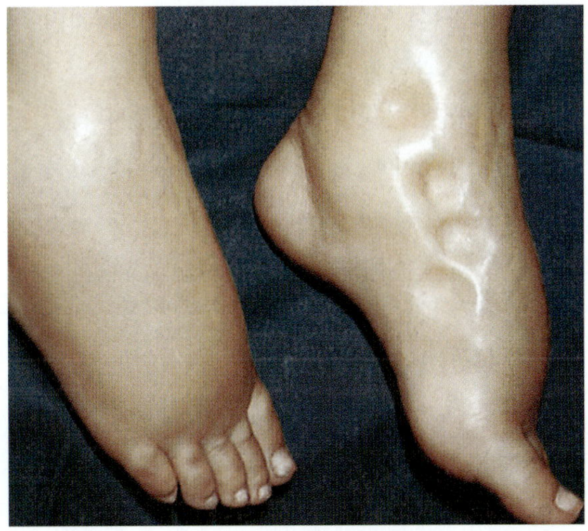

그림 2-2. 오목부종
검진자가 압력을 가해 누른 후 빨리 원래대로 되돌아오지 않아 손가락 모양으로 움푹 눌린 자국(*From Bloom A, Ireland J: Color Atlas of Diabetes, ed 2, St. Louis, 1992, Mosby.*)

- 부종은 기능 장애를 유발할 수 있다. 예를 들어 관절의 부종은 관절의 움직임을 제한한다. 장관 벽의 부종은 소화와 흡수를 방해하고, 심장이나 폐의 부종은 이들 장기의 운동과 기능에 장애를 일으킬 수 있다.
- 뇌부종이 있는 대상자가 두통을 호소하는 것과 같이 부종이 국소적으로 신경을 압박하는 경우 통증

표 2-1. 체액 과다(부종)와 체액 결핍(탈수)의 증상 및 징후 비교

체액 과다(부종)	체액 결핍(탈수)
국소적으로 부음(발, 손, 눈 주위, 복수)	움푹 꺼진 눈
창백함, 회색 혹은 붉은 피부색깔	피부긴장도 감소, 건조한 점막
체중 증가	갈증, 체중 감소
느리고 강한 맥박, 고혈압	빠르고 약한 맥박, 저혈압, 기립저혈압
졸음증, 발작이 일어날 수 있음	피로, 허약, 어지러움, 혼미가 올 수 있음
폐 울혈, 기침, 거품소리	체온 증가
검사 결과 적혈구용적률 감소 혈청 소듐 감소 소변 : 낮은 비중, 양은 많음	검사 결과 적혈구용적률 증가 전해질 증가 소변 : 높은 비중, 양은 적음

이 유발될 수 있다. 만일 뇌부종이 심해지면 부종으로 인한 압력이 국소 허혈을 일으키고 뇌 기능에 장애가 생겨 사망할 수도 있다. 신장이나 간 같은 장기에 부종이 생기면 피막이 늘어나면서 통증을 유발한다.

- 부종이 오래 지속될 경우 동맥순환 장애를 초래할 수 있다. 사이질의 압력증가는 동맥 혈액의 흐름을 제한하고 세포 내로 영양분을 공급하는 체액 이동을 막는다. 이것은 정상 세포의 기능과 재생을 차단하고 궁극적으로는 조직괴사나 궤양을 진행시킨다. 이 상황은 다리에 심한 정맥류(varicose vein)가 있는 사람들에게서 뚜렷하게 나타난다. 정맥류는 피로, 피부손상, 정맥류궤양을 초래할 수 있다. 궤양은 지속적인 혈액 공급의 부족으로 쉽게 치유되지 않는다.
- 치과 치료시 조직이 부어있을 때 정교한 틀니를 맞추는 것이 어렵다. 부종으로 인해 틀니는 잘 맞지 않고 궤양이 발생하면 치유가 더디고 잇몸조직에 혈류장애로 감염이 생길 수도 있다.

생각해보기 2-2

a. 무릎에 발생한 국소 부종의 세 가지 징후를 열거하시오.
b. 다리 부종이 지속될 경우 허약과 피부손상을 일으키는 이유를 설명하시오.

2) 체액 결핍(Fluid Deficit) — 탈수(Dehydration)

탈수는 불충분한 수분섭취나 체액의 과도한 소실 혹은 이 두 가지가 동시에 일어나는 체액 결핍상태를 일컫는다. 탈수의 원인은 불충분한 섭취보다 체액소실이 더 흔하게 나타나며, 먼저 세포바깥액에 영향을 미친다. 물은 세포바깥액의 구획 내에서 이동이 가능하다. 예를 들면, 구토로 인해 소화관 내의 수분이 소실되면 혈관 내의 수분이 소화관으로 이동해서 상실된 수분을 보충해준다. 만약 수분이 계속 부족하게 되면 궁극적으로 세포속 수분이 소실되어 세포기능에 장애를 초래한다. 체액 소실은 체중변화로 측정된다. 개인의 체중을 아는 것은 체액 소실의 범위를 평가하는데 도움이 된다.

세포바깥액 소실에 대한 일반적인 지침으로서 경미한 수분결핍은 체중의 2% 감소, 중간 정도 수분결핍은 체중의 5% 감소, 중증 수분결핍, 탈수는 체중의 8% 감소로 정의된다. 이 수치는 개인의 나이, 체격, 신체 상태에 따라 다르다. 탈수는 수분 보유능력이 부족하거나 수분을 빨리 보충하는 능력이 떨어지는 영아나 노인에서 더욱 심각한 문제이다.

또한, 영아는 어른에 비해 넓은 체표면적을 통한 불감성 수분 소실이 클 뿐 아니라 대사율이 높아 수분 요구량이 높다. 영아의 혈관내액은 급속히 고갈되어 혈량저하증(hypovolemia)이 되는데 이것은 심장, 뇌, 신장에 영향을 미친다. 소변량 감소와 졸음증(lethargy) 상태, 건조한 점막으로 혈량저하증을 알 수 있다.

수분 소실은 대개 전해질과 단백질의 소실을 동반하는데 이것은 특수한 원인에 의해 발생한다. 예를 들면, 땀으로 물과 염화소듐(sodium chloride)이 소실된다. 전해질 소실은 구획사이의 삼투압 변화를 유발하기 때문에 수분균형에 중요한 영향을 미칠 수 있다. 균형을 되찾기 위해서는 수분뿐만 아니라 전해질도 반드시 보충되어야 한다. 등장성(isotonic) 탈수란 수분과 전해질이 같은 비율로 소실된 것을 말하며 저장성(hypotonic) 탈수는 수분보다 전해질의 소실이 많은 것이고 고장성(hypertonic) 탈수는 전해질보다 수분의 소실이 많은 것이다.

생각해보기 2-3

a. 영아가 성인보다 체액 결핍에 더 취약한 이유를 설명하시오.
b. 세포바깥액에서 수분보다 소듐 손실이 더 많이 일어난다면, 세포와 사이질액 사이에서 수분의 이동은 어떠할 것인가?

(1) 탈수의 원인

탈수의 흔한 원인은 다음과 같다.

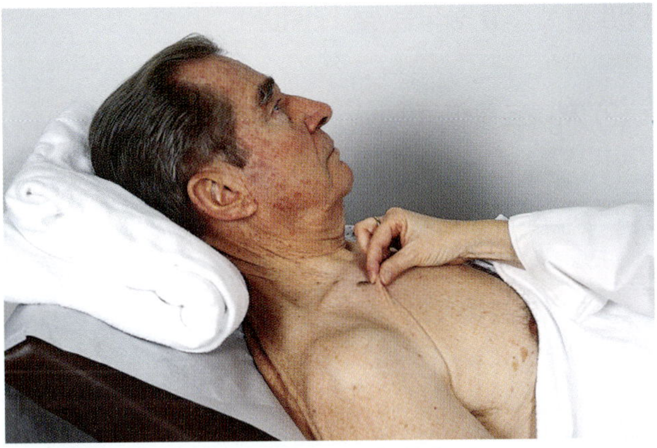

그림 2-3. 탈수검사
피부긴장도 저하는 심각한 탈수의 증상임 (*From Jarvis J: Physical Examination and Health Assessment, ed 7, St. Louis, 2016, Elsevier.*)

1. 구토나 설사는 수분뿐만 아니라 포도당과 같은 영양분과 전해질의 소실을 초래함. 소화관 어떤 부분에서든 배액(drainage)과 흡인(suction)은 체액 결핍을 초래함
2. 소듐과 수분의 소실을 동반한 과도한 발한
3. 소변을 통해 전해질, 체액, 포도당이 소실되는 당뇨병케토산증
4. 노인이나 무의식 대상자의 불충분한 수분 섭취
5. 영아에게 더 많은 영양 공급을 위해 농축 우유(concentrated formula) 제공

(2) 탈수의 영향

탈수는 사이질과 혈관 내의 체액 감소를 수반한다. 이러한 손실은 다음과 같은 직접적인 문제를 초래할 수 있다.

- 구강 점막의 건조(표 2-1)
- 피부긴장도나 탄력성 감소(그림 2-3)
- 혈압 저하, 약한 맥박, 피로감
- 혈액 내 수분에 비해 적혈구가 높은 비율을 나타내는 적혈구용적률 증가
- 뇌세포에서 수분의 소실로 세포의 기능이 저하되어 정신 기능의 저하, 혼동, 의식상실 초래

따라서 신체는 다음과 같이 함으로써 체액 결핍을 보상하려고 한다.

- 갈증의 증가
- 심장박동수의 증가
- 피부 혈관 수축으로 인한 창백하고 차가운 피부
- 신장 혈관 수축, 항이뇨호르몬(ADH)과 알도스테론의 분비 증가로 인한 소변량 감소와 소변농축, 요비중 증가

생각해보기 2-4

탈수의 직접적인 영향으로 나타나는 세 가지 증상과 징후를 기술하고, 탈수에 대한 반응으로 보상기전이 일어나고 있음을 나타내는 세 가지 징후를 설명하시오.

3) 제3의 공간(Third-Spacing)으로의 수분 이동 : 체액 결핍과 체액 과다

이것은 체액의 순환에 이용되지 않는 체강이나 조직으로 수분이동이 일어나는 상황을 말한다. 광범위한 피부 조직의 염증을 일으키는 화상과 복막염은 체액을 혈관 밖으로 이동시켜 부종이 발생한다. 이러한 체액이동의 결과, 혈관에서는 체액 결핍을 초래하고 사이질공간에는 체액 과다를 초래한다. 원인이 제거되지 않는 한 수분은 체내 제3의 공간에 남게 되고, 이곳의 수분은 순환하는 체액의 기능을 수행하지 못한다. 단순히 대상자의 체중을 측정하는 것으로는 이러한 체액분포의 이동을 알 수 없다. 적혈구용적률이나 전해질 농도 같은 검사 결과를 통해 제3 공간으로의 수분이동을 알 수 있게 된다. 화상 환자의 경우 상처부위의 부종으로 제3 공간으로의 수분이동을 명확하게 알 수 있다.

생각해보기 2-5

앞에서 제시한 체액 결핍과 체액 과다에 대한 정보를 바탕으로 광범위한 화상으로 초래되는 제3의 공간으로 수분이 이동되어 나타나는 세 가지 징후와 증상을 기술하시오.

2. 전해질 불균형(Electrolyte Imbalances)

1) 소듐 불균형(Sodium Imbalance)

(1) 소듐의 개요

소듐은 세포바깥액의 주요 양이온이다(표 2-2). 소듐의 확산은 혈관과 사이질액 사이에서 일어난다. 세포막을 통과하는 소듐 운반은 소듐-포타슘 펌프의 능동운반에 의해 조절되며, 소듐 농도는 세포바깥액에서 높고, 세포속액에서 낮다. 소듐은 점액과 다른 신체 분비물로 왕성하게 분비되고 주로 염화소듐이나 탄산수소염 형태로 체내에 존재한다. 소듐은 보통 음식과 음료에서 섭취되고 땀이나 소변 그리고 대변을 통해 체외로 배출된다. 신체의 소듐 농도는 일차적으로 신장에서 알도스테론 작용에 의해 조절된다.

소듐이 세포바깥액 용질의 대략 90%를 차지하고 삼투압에 가장 큰 영향을 미치기 때문에 세포바깥액 용적을 유지하는 데 중요하다. 소듐은 또한 신경자극의 전도(그림 2-4)와 근육 수축에도 필수적이다.

실제 혈청 소듐 수치를 놓고 전해질과 체액 사이의 상대적인 변화를 아는 것은 중요하다. 예를 들어, 과도한 땀남(perspiration)으로 물보다 더 많은 소듐이 소실되었을 때 물로만 보충한다면 혈청 소듐 수치는 낮아진다. 그러나 과도한 땀남으로 소듐보다 물을 더 많이 소실했다면 혈청 소듐 농도는 높아진다.

표 2-2. 주요 전해질의 분류

이온	세포속(mEq/L)	혈액(mEq/L)
양이온		
소듐(Na^+)	10	142
포타슘(K^+)	160	4
칼슘(Ca^{++})	일정하지 않음	5
마그네슘(Mg^+)	35	3
음이온		
탄산수소이온(HCO_3^-)	8	27
염소이온(Cl^-)	2	103
인산염이온(HPO_4^-)	140	2

(2) 저나트륨혈증(Hyponatremia)

저나트륨혈증이란 혈청 소듐 농도가 135mEq/L보다 낮은 것을 말한다.

① 저나트륨혈증의 원인

소듐 결핍은 체내 소듐이 직접적으로 소실되거나 세포바깥액 구획에 수분 과다로 소듐 농도가 희석되어 발생한다. 저나트륨혈증의 흔한 원인은 다음과 같다.

1. 심한 땀남, 구토, 설사로 인한 소실
2. 저염식이와 함께 처방된 특정 이뇨제의 사용
3. 알도스테론 부족, 부신 기능부전, 부적절항이뇨호르몬분비증후군(SIADH, Syndrome of inappropriate antidiuretic hormone) 등 호르몬 불균형
4. 만성신부전 초기
5. 과다한 수분 섭취

생각해보기 2-6

a. 고열은 깊고 빠른 호흡, 과도한 땀남, 대사율의 증가 등을 초래한다. 이것이 체내 수분과 전해질 균형에 어떠한 영향을 미치는가?

b. 구토 후에 물, 포도당, 전해질을 함유한 음료를 마시는 것이 순수한 물을 마시는 것보다 더 나은 이유를 설명하시오.

② 저나트륨혈증의 영향

- 저나트륨혈증은 신경 전도 장애와 체내구획에서 수분 불균형을 일으킨다. 피로, 근육 경련, 구역과 구토를 동반한 복부 불편감 또는 경련 등의 증상이 나타난다(표 2-3).
- 세포바깥액의 삼투압 감소는 세포 안으로 수분을 이동시킴으로써 혈량저하증, 혈압 저하를 일으킨다(그림 2-5).
- 뇌세포가 부어오르고 혼동, 두통, 허약, 발작을 일으킨다.

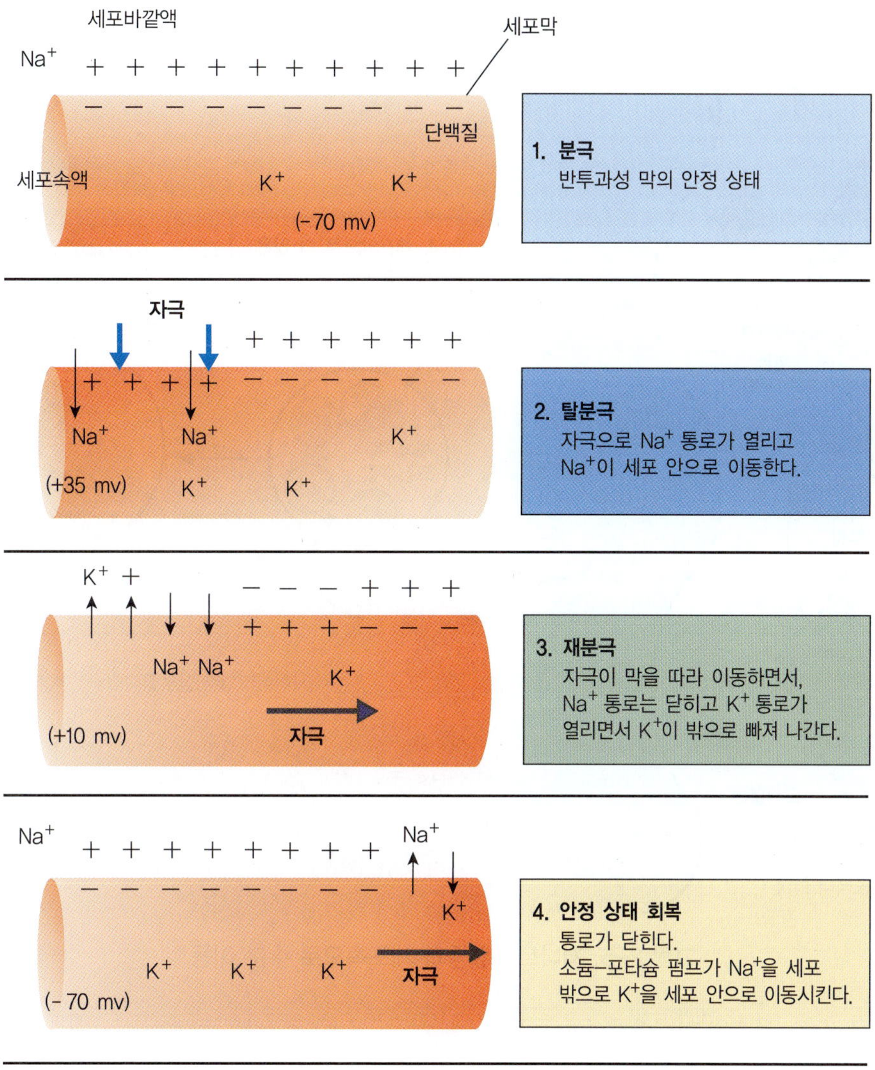

그림 2-4. 신경자극 전도에서 소듐과 포타슘 이온의 역할

표 2-3. 소듐 불균형의 징후

저나트륨혈증	고나트륨혈증
식욕부진, 구역, 경련	갈증 ; 혀와 점막이 건조하고 끈적해짐
피로, 졸음증, 근육 허약	허약, 졸음증, 초조
두통, 혼동, 발작	세포탈수
혈압 저하	혈압 상승

(3) 고나트륨혈증(Hypernatremia)

고나트륨혈증은 혈액의 소듐 농도가 높은 것이다(145mEq/L 초과).

① 고나트륨혈증의 원인

다량의 소듐을 섭취하거나, 소듐의 소실보다 수분의 소실이 더 빠르게 일어날 때 소듐 과다가 초래된다.

특정한 원인은 다음과 같다.

1. 항이뇨호르몬(ADH) 부족으로 다량의 희석된 소변을 생성(요붕증)
2. 갈증 기전 소실
3. 물과 같은 설사
4. 장기간 지속되는 빠른 호흡

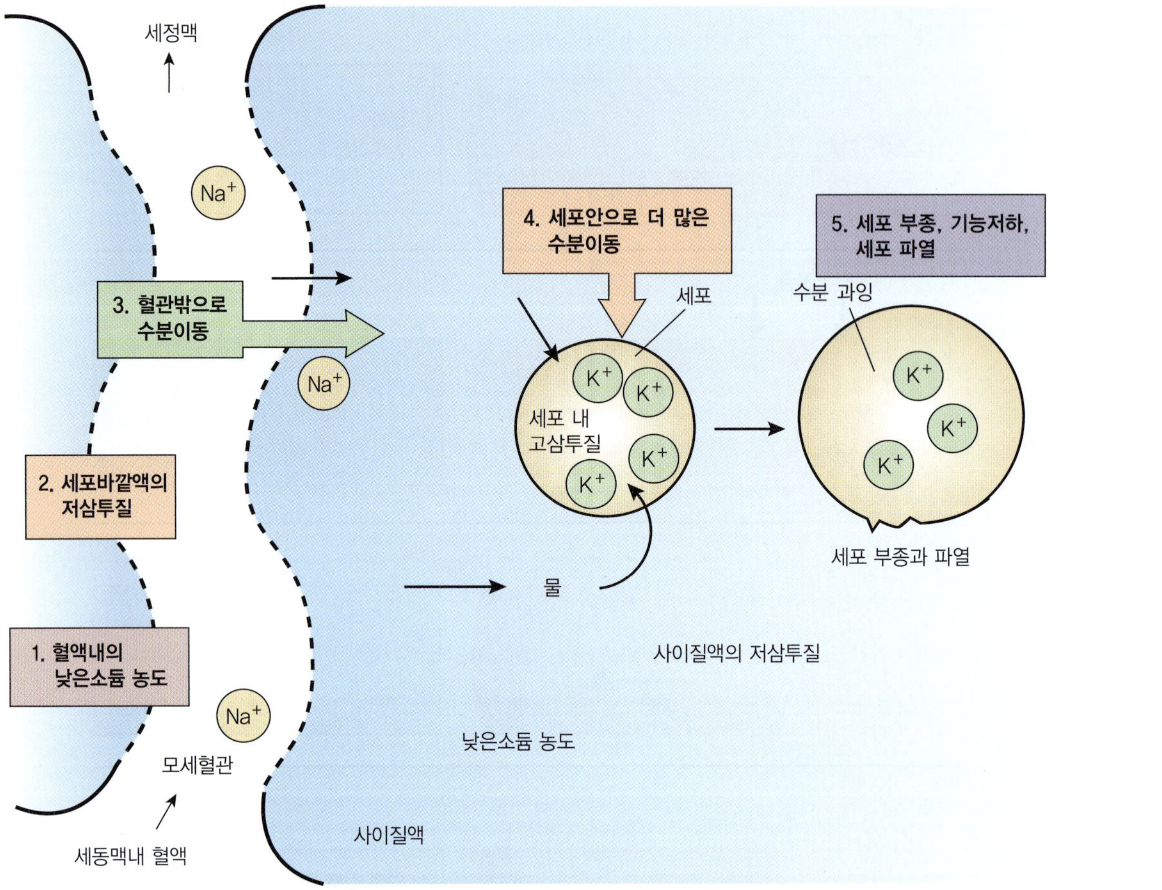

그림 2-5. 저나트륨혈증과 세포속으로 수분 이동

생각해보기 2-7

적혈구용적률 증가를 동반하는 고나트륨혈증은 체액과 관련하여 무엇을 시사하는가?

② 고나트륨혈증의 영향

고나트륨혈증의 주요 영향은 사이질액 또는 세포바깥액의 삼투압 증가 때문에 세포 밖으로 수분이 이동하는 것이다. 고나트륨혈증의 영향(표 2-3)은 다음과 같다.

- 허약, 초조
- 단단한 피하 조직
- 건조하고 거친 점막과 함께 갈증 증가
- ADH 분비로 인한 소변량 감소

문제의 원인에 따라 증상이 변할 수 있다. 만약 고나트륨혈증의 원인이 ADH 부족이라면 소변량은 증가한다.

생각해보기 2-8

a. 혈청 소듐 농도에 영향을 주는 알도스테론과 ADH의 효과를 비교하시오.
b. 저나트륨혈증과 고나트륨혈증의 공통되는 증상 및 징후와 서로 다른 증상을 나열하시오.
c. 소듐 불균형이 심장 기능에 어떻게 영향을 주는지 설명하시오.

2) 포타슘 불균형(Potassium Imbalance)

(1) 포타슘의 개요

포타슘은 세포 내의 주요 양이온으로 세포 내 농도가 약 160 mEq/L임에 반해 혈청 농도는 매우 낮다(3.5~5 mEq/L). 혈청 농도를 측정하는 것으로 체내 총 포타슘을 평가하는 것은 어렵다(표 2-2). 포타슘은 음식으로 섭취한 후, 알도스테론의 영향하에 주로 소변으로 배설된다. 포타슘이 높은 식품은 바나나, 감귤류, 토마토, 렌즈콩이다. 보충 약제로 염화포타슘 정제를 투여할 수 있다. 인슐린은 포타슘이 세포 안으로 이동하는 것을 촉진한다.

포타슘 농도는 체내에서 산염기 균형의 영향을 받는다. 산증(acidosis)은 포타슘 이온을 세포 내에서 세포 바깥액으로 이동시키며, 알칼리증은 세포 내로 포타슘을 이동시킨다(그림 2-6). 산증에서는 혈액 내 수소이

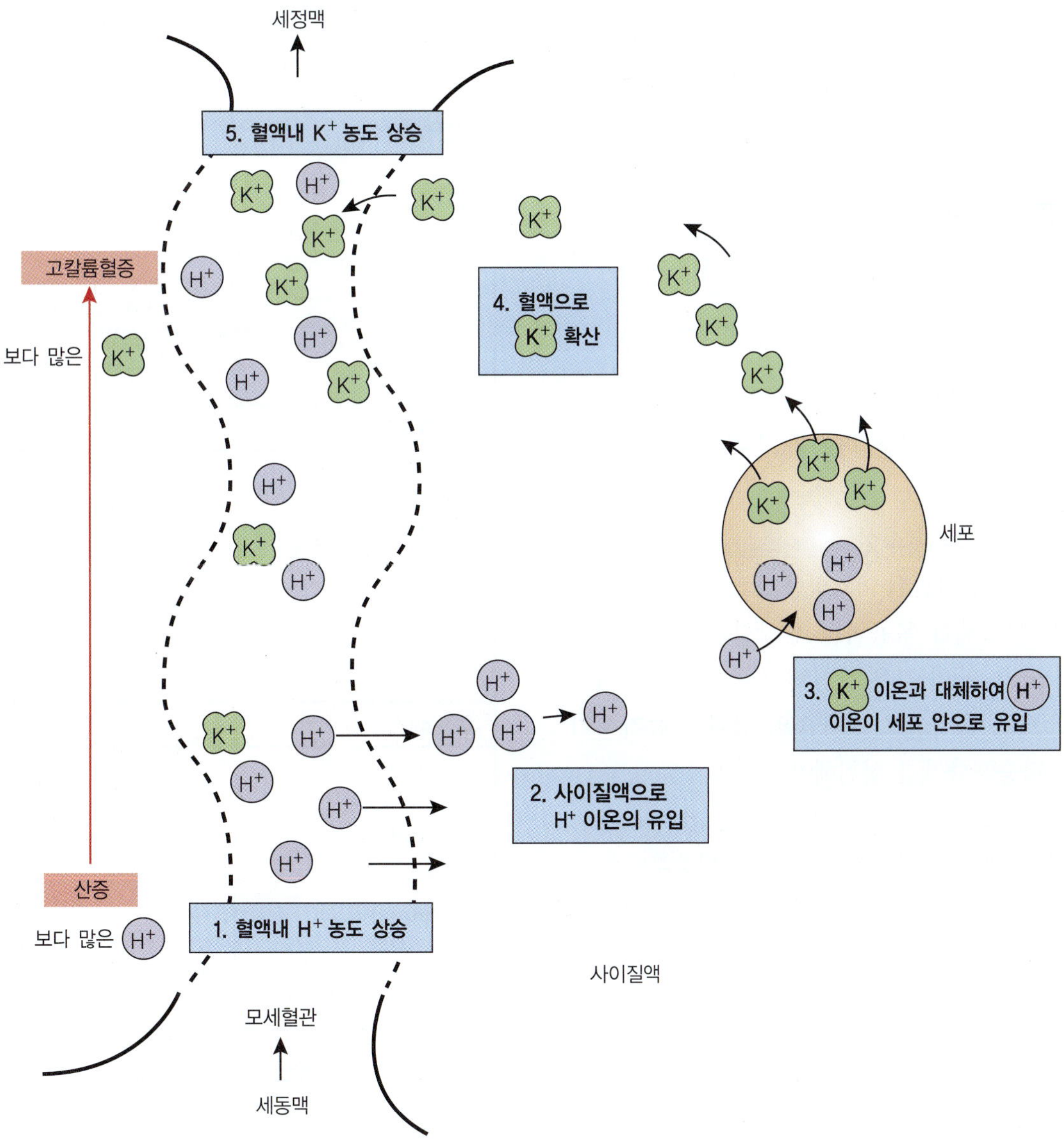

그림 2-6. 수소 이온과 포타슘 이온의 관계

온 농도가 높아지기 때문에 혈액에서 사이질액으로 수소이온이 확산된다. 이렇게 수소이온이 세포 안으로 이동할 때, 전기적 중성을 유지하기 위해 세포 밖으로 포타슘을 퍼낸다. 사이질액의 잉여 포타슘이온은 혈액으로 확산되어 고칼륨혈증이 나타나며, 반대의 작용이 알칼리증에서 나타난다. 산증은 또한 신장을 통해 수소이온을 배출하고 체내에 포타슘을 보유하도록 한다. 포타슘은 세포속액량의 조절을 돕고 세포 내 대사에 관여하며, 신경 전도와 근육 수축, 막 전위의 조절에도 중요한 역할을 한다. 중요한 것은 높거나 낮은 비정상적 포타슘 농도가 심전도(ECG)의 변화를 일으켜 심근수축에 심각한 영향을 미친다는 것이고, 결국 심장정지(cardiac arrest)를 일으킬 수도 있다.

(2) 저칼륨혈증(Hypokalemia)

저칼륨혈증에서 혈청 포타슘농도는 3.5mEq/L 이하이다.

① 저칼륨혈증의 원인

낮은 혈청 포타슘농도는 다음과 같은 원인으로 발생한다.

1. 설사로 인한 과도한 소실
2. 특정 이뇨제와 연관된 이뇨작용. Furosemide와 같은 특정 이뇨제를 복용하는 심장질환자는 저칼륨혈증이 digitalis와 같은 강심제의 독성을 증가시킬 수 있으므로 음식으로 포타슘의 섭취를 증가시키거나 포타슘보충제를 섭취해야 한다.
3. 알도스테론 또는 당질부신피질호르몬(glucocorticoid)이 체내에 과다하게 존재함(쿠싱증후군에서 당질부신피질호르몬은 소듐을 보유하고 포타슘을 배설한다)
4. 알코올 중독이나 섭식장애(eating disorders), 기아로 인한 식품섭취 감소
5. 당뇨병케토산증의 치료를 위해 인슐린 투여

② 저칼륨혈증의 영향

- 재분극 지연으로 전형적인 ECG(그림 2-7)의 변화를 보이고 결국에는 심장정지를 유발할 수 있는 심장리듬장애(cardiac dysrhythmia)는 심각하다.
- 다리에서 시작되는 근육허약과 피로에서 보여지는 것처럼 저칼륨혈증은 신경근의 기능을 방해하고 근육은 자극에 덜 민감하게 된다(표 2-4).
- 저리고 찌르는 듯한(pins and needles) 감각이상(paresthesia)이 발생한다.
- 소화관의 운동성 감소는 식욕부진과 구역을 일으킨다.

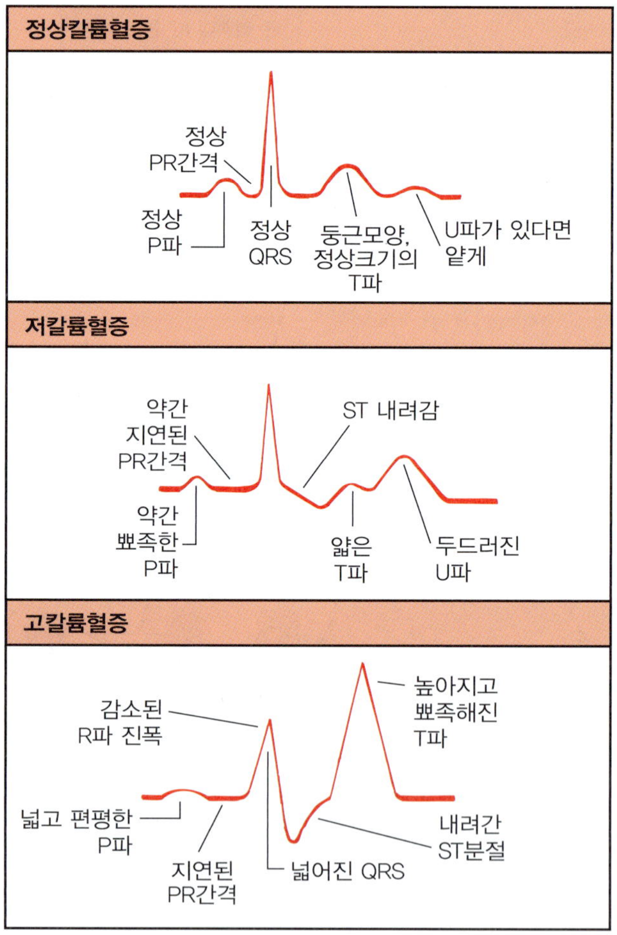

그림 2-7. 포타슘 불균형에 따른 심전도 변화(*From McCance KL, et al*: Pathophysiology: The Biologic Basis for Disease in Adults and Children, *ed 6, St. Louis, 2010, Mosby.*)

표 2-4. 포타슘 불균형의 징후

저칼륨혈증	고칼륨혈증
심장리듬장애, 심정지	심장리듬장애, 심정지
식욕부진, 구역, 변비	구역, 설사
피로, 근육 단일수축, 허약, 하지 경련	근육 허약, 다리에서 시작되는 마비
얕은 호흡, 감각이상	감각이상 — 손가락, 발가락, 얼굴, 혀
기립저혈압, 다뇨, 야간뇨	소변감소
혈청 pH 증가 — 7.45(알칼리증)	혈청 pH 감소 — 7.35(산증)

- 심한 포타슘 결핍 대상자는 호흡 근육이 약해져 얕은 호흡을 하게 된다.
- 심한 경우에 소변 농축기능 상실과 소변배설량의 증가(다뇨, polyuria)로 인해 신장 기능이 손상된다.

(3) 고칼륨혈증(Hyperkalemia)

고칼륨혈증에서 혈청 포타슘농도는 5 mEq/L보다 크다.

① 고칼륨혈증의 원인

높은 혈청 포타슘농도는 다음과 같은 원인으로 발생한다.

1. 신부전
2. 알도스테론의 부족
3. "포타슘보전(potassium-sparing)" 이뇨제의 사용으로 적당량의 포타슘이 배출되지 못함
4. 압박 상처 또는 화상과 같이 광범위한 조직 손상을 가진 대상자에서 세포 내 포타슘이 세포바깥액으로 누출
5. 장기간 지속되는 심한 산증으로 포타슘이 세포 밖으로 이동

② 고칼륨혈증의 영향

- ECG는 전형적인 심장리듬장애를 보이며, 이는 심장 마비로 이어질 수 있다(그림 2-7).
- 근육허약이 흔하게 나타나며 고칼륨혈증의 진행과 신경근 활동장애로 마비가 진행된다.
- 피로, 구역, 감각이상이 흔하다.

생각해보기 2-9

a. 저나트륨혈증과 저칼륨혈증의 증상 및 징후를 비교하시오.
b. 포타슘 농도의 작은 변화가 왜 심각한 문제라고 생각하는지 이유를 설명하시오.

3) 칼슘 불균형(Calcium Imbalance)

(1) 칼슘의 개요

칼슘은 매우 중요한 세포바깥 양이온이다. 칼슘은 특히 유제품에 포함되어 식품으로 섭취되고 뼈에 저장되며 소변과 대변으로 배설된다. 칼슘 균형은 부갑상샘호르몬(parathyroid hormone, PTH)과 칼시토닌(calcitonin)에 의해 조절되고 비타민 D와 인산염 이온 농도에 의해 영향을 받는다. 예를 들어, 혈액 내 낮은 칼슘 농도는 부갑상샘호르몬의 분비를 자극하여, ① 칼슘과 인을 혈액순환으로 유리시키기 위해 뼈의 재흡수를 증가시킴; ② 장에 의한 칼슘과 인의 흡수를 증가시키기 위해 신장에서 디히드록시콜레칼시페롤(1,25 dihydroxycholecalciferol)의 형성을 증가시킴; ③ 신장에서 인의 배설을 증가시키고 칼슘의 배설은 감소시킨다.

세포바깥액에서 칼슘과 인산염 이온은 상반관계이다. 예를 들어, 만약 칼슘 농도가 상승하면 인산염 농도는 낮아진다. 칼슘과 인산염 농도는 일정해야 한다. 만약 칼슘과 인산염 농도가 둘 다 상승한다면 연조직에 인산칼슘 결정체가 침전된다. 생물학적으로 활성형태

의 칼슘은 이온화 형태이며 이는 혈장 단백질에 부착하지 않거나 구연산 같은 다른 이온과 결합하지 않은 형태이다. 알칼리증은 자유 칼슘 이온의 수를 감소시켜 저칼슘혈증을 일으킬 수 있다.

칼슘에는 여러 가지 중요한 기능이 있다.

- 뼈와 치아에 필수적인 구조적 힘을 제공한다.
- 칼슘이온은 신경전도에 필요한 투과성과 흥분성을 조절하고 신경막의 안정성을 유지한다.
- 칼슘이온은 근 수축을 위해 필요하다.
- 칼슘이온은 대사과정과 혈액응고를 포함한 효소 반응에 필요하다.

생각해보기 2-10

신경막의 투과성이 증가되면 신경 자극은 증가할 것인가? 혹은 감소할 것인가?

(2) 저칼슘혈증(Hypocalcemia)

저칼슘혈증에서 혈청 칼슘 농도는 4 mEq/L 혹은 2.2 mmol/L 이하이다.

① 저칼슘혈증의 원인

저칼슘혈증의 원인은 다음과 같다.

1. 부갑상샘저하증(hypoparathyroidism) – 부갑상샘 호르몬 저하로 장에서의 칼슘 흡수가 저하됨
2. 흡수장애 증후군 – 장에서의 비타민 D나 칼슘의 흡수가 저하됨
3. 혈청 알부민 감소
4. 혈청 pH의 증가 – 알칼리증 발생

신부전에서 저칼슘혈증은 인산염 이온의 정체로 발생되고 이것은 칼슘의 소실을 일으킨다. 또한 신장에서 비타민 D가 활성화되지 않아 장에서의 칼슘 흡수가 감소한다.

② 저칼슘혈증의 영향

- 낮은 혈청 칼슘 농도는 신경세포막의 투과성과 흥분성을 증가시켜 뼈대근육의 자발적인 자극을 유발한다. 이것은 근육단일수축, 손발연축(carpopedal spasm), 과민반사를 일으킨다. 얼굴의 관자놀이 부분을 두드렸을 때 입술이나 얼굴에 경련이 일어나는 흐보스테크징후(Chvostek's sign)와 혈압 커프가 손의 혈액순환을 막을 때 나타나는 손발연축인 트로조징후(Trousseau's sign) 두 가지 모두 저칼슘혈증과 테타니(tetany), 또는 뼈대근육 경련 가능성을 나타내는 것이다. 심한 칼슘 결핍은 후두연축(laryngospasm)을 일으켜 기도를 막는다. 감각이상은 복부경련만큼 흔하게 일어난다.
- 근육활동에 필요한 칼슘 부족으로 심장 수축이 약해지고 전도가 지연되어 부정맥(arrhythmias)이 발생하여 혈압은 떨어진다.

저칼슘혈증의 영향은 뼈대근육과 심근에서 다르게 나타난다. 뼈대근육 경련은 근섬유와 관련한 신경의 흥분성 증가로 인해 일어나는 반면에 심근의 수축은 직접적으로 칼슘 부족과 관련된다. 또한 뼈대근육에는 수축에 필수적인 적당량의 칼슘이 저장되어 있는 반면, 심근 수축은 세포 외부에서 칼슘 통로를 통과해 들어오는 칼슘이온을 이용한다. 이것은 일부 심장질환 약물이 작용하는 기본원리이기도 하다.

생각해보기 2-11

낮은 혈청 칼슘 농도가 뼈대근육과 심근에 미치는 영향 중 다른 점을 설명하시오.

(3) 고칼슘혈증(Hypercalcemia)

고칼슘혈증에서 혈청 칼슘 농도는 5 mEq/L 초과 또는 2.5 mmol/L 초과이다.

① 고칼슘혈증의 원인

혈청 칼슘 농도의 과다는 다음과 같은 원인으로 일어난다.

1. 종양으로 인해 뼈에서 칼슘이온의 과도한 방출 –

표 2-5. 칼슘 불균형의 징후

저칼슘혈증	고칼슘혈증
칼슘경직 ─ 비자발적인 뼈대근육의 경련, 손발연축, 후두연축	무감각, 졸음증
손가락이 저림	식욕부진, 구역, 변비
정신적인 혼동, 흥분	다뇨, 갈증
리듬장애, 약한 심장수축	신장결석
	리듬장애, 지속되는 강한 심장수축, 혈압 상승

참조 : 뼈에 미치는 영향은 칼슘 불균형의 원인에 따라 다르다.

악성 골육종은 직접적으로 뼈를 파괴하고 기관지 유래암종(bronchogenic carcinoma)은 부갑상샘호르몬을 과다하게 분비한다.

2. 부갑상샘항진증
3. 부동은 뼈에 가해지는 부하를 감소시켜 뼈에서 칼슘이 방출된다.
4. 비타민 D 과다와 칼슘의 과다섭취로 칼슘 농도가 증가한다.
5. 우유와 제산제 섭취의 증가와 연관된 우유알칼리증후군(milk-alkali syndrome)은 혈청 칼슘 농도를 상승시킨다.

② 고칼슘혈증의 영향

- 혈청 칼슘 농도의 상승은 신경근 자극을 저하시켜 근육허약, 근긴장도의 상실, 졸음증, 혼미, 성격변화, 식욕부진, 구역을 일으킨다(표 2-5).
- 고칼슘혈증은 신장에서 항이뇨호르몬의 기능을 방해하여 수분 재흡수를 못하게 함으로써 다뇨를 일으킨다. 만약 고칼슘혈증이 심하다면 혈액량이 감소하고, 신장기능이 저하되며 질소 노폐물이 축적되고, 심장 정지가 뒤따른다.
- 심장수축력이 증가하고 부정맥이 나타난다.
- 고칼슘혈증의 원인에 따라 뼈에 미치는 영향은 다양하다. 만약 과도한 부갑상샘호르몬이 원인이라면, 뼈의 밀도는 감소하고, 병리적 골절이 일어나며 특히 체중을 견뎌야 하는 부위에서는 뼈의 통증이 발생할 수도 있다.
- 비뇨계에서 신장결석을 형성할 수 있다.

생각해보기 2-12

다음에 주어진 조건들이 혈청 칼슘농도와 골밀도에 미치는 영향을 설명하시오.

(1) 부갑상샘항진증 (2) 신부전 (3) 비타민 D 섭취

4) 기타 전해질(Other Electrolytes)

(1) 마그네슘(Magnesium)

마그네슘은 세포속 이온으로 정상 혈청농도는 0.7~1.1mmol/L이다. 체내 모든 마그네슘의 약 50%는 뼈에 축적된다. 혈청 농도는 포타슘과 칼슘 농도에 의해 영향을 받는다. 마그네슘은 녹색 채소에서 발견되고 단백질, DNA 합성과 많은 효소반응에도 중요하다. 마그네슘의 불균형은 드물다.

① 저마그네슘혈증(hypomagnesemia)

저마그네슘혈증은 영양소의 흡수장애나 영양실조에서 기인하며, 만성적인 알코올 중독과 연관된다.

- 저마그네슘혈증의 원인
  - 이뇨제의 사용
  - 당뇨병케토산증
  - 부갑상샘항진증
  - 고알도스테론혈증

- **저마그네슘혈증의 영향**
  - 신경근육의 과다흥분
  - 떨림, 무도증(chorea): 불수의적으로 반복되는 동작
  - 불면증
  - 성격변화
  - 부정맥과 함께 심박수 증가

② 고마그네슘혈증(hypermagnesemia)

- **고마그네슘혈증의 원인**
  - 보통 신부전에서 발생

- **고마그네슘혈증의 영향**
  - 신경근의 기능 저하
  - 반사 감소
  - 졸음증
  - 심장 리듬장애

(2) 인산염(Phosphate)

인산염 이온(HPO_4^{2-}와 H_2PO^{4-})은 주로 뼈에 존재하지만 세포속액과 세포바깥액을 순환한다. 정상 혈청 농도는 0.85~1.45 mmol/L이다.

인산염은 다음과 같은 다양한 상황에서 중요한 역할을 한다.

- 뼈와 치아에서의 무기질 침착
- adenosine triphosphate (ATP)와 같은 세포 에너지원을 포함하는 많은 대사과정
- 인산염 완충계가 산-염기 균형에 완충역할을 함으로써 신장을 통해 수소 이온을 체내에서 제거하는 역할
- 세포막의 필수 구성성분
- 혈청 칼슘과 상반 관계

① 저인산혈증(Hypophosphatemia)

- **저인산혈증의 원인**
  - 흡수장애 증후군
  - 설사
  - 제산제의 과도한 사용
  - 알칼리증
  - 부갑상샘항진증

- **저인산혈증의 영향**
  - 떨림
  - 반사저하
  - 감각이상
  - 혼돈과 혼미
  - 식욕부진
  - 삼킴곤란(dysphagia)
  - 혈구 기능 효율성 저하 : 산소 운반의 감소, 응고와 포식작용의 감소

생각해보기 2-13

낮은 혈청 인산염 농도가 혈청 칼슘 농도에 미치는 영향을 설명하시오.

② 고인산혈증(Hyperphosphatemia)

- **고인산혈증의 원인**
  - 종종 신부전으로 발생(따라서 투석대상자들은 혈청 인산 농도를 조절하기 위해 음식과 함께 인산결합제를 섭취함)
  - 조직의 손상이나 항암 화학요법은 세포 내 인산염을 방출하는 원인이 됨

- **고인산혈증의 영향**
  - 고인산혈증의 증상 및 징후는 저칼슘혈증의 증상 및 징후와 동일함

(3) 염소이온(Chloride)

염소이온은 세포의 주요 음이온이며, 정상 혈청 농도는 98~106 mmol/L이다. 염소이온은 음전하를 내며, 양전하를 띤 소듐 이온과 함께 다닌다. 그러므로 소듐 농도가 상승하면 염소이온 농도도 함께 상승한다.

음이온인 염소이온과 탄산수소이온은 산-염기 균형을 유지하기 위해서 체내에서 혈액 순환을 통해 이동할 수 있다. 탄산수소이온은 대사성 산과 결합하여 소모되고, 혈액 내 음이온의 숫자를 유지하기 위해 염소이온이 적혈구에서 분리되어 혈청으로 확산된다. 혈청 염소이온 농도가 감소할 때에는 역상황이 발생할 수 있고, 탄산수소염은 전기적 중성을 유지하기 위해 적혈구에서 분리되어 나온다. 그러므로 저염소혈증은 혈청 탄산수소염 농도를 증가시켜 알칼리증을 유발한다. 이 상황을 염소 이동(chloride shift)이라고 부른다.

① 저염소혈증(Hypochloremia)

• 저염소혈증의 원인

– 위에서 염산이 소실되는 구토 초기 단계의 알칼리증과 연관됨(그림 2-8)

– 무더운 날의 무리한 노동과 고열로 인한 과도한 땀남은 염화소듐의 소실을 초래하여 저나트륨혈증, 저염소혈증, 궁극적으로는 탈수를 일으킬 수 있음

• 저염소혈증의 영향

– 구역

– 구토

– 설사

– 근육단일수축

– 혼동, 졸음(sleepiness)

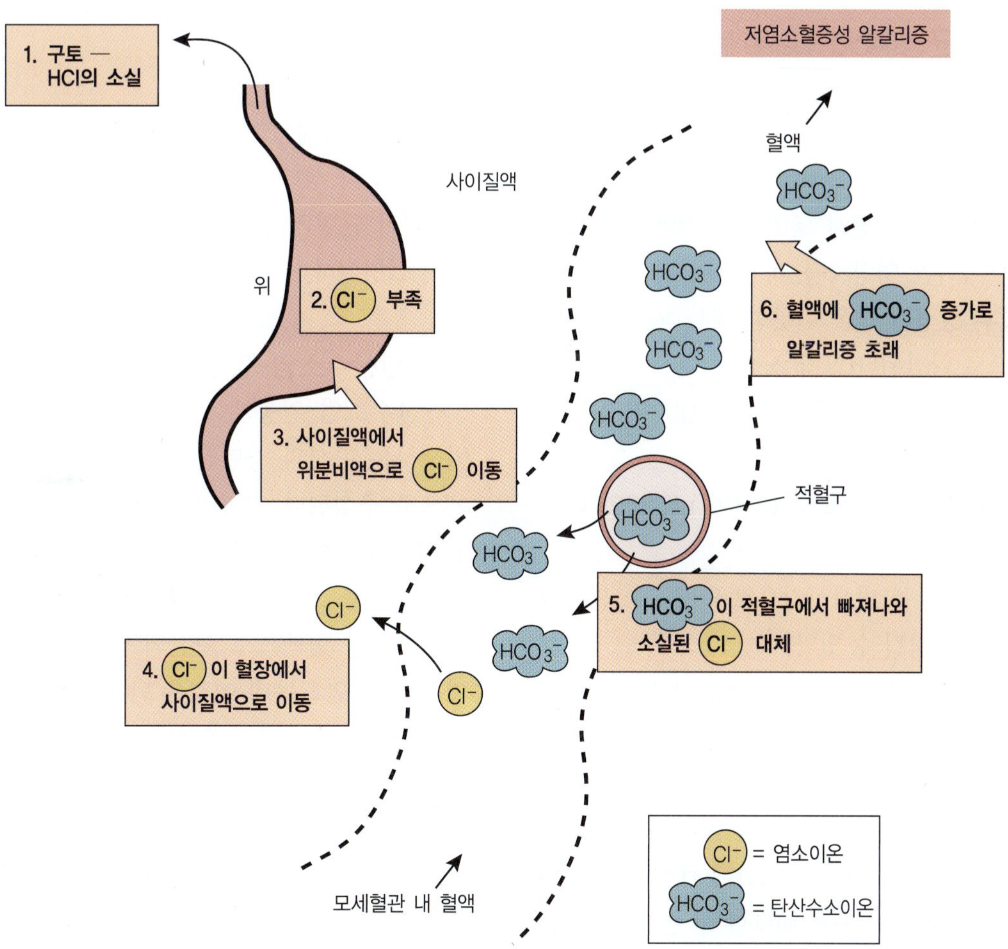

그림 2-8. 구토 시 염소-탄산수소 이온 이동의 모식도

② 고염소혈증(Hyperchloremia)

- 고염소혈증의 원인
  - 경구 또는 정맥주사를 통한 염화소듐의 과도한 섭취
  - 다른 원인에 의한 고나트륨혈증

- 고염소혈증의 영향
  - 부종
  - 체중 증가

생각해보기 2-14

a. 저마그네슘혈증의 원인을 서술하시오.
b. 고인산혈증의 원인을 서술하시오.
c. 저인산혈증의 두 가지 증상 및 징후를 열거하고 설명하시오.

3. 산-염기 불균형(Acid-Base Imbalance)

1) 혈청 pH의 조절

혈액이 체내를 순환하면서 영양소는 혈액에서 세포로 확산되고, 이러한 영양소를 이용하여 다양한 대사과정을 거친 후 생성된 산을 비롯한 대사 노폐물은 세포에서 혈액으로 확산된다(그림 2-9).

pH의 조절 또는 보상을 위한 세 가지 대사기전은 다음과 같다.

1. 한 쌍의 완충제가 혈액을 순환하며 pH 변화에 즉각 반응한다.
2. 호흡계는 호흡수를 변화시킴으로써 체내 이산화탄소 농도를 변화시킬 수 있다.
3. 신장은 산의 배출과 생산, 탄산수소 이온의 흡수를 조절할 수 있다.

폐는 체내에서 탄산의 양과 동등한 이산화탄소의 양을 조절할 수 있다. 신장은 pH 변화에 대한 보상속도가 느리지만 모든 형태의 산을 배출할 수 있고 또한 혈청 탄산수소염 농도를 조정할 수 있기 때문에 가장 효과적이다.

생각해보기 2-15

혈액 내 수소 이온이 많아지면, 호흡수가 어떻게 변하는가?
그리고 이것이 체내 산 농도에 어떠한 영향을 미치는가?

(1) 완충계

혈액에는 혈청 pH를 조절하기 위해 몇몇의 완충계가 존재한다. 완충제는 약산과 알칼리염의 조합이다. 이 성분들이 혈액에 추가된 산이나 알칼리와 반응하여 중화시킴으로써 상대적으로 일정한 pH를 유지하며 네 쌍의 주요한 완충계가 있다.

1. 탄산수소염-탄산계
2. 인산계
3. 헤모글로빈계
4. 단백질계

탄산수소염계는 세포바깥액의 주요 완충제로 대상자의 산-염기 상태를 임상적으로 사정하는데 이용된다. 산-염기 균형의 원리는 탄산수소 이온과 탄산을 이용하여 설명된다.

(2) 탄산수소염-탄산 완충계와 혈청 pH의 유지

탄산수소염 완충계는 이산화탄소와 물이 결합하여 발생하는 탄산과 중탄산소듐에 존재하는 탄산수소 이온으로 구성된다. 염기인 탄산수소 이온(HCO_3^-)과 탄산(H_2CO_3) 농도의 균형은 호흡계와 신장에 의해서 조절된다(그림 2-9). 세포대사에서 생성된 이산화탄소는 사이질액과 혈액으로 확산되어 그곳에서 물과 반응하여 탄산을 만드는데 이것은 탄산탈수효소에 의해 즉시 분리되어 수소이온과 탄산수소 이온을 만든다. 이 효소는 폐와 신장을 포함한 많은 곳에 존재한다. 폐에서는 역으로 탄산이 물과 이산화탄소로 변하여 배출되므로 체내의 산과 탄산의 총량은 줄어든다. 신장에서는 효소에 의해 더 많은 수소이온을 형성하는데 필요한 반응이 증진될 수 있고, 형성된 수소이온은 소변으로 배

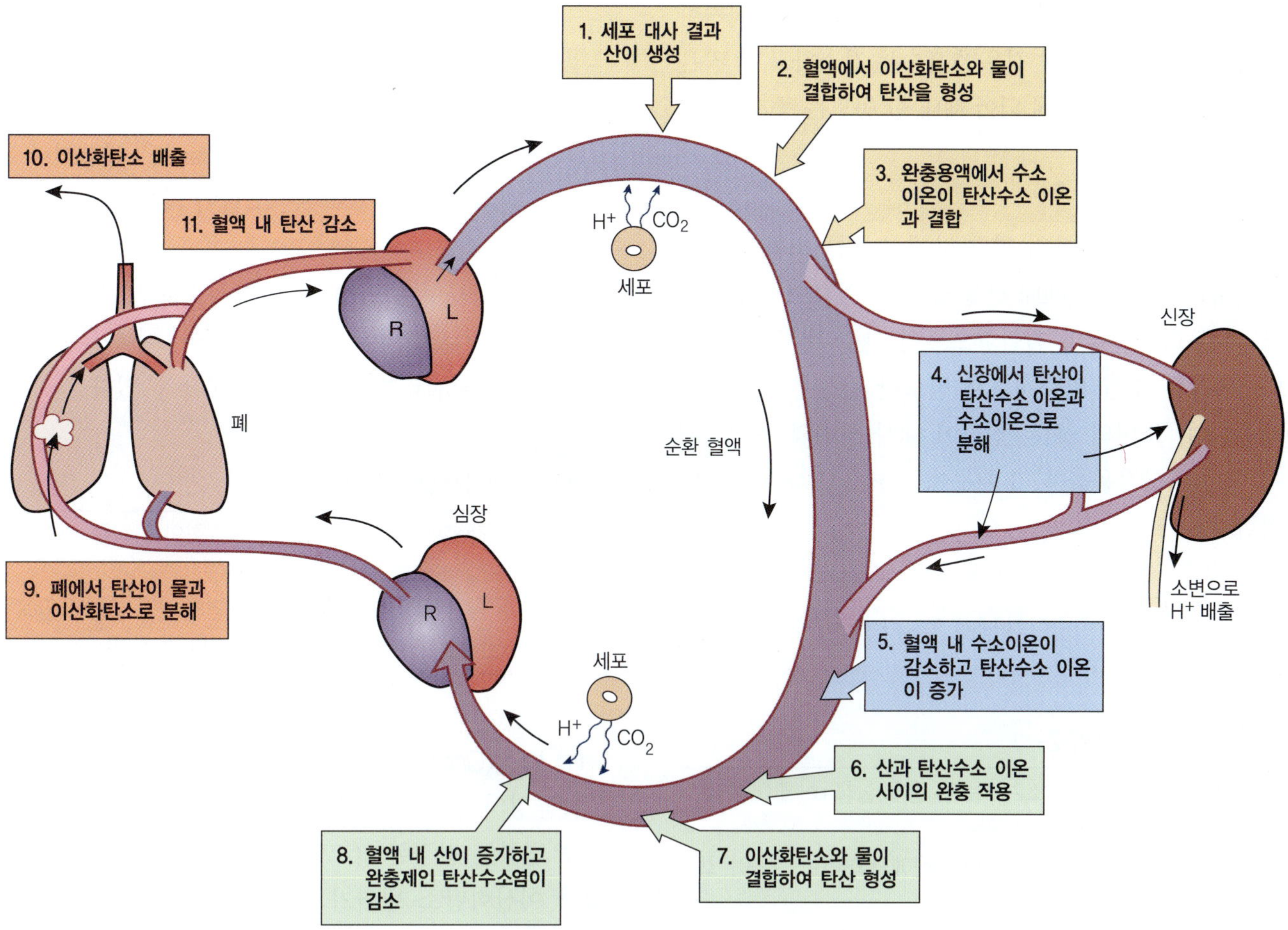

그림 2–9. 순환 혈액에서의 산, 탄산수소 이온, 혈청 pH의 변화

출되며 탄산수소 이온은 혈액으로 돌아와 이전의 완충 수치로 회복된다.

혈청 pH가 정상 pH 7.35–7.45를 유지하기 위해서는 HCO_3^- : H_2CO_3(또는 CO_2) 비율이 20:1을 유지해야만 한다. 1:1 비율은 pH 7.4를 유지하지 못한다. 이 비율은 항상 H^+을 기준으로 한 탄산수소염 농도의 비율로 표시된다.

이 비율 중 한 성분이 변하게 되면 다른 성분도 비례적으로 변하여 20:1의 비율을 유지하고 이렇게 하여 혈청 pH가 유지된다. 예를 들어, 만약 호흡에 장애가 생기면 이것은 혈중 이산화탄소를 증가시키는 원인이 되고 신장은 그 변화를 보상하기 위해 반드시 혈청 탄산수소염 농도를 증가시켜야 한다. 실제 농도는 비율이 유지되는 한 위험하지 않다. 완충비율에서 탄산수소 이온의 부분 혹은 알칼리 부분이 20이라는 것을 기억하는 것은 도움이 된다. 왜냐하면 체내 세포에 의해 끊임없이 생성되는 산들을 중화하기 위해서는 탄산수소 이온인 염기가 더 많이 필요하기 때문이다.

생각해보기 2–16

탄산수소 이온이 체내에서 소모되면 탄산 농도는 어떻게 변화될 것인가?

① 호흡계

혈청 이산화탄소 혹은 수소이온의 농도가 증가하면 화학수용체는 호흡중추를 자극해서 호흡수를 증가시킴으로써 더 많은 이산화탄소 혹은 산을 체내에서 제거한다. 알칼리증이 일어날 경우 호흡수는 감소하고 더 많은 이산화탄소를 보유하게 되어 체내 산 농도는 증가한다.

② 신장

신장은 알도스테론의 영향 하에 수소를 소듐 이온과 교환하는 방법으로 체내 산을 줄일 수 있으며 암모니아나 다른 화학물질과 결합함으로써 산을 제거할 수 있다. 신장은 또한 완충계로서 필요한 탄산수소 이온을 제공한다. 소변의 pH는 신장이 대사 상태와 음식섭취에 대한 보상작용을 하기 때문에 4.5~8.0 사이에서 변화한다.

$$\text{폐} : CO_2 + H_2O \leftrightarrow H_2CO_3 \leftrightarrow H^+ + HCO_3^- : \text{신장}$$

생각해보기 2-17

a. 장시간 신장 혈류 감소가 지속될 경우 혈청 pH에 어떤 영향을 미칠 것인가? 그 이유는?
b. 제산제를 과다 복용하면 폐와 신장에서 어떠한 반응이 일어날 것인가?
c. 신장은 혈청 pH를 유지하는데 폐보다 어떻게 더 효과적인가?

많은 임상 검사를 통해 산-염기 균형을 평가할 수 있다. 이 검사들은 동맥혈기체분석(ABGs), 염기 과다 혹은 결핍, 또는 음이온 차이 등을 포함한다.

2) 산-염기 불균형

수소이온의 증가 혹은 혈청 pH의 저하는 산증(acidosis)이고, 반면에 수소이온의 감소나 혈청 pH의 증가는 알칼리증(alkalosis)이다. 산-염기 불균형에는 네 가지 기본적인 유형이 있다(표 2-6).

① 호흡산증(respiratory acidosis)은 호흡의 문제로 CO_2가 증가됨으로써 발생한다.
② 대사산증(metabolic acidosis)은 대사 또는 신장의 문제로 탄산수소 이온이 감소되어 발생한다.
③ 호흡알칼리증(respiratory alkalosis)은 호흡 증가로 CO_2가 감소하여 발생한다.
④ 대사알칼리증(metabolic alkalosis)은 신장이나 위장관의 문제로 수소이온 소실이 되어 발생한다.

산염기 불균형은 급성 또는 만성으로 발생할 수 있고, 불균형이 혼합되어 나타날 수 있다. 예를 들면 대사산증과 호흡알칼리증이 동시에 발생할 수 있다.

생각해보기 2-18

다음의 각각에서 초래되는 산염기 불균형의 명칭을 기술하시오.
(1) 호흡수 증가 (2) 신부전 (3) 탄산수소염의 과다 섭취로 인해 탄산수소염 : 탄산 = 20 : 1 비율이 변화되어 초래되는 상태

(1) 보상(Compensation)

불균형의 원인은 비율(HCO_3^- : H_2CO_3 = 20 : 1)의 최초 변화를 결정한다(그림 2-10~2-13). 호흡 장애는 항상 이산화탄소 변화가 초기에 나타난다. 그밖에 다른 문제들은 대사 문제로 가장 먼저 탄산수소 이온 농도가 변화한다.

보상은 탄산수소 이온과 탄산 비율의 변화에 따른 후속변화에 의해서 평가되며(표 2-7) 문제를 유발한 장기가 아닌 다른 장기의 기능에 의해 보상이 일어난다. 예를 들면 대상자가 산증을 일으키는 호흡 장애를 가지고 있다면, 폐는 효과적으로 보상할 수 없지만 신장은 보상할 수 있다. 탄산수소 이온 대 탄산의 비율이 20 : 1로 유지되고 혈청 pH가 정상인 범위내에서 불균형은 보상되었다고 할 수 있다. 만약 항상성에 위협을 주는 요소가 지속된다면, 보상은 제한적이며 따라서 대상자 상태를 주의깊게 관찰하여야 한다.

(2) 보상기전 상실(Decompensation)

만약 신장과 폐가 적절하게 보상할 수 없다면 비율이 변화하고, 혈청 pH는 정상범위에서 벗어나며, 결국 이

표 2-6. 산-염기 불균형

	산증(Acidosis)	알칼리증(Alkalosis)
호흡(Respiratory)		
원인	느리고 얕은 호흡 폐 울혈	과다환기(불안, 아스피린의 과다복용)
영향	PCO_2 증가	PCO_2 감소
보상	신장이 더 많은 수소이온을 배출하고 보다 많은 탄산수소 이온을 재흡수함	신장이 더 적은 수소이온을 배출하고 탄산수소 이온을 적게 재흡수함
검사실 결과	PCO_2 증가 혈청 탄산수소염 증가 보상시 — 혈청 pH = 7.35~7.4 보상기전 상실시 — 혈청 pH $<$ 7.35	PCO_2 감소 혈청 탄산수소염 감소 보상시 — 혈청 pH = 7.4~7.45 보상기전 상실시 — 혈청 pH $>$ 7.45
대사(Metabolic)		
원인	쇼크 당뇨병케토산증 신부전 설사	구토(초기) 과도한 제산제 섭취
영향	혈청 탄산수소 이온의 감소 빠르고 깊은 호흡	혈청 탄산수소 이온의 증가 느리고 얕은 호흡
보상	신장이 많은 산을 배출하고 탄산수소 이온 재흡수를 증가시킴	신장에서 산을 적게 배출하고 탄산수소 이온 재흡수를 감소시킴
검사실 결과	혈청 탄산수소염 감소 낮은 PCO_2 보상시 — 혈청 pH = 7.35~7.4 보상기전 상실시 — 혈청 pH $<$ 7.35	혈청 탄산수소염 증가 높은 PCO_2 보상시 — 혈청 pH = 7.4~7.45 보상기전 상실시 — 혈청 pH $>$ 7.45

것은 세포 대사와 기능에 영향을 미친다. 이 시점에서, 불균형은 보상되지 않았다고 할 수 있다. 만약 항상성을 다시 회복하려면 중재가 필수적이다. 산-염기 불균형의 예시는 표 2-6에 나와 있다.

생각해보기 2-19

a. 혈압이 매우 낮거나 순환쇼크인 경우, 세포로 가는 혈류가 적어 젖산이 증가한다. 이 경우 일어날 수 있는 보상기전을 간단히 설명하시오.

b. 탄산수소염 비율과 혈청 pH의 어떤 변화가 보상기전이 실패하였다는 것을 나타내는가?

(3) 산증(Acidosis)

① 원인

이산화탄소 농도가 증가하는 호흡산증은 다음과 같은 상황에서 발생할 수 있다.

- 폐렴, 흡인(aspiration) 또는 천식으로 인한 기도폐쇄, 흉부 손상, 그리고 호흡중추를 억제시키는 아편제제 약물 복용과 같은 급성 문제
- 폐기종(emphysema) 같은 만성폐쇄폐질환(COPD)이 있는 사람들에게서 흔한 만성 호흡산증
- 손상이 심해지거나 만성질환 대상자가 추가 감염이 발생할 경우 보상기전을 상실한 호흡산증이 발생함

표 2-7. 산증의 예

호흡산증 — 폐기종으로 CO_2를 보유하고 있는 경우		
1단계	신장이 산 배출과 탄산수소염 생산을 증가시켜 PCO_2가 약간 상승된 것을 보상함	혈청 농도 변화 없음
2단계	CO_2 보유 증가. 호흡산증	PCO_2 상승
3단계	보상. 신장이 보다 많은 탄산수소 이온을 재흡수	혈청 탄산수소염 상승
4단계	호흡산증 보상 : 비정상 혈청 농도는 문제가 발생했다는 것이며 탄산수소 이온 : 탄산의 비율과 정상 혈청 pH를 유지하기 위해 적절히 보상	혈청 pH = 7.35
5단계	호흡산증 보상 실패 : 폐렴 발생으로 CO_2 과다 보유. 또한, 신장이 보상을 유지할 수 없음. 탄산수소 이온 : 탄산의 비율이 비정상적이며, 중추신경계 기능 저하, 혼수, 혈청 pH가 정상 범위보다 감소	혈청 pH = 7.31
대사산증 — 인슐린 결핍으로 인한 당뇨병케토산증이 있는 경우		
1단계	케토산 생산 약간 증가. 신장에서 산 배출 증가	혈청 농도 변화 없음
2단계	대사산증 : 신장의 산 배출속도보다 더 많은 케토산이 생산되고, 산이 탄산수소염 완충제와 결합하여 탄산수소염 소모	혈청 탄산수소염 감소
3단계	CO_2 제거를 위한 깊고 빠른 호흡 신장은 보다 많은 양의 산을 배출하고 탄산수소염 재흡수를 늘리지만, 혈액 내 증가하는 케토산을 제거하기 어려움	PCO_2 감소
4단계	대사산증 보상 : 비정상 혈청 농도는 문제가 발생했다는 것이며 탄산수소 이온 : 탄산의 비율과 정상 혈청 pH를 유지하기 위해 적절히 보상하고 있음	혈청 pH = 7.35
5단계	대사산증 보상 실패 : 케토산이 빠른 속도로 혈액 내에 지속적으로 증가. 신장은 탈수로 인해 기능이 감소. 그러므로 문제는 더 악화되고 보상은 부적절함. 탄산수소 이온 : 탄산의 비율이 유지되지 못하고 혈청 pH가 정상 범위보다 감소	혈청 pH = 7.31

대사산증은 다음과 같은 혈청 탄산수소 이온 감소와 관련되어 있다.

- 탄산수소 이온의 과도한 소실 ; 예를 들면 설사로 인해 장에서 분비되는 탄산수소 이온이 소실된다.
- 산 증가를 완충하기 위해 탄산수소 이온 사용의 증가 ; 탄산수소 이온은 신장에서 제거될 때까지 산과 결합하여 완충역할을 하기 때문에 많은 양의 산이 체내에서 생산되었을 때는 탄산수소 이온의 사용이 증가한다. 예를 들면 혈압이 감소하고 세포가 이용할 수 있는 산소가 불충분하여 젖산이 축적되거나 당뇨병 환자가 다량의 케토산을 생산하여 탄산수소 이온을 소모한다.
- 신부전에서 산의 배출과 탄산수소 이온의 생산 감소 ; 신부전 대상자들은 폐를 통해 오직 이산화탄소만 제거할 수 있고, 다른 산을 제거하지 못하며 탄산수소 이온을 생산할 수 없기 때문에 폐에 의한 보상만으로는 불충분하다. 그러므로 혈청 pH를 유지하기 위해서는 투석과 같은 치료가 필요하다.
- 보상이 실패한 대사산증은 보상을 방해하는 부가적 요인들이 있을 때 발생 ; 예를 들면 심한 설사를 하는 사람은 탈수가 될 수 있는데 이것은 신장이 혈액을 적게 공급받아 적절한 기능을 할 수 없기 때문에 보상기전 상실을 초래하는 것이다. 심장정지(cardiac arrest)에서도 같은 결과가 나타난다.

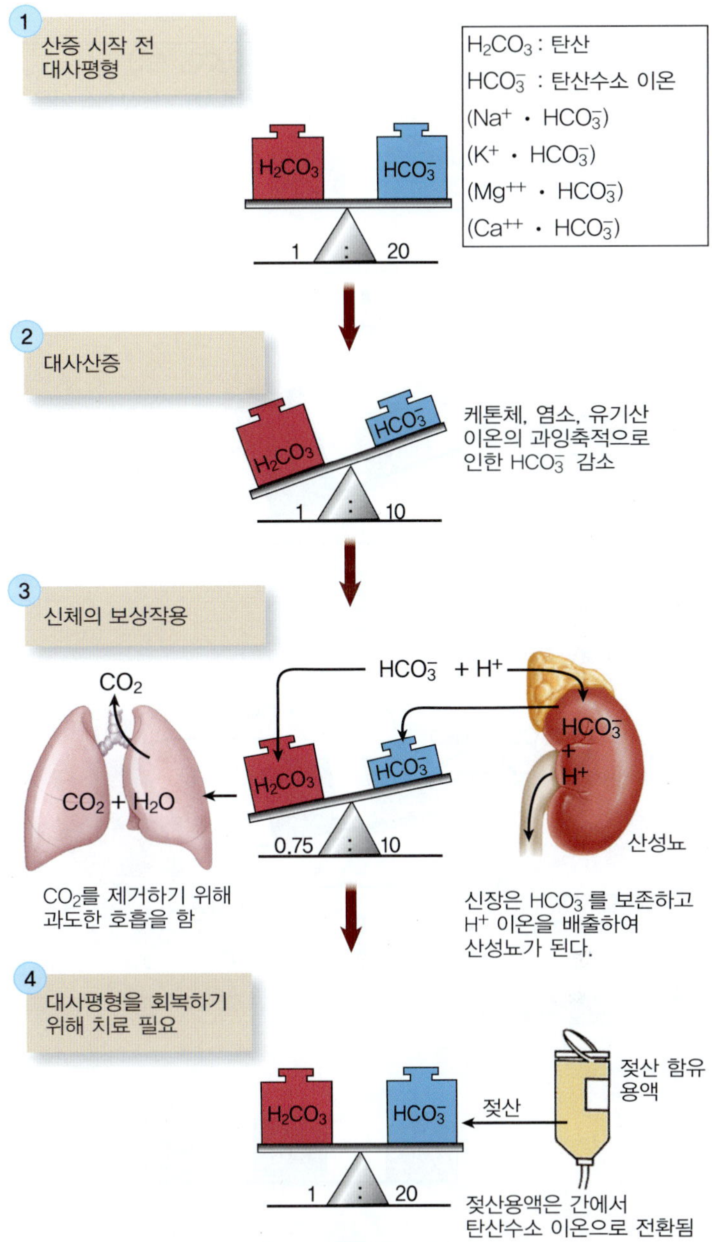

그림 2-10. 대사산증(*From Patton KT, Thibodeau GA*: Anatomy & Physiology, *ed 8, St. Louis, 2013, Mosby.*)

② 산증의 영향

산증의 직접적인 영향은 신경계 기능의 장애로 나타난다. 두통, 졸음증, 허약 그리고 혼돈이 발생하고 궁극적으로 혼수상태와 사망을 초래한다. 보상은 깊고 빠른 호흡(Kussmaul's respiration)과 낮은 pH의 소변으로 나타난다.

(4) 알칼리증

알칼리증은 산증만큼 빈번하게 일어나지는 않는다. 호흡알칼리증은 불안, 고열, 아스피린 과다복용으로 인한 과다환기가 원인이다. 머리 손상 혹은 뇌줄기(brain stem) 종양도 과다환기를 일으킬 수 있다. 스트레스 관련 알칼리증은 빠르게 진행될 수 있다. 만약 과다환기가 지속된다면 종이주머니를 얼굴 위로 씌워 내

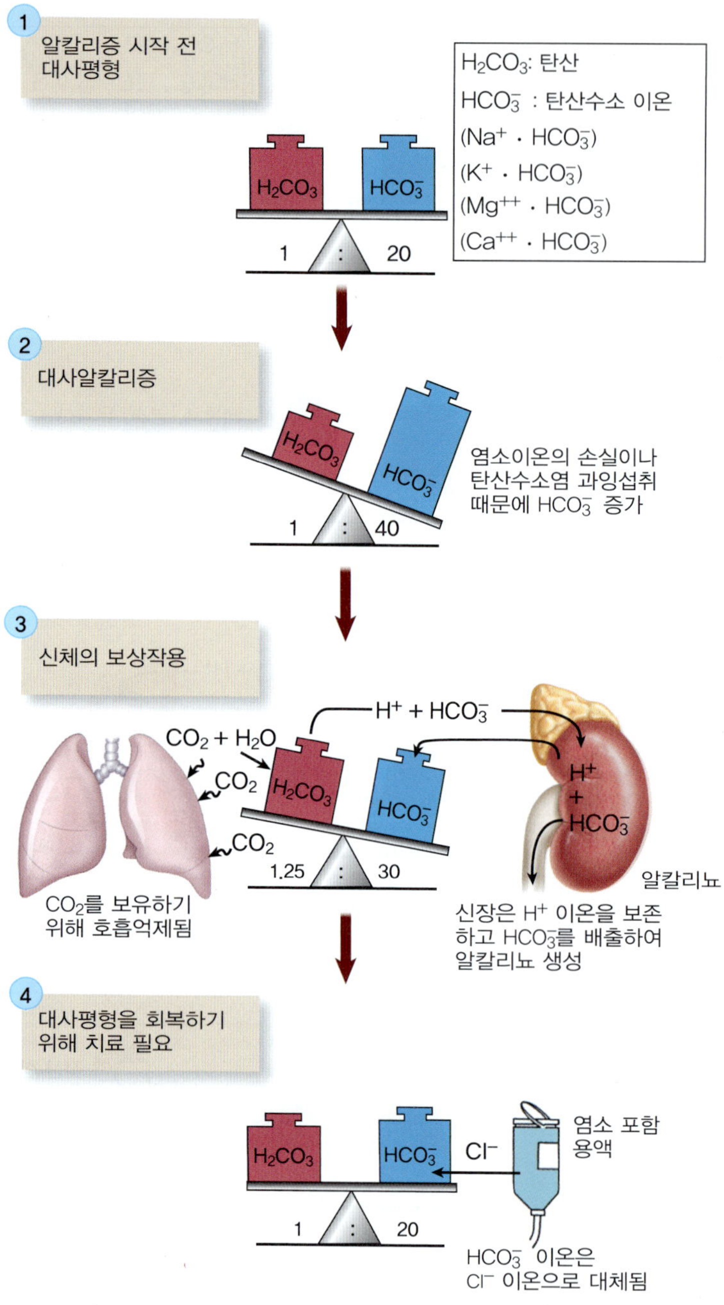

그림 2-11. 대사알칼리증(*From Patton KT, Thibodeau GA*: Anatomy & Physiology, *ed 8, St. Louis, 2013, Mosby.*)

쉰 공기를 다시 들이마시는 것이 가장 좋은 치료가 될 수 있다. 왜냐하면 신장 보상은 느리게 진행되기 때문이다.

대사알칼리증은 혈청 탄산수소 이온이 증가한 것으로 구토 초기나 위 배액과 같이 위내 염산이 소실되어 발생한다. 다른 잠재적인 원인들은 저칼륨혈증과 제산제의 과도한 섭취 등이다.

알칼리증의 영향

알칼리증은 신경계의 흥분성을 증가시켜 안절부절하게 만들고 근육단일수축, 손가락의 저림과 무감각증, 강직, 발작, 그리고 혼수상태를 초래한다.

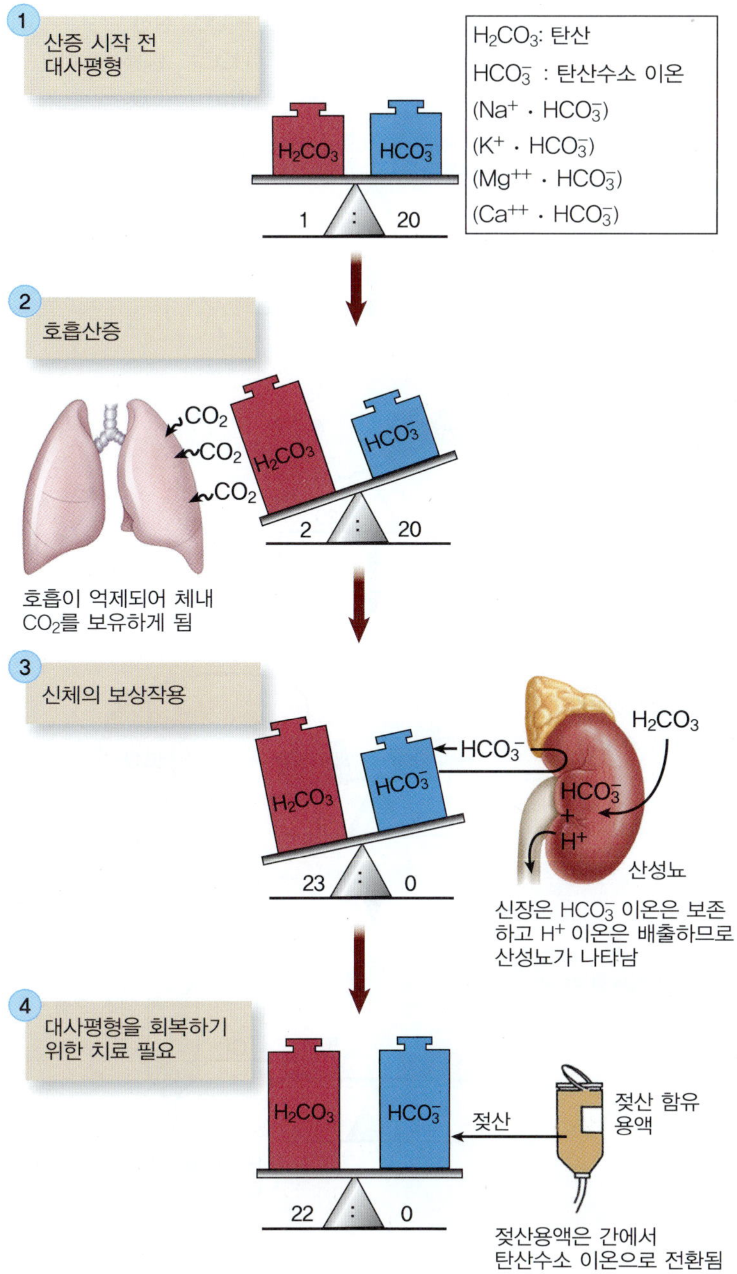

그림 2-12. 호흡산증(*From Patton KT, Thibodeau GA*: Anatomy & Physiology, *ed 8, St. Louis, 2013, Mosby.*)

4. 불균형의 치료(Treatment of Imbalances)

수분 전해질 보충이나 제거와 같은 즉각적인 교정을 하면서 불균형의 근본적인 원인을 진단하여 치료한다.

- 특정 전해질을 첨가한 수액을 공급하여 체액에서 결핍된 것을 교정할 수 있다. 과도한 양의 수분이나 전해질은 반드시 제거되어야만 한다. 예를 들면 체액 결핍은 수분 섭취를 증가함으로써 정상으로 돌아온다. 과도한 체액은 이뇨제를 투여하여 신장으로 수분 배출을 증가시킴으로써 제거되어야 한다.
- 체액을 조정할 때는 전해질 균형을 유지하도록 주의가 요구된다. 예를 들면, 몸에 수액을 공급할 경

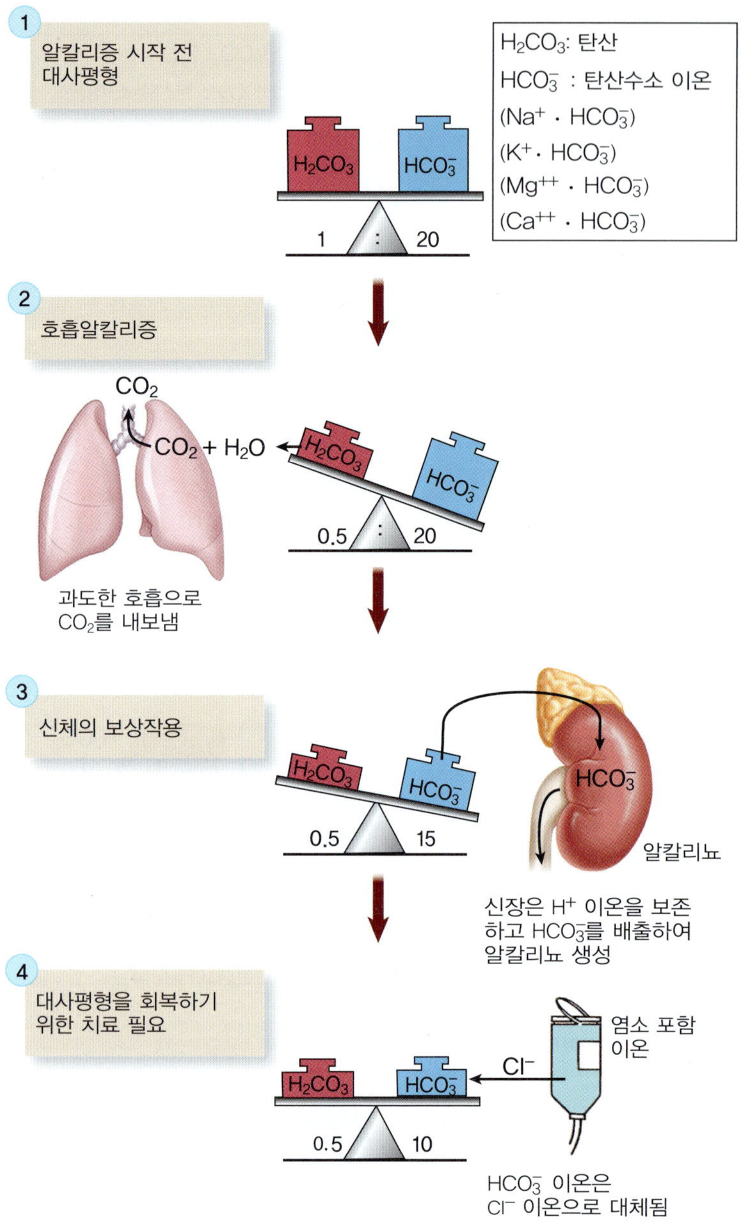

그림 2-13. 호흡알칼리증(*From Patton KT, Thibodeau GA*: Anatomy & Physiology, *ed 8, St. Louis, 2013, Mosby.*)

우 모든 성분들의 정상 농도를 맞추기 위해서 전해질 농도를 확인하고 소듐 또는 다른 전해질들을 추가하는 것이 필요하다.

- 혈액에 탄산수소 이온을 추가하여 산증을 교정할 수 있으며 탄산수소염 농도가 과도하게 증가할 수 있으므로 탄산수소염 농도를 모니터해야 한다.
- 어떤 경우에는 더 나은 전해질 균형을 유지하기 위하여 식단을 바꾸기도 한다.
- 호흡계 질환, 신장 질환과 호르몬 불균형이 수분 전해질 균형에 영향을 미칠 수 있다.

생각해보기 2-20

a. 다음 각각의 상황에서 발생할 수 있는 산-염기 불균형은 무엇인가?
(1) 갈비뼈 골절이 있는 흉부 손상
(2) 고열을 동반하는 감염
(3) 설사

b. 대사산증이 호흡과 중추신경계에 미치는 영향을 설명하시오.
c. 만성 폐울혈로 인해 호흡산증이 발생한 노인에서 신장 기능이 감소하면 더 위험해지는 이유는 무엇인가?
d. 심한 신장질환으로 인해 혈중 pH 7.1로 떨어진 경우, 완충계에서 일어나는 변화를 설명하고 이러한 변화가 중추신경계에 미치는 영향을 설명하시오.

사례연구 2.1

구토

K씨는 81세된 노인으로 위염이 있으며 3일 동안 심한 구토를 하였다. 그는 심장 문제도 있으며 현재 어지러움과 졸음을 느끼고 있다. 그의 눈은 움푹 들어가 보이며 입은 건조하고 갈증을 호소하고, 똑바로 걷지 못하며 복부에 근육통이 있다고 하였다. 그는 갈증이 있지만 물이나 음식을 먹을 수 없다. 혈압은 낮았고 맥박과 호흡은 빨랐다. 검사에서 적혈구용적률 증가, 고나트륨혈증, 혈청 탄산수소염 감소, pH 7.35, 소변의 요비중은 증가되었다.

이 사례는 수분, 전해질, 산염기 불균형이 있음을 보여준다. 이 사례 연구는 불균형의 초기, 중기, 진행기로 나누어 논의한다.

Part A: 1일째

우선, K씨는 수분, 점액질의 소듐, 위액내 염산인 수소와 염소 이온을 소실하였다. 두 가지 이유로 알칼리증이 시작되었는데, 첫째는 수소이온의 직접적 소실이고 둘째는 염소이온 소실의 영향일 것이다. 위액에서 염소이온이 소실되면 혈청 내 염소가 이동하여 보충하게 된다. 혈청의 양이온과 음이온의 동일한 숫자를 유지하기 위해 염소이온과 탄산수소 이온은 필요시 교환된다. 그러므로 더 많은 탄산수소 이온이 저장소인 적혈구에서 소실된 염소이온를 대체하기 위해 혈청으로 이동한다. 따라서 증가된 탄산수소 이온으로 혈청 pH가 증가되어 저염소혈알칼리증(hypochloremic alkalosis)이 일어난다.

1. 이 사례에서 초기 수분 손실로 어느 구획이 영향을 받았는가?
2. 소듐 이온의 소실이 어떻게 탈수를 유발하는지 설명하시오.
3. K씨에게 나타난 탈수의 초기 징후를 기술하시오.
4. K씨의 초기 구토 후에 혈청 pH는 어떻게 변화될 것으로 기대하는가?
5. 이 사례에서 수분과 전해질 소실 때문에 일어날 수 있는 보상작용을 서술하시오.
6. K씨는 손실에 대해 왜 젊은 성인만큼 보상할 수 없는지 이유를 설명하시오.

Part B: 2-3일

K씨는 계속 구토를 했고 음식이나 수분 섭취가 어렵고 장액, 췌장액, 담즙액 등이 있는 십이지장 내용물을 토하고 다른 영양분의 소화나 흡수를 전혀 못하고 있다.

이 단계에서 수분, 소듐 이온, 포타슘 이온, 탄산수소 이온의 소실이 있다. K씨는 포도당과 다른 영양소를 최소한으로 섭취하고 있으며 혈청 소듐 농도가 올라가고 있나.

7. 이 사례에서 왜 혈청 소듐 농도가 높아지는지 설명하시오.
8. 높은 혈청 소듐 농도가 세포속액에 어떻게 영향을 줄 것인지 설명하시오.
9. 지속적인 수분 소실이 어떻게 다음 사항에 영향을 주었는지 설명하시오.
   a. 혈액량
   b. 세포 기능
   c. 신장 기능
10. K씨의 병력에서 왜 포타슘 불균형이 그에게 심각한 영향을 주었는가?

Part C: 병원 입원

오랜 기간 구토 후, 대사산증이 발생했다. 이러한 변화는 아래 많은 요인들에 의한 결과이다.

- 십이지장 분비물 내 탄산수소 이온의 소실
- 영양소 부족으로 저장된 지방과 단백질의 이화작용을 유발하여 케토산을 다량 생산함
- 탈수와 혈액량 감소로 신장에 의한 산 배출 감소
- 혈액량 감소로 조직관류 저하, 세포에 산소공급 감소, 무산소성 대사 증가로 젖산 증가
- 근육활동 증가와 스트레스로 대사 산 생산 증가

이러한 요인들은 혈액내 산의 양을 증가시키고, 탄산수소완충계와 결합하게 하여 혈청 탄산수소 이온이 감소하고 혈청 pH가 낮아지거나 대사산증에 이르게 한다.

11. 왜 K씨가 졸음 상태에 있고 허약해졌는지 여러 이유를 나열하시오.
12. 이 사례에서 이산화탄소 혹은 탄산의 혈청 농도를 예측하시오.
13. 만약 K씨가 수분 소실이 계속된다면, 왜 혈청 pH가 7.35 이하로 저하될까?
14. 만약 혈청 pH가 7.35 이하로 떨어지면, K씨에서 어떤 징후들이 관찰될 것인가?
15. 산증이 혈청 포타슘 농도에 어떤 영향을 주는지 서술하시오.
16. K씨는 수액요법을 할 것이다. 수분뿐 아니라 소듐과 포타슘도 투여하는게 왜 중요한가?

사례연구 2.2

설사

C는 생후 3개월 아기이며 24시간 동안 열과 함께 물같은 설사를 심하게 하고 있다. C는 무표정하고 자극에 대한 반응이 약하다. 이 아기는 바이러스성 위소장염(gastroenteritis)으로 진단되었다.

1. 설사와 발열로 주로 손실되는 것을 나열하시오.
2. 도움이 되는 정보로서의 자료(data)나 다른 징후를 나열하시오.
3. 왜 영아가 빨리 탈수되었는지 이유를 설명하시오.

단원 요약

수분, 전해질, 산은 섭취, 배설, 세포 대사의 변화에 따라 지속적으로 체내 구획 사이를 이동한다. 수많은 기전이 내적 환경을 일정하게 유지하도록 작용한다.

- 국소적 또는 전신적 부종은 증가된 모세혈관 정수압, 세포바깥액의 소듐 농도 증가, 혈장 단백질 감소로 인한 혈장 삼투압 감소, 림프 순환 폐쇄와 모세관투과성 증가 때문에 사이질 구획에 과도한 체액이 축적됨으로써 초래된다.
- 체내에서 탈수 또는 체액 결핍은 수분 섭취저하 또는 과도한 수분소실로 인해 일어난다. 영아와 노인은 탈수에 빠질 위험이 가장 크다.
- 탈수의 징후는 갈증, 구강 점막 건조, 피부긴장도의 감소, 피로, 소변량 감소, 빠르고 약한 맥박과 함께 혈압 저하를 포함한다.
- 제3의 공간은 혈관구획에서부터 순환할 수 없는 체강 또는 조직으로 수분의 이동이 있는 것을 말한다.
- 저나트륨혈증은 신경 자극의 전도, 근육 수축, 체액의 분포에 장애를 가져온다.
- 고나트륨혈증은 수분이 세포 밖으로 이동하여 세포기능에 영향을 미친다.
- 고칼륨혈증과 저칼륨혈증 모두 심장리듬장애와 심장정지를 일으킬 수 있다.
- 혈액에서 칼슘이온 농도는 부갑상샘호르몬, 칼시토닌, 비타민 D, 인산염이온 농도, 식이, 소화관, 신장 기능에 의해 영향을 받는다.
- 저칼슘혈증은 신경세포의 증가된 투과성과 흥분성으로 인해 근육단일수축(muscle twitching), 테타니가 생기고, 이는 심장수축력을 약화시킨다.
- 부갑상샘호르몬의 과도한 분비는 고칼슘혈증과 뼈의 무기질 제거를 유발하여 자연골절을 일으킨다.
- 염소이온과 탄산수소 이온은 산-염기 균형에 중요하다.
- 탄산수소 이온과 탄산의 완충 비율 20 : 1을 유지하는 것은 혈중 pH를 정상범위인 7.35~7.45를 유지하기 위해 필수적이다.
- 호흡산증 또는 알칼리증은 PCO_2를 증가시키는 호흡 장애나 PCO_2를 감소시키는 과다환기로 인해 발생한다. 신장은 비율을 유지하기 위해 탄산수소염 농도를 변화시킴으로써 보상한다.
- 대사산증은 설사와 같은 과도한 염기의 소실, 또는 당뇨병케토산증에서와 같이 과도하게 축적된 산으로 인해 탄산수소염의 부족으로 발생한다. 대사알칼리증은 제산제 섭취로 인해 탄산수소 이온이 증가함으로써 발생한다. 호흡계와 신장이 이러한 변화를 보상한다.
- 혈청 pH가 정상범위를 벗어나 세포효소가 기능을 하지 못하게 되면 보상기전이 상실된다. 이것은 신장이 손상을 받거나 탈수로 적절한 신장 기능을 하지 못할 때 발생한다.
- 구토는 위내 염산의 소실을 초래하여, 대사알칼리증을 유발한다. 만약 구토가 장기간 지속되고 심하다면 탈수와 대사산증이 발생된다.
- 설사는 수분과 탄산수소 이온의 소실을 일으키고, 대사산증을 유발한다.
- 전신부종은 신장 및 간 질환, 영양실조와 관련된 혈장 단백질 저하로 초래된다.

학습문제

1. 탈수가 세포기능에 영향을 미치는 이유는 무엇인가?
2. 신체에서 소듐이온의 기능은 무엇인가?
3. 고나트륨혈증이 세포바깥액량과 세포속액량에 미치는 영향을 기술하시오.
4. 포타슘은 주로 어디에 위치하는가?
5. 신체에서 소듐과 포타슘 농도가 어떻게 조절되는가?
6. 저칼슘혈증의 증상과 징후를 기술하시오.
7. 비타민 D 결핍이 다음에 미치는 영향을 기술하시오.
   a. 뼈
   b. 혈청 칼슘 농도
8. 저염소혈증이 산-염기 균형에 미치는 영향을 기술하시오.
9. 혈액과 소변의 pH의 정상 범위를 말하시오.
   a. 혈액
   b. 소변
10. 매우 느리고 얕은 호흡이 다음에 미치는 영향을 기술하시오.
    a. PCO_2
    b. 혈청 pH
11. 대사산증의 가능한 원인 세 가지를 설명하시오.
12. 당뇨병 대상자는 과도한 케토산을 생산하고 있다.
    a. 과도한 케토산이 혈청 탄산수소염 농도와 혈청 pH에 미치는 영향을 기술하시오.
    b. 이 불균형에 대한 가능한 보상을 설명하시오.
    c. 이 보상의 징후를 기술하시오.
13. 대사산증시 동반되는 호흡은 자주 Kussmaul's 호흡 또는 "air hunger"라고 불린다. 이러한 호흡의 목적은 무엇인가?
14. 의식을 잃은 채 발견된 사람이 당뇨병 팔찌를 착용하고 있고 호흡시에 전형적인 아세톤 향이 난다.
    a. 그의 혈청 pH를 예측하고, 이러한 예측에 대한 근거를 설명하시오.
    b. 그의 혈청 포타슘 농도를 예측하시오.
15. 인슐린 투여가 혈청 포타슘에 어떤 영향을 주는가?
16. 케토산증이 발생된 사람은 탈수가 심해질 것이다. 이러한 탈수상태에서 예상되는 심박동수와 맥박 특성은 무엇인가?
17. 장기간 지속되는 심한 운동은 보통 젖산을 증가시킨다. 격렬한 운동 후에 휴식을 취하거나 수분섭취를 증가시키는 것보다 강도가 약한 운동이 도움이 되는 이유를 설명하시오.
18. 수술 후에 전신마취, 통증 및 진통제가 느리고 얕은 호흡을 유발한다. 또한 혈액순환은 자꾸 느려지고 산소 농도가 다소 감소한다. 이러한 모든 요인들이 이산화탄소 분압에 미치는 영향과 혈청 pH에 미치는 영향을 예측하여 설명하시오.

제 3 장

통 증

학습목표

이 장을 학습한 후에, 학생들은 다음을 할 수 있다 :

1. 통증의 원인을 설명할 수 있다.
2. 통증전달로를 설명할 수 있다.
3. 통증조절방법과 관문조절이론을 연관시킬 수 있다.
4. 성인과 소아의 통증 증상 및 징후에 대해 논의할 수 있다.
5. 연관통과 환상통을 비교할 수 있다.
6. 통증 지각을 변화시키는 요인을 설명할 수 있다.
7. 급성 통증과 만성 통증을 비교할 수 있다.
8. 두통의 유형에 대해 논의할 수 있다.
9. 통증조절의 방법을 설명할 수 있다.

주요 용어

들신경섬유(afferent fiber)
진통의, 진통제(analgesic)
브라디키닌(bradykinin)
성대절개(cordotomy)
피부분절(dermatome)
날의(efferent)
엔도핀(endorphins)
히스타민(histamine)
난치의(intractable)
허혈(ischemia)
신경전달물질(neurotransmitter)
통각수용기(nociceptor)
아편유사제(opioids)
비경구적으로(parenterally)
프로스타글랜딘(prostaglandin)
그물체활성계(reticular activating system: RAS)
그물체(reticular formation)
신경뿌리절단(rhizotomy)
진정의, 진정제(sedative)
P 물질(substance P)
빈맥(tachycardia)

통증이란 조직이 손상을 받거나 손상받으려 할 때 신체에 있는 통증수용기(pain receptor)의 자극으로 발생되는 불쾌한 감각이다. 통증은 신체방어기전이며 특히 급성일 때 경고의 기능을 한다. 통증은 매우 다양한 특성을 가지고 있어 정의하기 어려우며 주관적인 느낌이어서 정확하게 측정하기란 불가능하다. 그러나 시간이 지남에 따라 변화하는 통증의 정도를 평가하기 위한 주관적인 척도가 개발되어 있다. 외상의 경우 원인이 명확하지만, 그밖의 다른 상황에서 통증의 원인은 신체 내부에 깊숙이 숨겨져 있다. 통증에는 과학자나 보건의료인들도 완전히 이해하기 어려운 매우 복잡한 기전이 관여한다.

1. 통증의 병인(Etiology and Sources of Pain)

통증자극은 염증, 감염, 허혈, 조직괴사, 조직신장(stretching of tissue), 화학물질, 화상 등 여러가지 원인에 의해 유발된다. 뼈대근육에서는 주로 허혈이나 출혈에 의해 통증이 발생한다. 간, 신장(kidney), 뇌와 같은 여러 기관들은 피막(capsule) 내 통증수용기가 특징이며, 염증에 의해 피막이 신장(stretching)되면 통증을 느끼게 된다. 힘줄, 인대 및 관절주머니(articular capsule)가 신장되는 경우에도 통증을 유발하게 되며, 염증이나 근육경련이 있으면 관절이나 통증이 있는 부위를 보호하기 위해 이차적으로 유발된다. 위장관계에서는 점막의 염증, 허혈, 근육경련 또는 팽만으로 통증이 발생하게 된다.

몸통증(somatic pain)은 피부 혹은 뼈와 근육과 같은 심부조직에서 발생하여 감각신경으로 전달되며 내장통증(visceral pain)은 장기에서 발생하여 교감신경 섬유를 통해 전달된다. 원인에 따라 통증은 갑자기, 짧은 시간에 일어날 수 있으며, 주로 회피반사로 나타난다. 예를 들어, 뜨거운 물체를 만졌을 때 손을 무의식적으로 떼게 되는데, 그렇지 않으면 감염이나 부기(swelling)가 생겨 통증이 지속되기 때문이다.

2. 통증전달로(Structures and Pain Pathways)

통각수용기(nociceptor)는 신체 대부분의 세포에 존재하는 자율신경종말이다(그림 3-1). 이 감각신경은 열(thermal), 화학적 또는 기계적/물리적 자극에 의해 활성화된다. 열 자극은 매우 뜨거운 온도이고, 화학적 자극은 산(acid) 또는 브라디키닌(bradykinin), 히스타민(histamine), 프로스타글랜딘(prostaglandin)과 같이 체내에서 생산되는 화합물을 포함하며, 기계적 자극은 압력이다.

통증문턱값(pain threshold)은 통증을 충분히 지각할 수 있을 만큼 신경종말이 활성화되는 데 필요한 자극의 최저 수준을 말한다. 통증문턱값은 시간이나 개인차가 없이 비교적 일정하다. 통증을 견디는 능력이나 통증강도를 지각하는 것을 통증내성(pain tolerance)이라고 하는데, 이는 과거의 통증 경험과 전반적인 건강상태에 따라 개인별로 큰 차이를 보인다.

통증자극을 전달하는 들신경섬유(afferent fiber)에는 두 가지 종류가 있다. 자극을 매우 빠르게 전달하는 말이집신경섬유인 A-delta 섬유(A-delta fiber)와 자극을 천천히 전달하는 민말이집신경섬유인 C섬유(C fiber)이다. 열이나 물리적 자극에 의해 갑작스럽고 예리하며 국소적으로 발생하는 통증인 급성 통증은 A-delta 섬유에 의해 전달된다. 반면 넓은 부위로 퍼지고, 둔하며, 화끈거리거나 쑤시는 느낌이 자주 드는 만성 통증은 C섬유에 의해 전달된다. C섬유는 근육, 힘줄, 심장근육, 피부, 소화기관에서 오는 열, 물리적 및 화학적 자극을 받아들인다. 들신경 통증자극은 말초신경에서 뒤뿌리신경절(dorsal root ganglia)에 전달된 후, 뒤뿔(dorsal horn)이나 뒤뿔의 젤라틴질(substantia gelatinosa)을 통해 척수로 들어가게 된다(13장 참조).

각각의 척수신경은 피부분절(dermatome)이라 불리는 피부의 특정 영역으로부터 자극을 전달받고(그림 13-17), 몸감각겉질(somatic sensory cortex)은 신체 영역에 대응되어 "지도화"되어 있기 때문에 뇌는 통증

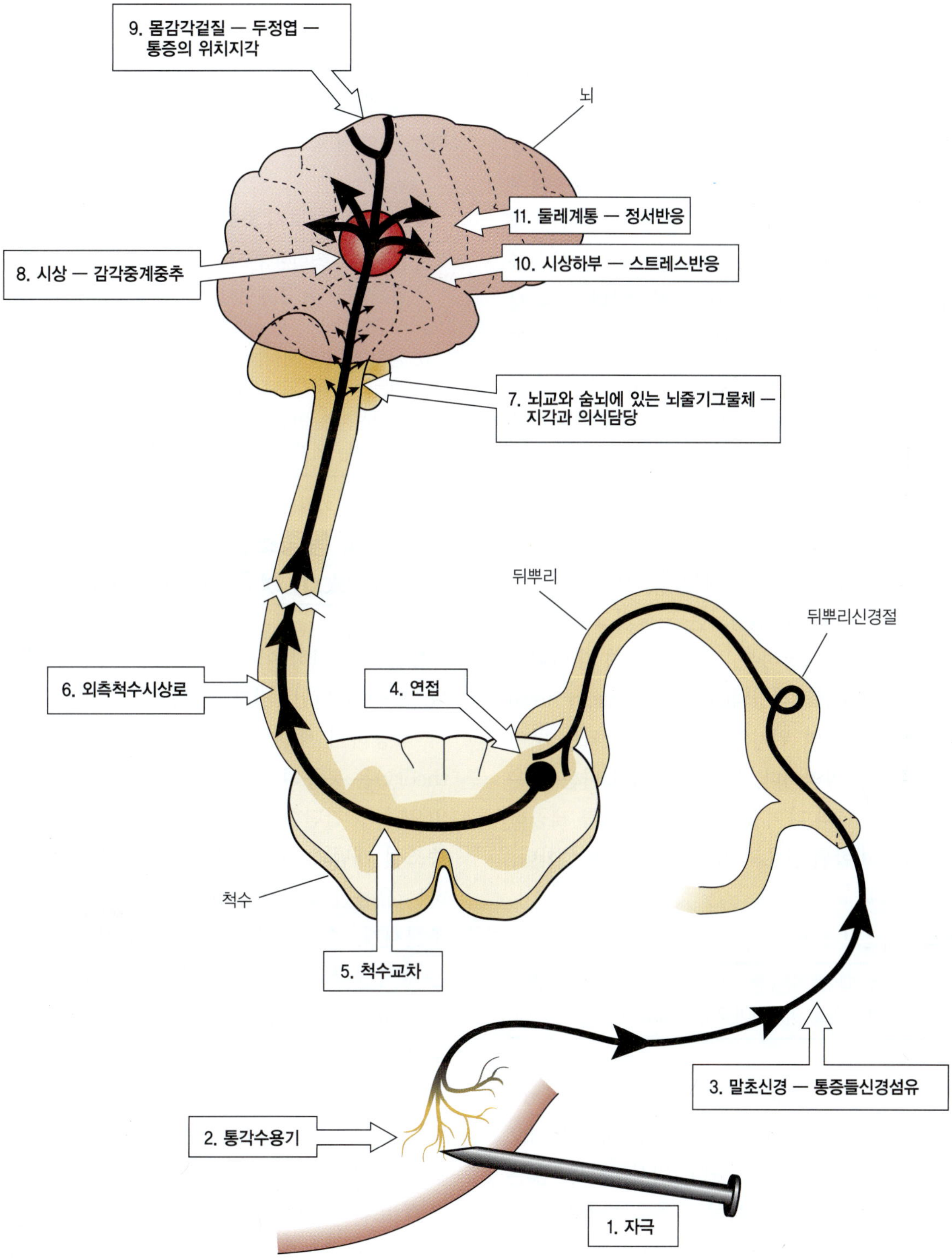
9. 몸감각겉질 — 두정엽 —
통증의 위치지각
뇌
11. 둘레계통 — 정서반응
8. 시상 — 감각중계중추
10. 시상하부 — 스트레스반응
7. 뇌교와 숨뇌에 있는 뇌줄기그물체 —
지각과 의식담당
뒤뿌리
뒤뿌리신경절
6. 외측척수시상로
4. 연접
척수
5. 척수교차
3. 말초신경 — 통증들신경섬유
2. 통각수용기
1. 자극

그림 3-1. 통증의 경로

의 부위가 어디인지 파악할 수 있게 된다. 피부분절을 통해 감각상실이나 통각의 영역을 검사할 수 있기 때문에 척수손상으로 인해 손상된 부위를 알 수 있다.

척수연접에서, 갑작스러운 통증에 반사반응(reflex response)이 일어나면 운동신경, 또는 날신경섬유(efferent fiber)에서 자극을 근육에 전달하게 되고 통증을 일으키는 원인으로부터 벗어나기 위해 불수의적으로 근육을 수축시키기 시작한다. 감각자극이 연접에 도착하면 연결신경세포(connecting neuron)가 척수를 가로질러 뇌로 올라가는 통로로 이를 전달한다. 척수시상로(spinothalamic bundle)에는 두 가지 종류가 있다. 예리한 통증을 전달하는 빠른 자극은 신(新)척수시상로(neospinothalamic)로 전도되고, 둔한 통증을 전달하는 느린 자극은 고(古)척수시상로(paleospinothalamic)로 전도된다. 이 두 개의 신경로는 피부가 손상될 때 처음에는 예리하고 강한 통증이 발생하며 뒤이어 둔하면서도 지속적으로 쑤시는 통증이 생기는 두 단계를 설명해준다. 이 두 신경로는 뇌줄기그물체(reticular formation), 시상하부, 시상을 거쳐 대뇌피질(cerebral cortex)의 몸감각영역(somatic sensory area)으로 올라간다. 통증의 위치와 특성이 지각되는 곳이 대뇌피질의 몸감각영역이다. 이 상행로에서 나온 많은 가지들의 연결은 뇌의 나머지 부분들에 정보를 제공하여 통증에 대해 통합된 반응의 기초(basis)를 형성한다.

생각해보기 3-1

발가락을 찧었을 때 생기는 통증자극의 전달로를 간단한 도식과 각 부분의 명칭을 이용하여 기술하시오.

뇌교와 숨뇌에 있는 그물체의 그물체활성계(reticular activating system: RAS)가 흥분되면 뇌가 들어오는(incoming) 통증자극을 인식한다. 임상적으로, 많은 약물이 그물체활성계를 억제하여 통증을 감소시킨다. 시상하부는 뇌하수체와 자율신경계를 연결하여 통증에 반응하는 역할을 한다. 통증에 대한 반응은 울거나 신음하고 화내는 등 감정적인 반응뿐 아니라 스트레스 반응도 포함한다(24장 참조). 이에 의한 신체적인 반응으로 몸이 뻣뻣해지면서 구역, 구토가 있고 통증 부위를 지지하고 보호하려 한다. 시상은 뇌로 들어오는 많은 종류의 감각자극을 처리하며, 둘레계통(limbic system)을 통해 통증에 대한 감정적 반응을 나타나게 한다는 점에서 중요하다.

생각해보기 3-2

a. 손상시에 경험한 갑작스럽고 심한 통증에 자신이 어떻게 반응했는지를 기술하시오. 신체적 반응과 정서적 반응을 서술하시오.
b. 정상 생리의 지식을 이용하여 증가된 교감신경계가 신체 기능과 근육긴장도에 미치는 영향을 열거하시오.
c. 교감신경계 변화에 대한 모니터링이 사람의 통증 수준을 평가하는 데 어떻게 도움이 되는지 제안하시오.

3. 통증과 통증조절의 생리 (Physiology of Pain and Pain Control)

통증은 완전히 이해할 수 없는 매우 복잡한 현상이다. 통증의 원인, 지각, 그리고 반응에는 다양한 변수가 작용하기 때문이다. 관문조절이론(gate-control theory)은 통증의 복잡성이 밝혀지면서 점차 수정되고 있으나 이 간단한 모델을 이용하여 수많은 통증 및 통증조절 개념과 관련된 통증전달로를 시각적으로 설명하는 유용한 도구로 사용되고 있다. 이 이론에 따르면 조절체계, 즉 "관문"은 신체 내의 척수와 뇌로 들어가는 통증자극의 유입을 조절한다. 척수와 뇌의 신경연접에 있는 이 관문들이 열리면 통증자극이 말초신경으로부터 척수시상로로 전달되어 뇌로 올라가며(그림 3-2), 관문이 닫히면 통증자극이 통과하는 것을 줄일 수 있다. 관문이 닫히는 것은 뇌의 고위 중추가 통증감각을 줄이는 다른 감각자극에 반응하거나 통증자극을 조절 또는 억제함으로써 일어날 수 있다. 예를 들어, 아픈 곳에 얼음을 갖다 대면 통증보다 차가움이 더 크게 인식되기 때문에 통증을 줄일 수 있다. 피부경유전기신경자극(transcutaneous electrical nerve stimu-

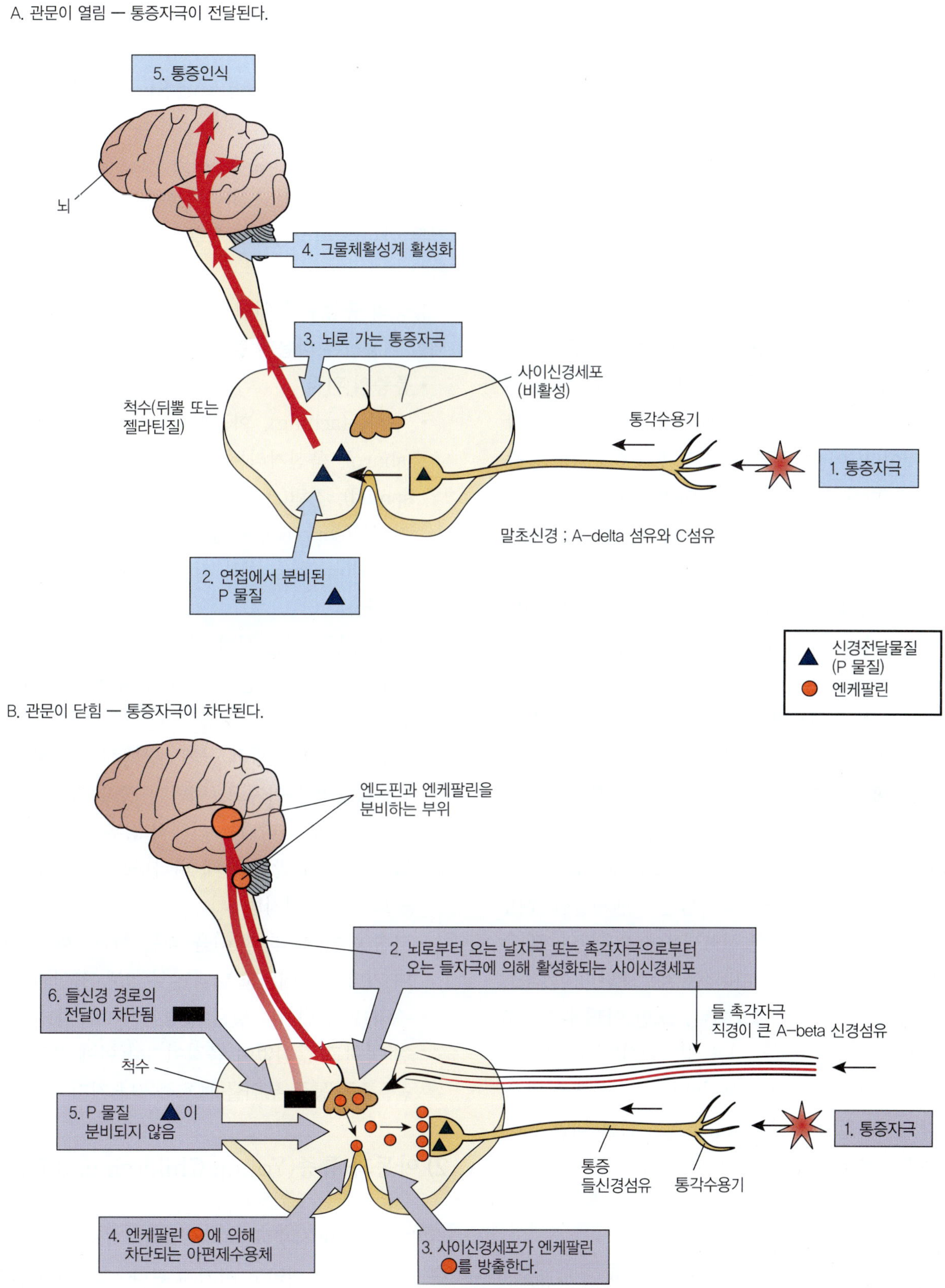

그림 3-2. 통증조절

A. 관문열림 – 통증자극전달 B. 관문닫힘 – 통증자극차단

lation, TENS)은 통증부위에 감각자극을 증가시킴으로써 통증전달을 차단하는 치료적 중재이다. 또 다른 방법으로 뇌는 그물체를 통해 원심 자극전달을 생성하여 들어오는 통증자극을 억제한다. 통증자극을 받은 사람의 감정상태, 다른 사건으로 통증이 분산되는 것과 같은 요인들은 이 내재된 조절계를 활성화시킬 수 있다. 그 예로 갑자기 부상을 당했을 때는 통증을 바로 느끼지 못하고 있다가 응급상황이 종료되고 나서야 통증을 느끼는 것을 많은 경우 볼 수 있다.

진통계(analgesia system), 즉 뇌로 가는 통증자극을 억제하는 방법은 중추신경계의 사이신경세포(inter-neuron)가 분비하는 아편유사제(opioid) 화학물질을 방출하는 것이다. 이 물질은 중추신경계로 전도되는 통증자극전달을 방해한다. 이 물질은 아편에서 추출된 모르핀(morphine)과 유사한 것으로 진통제(통증차단 또는 완화약제)로 사용되기도 하여 엔도핀(endorphin) 혹은 내인 모르핀(endogenous morphine)이라 부른다. 엔도핀은 엔케팔린(enkephalin), 다이노핀(dynorphin) 그리고 베타-리포트로핀(beta-lipotropin)을 포함한다. 그림 3-2는 어떻게 엔케팔린(enkephalin)이 척수에서 분비되어 들신경섬유에 있는 아편제제(opiate) 수용체에 결합되고 연접에 있는 신경전달물질인 P 물질이 분비되는 것을 차단하는지 보여준다. 이 과정은 척수로 가는 통증자극의 전달을 방해한다. 세로토닌(serotonin)은 척수에서 분비되는 또 다른 화학물질로 엔케팔린 분비를 증가시키는 척수의 다른 신경세포에 작용한다. 임상적 우울 환자들은 뇌에서 분비되는 세로토닌 양이 감소함에 따라 만성 통증을 호소한다. 또한 아편제수용체(opiate receptors)는 뇌의 다른 영역에서도 찾아볼 수 있는데 엔도핀을 분비하는 부위에서 통증자극을 막을 수 있다. 이와 같이 신체는 통증조절을 돕는 내인 진통계 혹은 통증조절계를 가지고 있다.

생각해보기 3-3

관문을 닫음으로써 통증을 줄일 수 있는 방법 세 가지에 대해 간략히 설명하시오.

4. 통증의 특성(Characteristics of Pain)

1) 증상과 징후(Signs and Symptoms)

통증은 실제적인 감각이지만 개인에 의해 지각되는 주관적인 증상이기도 하다. 통증을 언어로 표현하는 것뿐 아니라 임상적으로 통증을 묘사하는 방법도 다양하다.

통증의 중증도와 원인을 진단하는데 도움이 되는 자세한 내용들은 다음과 같다.

- 통증의 위치
- '쑤시는(aching), 화끈거리는(burning), 날카로운(sharp), 욱신거리는(throbbing), 광범위한(wide-spread), 경련(cramping), 지속적인(constant), 주기적인(periodic), 참을 수 없는(unbearable), 중간정도의(moderate)'와 같이 통증을 설명하는 용어의 사용
- 통증이 발생하는 시기, 음식 섭취나 움직임과 같은 활동과 연관된 통증, 그리고 통증 부위에 가해지는 압력
- 통증에 대한 신체적 근거, 창백해지고 땀을 흘리며, 혈압이 높아지고, 맥박이 빨라지는 등 스트레스 반응으로 나타나는 신체적 징후
- 급성 통증이 발현할 때 나타나는 구역(nausea)과 구토, 실신, 어지럼
- 가슴통증(chest pain)을 겪는 사람들에게 빈번하며 기타 상황에서도 나타날 수 있는 불안과 공포
- 주먹을 꽉 쥐거나 얼굴이 경직되기도 하며, 안절부절 못하고 끊임없이 움직이거나 아예 움직이지 않음. 종종 통증 부위를 보호하거나 지지

2) 아동과 통증(Young Children and Pain)

지난 수년간 신생아들은 신경계가 덜 발달하여 통증을 느끼지 못할 거라고 여겨져 왔다. 그러나 지금은 영유아들도 통증을 지각하며 빈맥, 혈압 상승, 특징적인

얼굴 표정을 통해 생리적으로 반응한다고 알려져 있다. 눈을 꼭 감고, 눈썹을 아래로 내려 한데 모으고 입을 정사각형 모양으로 벌린 유아는 아마도 통증을 겪고 있을 것이다.

아동들의 발달단계에 따라 통증에 대처하는 기전에는 매우 큰 차이가 있다. 행동양상이 통증의 심한 정도를 정확하게 반영하기 어려울 수도 있으나 이를 잘 파악해야 한다. 아동들은 다리나 팔을 떨기도 하고 통증을 완화하는 중재를 거부하기도 하며 신체적으로 경직되기도 한다. 아이들은 통증을 말로 표현하기를 어려워하나 행복하거나 슬픈 얼굴 그리기, 통증척도, 다양한 색으로 된 상징들(symbols)은 그들의 느낌을 표현하는데 잘 활용될 수 있다. 십대들은 통증이 있을 때 의사소통을 회피하거나 하지 않으려 한다.

3) 연관통(Referred Pain)

통증자극의 원인은 특정 부위에 한정되나, 전신으로 나타나는 통증은 원인을 파악하기 어렵다. 때로는 통증자극이 가해지는 지점에서 멀리 떨어진 부위에서 통증이 지각되기도 하며 이것을 연관통(referred pain)이라 한다. 전신적으로 나타나는(generalized) 연관통은 복부장기가 손상되었을 때 나타나는 특징이다. 급성 충수염(acute appendicitis)과 같은 상황에서는 통증의 특성이 병리적인 변화에 따라 변하기도 한다.

연관통은 통증감각이 실제적으로 통증자극이 가해지는 곳으로부터 떨어진 부위에 나타나는 것을 말한다(그림 3-3). 대개 통증의 원인은 심부 장기나 근육이지만, 통증이 인지되는 부위는 다른 부위의 신체표면이다. 예를 들어, 왼쪽 목과 팔에서 발생하는 통증은 심장의 심근경색증 혹은 허혈을 의미한다. 또한 어깨 통증은 가로막(diaphragm)의 신장(stretching)으로 발생할 수 있다. 각각 다른 근원(sources)의 다양한 감각섬유들이 단일 척수 수준에서 연결되는 것은 뇌가 통증의 실제 근원(origin)을 식별하기 어렵게 만든다.

4) 환상통(Phantom Pain)

일부, 주로 성인, 팔다리(limb) 절단대상자에서 절단 후 존재하지 않는 부위에서 통증 혹은 가려움(itching)이나 저림과 같은 감각을 느낄 수 있다. 팔다리 절단대상자들이 절단되이 존재하지 않는 말단 부위의 통증을 인지하는 것을 "환상통"이라 부른다. 환상통은 일반적인 통증요법에 효과가 없고, 완화되는데 수 주에서 수개월이 걸릴 수 있다. 비록 그 현상이 완전히 이해되는 것은 아니지만, 뇌가 들어오는 자극을 처리할 때 여전히 그 부위가 존재한다고 이해하는 것으로 알려져 있다. 연구결과에 따르면 수술 전에 심한 만성 통증을 장기간 경험했을 경우 수술 후 환상통이 발생할 가능성이 높다고 한다.

5) 통증인지와 반응 (Pain Perception and Response)

통증내성(pain tolerance)은 개인이 어떤 조치를 취하기 전에 통증을 견디는 시간 또는 통증의 정도이다. 통증내성은 엔도핀이 분비되면 증가하기도 하고 피로와 같은 요인으로 감소하기도 한다. 통증내성은 반드시 통증의 심한 정도에 달려있는 것이 아니며, 사람마다 그리고 각각의 상황에 따라 달라질 수 있다.

통증인지 및 반응은 광범위하고 주관적이며 각 개인의 상태에 따라 달라진다. 연령, 문화, 가족의 전통, 이전의 경험과 같은 요인들은 통증에 대한 개인의 지각 및 반응을 형성한다. 예를 들어, 어떤 집단에서는 관습적으로 통증을 잘 참는 반면 다른 집단에서는 큰 소리로 우는 것이 적절한 반응이다. 이전의 통증에 관한 불쾌한 경험과 예상되는 공포와 불안으로 통증을 참기 어려울 수 있고, 통증이 더 심해질 수 있으며 자신이 피해자가 된 듯한 반응을 보일 수 있다.

개인의 기질과 인격은 통증 반응에 영향을 미치며, 통증이 일어날 때 존재하는 환경 또한 통증 지각에 영향을 준다. 불안, 공포, 스트레스는 통증의 강도를 증가

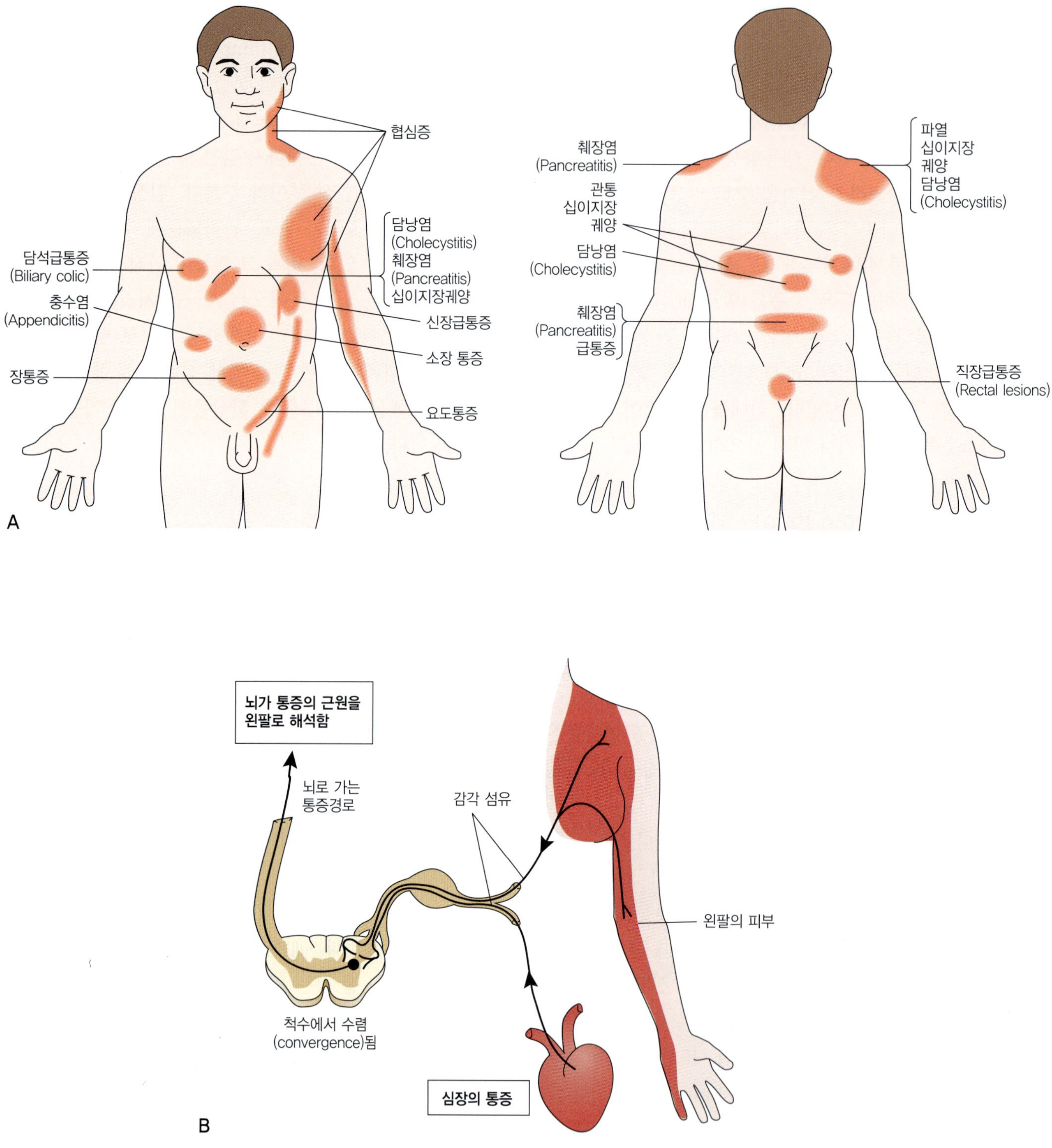

그림 3-3. A. 연관통의 위치 B. 연관통의 기전

(A, *From Copstead-Kirkorn LC:* Pathophysiology, *ed 4, St. Louis, 2009, Mosby.*)

시키는데 이러한 상황에서 중추신경계의 인식 정도가 더 높기 때문이다. 피로, 배고픔, 그리고 다른 병리적인 문제가 존재하면 반응은 더 커진다. 이와 같이 통증의 특정 원인과 신체상, 가족관계, 직장에서의 책임감 등은 개인의 통증에 대한 지각과 반응을 변화시킨다.

생각해보기 3-4

a. 자신의 경험을 참고하여 예리한 통증, 쑤시는 통증, 경련통을 설명하시오.
b. 통증을 더 심하게 만드는 요인을 열거하시오.
c. 통증문턱값과 통증내성을 구분하시오.

5. 통증의 분류(Basic Classification of Pain)

1) 급성 통증(Acute Pain)

- 급성 통증은 대개 갑작스럽게 발생하고 그 정도가 심하지만 지속시간이 짧다.
- 급성 통증은 조직이 손상된 것을 나타내며 원인이 치료되면 통증이 감소한다.
- 국소적일 수도 있고 전신적일 수도 있다.
- 급성 통증은 대개 혈압과 맥박 증가, 차고 창백하며 축축한 피부, 호흡수 증가, 그리고 뼈대근육의 긴장 등 생리적인 스트레스 반응을 야기한다(24장 참조).
- 구토가 일어날 수 있다.
- 강한 감정적인 반응을 보일 수 있는데 이는 얼굴표정이나 언어표현, 그리고 높은 불안수준 등으로 나타난다.

2) 만성 통증(Chronic Pain)

장기간 지속되는 통증은 직업상실이나 인간관계를 어렵게 하는 등 다양하면서 때로 부정적인 영향을 수반한다.

- 만성 통증은 급성 통증보다 효과적으로 치료가 되기 어렵고 예후도 확실하지 않다.
- 대상자는 종종 만성 통증을 더 전신적인 것으로 인식하기 때문에 정확한 위치를 식별하기 어렵다.
- 통증을 경험하는 사람에게는 통증의 특정 원인이 명확하지 않기 때문에 치료하기 어렵고, 사람을 쇠약하게(debilitating) 만든다.
- 장기간 스트레스 반응을 견디는 것은 불가능하며, 자주 만성 통증을 겪는 사람은 쉽게 피로를 느끼고 짜증을 잘 내며 우울해진다.
- 수면장애가 흔히 발생하고, 식욕에도 영향을 미쳐 체중이 증가하거나 감소한다.
- 만성 통증은 종종 특정 부위에 국한되지 않고 전신적으로 나타나므로 정확한 부위를 식별하기 어렵다.
- 지속적인 통증은 일상생활에 영향을 주어 개인의 생활에서 주요 초점이 되며, 투약(medication)이나 다른 방법 등 통증을 조절하기 위해 어떤 복잡한 방법이라도 동원한다.
- 급성 통증을 겪는 기간은 만성질병의 악화를 동반하고 대상자에게 고통(distress)을 가중시키며 이는 대상자가 통증 관리 프로그램에 효과적으로 참여하는 것을 어렵게 한다.
- 장기간 통증을 겪게 되면 부가적인 외상이나 질병에 취약하게 된다.

표 3-1은 급성 통증과 만성 통증을 간략하게 비교해 놓은 것이다.

생각해보기 3-5

급성 통증과 만성 통증의 특성을 비교하시오.

3) 두통(Headache)

두통은 통증의 매우 흔한(common) 유형이다. 두통에는 원인이나 특정 유발 부위 또는 특성에 따라 여러 종류가 있다.

표 3-1. 급성 통증과 만성 통증의 일반적인 비교

	급성 통증	만성 통증
유 형	경고현상 : 빠르고 국소적	느림, 넓은 부위로 퍼짐, 장기간 지속됨
자 극	기계적, 열 손상	계속 존재함, 화학적
경 로	전도속도가 빠른 말이집신경섬유인 A-delta 섬유 신척수시상로	전도속도가 느린 민말이집신경섬유인 C-섬유 고척수시상로
반 응	갑작스럽고 단시간에 발생 스트레스 반응 ; 맥박 및 혈압 증가, 차고 축축한 피부, 구역/구토 동반	장시간 지속, 무능력(disabling) 피로, 우울, 짜증을 잘 냄
정 서	불안	희망상실, 우울, 분노
치 료	원인이 규명되었다면 치료가 효과적임	효과적으로 치료가 어려움

- 울혈된 굴(sinus), 코쪽울혈(nasal congestion), 눈의 피로와 연관된 두통은 눈과 이마 부위에서 나타난다. 굴(sinus)에서 발생된 두통은 꽤 심할 수 있다. 이러한 두통은 흔히 지속적이며 원인을 제거하면 완화된다.
- 근육 경련과 연관된 긴장두통은 감정적인 스트레스로부터 생기며 목 근육을 심하게 수축시켜 두피를 잡아당긴다. 때때로 사람들이 한 자세로 장시간 일을 할 경우 목 근육에 수축과 경련이 일어나 대개 후두부에서 지속적이고 둔한 통증을 느낀다. 긴장두통은 며칠 혹은 몇 주간 지속되는 경향이 있다.
- 측두부(temporal area)에 생기는 두통은 흔히 측두하악관절 증후군(temporomandibular joint syndrome)과 관련이 있는데, 이 증후군의 일차적인 원인은 턱을 포함한 부정 교합 혹은 좋지 못한 자세로 목의 근긴장이 턱으로 전이됨에 따라 나타나는 측두하악관절의 염증(관절염) 때문이다.
- 편두통은 뇌의 혈류와 대사의 비정상적인 변화와 관련이 있지만 정확한 원인은 아직 완전히 밝혀지지 않았다. 연구결과에 의하면 편두통은 다음과 같은 반응(reactions)에 의해 발생되는 것으로 제안된다 :

  a. 증가된 신경활동이 삼차신경계의 통증자극을 시작하는 뇌의 영역으로 퍼져 나가서 시상과 감각피질의 통증중추로 전도된다.

  b. 편두통이 있을 때 세로토닌의 감소가 동반되면서 신경펩타이드(neuropeptide)가 방출되고, 이것이 뇌를 감싸고 있는 수막(meninges)으로 옮겨간다.

  c. 이 신경펩타이드는 뇌척수막 내 혈관평활근을 늘어나게 하고 염증반응을 일으킨다. 이 결과에 따라 심한 혈관통이 수반된다.

편두통의 촉발요인에는 대기의 변화, 스트레스, 월경, 식이선택 그리고 배고픔 등이 있고, 이것은 두통의 강도와 기간에 영향을 미칠 수 있다. 편두통이 생기면 때때로 욱신거리고 심한 통증을 느끼며 아무것도 할 수 없게 된다.

특징적으로, 편두통은 측두부 한쪽에서 시작하지만 종종 머리 전체로 퍼진다. 두통은 때때로 시각장애와 어지럼, 구역과 복통 그리고 피로를 동반한다. 보통 24시간 정도 지속되며 오랜 회복기를 거친다. 경한 편두통은 ibuprofen (Advil, Motrin 등)과 같은 비스테로이드 소염제(NSAIDs)와 acetaminophen (Tylenol 등)으로 치료할 수 있다. 중등도의 편두통은 acetaminophen, 코데인(codeine) 및 카페인(caffeine) 혹은 acetaminophen, 아스피린(aspirin) 및 카페인(caffeine) (Excedrin migraine)의 병용요법이 효과가 있을 수 있다.

심한 편두통의 치료는 어렵고 다음의 내용을 포함한다.

- 아스피린 또는 ibuprofen과 acetaminophen은 경미한 편두통을 완화시킬 수 있다. acetaminophen 만으로도 도움이 될 수도 있다.
- 약물 병용(combination)은 증상이 경미하거나 중정도의 특정 편두통은 완화시키지만 심한 편두통에는 효과적이지 않다.
- ergotamine은 두통이 시작된 직후 투여되는 경우 효과적일 수 있다. ergotamine의 새로운 형태는 혀 밑에 넣고 녹여서 먹는 알약으로 투여가 용이하고 신속하게 작용한다. ergotamine과 caffeine의 병합으로도 사용할 수 있다. ergotamine은 편두통과 관련된 구역과 구토를 악화시킬 수 있고, 약물 남용과 관련된 두통을 초래할 수도 있다.
- dihydroergotamine (DHE 45, Migranal)과 맥각 유도체(ergot derivative)는 ergotamine보다 부작용은 적고 효과적이다.
- triptan은 심한 편두통 치료제이다. triptan은 뇌의 혈관 작용 펩타이드(vasoactive peptide) 분비와 혈관확장을 차단하는 5-HT (5-hydroxytriptamine) 수용체에 작용한다. 이러한 약물은 통증과 구역뿐 아니라 광민감성을 완화시킨다. 상품으로 사용되는 약물은 almotriptan (Axert), rizatriptan (Maxalt), sumatriptan (Imitrex), naratriptan (Amerge), zolmitriptan (Zomig), frovatriptan (Frova), eletriptan (Relpax)이다. 부작용은 주사 부위의 반응, 구역, 현기증, 근력 약화 등이 있다.
- 심한 경우에 코데인(codeine)과 같은 아편제제(opiates)가 사용될 수 있지만 이러한 마약(narcotics)은 중독성 때문에 최종적으로 선택해야 한다.

편두통이 발생하기 직전에 예방적으로 투약하고 일부 대상자들은 매일 예방적으로 투약한다. 이러한 약물에는 고혈압 치료에 주로 사용하는 심혈관계 약물인 베타차단제(β-blockers)와 칼슘통로차단제(calcium channel blockers)와 같은 약물이 포함된다(9장 참조). amitriptyline (Elavil)과 같은 삼환계 항우울제(TCA)도 세로토닌과 노르에피네프린을 증가시키기 때문에 도움이 될 수 있다. 편두통 클리닉에서는 개인적으로 편두통을 악화시키는 요인 뿐 아니라 유전적 특성도 연구하고 있다.

- 두개내 두통은 두개내압이 증가하여 발생한다. 공간점유 종양은 뇌혈관벽이나 뇌를 둘러싸고 있는 뇌수막을 신장시킨다. 외상으로 동반된 부종이나 출혈, 종양, 뇌막염과 같은 감염 또는 알코올과 같은 독소로부터 생기는 염증 등으로 인해 뇌압이 증가된다. 두통은 문제가 있는 부위에 따라 후두엽 또는 전두엽에서 생길 수 있으며 보통 뇌압이 증가할 때 두통을 동반한다(13장 참조).

생각해보기 3-6

편두통의 징후와 긴장두통의 징후를 비교하시오.

4) 중추통증(Central Pain)

중추통증은 뇌와 척수의 손상이나 기능장애로 인해 발생하는 통증이다. 뇌나 척수에 고름집(abscess), 경색, 출혈, 종양이 발생하거나 직접적인 손상이 중추통증의 원인이다. 통증의 유형은 매우 국소적일 수도 있고 광범위할 수 있다. 지속적이고 자극적이며 오랜 기간 동안 상당한 괴로움(suffering)을 유발한다.

5) 신경병증 통증(Neuropathic Pain)

신경병증 통증은 말초신경을 침범하는 손상이나 질병으로 인해 발생한다. 통증은 저림에서부터 타들어가는 듯 심한 전격통증(shooting pain) 등 다양하다. 움직임은 이러한 통증을 자극할 수 있으며 동시에 손상을 입은 신경이 과흥분될 수 있다. 온도자극, 기계적/물리적인 자극 및 화학적 자극에 문턱값이 낮은 몇몇 신경세포가 갑자기 흥분하거나 자연적으로 흥분이 발생될 수 있다. 신경통은 감염이나 질병에 의해 유발된 말초신경 손상으로 나타나는 극심한 통증을 유발하는 상태(conditions)의 예이다. 작열통(causalgia)은 가벼운 촉각, 소리 또는 추위와 같은 정상적으로 손상을 주지 않는 "비손상성" 자극에 의해 촉발될 수 있는 심하게 타는 듯한 통증으로 신경병증 통증의 한 유형이다.

6) 허혈통증(Ischemic Pain)

허혈통증은 신체의 특수부위에 있는 조직이나 기관으로 혈류가 심하고 갑작스럽게 상실되어 발생한다. 저하된 혈액공급은 저산소증을 초래하고 이것은 조직 손상을 일으키며 염증성 통증 유발물질을 방출한다. 통증은 욱신거리고, 타는 듯하며 쿡쿡 찌르는 듯한 것에서부터 특히 팔다리에서 심한 전격통증까지 나타나는 등 다양하다. 정확한 증상은 산소가 부족한 조직의 위치에 따라 다르고 급성 혹은 만성 통증으로 특징지워질 수 있다. 동맥혈류를 차단하는 죽상경화증은 특히 다리(lower extremity)에 허혈통증을 유발할 수 있다. 혈류를 증진시키고 조직의 저산소증을 감소시키며 예방하는 것이 허혈통증을 관리할 수 있는 방법이다.

7) 암 관련 통증(Cancer-Related Pain)

암은 특히 만성 통증과 연관된다. 암 관련 통증은 여러 범주로 나뉠 수 있다.

- 질병의 진행과 그로 인한 신체 손상으로 인한 통증
- 질병의 치료와 관련된 통증
- 암과 관련없는 동반 질환의 결과로 인한 통증

암 관련 통증의 가장 흔한 범주는 질병의 진행으로 발생되는 통증이다. 종양이 자라면서 신경종말에 가해지는 압력을 증가시키고 조직을 신장시키거나 혈관, 관(ducts), 장을 폐쇄하여 감염과 염증을 유발한다. 암성통증의 유형에는 갑자기 또는 간헐적으로 시작되는 급성 통증과 오랜 기간 동안 만성적으로 지속되는 만성 통증이 있다.

6. 통증조절(Pain Control)

1) 통증관리 방법(Methods of Managing Pain)

통증은 가능한 한 빨리 원인을 없애는 다양한 방법으로 관리될 수 있다. 가장 보편적인 방법은 통증완화를 위해 진통제(analgesics)를 사용하는 것이다. 이 약은 경구와 비경구(주사) 및 피부경유 패치(transdermal patch)로도 투여될 수 있다. 치료의 효능을 개선시키고 부작용을 줄이기 위해 지속적으로 신약을 개발 중에 있다. 진통제는 경한 통증, 중등도 통증, 심한 통증을 완화시킬 수 있는 능력에 따라 분류된다(표 3-2).

경한 통증은 acetaminophen (Tylenol)이나 아세틸살리실산(ASA, aspirin)으로 조절될 수 있는데 두 약물 모두 주로 말초부위에 작용한다. aspirin은 염증이 있을 때 특히 유용한 반면, acetaminophen은 부작용이 적기 때문에 더 많이 쓰인다. 아세틸살리실산은 또한 혈소판응집 억제제(항혈전제, platelet inhibitor)로 작용하여 혈액이 응고되는 것을 줄여준다. naproxen과 ibupro-fen과 같은 비스테로이드 소염제(NSAIDs계)는 특히 염증이 있을 때 사용하며, 급성 통증과 만성 통증에 모두 이용된다(4장 참조). 또한 이 약들은 열이 나는 경우 체온을 낮추는 해열작용을 한다. 그러나 고용량으로 쓰더라도 심한 통증에는 효과적이지 않다.

중등도 통증에는 codeine이 단독으로 쓰이기도 하지만, 대개 acetaminophen이나 aspirin과 함께 사용한다. 모르핀 유도체인 codeine은 마약성 진통제로 중추신경계의 아편수용체(opiate receptor)에 작용한다. codeine은 구역과 변비 등을 유발하기도 하고 고용량으로 쓰면 호흡을 억제시키는 등의 부작용(adverse

표 3-2. 진통제

통증의 정도	약 이름	약의 효능	부작용
경한 통증	ASA Acetaminophen NSAIDs	말초부위의 통증 감소 해열작용 ASA와 NSAIDs는 항염증 작용이 있음	ASA와 NSAIDs는 부작용(adverse effects)이 많음(구역, 위궤양, 출혈, 알레르기)
중등도 통증	Codeine Oxycodone Percocet Vicodin	중추신경계에 작용하고 감각 지각에 영향을 줌	마약성 진통제나 아편 유사제는 내성과 중독을 유발하며, 종종 ASA, acetaminophen과 같이 사용됨. 고용량을 사용할 경우 호흡이 억제됨
심한 통증	Morphine Demerol Methadone Meperidine Oxycodone	중추신경계에 작용함; 행복감(euphoria)과 진정(sedation)	마약성 진통제는 내성과 중독 유발. 고용량을 사용할 경우 호흡이 억제됨. 구역과 변비는 흔하게 나타남

effect)을 나타낸다. 음식이나 우유와 약을 같이 복용하면 위에 대한 자극을 줄일 수 있다. 또 다른 약물에는 acetaminophen 또는 aspirin과 합성한 합성 마약성 진통제인 oxycodone (Percocet 또는 Percodan)이 있다. 이 약은 통증지각과 감정반응에 영향을 주고, 이완과 안녕감을 촉진시키나 의존(dependency)의 소인이 된다. 최근에는 oxycodone의 남용이 심각한 문제가 되고 있다.

심한 통증에는 morphine, hydromorphone, 또는 다른 마약성 진통제가 쓰인다. 이 약들은 척수와 뇌의 통증전달로를 차단하여 통증을 긍정적인 방식으로 지각하도록 변화시킨다. 장기간 사용하면 내성이 증가하므로 효과를 보려면 더 많은 양을 사용하거나 약을 바꿔야 한다. 마약성 진통제는 많은 부작용이 있고 장기간 사용할 경우 중독현상을 보이기도 한다. 그러나 중독이 항상 발생되는 것은 아니며 대부분의 사례에서 통증이 효과적으로 조절된다는 사실이 더 중요하다. meperidine은 짧은 시간 지속되는 통증에 유용하지만 작용시간이 짧아 계속적으로 사용하게 되면 독성대사산물을 축적하여 심한 만성 통증에 별로 효과적이지 않다.

진정제나 항불안제(lorazepam과 같은 경한 신경안정제)는 통증치료에 주로 이용되는 보조제인데 그 이유는 휴식과 이완을 촉진시키고 필요한 진통제의 양을 줄여주기 때문이다. 이러한 약제의 부작용인 근육이완은 통증과 연관된 근육 경련을 예방하거나 경감시키는 데 도움이 된다.

암대상자 사례와 같이, 만성이며 점진적으로 통증강도가 증가하는 통증을 호소하는 대상자에서 통증 관리를 위해서는 통증 감소를 극대화하기 위해 단계적으로 사용되는 약물의 적절한 선택이 필요하다. 대개 마약에 대한 내성은 시간이 지남에 따라 증가하기 때문에 복용량을 늘려야 효과적이다. 결국 신약이 필요할 수 있다.

심한 통증을 겪는 많은 대상자들은 자가조절진통(patient controlled analgesia, PCA)을 이용하여 필요에 따라 약물을 자가투여한다. 필요할 때 morphine과 같은 진통제의 용량을 투여받거나 지속적으로 주입을 유지한다. 이것은 매우 성공적인 접근방식이며 전체적으로 마약의 사용량을 줄여주고 있는 것으로 나타났다.

통증관리클리닉들은 개인에게 맞는 다양한 치료방식을 사용하며, 여기에는 스트레스 감소 이완 요법, 냉열요법, 마사지, 물리요법, 운동, 치료적 접촉(therapeutic touch), 최면심상(hypnosis imaging), 침술 등이 있다. 이러한 방법들은 척수의 "관문"에 작용하거나 혹은 뇌에서 통증지각과 반응을 변화시키며 순환하는 엔도핀 농도를 증가시켜 통증내성을 높이는 것으로 알려져 있다. 일부 특수 클리닉들은 만성 요통(back pain)이나 측두하악관절(temporolmandibular joint) 통증과 같은 특정한 유형의 통증을 다룬다. 또한, 충분한 휴식 뿐만 아니라 기본적인 영양과 활동 수준을 유지하는 것은 통증에 잘 대처할 수 있도록 한다.

약으로 조절되기 어려운 난치 통증의 치료방법으로 수술적 중재가 있으며, 여기에는 척수나 척수신경 내에 있는 감각신경로를 절단하는 신경뿌리절단(rhizotomy)이나 성대절개(cordotomy) 등이 있다. 이 방법은 특히, 척수가 침범될 때, 다른 신경섬유와 그 기능을 방해하는 위험을 동반한다. 다른 통증 조절 방법은 다음과 같다.

(1) 유발점 주사(Trigger point injection)

유발점은 근육 경련과 뼈대근육 염증의 초점 영역이다. 이 영역에서 결절이 만져질 수 있고 압통이 있으며 다른 부위로 통증을 방사할 수 있다. 유발점 주사는 다음과 같은 상태의 통증을 완화하는 데 사용할 수 있다.

- 근막 통증 증후군
- 섬유근육통
- 두통

치료는 근육이 이완할 수 없을 때 형성되는 근육의 매듭이나 근막 유발점에 약물을 주사하는 것이다. 주사약물은 다음과 같다.

- 근육의 통각수용기를 차단하는 국소 마취제
- 염증을 감소시키는 코티코스테로이드
- 신경 신호 경로를 방해하고 근육 수축을 방지하는 보툴리눔 독소 A (Botox)

흔하지는 않지만, 유발점 주사의 잠재적인 부작용은 주사 후 통증이다. 일반의약품으로 구입가능한 진통제, 냉요법 또는 열요법이 주사 후 통증에 사용될 수 있다.

(2) 외과적 이식

경구 약물, 물리 치료 또는 주사로 만성 통증을 조절할 수 없는 경우, 외과적 이식을 사용할 수 있다. 통증 조절을 위한 두 가지 외과적 이식이 있다.

- **경막 내 약물 주입:** 통증 신호가 있는 척수에 모르핀이나 근육이완제와 같은 약물을 직접 주입하는 약물주입 펌프 또는 척수 약물 전달 시스템이다.
- **척수 자극 이식:** 낮은 수준의 전기 신호가 척수 또는 특정 신경에 전달되어 통증 신호가 뇌에 도달하는 것을 차단한다.

(3) TENS(피부경유전기신경자극, Transcutaneous electrical nerve stimulation therapy)

TENS는 통증을 줄이기 위해 전기 자극을 사용하는데 저전압 전류를 사용하여 단기 통증을 완화한다. TENS는 비침습적이고 저렴하며 자가 관리가 가능하다. TENS 장치는 피부를 통해 신경으로 전기 충격을 전달하고 통증 영역에서 뇌로 통증 신호를 보내는 신경의 능력을 감소시킨다. TENS는 근육을 이완시키고 일시적으로 통증을 완화한다.

(4) 생체전기 요법(Bioelectric therapy)

이 요법은 생체 전류를 사용하여 통증 신호가 뇌에 도달하기 전에 차단한다. 생체전기 요법은 엔도핀 생성을 유도하여 통증 완화를 돕는다. 이 요법은 일시적으로 통증을 조절하지만 전체 통증 관리 프로그램의 일부로만 사용되어야 한다. 기존의 진통제와 함께 사용함으로써 진통제의 용량을 최대 50%까지 줄일 수 있다.

인공 지능(AI) 및 통증 관리

만성 통증 관리에서, AI는 아래 세 가지 주요 영역을 용이하게 한다.

- 원격 모니터링
- 가상 물리 치료 코칭
- 인지 행동 통증 치료
- 강화 학습

2) 마취(Anesthesia)

국소마취(local anesthesia)는 피부나 점막에 국소적으로 주사하거나 도포하는 것으로 정의할 수 있다(표 3-3). 국소마취는 특정 부위에서 발생하는 통증자극의 전달을 차단하는데 사용된다. 예를 들어, lidocaine은 발치, 피부병변의 제거, 통증이 있을 수 있는 진단적 시술 전에 주사한다. 또한 수술 후 통증을 경감하기 위해 장기간 효과가 지속되는 국소마취를 시행할 수도 있다.

척수마취나 부위마취(regional anesthesia)는 다리나 복부에서 올라오는 통증자극을 차단시키는 데 이용된다. 척수마취는 적절한 수준에서 경막외(epidural) 공간이나 거미막밑(subarachnoid) 공간의 뇌척수액에 국소마취제를 주입하여 그 수준 아래의 모든 신경전도를 차단한다.

전신마취는 산화질소와 같은 가스를 흡입하거나 정맥으로 sodium pentothal과 같은 바비튜르산염을 주입하는 것을 포함한다. 이러한 방법이 효과적이긴 하지만, 이러한 특정 마취제는 더 이상 널리 사용되지 않는다. 바비튜르산염 마취제는 nonbarbiturate 약물인 propofol로 대체되었고, 산화질소는 폐로부터 더 빨리 제거되어 보다 빠르게 깨어남을 유발하는 servoflurane으로 대체되었다. 전신마취를 하게 되면 의식을 상실한다. 신경이완마취(neuroleptanesthesia)는 대상자가 지시에 반응할 수 있지만 상대적으로 수술과정이나 불편감을 덜 인식하게 되는 전신마취의 한 형태이다. 예를 들어, diazepam은 meperidine이나 morphine과 같은 마약성 진통제와 함께 정맥으로 투여될 수 있다. droperidol(신경이완제)과 fentanyl(마약성 진통제)은 정맥주사나 근육주사로 주입하는 흔히 이용되는 병합(예, Innovar)이다.

사례연구 3.1

급성 통증

L은 건강한 13세 아이로 6시간 전에 사랑니를 모두 제거한 후 심한 통증이 있다. 그녀는 통증 완화를 위해 acetaminophen과 codeine을 처방받았고 집에서 회복중이다. 그녀의 어머니는 그녀가 치과 수술에 관하여 그녀의 친구들에게 메시지를 보내는 것을 중단하고 휴식하는 것을 원하였다.

1. Acetaminophen과 codeine은 통증을 줄이기 위해 어떻게 작용하는가? 각각의 약물을 많이 섭취하였을 때 부작용은 무엇인가? 치과의사가 약물 투약을 제한적으로 처방한 이유는 무엇인가?
2. L이 친구들에게 메시지를 보내는 행동은 통증인지에 어떠한 영향을 미치는가?
3. L이 통증을 줄이기 위해 조용히 침대에서 휴식을 취해야 할 필요가 있는가?
4. L은 그녀의 어머니에게 점점 더 짜증을 내며, '관심꺼줘'라고 말하였다. L의 스트레스는 통증인지에 어떠한 영향을 미치는가?

표 3-3. 마취제

유 형	예	효 과	목 적
1. 국소마취	Lidocaine 주사를 놓거나 국소도포; Epinephrine 추가할 수 있음	말초신경의 (감각) 신경전도 차단	피부병변의 제거; 발치
2. 전신마취	정맥주사 — propofol, thiopental sodium 흡입(가스) — sevoflurane, nitrous oxide	뇌(의식의 부분 또는 전체 상실)에 영향	외과적 수술, 진통제와 같이 사용할 경우 통증을 지각하지 못함
3. 신경이완마취 (neuroleptanesthesia)	diazepam 또는 droperidol	질문과 지시에 반응할 수 있음	외과의사가 대상자의 반응을 통해 즉시 진행 상황을 평가할 수 있음
4. 척수마취	국소마취제를 하부 척수 주변의 거미막밑(subarachnoid) 또는 경막외(epidural) 공간에 주입함	주입부위와 그 아래 수준의 신경전도(감각) 차단	다리의 외과적 수술, 진통(labor)과 분만

사례연구 3.2
만성 통증

J는 두 명의 자녀를 키우는 30세의 건강한 미혼모이다. 그녀는 6년간 그 지역에서 구급대원으로 일했다. 그녀와 그녀의 동료는 가족파티에서 술을 많이 마시고 의식이 온전하지 않은 남자의 전화를 받았다. 그녀와 그녀의 동료가 100kg의 남자를 들것에 옮기는 중에 남자는 그녀의 목을 움켜잡았고 이것이 J에게 심한 통증을 야기하였다. J의 의사는 척수손상이라고 진단하고 J가 병가를 받도록 진단서를 작성해 주었고, J가 쉬면서 목에 온열팩을 적용하도록 하였다. 일주일 후, J는 의사를 만나서 통증이 지속된다고 보고하였다. 그녀는 경추 부위에 탈출추간판(herniated disc)이 있고 계속적인 간호와 재활이 필요하여 전문가에게 의뢰되었다. J는 목, 턱과 허리 통증으로 6개월 동안 병가를 가졌다. 그녀는 codeine과 acetaminophen을 복용하고 만성 통증을 조절하기 위해 정기적으로 물리치료사와 마사지 치료사를 만난다. 그녀는 장애로 인한 복지혜택(disability benefits)이 직장에 복귀하기 전에 중단될 것이라는 것과 병가 중 발생한 빚 때문에 걱정이다. 또한 그녀는 두 자녀를 돌보고 집안을 청소하는 것이 어려웠다.

1. J의 통증인지에서 중요한 요소는 무엇인가? 어떻게 이것을 줄일 수 있는가?
2. J의 의사가 더 강력한 마약제제를 처방하지 않은 이유는 무엇인가?
3. J는 목에 손상이 있는데 턱과 허리에 통증을 느끼는 이유는 무엇인가?
4. 통증 완화를 위해 마사지요법과 물리요법은 통증전달로 중 어디에서 작용하는가?
5. J는 자신의 육체적 건강을 유지하는 것에 관심을 갖고 지역사회의 운동 강습에 참석하기로 결심하였다. 그녀는 운동이 그녀에게 활력을 주고 그녀의 통증을 줄일 수 있다고 생각한다. 적절한 운동은 통증인지에 어떤 영향을 미치는가? 운동할 때 J가 지켜야 할 주의사항은 무엇인가?
6. J는 허리 통증에 침술이 도움이 된다는 이야기를 듣고 치료 약속을 잡기 전에 인터넷 검색을 하였다. 침술은 통증자극을 차단하기 위해 어떻게 작용하는가?
7. 8개월 후, J는 시간제 근무로 업무에 복귀하였다. 그녀가 전일제 근무로 즉시 복귀하지 않은 이유는 무엇인가?
8. 이 부상의 결과로 J가 앞으로 기대할 수 있는 것은 무엇인가?

단원 요약

통증은 신체의 방어기전의 하나로 허혈, 화학적 매개물질 또는 조직팽창으로 통각수용기가 자극되어 발생하는 것이다.

- 통증전달로는 수용기 부위와 말초신경, 척수, 그리고 뇌를 포함한 많은 부위에서 차단될 수 있다.
- 관문조절이론은 중추신경계 내 통증전달로의 어느 한 지점에서 열리거나 닫히는 관문으로서 작용하는 연접의 역할을 제시하고 있다. 이 관문은 다른 자극이나 내인 엔도핀(endorphine)의 영향하에 닫히면서 뇌로 가는 통증자극의 경로를 억제한다.
- 통증에 대한 기술은 개인에 의한 주관적인 평가이다.
- 연관통은 실제 통증이 발생한 부위와는 다른 곳에서 통증이 나타나는 것을 말한다.
- 개인의 통증에 대한 지각과 반응은 이전의 조건화(conditioning)와 경험에 달려있다.
- 급성 통증은 대개 갑작스럽고 심하지만 짧은 시간 내에 일어난다. 만성 통증은 보다 경하지만 오래 지속된다. 만성 통증을 겪는 사람은 자주 피로해지거나 우울해진다.
- 두통에는 많은 종류가 있는데 그 중 긴장두통, 굴(sinus)에서 기인한 두통, 편두통은 각기 다른 특성이 있다.
- 진통제는 통증의 심한 정도에 따라 결정된다. 예를 들어 경한 통증에는 아스피린을 사용하고 심한 통증에는 모르핀이 사용된다.
- 마취는 국소마취, 척수 또는 부위마취, 전신마취로 구분된다.

학습문제

1. 통증전달로에서 다음과 같은 특징과 역할을 설명하시오.
   a. 통각수용기
   b. C섬유
   c. 척수시상로
   d. 두정엽
   e. 그물체
   f. 엔도핀과 엔케팔린
2. 연관통을 정의하고 예를 제시하시오.
3. 급성 및 난치 통증의 특징을 구분하시오.
4. 통증에 대한 인식과 통증에 대한 반응을 변화시킬 수 있는 요인을 몇 가지 열거하시오.
5. 통증조절에 적용가능한 6가지 방법을 간단히 설명하시오.
6. 인공지능이 어떻게 통증 관리를 용이하게 할 수 있는지 설명하시오.

제 2 부

방어/보호기전

제 4 장

염증과 치유

학습목표

이 장을 학습한 후에, 학생들은 다음을 할 수 있다 :

1. 질병을 예방하는데 필요한 정상 방어기전을 설명할 수 있다.
2. 모세혈관의 물질교환이 조직과 혈액의 변화에 어떻게 영향을 미치는지 기술할 수 있다.
3. 정상 모세혈관 물질교환과 염증에서의 반응을 비교할 수 있다.
4. 염증의 국소적, 전신적 영향을 설명할 수 있다.
5. 만성염증의 영향을 설명할 수 있다.
6. 염증 치유 기전을 논의할 수 있다.
7. 치유의 형태와 각각의 단점을 기술할 수 있다.
8. 치유 지연의 요인을 각각의 사례와 함께 열거할 수 있다.
9. 화상의 분류를 열거할 수 있고, 화상으로 인한 영향을 기술할 수 있다.
10. 화상 후 며칠 이내에 발생가능한 합병증을 기술할 수 있다.
11. 화상의 치유가 어려운 세 가지 이유를 설명할 수 있다.

주요 용어

고름집(abscess)
부착(adhesion)
혈관형성(angiogenesis)
식욕부진(anorexia)
화학매개물질(chemical mediator)
화학쏠림성(chemotaxis)
아교질(collagen)
구축(contracture)
혈구누출(diapedesis)
적혈구침강속도(erythrocyte sedimentation rate, ESR)
삼출물(exudate)
섬유소원(fibrinogen)
섬유소의(fibrinous)
섬유모세포(fibroblast)
당질부신피질호르몬(glucocorticoids)
육아조직(granulation tissue)
육아종(granuloma)
적혈구용적률(hematocrit)
조혈(hematopoiesis)
정수압(hydrostatic pressure)
충혈(hyperemia)
인터페론(interferon)
관절내의(intraarticular)
동종효소(isoenzymes)
백혈구(leukocyte)
백혈구증가(leukocytosis)
대식세포(macrophage)
병감(malaise)
중성구(neutrophil)
천공(perforation)
투과성(permeability)
포식(phagocytosis)
고름의(purulent)
열(pyrexia)
발열원(pyrogens)
재생(regeneration)
대체(replacement)
분해능(resolution)
흉터(scar)
장액의(serous)
협착증(stenosis)
궤양(ulcer)
혈관확장(vasodilation)

1. 염증 생리(Physiology of Inflammation)

염증반응은 병태생리학의 중요한 기본 개념이다. 염증은 신체의 정상적인 방어기제이며 그것이 무엇이든 해로운 물질을 탐지하고 제거하기 위한 것이다. 아마도 찔림, 알레르기 반응, 벌레에 쏘임, 감염 또는 화상 등으로 인한 염증 과정을 본 적이 있을 것이다. 일반적인 염증의 증상 및 징후는 신체 내에 감추어진 문제에 대한 경고의 의미가 될 수도 있다.

감염이 염증의 한 원인이기는 하지만 염증은 감염과는 다르다. 감염은 세균, 바이러스 또는 진균과 같은 미생물이 인체를 침입하는 것이고, 이때 감염으로 인해 염증반응이 나타난다. 이러한 미생물은 확인 가능하며, 감염을 제거하기 위한 적절한 치료가 수행되면 염증이 가라앉을 것이다. 염증이 알레르기나 화상으로 인해 발생하는 경우, 미생물이 침입할 수 있는 개방병소가 아니라면 감염을 유발하지 않는다.

1) 정의

염증은 조직 손상에 대한 신체의 비특이적 반응으로, 발적, 부종, 열, 통증과 때로는 기능 상실 등을 일으킨다. 염증을 나타내는 이름들은 "-itis"로 끝난다. 그 앞에 오는 단어는 대개 신체 부분 또는 조직을 뜻한다. 예를 들면 췌장염(pancreatitis), 충수염(appendicitis), 후두염(laryngitis), 회장염(ileitis) 등이 있다.

생각해보기 4-1

a. 소장, 간, 대장, 건, 심근의 염증을 나타내는 용어는 무엇인가?
b. 염증과 감염의 관계를 설명하시오.

2) 원인

염증은 여러 다양한 유형의 조직 손상과 관련이 있다. 원인으로는 찔림(stab), 삠(sprain)과 같은 직접적인 손상, 산과 같은 화학물질, 허혈과 세포 괴사 또는 경색, 알레르기 반응, 물리적 요인들(화상), 이물질(조각, 오물) 및 감염이다.

3) 염증의 단계

모세혈관과 조직세포가 손상되면 다음과 같은 반응을 초래할 수 있다.

- 브라디키닌(bradykinin)이 손상된 세포로부터 분비된다.
- 브라디키닌이 통증 수용체를 활성화한다.
- 통증 감각은 비만세포(mast cell)와 호염기구(basophil)가 히스타민(histamine)을 분비하도록 자극한다.
- 브라디키닌과 히스타민은 모세혈관을 확장시킨다.
  - 이는 혈류량을 증가시키고 모세혈관의 투과성을 증가시킨다.
- 손상된 피부로 인하여 조직 내로 세균이 침입하게 된다.
  - 이는 중성구(neutrophil)의 가장자리화(margination)를 초래하고 손상 부위로 단핵구(monocyte)를 이동시킨다.
- 중성구가 세균을 포식(phagocytosis)한다.
- 단핵구가 혈류 밖으로 이동하여 대식세포(macrophage)가 되어 미생물을 포식한다.

2. 급성 염증(Acute Inflammation)

1) 병태생리

원인과 상관없이 염증 과정은 기본적으로 동일하다. 그러나 발생시기는 원인에 따라 다양하다. 염증은 갑자기 발생하여 짧은 시간만 지속되기도 하고, 그 시작이 지연되거나(예를 들어, 햇볕에 의한 화상), 보다 심각하고 장기간 지속될 수 있다. 염증의 중증도는 상황에 따라 다양하다.

조직 손상이 발생하면 손상된 비만세포와 혈소판은 히스타민(histamine), 세로토닌(serotonin), 프로스타글랜딘(prostaglandins), 류코트라이엔(leukotrienes) 등과 같은 화학매개물질(chemical mediator)을 사이질액과 혈액으로 분비한다. 이러한 화학물질들은 손상된 부위의 혈관과 신경에 영향을 미친다(표 4-1). 사이토카인(cytokine)은 조직액 내에서 전달자의 역할을 하여 림프구와 대식세포, 면역계에 메시지를 보내거나, 발열을 유도하기 위해 시상하부에 메시지를 보낸다.

히스타민과 같은 일부 화학매개물질은 비만세포의 과립에서 즉시 분비되며 효과가 신속하게 나타난다. 류코트리엔과 프로스타글랜딘 등은 분비되기 전에 비만세포의 아라키돈산(arachidonic acid)으로부터 합성되어야 하므로 염증 후기 반응과 관련이 있고, 염증기간을 연장시킨다. 또한 이러한 화학물질들의 다수가 다른 화학매개물질의 효과를 증진시킨다. 많은 항염제와 항히스타민제들은 이러한 화학매개물질 중 일부의 작용을 감소시킨다.

손상 부위의 신경반사로 인하여 일시적 혈관수축이 발생하지만, 화학매개물질의 급속한 분비는 국소 혈관확장(vasodilation, 소동맥의 직경 증가를 초래하는 평활근의 이완)을 초래하며, 혈관확장은 그 부위에서의 혈류를 증가시킨다(충혈, hyperemia). 또한 모세관투과성(permeability)이 증가하며, 혈장 단백질이 수분과 함께 세포사이공간으로 이동한다(그림 4-1). 증가된 액체는 염증 부위의 독성 물질을 희석시키고 글로불린(globulin)이 항체 역할을 하며 섬유소원(fibrinogen)은 해로운 인자를 찾아내기 위한 시도로 염증 부위 주위에 섬유소(fibrin)망을 형성한다. 혈액 응고 또한 염증 부위를 차단하는 섬유소망을 제공한다. 혈관확장과 모세관투과성의 증가가 손상에 대한 혈관 반응(vascular response)이다.

세포 반응 시기에는 손상된 세포가 화학매개물질을 분비하게 되고 화학쏠림성(chemotaxis)에 따라 백혈구가 염증 부위에 모인다. 손상 부위에 있는 여러 화학매개물질이 이 세포에 대해 자석과 같은 역할을 한다. 백

표 4-1. 염증반응에서의 화학매개물질

매개물질	근 원	주요 작용
히스타민(Histamine)	비만세포 과립	즉각적인 혈관확장과 삼출물 형성을 위한 모세관투과성 증가
화학쏠림인자(Chemotactic factor)	비만세포 과립	중성구를 염증 부위로 유도
혈소판활성인자(Platelet-activating factor)	혈소판의 세포막	중성구 활성화 혈소판 응집
사이토카인(Cytokine : interleukin, lymphokine)	T-림프구, 대식세포	혈장 단백질, 적혈구 침강속도의 증가 열, 화학쏠림성, 백혈구증가 유도
류코트라이엔(Leukotriene)	비만세포의 아라키돈산(arachidonic acid)에서 합성	후기 반응 : 혈관확장, 모세관투과성의 증가, 화학쏠림성
프로스타글랜딘(Prostaglandins)	비만세포의 아라키돈산(arachidonic acid)에서 합성	혈관확장, 모세관투과성의 증가, 통증, 열, 히스타민 작용을 강화
키닌(Kinins, 예를 들어, bradykinin)	혈장 단백질(kinogen)의 활성화	혈관확장, 모세관투과성의 증가, 통증, 화학쏠림성
보체계(Complementary system)	혈장 단백질 연쇄반응 활성화	혈관확장, 모세관투과성의 증가, 화학쏠림성, 히스타민 분비의 증가

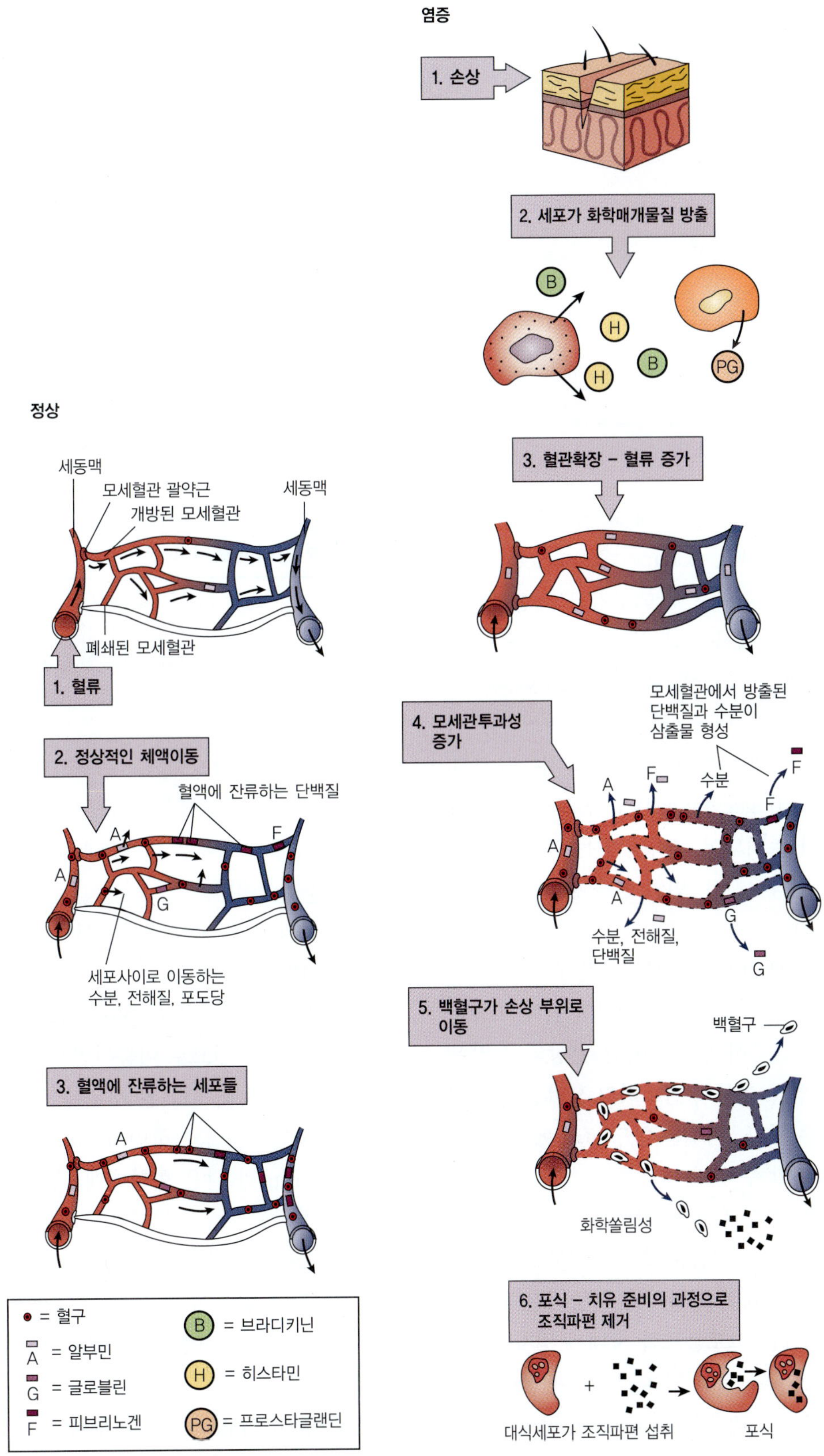

그림 4-1. 정상 상태의 모세혈관 물질교환과 염증반응 비교

표 4-2. 염증반응에서의 백혈구의 기능

과립구	작 용
중성구(Neutrophil)	미생물 포식
호염기구(Basophil)	염증을 유발하는 히스타민 분비
호산구(Eosinophil)	알레르기 반응에서 수가 증가
무과립구	**작 용**
T 림프구(T Lymphocyte)	세포매개면역에서 작용
B 림프구(B Lymphocyte)	항체 생산
단핵구(Monocyte)	포식
대식세포(Macrophage)	포식. 혈액에서 조직으로 이동한 성숙한 단핵구임

혈구의 기능에 대해서는 표 4-2에 요약되어 있다. 처음에는 중성구(neutrophil, polymorphonuclear leukocyte, PMNs)가, 이후에는 단핵구가 모세혈관벽에 모이며 모세혈관 벽의 틈을 통해 세포사이공간으로 이동한다(혈구누출, diapedesis). 포식(phagocytosis)을 통해 이물질, 미생물 및 세포 파편을 파괴하고 제거하는 세포들이 있고, 이에 의해 손상 부위가 치유될 준비가 된다. 포식세포(phagocytic cell)가 죽으면 용해소체(lysosome) 효소가 분비되어 근처에 있는 세포들을 손상시키고 염증을 연장시킨다. 면역 반응이나 혈액 응고가 발생하면 염증반응이 증가된다.

과도한 액체와 단백질이 세포사이공간에 모임에 따라, 혈류가 감소하며 모세혈관으로부터의 액체 이동이 감소한다. 혈류가 심각하게 감소하면 손상되지 않은 부위 세포로의 영양소 이동이 감소하고 노폐물의 제거가 방해를 받을 수 있다. 이것은 해당 조직에 대한 추가적인 손상을 유발할 수 있다.

신체에는 효소의 형태로 작용하는 자연적인 방어나 조절기전이 존재하는데, 이들은 화학매개물질을 불활성화시켜 염증의 불필요한 확장이나 염증기간의 연장을 예방한다. 여기에는 고도불포화 오메가-3지방산의 대사산물인 레졸빈(resolvins)과 아라키돈산(arachidonic acid)에서 추출한 리폭신(lipoxins)이 포함된다.

생각해보기 4-2

a. 염증의 증상과 징후를 열거하시오.
b. 자신이 최근에 겪은 조직 손상을 생각해보고 손상의 원인과 염증이 어떻게 진행되었는지 설명해 보시오.

2) 국소적 영향

염증의 주요 징후는 발적(rubor 또는 erythema), 열, 부기 및 통증이다.

- 발적과 열은 손상 부위에서의 혈류 증가로 인해 발생한다(그림 4-2).
- 부기(swelling)나 부종(edema)은 단백질과 액체가 세포사이공간으로 이동하면서 발생한다.
- 통증은, 특히 폐쇄된 부위에 있는 신경에 대한 액체의 압력이 증가하면서, 그리고 브라디키닌(bradykinin)과 같은 화학매개물질이 신경을 국소적으로 자극함으로써 생긴다.
- 세포에 영양소가 부족하게 되거나 관절운동 제한과 같이 활동이 물리적으로 방해됨으로써 세포의 기능 상실이 진행될 수 있다.

삼출물(exudate)은 염증 부위에 형성된 세포사이물질을 말한다. 삼출물의 특징은 원인에 따라 다양하다.

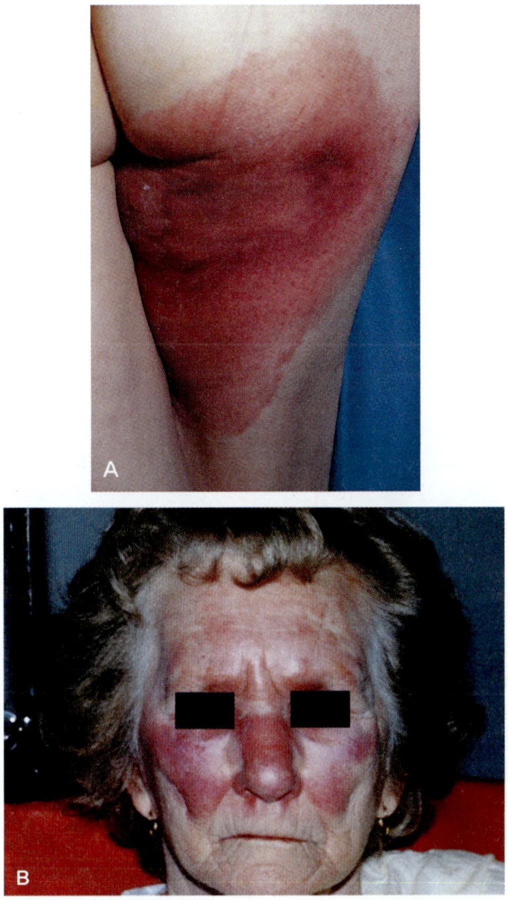

그림 4-2. A. 단독(erysipelas, cellulitis). B. 그룹 A 사슬알균(group A *Streptococcus*)에 의한 얼굴의 단독(A *From Lookingbill D, Marks J* : Principles of Dermatology, *ed 3, Philadelphia, 2000, WB Saunders.* B *From Mahon CR, Lehman DC, Manuselis G*: Textbook of Diagnostic Microbiology, *ed 3, St. Louis, 2007, Saunders*)

- 장액(serous) 또는 물 같은 삼출물은 주로 소량의 단백질과 백혈구를 가진 액체로 구성된다. 알레르기 반응이나 화상에서 흔히 나타난다.
- 섬유소(fibrinous) 삼출물은 진하고 끈적끈적하며 세포 및 섬유소 함량이 높다. 이 유형의 삼출물은 그 부위에 흉터(scar)를 남길 가능성을 증가시킨다.
- 고름(purulent) 삼출물은 진하고, 황록색을 띠며, 많은 백혈구, 세포 파편 및 미생물을 포함한다. 일반적으로 이 유형의 삼출물은 세균 감염을 나타내며 종종 "고름(pus)"이라고 불린다.
- 고름집(abscess)은 딱딱한 조직(예를 들어, 치아 주위나 뇌 내부) 내에 있는 고름 삼출물 또는 고름의 국소주머니이다.
- 출혈(hemorrhagic, bloody) 삼출물은 혈관이 손상된 경우에 나타날 수 있다.

3) 전신적 영향

염증의 다른 일반적 증상들로는 미열, 병감(malaise), 피로, 두통 및 식욕부진(anorexia) 등이 있다.

경미한 열(fever, pyrexia)은 염증이 광범위한 경우 흔히 나타난다. 감염에 의한 염증인 경우, 특정 미생물에 따라서는 열이 심하게 나타날 수 있다. 그러나, 때로는 높은 열이 병원균의 성장과 생식을 방해하여 신체에 이로울 수 있다. 열은 백혈구나 대식세포로부터의 발열원(pyrogen) 또는 열 발생 물질들(예를 들어, interleukin-1)이 분비되어 나타난다(그림 4-3). 발열인자는 혈액 내를 돌아다니며 시상하부 내에 있는 체온 조절 시스템(온도조절기, thermostat)을 높은 수준으로 재설정한다. 세포 대사를 증가시킴으로써 떨림과 같은 열 발생 기전을 활성화시킨다. 창백함과 축축한 피부로 특징지어지는 불수의적인 피부 혈관 수축은 신체의 열손실을 줄인다. 몸을 웅크리거나 몸을 덮는 것과 같은 의도적인 행위는 열을 보전하여 손실을 줄인다. 이러한 기전들은 체온이 보다 높은 새로운 설정값에 도달할 때까지 계속되며 원인이 제거되어 이 기전을 되돌림으로써 체온이 정상으로 돌아온다.

생각해보기 4-3

a. 열의 원인이 제거되었을 때 발생하는 생리적 변화는 무엇인가?
b. 장액, 섬유소, 고름 삼출물의 차이를 설명하시오.

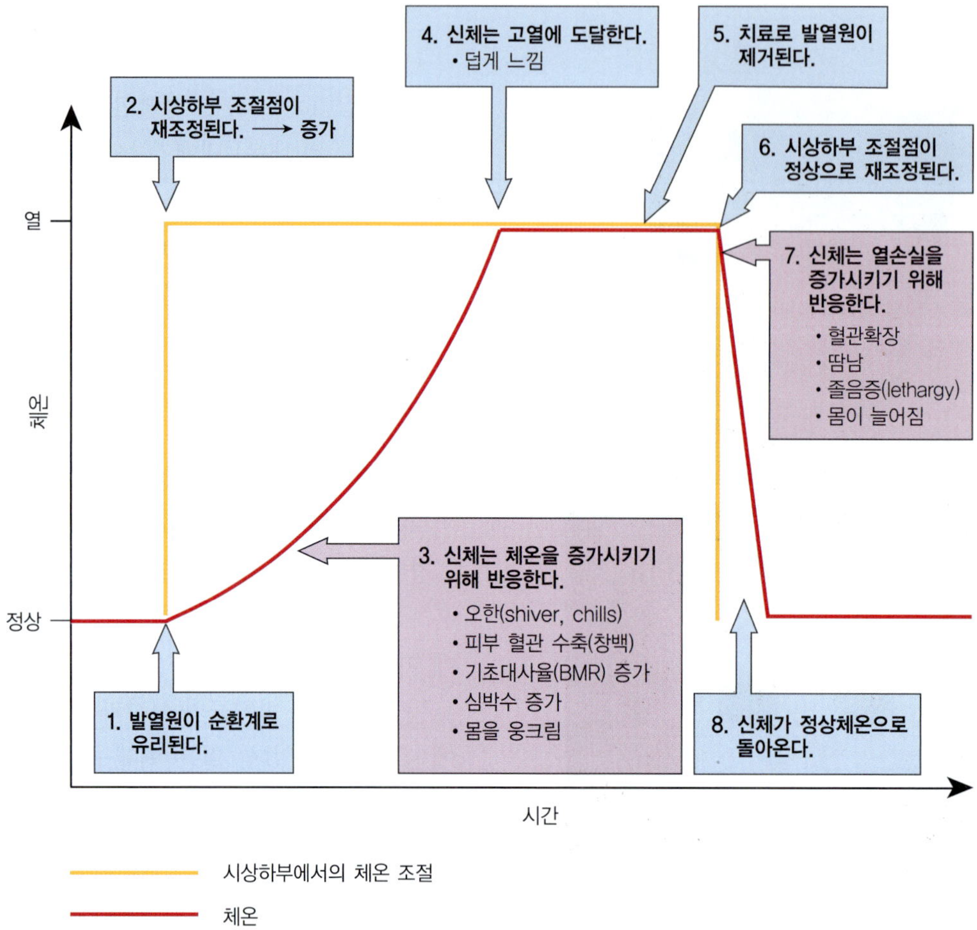

그림 4-3. 발열 과정

4) 진단검사

백혈구증가(leukocytosis, 혈액 내의 백혈구 수가 증가하는 것), 혈청 C 반응단백질(C-reactive protein, CRP)의 증가, 적혈구침강속도(erythrocyte sedimentation rate, ESR)의 증가, 혈청 내 혈장 단백질과 세포 효소의 증가 등은 비특이적 변화들이다(표 4-3). 이들은 염증의 특정 원인이나 부위를 나타내지 않지만 문제가 의심되거나 치료를 시작할 때 유용한 정보를 제공한다. 백혈구 감별계산(differential count, 각 유형의 WBC 비율)은 세균 감염과 바이러스 감염을 구분하는데 도움이 될 수 있다. 알레르기 반응은 일반적으로 호산구를 증가시킨다. 말초혈액펴바른표본(peripheral blood smear)에서 많은 수의 비정상 세포들을 볼 수 있는데 이것은 문제의 원인을 찾는데 있어서 또 하나의 단서가 된다. 순환 혈장 단백질(fibrinogen, prothrombin 및 alpha antitrypsin)의 증가는 단백질 합성을 증가시키는 간의 반응으로 초래된다.

심한 염증과 괴사가 있으면 혈액 내에 특정 효소(enzyme)가 증가할 수 있다. 이러한 효소 중 일부는 한 조직에만 특이적이지 않다. 예를 들어, 아스파르테이트 아미노전달효소(aspartate aminotransferase, AST, 이전의 serum glutamic-oxaloacetic transaminase (SGOT))는 간질환과 심근경색(심장마비)의 급성기 모두에서 증가한다. 그러나 동종효소 CK-MB(심근에서 유래하는 creatine kinase의 동종효소)는 심근경

표 4-3. 염증으로 인해 발생하는 혈액 내 변화

백혈구(Leukocytes)	백혈구 특히 중성구 수의 증가
감별계산(Differential count)	원인에 따라 각 유형의 백혈구 비율이 변함
혈장 단백질(Plasma proteins)	섬유소원과 프로트롬빈 증가
C 반응단백질(C-reactive protein)	정상적으로 혈액 내에 존재하지 않는 단백질이지만 급성 염증과 괴사에서 24~48시간 이내에 나타남
적혈구침강속도(ESR)의 증가	혈장 단백질의 상승이 적혈구가 가라앉는 비율을 증가시킴
세포 효소들(Cell enzymes)	괴사 세포에서 분비되어 조직액과 혈액으로 들어감 : 염증 부위를 나타낼 수 있음

색에서만 특이적이고, 알라닌 아미노전달효소(alanine aminotransferase, ALT)는 간에 대해서만 특이적이다.

손상 요인에 짧은 시간 노출된 경우(예를 들어, 뜨거운 물건을 만진 경우), 염증반응은 흔히 약 48시간 내에 가라앉는다. 혈관이 원래 상태를 회복하고 과잉 수분과 단백질이 모세림프관으로 회수되고 정상적인 순환으로 돌아온다. 염증의 증상들이 점차 감소한다. 그렇지 않을 경우 염증은 원인 요인이 제거될 때까지 지속된다(그림 4-4).

조직 괴사 발생 정도는 외상의 원인과 그 염증반응에 기여하는 요인들에 따라 달라진다. 광범위한 괴사는 궤양(ulcer) 또는 조직의 미란(erosion)을 초래할 수 있다. 예를 들어 구강 내의 잇몸염(gingivitis) 또는 입안염(stomatitis)은 종종 구강 내에 고통스러운 궤양을 형성하며, 위장관의 염증은 소화성 궤양을 일으킬 수 있다.

5) 합병증

국소합병증은 염증 부위에 따라 다르다. 예를 들어, 폐의 염증은 폐의 확장과 산소 확산을 방해할 수 있고, 관절의 염증은 관절 운동 범위를 감소시킬 수 있다.

장벽(피부 또는 점막)이 손상되고 혈액 공급이 잘 이루어지지 않을 때 미생물이 더 쉽게 침투할 수 있기 때문에 염증 조직에서 감염이 생길 수 있다(그림 4-13). 이물질은 흔히 조직에 미생물을 직접 유입시키며 일부 미생물은 포식에 저항한다. 염증 삼출물 자체는 미생물이 번식하고 특정 부위에 집락을 형성하기 위한 좋은 배지가 될 수 있다.

뼈대근육 연축(skeletal muscle spasm) 또는 강력한 근육 수축은 삠(sprain), 힘줄염(tendinitis) 또는 골절(fracture)과 같은 근골격계 손상에 따른 염증으로 유발될 수 있다. 연축(spasm)이 일어나면 관절의 뼈가 정상적인 배열에서 어긋나게 되며, 결과적으로 신경을 압박하여 통증을 증가시킨다.

3. 만성 염증(Chronic Inflammation)

만성 염증은 급성 염증의 원인이 완전히 제거되지 않을 때 생길 수 있다. 또는 흡연, 특정 세균, 장기적인 비정상적 면역 반응과 같은 만성적 자극 때문에 서서히 진행할 수도 있다.

1) 병태생리

만성 염증의 특징은 급성 염증에 비해 부기와 삼출물의 양은 적지만 림프구, 대식세포, 섬유모세포(fibroblast)가 더 많아지는 것이다. 보통 만성 염증에서 조직 손상이 더 많이 일어난다. 해당 부위에 아교질 생산이 많아지며 이로 인해 더 많은 섬유성 흉터조직이 생긴다. 육아종(granuloma, 결합조직에 의해 둘러싸이고 괴사된 핵을 가진 작은 덩어리)이 이물질 주위에서 또

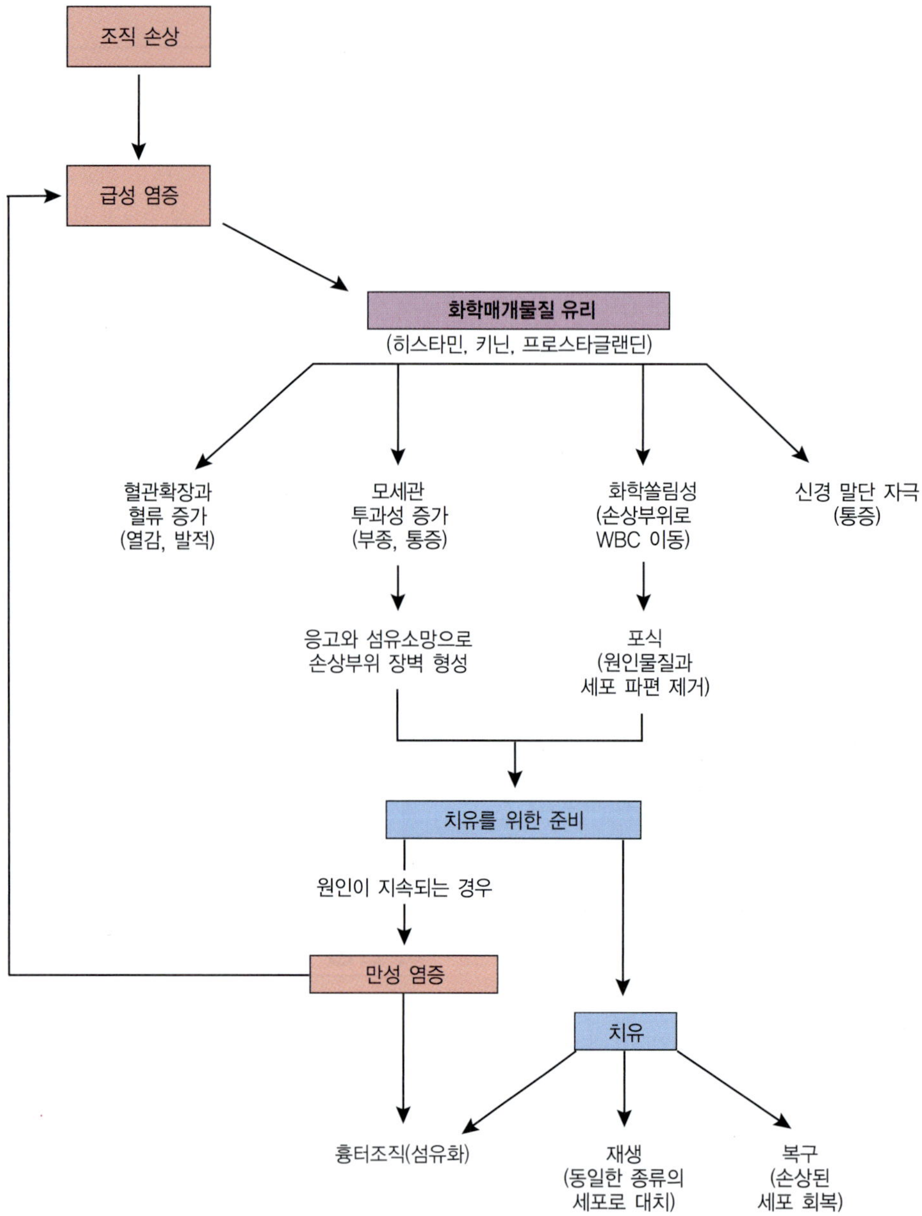

그림 4-4. 염증과 치유 과정

는 결핵에서의 면역 반응의 일부로 발생된다.

2) 합병증

류마티스 관절염과 같은 장애는 급성 염증의 주기적인 악화를 동반한 만성 염증으로 특징지을 수 있다. 심부 궤양은 심각하고 장기간 지속되는 염증의 결과로 발생할 수 있는데, 세포 괴사와 세포 재생(renegeration)의 결합으로 조직에 미란(erosion)을 발생시키기 때문이다. 이는 다시 내장(viscera)의 천공(perforation: 조직의 벽을 관통하는 미란)이나 또는 광범위한 흉터 조직 발생의 합병증을 초래하게 된다.

생각해보기 4-4

a. 급성과 만성 염증의 세 가지 차이점을 설명하시오.
b. 급성 염증에서 혈액에 발생하는 변화 세 가지를 설명하시오.

4. 염증의 치료(Treatment of Inflammation)

1) 약물

Acetylsalicylic acid (Aspirin, ASA)는 오랫동안 항염증 치료제로 사용되어 왔으며 때로는 매우 높은 용량으로 투여된다(표 4-4). 이 약은 감염 부위에서의 프로스타글랜딘(prostaglandin)의 합성을 감소시켜 염증반응을 완화시킨다. 또한 ASA는 통증을 완화시키며(진통, analgesic) 열을 내리는데(해열, antipyretic) 도움이 된다. 그러나 바이러스에 감염된 아동들에게는 권장되지 않는다. 이는 바이러스성 감염이 있으면서 ASA를 복용할 경우, 뇌와 간에 발생하는 심각한 합병증인 Reye 증후군을 발생시키는 것으로 알려져 있기 때문이다. 많은 사람들이 ASA나 이와 유사한 항염증제에 대해 알레르기 반응을 일으킨다. 어떤 이들에게는 이 약이 자극을 유발하고 위장에 궤양을 일으킨다. 이러한 위험을 낮추기 위해 장에서 용해되는 알약(enteric-coated tablet, 소장에 도착하기 전까지는 코팅이 용해되지 않음)을 사용할 수 있다. 항염증제는 혈소판 사이의 부착을 줄임으로써 혈액 응고를 방해하기 때문에 모든 상황에서 사용될 수 있는 것은 아니다. 또한 과도한 출혈을 예방하기 위해서 일반적으로 수술 전 7일부터 14일까지 ASA의 복용을 중단할 필요가 있다.

Acetaminophen (Tylenol 또는 Paracetamol)은 열과 통증을 줄이지만 염증반응을 완화시키지는 않는다.

표 4-4. 염증 치료에 사용하는 약물 비교

작용	ASA	Acetaminophen	NSAIDs	Glucocorticoids	COX-2
항염증	예	아니오	예	예	예
진통	예	예	예	아니오	예
해열	예	예	예	아니오	아니오
부작용					
과민반응*	예	아니오	예	아니오	예
혈액 응고 지연	예	아니오	예	아니오	아니오
감염위험	아니오	아니오	아니오	예	아니오
소화기 장애	예	아니오	예	예	가능성 있음
위궤양	예	아니오	예	예	가능성 있음
부종이나 혈압 상승	아니오	아니오	아니오	예	가능성 있음
심근경색이나 뇌졸중	아니오	아니오	아니오	아니오	가능성 있음
간손상	아니오	예	아니오	아니오	가능성 있음

* 과민반응은 어떤 약물을 투여하든 발생가능함
ASA, Acetylsalicylic acid; NSAID, nonsteroidal antiinflammatory drug; COX-2, cyclooxygenase-2.

생각해보기 4-5

a. 음식이나 우유를 약과 함께 섭취할 때 구토나 위장 자극의 위험이 줄어드는 이유를 위장의 정상 기능에 대한 지식을 근거로 설명하시오.
b. 다량의 ASA를 복용하는 경우 혈변이 있는지를 모니터링 해야 하는 이유에 대하여 설명하시오.

Ibuprofen (Advil 또는 Motrin), piroxicam (Feldene) 또는 diclofenac sodium (Arthrotec)과 같은 비스테로이드소염제들(nonsteroidal anti-inflammatory drugs, NSAIDs)은 여러 유형의 염증을 치료하는데 광범위하게 사용되고 있다. 이러한 약품은 항염증, 진통 및 해열 작용을 나타낸다. 이들은 프로스타글랜딘의 합성을 감소시키며, 급성 손상과 류마티스 관절염 등의 만성적 문제들을 포함한 근골격계에서의 염증을 치료하는데 사용된다. 또한 해열 및 소염 작용이 요구되는 여러 치과 치료에서 사용되고 있다. Ibuprofen은 월경통과 두통을 포함한 여러 질환에서 사용이 권장된다. 부작용은 aspirin과 유사하지만 덜 심각하다. 이러한 약물들은 경구약으로 사용할 수 있으며 ibuprofen은 처방 없이 소량으로 구입할 수 있다.

보다 새로운 유형의 NSAIDs는 celecoxib (Celebrex)인데, 이것은 매우 효과적이며 위장에 대한 부작용이 적은 것으로 알려져 있다. 이러한 유형의 제제(cyclooxygenase-2, COX-2 억제제)는 사용금지된 한 가지 약제(rofecoxib, Vioxx) 이후로 현재 추가적인 연구가 진행되고 있다. Vioxx는 심장발작의 증가와 같은 심각한 부작용이 보고되었다. 이는 신약이나 새로운 의료시술의 적용을 결정하기 위해서는 다수의 인구집단에 대한 장기간의 자료수집이 필요함을 보여주는 사례이다.

Glucocorticoids는 corticosteroids 또는 스테로이드 소염제라고도 불리는데, 부신피질이 생산하는 호르몬인 당질부신피질호르몬(hydrocortisone)과 연관된 합성화학물질들이다. 이 약물은 여러 질환에 대한 단기적 치료에 지극히 유용하지만, 또한 매우 심각한 부작용들을 나타내기도 한다.

Glucocorticoids의 유익한 소염 효과들로는 다음과 같은 것들이 있다 :

- 모세관투과성을 감소시키며 호르몬인 에피네프린(epinephrine)과 노르에피네프린(norepinephrine)의 순환계에 대한 효과를 증진시켜 혈관계가 안정화된다.
- 염증 부위의 백혈구와 비만세포의 수를 감소시키고, 히스타민과 프로스타글랜딘의 방출을 감소시킨다.
- 염증의 흔한 원인인 면역 반응을 차단한다.

이 호르몬의 소염작용을 높이고 다른 부작용들을 감소시키기 위하여 화학적 구조가 약간 변형된 제품들이 있다. 이러한 약물들은 경구용 알약으로, 국소 도포를 위한 크림이나 연고로, 또는 국소 및 전신용 주사약 형태로 사용될 수 있다. 이러한 것으로는 prednisone(경구용), triamcinolone(국소용), methylprednisolone(관절 내), dexamethason(근육 및 정맥주사용) 및 beclomethasone dipropionate (Beclovent, 흡입용) 등이 포함된다.

그러나, 고용량의 glucocorticoids를 장기적으로 사용할 경우 쿠싱병(Cushing's disease)과 유사한 부작용들이 발생한다. 이는 대상자의 치료를 어렵게 만들 수 있기 때문에 대상자로부터 병력을 조사할 경우 이러한 부작용들을 고려해야 한다.

Glucocorticoids의 부작용에는 다음과 같은 것들이 포함된다 :

- 림프조직의 위축과 백혈구 수의 감소, 그리고 이로 인한 감염 위험의 증가와 면역 반응의 감소
- 골다공증(osteoporosis, 뼈광물질 제거, bone demineralization), 근육 소모 및 피부와 점막의 얇아짐과 손상(예를 들어 소화성 궤양)을 포함하는 이화작용(단백질 합성 및 조직 재생의 감소로 인한 조직 파손의 증가)
- 치료의 지연
- 아동의 성장 지연

- 소듐과 수분의 정체는 흔히 고혈압과 부종을 유발함
  - 포도당신합성(gluconeogenesis)의 증가로 혈당 수치 증가를 초래할 수 있음

생각해보기 4-6

Glucocorticoids를 장기간 복용하는 사람들에서 치유가 지연될 수 있는 이유를 설명하시오.

스테로이드의 장기적 복용과 관련된 또 하나의 고려 사항은 glucocorticoids의 복용 증가가 신체의 정상적인 피드백 기전에 미치는 영향과 관련이 있다. 이 약물의 사용은 체내에서 분비되는 호르몬의 분비를 줄이고 부신을 위축시킨다. 따라서 이러한 약물치료의 갑작스러운 중단 또는 스트레스의 증가는 부신 위기(adrenal crisis, 쇼크와 비슷함)를 유발할 수 있다. 이는 신체에 이용가능한 glucocorticoids가 불충분하기 때문에 발생하는 것이다.

심각한 부작용의 위험을 줄이기 위한 최선의 방법은 glucocorticoids를 최소한의 용량으로 처방하여 급성 상태를 치료하는 것으로 제한하는 것이다. 장기적인 치료의 경우 간헐적으로 약물을 복용하지 않는 기간을 가질 필요가 있다. 약물 복용을 중단할 때마다 여러 날에 걸쳐 용량을 점점 줄여서 신체의 자연 호르몬 분비가 정상 수준으로 증가하도록 해야 한다. 부신피질자극호르몬(adrenocorticotropic hormone, ACTH) 요법은 일부 대상자들에서 장기적인 치료를 위해 사용된다. 이는 ACTH가 대상자의 부신을 자극하여 더 많은 코티솔(cortisol)을 생산하도록 만들기 때문이다. 부신의 위축이 일어나지 않기 때문에 부신 위기의 위험은 덜하다.

표 4-4는 염증 치료를 위해 사용되는 약품들에 대하여 간단히 비교하였다.

염증의 원인에 따라 진통제, 항히스타민제, 이차 감염을 예방하기 위한 항생제 등의 약물들이 필요할 수도 있다.

2) 소염제 허브 및 향신료

일부 허브와 향신료에는 많은 소염제와 동일한 활성 성분이 포함되어 있다. 이러한 허브와 향신료로 대표적인 것은 다음과 같다.

강황(*Curcuma longa*)은 아마도 가장 잘 알려진 소염제 향신료이며 중국 의학에서 관절통, 관절염 및 위장 문제와 같은 다양한 염증 상태를 치료하기 위해 수천 년 동안 사용되어 왔다. 주요 작용기전은 화합물 커큐민과 연결된 강력한 항산화 작용으로 추측된다. 황색 색소는 강력한 소염 특성을 갖는 것으로 반복해서 보고되었다.

후추는 또한 후추의 활성 페놀 화합물인 피페린(piperine) 때문에 강력한 소염 작용을 한다. 연구에 따르면 피페린은 전염증성 프로스타글랜딘의 생성을 감소시킨다. 또한 후추는 강황의 생체 이용률을 증가시킨다.

생강(Zingiber officinale)은 또 다른 소염제 향신료이며, 강황과 마찬가지로 해로운 부작용 없이 잠재적으로 비스테로이드소염제를 대체할 수 있는 것으로 나타났다.

로즈마리(*Rosmarinus officinalis*)는 염증 관련 질병의 치료에 널리 사용되는 허브이다. 로즈마린산은 활성화된 T 림프구에서 사이토카인 방출을 억제하고 전염증성 매개체의 생성을 제한하는 동시에 항염증성 매개체의 생성을 촉진하는 등 염증성 연속단계(cascade)에 여러 가지 복합적인 영향을 미친다.

소염 작용을 하는 다른 허브와 향신료로는 정향(cloves), 카이엔 고추(cayenne pepper), 바질(basil), 페퍼민트(peppermint), 계피(cinamon), 세이지(sage), 고수(coriender) 등이 있다. 많은 식물이 소염 효과가 있는 것으로 나타났으나, 이 책에서 모두 다루지는 않았다.

3) 응급처치

손상 관련 염증에 대한 응급처치로는 흔히 안정(Rest), 얼음(Ice), 압박(Compression) 및 올림(Elevation)의 RICE를 권장한다. 냉(cold) 적용은 급성 염증 초기에 유용하다. 냉요법은 국소 혈관을 축소시켜 부종과 통증을 줄일 수 있다. 장기적 치료기간이나 회복기에 열과 냉 적용은 상황에 따라 다르다. 급성 류마티스 관절염에서는 열과 가벼운 활동이 손상 부위의 혈액순환을 개선하여 과잉 수분, 통증 유발 화학매개물질 및 대사노폐물을 제거하고 치료를 촉진한다.

4) 기타 처치

염증이 생긴 팔이나 다리를 올리는 것도 종종 유용하다. 이는 손상된 부위로부터 수분이 빠져나가도록 한다. 탄력 스타킹이나 다른 지지물을 이용한 압박도 수분의 축적을 줄일 수 있다.

가벼운 또는 중등도의 운동은 혈액 및 체액의 흐름에 유익하고 운동성을 개선시키므로 여러 종류의 만성 염증질환에서 유용하다.

관절의 운동성을 유지하기 위해 물리치료, 작업치료와 같은 다른 치료 방법들이 필요할 수 있다. 이 경우 관절의 위치가 비정상적으로 굳어지는 구축(contracture)을 예방하기 위해 급성기 동안 부목을 사용할 필요가 있다. 휴식, 적절한 영양 공급 및 수분공급도 중요하다.

5. 치유(Healing)

1) 치유의 유형

상처 부위의 치유는 여러 가지 방식으로 이루어질 수 있다.

- 분해능(resolution)은 조직 손상이 심하지 않을 때 일어나는 과정이다. 손상된 세포가 회복되고, 이 조직이 곧 정상으로 돌아온다. 예를 들면 햇볕에 의한 가벼운 화상의 경우이다.
- 재생(regeneration)은 손상된 조직의 세포가 유사분열을 할 수 있을 때 발생하는 치유 과정이다. 어떤 유형의 세포들(예를 들어 상피세포들)은 지속적으로 복제를 하는 반면 간세포(hepatocytes)와 같은 세포들은 필요한 경우에만 유사분열을 할 수 있다. 따라서, 손상된 조직은 주변 세포들의 증식에 의해 생성된 동일한 조직으로 대체된다. 그러나 이런 유형의 치유는 복잡한 조직의 구조가 바뀌는 경우에는 제한적일 수 있다. 예를 들어, 간에서 섬유조직이 발생하여 세포, 도관 및 혈관의 질서정연한 배치를 왜곡시킨다. 새로운 세포 결절들이 형성되지만 간의 전체적인 기능에 기여하지 않는다.

생각해보기 4-7

a. 어떤 유형의 세포들이 재생되는가? 재생될 수 없는 세 가지 세포들의 이름을 열거하시오.
b. 염증이 생긴 팔다리를 올리는 것이 흔히 권장되는 이유를 설명하시오.

- 광범위한 조직 손상이나 세포들이 유사분열을 할 수 없을 때(예를 들어 뇌 또는 심근에서) 결합조직(섬유 조직 형성 또는 흉터)으로 대치(replacement)된다. 손상 부위는 조직으로 채워지고 덮여야 한다. 만성 염증 또는 감염과 같은 합병증들은 섬유증 물질(fibrosis material)을 증가시킨다.

일차유합(primary intention healing)은 상처가 깨끗하고, 이물질과 괴사 조직이 없으며, 상처의 가장자리가 가깝게 연결되어 있고, 경계 사이의 틈이 미세한 경우 일어나는 과정을 말한다. 이차유합(secondary intention healing)은 조직에 커다란 균열이 있고 따라서 염증이 더욱 심하며, 치료 기간이 더 길고 더 많은 흉터 조직이 형성된 상태를 지칭한다. 복합 골절은 이러한 방식으로 치유된다.

2) 치유 과정

조직 복구 과정은 손상이 발생한 후 핏덩이(blood

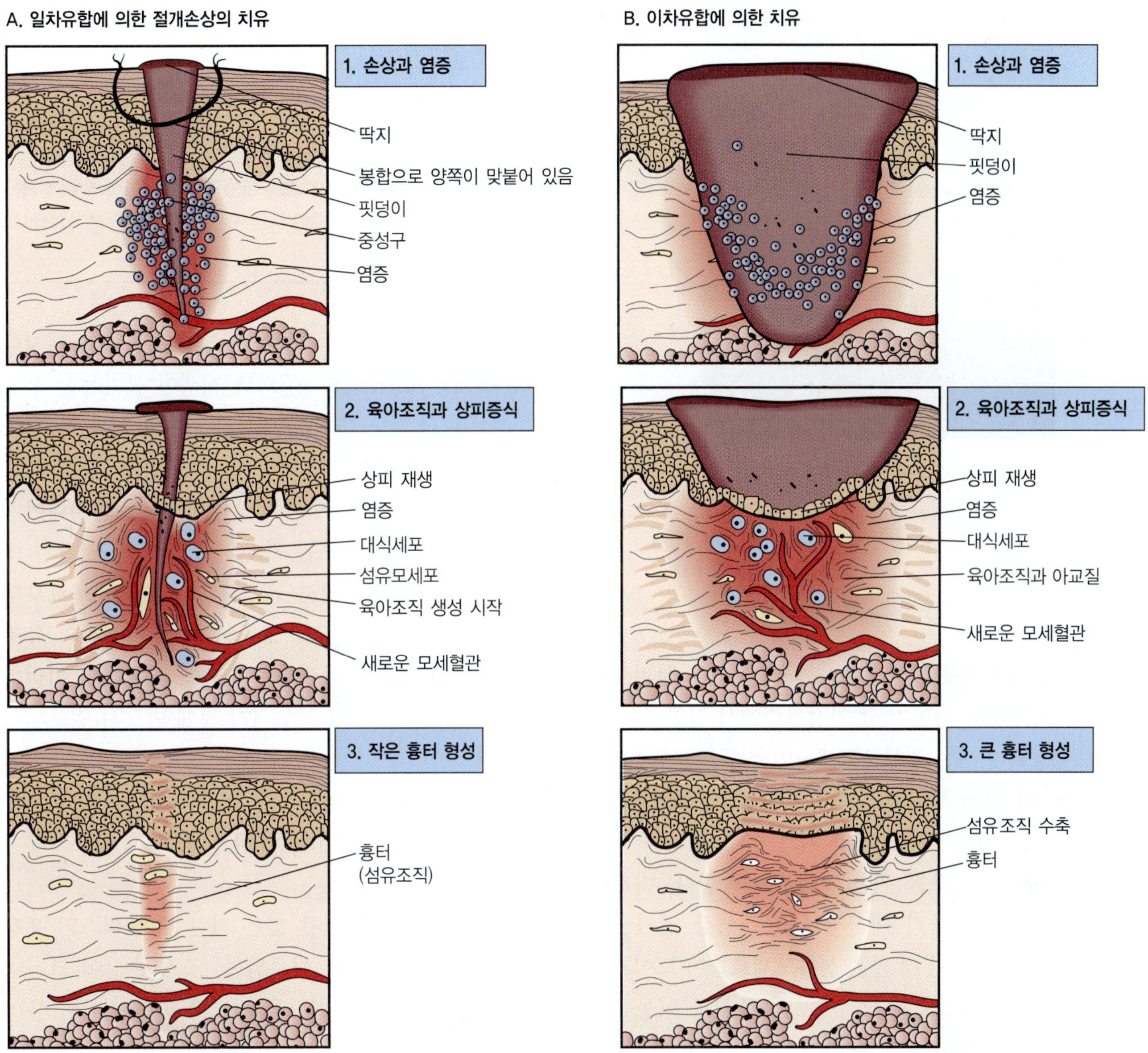

그림 4–5. 치유 과정

clot)가 형성되어 그 부위를 차단하면서 시작되고 손상 주변 부위에 염증이 생긴다(그림 4–5). 3~4일 후 이물질과 세포 조각이 포식세포, 단핵구 및 대식세포에 의해 제거되고, 그 다음 육아조직(granulation tissue)이 성장하여 주변 결합조직의 균열을 메운다.

육아조직은 많은 혈관들을 포함하며, 수분이 풍부하고 분홍색 또는 붉은 색을 띤다. 육아조직에는 주변 조직에서 온 새로운 모세혈관이 포함된다. 이 조직은 매우 손상되기 쉬우며 미생물이나 조직에 대한 스트레스로 인해 쉽게 파손된다(그림 4–6).

생각해보기 4–8

상처 난 발가락에서 딱지를 떼어내면 흔히 어떤 일이 발생하는가? 이 조직의 형태를 기술하시오.

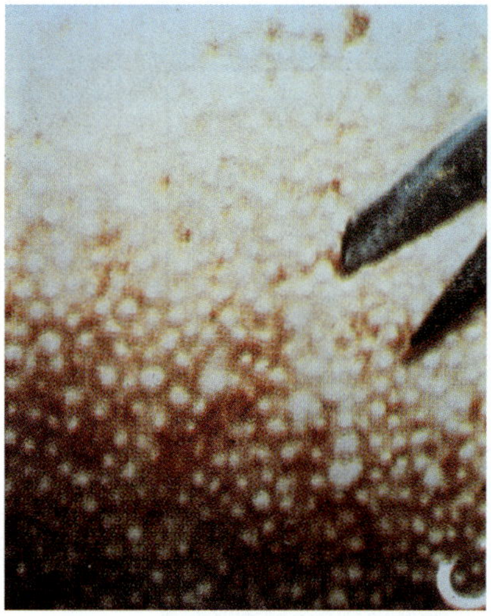

그림 4-6. 화상에서의 육아조직

(Courtesy of Judy Knighton, Clinical Nurse Specialist, Ross Tilley Burn Center, Sunnybrook and Women's College Health Center, Toronto, Ontario, Canada.)

손상된 부위가 채워짐과 동시에 근처에 있는 상피세포들이 유사분열을 하며 바깥 가장자리에서 안쪽 상처 부위로 확장된다. 즉, 결합조직세포인 섬유모세포(fibroblast)들이 상처 부위에 들어와 아교질(collagen)을 생성한다. 아교질은 흉터조직의 기초 성분이 되는 단백질이며 새로운 복구를 위한 기반을 제공한다. 마찬가지로 섬유모세포들과 대식세포들은 성장 인자들(cytokine)을 분비하여 더 많은 섬유모세포들이 모이게 한다. 이 섬유모세포들은 상피세포의 증식과 이동을 자극하는 분열촉진인자로 작용하며, 치유 조직 내에서 새로운 혈관의 생성을 촉진한다.

점차로 아교질섬유가 서로 연결되고 떨어지면서 보다 단단하고 강한 흉터가 형성된다. 이 부위의 모세혈관이 감소하고, 흉터의 색은 적색에서 점차 흰색으로 변한다. 흉터조직은 정상적으로 기능하는 조직이 아니며, 모낭(hair follicle)이나 샘(gland) 같은 특수한 구조들을 포함하지도 않는다. 이것은 단지 조직의 결합이나 틈새를 메울 뿐이다. 흉터조직은 시간이 지나면서 단단해지지만 대개 정상적인 수준에 도달하지는 않는다.

생각해보기 4-9

a. 수술 절개부위 양쪽을 잘 붙여 놓은 경우와 피부와 피하조직이 크게 들쭉날쭉 찢어진 경우 어느 쪽이 더 빨리 치유되는지와 이유를 설명하시오.

b. 장기간의 치유과정에도 불구하고, 상처 부위의 흉터조직이 주변의 손상되지 않았던 조직과 다른 이유를 설명하시오.

현재 연구되고 있는 분야들 중 하나는 "조직 엔지니어링(tissue engineering)"으로 재생이 불가능한 부위의 손상된 조직을 대체하는 새로운 방법들을 찾고 있다. 예를 들어 광범위한 화상, 깊은 궤양 또는 심장 근육과 같은 조직들이 이에 해당한다. 조직 엔지니어링을 통해 합성되는 세포는 자신의 줄기세포, 저장된 탯줄세포 또는 실험실에서 유지보관된 줄기세포로부터 유래될 수 있다. 상업적으로 생산된 신체기관의 유통이나 비용과 관련된 윤리적인 고려가 중요하며 이러한 기술이 상업적 치료에 적용되기 전에 반드시 검토되어야 한다.

3) 치유에 영향을 미치는 요인들

조직에 생긴 작은 틈은 짧은 기간 내에 최소의 흉터조직을 남기고 완전히 치유된다. 조직 손상이 크거나 깊은 경우 오랜 치유 기간을 필요로 하며 커다란 흉터를 남긴다.

많은 요인들이 치유를 촉진하거나 그 과정을 지연시킬 수 있다.

4) 흉터 형성에 의한 치유 합병증

(1) 기능의 손실(Loss of Function)

정상 세포가 손실되고 흉터조직에 특수한 구조나 정상적인 조직이 부족할 때 기능이 손실된다. 예를 들어 흉터조직이 정상 피부를 대체할 경우, 그 부위는 모낭, 샘, 감각신경 말단 등이 부족하게 될 것이다. 신장과 같이 고도로 체계화된 기관에서는 새로운 조직이 정상 신장의 혈관, 세관(tubules) 및 관(duct) 패턴에 맞도록 생기는 것이 불가능할 것이다. 따라서 교체된 조직은 정상적인 기능을 하지 못할 것이다.

(2) 구축과 폐쇄(Contractures and Obstructions)

흉터조직은 탄력성이 없으며 시간이 지나면서 수축하는 경향이 있다. 이 과정은 관절의 운동범위를 제한하고 결국 관절의 고정 및 변형을 초래할 수 있다. 이것을 구축(contracture)이라고 한다. 섬유조직 또한 입이나 눈꺼풀의 움직임을 제한할 수 있다. 섬유조직을 부드럽게 하고 운동성을 개선하기 위해 물리치료나 수술이 필요할 수 있다. 흉터조직의 수축(shrinkage)으로 관이 짧아지고(shortening) 또는 협착(stenosis)을 일으킬 수 있다. 예를 들어, 식도가 짧아지면 위의 위치가 잘못되거나(틈새탈장, hiatal hernia) 식도가 좁아져 음식을 삼키는 동안 폐쇄(obstruction)가 나타날 수 있다(그림 4-7).

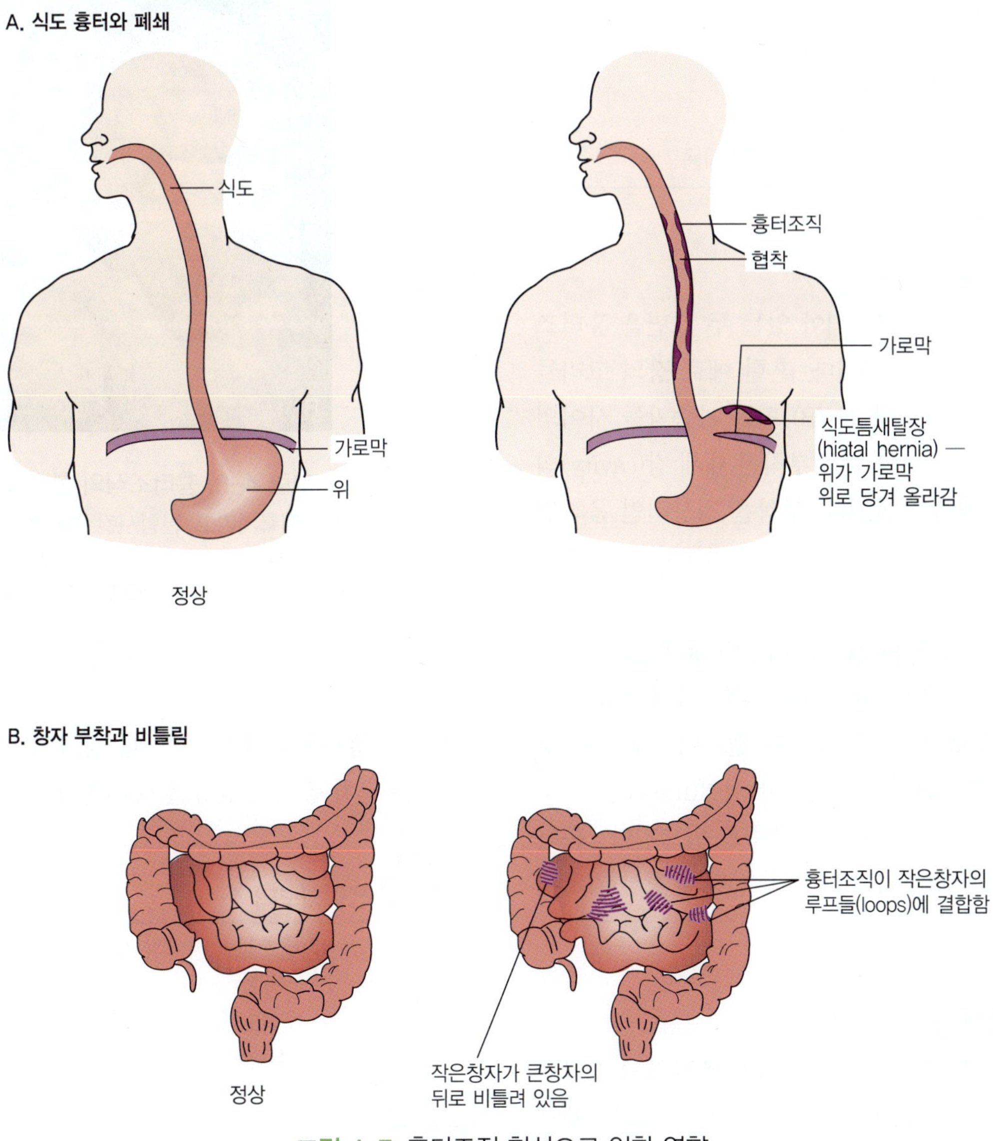

그림 4-7. 흉터조직 형성으로 인한 영향
A. 식도 흉터형성과 폐쇄 B. 창자 부착과 비틀림

박스 1. 치유 촉진 요인

- 젊은 연령
- 충분한 영양 공급 : 단백질, 비타민 A와 C
- 적절한 혈색소
- 효과적인 혈액순환
- 깨끗하게 관리된 상처
- 합병증이 없음

박스 2. 치유 지연 요인

- 노화, 유사분열 감소
- 영양 부족, 수분 섭취 부족
- 빈혈(낮은 혈색소)
- 혈액 순환 장애
- 당뇨병이나 암과 같은 다른 질병
- 자극, 출혈 또는 과도한 운동
- 감염, 이물질, 방사능 노출, 인슐린 부족
- 항암치료, 당질부신피질호르몬의 장기간 사용

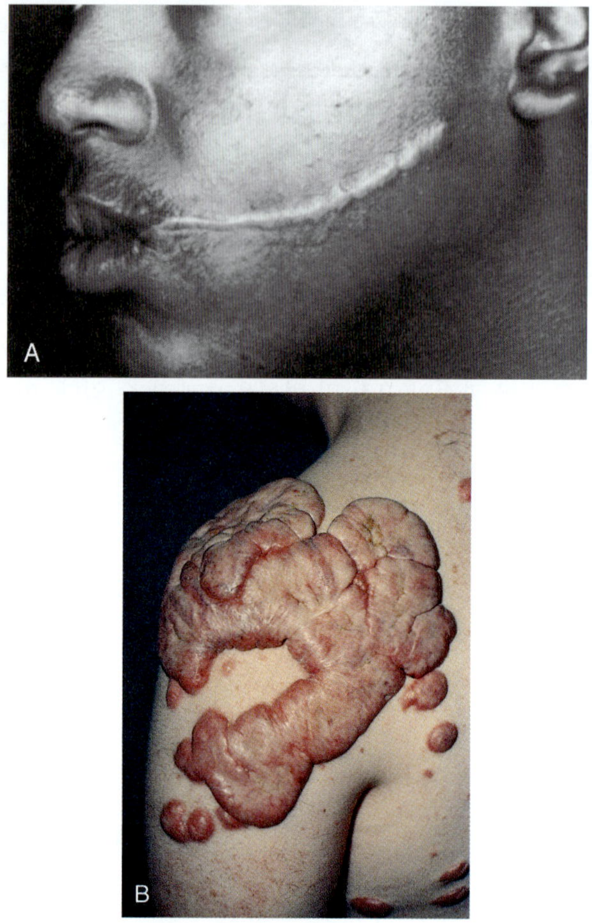

그림 4-8. 흉터조직의 합병증

A. 얼굴 조직을 위축시키고 변형시킨 흉터조직. B. 켈로이드(keloid) (*From Callen J, Greer K, Hood A, et al* : Color Atlas of Dermatology. *Philadelphia, 1993, WB Saunders.*)

(3) 부착(Adhesions)

부착은 정상적으로 분리되어 있는 두 표면을 흉터조직 띠들이 결합시키는 것이다. 흔한 예로 장의 고리들(loop) 사이의 부착(그림 4-7B) 또는 가슴막들 사이의 부착을 들 수 있다. 그와 같은 부착은 대개 강(cavity)의 염증이나 감염에서 유발된다. 부착은 정상적인 움직임을 방해하며 결국은 조직이 꼬이거나 비틀릴 수 있다.

(4) 비후 흉터조직(Hypertrophic Scar Tissue)

과도한 아교질 침착으로 섬유조직이 과다 성장하면 흉터조직의 가장자리가 딱딱하게 켈로이드(keloid)를 형성할 수 있다(그림 4-8). 이러한 덩이(mass)들은 조직을 변형시키며 자주 심각한 구축을 일으킨다. 흉터조직이 수축되어 피부와 피하 조직을 당겨 정상 위치에서 벗어나게 된다.

(5) 궤양 형성(Ulceration)

흉터 주위의 혈액 공급이 어려워져 조직의 추가적인 파괴와 궤양이 형성된다. 이것은 위수술 후 또는 궤양치료 후 흉터조직이 발생할 때 생길 수 있다. 이 흉터조직은 근처 동맥의 혈류를 방해한다.

생각해보기 4-10

a. 손에 있는 흉터조직이 정상적 기능을 방해하는 세 가지 방식들을 설명하시오.
b. 흉터조직의 특성이 궁극적으로는 손상 부위에 새로운 감염을 발생시키는 잠재적인 요인이 될 수 있는데 이러한 기전을 설명하시오.

6. 염증과 치유의 사례 (Example of Inflammation and Healing)

1) 화상

화상은 신체에 발생하는 열성(열) 또는 비열성(전기적 또는 화학적) 부상으로, 급성 염증과 조직 손상을 일으킨다. 화상은 경미하거나 또는 신체의 작은 부분에 국한될 수도 있으나, 광범위한 부위에 발생하여 심각해질 수 있고 생명을 위협할 수도 있다. 화상은 화염이나 뜨거운 물(열탕화상)과 같은 열원에 대한 직접 접촉, 또는 화학물질, 방사선, 전기 쇼크에 의해 일어날 수 있으며 대부분의 화상은 집에서 일어난다. 화상으로 생기는 부상은 급성 염증반응을 일으키며 화학매개물질을 방출하며, 이로 인해 다량의 수분 이동, 부종 및 혈액량의 감소 등을 유발한다. 중증도의 화상은 가능한 한 빨리 특수한 치료가 필요한 응급상황이다.

화상의 중증도는 화상의 원인과 온도, 접촉시간, 그리고 화상 표면의 범위와 부상 부위에 따라 다르다. 피부가 얇은 유아들은 뜨거운 목욕탕 물에 심각한 화상을 입는다. 노인들 또한 피부가 얇아지면서 젊은 성인들에 비해 더 깊은 화상을 입을 수 있다. 피부의 두께는 신체 부위마다 다르다. 얼굴 피부는 손바닥이나 발바닥의 피부에 비해 훨씬 얇아 얼굴 화상은 발바닥 화상에 비해 더 심각하다.

생각해보기 4-11

자신의 경험과 주어진 정보에 기초하여, 열화상(예를 들어, 뜨거운 물건을 만져서 일어난 화상)의 모양과 감각을 기술하시오.

2) 화상의 분류

화상은 피부 손상의 깊이와 발생한 피부 표면적의 범위에 따라 분류된다(그림 4-9). 1도 화상(first-degree burns)은 얕은화상(superficial burns)이라고도 하는데, 표피 및 진피의 일부를 포함한다. 대개 붉고 고통스럽지만 흉터조직을 남기지 않고 쉽게 치유된다. 그 예로 햇볕으로 인한 화상(햇빛화상), 가벼운 열탕화상(scald) 등을 들 수 있다.

2도 화상(second-degree burns)은 부분층 화상(partial-thickness burns)이라고도 하는데, 표피와 진피 일부의 파괴를 수반한다(그림 4-10A, B). 화상 부위는 붉게 변하고, 부종성이며, 수포가 생기고, 염증기 동안에는 흔히 과민하며(hypersensitive) 통증이 있다. 심한 사례에서는 피부가 붉은 가장자리를 가진 왁스와 같은 형태를 보인다. 죽은 피부는 점차 벗겨지고 수포가 생긴 부위의 경계로부터 그리고 모낭과 샘

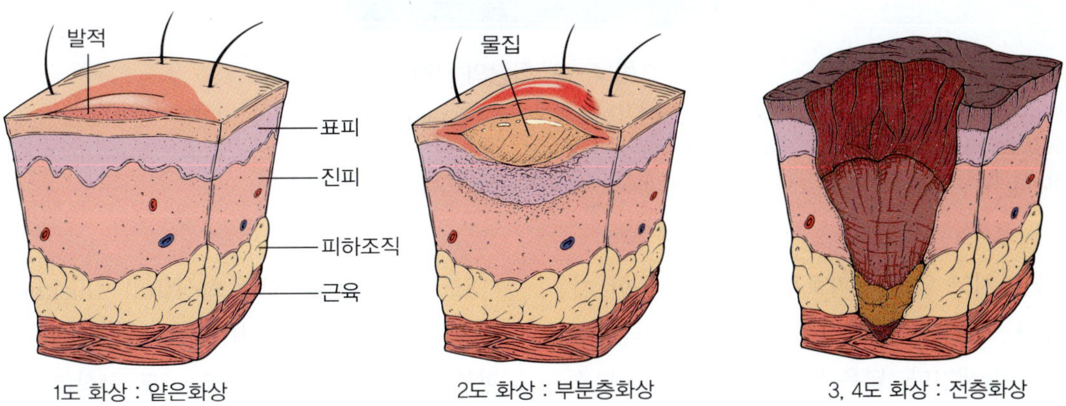

그림 4-9. 화상의 분류. 피부층의 포함정도

(*Frazier M, Dzymkowski J*: Essentials of Human Disease and Conditions, *ed 6, St. Louis, 2016, Elsevier.*)

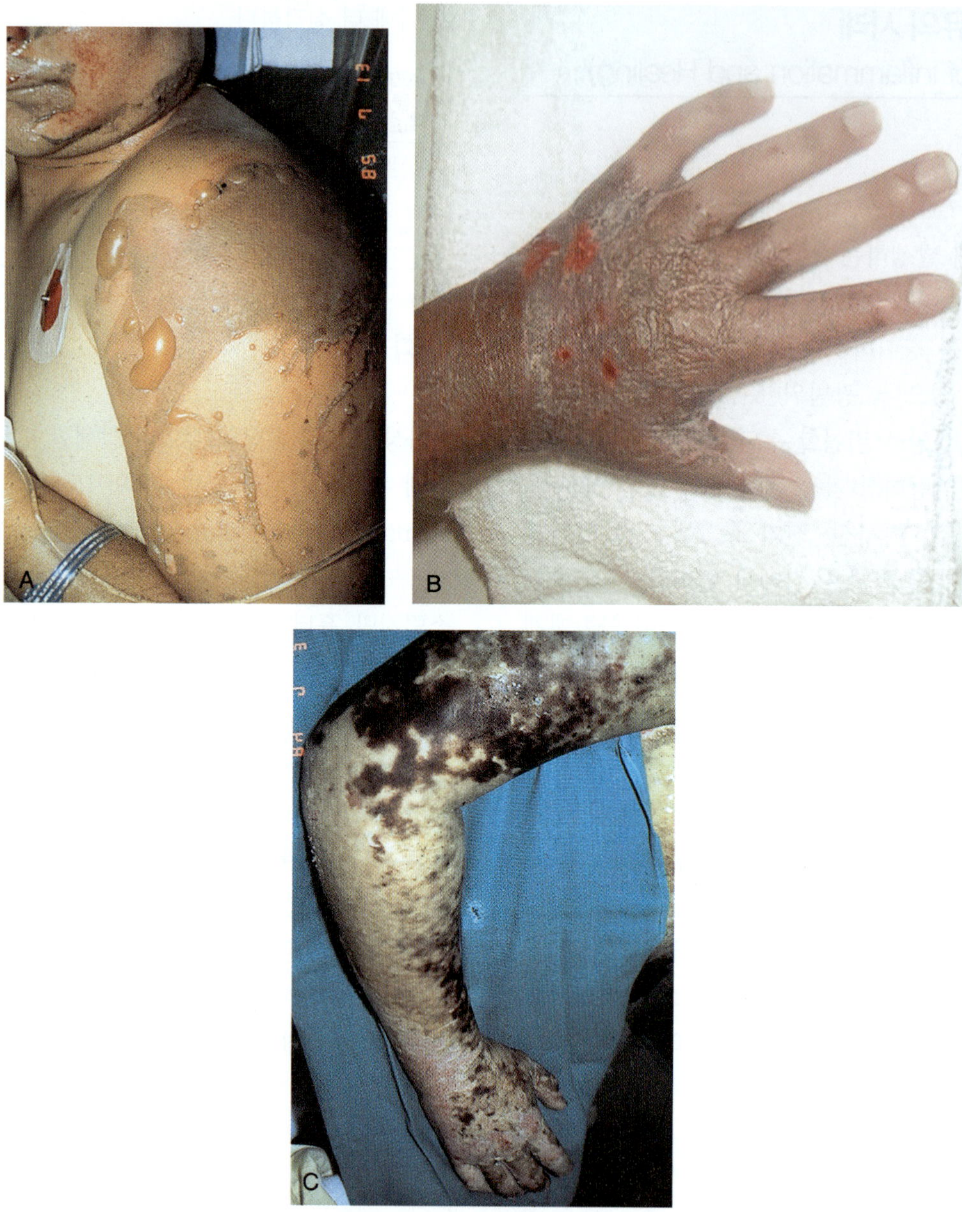

그림 4-10. 화상의 사례

A. 심부 부분층 화상–물집이 나타남. B. 심부 부분층 화상–부종이 나타남. C. 전층 화상 – 피부가 검게 변함
(All photos courtesy of Judy Knighton, Clinical Nurse Specialist, Ross Tilley Burn Center, Sunnybrook and Women's College Health Center, Toronto, Ontario, Canada.)

(glands)들을 받치고 있는 상피로부터 재생을 통한 치유가 일어난다. 부위가 넓을 경우, 치유가 어려울 수 있으며 합병증이 생긴다. 넓은 부위를 덮기 위하여 조직이식이 필요할 수 있다. 이러한 화상은 쉽게 감염되어 추가적인 조직 손상과 흉터조직 형성을 초래한다.

3도, 4도 화상은 전층 화상(full-thickness burn)이라고도 하며, 3도 화상(third-degree burns)은 모든 피부층의 손상을 초래하고, 4도 화상(fourth-degree burns)에서는 흔히 기저 조직까지도 손상된다(그림 4-10C). 이 화상 부위는 응고되거나 타서 표면이 단

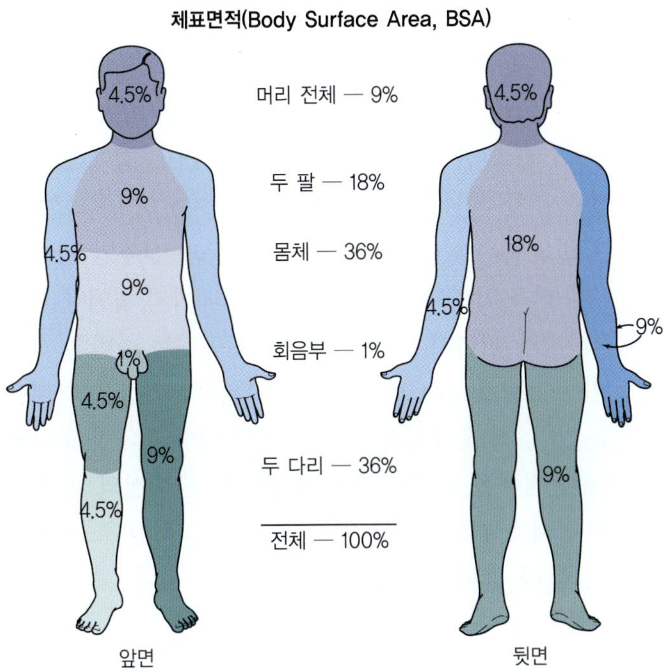

그림 4-11. 9의 법칙(rule of nines)을 적용한 화상부위의 사정

단하고 건조하다. 이 손상된 조직인 가피(eschar)는 수축되고 그 아래 있는 부종성 조직에 압력을 가한다. 팔이나 다리의 둘레 전체가 화상을 입은 경우, 그 부위의 압력을 완화하고 혈액 순환을 개선하기 위해서 가피절개(escharotomy)가 필요할 수 있다. 또한 가슴의 넓은 부위가 가피로 덮여있어 폐의 확장을 방해할 때도 이러한 시술이 필요할 수 있다. 처음에는 신경의 파괴로 인해 화상 부위에 통증이 없을 수도 있지만, 손상된 조직에서 분비되는 화학매개물질에 의하여 주변조직에 염증이 생기면서 매우 고통스럽게 된다. 전층 화상은 새로운 피부를 생산할 수 있는 세포가 남아있지 않기 때문에 치유를 촉진하기 위하여 피부이식이 필요하게 된다. 많은 화상이 혼합 화상으로써 전층 화상과 부분 화상이 함께 존재한다.

화상을 입은 체표면적(body surface area, BSA) 범위는 체액 대체의 필요성 및 다른 치료적 중재를 위한 지침을 제공한다. BSA에 대한 정확한 평가를 위해 화상치료센터에서는 복잡한 차트들이 제공된다. "9의 법칙(rule of nines)"(그림 4-11)이 신속한 계산을 위한 방법이다. 각 신체 부위들은 9 또는 9의 배수로 계산한다. 머리와 각각의 팔은 9%로 계산되며, 각각의 다리는 18%이다. 몸체의 앞부분은 18%, 뒷부분 또한 18%이다. 서혜부가 1%를 차지하여 전체 BSA가 100%가 된다. 이 부분들은 더 작은 부분들로 다시 나누어질 수 있다. 예를 들어, 팔의 먼쪽(팔꿈치에서 손까지)은 BSA의 4~5%를 차지한다. 이러한 숫자들은 대략적인 것이며 수정될 수 있다. 예를 들어, 유아들은 성인에 비해 머리가 크고 손발이 짧기 때문에 조정이 필요하다. Lund & Browder 차트는 보다 자세한 계산을 제공한다.

적은 범위의 화상은 외래에서 치료가 가능하다. 미국화상협회에서 분류한 심각한 화상은 화상치료에 특화된 센터에서 적절히 치료를 받아야 한다. 심각한 화상은 큰 체표면의 화상; 어린이나 노인의 화상; 손, 발, 얼굴, 귀, 또는 생식기 화상; 흡입으로 인한 손상; 화학적 화상; 다른 손상이나 합병증이 있는 화상이다. 전기적 손상은 항상 심각하게 취급되는데, 이는 인체내 정상적 전기 흥분이 전도 시에 즉각적인 간섭현상을 초래하여 심장마비를 발생시키거나, 혈관과 장기에 보이지 않는 심각한 손상을 발생시키기 때문이다(전류는 혈관 등을 타고 거의 저항이 없이 흘러 혈액 응고와 혈액 공급 차단 등을 일으킨다).

화상에 대한 응급 치료

멈추고 눕고 굴러라!

입은 옷에 불이 붙었을 경우 아래와 같이 행동한다:

- 하던 일을 멈춘다.
- 바닥에 눕고, 가능하면 무엇인가를 덮는다.
- 굴러서 화염을 제거한다.
- 화상의 정도가 심각하면 구조대(119)로 전화한다.
- 전기에 의한 화상인 경우에는 화상부위 처치 전에 전원을 차단한다.
- 화상부위를 찬물이나 미지근한 물에 담가서 열을 식힌다. 피부에 달라붙어 있지 않은 옷은 제거하고, 찬물로 계속 식힌다. 로션, 기름, 윤활제는 사용하면 안 된다.
- 깨끗한 천(예, 접힌 시트의 안쪽 면)이나 멸균 거즈로 화상부위를 느슨하게 덮는다.
- 화학화상인 경우에는, 오염된 모든 옷을 제거하고 화상 부위에 찬 물을 부어서 잘 세척하며, 청결한 천으로 덮는다.

생각해보기 4-12

a. "9의 법칙"을 이용하여 오른쪽 팔과 가슴 부분에 화상을 입은 성인의 부분층 화상에서 화상부위를 계산해 보시오.
b. 전층 화상이 부분층 화상에 비하여 더 심각하게 다루어져야 하는 두가지 이유를 기술하시오.
c. 햇빛화상이 대부분의 경우에 신속히 치유되는 이유는?

3) 화상으로 인한 영향

심한 화상은 피부에 생기는 분명한 손상 이외에 국소적으로 그리고 전신적으로 많은 영향을 미친다. 화상부위의 모든 이물질과 손상된 조직을 제거하여 치유를 위한 준비를 한다. 그런 다음 손상 부위를 임시 덮개로 덮는다.

다음은 추가적으로 발생할 수 있는 합병증에 대한 간단한 설명으로, 이후의 장들에서 더 자세히 설명된다.

(1) 쇼크(shock)

화상에서는 출혈이 발생하지 않는다(열에 의해 조직과 혈액이 응고되거나 딱딱해진다). 화상 표면 아래에서 염증반응이 일어난다. 화상 부위가 넓을 경우, 염증반응으로 인해 다량의 수분, 단백질 및 전해질이 해당 조직들로 이동하며, 이로 인해 액체 과다 또는 부종이 발생한다. 혈액으로부터의 수분 및 단백질의 손실은 순환 혈액양의 감소, 혈압 저하, 저혈량 쇼크 및 혈액 농축으로 인한 적혈구용적률(hematocrit, 혈액에서 적혈구가 차지하는 비율)의 증가를 가져온다. 이러한 수분 불균형은 혈액 내의 단백질 이동과 삼투압 감소로 인해 더욱 악화되어 염증이 사라질 때까지 혈액량을 유지하기가 어렵게 된다. 쇼크의 지속 또는 재발은 신부전(renal failure) 또는 다른 기관들의 손상을 가져올 수 있다. 화상 대상자 치료를 위해 계획된 처방에 따라 수분, 전해질 및 혈장 증량제(손실된 단백질의 대용물)를 정맥주사를 통해 투여한다. 일부 심각한 쇼크의 경우, 특히 광범위한 전층 화상이 있을 경우, 신부전이 생길 수 있다.

생각해보기 4-13

a. 적혈구용적률 증가가 어떻게 체액 이동을 나타내는지 설명하시오.
b. 혈액 내의 단백질 감소가 어떻게 조직 대사와 치유에 영향을 미치는지 설명하시오.
c. 화상으로 인한 혈류량의 감소가 어떻게 감염발생을 촉진하고 감염을 치료하는 것을 더 어렵게 만드는지 설명하시오.

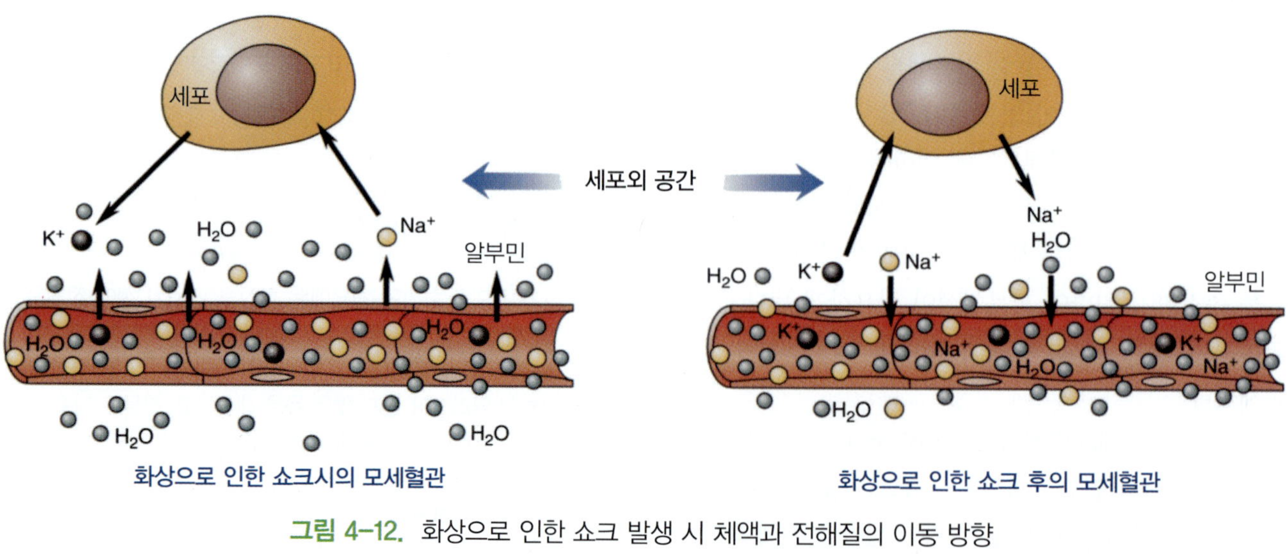

그림 4-12. 화상으로 인한 쇼크 발생 시 체액과 전해질의 이동 방향

화상으로 인한 쇼크 발생 중에는 K^+은 세포 밖으로 이동하고, Na^+와 H_2O는 세포 안으로 이동함. 화상으로 인한 쇼크 발생 후에는 K^+은 세포 내로 이동하고, Na^+와 H_2O는 세포 밖으로 이동함(*From Copstead-Kirkorn LC*: Pathophysiology, *ed 4, St. Louis, 2009, Mosby*).

(2) 호흡기 문제

화상 대상자에게서 가장 긴급한 문제는 독성 또는 자극성 매연의 흡입이다. 일산화탄소의 흡입이 특히 위험한데, 일산화탄소가 헤모글로빈에 우선적으로 결합하여 산소 공급을 방해하기 때문이다. 화재시에는 합성물질들이 시안화물(cyanide)과 같은 독성 기체를 방출한다. 이러한 기체는 특히, 대상자가 방이나 차 안과 같이 폐쇄된 공간 내에 갇혀 있을 때 위험하다. 높은 농도의 산소를 공급하고 대상자에게 호흡기 장애의 징후들이 있는지 관찰한다.

뜨거운 공기, 증기 또는 자극성 화학물질을 흡입한 경우, 기관 및 기관지의 점막 표면이 손상될 수 있으므로 대상자에게 기도에 발생하는 염증이나 막힘 징후가 있는지 관찰한다. 얼굴 화상, 쌕쌕거림(wheezing), 검은 입자들을 포함한 가래를 뱉어내는 것 등이 있을 수 있다.

가피(eschar) 또는 통증으로 인해 호흡에 제한이 있을 수 있다. 호흡계의 염증과 움직일 수 없는 상태로 인해 폐렴 발생의 위험이 있다.

(3) 통증

화상은 치료가 완료될 때까지 치료 과정 전체에 걸쳐 통증이 매우 심한 손상이다. 손상 자체, 신체의 움직임, 이식편 부착 및 기타 치료들이 통증을 유발하므로 진통제 투여가 필요하다.

(4) 감염

화상 대상자에서는 감염이 발생할 가능성이 매우 높으므로 주의해야 한다. 화상 부위의 감염은 그 부위 조직의 손실을 증가시키며, 부분층 화상을 전층 화상으로 발전시키는 경우가 흔하다. 미생물은 정상적으로 땀샘과 모공 깊은 곳에 존재하기 때문에, 상처 부위에는 이미 감염원이 존재하는 것으로 간주해야 한다. 또한 방어벽(피부) 및 혈류가 감소될 때 기회감염을 일으키는

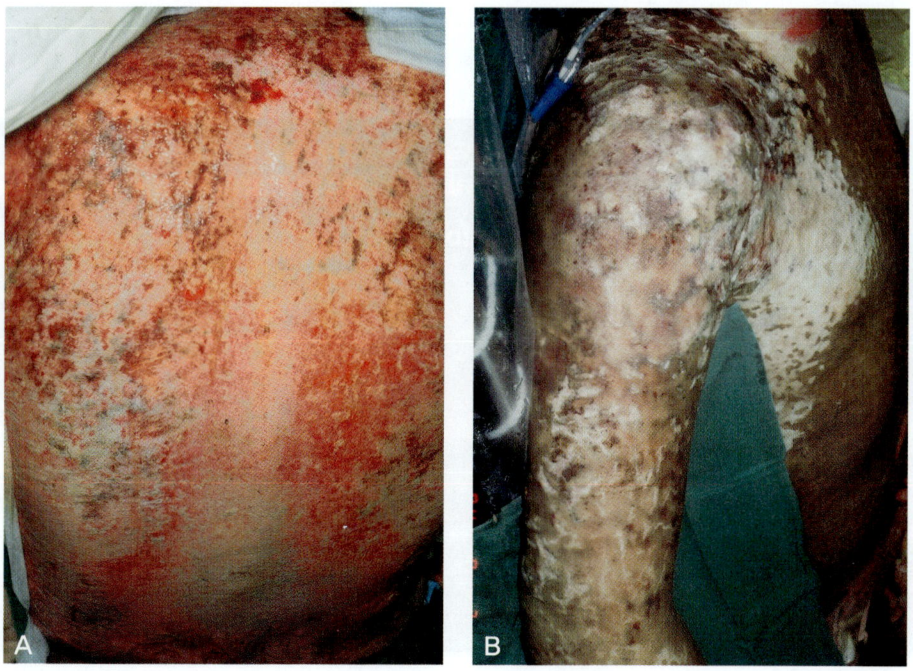

그림 4-13. 화상 상처 감염

A. 고름분비물(원인 미생물 규명을 위하여 배양이 필요함). B. 청녹색은 *Pseudomonas aeruginosa*에 의한 감염을 나타냄.

(Courtesy of Judy Knighton, Clinical Nurse Specialist, Ross Tilley Burn Center, Sunnybrook and Women's College Health Center, Toronto, Ontario, Canada.)

세균과 진균류가 노출된 부위로 침입할 수도 있다. 화상 부위에 흔히 존재하는 미생물은 *Pseudomonas aeruginosa*, *Staphylococcus aureus* (약제내성 균주들 포함), *Klebsiella* 및 *Candida*를 포함한다(그림 4-13). 대개 상처 부위로부터 미생물을 배양하고 종류를 확인한 후에 항생제가 처방된다. 항생제의 지나친 사용은 약제내성 미생물의 발생위험을 증가시킨다. 심각한 감염이 생기면, 신체를 통해 퍼지는 미생물 또는 독성 물질의 위험이 존재하는데 이것은 패혈쇼크(septic shock) 이외에 다른 합병증도 유발한다. 치료는 손상 및 감염 조직의 신속한 절개 또는 제거, 항생제 투여, 피부 이식편이나 대체 덮개의 사용 등을 포함한다.

생각해보기 4-14

a. 화상 환자에게 있어서 세 가지 잠재적인 감염원들을 제시하시오.
b. 피부 손상 이외에, 화상으로부터 초래되는 다른 위험한 요인들을 설명하시오.

(5) 대사적 요구

화상을 입은 후 치유 기간 동안 대사과다증(hyper-metabolism)이 발생하며, 단백질과 탄수화물 식이 섭취의 증가가 필요하다. 피부가 회복될 때까지 신체로부터 상당량의 열 손실이 있다. 화상 대상자는 오한을 느끼며 공기의 흐름에 민감해질 수 있다. 따라서 더 많은 체열을 생산해야 하고, 조직 대체의 필요성 때문에 영양 섭취를 증가할 필요가 있다. 또한, 치유가 완료될 때까지 화상 부위로부터의 삼출물을 통해 단백질이 계속 유출된다. 스트레스 반응은 대사율을 증가시키고 더 많은 영양분을 필요로 한다. 많은 적혈구의 파손 때문에 빈혈 또는 혈액 내에 헤모글로빈 농도가 낮아지며, 조혈(hematopoiesis, 골수에서 혈구 생성)의 기능이 위축되어 혈구세포가 감소된다. 화상 환자에게는 저알부민혈증(hypoalbuminemia)이 흔한데, 이는 부종, 비정상적 치유, 패혈증과 같은 혈관외액(extravascular fluid)의 증가를 초래하는 합병증과 연관되어 있다.

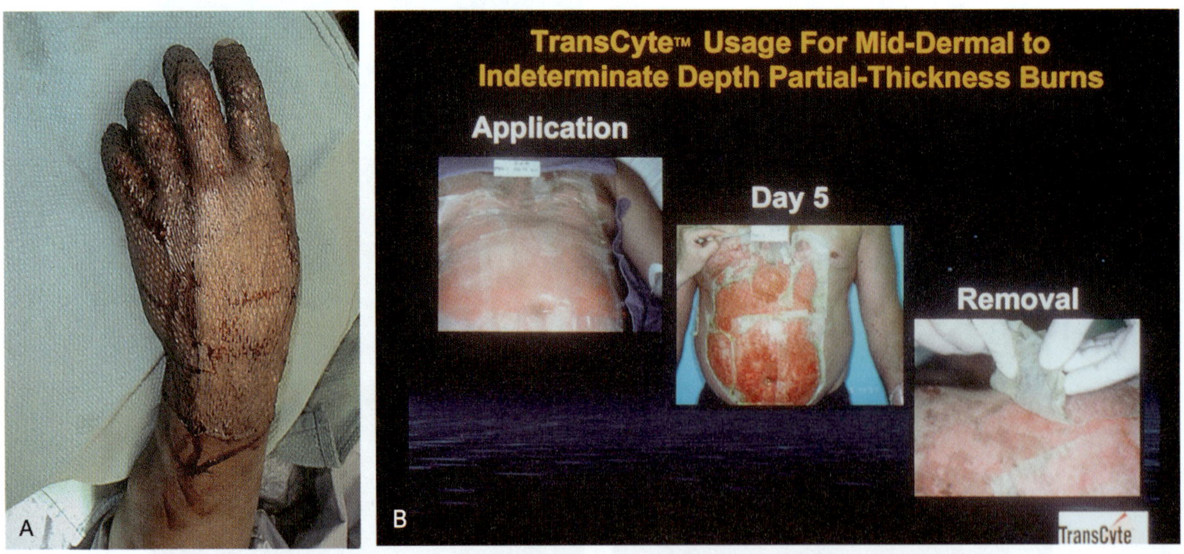

그림 4-14. A. 그물망(mesh)을 사용한 피부이식의 예 B. 생합성 피부대체물(Transcyte). 맨 윗사진 : 진피 대체물이 부분층 화상에 일시적으로 부착됨. 맨 아래사진 : 새로운 상피세포가 형성된 후에 대체물이 제거됨(A, *Courtesy of Judy Knighton, Clinical Nurse Specialist, Ross Tilley Burn Center, Sunnybrook and Women's College Health Center, Toronto, Ontario, Canada*. B, *From Advanced Healing, Inc.*)

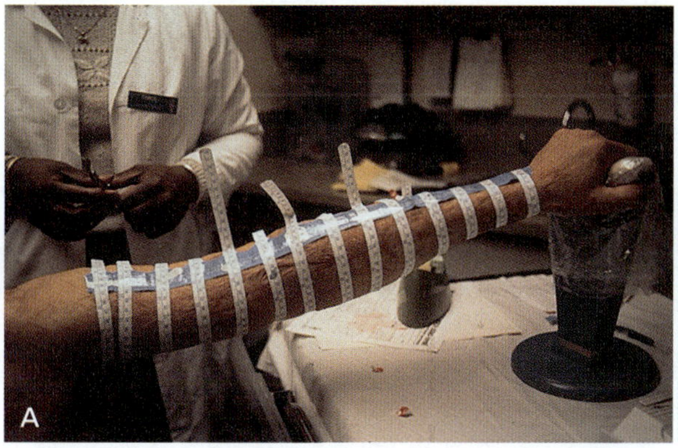

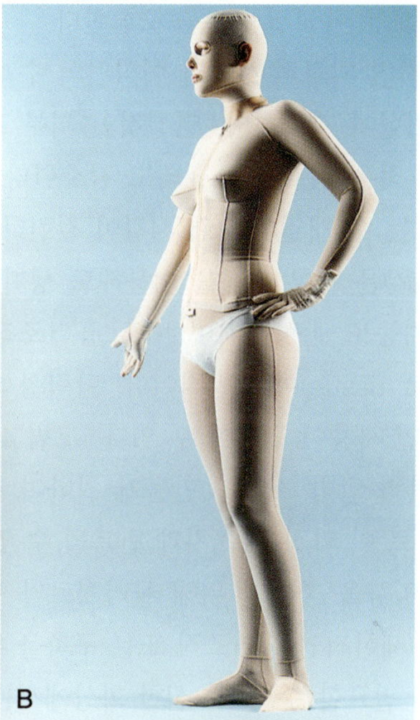

그림 4-15. A. 화상으로 인한 흉터조직 교정용 탄력성 의복을 위한 측정 B. 고객에게 맞게 제작된 흉터조직 지지용 의복은 상처 위에 압박 치료를 효과적으로 제공하며 이는 비대형 흉터조직의 발생을 억제하도록 도움(A, *Courtesy of Judy Knighton, Clinical Nurse Specialist, Ross Tilley Burn Center, Sunnybrook and Women's College Health Center, Toronto, Ontario, Canada.* B, *From Black JM, Matassarin-Jacobs E, editors*: Medial-Surgical Nursing: Clinical Management for Positive Outcomes, *ed 7, Philadelphia, 2005, Saunders, Courtey Medical Z, San Antonio, Texas.*).

4) 화상의 치유

화상 부위를 보호하고 감염 예방을 위해 상처를 즉각적으로 청결히 덮을 필요가 있다. 작은 부위나 얕은 화상에 대해서는 붙지 않는 드레싱(nonstick dressing)으로 충분하다. 화상 부위에 피부 이식편을 사용할 경우, 그물망(mesh)으로 넓은 부위를 보호할 수 있다(그림 4-14A). 어떤 경우 대상자에게서 얻은 작은 피부 조각을 배양하여 수 주에 걸쳐 큰 피부 조각을 만들어낸다. 화상 부위에 대한 대안적 보호 조치로, 돼지 피부 또는 사망자의 피부를 일시적으로 사용할 수도 있지만, 일정 기간이 되면 거부 반응이 나타날 수 있다. 가장 심각한 화상의 경우, 화상 부위 치유를 위한 주변의 상피세포를 이용할 수 없는 경우가 있다.

현재 화상전문센터에서는 합성 또는 생합성 피부 대체물들을 사용하지만, 이상적인 대안이 가능하지는 않다. 피부 대체물은 크게 생물학적 및 합성 대체물의 두 가지 주요 부류로 분류된다. 생물학적 피부 대체물은 손상되지 않은 세포바깥바탕질 구조를 가지고 있는 반면, 합성 피부 대체물은 특정 목적을 위해 합성되고 변형될 수 있다. 각 대체물에 따라 장점과 단점이 있다. 생물학적 피부 대체물은 보다 자연스러운 새로운 진피를 만들 수 있으며 기저막의 존재로 인해 상피세포의 재성장을 우수하게 촉진한다. 합성 피부 대체물은 인공 지지체의 조성과 구조에 대한 조절력이 향상된다는 장점이 있다. 모든 합성 또는 생합성 피부 대체물의 궁극적인 목표는 효과적이고 흉터가 없는 상처 치유를 제공하는 대체물을 얻는 것이다(그림 4-15B). 합성 피부 대체물의 예는 Tegaderm, Opsite, Matriderm, Integra 및 Biobrabe 등이다. 생합성 대체물의 예로는 Dermagraft, Apligraf, Orcel 및 Hyalomatrix가 있다. 생합성 물질의 기본 구조는 대개 섬유모세포에서 형성되는 바탕질로 보통 아교질 구조를 포함한다.

치유가 빨라지면 외과적 시술과 이식편의 수가 줄어들어 감염의 위험이 감소하며, 안정적인 피부 보호덮개가 신속하게 적용되는 경우 흉터도 감소한다. 심한 화상에서, 치유는 수 개월의 오랜 시간이 걸린다. 흉터조직(scar tissue)은 피부 이식을 이용해도 생기며, 외모뿐 아니라 기능도 손상시키며 비후 흉터조직(hypertrophic scar tissue)이 일반적이다. 탄력성 의복과 부목의 장기적인 사용이 필요할 수 있다. 그림 4-15는 화상 환자가 탄력 압박 소매를 만들기 위하여 측정을 하고 있는 것으로 이 과정은 수 차례 반복될 수 있다.

흉터조직의 영향을 줄이기 위해 물리치료가 필요하다. 어떤 경우, 제한적인 흉터조직 또는 구축을 완화하기 위해 수술이 필요할 수 있다. 심한 화상에서는 합병증이 빈번하기 때문에 장기적인 치료가 필요하다. 치료 기간은 화상 환자에게 외모와 기능, 가족 및 직업에 대한 심리적인 그리고 실질적인 영향을 미치므로 매우 중요한 영향요인이다.

(1) 아동과 화상

스트레스가 심한 화상의 급성기에는 대사 요구량을 충족시킬 수 없기 때문에 아동의 성장이 영향을 받게 된다. 얇은 피부를 가진 아동은 종종 욕조에 담긴 뜨거운 물에 의해서도 심한 화상을 입을 수 있다. 염증 매개체의 증가로 인하여 신장 문제를 초래할 수는 있으나, 일반적으로 영구적인 손상은 아니다. 흔히, 치료 후반기에 흉터를 줄이고 성장을 돕기 위해 추가적인 수술이나 이식이 필요할 수 있다.

생각해보기 4-15

a. 화상 환자에게서 치유과정이 더딘 이유를 설명하시오.
b. 화상으로 인하여 많은 흉터조직이 발생하여 고통을 받은 후에 아동이 직면할 수 있는 특정한 문제들에 대하여 설명하시오.

사례연구 4.1

손상

6세의 M은 계단을 뛰어내려 가다가 굴러 떨어졌고 손목과 팔꿈치를 다쳤다. 팔이 긁히고 약간의 출혈이 있었으며, 팔꿈치가 붉어지고, 부어오르고 고통스러워하였다. 통증이 있지만 정상적인 운동은 가능했다.

1. 왜 팔꿈치가 붉고 부어올랐는지 설명하시오.
2. 움직일 때 통증이 있는 이유 몇 가지를 설명하시오.
3. 팔에 긁힌 부위의 치유가 느려지는 두 가지 이유를 설명하고, 이 소년의 치유를 촉진하는 두 가지 요인을 설명하시오.

사례연구 4.2

화상

28세의 P는 바베큐에 불을 붙이려다가 프로판 탱크가 폭발하여 얼굴과 팔, 가슴에 화상을 입었다. 그의 화상 부위는 다양한 범위의 혼합화상이었고, 손과 얼굴은 전층 화상(3도 화상)이었다.

1. 이것이 왜 심한 화상으로 간주될까?
2. 부상당한 첫 시간 동안 화상 부위에서 일어나는 과정을 설명하시오.
3. P에게서는 쌕쌕거림이 들렸고, 점액이 나오는 기침이 있었으며 호흡이 곤란했다. 이러한 증상이 왜 발생하는지 설명하시오.
4. P의 오른손에 세균 감염이 발생하였다. 이 감염 발생에 기여한 세 가지 잠재적인 요인을 설명하시오.
5. 이 화상은 P의 업무 능력에 어떤 영향을 미칠까? 이 사례에서 사회적으로 지지해 주어야 할 사항은 어떤 것일까?

단원요약

염증반응은 신체의 비특이방어기제들 중 하나이다. 다른 방어기제들로는 1) 장벽, 피부, 점막 및 눈물이나 침의 분비; 2) 포식작용; 3) 특이방어기제인 면역반응이 있다.

- 염증반응은 세포나 조직의 손상에 대한 반응이다.
- 급성 염증반응은 일련의 사건들로 구성된다. 손상된 비만세포와 혈소판으로부터 화학매개물질의 분

비, 국소혈관확장, 모세관투과성의 증가, 삼출물의 형성, 염증 부위로 백혈구의 이동, 해로운 물질과 조각 제거를 위한 포식이다.

- 급성 염증의 증상으로는 발적, 열, 부기, 기능 상실이 있다.
- 광범위한 염증에서 전신증상들이 나타날 수 있는데 미열, 두통, 피로 및 백혈구증가 등을 포함한다.
- 만성 염증은 섬유성 또는 흉터조직의 형성을 초래한다.
- 소염제로는 염증 부위에서의 프로스타글랜딘 생산을 차단하는 aspirin (ASA)과 비스테로이드소염제(NSAIDs)가 있다. 이러한 약물들은 또한 해열 및 진통 효과가 있다. Hydrocortisone과 같은 corticoids는 효과적인 소염 및 항알레르기 약품이지만 장기적으로 사용할 때 상당한 부작용을 일으킨다.
- 세포들이 유사분열을 할 수 있고 손상 부위가 작을 경우 재생을 통해 치유가 일어날 수 있다.
- 섬유성 또는 흉터조직은 주로 아교질섬유로 구성되는데 손상이 광범위하거나 세포들이 유사분열을 할 수 없을 때 정상 조직을 대체한다. 흉터조직은 정상적인 기능을 제대로 할 수 없고, 비탄력적이며 시간이 지나면서 수축하는 경향이 있고, 구축, 기형 또는 시간이 경과한 후에 협착을 일으킬 수 있다.
- 치유를 촉진하는 요인들로는 연령, 혈액 순환과 영양 공급, 감염이나 다른 질병이 없음 등이다.
- 염증과 치유의 한 예로서 화상은 손상된 체표면적의 범위와 화상 부위 피부 손상의 깊이에 따라 분류된다. 부분층 화상은 표피와 진피 일부를 포함하며 전층 화상에서는 모든 피부 층들이 파괴된다. 따라서, 치유를 위해 피부 이식이 필요하다. 어떤 경우, 건조 가피가 혈액 순환과 공기 순환을 저해한다.
- 심한 화상이 있은 후, 자주 쇼크가 일어나는데 이는 화상 부위로부터의 체액과 단백질이 손실되기 때문이다. 보호 피부 장벽이 손실되면서 감염의 위험이 높아진다. 독성 또는 자극성 가스의 흡입은 호흡기 손상을 유발할 수 있다. 치유를 위한 대사항진과 영양 섭취 요구의 증가는 식이 보충을 필요로 한다.
- 화상 치료는 시간이 오래 걸리며, 여러 번의 피부 이식을 필요로 할 수 있다. 많은 경우에 생합성 피부 대체물이 치료를 촉진한다.

학습문제

아래 질문들에 답하기 위하여 학생들은 정상 인체의 구조와 기능에 대한 지식을 활용하기를 바란다.

염증

1. a. 광범위한 조직 손상이 발생한 골절된 다리 주위의 석고붕대가 24시간 이후에 너무 단단하게 밀착되는 이유를 설명하시오.
   b. 이러한 석고붕대가 3주 째에는 헐거워지는 이유를 설명하시오.

2. 염증이 인체의 방어기제 중 하나로 여겨지는 구체적인 사유들을 열거하시오.

3. a. 급성 염증과 관련하여 (i) 열감, (ii) 열이 발생하는 각각의 이유에 대해 설명하시오.
   b. 염증의 세 가지 전신징후를 기술하시오.

4. 백혈구증가, 감별계수, 그리고 ESR 상승이 유용한 자료이나 제한적인 가치를 지니는 이유를 설명하시오.

5. a. 급성 염증이 감염의 발생에 어떻게 기여하는지 설명하시오.
   b. 다음의 예가 염증인지 감염인지를 구분하시오 : (i) 햇볕에 탐, (ii) 반창고 아래의 피부 발진, (iii) 감기, (iv) 고름 삼출물이 있는 붉고 부어 오른 눈

6. 복강 내에 진하고 탁하고 노란 체액이 존재하는 것은 정상 상태와 어떻게 다른가?
7. 많은 양의 체액이 혈액에서 복강으로 이동하면 어떻게 혈액량과 적혈구용적률에 영향을 미치는가?
8. 급성 염증이 관절의 움직임을 저해하는 기전을 설명하시오.
9. 열이 날 때 체온을 높이는 데 사용되는 두 가지 기전을 설명하시오.
10. 광범위한 입안 수술(예, 여러 개의 발치)을 하기 며칠 전에 ASA를 복용하지 않는 이유는 무엇인가?
11. 만성 신장 염증으로 인하여 prednisone(당질부신피질호르몬)을 복용하는 어린이의 감염 위험이 높고 예방적 항생제가 필요한 이유를 설명하시오.

치유

12. a. 심장 근육의 일부가 사멸될 때, 어떻게 치유되는가?
    b. 새로운 조직이 심장 수축력에 어떤 영향을 미치는가?
13. 노인들에서 치유가 느리게 진행되는 이유를 열거하시오.
14. 흉터조직이 아래에 열거된 조직의 기능에 어떻게 영향을 미치는지 설명하시오.
    a. 창자
    b. 뇌
    c. 눈의 각막
    d. 입안
    e. 폐(한 가지 이상을 생각해 보시오.)

화상

15. a. 화상에 수반되는 통증과 발적이 나타나는 이유를 설명하시오.
    b. 심한 화상을 입은 후에 체내 단백질 수치가 저하되는 세 가지 이유를 설명하시오.
16. a. 손에 쏟아진 화학물질을 즉시 중화 또는 제거하면 화상으로 인한 손상 범위가 최소화되는 이유를 설명하시오.
    b. 이러한 종류의 화상에서 신속한 치유를 촉진하는 몇 가지 요인을 설명하시오.
17. 다리와 등을 포함하여 신체의 30%를 덮는 전층 화상의 세 가지 합병증을 설명하시오.
18. 얼굴 전체에 전층 화상을 입을 경우, 치유 후 기능이 손상될 수 있는 세 가지 이유를 설명하시오.

제 5 장

감 염

학습목표

이 장을 학습한 후에, 학생들은 다음을 할 수 있다 :

1. 세균, 바이러스, 클라미디아, 리케차, 마이코플라스마, 진균, 기생충의 기본적인 특성을 기술할 수 있다.
2. 정상 상주균무리의 위치, 장점, 단점을 설명할 수 있다.
3. 미생물이 전파되는 방법을 기술할 수 있다.
4. 숙주의 저항성을 결정짓는 요인을 나열할 수 있다.
5. 미생물의 병원성과 독력에 영향을 주는 요인을 설명할 수 있다.
6. 감염을 예방하고 통제하는 방법을 설명할 수 있다.
7. 감염의 발달과 진행 단계를 기술할 수 있다.
8. 감염의 전형적인, 국소적인, 전신적인 징후를 기술할 수 있다.
9. 감염의 일반적인 진단 검사와 각각의 목적을 설명할 수 있다.

주요 용어

조류(algae)
배양(culture)
풍토병(endemic)
내포자(endospore)
유행, 유행병(epidemics)
가는털(fimbriae)
균사(hyphae)
감염(infection)
백혈구증가(leukocytosis)
백혈구감소(leukopenia)
림프절병증(lymphadenopathy)
단핵구증가(monocytosis)
돌연변이(mutation)
중성구감소(neutropenia)
병원내(nosocomial)
절대(obligate)
기회의(opportunistic)
범유행의(pandemic)
기생충(parasite)
병원체(pathogen)
섬모(pili)
프리온(prions)
발작(seizure)
패혈증(septicemia)
독소(toxin)
단세포의(unicellular)

1. 미생물학 개요(Review of Microbiology)

1) 미생물(Microorganisms)

미생물학은 현미경을 통해서만 보이는 아주 작은 생물체나 미생물에 대한 연구를 말한다. 미생물은 세균, 진균, 원생동물, 바이러스를 포함한다(그림 5-1, 표 5-1). 생물체들의 구체적인 분류와 정식 명칭은 미생물학 문헌에서 찾아볼 수 있으며 여기에서는 몇 가지 미생물을 간단히 설명하고자 한다.

세균은 원핵세포(prokaryotic cell)로 분류되는데, 이는 핵막조차도 없는 매우 간단한 구조임에도 대사 작용

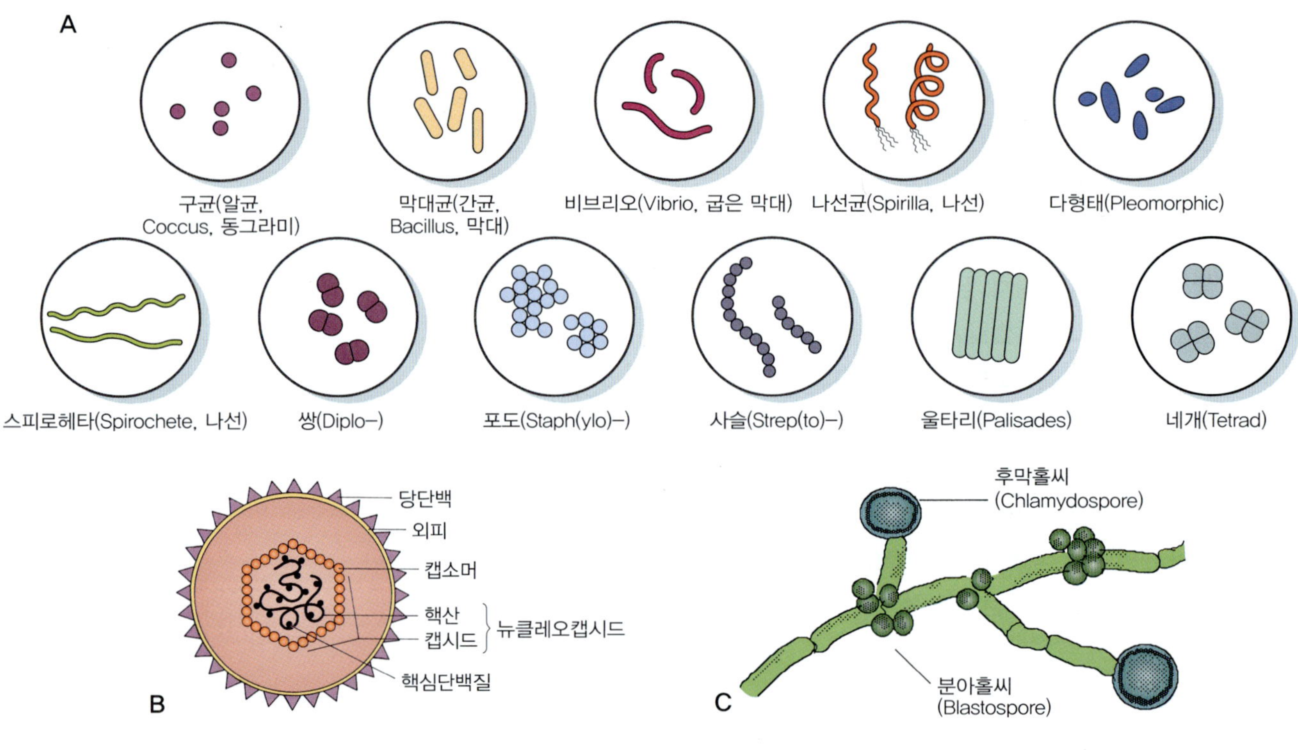

그림 5-1. A, 세균의 형태. B, 바이러스(Virus). C, 진균(Fungus).(A, *From VanMeter K, Hubert R*: Microbiology for the Healthcare Professional, *ed 1, St. Louis, 2010, Mosby.*)

표 5-1. 흔한 미생물의 비교

	세 균	바이러스	진 균	원생동물	미코플라스마
세포벽	있음	없음	있음	없음	없음
절대 세포내 기생체	아니오	예	아니오	일부	아니오
DNA와 RNA	있음	DNA 또는 RNA	있음	있음	있음
번식	이분열법	복제하고 조립하는 데 숙주 세포 이용	출아, 아포 형성, 균사 증식	다양	이분열법
치료 약물	항균제제	항바이러스제제	항진균제	선택적	선택적

을 하고 증식하기 때문이다. 또한 원핵세포는 복잡한 세포벽을 갖는다. 대조적으로, 진핵세포(eukaryotic cell)는 인간을 포함한 식물과 동물에서 발견되는 복잡한 세포이다. 진핵세포는 세포벽이 있는 식물세포와 달리 인간과 동물세포에서는 세포벽을 갖고 있지 않지만 이들의 DNA는 핵막에 싸여 있으며, 세포막은 복잡한 구조로 되어 있다.

대다수의 미생물은 병을 일으키지 않기 때문에 비병원성으로 분류되는데, 이들은 종종 사람에게 유익하기도 하다. 병원균은 병을 일으키는 미생물로, 종종 'germs(미생물)'으로 일컬어진다. 감염성 질병은 미생물의 침투와 증식, 그리고 뒤이어 일어나는 신체 손상의 결과로 발생한다. 이 생물체들과 이들이 질병을 일으킬 수 있는 능력은 매우 다양하다. 18세기와 19세기의 과학자들은 음식의 발효와 부패에 대한 실험을 하였고, 그 결과 와인과 다른 음식이 섭취하기 부적합하게 되는 과정에 대한 설명뿐만 아니라 "미생물에 의한 질병 발생 이론(germ theory of disease)"도 정립하였다. 또한 손, 표면, 공기를 통한 병원체의 전파와 감염에 대하여 인식하게 되었고, 무균술을 적용하기 시작하였다.

미생물이 증식에 필요로 하는 물질은 매우 다양하고, 이것은 미생물의 종류를 구분하는 확인검사에 활용된다. 많은 미생물들은 적당한 환경과 페트리 접시(그림 5-2A) 혹은 시험관에 적합한 배지를 사용하여 검사실에서 배양할 수 있다. 배지는 특정 미생물이 필요로 하는 영양분을 공급하는 것으로 합성 배지 혹은 첨가물이 들어간 액체 배지이다. 미생물에 따라 산소, 탄수화물, 특정 pH 혹은 온도 등 숙주에 대한 요구도가 각기 다르다. 생존을 위해 살아있는 세포가 필요한 미생물들은 세포 배양, 면역학적 검사(immunoassay), 전자현미경과 같은 특수한 검사를 실시하지 않고는 확인하기 어렵다. 인체 내의 감염 병소를 결정하는 데 있어 특정 성장 인자가 주요한 역할을 하기도 한다. 예를 들어, 파상풍을 일으키는 미생물은 산소가 없는 환경에서 증식하는 무산소성 세균이기 때문에 조직의 깊은 곳에서 감염을 일으킨다.

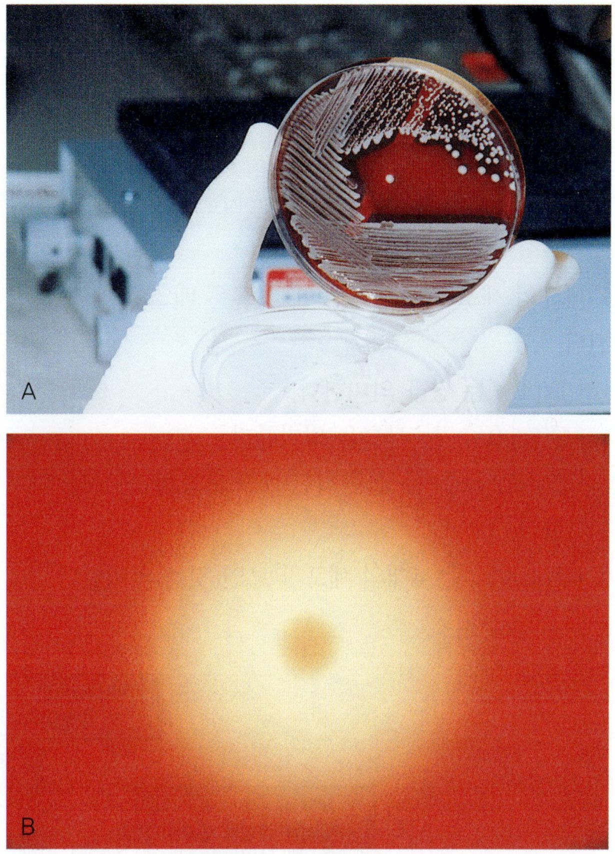

그림 5-2. A. 황색포도알균이 배양된 배지 B. 적혈구를 파괴하는 용혈사슬알균이 배양된 배지(A, *From Stepp CA, Woods M*: Laboratory Procedures for Medical Office Personnel. *Philadelphia, 1998, WB Saunders.* B, *From De la Maza LM, Pezzle MT, Baron EJ* : Color Atlas of Diagnostic Microbiology. *St Louis, 1997, Mosby.*)

2) 미생물의 종류

(1) 세균(Bacteria)

세균은 생존을 위해 살아있는 조직이 필요하지 않은 단세포 생물이다. 이들은 다양한 크기와 모양을 가지며 이에 따라 분류되고 명명된다(그림 5-1). 이 명확한 특징들은 미생물의 종류를 빠르게 파악하는 데 도움이 된다.

주요한 세균은 다음과 같다 :

- 막대균(bacillus)은 비브리오(굽은 막대, vibrio)와 다형태(다양하거나 불분명한 형태)를 포함한다.
- 나선균(spirals)에는 스피로헤타(spirochetes), 스

피릴룸(spirilla)이 포함되며 나선 모양 혹은 물결 모양이다. 스피로헤타가 축잔섬유(axial filament)라 불리는 구조를 가지고 있는 것과는 다르게 스피릴룸은 편모를 가지고 있다.
- 구균(cocci)은 동그란 모양(spherical form)이다.

세균의 세포는 특징적인 배치 혹은 배열에 따라 분류된다.
- Diplo–는 쌍을 의미한다.
- Strep(to)–는 사슬을 의미한다.
- Staph(ylo)–는 불규칙한 포도모양의 군집을 의미한다.
- Tetrads–는 4개의 세포가 모인 것을 의미한다.
- Palisade–는 긴 쪽을 평행하게 두는(울타리 모양) 세포를 의미한다.

세균의 기본적인 구조는 다음을 포함한다 :

1. 바깥쪽의 단단한 세포벽(cell wall)은 미생물을 보호하고 형태를 유지한다(그림 5–3). 세균은 그람 양성 혹은 그람 음성 두 종류 중 하나의 세포벽을 가지며, 이는 세포벽의 펩타이드글리칸(peptidogly–can)의 두께에서 차이가 난다(그림 5–4). 펩타이드 조각들이 교차되어 얽힌 혼합 고분자가 펩타이드글리칸이다. 이 차이점은 그람 염색을 이용하여 세균을 분류하는 방법으로 이용된다. 이 분류는 적합한 항균 요법을 선택하는 데 도움이 된다. 예를 들어,

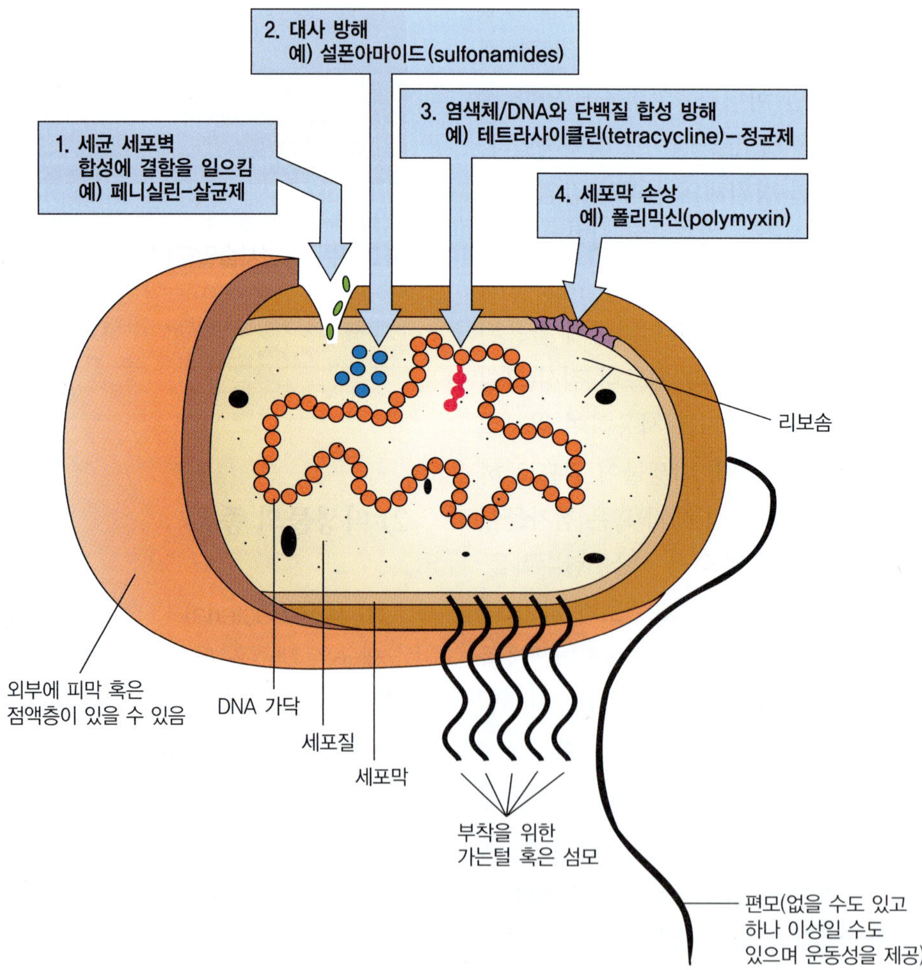

그림 5–3. 세균의 구조와 항균제가 작용하는 방식

페니실린은 그람 양성 세균의 세포벽에 작용한다. 인간의 세포에는 세포벽이 없으므로, 페니실린이 세포벽의 구조와 기능에 작용한다는 것은 인간의 세포는 손상시키지 않지만 그람 양성 세균에 대해서는 효과적으로 작용한다는 것을 의미한다.

2. 세포막(cell membrane)은 그람 양성 세균의 세포벽 안과 그람 음성 세균의 세포벽 양쪽에 위치한다. 이 반투과성 막은 미생물의 안과 밖으로 영양분과 다른 물질들의 이동을 선택적으로 제어한다. 대사 작용 또한 세포막에서 일어난다.
3. 일부 세균들은 외부에 피막(capsule) 혹은 점액층을 가지고 있다. 이 피막은 그람 양성균과 음성균의 세포벽의 바깥에 있어 표면에 부착하는 기능 외에 추가적으로 미생물을 보호하는 역할을 한다. 또한 대식세포(macrophage)와 백혈구(WBC)에 의한 포식작용(phagocytosis)을 방해한다. 점액층은 유사한 기능을 가지고 있으나 피막보다 세포에서 쉽게 제거될 수 있다.
4. 편모(flagellae)는 하나 또는 여러 개가 세포벽을 둘러싸고 있으며 세균이 운동성을 갖게 한다.
5. 섬모(pili) 혹은 가는털(fimbriae)은 몇몇 세균, 보통 그람 음성 세균에서 발견되는 작고 머리카락 같은 구조이다. 가는털은 세균이 조직에 부착하는 데 도움을 준다. 섬모는 세균 사이에 유전 물질이 전파되는 것을 촉진하여 더 큰 유전적 변이를 일으킨다.
6. 세포질(cytoplasm)에는 염색체(기다란 DNA의 한 가닥), 리보솜, RNA, 플라스미드(다른 세균과 유전 정보를 교환하는 데 있어 중요한 DNA 조각들) 등이 있다. 플라스미드는 약물 내성을 전달하는 유전 정보를 가지고 있으며, 이러한 내성은 다른 종류의 세균 간에 공유가 가능하다. 이들은 대사, 성장, 증식 및 세균의 고유한 특징을 나타내게 한다. 약물의 경우 세균의 대사 과정 중 특정 경로에 작용하기도 한다.
7. 몇몇 세균은 독소(toxin), 독성 물질(toxic substance)과 효소(enzyme)를 분비한다. 독소에는 외독소(exotoxin)와 내독소(endotoxin)가 있다.
   - 외독소는 보통 그람 양성 세균에 의해 생산되어 체액을 통해 확산된다. 이 독소들은 다양한 영향을 미치는데, 파상풍균의 신경독소(neurotoxin)는 신경 전도를 방해한다. 다른 독소(장독소)는 구토 중추를 자극할 수 있다. 외독소는 항체 또는 항독소의 생산을 자극하고, 독성이 줄어들도록 처리된 후에 면역 반응을 유도하기 위한 변성독소(toxoid)로 사용될 수 있다.
   - 내독소는 그람 음성 미생물의 세포벽에 존재하기 때문에 미생물이 죽은 후에 분비된다. 내독소는 발열과 전신 허약을 일으키거나, 모세혈관의 투과성을 증가시켜 혈액량의 소실, 내독소 쇼크와 같이 순환계에 심각한 문제를 일으킬 수 있다.
   - 효소는 일부 세균에 의해 생성되며, 숙주조직이나 세포에 손상을 일으킬 수 있다. 예를 들어, 용혈소(hemolysin)는 용혈 연쇄구균에 의해 생산되며 적혈구를 파괴한다(그림 5-2B). 다른 효소들은 인체의 구성 성분을 분해하여 세균이 조직에 침투하는 것을 돕는다. 예를 들어, 아교질분해효소(collagenase)는 근육, 뼈, 다른 결합조직에서 발견되는 단백질인 아교질을 분해하고, 스트렙토키나아제(streptokinase)는 핏덩이(blood clot)를 용해한다.
8. 몇몇 균종은 내포자(endospore)를 형성할 수 있는데, 이는 생존이 힘든 조건에 내성이 있는 막으로 세균의 잠복형(latent form)을 이루는 형태이다(그림 5-5). 세균은 내포자 상태에서 장시간 동안 살아남을 수는 있지만, 증식할 수는 없다. 후에 상황이 좋아지면 세균은 영향형 상태가 되어 증식한다. 파상풍과 보툴리누스중독(botulism)은 내포자가 체내로 들어와 생긴 위험한 감염의 예로, 무성생식 상태로 돌아와 증식한다.

세균은 모세포와 똑같은 두 개의 딸세포를 생성하는 분열인 이분열(binary fission)이라는 간단한 과정을

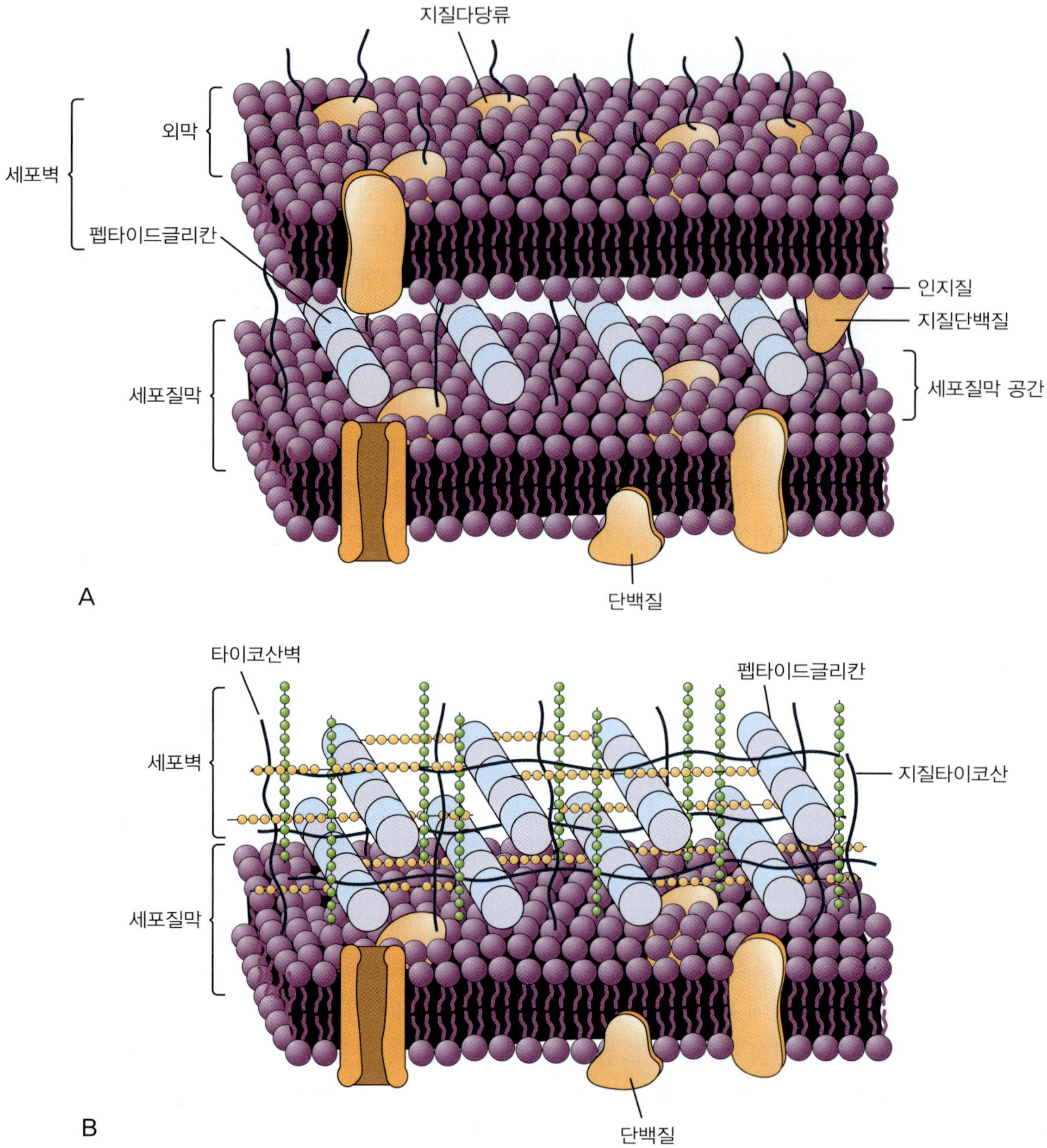

그림 5-4. 세균의 세포벽

세포의 다른 구조와 함께 그람 음성 및 양성 세포벽 내에서의 펩타이드글리칸의 위치를 보여줌
A. 그람 음성 세포벽. B. 그람 양성 세포벽

통해 복제된다(그림 5-6). 증식주기는 몇 분에서 몇 시간까지 다양하며 이는 미생물에 따라 다르다. 이분열이 빠르게 일어나는 경우, 큰 세균 집락(colony)이 매우 빠르게 형성될 수 있으며, 그래서 감염이 빨리 시작될 수 있다. 미생물의 성장에 영향을 주는 요인은 영양, 산소, 대사 노폐물의 증가, pH와 온도의 변화가 포함된다. 이러한 요인은 미생물 증식을 늦추고 새로운 미생물의 수가 죽어가는 수와 같은 정체 단계에 이르게 한다. 어느 시점에서는 성장 요인의 영향이 뚜렷해져서 미생물이 집단 소멸(die off)하게 되면, 이는 성장

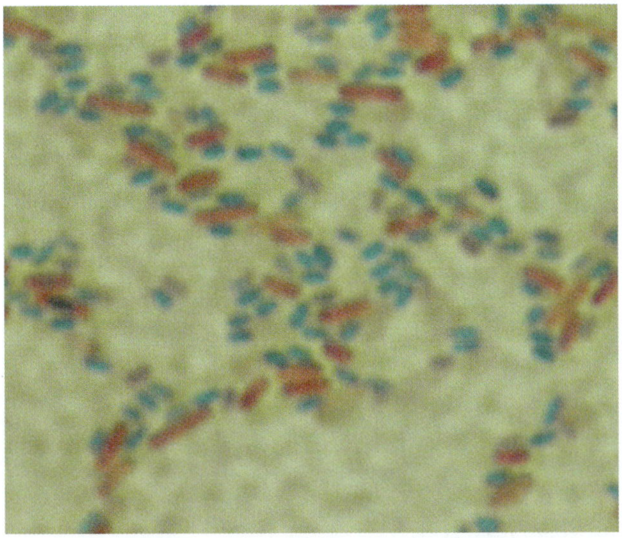

그림 5-5. 세균의 내포자. 바실러스(Bacillus) 종의 Schaeffer Fulton 내포자의 현미경 사진. 분홍색 간균은 영향형 세포이며, 세포의 내외부에 있는 녹색 타원 모양은 내포자임. (*From VanMeter K, Hubert R*: Microbiology for the Health Care Professional, *ed 2, St. Louis, 2015, Elsevier.*)

곡선의 죽음 단계가 시작되어 전체 미생물이 심각하게 소멸되는 것을 의미한다.

과제 5-1

세균과 인간 세포의 세 가지 공통점과 세 가지 차이점을 기술하시오.

(2) 바이러스(Viruses)

바이러스에는 몇몇 종류가 있고, 다시 여러 아형으로 나누어진다. 표 5-2에는 인간에게 흔히 질병을 일으키는 바이러스가 나열되어 있다. 바이러스는 아주 작은 절대 세포내 기생체로, 복제를 위해 살아있는 숙주 세포를 필요로 한다. 바이러스가 복제를 위해 숙주 세포를 필요로 하기 때문에 검사실에서 바이러스를 배양하고 진단하는 과정이 복잡해진다. 바이러스가 세포 밖에 있을 때의 바이러스입자를 비리온(virion)이라 부른다. 바이러스는 단백질 껍질, 혹은 캡시드(capsid), 그리고 DNA 또는 RNA로 되어 있는 핵으로 구성된다(그림 5-1B). 단백질 껍질은 다양한 모양과 크기를 가지며, 비리온(virion)의 진화에 있어 상대적으로 빠른 변화를 보인다. 핵산은 바이러스를 분류하는 하나의 기준을 제공한다. 사람면역결핍바이러스(Human immunodeficiency virus, HIV)와 같은 레트로바이러스(retro virus)는 RNA만을 가지고 있고, 바이러스가 숙주 세포에 침입하였을 때 활성화되어 RNA를 DNA로 변환하는 효소를 가지고 있다. 대부분의 바이러스는 DNA를 가지고 있다. 어떤 바이러스들은 바깥쪽 보호막인 외피(envelop)를 갖기도 한다.

바이러스가 인간에게 감염되면 바이러스는 숙주 세포에 달라붙고, 바이러스 유전 물질이 세포 안으로 침입한다. 바이러스 DNA 또는 RNA는 숙주를 이용해 단백질

표 5-2. 흔한 바이러스성 질병

바이러스의 종류	RNA 또는 DNA	질병의 예
오소믹소바이러스(Orthomyxoviruses)	RNA	인플루엔자 A, B, C
파라믹소바이러스(Paramyxoviruses)	RNA	볼거리, 홍역
토가바이러스(Togaviruses)	RNA	풍진 바이러스(Rubella virus), C형 간염 바이러스
헤르페스바이러스(Herpesviruses)	DNA	단순포진, 전염성 단핵구증, 수두
플라비바이러스(Flaviviruses)	RNA	서부나일강 바이러스(West Nile virus), 뇌염
피코르나바이러스(Picornaviruses)	RNA	폴리오바이러스(Poliovirus), A형 간염 바이러스
헤파드나바이러스(Hepadnaviruses)	DNA	B형 간염 바이러스
파포바바이러스(Papovaviruses)	DNA	사마귀, 암(사람유두종바이러스[HPV])
레트로바이러스(Retroviruses)	RNA	사람면역결핍바이러스(HIV)

을 합성하고 바이러스 구성물질들을 합성하면서 숙주 세포를 지배한다(그림 5-7). 새로운 바이러스들이 조립되고, 숙주 세포를 용해시키거나 숙주 세포의 세포막을 이용하여 출아되고(보통 숙주 세포의 손상을 일으키면서)(그림 5-7D), 다시 주변의 세포들을 감염시킨다.

어떤 바이러스들은 잠복기(latent stage)로 들어서는데, 이들은 숙주 세포에 침입하여 아주 느리게 분열하거나 한동안은 아예 분열하지 않는다. 바이러스는 자신의 캡시드 단백질을 숙주 세포의 세포막으로 삽입할 수 있으며, 이렇게 된 세포는 바이러스 침입자로 간주되어 체내 면역 시스템으로부터 공격을 받게 된다.

때때로 한 종류의 바이러스가 여러 비슷한 형태로 존재하고, 돌연변이를 일으키거나 복제 도중에 약간 변하는 경향이 있다(예로 감기 또는 인플루엔자 바이러스). 인플루엔자 바이러스와 같은 일부 바이러스는 동물과 인간에서 서로 다른 바이러스 형태를 지닌 핵산으로 구성되어 있다. 인플루엔자 H1N1은 돼지 인플루엔자와 인간 인플루엔자 모두의 성분을 가지고 있어서 이러한 혼합이 빠르게 변화하여 새로운 결합체를 생성하기도 한다. 이러한 요인은 숙주가 항체나 백신을 이용하여 바이러스에 대한 적절한 면역을 형성하기 어렵게 한다. 이들은 인간 세포 속에 숨을 수도 있고, 약물의 공격을 받기에는 부적절한 대사 작용이나 구조를 가지고 있을 수도 있다.

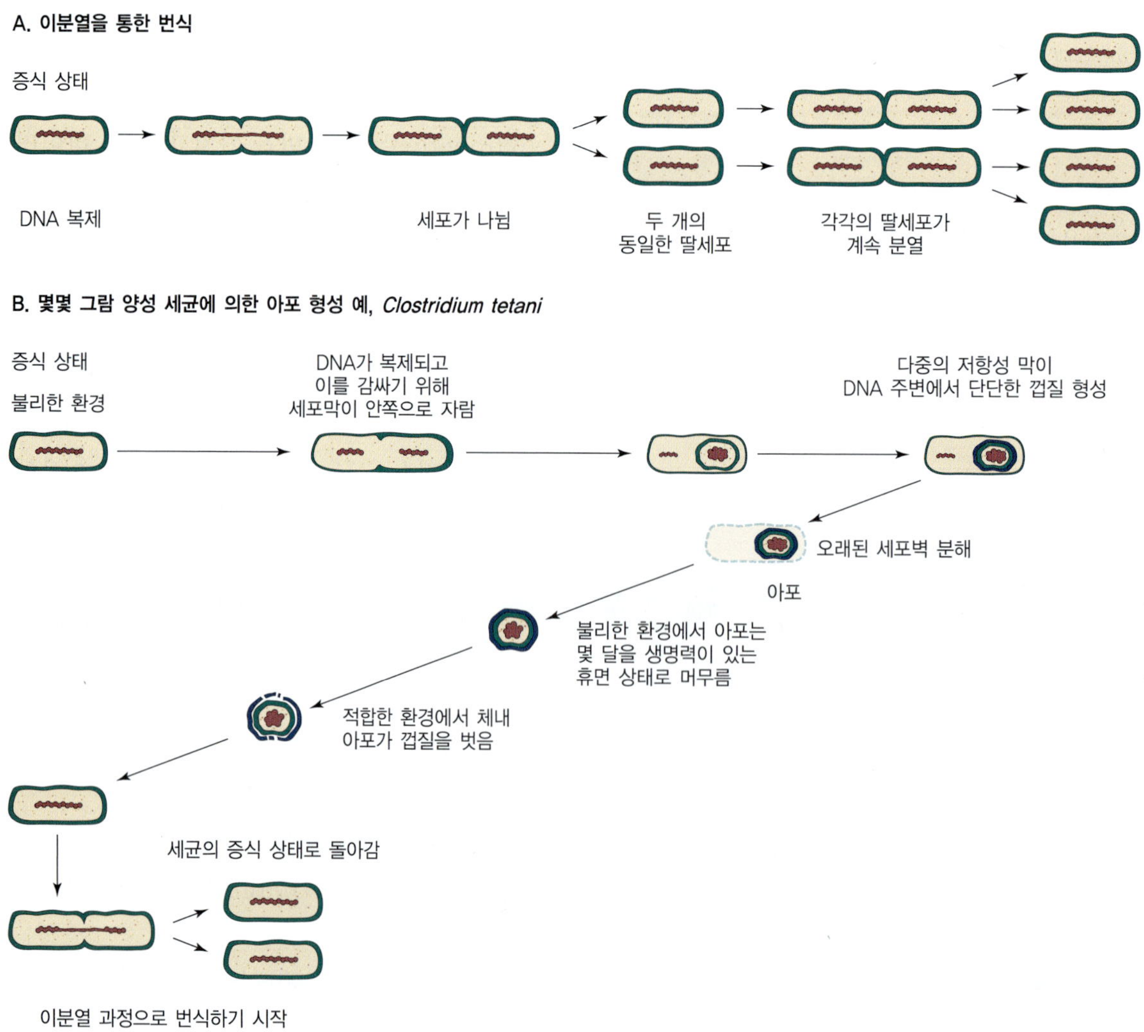

그림 5-6. 세균 - 이분열과 아포 형성

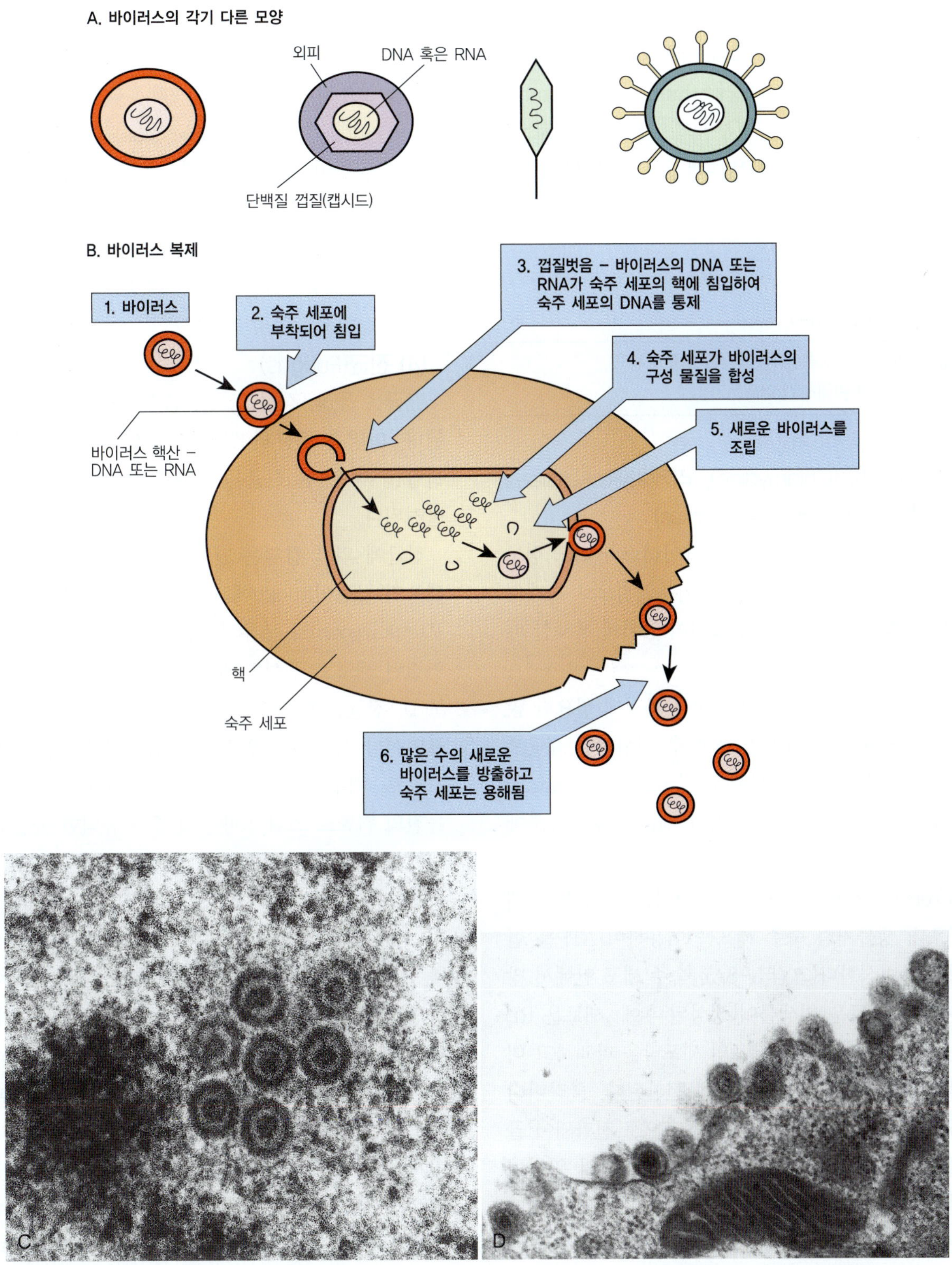

그림 5-7. A. 바이러스의 각기 다른 모양 B. 바이러스 복제 C와 D. 헤르페스바이러스 입자와 출아

전자현미경으로 관찰한 단순포진바이러스 ; 단순포진바이러스는 외피 내에 과립으로 둘러싸인 20면체 캡시드 속에 들어 있는 DNA를 포함하는 핵을 갖음. 바이러스 입자는 숙주 세포의 핵에서 생산되지만(C), 외피는 숙주 세포의 세포막을 뚫고 출아하는 과정에서 생성됨(D). (C and D *from De la Maza LM, Pezzlo MT, Baron EJ* : Color Atlas of Diagnostic Microbiology. *St. Louis, 1997, Mosby.*)

특정한 세포내 바이러스는 숙주 세포의 염색체에 변화를 일으킬 수도 있는데, 결국 악성종양세포나 암을 발생시킨다. 사람유두종바이러스(human papillomavirus)의 몇몇 변종이 자궁경부암의 주요 원인으로 보고되어 왔다. 현재 자궁경부암 백신이 사용가능하며, 암을 예방하기 위하여 사춘기가 시작되는 여성에게 사용이 허가되어 있다.

생각해보기 5-1

a. 세균과 바이러스의 특징 세 가지를 비교하시오.
b. 바이러스는 왜 관리하기 어려운가?

(3) 클라미디아(Chlamydiae), 리케차(Rickettsiae), 마이코플라스마(Mycoplasmas)

이 세 가지 미생물은 세균이나 바이러스와 어느 정도 비슷한 특징을 보유한다. 이들은 이분열법으로 복제하지만 기본적인 구성 요소가 결핍되어 있어서 복제할 때 살아있는 세포를 필요로 한다.

- 클라미디아(Chlamydiae)는 대사 과정에 필요한 많은 효소들이 결핍되어 있는 매우 원시적인 세균으로, 두 가지 형태로 존재한다. 기본소체(elementary body, EB)는 세포벽을 가지기 때문에 상피세포에 부착될 수 있어 감염성이 있다. 다른 형태인 그물소체(reticulate body, RB)는 감염성은 없지만, 절대 세포내 생물처럼 숙주 세포를 이용하여 ATP를 합성하고 번식한다(그림 5-8A). 숙주 세포 안에서 많은 수의 새로운 미생물이 생성된 후에, 새로운 RB는 EB로 바뀌어 숙주 세포의 세포막을 파괴하고 더 많은 세포를 감염시키기 위해 전파된다. 클라미디아(Chlamydiae) 감염은 성적 접촉으로 전파되어 골반의 염증성 질병을 일으키고 여성불임의 원인이 된다. 감염된 어머니에게서 태어나는 신생아들에게 눈의 감염이나 폐렴을 발생시킬 수 있다.
- 리케차(Rickettsiae)는 숙주 세포 안에서 사는 아주 작은 그람 양성 세균이다(절대 세포내 기생체). 이들은 이, 진드기 등 매개 곤충에 의해 전파되고 발진티푸스, 로키산열과 같은 질병을 일으킨다. 이들은 혈관벽을 공격하여 전형적인 발진과 미세 출혈을 일으킨다.
- 마이코플라스마(Mycoplasmas) 감염은 폐렴의 흔한 원인이다(그림 5-8B). 이 미생물은 세포벽이 없어 다수의 항균성 약물의 영향을 받지 않고, 다양한 모양을 갖는다. 마이코플라스마(Mycoplasmas)는 가장 작은 세포성 미생물이다.

(4) 진균(Fungus)

진균은 동물, 식물, 인간, 음식 등 모든 곳에서 발견된다. 다양한 진균의 생장은 치즈, 과일, 빵에서 쉽게 관찰할 수 있다. 진균은 식물과 같은 죽은 유기물에서 발견된다.

진균에 의한 감염은 단일세포인 효모(yeast)나 복합세포인 곰팡이(mold)에 의해 발생한다. 진균은 진핵세포(eukaryotic)로 분류되고 하나의 세포 혹은 체인처럼 연결된 세포로 구성되어 다양한 형태를 나타낸다(그림 5-1). 진균은 다양한 환경 조건에도 생장이 가능하여, 표면이나 음식의 일반적인 오염원이 된다. 진균은 요구르트, 맥주 등과 같은 식품의 생산에 중요하고 항생물질의 원료로 쓰이기 때문에 종종 유익한 물질로 인식되기도 한다.

기다란 실 혹은 줄처럼 보이는 진균은 균사(hyphae)가 서로 뒤얽혀 형성된 덩어리가 균사체(mycelium)이다. 진균은 출아, 균사 증식, 혹은 다양한 종류의 아포를 형성함으로써 번식한다. 아포는 공기를 통해 쉽게 퍼질 수 있고 온도 변화와 화학 물질에 대하여 저항성이 있다. 흡입된 아포는 알레르기 반응을 자극할 수 있다.

몇 가지 진균만이 병원성이 있어서 피부나 점막을 감염시킨다. 무좀(tinea pedis, athlete's foot)과 같은 감염은 피부의 표피층에 진균이 침입하여 발생한다. 무좀은 공중목욕탕이나 체육관에서 전염되기도 한다.

칸디다(*Candida*)는 피부에 정상적으로 존재하는 진균이다(그림 5-9). 그러나 정상균무리로서 균형이 깨지면 신생아에서는 종종 아구창(thrush)이라고 불리는 구

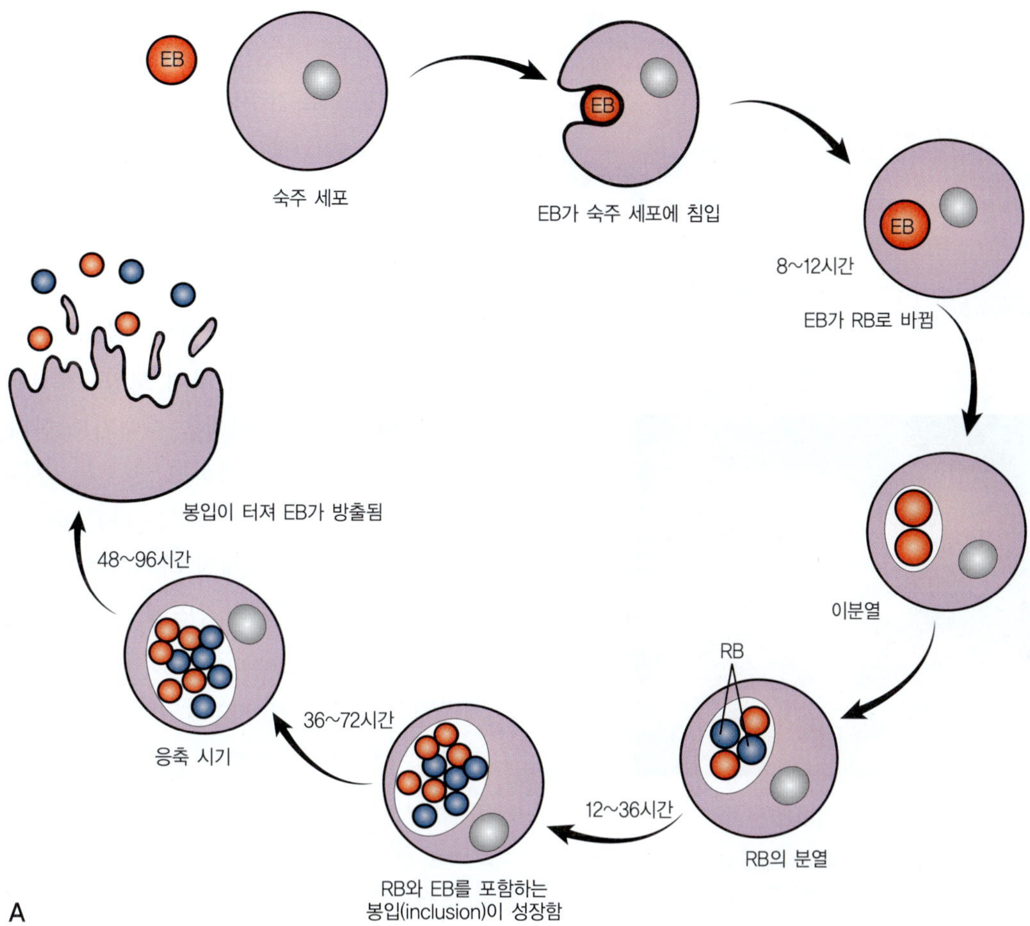

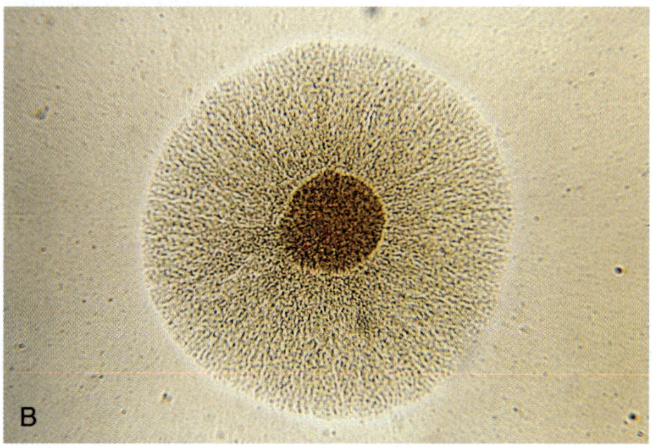

그림 5-8. A. 클라미디아(Chlamydiae)의 발달 주기. EB (elementary body, 기본소체) RB (reticulate body, 그물소체) B. 마이코플라스마(Mycoplasmas). 광학 현미경을 통하여 본 마이코플라스마 호미니스(*M. hominis*) 균집락. 마이코플라스마는 독립적으로 살아가는 생물 중에서 가장 작음. 세균과 다르게 세포벽을 갖고 있지 않으며 숙주 세포의 표면에서는 기생충처럼 행동하지만 세포내 생물은 아님. 이들을 배양하여 진단하기 위해서는 복잡한 과정과 조직 배양 기술이 필요함.(A, *From Stepp CA, Woods M* : Laboratory Procedures for Medical office Personnel. *Philadelphia, 1998, WB Saunders.* B, *From De la Maza LM, Pezzlo MT, Baron EJ* : Color Atlas of Diagnostic Microbiology. *St. Louis, 1997, Mosby.*)

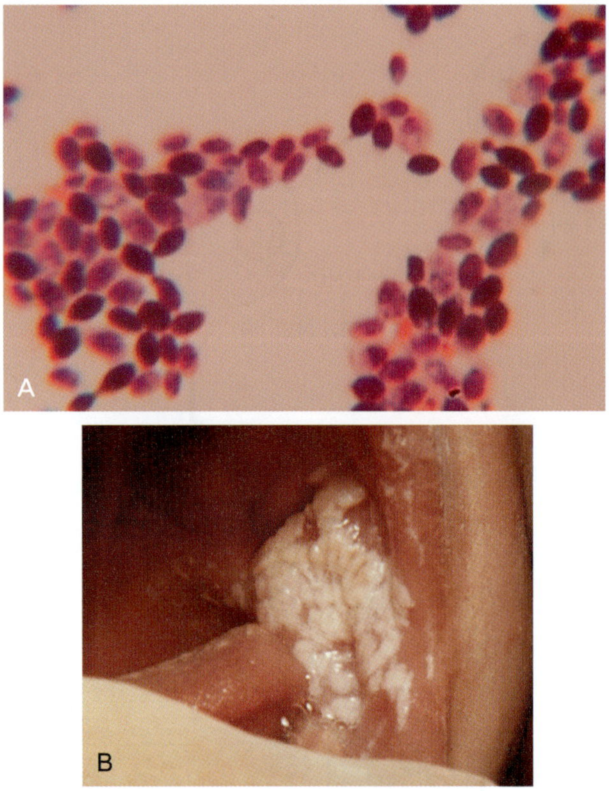

그림 5-9. 아구창

A. **효모 형태인 칸디다 알비칸스(*Candida albicans*)의 현미경사진** (이 진균은 사상 균사를 형성할 수 있음)으로 아구창이라 불리는 구강 감염을 일으킴. 칸디다 알비칸스(*Candida albicans*)는 여성에게는 질 감염을 유발함. B. **백태를 보이는 구강 칸디다증**(A, *from VanMeter K, Hubert R*: Microbiology for the Healthcare Professional, *St. Louis, 2010, Mosby*. B, *from Zitelli BJ, Davis HW*: Atlas of pediatric physical Diagnosis, *ed 4, St. Louis, 2002, Mosby*.)

강 감염을 일으킬 수 있고(그림 11-3B), 질 감염의 흔한 원인이다. 면역이 결핍된 경우 칸디다는 종종 기회감염을 일으켜 광범위한 만성 감염을 일으키고(그림 6-13C) 전파되어 심각한 전신 감염을 발생시킬 수 있다. 히스토플라스마(histoplasma)는 면역 억제상태의 체내에서 널리 퍼질 수 있는 폐 감염을 일으키는 진균이다. 오염된 먼지나 토양의 작은 입자를 흡입함으로써 전파된다.

미생물은 한 가지 종류 이상의 특성을 나타내기 때문에, 미생물을 명확하게 분류하는 것은 쉽지 않다. 예를 들어 기회 감염에 의해 폐렴을 일으키는 사람폐포자충(*Pneumocystis jiroveci*)은 진균과 원생동물의 몇 가지 특성을 갖는다. 처음에는 진균으로 분류되었다가, 그 이후 원생동물로 간주되었지만, 지금은 다시 진균으로 분류된다(그림 6-13A).

(5) 원생동물(Protozoa)

원생동물은 더욱 복잡한 진핵생물(eukaryotic organism)이다. 이들은 단세포생물로 이동이 가능하고 세포벽은 없으나, 여러 가지 모양으로 나타나며 때때로 하나의 모양으로 일생을 지내기도 한다. 많은 원생동물은 독립적으로 생활하고, 일부는 죽은 유기물에서 생존하고, 또 일부는 살아있는 다른 숙주 안에서 기생한다. 원생동물도 몇 개의 하위범주로 나뉜다. 대개는 기생충이다. 원생동물 감염에 의해 일어나는 질병은 질편모충증(trichomoniasis), 말라리아(malaria), 아메바이질(amebic dysentery)을 포함한다.

질편모충(*Trichomonas vaginalis*)은 편모로 구별된다(그림 5-10A). 남성과 여성의 생식기관 감염을 일으키고, 점막에 달라붙어 염증을 일으킨다.

말라리아의 원인체인 열원충(*Plasmodium*)은 이동성이 없는 원생동물인 포자충(sporozoa)에 속한다. 삼일열원충(*Plasmodium vivax*)은 미국 남부와 같은 온대의 기후에서 발견된다(그림 5-10B). 임상적으로 이 미생물들은 적혈구 속에서 발견되는데, 이곳에서 여러 단계를 거친다. 적혈구는 커져서 결국 터지며 혈액으로 새로운 미생물과 독소를 방출하여 급성 질병을 일으킨다. 미생물은 암컷 얼룩날개모기(Anopheles mosquito)와 같은 흡혈 곤충에 의해 전파된다. 말라리아 기생충의 하나인 열대열원충(*Plasmodium falciparum*)은 치명적인 독성을 지녔으며, 거의 모든 항말라리아 약제에 내성을 지니고 있다. 얼룩날개모기가 널리 퍼져서 면역력이 없는 개인들을 감염시킴에 따라, 지구 온난화가 세계 인구를 더욱 큰 말라리아의 위험에 처하게 할 것이다.

아메바(amebas)는 이동력이 있는 원생동물 그룹으로, 세포질의 일부를 뻗어 앞쪽으로 흘러가면서 움직

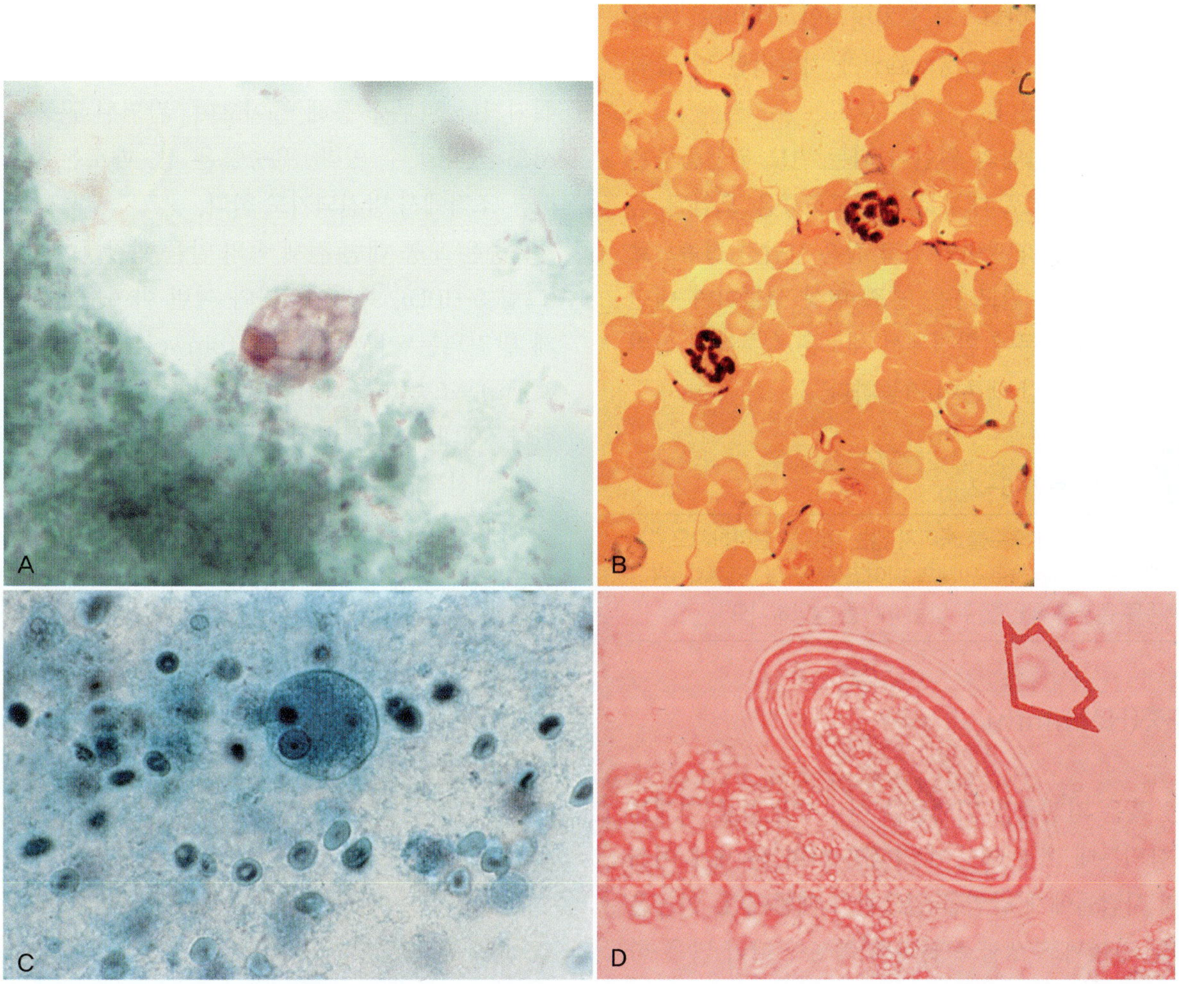

그림 5-10. A. 트리코모나스 B. 혈액 검체에서의 파동편모충(trypanosoma) C. 이질아메바 D. 대변 속 요충의 알(A *from De la Maza LM, Pezzlo MT, Baron EJ* : Color Atlas of Diagnostic Microbiology. *St. Louis, Mosby, 1997*; B *from VanMeter K, Hubert R*: Microbiology for the Healthcare Professional, *St. Louis, 2010, Mosby.* C *From Mahon C, et al*: Textbook of Diagnostic Microbiology, *ed 5, St. Louis, 2015, Elsevier.* D *from Stepp CA, Woods M*: Laboratory Procedures for Medical Office Personnel. *Philadelphia, 1998, WB Saunders.*)

인다(아메바 운동). 이들은 동일한 방식으로 영양분을 삼킨다. 이 그룹에서 중요한 병원균은 이질아메바(*Entamoeba histolytica*)로, 심한 설사인 이질아메바를 일으키고 문맥 순환계를 침범하는 경우 간에 농양을 일으킬 수도 있다(그림 5-10C). 이 생물들은 두 가지 형태로 존재한다. 첫 번째 형태는 병원성이 있는 영양형(trophozite)이다. 영양형은 단백질 분해 효소를 분비하여 장점막을 분해하고 플라스크형(flask-shaped) 궤양을 일으킨다. 이들은 혈액에 침투하여 간과 같은 다른 장기까지 멀리 전파될 수 있다. 다른 형태로 낭(cyst)을 형성하기도 하는데, 낭은 환경에 저항성이 있고 대변을 통하여 배출된다. 이질아메바 감염은 분변-구강(fecal-oral) 경로로 전파된다. 감염은 개발도상국에서 더 흔하게 발생하지만, 적절한 손씻기를 시행하지 않은 경우 가족이나 동료에 의하여 감염되거나 전파될 수 있다. 염소나 다른 할로겐을 사용하는 간단한 수질 관리법으로는 낭이 파괴되지 않는다. 대변으로 오염된 물로 인한 감염을 예방하기 위해서는 물을 필터로 거르거나, 끓여야 한다. 최근 치명적인 아메바인 파울러자유아메바(*Naegleria fowleri*)가 치명적인 뇌 감염의 원인으로 밝혀졌다.

인간에게 장관감염의 원인이 되는 편모 원생동물은 편모충(*Giardia*)으로 대부분의 편모충증은 오염된 음식이나 물의 섭취와 관련이 있고 간혹 사람간 접촉으로 발생하기도 한다. 편모충은 낭포 형성 생물이며 대변으로 배출되기 때문에 환경에서 새로운 숙주에게 섭취될 때까지 상당시간 생존이 가능하다.

생각해보기 5-2

a. 기생충이 보통의 숙주를 죽이지 않는 이유를 설명하시오.
b. 일상적인 진단검사로 인체의 마이코플라스마, 리켓챠, 원생동물 존재를 확인할 수 없는 이유를 설명하시오.

3) 윤충(Helminth)

윤충 혹은 기생충은 미생물은 아니지만 종종 미생물에 포함되는데 이는 이들이 기생을 하며 전 세계 여러 지역의 사람들에게 감염을 일으키기 때문이다. 이들은 다세포, 진핵세포 생물로 물리적 특성에 따라 많은 하위 그룹으로 나뉜다. 이들은 아주 작거나, 간신히 보이거나, 혹은 1미터에 이르기도 한다. 이 생물의 생명주기(life cycle)는 알, 유충, 성충의 세 단계로 이루어져 있다. 알 혹은 유충은 오염된 음식 또는 물과 함께 섭취되거나 피부를 통해 들어오며, 감염된 곤충에 의해서도 전파될 수 있다. 윤충들은 장, 때로는 혈액이나 다른 조직에서 발견되기도 한다.

윤충은 보통 대변 검체 속의 알을 관찰하여 진단한다(그림 5-10D). 북아메리카와 어린 아이들에게서 흔하게 발견되는 기생충은 요충(pinworm), 구충(hookworm), 조충(tapeworm), 회충(round worm)을 포함한다. 체내에 많은 기생충이 있을 때에는 심한 빈혈과 같이 전신적인 문제가 발생할 수 있다.

국내에서는 회충증, 편충증, 요충증, 간흡충증, 폐흡충증, 장흡충증이 5군 감염병으로 지정되어 있고, 8차 연도별 장내기생충실태조사(2012년, 질병관리청)에서 전체 충란 양성률이 2.6%, 이중 회충 0.03%, 편충 0.41%, 간흡충 1.9%, 폐흡충 0%, 장흡충 0.26%, 요충은 0.0007%로 나타나서 간흡충의 양성률이 가장 높았다.

4) 프리온(Prion)

프리온은 오염된 근육이나 뇌조직을 섭취하거나, 이 단백질로 오염된 조직을 이식할 때 전파되는 단백질 유사 원인체이다.

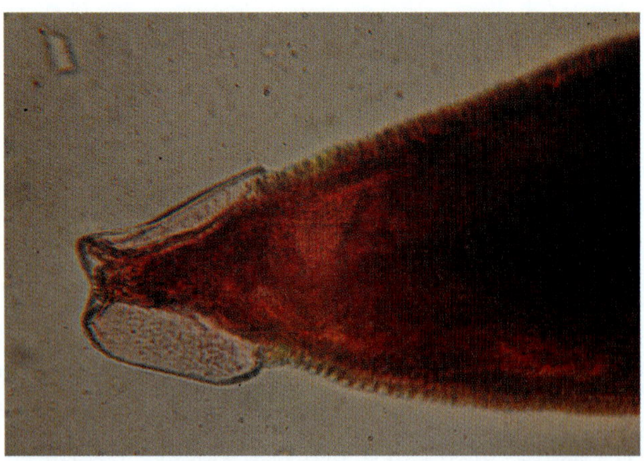

그림 5-11. 요충(pinworm)

요충인 *Enterobius vermicularis*의 구강 구조 현미경사진. 요충은 요충증(enterobiasis)을 일으킴

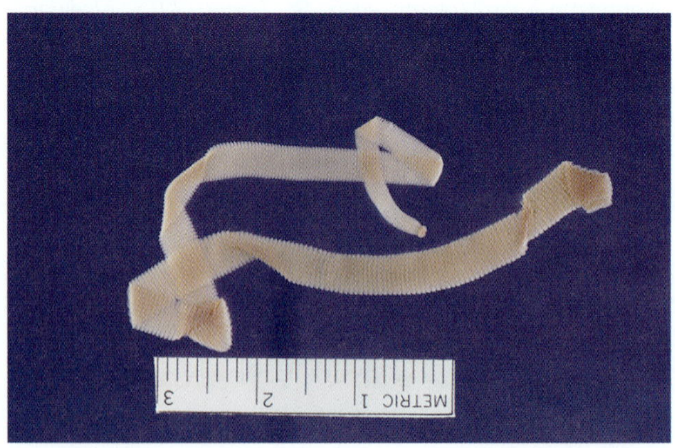

그림 5-12. 조충(tapeworm)

조충의 두 가지 주요 구조는 부착을 위한 갈고리로 둘러싸인 근육질 흡반이 있는 두절(scolex)과 편절(proglottids)이라고 불리는 개별 몸통 부분임

프리온은 동물이나 인간의 조직 또는 혈액 내에 전파가능한 비정상적인 분자이다. 프리온은 수여자의 뇌 내의 단백질이 비정상적인 뇌주름(folding)이나 모양의 변화를 일으키게 한다. 이것은 단백질 분자가 기능하지 못하게 하며 신경계의 퇴행성 질환을 유발한다. 인간에서의 프리온 질환은 크로이츠펠트-야코프병(Creutzfeldt-Jakob disease)과 변종(variant) 크로이츠펠트-야코프병, 게르스트만 스타우슬러-샤인커(Gerstmann Staussler-Scheinker) 증후군, 치명적인 가족성 불면증, 쿠루(kuru) 등이 있다. 동물에서의 프리온 질환에는 소해면상뇌증(bovine spongiform encephalopathy), 만성 소모성 질환, 면양떨림병(scrapie), 전염성밍크 뇌증(transmissible mink encephalopathy), 고양이해면상뇌증(feline spongiform encephalopathy), 유제류 해면상뇌증(ungulate spongiform encephalopathy)이 포함된다.

변종 크로이츠펠트-야코프병은 식용 소와 같은 감염된 동물의 신경조직 등의 오염된 부위를 섭취함으로써 발생한다고 알려져 있다. 소해면상뇌증이 널리 발생한 지역에서는 육류, 소시지 또는 찌꺼기 고기류(offal)의 섭취를 금지한다.

5) 조류(Algae)

조류는 담수와 해수에 분포하는 진핵 미생물이다. 조류는 플랑크톤의 주된 성분이며, 일반적으로 인간의 질병에 중요하지 않다. 조류가 의학적으로 중요한 경우는 조류를 먹고 조류에 의해 생산된 독소가 축적된 해양동물을 섭취하는 때이다. 일부 어류의 죽음은 조류인 *Pfiesteria piscicida*에 기인한다.

6) 상주균무리(Resident flora, 토착정상균무리 Indigenous normal flora, 상재미생물무리 Resident microbiota)

피부, 비강, 구강과 같은 신체의 많은 부위에는 주로 세균으로 이루어진 여러 미생물이 섞인 상주균무리가 있다. 서로 다른 부위에서는 균의 종류도 다르다(표 5-3). 폐, 뇌, 혈액, 방광, 신장과 같은 곳에는 정상 상태에서 상주균무리가 없거나 무균상태이어야 되므로, 이곳에서 얻은 검체에는 미생물이 포함되어서는 안 된다.

표 5-3. 상주균무리의 위치

상주균무리가 많이 있는 곳	무균상태인 곳
피부	혈액, 뇌척수액
코, 인두	폐
입, 결장, 직장	위
질	자궁, 나팔관, 난소
요도 끝부분, 회음부	방광, 신장

장관에 존재하는 특정 미생물들은 비타민 K의 합성과 일부 소화 과정에서 숙주에 도움이 된다. 이 미생물들은 정상 상태에서는 병원성이 없지만 신체의 다른 곳으로 옮겨졌을 때, 혹은 미생물종 간의 균형이 맞추어지지 않았을 때(한 종류가 주가 되는 경우), 신체의 방어 기능에 장애가 일어났을 때(면역 결핍 상태) 질병을 일으킬 수 있다. 이와 같은 감염을 기회감염(opportunistic infection)이라 한다.

상주균무리는 보통 다른 미생물이 군체를 이루지 못하게 한다. 예를 들어, 신체의 감염을 치료하기 위한 항균제에 의해 장의 상주균 일부가 파괴되면 장에서 미생물의 증식 불균형 혹은 다른 미생물의 침입이 가능해져 결국 기회감염과 설사가 일어나게 된다.

2. 감염의 원리(Principles of Infection)

감염은 미생물이나 기생충이 신체 조직 내 또는 표면에서 번식할 수 있을 때 발생한다. 전염성 질병은 개인, 일부 그룹, 일부 지역에 범유행으로(epidemic), 또는 전세계적인 범유행으로(pandemic), 산발적으로 발생할 수 있다. 어떤 감염은 그 지역의 풍토병으로(endemic) 그 지역주민 내에서 지속적으로 발생한다. 일정 지역을 벗어나거나 예측치보다 높은 경우를 유행(epidemic)이

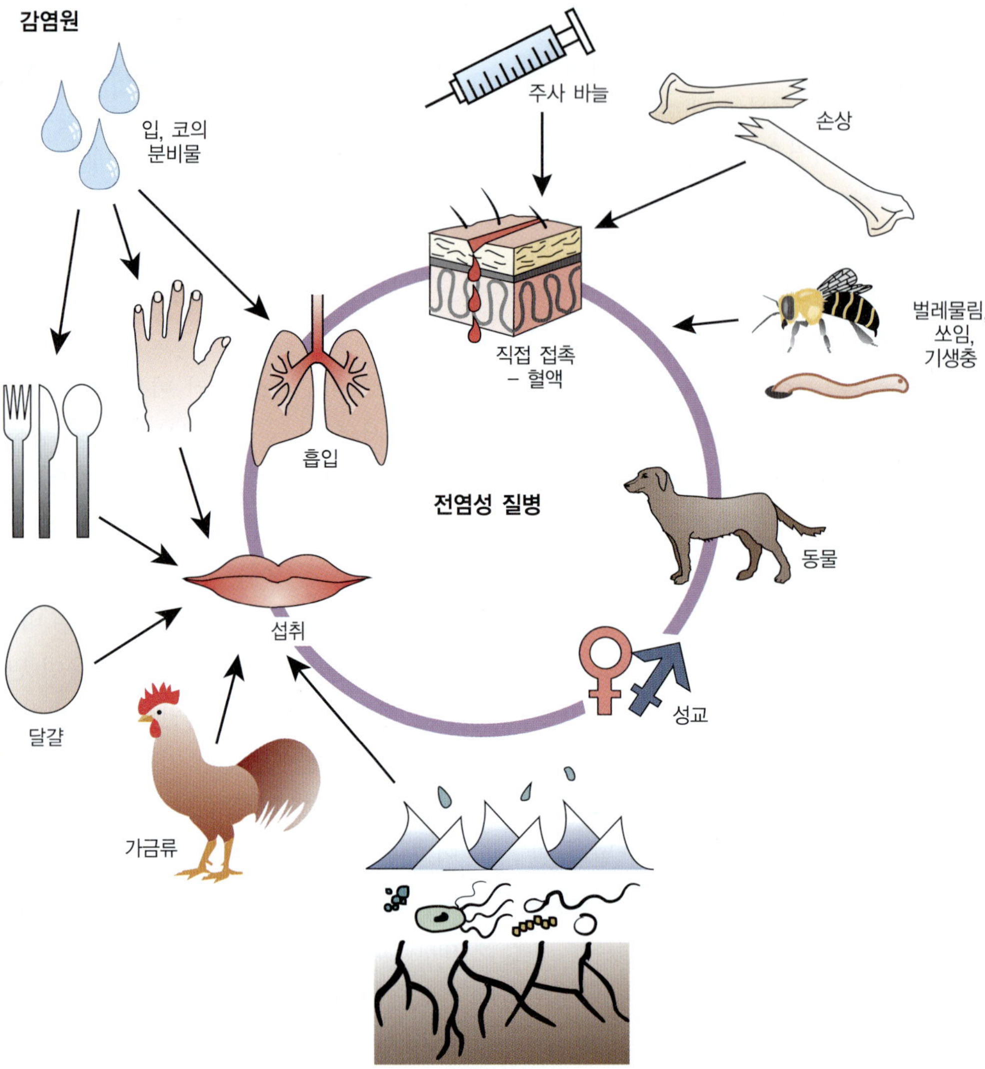

그림 5–13. 감염원의 전파

표 5–4. 범유행

범유행(pandemics)이란 전세계적으로 발생하는 전염성 질환의 유행이다. 지난 100년간의 범유행은 다음과 같다.

- 1918년 스페인 독감
- 1957년 아시아 독감
- 1968년 홍콩 독감
- 1982년 이후 진행중인 사람면역결핍바이러스(Human immunodeficiency virus)
- 2022년 중증급성호흡기증후군(Severe acute respiratory syndrome)
- 2009년 신종인플루엔자(Swine flu)
- 2012년 중동호흡기증후군(Middle East respiratory syndrome)
- 2013년 에볼라
- 2019년 COVID–19

라고 한다. 지역사회 내에서의 감염 예방 및 관리를 위하여 미생물의 전파 방법과 관리 방법에 대한 지식을 습득하는 것이 중요하다(표 5-4).

1) 감염원의 전파

한 사람으로부터 다른 사람으로 감염 미생물이 전파되기 위해서는 일련의 사건들이 일어난다(그림 5-13). 보유소(reservoir) 혹은 감염의 원천은 급성기 감염인 사람이거나 임상 증상 및 징후가 없는 사람일 수 있다. 후자는 감염의 초기 잠복기에 있는 상태이거나 보균자여서 증상이 나타나지 않는다. B형 간염은 진단 이전의 보균자나 증상이 적거나 없어 무증상 형태의 감염 상태에 있는 사람들로부터 감염되는 질병의 예이다. 동물이나 오염된 물, 토양, 음식, 물건도 보유소가 될 수 있다.

보유소로부터 새로운 숙주로의 전파방법은 다음과 같다 :

- 직접접촉(direct contact)은 감염된 상처에 접촉하거나 성관계 등의 중간 단계가 없는 접촉이다. 미생물은 혈액, 인체 분비물, 혹은 상처에 있을 수 있다. 모든 미생물들이 혈액-뇌 장벽이나 태반 장벽을 통과할 수 있는 것은 아니다. 그러나 태반을 통과할 수 있는 일부 미생물들은 태아의 발달과 건강에 심각한 영향을 줄 수 있다. 예를 들어, 매독의 원인인 매독균(*Treponema pallidum*)은 태아에게 복합 장애나 죽음을 일으킬 수 있고, 톡소플라스마증의 원인인 톡소포자충(*Toxoplasma gondii*)은 신경계의 장애를 유발한다.
- 간접접촉(indirect contact)은 오염된 손이나 음식, 또는 기구나 침대 시트 등 미생물을 운반하는 무생물 매개체(fomite)와 같은 중간 단계를 거치는 접촉이다. 전파 시 여러 단계를 거치기도 한다. 예를 들어, 물속의 인분으로 조개가 오염되고 조개 안의 미생물을 섭취하는 사람에게 감염이 일어나게 된다.
- 비말전파(droplet transmission)는 결핵균 등의 병원균을 함유한 호흡기 분비물 혹은 침이 몸 밖으로 배출되었을 때 일어난다. 이 분비물 속에 있던 미생물은 가까이 있는 사람이 직접 흡입할 수도 있고, 가까이 있는 사물에 떨어져 간접적으로 전파될 수도 있다.
- 공기입자전파(aerosol transmission)는 호흡기로부터 나온 작은 입자가 공기 중에 떠다니다가 그 입자를 흡입함으로써 감염된다.
- 매개체감염(vector-borne)은 말라리아와 같이 곤충이나 동물이 중간 단계가 되어 발생한다.

부적절한 손위생은 의료기관, 가정, 사무실, 또는 학교에서 감염을 전파하는 주요한 원인이다. 감염 관리에 있어, 올바른 손씻기는 필수적이나, 개인 및 공공보건을 유지함에 있어 가장 간과되는 술기이다.

의료관련감염은 병원, 양로원, 의원, 치과 병원 등의 의료기관에서 일어난다. 미국 질병관리본부(Centers for Disease Control and Prevention, CDC)는 10~15%의 환자가 병원에서 감염된다고 추정한다. 이 감염은 전염성 질환을 앓는 환자들, 지나치게 많은 사람들, 오염된 물건의 사용, 면역이 억제되거나 건강이 약화된 환자, 직원, 진단 과정 및 기구, 치료 기구, 식기 쟁반 등에 존재하는 병원성 미생물에 의하여 발생한다. 또한 의료기관내 미생물들은 여러 약물에 내성을 보인다.

의료기관내에서의 대부분의 감염은 사람 사이에 혹은 오염된 물질과의 직접접촉에 의해 전파된다. 최근에 병원에서 위험한 세균인 클로스트리디오이데스 디피실(*Clostridioides difficile*)에 의해 많은 감염의 유행이 발생하였는데, 특히 대부분의 사람들에게 항균제가 투여되는 중환자실에서 발생하였다. 상주균무리가 붕괴되면 클로스트리디오이데스 디피실이 증식하여 심한 설사와 사망을 발생시킬 수 있다. 메티실린내성황색포도알균(Methicillin-resistant *Staphylococcus aureus*, MRSA) 감염은 치료가 어려운 의료관련감염의 원인체로 병원 뿐만 아니라 지역사회에서도 증가하고 있다. 입원력과 이전의 감염에 대하여 철저한 병력을 얻는 것이 매우 중요하다.

2) 숙주의 저항력

건강한 사람은 감염에 대하여 저항성이 있다. 결핵과 같은 감염에서 균에 노출 후 실제 감염으로 발전하는 위험성의 정도에는 숙주 저항력이 큰 영향을 미친다(표 5-5).

인터페론(interferon)은 바이러스의 세포 침입에 대항하여 인간 숙주 세포가 생산하는 단백질이다. 이 인터페론은 바이러스 침입에 대한 세포의 저항성을 높이고 바이러스의 복제를 방해하는 방식으로 숙주 세포의 활동에 영향을 미친다. 인터페론은 또한 면역계를 자극하는데, 이는 암 치료에 인터페론이 사용되는 이유이다. 그러나 이들이 암이나 다른 면역 질환의 치료에 기대했던 것만큼 유익하지는 않음이 밝혀졌다.

숙주의 저항력을 감소시키는 요인에는 다음이 포함된다 :

- 연령(유아와 노년층)
- 유전적 감수성
- 면역 결핍
- 영양 부족
- 심혈관 질환, 암, 당뇨병을 포함하는 만성 질환
- 심한 육체적 혹은 정신적 피로
- 화상, 보호작용이 있는 분비물의 부족, 방광 카테터와 같은 침습적 시술 등 피부나 점막에 영향을 주는 염증이나 외상. 때로는 피부, 점막, 염증 부위의 아주 작은 틈 때문에 감염이 쉽게 일어남. 4장에서 논의되었던 바와 같이, 화상환자에서 피부와 다른 보호막이 손실되었을 때 종종 그 부위에서 이차 감염이 발생
- 오랜 기간 당질부신피질호르몬(glucocorticoid)을 투약한 것과 같이 염증반응이 손상되었을 경우

심각한 혹은 복합적인 감염은 숙주 저항력을 감소시키는 요인을 많이 가진 노숙자들에서 매우 흔히 일어난다. 예를 들어, 영양 부족, 개방상처, 부적절한 위생, 피로, 부족한 의료 혜택, 약물이나 알코올 남용은 서로 결합하여 결핵과 같은 감염의 위험성을 높인다. 저항력이 낮은 사람들에게는 침습적 시술과 같이 감염성 미생물에 접촉할 수 있는 처치를 하기 전에 항균제 투여가 필요하다.

3) 미생물의 독력(Virulence)과 병원성(Pathogenicity)

병원성은 미생물이 질병을 일으킬 수 있는 능력을 말한다. 비병원체도 병원체(pathogen)가 될 수 있다. 상재세균이 체내의 다른 부분으로 갔을 때 이 미생물은 기회감염을 일으키는 병원체가 될 수 있다. 예를 들어, 결장(colon)의 대장균이 요도로 들어가면 감염을 일으킬 수 있다(이 미생물은 방광염의 가장 흔한 원인이다).

독력은 특정 미생물의 병원성 정도를 말하며 다음이 중요 요소가 된다.

- 침투력은 미생물이 숙주 세포와 조직을 직접 손상시키고 퍼질 수 있게 한다.

표 5-5. 숙주 저항력과 미생물의 독력

숙주 저항력	미생물 독력(virulence)의 증가요인
손상이 없는 피부와 점막	외독소와 내독소 생산
인체 분비물 — 위산, 눈물	유해한 효소 생산
비특이적 식작용	아포 형성
효과적인 염증반응	체내로 많은 수의 미생물이 들어옴
질병 없음	세균 피막(capsule)과 섬모의 존재
효과적인 면역계	
인터페론 생성(바이러스)	

- 독력은 숙주 세포를 손상시키거나 신경 전도 등 숙주의 기능을 방해하는 효소, 외독소, 내독소의 생산을 포함한다.
- 섬모, 편모, 피막 혹은 특정한 막 수용체에 대한 부착성을 가지고 있다. 특정 생물들은 인체의 특정한 곳에서 감염을 일으키는 경향을 보이는데, 예를 들어 사슬알균(streptococci)은 호흡기와 귀 감염을 잘 일으킨다.
- 숙주의 방어를 피할 수 있는 능력(피막 혹은 가변적인 항원성을 갖는 변이)을 가지고 있다. 미생물들은 돌연변이가 잘 유발되며 미생물을 제거하려는 약물에 따라 자동으로 혹은 그에 대한 반응으로 미생물에서는 변화가 나타난다. 세균이나 바이러스가 변이할 때, 이전 상태에 대한 항체는 더 이상 유효하지 않아 인체는 더 이상 보호받지 못한다. 백신이나 약물이 변이가 일어난 새로운 상태의 미생물에 대하여 계속 효력을 나타낼 가능성은 적다. 그러므로 매년 새로운 인플루엔자 백신이 개발되고 투여되어야 하는 것이다.

독력은 그 병을 앓는 사람들 중에서 사망이 일어나는 정도인 치명률(case fatality rate)로 표현된다. 기생충 감염인 경우 숙주 저항성과 미생물이 병을 일으킬 수 있는 능력은 종종 균형을 이루며 공존한다.

4) 감염과 전파에 영향을 주는 새로운 이슈들

새로이 나타나는 질병, 건강한 사람에서 심각한 질병을 일으키거나 어떤 약물에도 반응하지 않는 "슈퍼버그(Super bugs)"에 대한 걱정과 두려움이 증가되어 왔다. 감염성 질환의 출현은 새롭거나 독특한 증상 및 징후 혹은 전파 증가로 확인한다. 적절한 예방법을 시행하기 위하여 주의깊은 관찰과 자료 수집이 중요하다. 콜레라와 같은 일부 사례의 경우, 잠복기가 너무 짧아 통계 자료가 수집되어도 유행을 방지하기 어렵다. 이러한 상황에서는, 감염이 더 넓은 지역으로 전파되지 않도록 관리해야 한다. 해외 여행의 증가, 환경과 전세계 날씨 패턴의 변화, 음식과 물 공급의 변화는 질병형태를 변화시키는 요인들이다. CDC, 국제보건기구(World Health Organization, WHO)와 많은 국가 기관에 속해 있는 역학자들은 새로운 질병과 새로운 발생 추세에 대한 자료를 모으고 분석한다. 이들은 공공보건기구에 신고해야 할 대략 60가지의 질병의 목록을 갱신하였다. CDC 보고서는 Morbidity and Mortality Weekly Report에 출판된다. 국제연합(United Nations, UN) 또한 AIDS, 결핵, 말라리아와 같은 전염성 질환과 관련된 몇 가지 국제적 현안들에 대한 관리를 맡고 있다.

2003년의 SARS 위험에 이어서, 이 기관들은 이전까지 밝혀지지 않았던 미생물인 코로나바이러스(coronavirus)를 신속하게 확인하고 감염 전파를 통제하기 위하여 협력하였다. 사망이 증가하고 두 번째 감염기가 전개되었을 때 이들은 바이러스의 전파 기전을 밝혀낼 수 있었다.

CDC와 WHO는 의료기관을 대상으로 검사, 신속한 봉쇄, 범유행을 야기할 수 있는 심각한 감염성 질병을 치료하는 지침을 발행하였다. 이러한 조치는 2009년 멕시코에서 발생한 인플루엔자A H1N1 유행 시 그 효과가 입증되었다. 인플루엔자의 범유행을 예방하는 데 있어 이러한 주의(precautions) 사항을 지키는 것은 성공적이었다. 의료진들이 증상을 보이는 대상자를 검진할 때 호흡계 주의조치를 시행하였다.

어떤 경우에는 Ebola 바이러스와 같은 미생물이 전파되는데, 이는 매우 독성이 강하며 건강한 숙주에게도 심각한 감염을 일으켰다. 장 상주균무리의 일부인 대장균과 같이 흔한 미생물의 특정 균주가 갑자기 생명을 위협하는 감염을 일으키는 새로운 균주로 변하기도 한다. 베타용혈사슬알균(beta-hemolytic streptococus)의 한 종류인 소위 육식성(flesh-eating) 세균은 침투성이 높고 조직을 분해하는 단백질분해효소(proteases)를 분비하여 치명적인 괴사성 근막염을 일으킨다. 또한 이 세균은 쇼크를 일으키는 독소를 생산한다.

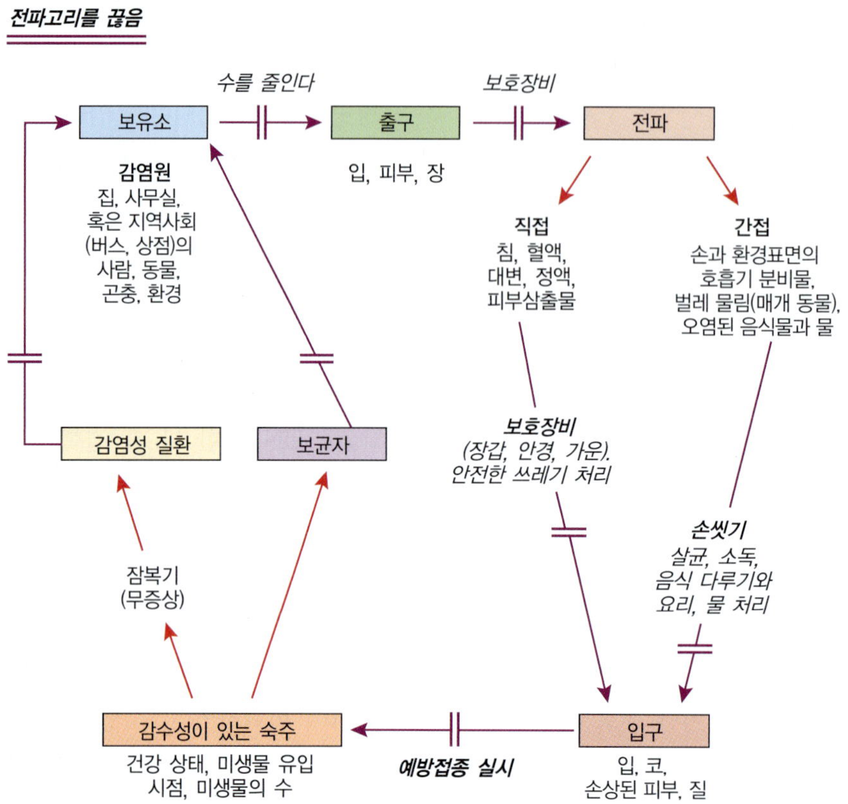

그림 5-14. 감염 사이클과 전파고리를 끊음

예방접종의 장기적인 효과는 측정하기 어렵다. 몇몇 백신은 시간이 지나면 질병예방력을 소실하는 것으로 보인다. 백일해 발병의 증가는 어린 시절에 맞은 백신의 면역이 감소하는 것과 관련이 있는 것으로 생각된다. 이러한 사실은 추가접종의 필요성과 정기적 예방접종을 포함하여 모든 감염성 질병에 대한 지속적 감시의 중요성을 나타낸다. 다수의 기관에서 10대 청소년에게 홍역, 볼거리, 풍진(MMR) 백신을 재접종할 것을 제안하고 있다.

많은 약물에 대하여 저항성을 갖는 미생물들이 늘어나서 감염 관리가 더욱 어려워지는 점에도 주목하여야 한다. 다약제내성 병원균은 *Mycobacterium tuberculosis, Streptococcus pneumoniae, Plasmodium falciparum, Haemophilus influenzae, Staphylococcus aureus, Neisseria gonorrhoeae*의 일부 균주(strains)를 포함한다. 최근에는 사소한 감염의 치료나 예방 목적으로 항균제를 과다하게 사용하지 못하도록 강조하고 있는데, 이렇게 하면 미래에 일어날 문제를 감소시킬 수 있을 것이다.

5) 전파와 감염의 통제

감염된 사람을 대규모로 격리시켜야 하는 경우는 소수의 희귀 질환인 경우로 한정되며, 정부에 보고해야 할 질병의 수는 더 드물다. 치료를 시작하기 전에 감염 여부를 확인하기 위하여 모든 대상자를 검사하는 것은 불가능하다. 따라서 감염 관리, 전파 과정을 이해하는 것, 그리고 전파고리를 끊는 것(그림 5-14)은 특히 대상자뿐 아니라 자기 자신과 가정, 공동체를 보호해야 하는 건강 전문가들에게 더욱 중요해졌다.

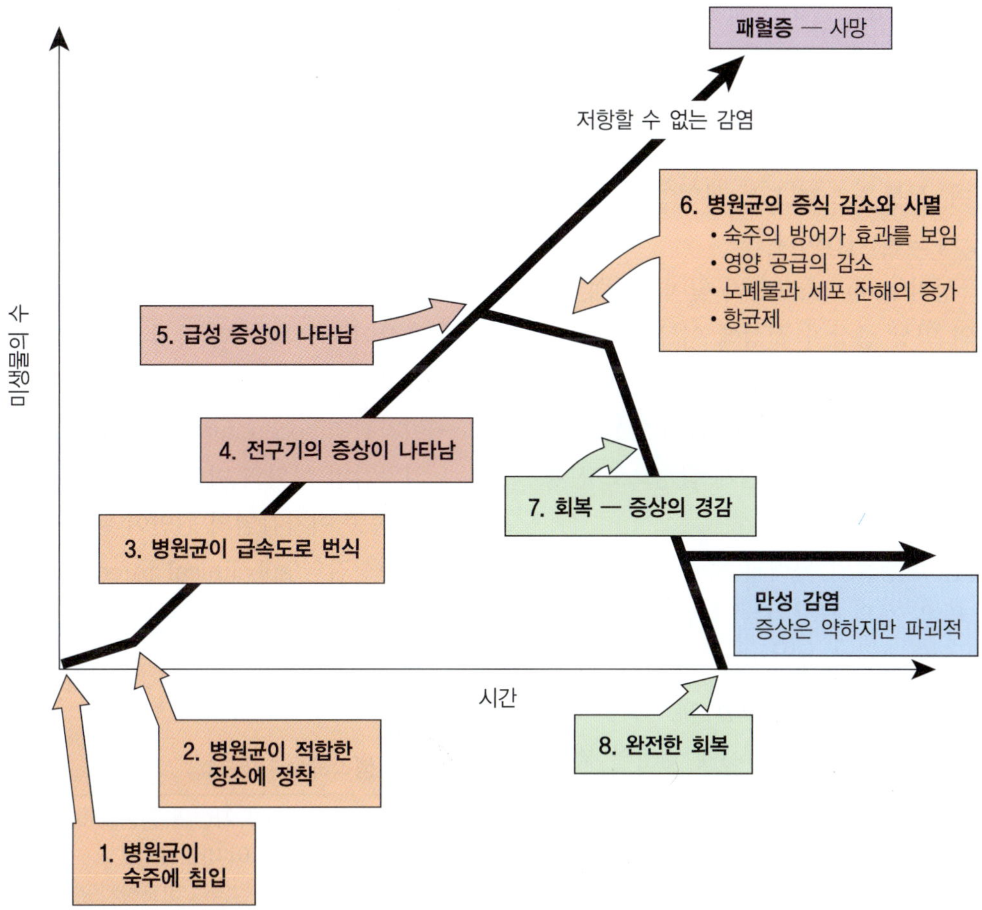

그림 5-15. 감염의 발현과 발생가능한 경과

표 5-6

COVID-19 범유행 기간 동안 역사적인 이전의 범유행과는 다른 조치가 취해졌다. 많은 국가의 정부가 기업, 학교, 대학 및 기타 교육기관을 폐쇄하고, 같은 집에 거주하지 않는 가족의 모임을 금지하고, 특정 지역을 오가는 여행을 제한하는 등의 조치를 취했다. 많은 국가에서 일부 제한을 해제하고 있지만 안면 마스크 착용과 안전한 거리 유지는 여전히 많은 곳에서 의무 사항이다.

생각해보기 5-3

감염의 전파를 줄일 수 있는 네 가지 방법을 간단하게 설명하시오.

3. 감염 생리(Physiology of Infection)

1) 발현과 전개

감염원은 임상 증상이 나타날 때까지 체내에 얼마간 머물러 있을 수 있다. 미생물들은 몸속으로 들어가면 쾌적한 환경을 찾아 증식하고, 번식을 시작한다(그림 5-15). 이 과정에서 숙주의 방어기전이 미생물을 모두 파괴하기에 부족한 경우에만 감염이 이루어진다.

잠복기(incubation period)는 미생물의 체내 침입과 질병의 증상이 나타나는 사이의 기간을 말한다. 잠복기는 매우 다양하며, 미생물의 특성에 따라 다르고, 며칠 혹은 몇 달간 계속될 수 있다. 이 기간 동안 미생물은 체내에서 유해한 영향을 끼치기에 충분한 수가 될 때까지 번식한다.

어떤 감염에서는 확실하게 전구기(prodromal period)가 나타나기도 한다. 이는 감염된 사람이 피로를 느끼고, 식욕을 잃으며, 두통을 느껴 보통 무엇인가 잘못되었다는 생각을 갖게 되는 기간이다.

그 다음에는 급성기(acute period)가 찾아오는데, 이는 감염성 질환의 임상 증상이 절정에 이르는 시기이다. 특정 감염의 발현은 전구기가 긴 경우에는 모르는 사이에 진행될 수 있고, 심각한 증상과 함께 임상 증상이 빨리 나타나는 경우에는 갑작스럽게 급성으로 진행될 수 있다.

급성기의 기간은 미생물의 독력과 숙주의 저항력에 따라 달라진다. 많은 경우 급성기는 숙주 저항력, 즉 면역계가 효과적으로 작용할 때 끝이 난다. 많은 수의 미생물이 사용가능한 영양분이 감소할 때, 혹은 죽은 미생물과 괴사 조직의 폐기물(waste)에 영향을 받아 번식 속도가 감소될 때 급성기가 끝난다. 증상이 줄어들면 급성기에 이어 회복기(convalescent period)가 진행되어 증상이 소실되고 정상 신체로 회복된다.

2) 감염의 유형

감염은 특징과 발생 부위에 따라 여러 유형으로 정의된다.

- 국소감염(local infection) – 미생물이 신체로 유입되어 특정 부위에 국한되어 나타난다.
- 병소감염(focal infection) – 병원체가 국소감염에서 다른 장기로 퍼진다.
- 전신감염(systemic infection) – 감염이 몇몇 부위와 조직액, 특히 순환계로 퍼진다.
  - 패혈증(septicemia) – 혈액 내에 병원체가 증식하여 발생한다. 이는 미생물의 전파로 인한 독성 염증 상태인 패혈증(sepsis)의 원인이다.
  - 균혈증(bacteremia) – 혈액 내에 세균이 존재
  - 독소혈증(toxemia) – 혈액 내에 독소가 존재
  - 바이러스혈증(viremia) – 혈액 내에 바이러스가 존재
- 혼합감염(mixed infection) – 같은 부위에 여러 가지의 병원체가 동시에 존재하는 것
- 급성감염(acute infection) – 중증을 보이며 빠르지만 짧게 나타나는 감염
- 만성감염(chronic infection) – 급성 감염보다는 증상이 덜 심하지만 장기간 지속되는 감염
- 일차감염(primary infection) – 처음의 노출/감염
- 이차감염(secondary infection) – 일차감염 후에 일차감염 이외의 미생물에 의한 감염. 기회 병원체가 종종 이차감염의 원인이 된다.
- 무증상감염(subclinical infection) – 장기간 존재하였더라도, 명백한 증상이나 징후를 보이지 않는 감염

생각해보기 5-4

a. 전구기와 급성기를 자신의 경험을 예(마지막으로 감기에 걸렸을 때 등)로 들어 비교하시오.
b. 무증상감염과 만성감염을 비교하시오.
c. 미생물이 체내로 들어온 후 감염이 일어나지 않을 수 있는 세 가지 이유를 설명하시오.

3) 감염의 증상 및 징후

(1) 국소적 징후

감염의 국소적 징후는 대개 염증의 징후로, 통증 혹은 압통, 부기(swelling), 발적, 그리고 열감이다(그림 5-16, 표 5-7). 감염이 세균에 의해 일어난 경우, 염증성 삼출물 혹은 고름이 보통 나타나며, 바이러스 감염에서는 맑은 삼출물이 나온다. 삼출물과 조직의 색깔, 다른 특성들은 미생물의 종류를 밝히는 데 도움이 될 수 있다. 그 부위의 조직 괴사 또한 쉽게 일어날 수 있다. 국소 림프절이 부어오르고 압통이 생기는 림프절병증(lymphadenopathy)이 전형적으로 나타날 수 있다.

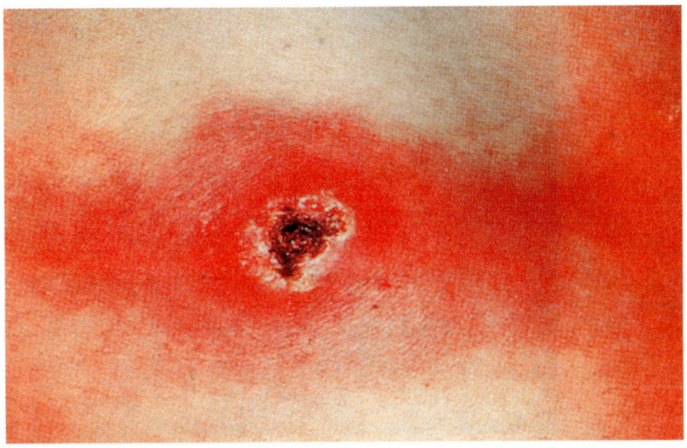

그림 5-16. *Staphylococcus* 감염에 의한 고름집

(*From Braverman IM* : Skin Signs of Systemic Disease, *ed 3, Philadelphia, 1998, Saunders.*)

표 5-7. 세균 감염의 국소적 혹은 전신적 징후

국소적 징후	전신적 징후
부기	열
발적	백혈구증가
통증과 압통	적혈구침강속도(ESR)의 증가
림프절병증	피로, 쇠약, 식욕부진
삼출물, 화농성	두통, 관절통

ESR, erythrocyte sedimentation rate

다른 국소 징후는 감염된 부위에 따라 다르다. 예를 들어, 호흡기의 국소 징후는 기침이나 재채기, 호흡곤란을 포함하며 소화기의 국소 징후는 구토나 설사를 포함한다.

(2) 전신적 징후

전신적 징후는 신체의 어느 부위에서나 발생할 수 있으며 염증에서 흔히 발견되는 증상 및 징후를 포함한다(표 5-7). 열, 피로, 허약, 두통, 구역(nausea)은 모두 감염과 흔히 관련되어 있다. 열(발열)의 특징은 원인이 되는 미생물에 따라 달라질 수 있다. 체온은 매우 높거나 오한과 동반될 수 있으며, 또는 아주 약간만 올라갈 수도 있다. 몇몇 바이러스성 감염에서는 체온이 정상보다 낮아진다. 심각한 감염에서는 신경계가 영향을 받아 혼돈이나 혼미, 간질발작(경련), 또는 의식상실로 이어질 수 있다.

생각해보기 5-5

감염의 세 가지 국소적 징후와 세 가지 전신적 징후를 나열하고 각각에 대하여 설명하시오.

4) 진단 방법

배양과 염색을 통하여 미생물들을 확인할 수 있고, 결핵이 의심되는 대상자의 경우 가래와 같은 검체를 사용한다. 정확한 결과를 위해 검체를 주의깊게 채취하고 신속하게 검사하는 것이 중요하다. 바이러스는 살아 있는 숙주를 필요로 하지만 다른 많은 미생물들은 실험실의 특정한 배양액에서 쉽게 자랄 수 있다. 감염원의 분포나 전파 여부 등을 확인하기 위해 혈액 배양을 실시할 수 있다. Kirby-Bauer 방법(원반 확산법)과 최소억제농도(minimum inhibitory concentration, MIC) 방법이 약물 감수성 검사로 실시된다(그림 5-17). 약물 치료는 보통 특정 부위에서 일어나는 감염에 대하여 초기자료와 지식을 바탕으로 즉시 시작한다. 배양을 필요로 하는 검사는 결과가 나올 때까지 보통 여러 날이 걸린다.

- 혈액 검사, 특히 백혈구 숫자의 변화는 감염의 또 다른 일반적인 지표이다. 세균 감염에서는 백혈구증가(leukocytosis)가 흔한 반면 바이러스성 감염은 종종 백혈구감소(leukopenia)를 일으킨다. 백혈구의 종류별 비율(differential count, 감별 계산)에도 변화가 일어나는데, 이는 미생물에 따라 단핵구증가(monocytosis), 중성구감소(neutropenia) 등이 일어난다. 중성구는 급성 염증에서 수가 증가하는 경향을 보이지만 림프구와 단핵구는 만성 염증에서 증가한다. C 반응단백질과 적혈구침강속도(erythrocyte sedimentation rate, ESR)는 증가하며 이는 염증반응의 일반적인 지표이다. 혈액 검사

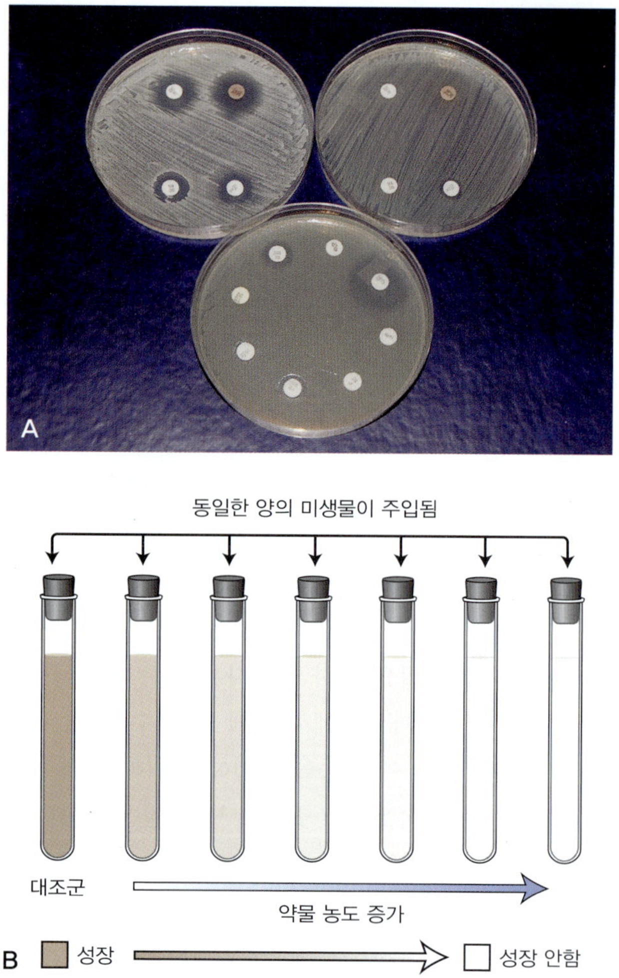

그림 5-17. A. 원반 확산법(Kirby-Bauer 방법). 항균제 원반을 둘러싸고 있는 선명한 부분은 억제대(zone of inhibition)로 억제대의 크기는 선택 미생물에 대한 항균제의 효과를 결정하는 데 사용됨. B. 최소억제농도. 특정 약물에 대한 최소억제농도(minimal inhibitory concentration, MIC)는 가장 낮은 농도의 튜브에서 미생물의 성장이 보이지 않는 때를 의미함. (*From VanMeter K, Hubert R*: Microbiology for the Healthcare Professional, *St. Louis, 2010, Mosby.*)

는 항체를 검출하고 특히 바이러스성 감염의 진단을 확정하는 데에 도움이 된다. B형 간염에서는 이와 같은 검사들이 감염의 경과를 감시하는 데에도 사용되는데, 이는 B형 간염의 경우 감염 경과의 다양한 시점에서 다른 항체가 생성되기 때문이다.

- 신속검사는 미생물의 대사 혹은 혈청학적 특징을 기반으로 병원균을 빠르고 정확히 동정하는데 사용된다. Latex agglutination test는 MRSA를 확인하기 위하여 개발된 방법이다.
- 방사선 검사는 감염이 일어난 부위를 식별하고, 감염의 병원체를 판단하는 데 도움이 될 수 있다. 예를 들어, 한 엽에만 국한된 폐의 경화(consolidation)는 보통 폐렴알균(pneumococcus)에 의한 폐렴을 암시한다.

5) 감염의 사례 : 인플루엔자(독감)

인플루엔자는 상부와 하부 호흡기 모두에 영향을 주는 바이러스성 감염이며, 매년 인구의 5~20%가 감염된다. 인플루엔자 감염 자체는 증상이 미약하지만, 폐렴 등 이차 세균 감염을 동반하는 경우가 있다. 합병증으로 인한 치사율은 특히 65세 이상과 만성 심혈관 질환 혹은 호흡기 질환을 가진 사람들에서 높을 수 있다. 인플루엔자는 보통 추운 날씨에 산발적으로 또는 유행성으로, 혹은 전 세계적으로 일어날 수 있다. 심각한 범유행(pandemics)은 1918~1919년에(스페인 독감) 발생하여 매우 높은 치사율을 나타냈으며, 다시 1957년(아시아 독감), 1968년(홍콩 독감)에 발생하였다. 1997년에는 닭으로부터 사람으로 전파되는 조류 독감이 홍콩에서 발병하였고, 이 잠재적인 교차감염에 대하여는 면밀하게 모니터 중이다. 역학자들은 가까운 미래에 범유행이 또 다시 발생할 것으로 예상하고 있다.

인플루엔자 바이러스는 믹소바이러스(myxovirus) 그룹의 RNA 바이러스로 분류된다. 인플루엔자 바이러스에는 세 가지 하위 그룹 – 가장 널리 퍼진 A형, B형, C형이 있다. A형과 B형은 주기적으로 일어나는 유행성 질병을 일으킨다. 인플루엔자 바이러스, 특히 A형은 끊임없이 항원대변이(antigenic shifts)와 항원소변이(antigenic drift)를 일으키는 돌연변이가 자주 일어나기 때문에 통제하기가 어렵다. 이 때문에 바이러스에 대한 장기적인 면역을 유지하는 것이 어렵고 매년 예상되는 바이러스에 맞추어 새로운 백신을 준비해야 한다. 불행하게도 새로운 변종은 겨울에 나타나서, 약간 다른 종류의 감염이 나타날 수 있다. 어떤 해에는 유행성 독감이 일찍 발생하여 사람들이 예방접종을 미처 받지 못한 경우도 있다. 세포 배양을 통해 성장한 바이러스를 이용하여 만든 새로운 종류의 백신이 개발 중에 있다. 이러한 방법은 백신 수요의 증가에 맞추어 신속하게 백신을 생산할 수 있도록 한다.

2009년 봄에 멕시코에서 새로운 변종의 A형 인플루엔자가 발견되어 2009 Type A H1N1 인플루엔자로 명명되었다. 전염성이 매우 높고 18세 미만의 소아 및 임신부에게 높은 이환율 및 사망률을 보였다. 65세 이상의 인구는 과거 유사한 바이러스에 의한 유행에서 면역을 획득한 것으로 여겨진다. H1N1 인플루엔자 바이러스는 1918년의 스페인 독감 바이러스와 유전적으로 항원성이 유사하며 조류, 돼지, 인간 인플루엔자에서의 유전 형질을 포함하여 급속도로 돌연변이된 것으로 추측하고 있다. H1N1은 바이러스 외피의 특정 항원 유형을 따라 명명되었다.

일부 소아는 중증급성호흡증후군으로 진행되어 사망하였다. H1N1 바이러스가 감염 당시 다른 신체적 문제를 가지고 있지 않았던 어린 소아 및 10대 청소년에게 이러한 반응을 보인 기전은 명확하지 않다. 추측 가능한 기전은 폐색전의 발생 또는 폐포 내의 모세혈관 교환의 변화이다. H1N1 독감은 2009년 9월 말에 북미와 유럽에 다시 발생하였다.

현재는 세 가지인 다가백신(multivalent vaccine)의 구성 종류가 매년 구체적으로 지정된다. WHO는 전세계적으로 감염의 발생과 이동을 관찰한다. 또한 전세계에서 검체를 수집하고 분석하며, 가장 효과적인 백신 균주(vaccine strain)를 찾기 위해 각각의 병원성 미생물에 대하여 발생률을 조사한다. 예를 들어, 한 가지 항원은 A/New Caledonia/20/99로 불릴 수 있는데, 이는 바이러스의 종류(A), 지리적 근원(뉴칼레도니아), 분리주 번호(20), 연도(1999)를 가리킨다.

백신은 비강 내 스프레이(생백신) 혹은 근육내 주사(비활성 혹은 사백신) 형태로 접종할 수 있다. 지금은 모든 사람들에게 매년 11월~2월에 백신 접종을 권장하고 있다. 의료기관 종사자인 경우 접종은 필수적이다. 2~4개월 동안 효력이 있는 백신은 감염의 중증도를 감소시키나 완전히 예방하지는 못한다.

인플루엔자 바이러스는 1933년에 처음으로 분리되고 밝혀졌다. 이는 호흡기 비말로 직접 전파되거나 오염된 물체를 접촉함으로써 간접 전파된다. 이 바이러스는 상온에서 2주 동안이나 살아남을 수 있으나 열과 에탄올과 같은 일부 소독제 및 세척제에 의해 파괴된다.

이 바이러스는 호흡기 점막의 세포로 들어가 복제되어 조직의 염증, 괴사를 일으키며 분비물과 주변 세포로 바이러스가 방출된다. 염증은 부비동(paranasal sinus), 인두, 그리고 이관(auditory tube)을 충혈시키고 막히게 할 수 있다. 인플루엔자에서 흔히 일어나는 호흡기 점막의 광범위한 괴사는 상부 호흡기관의 상재세균에 의한 이차감염으로 이어지기 쉽다. 바이러스는 폐로 확산되어 바이러스성 폐렴을 일으킬 수 있다.

인플루엔자는 보통 열과 오한, 현저한 병감(malaise), 두통, 전체적인 근육통, 인후통, 마른기침, 코 막힘을 동반하며 갑자기 시작된다. 그 이후 피로가 수 주 동안 지속될 수 있지만 보통 특별한 후유증 없이 완쾌된다. 계속되는 열이나 다른 증상은 보통 세균성 폐렴과 같은 합병증을 나타낸다.

세균 감염이나 호흡기 증상이 동반되지 않았으면 증상에 따른 대증적 치료만으로 충분하다. Oseltamivir(타미플루)와 같은 특정한 항바이러스성 약물은 신속하게 투여되었을 때 증상을 감소시킬 수 있다. CDC에서는 2008년과 2009년 유행 시 oseltamivir(타미플루)와 zanamivir(리렌자)의 사용을 권장했다. 다른 항바이러스제 치료도 시도되었으나, 부작용이 발생하였다.

생각해보기 5-6

a. 인플루엔자가 지속적으로 흔한 감염이 되는 이유를 설명하시오.
b. 발생률을 감소시킬 수 있는 세 가지 방법을 제시하시오.
c. 왜 이차적 세균 감염이 흔히 일어나는지를 설명하시오.

사례연구 5.1
바이러스 위장염

15개월이 된 여아 G는 12시간 동안 심한 구토와 설사를 했으며 물이나 음식을 섭취하지 못하였다. 아이는 혈액을 토하기 시작했으며 탈수와 무기력 증세를 보였다. 아이는 병원에 입원하여 정맥내로 수액, 전해질과 포도당 치료를 받았다. 대변 검사가 시행되었다.

검사 결과, RNA 바이러스 및 레오바이러스(reovirus) 계열의 로타바이러스 감염이 보고되었다. 이 바이러스는 위장염을 일으킨다. 잠복기는 1~2일이며, 바이러스는 분변-구강 경로로 전파되는데 아마도 아이가 다닌 어린이집에서 전파된 것으로 추정되며, 몇몇 아이가 아픈 적이 있었다. 바이러스는 소장의 융모 끝에 있는 상피 세포에서 복제된다. 이러한 세포손상은 수액과 영양분의 흡수 장애를 일으킨다.

1. 바이러스가 어떻게 출혈을 일으켰는지 병태생리학적으로 설명하시오.
2. 구토와 설사, 섭취 부족이 아이에게 생리적으로 어떠한 영향을 미치는지 설명하시오.
3. 전파에 영향을 준 요인은 무엇인가? 구토가 시작되기 전에 바이러스에 노출된 기간은 얼마인가?
4. RNA 바이러스 분류 체계는 무엇인가?
5. 구토와 설사의 특정 원인을 확인해야 하는 이유는 무엇인가? 이 외에 로타바이러스 감염 치료방법이 있는가?

사례연구 5.2
상부 호흡기 감염

9살인 K는 갑자기 목이 아프고, 두통과 병감이 생기며 열이 발생했다. 검사 시 인두가 붉고 편도선 표면과 편도움(crypts)에 고름이 있고 크기가 커져 있었다. 의사는 세균 감염을 의심하여 인후 면봉 검사를 시행했고, 합병증 예방을 위하여 페니실린을 처방하였다.

검사 결과 사슬알균(streptococcal) 감염으로 판명되어 페니실린 치료를 지속했다. 이 미생물은 그람 양성이며, 인두의 상피세포에 잘 부착한다. 외독소를 생산하고 식균 작용에 대항하며, 비말로 전파된다.

1. 더 이상의 전파를 예방하기 위한 주의사항(precautions)은 무엇인가?
2. 바이러스성 보다는 세균 감염임을 나타내는 요인은 무엇인가?
3. 현미경 하에서의 사슬알균의 전형적인 모습을 설명하시오.
4. 그람 양성의 의미와 이 분류가 어떻게 도움을 줄 수 있는지 설명하시오.
5. 두통과 열이 사라진 며칠 후, K는 투약을 중단하고 싶어 한다. 이 상황에서 투약을 중지할 수 없는 두 가지 이유는 무엇인가?

단원 요약

- 감염은 병원성 미생물에 의해 일어난다. 미생물은 크기, 모양, 구성 성분, 성장과 번식에 요구되는 물질 등의 특성에 따라 분류되고 동정된다.
- 세균은 단세포 생물로 세포벽, 때로는 외부 피막에 싸여 있다. 이들은 이분열에 의해 번식한다. 외독소, 내독소, 혹은 숙주 세포를 손상시키는 효소를 분비하기도 한다.
- 바이러스는 세포내 기생을 하며 증식을 위해 살아 있는 숙주 세포를 필요로 한다. 각각의 바이러스는 DNA 혹은 RNA를 갖고 있다. 이들은 복제 과정에서 인간 세포를 파괴하거나 DNA를 변화시킴으로써 질병을 일으킨다.
- 진균 중에서는 몇 종류만이 병원성이 있다. 칸디다는 인체에서 기회 감염을 일으키는 상주균무리 중 하나이다.
- 기생충은 장, 간, 혈류, 폐의 감염을 유발한다.
- 프리온은 중추신경계 내 단백질의 변형을 유발하는 단백질 유사 분자이다. 작용기전에 대해서는 잘 알려진 바가 없다. 프리온에 오염된 덜 익은 육류를 섭취하거나 감염된 공여자에게서 받은 장기로 인하여 전파된다.
- 정상 혹은 상주균무리는 피부, 입, 코, 인두, 장, 질에 서식하는 다양한 비병원성의 미생물을 말한다.
- 특정 병원체의 독력은 감염의 심한 정도를 결정

한다.

- 병원체의 전파는 구강 또는 호흡기 분비물, 성교, 매개물질, 매개동물을 포함하는 직접 혹은 간접 접촉을 통해 일어날 수 있다.
- 미생물의 보유소를 줄이고, 전파를 막으며 숙주의 저항력을 증가시킴으로써 감염 사이클이 깨질 수 있다.
- 감염의 증상은 충분한 수의 미생물이 체내에 있고 이들이 증식할 때까지 나타나지 않는다. 감염의 국소 징후는 조직의 염증과 괴사를 동반한다. 전신적 징후는 발열, 두통, 피로, 식욕부진, 병감을 포함한다.
- 감염은 불충분한 영양소에 의해 미생물이 성장에 제한을 받거나 숙주가 미생물을 파괴할 때 항생제 사용없이도 치료될 수 있다.
- 인플루엔자는 자주 돌연변이하는 바이러스에 의해 발생하는 호흡기 감염으로 백신 혹은 감염에 노출됨으로써 획득되는 장기면역이 형성되지 않는다. 흔히 유행성으로 발생하며 특히 노인에게서는 폐렴과 같은 이차 세균 감염이 흔하다.

학습문제

1. 다음 항목이 세균의 독력에 어떻게 기여하는지 설명하시오.
   a. 내독소 생산
   b. 아포 형성
   c. 피막의 존재
2. 다음 항목이 어떻게 숙주 저항성을 감소시키는지 설명하시오.
   a. 골수 손상
   b. 순환계 장애
   c. 뚫린 상처
3. 상주균무리의 두 가지 이점을 설명하시오.
4. 감염과 염증을 구별하시오.
5. 호흡기 감염 전파를 감소시키기 위한 세 가지 방법을 설명하시오.
6. 다음 각각을 설명하시오.
   a. 왜 미생물이 신체 내에 침투한 후 감염의 임상 증상이 즉시 나타나지 않는가?
   b. 왜 감염은 종종 약물 처치 없이도 치료되는가?
   c. 왜 감염에 항생제를 처방하는가?
7. 왜 처방된 항생제 복용 일정을 완수하는 것이 중요한가?
8. 왜 바이러스 감염은 치료하기 어려운가?
9. 인플루엔자의 두 가지 국소적 징후와 두 가지 전신적 징후를 설명하시오.
10. 왜 인플루엔자 백신은 매년 준비하고, 몇 가지 구성성분이 필요한가?

제 6 장

면역질환

학습목표

이 장을 학습한 후에, 학생들은 다음을 할 수 있다 :

1. 조직이식거부반응과 치료법을 설명할 수 있다.
2. 네 가지 종류의 과민반응의 기전 및 임상적 영향을 설명할 수 있다.
3. 급성중증과민증의 영향을 설명할 수 있다.
4. 자가면역질환의 기전을 설명할 수 있다.
5. 전신홍반루푸스의 병태생리, 임상적 증상 및 징후, 진단검사, 치료에 대해 설명할 수 있다.
6. 면역결핍의 원인 및 영향을 설명할 수 있다.
7. 후천면역결핍증후군의 원인, 전파기전, 보건의료인에게 미치는 영향을 서술할 수 있다.
8. HIV/AIDS의 진행과정, 영향 및 합병증을 설명할 수 있다.

주요 용어

후천면역결핍증후군(acquired immunodeficiency syndrome)
알레르기항원(allergen)
급성중증과민증(anaphylaxis)
항생의(antibiotic)
항균의(antimicrobial)
항바이러스의(antiviral)
자가항체(autoantibody)
기관지수축(bronchoconstriction)
초유(colostrum)
보체(complement)
세포독성의(cytotoxic)
뇌병증(encephalopathy)
홍반(erythema)
태아(fetus)
당단백질(glycoprotein)
저감마글로불린혈증(hypogammaglobulinemia)
저단백혈증(hypoproteinemia)
비만세포(mast cell)
단핵구(monocyte)
단핵포식세포계통(mononuclear phagocytic system)
돌연변이되다(mutate)
태반(placenta)
종합효소사슬반응(polymerase chain reaction)
예방의(prophylactic)
가려움의(pruritic)
복제(replication)
레트로바이러스(retrovirus)
비장절제(splenectomy)
줄기세포(stem cell)
가슴샘(thymus)
역가(titer)
소포(vesicle)

1. 조직과 장기의 이식거부반응 (Tissue and Organ Transplant Rejection)

이식 성공률이 향상되면서 손상된 장기나 조직을 기증자의 건강한 조직으로 대체하는 일이 점차 증가하고 있다. 다른 장기보다 피부, 각막, 신장, 폐, 심장, 골수의 이식이 많다. 이식은 표 6-1에서 볼 수 있듯이 기증자의 특성에 따라 분류할 수 있다. 대부분의 이식은 기증자의 조직을 수혜자의 몸에 심는 것이다(allograft, 동종이식). 일란성 쌍둥이들은 세포의 유전적 구성이 동일하여 이식 후에 거부반응이 나타나지 않으나 타인의 장기를 이식받는 사람의 면역계는 외부조직의 사람백혈구항원(human leukocyte antigen, HLA)에 반응하여 이식된 조직을 파괴하고 거부함으로써 이식의 성공에 방해가 되어 왔다.

1) 거부반응 과정

거부반응은 복잡한 과정으로 주로 제4형 세포-매개 과민반응이지만, 체액면역도 관련이 있으며, 두 가지 모두 염증과 조직괴사를 일으킨다. 거부반응은 결국 이식장기를 파괴하기 때문에 많은 경우에 이식장기가 새로운 장기로 대체되어야 한다. 이식장기의 생존 시간은 수혜자와 기증자의 HLA 일치도가 높을 때, 생체기증자가 기증했을 때(기증조직의 손상위험이 낮음), 수혜자가 면역억제제를 정규적으로 복용했을 때 길어진다. 각막과 연골은 혈액 공급이 적기 때문에 이식거부반응이 큰 문제가 되지 않으나 일어날 수는 있다. 이식수술기법과 약물치료가 향상되면서, 이식장기의 기능이 오랜 기간 유지되어 수혜자의 생존기간도 유의하게 증가하고 있다.

현재 신생아와 영아들은 HLA의 일치도가 낮아도 심장이식을 받을 수 있다. 이는 영아의 면역계가 아직 성숙하지 않고 외부 조직에 대한 반응이 없어 거부반응이 나타나지 않기 때문이다. 장기적인 영향은 알려져 있지 않지만, 예후는 점차 향상되고 있다.

거부반응 중에 숙주 또는 수혜자의 면역계가 이식을 거부할 때 발생하는 숙주편대이식병(host-versus-graft disease, HVGD)은 신장이식을 할 때 발생할 수 있다. 다른 종류의 거부반응으로 이식조직이 숙주세포를 공격하는 이식편대숙주병(graft-versus-host disease, GVHD)이 있다. 이것은 이식조직이 T 세포를 포함할 때 발생하는데, 골수이식 시 또는 살아있는 T 림프구가 있는 혈액을 수혈할 때 일어날 수 있다.

거부반응은 어느 시기에나 발생할 수 있다.

- 초급성(hyperacute) 거부반응은 이식 직후에 발생한다. 이전의 수혈로 혈액내 항체가 형성되어 있는 대상자의 경우 이식부위에 순환이 다시 시작할 때 위험성이 크다. 혈관이 손상되고 그 결과 이식된 조직으로 혈류 공급이 줄어든다.
- 급성(acute) 거부반응은 이식한지 몇 주 후에 일치하지 않는 항원이 반응을 일으키게 될 때 발생한다.

표 6-1. 조직 또는 기관 이식의 종류

동종이식(Allograft (homograft))	유전적으로 다르지만 동일한 종 사이의 이식 예) 한사람이 다른 사람에게
동계이식(Isograft)	유전적으로 같은 동일한 종 사이의 이식 예) 일란성 쌍둥이
자가이식(Autograft)	한 개인의 신체의 일부분을 다른 부분으로 이식 예) 피부 또는 뼈
이종이식(Xenograft (heterograft))	서로 다른 종 사이에 이식 예) 돼지에게서 인간으로

- 만성(chronic) 혹은 잠재(latent) 거부반응은 혈관의 점진적인 퇴행과 함께 수개월 또는 수년 후에 일어난다.

2) 치료와 예방

면역억제기술은 면역반응을 줄이고 거부반응을 막아준다. 일반적인 치료로 cyclosporine, azathioprine (Imuran), prednisone, glucocorticoid와 같은 약물을 사용한다. 수혜자는 이러한 약물들을 반드시 지속적으로 복용해야 하고 거부반응 징후를 감시해야 한다. Cyclosporine의 사용으로 거부반응은 현저히 감소하였으나, 약물의 부작용인 신장 손상을 막기 위해 투여용량을 매우 신중하게 결정해야 한다. 또한 많은 새로운 약물들이 임상실험을 통해 연구 중에 있다. 면역억제제는 정상 신체 방어 기능을 제한시켜 감염 위험성을 높이므로 주의를 기울여야 하는 약물이다. 감염은 일반적으로 건강한 사람에게는 전혀 해가 되지 않는 미생물이 기회감염을 일으키면서 발생한다. 당뇨병 대상자들은 대부분 신장과 다른 조직의 이식이 필요한데 이런 대상자들은 이미 혈관 문제로 인한 감염의 위험에 노출되어 있다. 또한 면역억제제를 복용하는 대상자는 정상 면역계의 기능 상실 때문에 림프종, 피부암, 자궁경부암, 결장암의 발생 위험이 증가한다. Cyclosporine을 복용하는 대상자는 치은과다증식(hyperplasia)의 발생빈도가 높다는 것을 치과의사는 알아야 한다.

생각해보기 6-1

이식 후에 면역억제제를 규칙적으로 그리고 영구적으로 복용해야 하는 이유를 설명하시오.

2. 과민반응(Hypersensitivity Reaction)

과민반응 또는 알레르기반응은 정상적으로 해가 없는 물질에 대한 특이하고(unusual), 때로는 해로운 면역 반응이다. 이 반응은 염증반응을 자극한다. 과민반응에는 조직 손상을 일으키는 기전에 따라 4가지 종류가 있다(표 6-2). 세계알레르기기구(World Allergy Organization)는 알레르기 문제를 규명하고 이것들을 비슷한 상황들(예, 알레르기 비염, 알레르기 천식, 알레르기 접촉피부염 등)과 구별할 수 있도록 표준 명명법을 개발하였다.

1) 제1형: 알레르기반응(Allergic Reaction)

알레르기는 매우 흔하며 특히 어린 아이들에게서 발생빈도와 심각성이 증가하고 있다. 알레르기반응에는 피부 발진, 건초열, 구토, 급성중증과민증과 같은 다양한 형태가 있다. 알레르기는 유전적인 경향이 있고 가족에서 이러한 알레르기 증상 및 징후를 나타내는 것을 아토피성 과민반응이라 한다. 알레르기반응을 일으키는 항원을 알레르기항원(allergen)이라 한다. 알레르기

표 6-2. 과민반응의 종류

종류	예	기 전	영 향
I	건초열 ; 급성중증과민증	IgE가 비만세포에 부착 ; 히스타민과 화학매개물질 분비	즉각적인 염증과 가려움
II	ABO혈액 부적합	IgG 또는 IgM이 세포의 항원에 반응-보체 활성화	세포용해와 식세포 작용
III	자가면역질환 : 전신홍반루푸스, 사구체신염	항원-항체 복합체가 조직내 침착-보체 활성화	염증, 혈관염
IV	접촉피부염 ; 이식거부반응	항원이 T-림프구와 결합 ; 감작된 림프구가 림포카인(lymphokine) 분비	지연된 염증

항원에는 음식, 화학물질, 식물의 꽃가루와 약물 등이 있다. 한 개인이 여러 물질에 알레르기가 있기도 하고, 이것이 세월이 흐르면서 변하기도 한다. 조개류, 견과류, 딸기 등이 흔하게 알레르기를 발생시키는 음식이다. 과민반응은 ASA (aspirin), penicillin, sulfa, 국소마취제와 같은 약물에서 흔하게 일어난다. 교차 알레르기(cross allergy)가 흔하므로 한 가지 형태의 penicillin에 알레르기가 있는 경우는 penicillin 계통의 모든 약물에 알레르기가 있다는 것을 의미한다. 심한 제 I 형 과민반응을 경험하는 어린 아이의 수가 유의하게 증가하고 있다. 이 반응은 대부분 어린 아이가 땅콩이나 다른 콩과의 특정 음식에 노출되었을 때 발생한다. 이 반응은 급성중증과민증을 초래할 정도로 충분히 심각할 수 있으므로 어린이들이 제 I 형 과민반응으로 진단되면, 심한 기관지경련과 저혈량을 예방하기 위하여 응급약물을 투여할 수 있는 주사기 또는 에피네프린 자동 주사장치-에피펜(Epipen)을 가지고 다니도록 한다.

(1) 원인 기전

제1형 과민반응은 특정한 알레르기항원에 노출되었을 때 발생하며, B림프구로부터 IgE 항체가 만들어지면서 시작된다. 이런 항체들은 특정한 위치에 있는 비만세포에 부착하여 비만세포를 감작시킨다(그림 6-1). 비만세포는 기도와 소화관(respiratory and digestive tracts)의 점막 내에 다수 존재하는 결합조직세포이다. 동일한 알레르기항원에 다시 노출되면, 알레르기항원은 비만세포의 IgE 항체와 결합하여, 비만세포 내의 과립으로부터 히스타민(histamine)과 같은 화학매개물질의 분비를 자극한다. 이런 화학매개물질은 혈관확장과 국소부위(예를 들어, 코 점막)의 모세혈관의 투과성 증가와 같은 염증반응을 일으켜 그 결과 조직에 부기(swelling)와 발적이 생긴다. 히스타민의 분비는 신경 말단을 자극하여 가려움(pruritus)이나 경한 통증을 유발한다. 또한 프로스타글랜딘(prostaglandin)과 류코트라이엔(leukotrien)과 같은 다른 화학매개물질들이 반응의 두 번째 단계(phase)에서 분비되어 비슷한 영향을 준다. 만약 감작된 비만세포가 코 점막에 위치하고 있다면, 항원-항체 반응은 건초열의 전형적인 징후를 일으킨다. 만약 이러한 감작이 폐의 호흡기 점막에서 일어난다면, 화학매개물질은 기관지수축(세기관지 민무늬근육의 수축과 기도의 협착)과 기도 점액의 분비를 일으켜 기도의 폐쇄 또는 천식을 일으킨다.

(2) 임상적 증상 및 징후

알레르기항원에 처음 노출되는 경우에는 비만세포를 감작시키고, 항체만 형성한다. 특정 알레르기항원에 두 번 이상 노출되면 알레르기반응의 증상과 징후가 일어난다. 그 부위가 발적되고, 부어오르며 수포나 물집이 생기고 심한 가려움이 유발된다.

① 건초열 또는 알레르기 비염

비강 점막의 알레르기반응은 잦은 재채기, 다량의 묽은 콧물 그리고 가려움을 일으킨다. 비강 점막이 부비동의 점막 그리고 눈꺼풀의 결막과 연결되어 있어서, 흔히 눈이 충혈되고, 눈물이 많아지며 가려움이 생기게 된다. 건초열 또는 알레르기 비염은 대개 공기 중의 꽃가루가 원인이므로 계절성이지만, 몇몇 사람들은 다양한 알레르기항원에 민감할 수 있어 년 중 어느 때나 징후가 나타날 수 있다.

② 음식 알레르기

음식 알레르기는 여러 가지 방식으로 증상과 징후가 나타날 수 있다. 염증반응이 소화기계 점막에서 일어나면, 구역, 구토, 설사가 초래된다. 어떤 경우, 음식 알레르기는 두드러기라 부르는 피부 발진을 일으킬 수 있다. 두드러기는 크고 단단하며 붉게 부어오르고 심한 가려움을 일으킨다. 심한 경우, 두드러기가 인두 점막에서 일어나 기도를 폐쇄시키기도 한다. 그러므로 피부 발진과 함께 호흡곤란을 관찰하는 것이 중요하다.

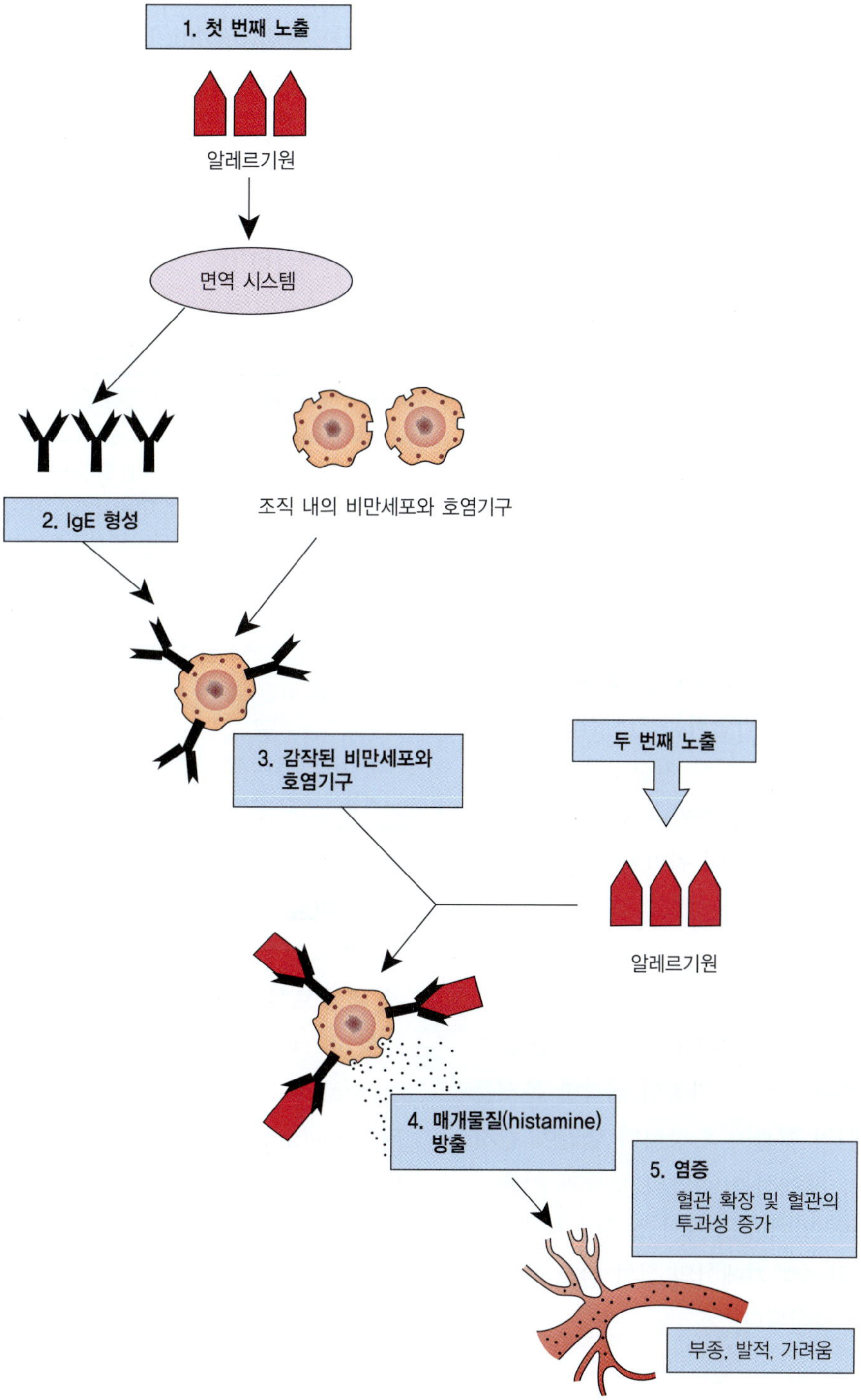

그림 6-1. 제1형 과민반응, 알레르기반응

③ 아토피피부염이나 습진

아토피피부염이나 습진은 만성적이고 유전적 요인인 경우가 많으며 대체로 영아나 어린 아이에게 많다. 피부 발진은 얼굴, 몸통, 팔다리(extremity)에 발생할 수 있으며 섭취한 음식의 종류, 자극이 되는 직물(fabrics), 건조한 대기 등과 연관이 있다. 아이가 성장함에 따라 사라지기도 하지만, 성인이 되면서 재발하는 경우도 있다.

④ 천식

폐질환인 천식은 공기의 흐름을 방해하는 기관지 점막에서의 알레르기반응에서 초래될 수 있다. 흔히 세 가지 아토피성 질환인 건초열, 습진, 천식은 가족력이 있다.

(3) 급성중증과민증 또는 급성중증과민반응쇼크 (Anaphylaxis 또는 Anaphylactic Shock)

급성중증과민증은 생명을 위협하는 전신적인 과민반응으로 혈압 저하, 기도폐쇄, 심한 저산소증을 일으킨다. 일반적으로 곤충에 물림, 땅콩이나 조개류의 섭취, penicillin의 투약, 국소 마취 등이 원인이 되며 대개 노출된 지 수분 내에 발병한다.

① 병태생리

비만세포로부터 다량의 화학매개물질들이 전신 순환내로 매우 빠르게 분비되고, 두 가지의 심각한 문제를 일으키게 된다. 전신의 혈관이 확장되어 혈압이 갑자기 심하게 떨어진다. 폐에서는 점막의 부종과 기관지 및 세기관지의 수축이 일어나 공기의 흐름이 차단된다(그림 6-2). 호흡기와 순환기에서의 심한 산소 부족으로 수분 내에 의식이 상실된다.

생각해보기 6-2

급성중증과민증이 심각한 문제가 되는 세 가지 이유를 설명하 시오.

② 증상 및 징후

급성중증과민증의 초기 증상 및 징후는 전신성 가려움 또는 저림(tingling), 기침, 호흡곤란 등이다. 이후 허약감, 어지러움, 실신, 두려움, 공황상태가 빠르게 이어진다(표 6-3). 부종이 눈주위, 입술, 혀, 손, 발에서 관찰될 수 있으며 두드러기가 피부에 생기기도 한다. 전신적인 허탈(collapse)이 의식상실과 함께 수분 내에 일어난다.

급성중증과민증의 응급 치료

- 즉시 epinephrine을 주사한다. 이 약물은 교감신경을 자극하여 혈압을 증가시킨다. 그 결과 혈관의 수축과 심박동수 및 심박동의 강도가 증가한다. 또한 이 약물은 기관지의 민무늬 근육(smooth muscle)을 이완시키고 기도를 개방시킨다.
- 급성 알레르기반응 또는 급성중증과민증 반응의 과거력을 가진 사람은 알레르기항원에 노출되고 수분 또는 수초 내에 신체의 허탈이 일어나기 때문에 주사용 epinephrine (EpiPen)을 휴대하고 있는 경우가 많다.
- 항히스타민제를 주사하고 산소를 즉시 공급해야 한다.
- 쇼크를 치료하고 신체를 따뜻하게 유지한다.
- 가능한 빨리 119에 전화하여 긴급하게 도움을 요청한다.
- 필요하면 즉시 심폐 소생술을 실시해야 한다.

(4) 치료

즉각적인 epinephrine의 투여가 필수적이다. 이는 신체 내 호르몬인 epinephrine과 같은 방법으로 작용한다.

항히스타민제〔diphenhydramine(Benadryl)나 chlorpheniramine(Chlor-Trimeton)〕는 분비된 히스타민(histamine)에 대한 조직에서의 반응을 차단하기 때문에(세포내 histamine-1 수용체 차단) 알레르기반응의 초기 단계에 유용하다. Glucocorticoid 또는 cortisone 유도체는 면역반응을 감소시키고 혈관계를 안정화시키기 때문에 심하거나 지연된 반응에 사용되기도 한다. Glucocorticoid는 주사나 경구로 투약될 수 있고 피부에 국소적으로 적용되기도 한다.

알레르기의 특정 원인을 밝히기 위해 피부반응검사를 실시할 수 있다. 피부를 긁어 소량의 정제된 항원을 떨어뜨리고, 양성 피부 반응을 나타내는 홍반(erythema)

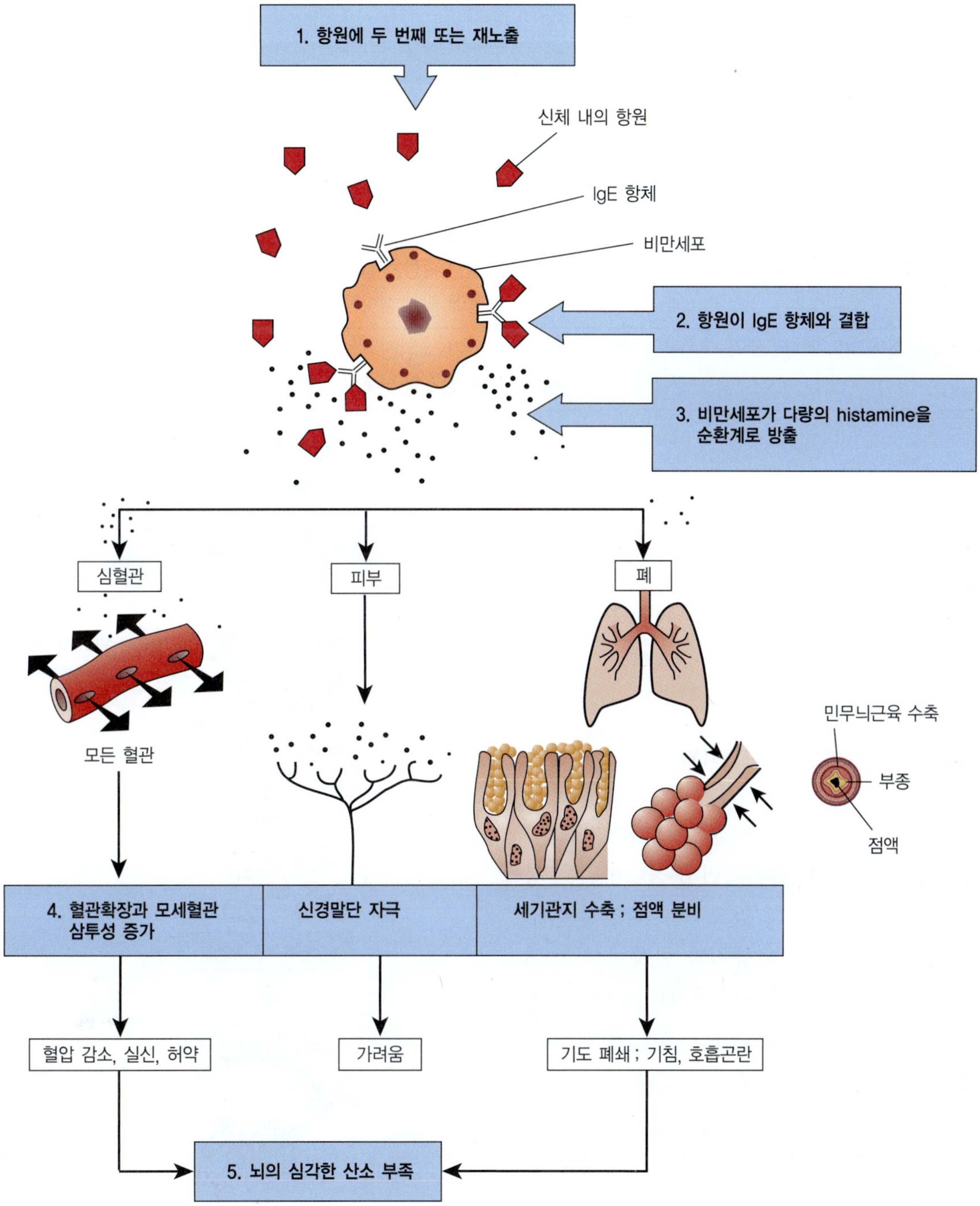

그림 6-2. 급성중증과민증의 영향(제1형 과민반응)

이나 발적이 나타나는지를 관찰하는 것이다. 많은 경우 알레르기가 있는 사람들은 음식물, 꽃가루와 알레르기항원에 노출되었는지에 대한 관찰과 하루 동안의 사건을 일지로 작성하여 원인이 되는 요소를 찾을 수 있다. 의심되는 항원을 피하는 것으로 증상을 줄일 수 있다. 소량의 항원을 반복 투약하여 차단항체(blocking antibody)를 형성하도록 하는 탈감작화 치료가 알레르기반응을 줄일 수 있다.

표 6-3. 급성중증과민증의 증상 및 징후

증상 및 징후	이론적 근거
피부 : 가려움, 저림, 열감, 두드러기	히스타민과 화학매개물질이 감각 신경을 자극함
호흡 : 호흡곤란, 기침, 숨이 막히는 느낌, 쌕쌕거림	화학매개물질이 세기관지의 민무늬근육 수축, 부종, 가래 분비 증가를 일으켜 기도 협착과 산소부족을 초래함
심혈관 : 혈압저하	화학매개물질이 빠르고 약한 또는 불규칙한 맥박을 동반하는, 전신 혈관 확장을 일으키고, 이로 인해 저혈압이 나타남 ; 교감신경계 작용에 의한 심박동수 증가
중추신경계 : 불안과 두려움(초기) ; 허약, 어지러움, 의식상실	초기, 교감신경성 반응 ; 후기, 혈압 저하와 호흡기 폐쇄로 뇌로 가는 산소의 부족

생각해보기 6-3

a. 알레르기반응의 특정 원인을 규명하는 것이 왜 중요한지 설명해보시오.
b. 건강력에 알레르기를 포함하는 목적을 설명하시오.

2) 제2형 : 세포독성과민성 (Cytotoxic Hypersensitivity)

제2형 과민성은 세포독성과민성으로 불리기도 하며, 항원은 세포막에 존재한다(그림 6-3). 항원은 정상적인 신체구성 성분일 수도 있고 외부 물질일 수도 있다. 순환하는 IgG 항체는 항원과 반응하여 보체(complement)작용 활성화와 세포용해(cytolytic) 효소 분비 또는 포식작용(phagocytosis)을 통해 세포를 파괴한다. 이러한 반응의 예로 수혈의 부적합 반응을 들 수 있다. A형인 사람은 적혈구에 A항원을 가지고 있고 항B항체를 가지고 있다. B형인 사람은 항A항체를 가지고 있다. 만약 기증자의 B형 혈액이 A형인 수혈자(recipient)에게 수혈되면 항원-항체반응이 A형의 적혈구를 파괴할 것이다(용혈작용)(그림 6-3). 혈액 부적합 반응의 또 다른 형태는 Rh인자로 발생한다.

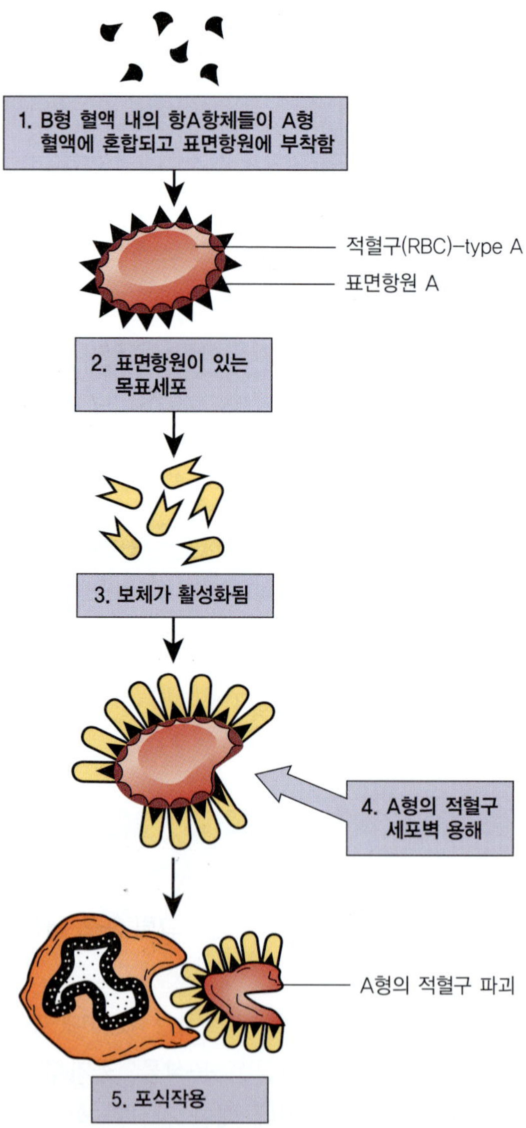

그림 6-3. 제2형 과민성 – 세포독성반응

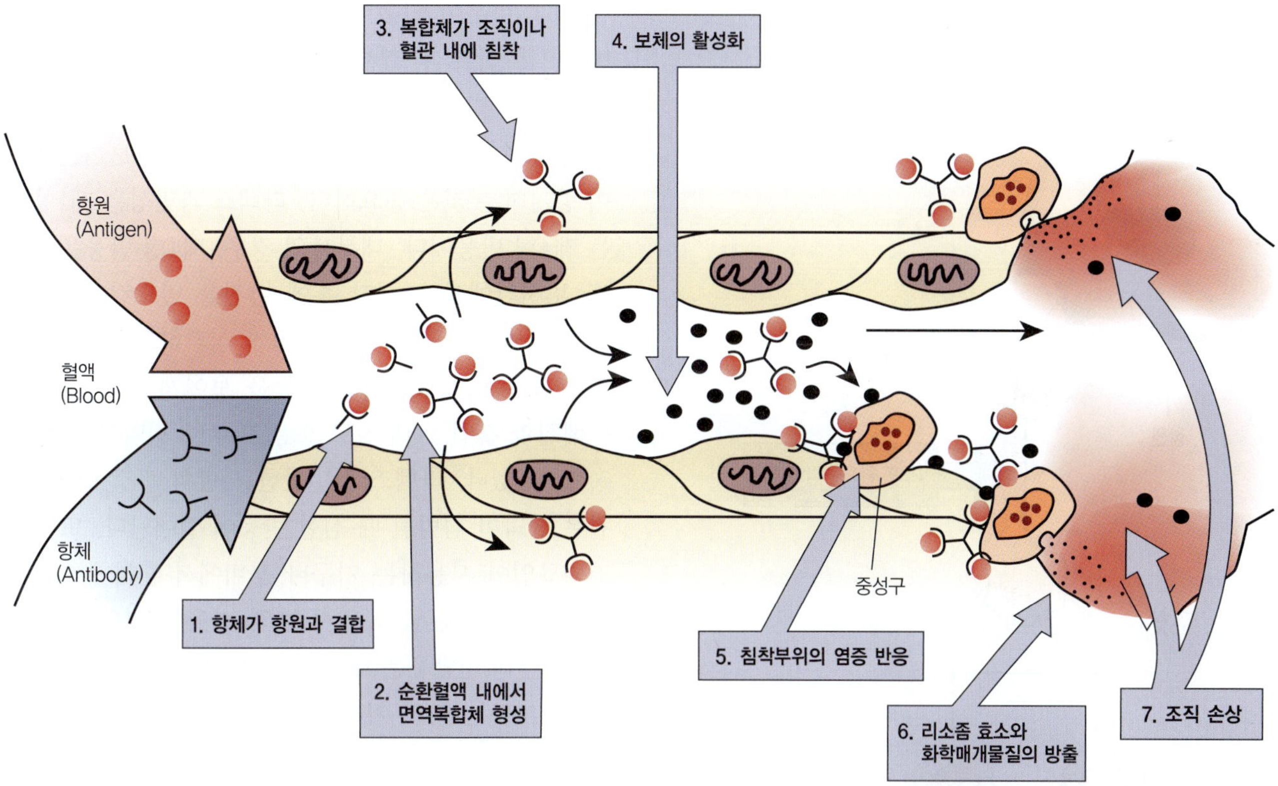

그림 6-4. 제3형 과민성 – 면역복합체반응

3) 제3형 : 면역복합체과민성 (Immune Complex Hypersensitivity)

이 반응은 항원이 항체와 결합하여 복합체를 형성하여 조직 내, 주로 혈관 벽에 침전되고 보체를 활성화한다(그림 6-4). 이런 과정은 염증과 조직 파괴를 일으킨다. 현재 류마티스 관절염, 사구체신염(glomerulonephritis) 등 많은 질병이 면역복합체가 원인이 되어 발생한다고 여겨지고 있다. 혈청병(serum sickness)은 전신반응에 속하며 면역복합체의 침착이 다수의 조직에서 일어날 때 발생한다. 동물혈청을 이용한 수동면역방법이 줄어들면서, 현재 혈청병은 줄어들고 있다. 아르튀스반응(arthus reaction)은 면역복합체가 혈관 벽에 부착되어 혈관염을 일으켜서 발생하는 국소 염증과 조직 괴사이다. 예로 농부폐(farmer's lung)가 있으며, 이는 곰팡이가 핀 식물을 다룰 때 흡입된 곰팡이에 대한 반응이다.

4) 제4형 : 세포-매개 또는 지연 과민성 (Cell-Mediated or Delayed Hypersensitivity)

제4형은 항원에 감작된 T 림프구의 지연된 반응에 의한 것으로 그 결과 항원을 파괴하고 염증반응을 일으키는 림포카인(lymphokine)이나 화학매개물질이 분비된다(그림 6-5). 투베르쿨린 검사(예, Mantoux skin test)는 결핵의 원인이 되는 균에 이전에 노출된 적이 있는지 확인하기 위해 이용한다. Mycobacterium은 활동성 감염으로 발전하지 않더라도 폐에서 과민반응을 일으키는 특이한 특성을 가진다. 소량의 항원을 이전에 감작된 사람의 피부에 주사하여 주사 부위에 염증이 일어난다면 이는 양성반응이다. 이러한 양성반응이 활동성 감염이 있을 때 반드시 나타나는 것은 아니지만, 이전에 결핵균에 노출된 적이 있음을 나타낸다. 활동성 결핵의 유무는 X선 검사와 가래배양검사를 통해 진

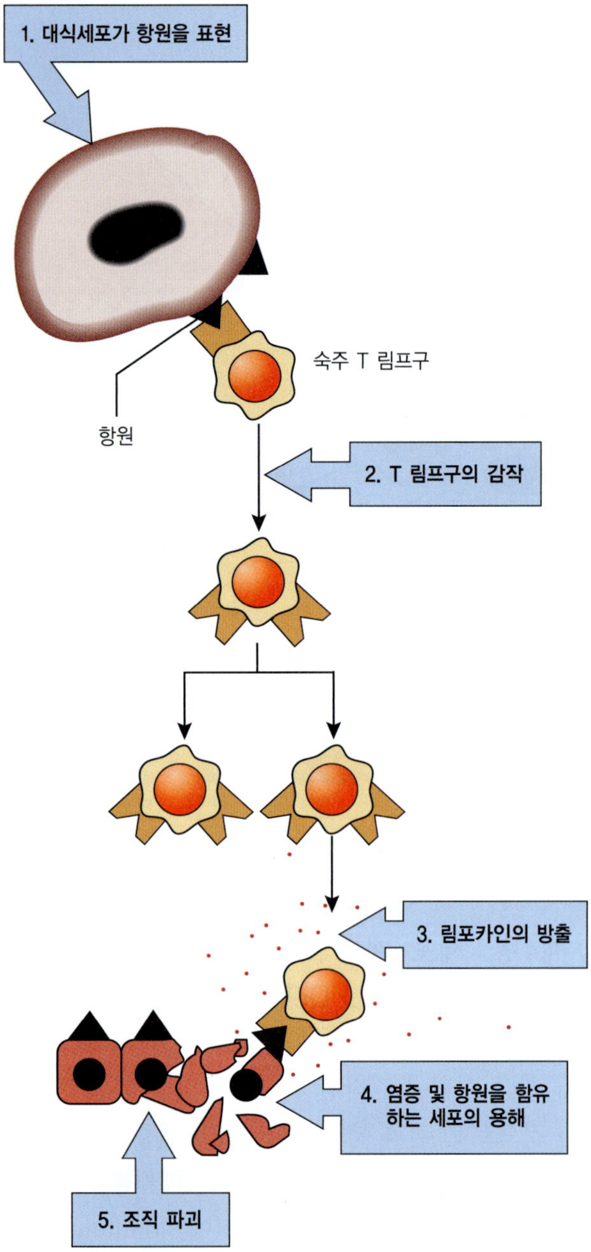

그림 6-5. 제4형 과민성 — 세포-매개 또는 지연 과민성

단할 수 있다. 앞서 언급한, 장기 이식거부반응도 이 분류에 속한다.

접촉피부염 또는 알레르기성 피부 발진은 화학물질에 직접 접촉했을 때 나타나는 제4형 반응에 의한 것이다. 이러한 화학물질에는 화장품, 염색약, 비누, 금속 등이 있다. 다른 예로는 옻나무와 같은 식물 독성에 대한 피부 반응이 있을 수 있다. 이러한 피부 반응은 일반적으로 접촉 후 즉시 나타나지 않고, 24시간 이후에 발생한다. 라텍스 장갑 사용량이 증가하면서, 보건의료인 중에 고무와 라텍스 물품에 과민성을 보이는 사람이 증가하는 것은 중요하다. 라텍스 과민성은 제1형 또는 제4형 반응이다. 대부분의 경우, 제4형 반응은 접촉 후 48시간에서 96시간 후에 발진을 일으킨다. 제1형 반응은 발생빈도가 낮지만 훨씬 심각하고 천식, 두드러기 또는 급성중증과민증 등을 보이게 된다. 라텍스 단백질과 흡입, 내부경로 또는 피부나 점막를 통해 접촉할 수 있다. 라텍스에 민감한 사람의 구강이나 질과 같은 점막이 침범될 때 심한 반응이 일어난다. 또한 보건의료인이 사용하는 기구나 장비에서 흔하게 발견되는 니켈과 같은 금속 역시 면역 반응을 일으킬 수 있다. 이런 과민반응은 대개의 경우 피부 발진으로 알 수 있다. 피부는 붉고 가려우며 소포와 장액성 삼출물이 존재한다.

생각해보기 7-4

부적합한 혈액을 수혈할 때의 과민반응과 결핵 검사를 할 때의 과민반응의 차이점을 설명하시오.

3. 자가면역질환(Autoimmune Disorders)

자가면역 장애는 면역계가 자기(self)와 비자기(non-self)를 구분하지 못해서 발생한다. 자가면역 장애의 정확한 원인은 아직 밝혀지지 않았다.

1) 기전

자가면역 장애는 자신의 세포나 세포물질에 대해 항체가 발생하여 자신의 조직을 공격할 때 발생한다(그림 6-6). 자가항체(autoantibodies)는 자가항원에 대항하여 형성된 항체를 말한다. 자가면역 장애의 진단과정이 점차 발전하면서 이에 대한 진단과 치료뿐만 아니라

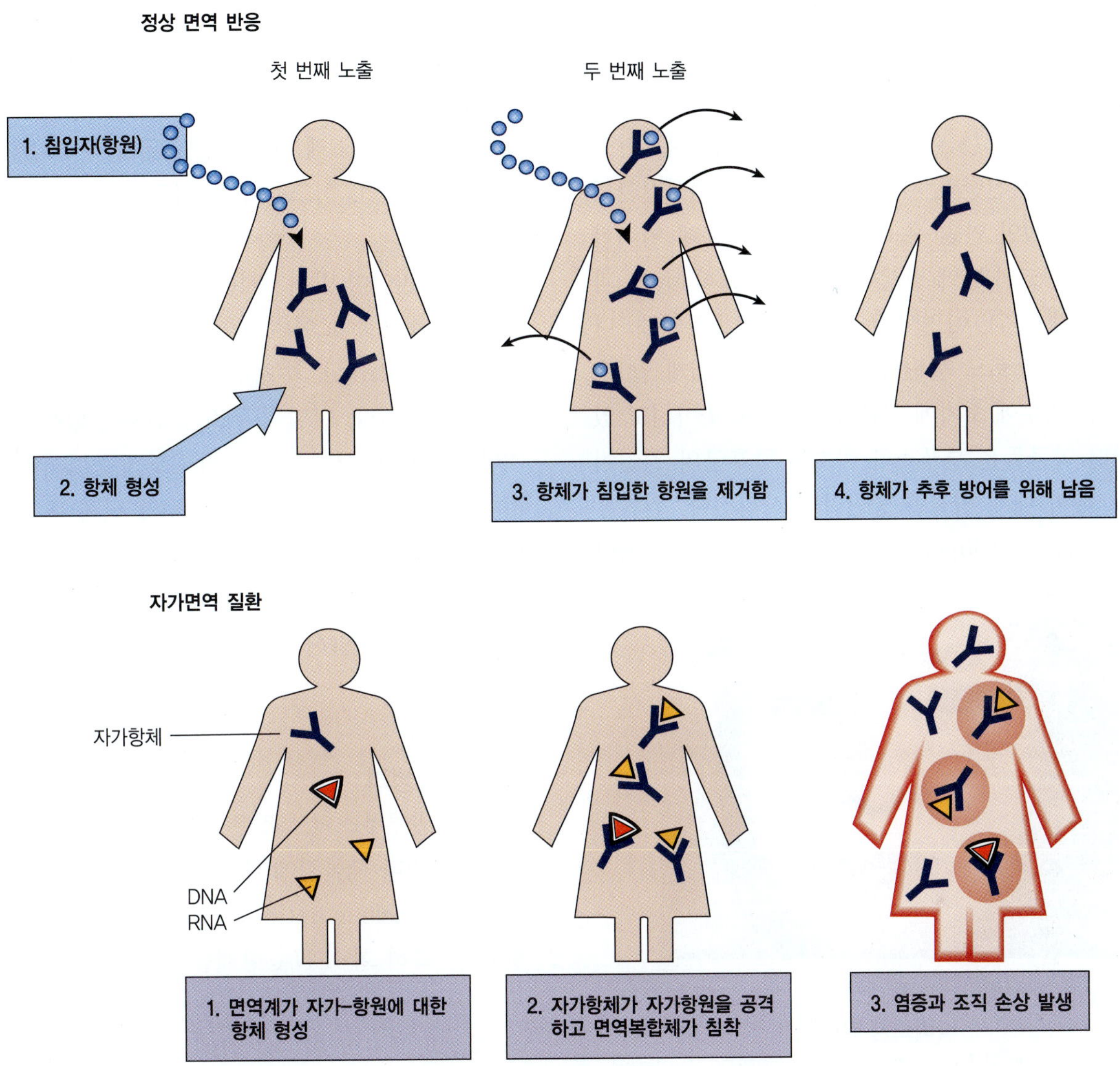

그림 6-6. 자가면역 과정

인식도 점차 향상되고 있다. 하시모토병(Hashimoto thyroiditis)과 같은 질환은 하나의 기관이나 조직에 영향을 주고 전신홍반루푸스와 같은 질환은 전신적인 영향을 준다. 또 다른 예로 류마틱열, 중증근무력증, 피부경화증, 악성 빈혈, 갑상샘항진증(Graves disease) 등이 있다.

자가항원은 대개 면역계의 관용으로 자신의 항원에는 반응을 일으키지 않는다. 자기관용(self-tolerance)을 잃었을 때, 면역계는 자신을 외부 물질과 구별할 수 없게 된다. 그렇게 되면 자가항체는 면역반응을 촉발하여 조직 괴사와 염증을 일으킨다. 어떤 사람들은 조직 파괴와 뒤이어 일어나는 손상된 세포성분에 대한 항체 형성 후에 면역관용(immune tolerance)을 상실할 수 있다. 노화는 자가항원에 대한 내성을 상실하게 한다. 가족내 자가면역질환 발생 빈도가 증가되는 것을 근거로 자가면역질환에 유전적 요인이 관여하는 것으로 보인다.

2) 전신홍반루푸스 (Systemic Erythematosus Lupus)

전신홍반루푸스는 여러 신체계통을 침범하는 만성 염증 질환이며 진단과 치료가 어렵다. 이 전신질환의 명칭은 특징적인 안면 홍조로부터 기인하는데 이러한 안면 발진은 코와 뺨에 발생하며 늑대의 표식(lupus)과 닮았다(그림 6-7). 이 발진은 그 분포 형태로 인해 “나비모양 발진”으로도 불린다. 이런 상태는 쉽게 알 수 있어 많은 경우에 초기에 진단되어 예후도 좋아지고 있다. 어떤 약물들은 루푸스와 비슷한 증후군의 원인이 되기도 하며 대개 약물을 중단하면 사라진다. 원반홍반루푸스(Discoid lupus erythematosus)는 피부에만 영향을 주는 심하지 않은 질환이다.

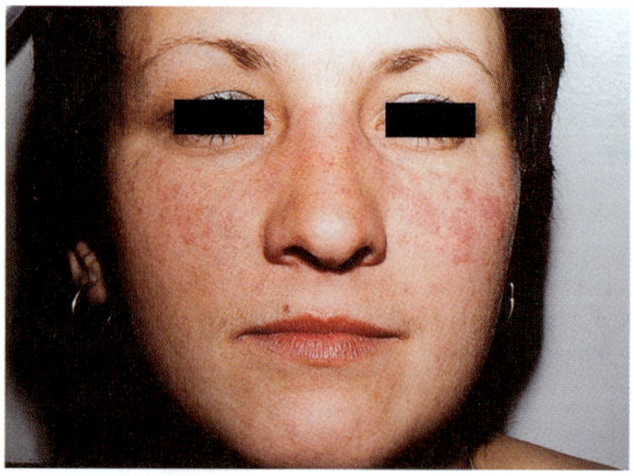

그림 6-7. 전신홍반루푸스 대상자의 뺨과 코에 분포한 “나비모양 발진”
(Courtesy of Dr. M. McKenzie, Tronto, Ontario, Canada)

많은 경우, 초기 단계에 진단되지 않으므로 발병시기는 불확실하다. 전신홍반루푸스는 대개 여성에게 발병하고 10세와 50세 사이에 진단된다. 아프리칸-아메리칸, 아시아인, 히스패닉, 미국원주민에게 많이 발병한다.

특정한 원인이 밝혀지지는 않았지만 여러 가지 원인이 있는 것으로 보이며, 이에는 유전적 요인, 호르몬 관련 요인(estrogen 수치), 그리고 환경적 요인(자외선 노출) 등이 있다. 단일 루푸스 유전자는 밝혀지지 않았지만 자가면역 장애에 대한 감수성을 증가시키는 유전자가 확인되었다. 환자와 가족들의 신체 내 보체계와 면역계에 대한 많은 연구들이 진행 중이다. 그리고 손상된 세포의 제거와 정상적인 세포자멸사를 방해하는 유전적 결함을 밝히는데 초점을 둔 연구가 진행되고 있다.

(1) 병태생리

전신홍반루푸스의 특징은 DNA, 혈소판, 적혈구, 여러 핵산, 기타 핵물질에 대항하는 많은 순환 항체(항핵항체[antinuclear antibodies, ANAs])가 존재한다는 것이다. 특히 항-DNA 항체를 가진 면역복합체는 신체 모든 부위의 결합조직에 축적되고 보체를 활성화하며 염증과 괴사의 원인이 된다. 혈관염이 여러 장기에서 발생하고 조직으로의 혈액공급이 감소된다. 그 결

표 6-4. 전신홍반루푸스의 일반적인 증상 및 징후

관절	다관절염, 관절이 붓고 통증이 심하며 손상은 없음 ; 관절통
피부	뺨과 코를 포함한 코 주위에 발적을 동반한 나비모양 홍반이 있거나 몸에 발진이 생김 ; 광민감성 – 태양에 노출시 악화 ; 구강 점막의 궤양 ; 탈모
신장	사구체에 항원-항체 침착으로 인한 사구체신염, 특징적인 단백뇨를 보이는 염증과 진행성 신장 손상을 일으킴
폐	가슴막염 – 가슴통증의 원인이 되는 가슴막의 염증
심장	심장염 – 심장의 층(내막, 중막, 외막)에 발생하는 염증, 대개는 심낭염
혈관	레이노 현상(Raynaud phenomenon) – 손가락과 발가락의 통증을 동반한 주기적인 혈관경련
중추 신경	정신병, 우울, 기분변화, 발작(seizures)
골수	빈혈, 백혈구 감소증, 혈소판 감소증

과 허혈(ischemia)로 염증이 심해지고 조직의 파괴가 이어진다. 이러한 과정은 대개 여러 조직과 기관에서 발생하며, 흔히 신장, 폐, 심장, 뇌, 피부, 관절, 소화기관에서 발생한다.

여러 계통에서(최소한 네 부위)의 발병과 자가항체 존재를 검사하는 임상검사 결과에 기초해서 진단한다.

(2) 증상 및 징후

전신홍반루푸스는 대상자 개개인에 영향을 주는 부분이 매우 달라 임상 증상이 다양하여 진단을 내리기 어렵게 한다. 많은 대상자들이 대개 초기에 피부 발진 또는 관절의 염증을 보이고 다음으로 폐, 신장으로 진행된다. 일반적인 증상과 징후는 표 6-4와 같다. 과정은 진행성이며 완화(remission)와 악화가 반복되는 것이 특징이다.

(3) 진단검사

다량의 ANAs, 특히 항-DNA와 다른 항체들이 혈청 내에 존재한다면 이는 전신홍반루푸스를 나타낸다. 핵물질을 포함한 성숙한 중성구(neutrophil)인 홍반루푸스(LE) 세포(그림 6-8)가 혈액에 보이면 양성 징후이다. 보체 수치가 특징적으로 낮고 적혈구 침강 속도(ESR)가 높은 것은 염증반응을 나타낸다. 종종 적혈구, 백혈구, 림프구, 혈소판 수치가 낮다. 확진을 위해 여러 가지 항체를 알아보기 위한 추가적인 면역학적 검사가 필요하다. 또한 염증과 손상을 알아보기 위해 모든 기관과 계통의 검사가 필요하다.

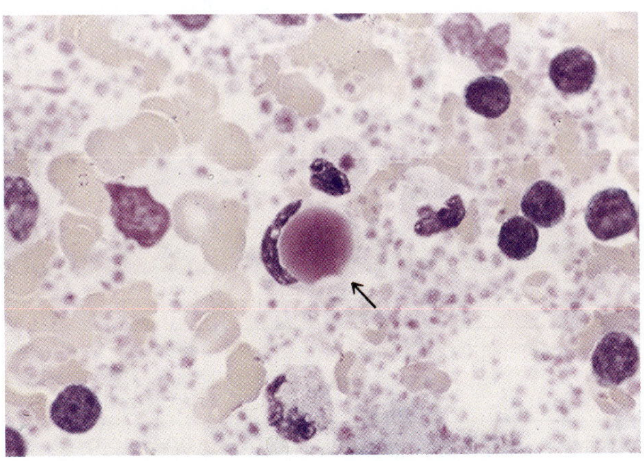

그림 6-8. 전신홍반루푸스의 홍반루푸스(LE) 세포

중성구(화살표)에 의해 식균되고 대부분의 세포질을 차지하고 있는 전신홍반루푸스 덩어리. 세포 핵이 옆으로 밀리고 있음.
(*from Stevens ML*: Fundmentals of Clinical Hematology, *Philadelphia, 1997, Saunders.*)

(4) 치료

전신홍반루푸스는 대개 류마티스 전문의에 의해 치료된다. 질병의 중증도와 증상에 따라 치료방법이 결정된다. 면역반응과 염증반응을 줄이기 위해 prednisone, glucocorticoid를 흔히 사용한다. 질병이 악화되거나, 스트레스가 있는 기간에는 고용량이 사용되지만, 호전 시에는 약의 부작용을 줄이기 위해 약의 용량을 줄여야 한다. 비스테로이드성 항염제(NSAIDs) 또한 유용하게 사용된다. 말라리아약(antimalarial drugs), hydroxy-chloroquine을 악화 시 사용하면 증상이 호전된다. 특정 계통 침범시에는 추가적인 치료가 필요하다. 삶의 질을 향상시키기 위해 생명 유지에 주요한 기관의 손상을 최소화해야 한다. 항원에 반응하는 B 림프구만을 차단하여 항체 형성을 줄이는 약물을 찾아내고자 노력하는 연구가 진행중이다.

악화 요인을 피하고 급성 단계에서 즉각적인 치료를 함으로써 질병이 악화되는 것을 최소화하는 것이 중요 목표이다. 햇빛에 노출되는 것과 과도한 피로를 피하는 것이 악화를 예방하는 방법이다. 악화의 경고 징후에는 피로, 발진, 통증, 열, 두통 등이 있다.

생각해보기 6-5

a. 전신홍반루푸스의 자가항체에 대해 정의하고 기술하시오.
b. 악화 횟수를 줄이는 것이 중요한 이유를 설명하시오.
c. 전신홍반루푸스의 진단과 치료가 어려운 이유를 설명하시오.

4. 면역결핍(Immunodeficiency)

면역은 외부로부터 들어온 물질(substance)과 싸울 수 있는 능력이다. 면역결핍은 면역반응이 기능을 못하거나 저하되었을 때 발생한다.

1) 면역결핍의 원인

면역결핍은 면역계의 부분적 또는 전체 기능의 상실이 원인이 되며 암과 감염의 위험을 증가시킨다. 표 6-5에 사례들이 제시되어 있다. 이 문제는 급성, 단기간일 수도 있고 또는 만성일 수도 있다. 면역결핍은 원인이나 구성요소에 따라 분류된다.

일차 결핍(primary deficiency)은 신체 계통(예, 골수의 줄기세포를 생산), 가슴샘(thymus), 항체 합성에서 기본적인 발달 부전을 포함한다. 많은 결함들은 유전적 또는 선천적 비정상이 원인이 되며 일차적으로 영아와 아동들에서 발견된다. 일차적인 면역결핍의 예로 유전성 X-연관 저감마글로불린혈증(hypogammaglobulinemia, B-세포 결핍으로 인한 낮은 항체 수치) 또는 디조지증후군(DiGeorge syndrome)으로 알려진 발달장애(가슴샘의 형성저하증) 등이 있다.

이차 또는 후천적 면역결핍은 특정 원인에 의하여 면역반응을 상실하는 것으로, 생애주기 중 언제든 발병할 수 있다. 면역반응 상실은 감염, 특히 바이러스 감염, 비장절제(splenectomy), 영양 결핍, 간질환(저단백혈증), 장기이식 대상자의 면역억제제 사용, 암 치료를 위한 방사선과 화학요법 시에 일어날 수 있다. 암과 관련된 면역결핍은 치료의 영향뿐만 아니라 영양결핍과 혈액 손실이 원인이 되기도 하며, 이런 모든 것들이 골수에서 백혈구가 생산되는 것을 억제한다. Prednisone과 같은 glucocorticoid 약물과 암 또는 만성염증에 대한 장기간의 치료가 백혈구 생산 감소, 림프절의 위축, 면역반응의 억제를 일으킨다. 또한, 신체적 또는 정서적인 심한 스트레스가 glucocorticoid 분비를 증가시켜 일시적인 면역결핍 상태를 일으킬 수 있다. 또 다른 이차적 면역결핍은 도움 T-림프구에 영향을 미치는 후천면역결핍증후군(AIDS) 또는 사람면역결핍바이러스(human immunodeficiency virus, HIV) 감염이 있다.

2) 면역결핍의 영향

면역결핍 상태는 대상자들에게 정상적으로 해가 없는 미생물에 의한 기회감염(opportunistic infection)을 일으킨다. 여러 기관에 영향을 줄 수도 있고 매우 심해질 수도 있다. 이러한 감염은 성공적으로 치료하기 어렵다. 종종 신체 내 살고 있는 균주에 의해 발병하기도 한다. 예를 들어 정상적인 방어기전이 손상된 사람의 구강 내 곰팡이 또는 칸디다(candida) 감염이 이에 속한다. *Pneumocystis carinii*와 같이 정상적으로는 병원성이 없고 건강한 사람에게는 질병을 일으키지 않는 특정한 미생물이 때로는 생명을 위협할 정도로 심한 감염을 일으킨다.

표 6-5. 면역결핍 장애의 예

결 핍	일 차	이 차
B 세포(체액성)	저감마글로불린혈증(선천성)	글로불린 손실을 동반한 신장질환
T 세포(세포 매개성)	가슴샘 무형성 디조지증후군	호지킨 질환(림프절 암) AIDS(HIV 감염) ; 몇 몇 바이러스는 일시적
B와 T 세포	유전적 복합 면역결핍 증후군(Combined immunodeficiency syndromes, CIDS)	방사선, 면역억제제, 세포독성 약물(항암약물)
포식세포	유전적 만성 육아종 질환(Chronic granulomatous diseases, CGD)	면역억제(glucocorticoid 약물, 중성구 감소증) ; 당뇨병(화학주성 감소)
보체	보체계의 하나 또는 그 이상의 유전적 결핍	영양불량, 간질환-간경화증(보체 합성 감소)

면역결핍 대상자에서 침습적 치료를 하기 전에 예방 항균제(prophylactic antimicrobial)를 투약하는 것이 필수적이다. 면역 기능이 저하된 숙주는 대개는 해롭다고 여겨지지 않는 미생물에 취약하다(기회감염). 기회감염은 발치와 같이 혈액이나 조직을 직접 다루는 시술과 정상 상주균이 있는 부위에서의 시술에서 발생할 수 있다. 또한 면역계가 손상된 대상자에서 암의 발생 빈도가 증가하는 것은 신체 내 면역 감시기능의 감소와 면역계가 악성 세포를 빠르게 파괴하지 못하는 것과 관련되어 있다.

3) 치료

감마글로블린을 사용하는 항체를 투여하는 대체요법(replacement therapy)이 도움이 된다. 원인에 따라, 골수 또는 가슴샘 이식이 가능하지만 이런 경우 성공률이 저조하다.

생각해보기 6-6

혈액검사 결과 백혈구 수치가 정상보다 낮은 사람을 발치할 경우 미리 항균제(antimicrobial drug)를 투여해야 하는 이유를 설명해 보시오.

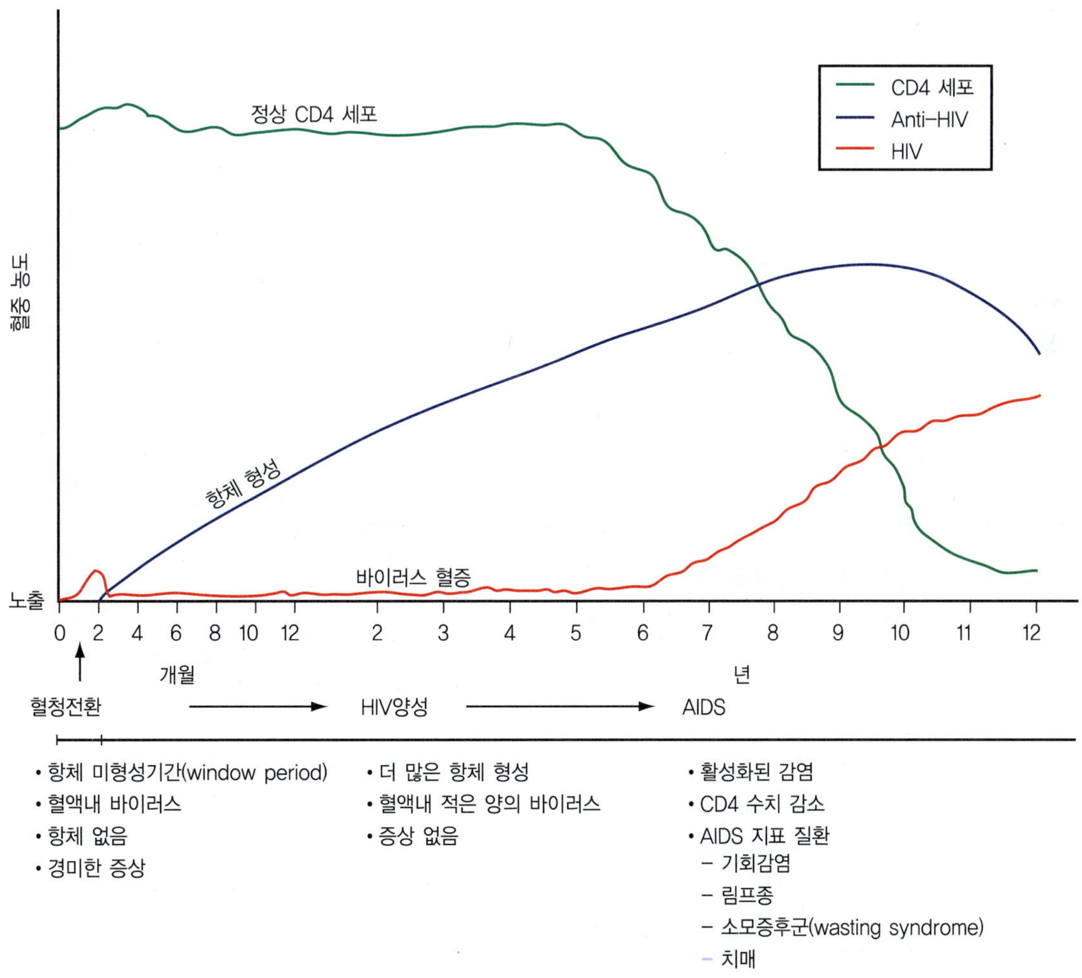

그림 6-9. AIDS 발병의 전형적인 단계

4) 후천면역결핍증후군(Acquired Immunodeficiency Syndrome, AIDS)

AIDS는 HIV에 의한 만성적인 감염 질환으로 도움 T-림프구를 파괴하여, 면역반응이 상실되고 암과 이차 감염에 대한 감수성이 증가한다. 감염의 활성 단계 이전의 긴 잠복기가 특징적이다(그림 6-9). 임상 증상 및 징후가 진행하지 않더라도 바이러스가 신체 내에 존재하면 HIV양성으로 간주한다. AIDS는 현저한 임상적 증상과 다수의 합병증이 있는 감염이 활성화된 상태이다. AIDS 대상자들은 AIDS로 진행되기 전에 HIV 양성상태로 수년간 지낼 수도 있다. 현재의 치료법은 AIDS 증상이 발생되기 전부터 시행하나, 결국 활성 단계로 진행된다. 감염은 잠복기에 증상이 나타나지 않아 초기에 진단되기 어렵다. *Pneumocystis carnii* 폐렴과 같은 특정 감염이나 AIDS지표 질환인 카포시육종(Kaposi sarcoma)과 같은 암을 가진 대상자가 다른 질병이 없다면, 활동성 HIV 감염이 존재함을 나타내거나 HIV검사가 필요한 경우임을 나타낸다.

(1) 병원체

HIV(1형 또는 2형)는 RNA를 가진 레트로바이러스(retrovirus)이다. 감염이 매우 느리게 진행하기 때문에 lentivirus라고 불리운다. HIV-1은 미국과 유럽에서 AIDS의 주요 원인이며 중앙아프리카에서 기원하였지만, 현재는 전 세계에 퍼져있다. HIV-2는 주로 중앙아프리카에서 발견된다. 이번 장의 앞부분에서 언급된 것처럼, 바이러스는 일차적으로 체액면역과 세포매개 면역반응에서 필수적인 역할을 하는 CD4+ 도움 T 림프구를 감염시켜 도움 T 림프구의 수와 기능을 감소시킨다. 또한 HIV는 중추신경세포와 대식세포(macrophage)를 공격한다. 초기 단계에서, 바이러스는 림프조직, 림프절, 비장(spleen), 편도 등에 침투하고 이런 조직들을 지속적인 감염의 저장고로 이용한다.

HIV의 중심은 두 가닥의 RNA와 역 전사효소(reverse transcriptase)로 이루어져 있고 겉에는 인간세포에 부

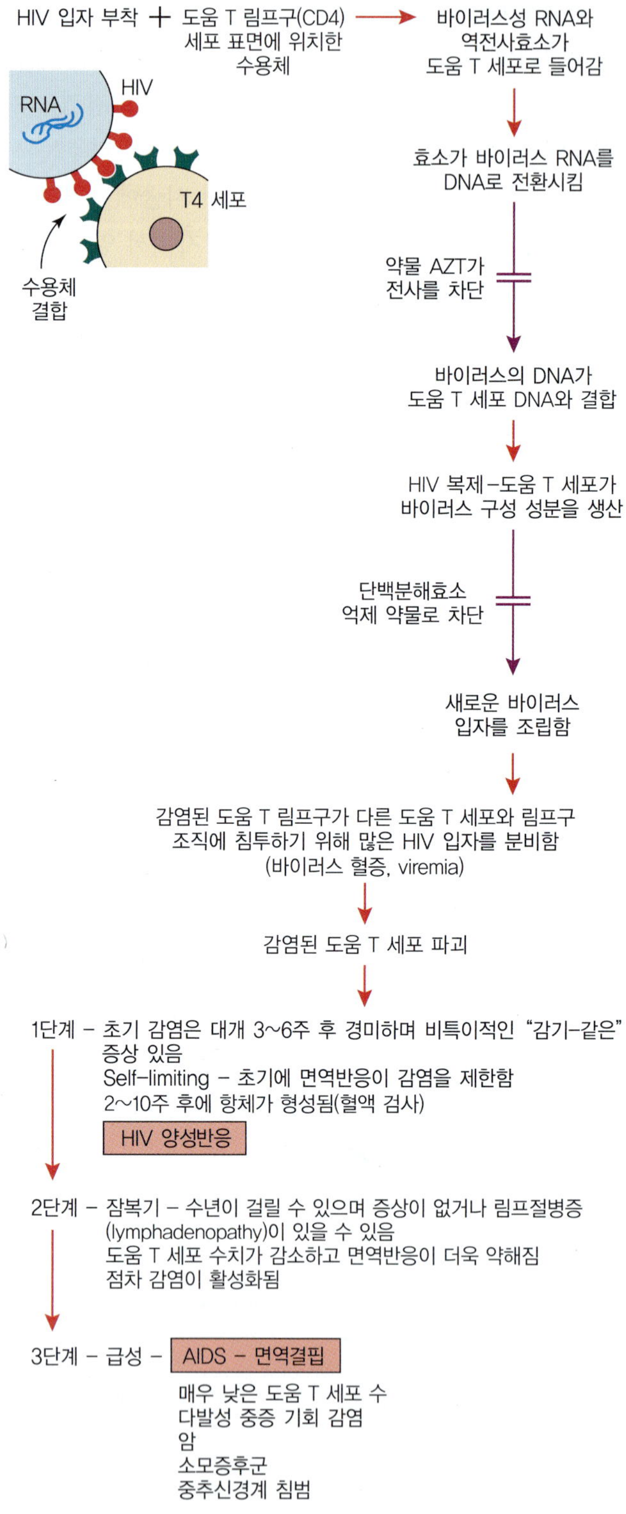

그림 6-10. HIV/AIDS의 과정

착하기 위해(그림 6-10) 바이러스가 이용하는 당단백질의 돌기가 지질 표면에 부착되어 있다. 한번 인간 숙주세포에 침입하면, 바이러스 RNA는 바이러스 효소에 의해 바이러스 DNA로 전환되고 이는 인간 DNA와 통합된다. 바이러스는 인간세포를 조절해 더 많은 바이러스를 생산하며 이로 인해 숙주세포는 죽게 된다. 그림 6-11에서 새로운 바이러스가 숙주세포에서 "발아(budding)"하는 것을 볼 수 있다.

혈액 내 바이러스 항체가 나타나기 전에 지연 또는 "항체미형성기간(window period)"이 있다 ; 지연은 2주에서 6개월 정도 걸릴 수 있으나 평균 3~7주이다. 항체는 혈액으로 직접 전염될 때는 빠르게 형성되나, 성관계로 전염될 때는 느리게 형성된다. 이것은 감염경로가 다르면, 항체형성 속도가 다르다는 것을 반영하는 것 같다.

항체 유무로 HIV 감염여부를 판단할 수 있는데, 항체형성이 지연되면 바이러스에 노출되었을 경우 감염여부를 알기 어렵다. 감염률이 10% 이하인 지역에서는 3단계 검사프로토콜이 요구되며, 감염률이 10% 이상인 지역에서는 2단계의 검사프로토콜이 사용된다. 유전물질을 빠르게 복제하는 중합효소사슬반응(PCR) 방법을 사용하면 약 5일이면 혈액과 림프구에서 바이러스의 RNA 혹은 DNA를 발견할 수 있다.

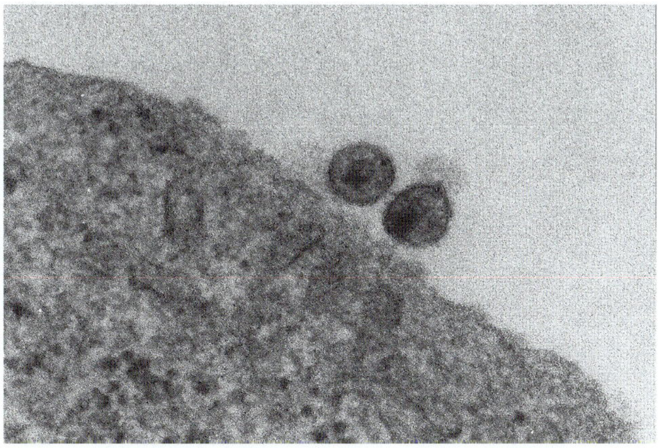

그림 6-11. 숙주세포 표면으로부터 발아(budding)하기 시작하는 HIV

(*from De la Maza LM, Pezzlo MT, Baron EJ* : Color Atlas of Diagnostic Microbiology, *St. Louis, 1997, Mosby.*)

선진국에서 AIDS 진단은 CD4+ 도움 T 림프구의 절대 수치를 기준으로 하며, 감염은 CD4+ 도움 T 림프구 세포가 혈액내 200cells/ml^3 이하인 경우 나타난다. 적합한 검사 장비를 갖춘 실험실을 사용할 수 없는 지역에서는 기회감염, 카포시육종과 같은 종양, 체중감소, 폐구균 폐렴이 나타나는 것을 토대로 WHO에서 권장하는 수정된 기준으로 감염을 정의한다.

감염 초기에, 많은 수의 바이러스가 생산되나 항체수치가 올라가면서 감소한다. 항체의 기능 부전이 완전하게 밝혀진 것은 아니지만, 항체가 모든 바이러스를 파괴할 수 없는 다음과 같은 요인들이 있다.

- 바이러스가 잠복기에 림프조직의 숙주세포 내에 안전하게 숨어 있다.
- 바이러스 표면에 미세한 변이가 자주 나타나서 항체의 효율성을 떨어뜨린다.
- 도움 T 림프구와 대식세포의 점진적 파괴는 전체 면역계의 기능장애를 유발한다.

(2) 전파

전파될 때 바이러스는 침입구를 통해 순환 혈액으로 들어간다. 바이러스는 혈액, 정액, 질 분비물과 같은 체액에 의해 전파된다. 혈액에서 바이러스가 가장 높은 농도를 보이고 다음은 정액이다. 타액과 같은 분비물에서는 HIV 농도가 낮으며, 그런 경우 전파 가능성은 아직 규명되지 않았다. 새롭게 감염된 사람이 헌혈한 혈액은 "항체미형성" 기간 동안 양성반응이 나타나지 않으므로 위험하다. 그러므로 수혈 전에 혈액제제에 바이러스가 있는가를 검사하고 투여해야 한다. 이는 혈우병대상자와 같이 혈액제제로 반복된 치료를 받아야만 하는 대상자들에게 HIV 감염 위험을 줄일 수 있다. 감염된 장기 기증자 또한 감염을 전파시킬 수 있다. 정맥혈관을 통한 마약사용, 보호기구를 사용하지 않은 성관계를 하거나 치료하지 않은 성병이 있는 경우 감염의 위험이 높으므로 바이러스 전파를 줄이기 위하여 장기(organ)나 혈액 기증자가 될 수 없다.

보건의료인은 감염자의 체액접촉으로 감염의 위험(B형간염 혹은 C형간염 같은 다른 감염성 질환에도 취약하다)이 있음을 항상 상기하고 예방 수칙을 지켜야 한다. HIV에 감염되었으나 이를 모르고 있거나, 항체미형성기간의 사람들이 있을 수 있기 때문에 병원에서 HIV에 감염된 모든 사람들이 격리되거나 표시되지 않을 수 있다. 전파가 의심된다면 보건의료인은 즉시 상담을 하고, 사후 예방조치를 취해야 한다. HIV 항체 검사는 3단계 검사절차로 수행될 것이다.

HIV 감염이 있는 대상자가 침습적 시술을 예약할 때는 맨 마지막 순서가 되도록 하고, 시술후에는 소독이 이루어지도록 해야 한다. AIDS로 사망한 대상자의 시신을 화장하거나 매장할 때에는 전파를 예방하기 위하여 특별한 주의가 요구된다.

HIV 고위험군은 정맥내 주사약물 사용자(바늘을 공유하는)와 다수의 성관계 파트너를 가진 사람들이다. 동성간이든 이성간이든 감염된 사람과 보호기구를 사용하지 않은 성관계를 가지면 감염될 수 있다. 특히, 직접적인 혈액 접촉의 통로가 될 수 있는 조직에 손상이 있거나, 다른 성매개감염 있는 경우는 더 위험하다.

현재, 여성의 HIV감염이 많이 증가하였다(동성간의 성관계 또는 정맥내 주사약물 사용에 의함). 감염된 여성은 특히 AIDS로 진행된 경우 자궁을 통해 태아에게 바이러스를 전달한다. 임신한 여성에게 Azidothymidine (AZT, zidovudine)을 투약하여 신생아 감염의 위험을 줄일 수 있다. 많은 신생아들은 엄마의 항체를 처음 몇 달간 가지고 있어 감염된 것으로 보이지만 결국 음성 검사 결과를 보인다. 분만 시 산도를 통과하면서 분비물과의 접촉으로 감염되기도 하므로 출생 후 반드시 약물 치료를 받아야 한다. 제왕절개를 통해 분만 시 감염 위험을 감소시킬 수 있다. 또한 모유도 바이러스를 전달할 수 있다. 모유는 신생아를 다른 치명적인 감염으로부터 보호할 수 있으나 HIV를 옮길 수 있어 분유를 쉽게 이용하기 어려운 개발도상국에서는 모유수유가 딜레마이다.

HIV는 일반적인 접촉(감염자를 만지거나 키스하는 것), 재채기, 콧물, 식기를 함께 쓰는 것, 화장실 변기, 벌레 물림 등으로는 전염되지 않는다.

연구에 의해 바이러스가 실온에서 15일간 살아남지만 60도 이상에서는 비활성된다는 것이 밝혀졌다. 2% glutaraldehyde 소독제, 고압 멸균, 알콜과 hypochlorite(가정용 표백제) 등으로 비활성화된다.

(3) 진단검사

HIV 감염은 일차검사로 재조합 HIV의 HIV 항원과 효소결합면역흡착측정(enzyme-linked immunosorbent assay, ELISA)을 이용한 혈액검사에서 HIV항체가 있는지의 여부로 확정된다. 현재 일차적으로 사용하고 있는 진단과정은 3단계이다. 각 단계에는 다음을 결정하기 위한 특정 면역분석(immunoassay)이 필요하다. ① HIV-1과 HIV-2의 항원과 항체의 존재, ② HIV-1과 HIV-2 항체 사이의 분화와 동정, ③ 핵산 검사를 사용하여 위음성을 줄이고, HIV-1 양성을 확인한다.

RNA와 DNA 바이러스 자체를 검사하는 방법은 DNA와 RNA 바이러스 유형을 알 수 있는 중합효소사슬반응(polymerase chain reaction, PCR) 혈액검사가 있으며 모체로부터 항체를 받았지만 감염되지는 않은 신생아의 상태를 확인하기 위해 사용된다. 헌혈된 혈액에서 바이러스 양을 확인하는 것은 필수적이며 질병이 진행함에 따라 혈액의 바이러스 양(viral load)을 감시하는 것이 필요하다. 현재 타액을 이용한 새로운 비침습성 검사로 결과를 빨리 알 수 있고(20분), 많은 대상자를 쉽게 진단할 수 있지만, 양성반응을 확진하기 위해서는 복잡한 검사가 필요하다.

기회감염이나 암이 있을 때 혈중 CD4+와 CD8+ 비율변화와 CD4+도움 T 림프구가 크게 감소하는 것으로 AIDS를 진단한다. B림프구는 정상을 유지하지만 IgG는 증가한다. 환자에게 나타나는 AIDS의 징후에 따라 추가적인 검사를 실시한다.

생각해보기 6-7

a. 바이러스가 도움 T 림프구를 공격할 때의 문제를 설명하시오.
b. AIDS를 동반한 감염과 암이 의미있는 이유는 무엇인가?
c. HIV 노출, HIV 감염, AIDS를 구분하여 설명하시오.

(4) 증상 및 징후

HIV 감염의 임상적 증상은 개인에 따라 다양하고 남성, 여성, 아동에 따라 확연한 차이가 있다. 노출된 지 몇 주 후 첫 번째 단계에서, 미열, 피로, 근육통, 인후통과 같은 경미한 감기 증상이 있다. 이러한 증상은 치료 없이 사라지며, 많은 사람들이 증상을 경험하지 않는다. 두 번째 단계 또는 잠복기에서 많은 대상자들이 임상적 징후가 나타나지 않지만, 몇몇 대상자들은 전신 림프절병증이나 림프절 비대를 보인다. 이 시기동안 바이러스 복제는 감소된다.

면역결핍이 명확해지는 마지막 급성 단계에서 수많은 심각한 합병증이 나타난다. HIV감염의 일반적인 증상들은 위장관계, 신경계, 이차 감염, 악성종양 등으로 나타난다. 면역결핍은 이차 감염과 암을 유발하며, 여러 신체계통에서 미세한 변화를 보일 뿐 아니라, 여러 기관에서 면역결핍증상을 보이기도 한다(그림 6-12).

- 일반적인 증상은 림프절병증(lymphadenopathy), 피로, 허약, 두통, 근육통이다. 위장관계에 미치는 영향은 주로 기생충 감염과 같은 기회감염과 관련이

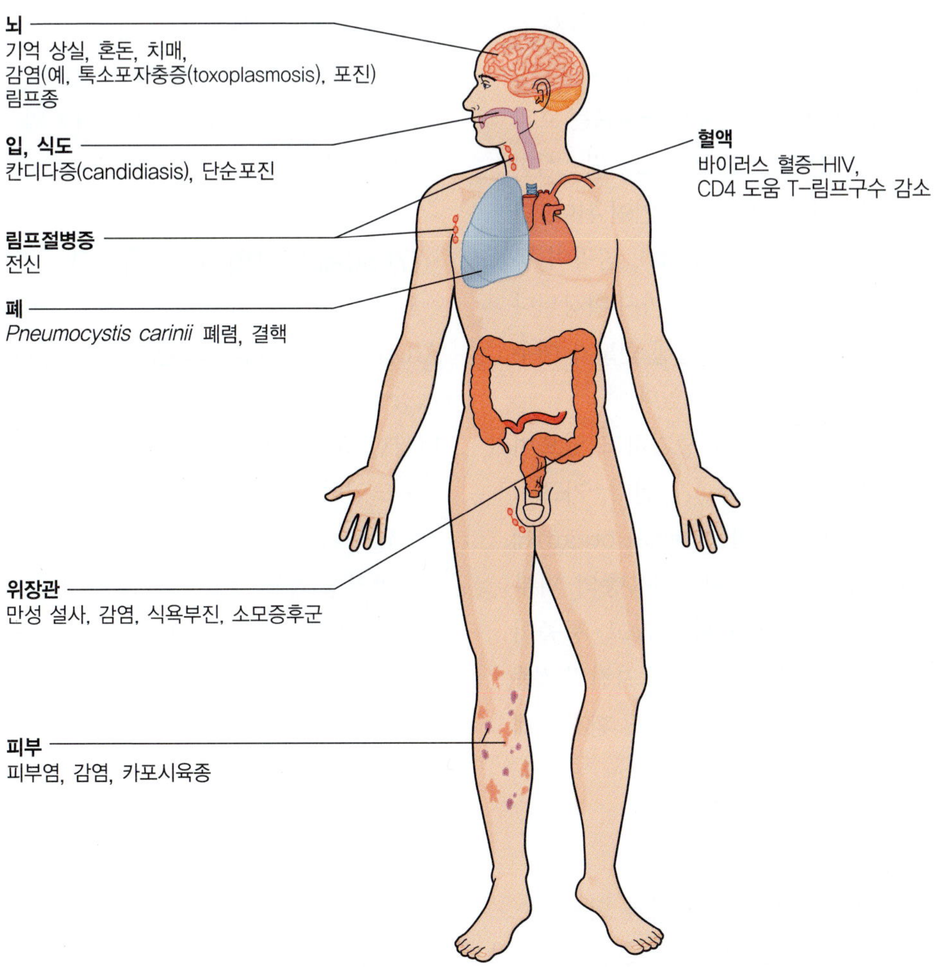

그림 6-12. AIDS가 전신에 미치는 영향(HIV, Human immunodeficiency virus.)

있으며, 심각한 만성 설사, 구토, 점막궤양 등이 징후이다. 괴사된 치주 질환이 흔하며 치아 주위 괴사와 염증, 구강 내 치아 주위 감염을 동반한다. 심한 체중 감소, 영양 결핍, 근육소모가 흔하게 발생한다.

- 간혹 AIDS 치매라고도 불리는 HIV 뇌병증(encephalopathy, 뇌의 기능 부전)은 HIV에 의해 뇌 세포가 직접적으로 감염된 것이다. 이것은 대개 림프종 같은 악성종양과 뇌의 herpes virus, 여러 종류의 곰팡이(fungus), 톡소포자충증(toxoplasmosis) 등으로 인한 기회감염에 의해 악화된다. 특히 비타민과 같은 영양 결핍은 악화요인이 된다. 뇌병증은 혼돈이나 진행성 인지 장애, 기억 상실, 조정(coordination)과 균형 상실, 우울 등을 일으킨다. 결국 말하거나 움직일 수 없게 되고 발작이나 혼수가 발생할 수 있다.
- 이차 감염이 AIDS 환자에게 흔하고, 사망의 일차 원인이 된다. 이차 감염은 다양하며, 평상시보다 더 광범위하고 심각하다. 이차 감염에서 약물치료는 효과가 없다. 곰팡이 균인 *Pneumocystis carinii*는 심한 폐렴을 일으켜(그림 6-13A) 사망의 원인이 된다. 단순포진 감염이 흔하고 칸디다(Candida), 곰팡이 등에 의한 감염이 입주위에 생기며 식도까지 확장된다(그림 6-13C). AIDS 환자의 결핵 발생 빈도가 매우 높고 그 속도 또한 빠르게 증가하고 있다.
- AIDS 환자에게 암 발생 빈도가 증가하고 있으며 특정 암은 AIDS의 표지(marker)가 된다. 카포시육종은 피부, 점막, 내부 기관(internal organ)에 영향을 미친다(그림 6-13B). 카포시육종의 피부 병변은 보라색이나 갈색이며 가렵지 않고, 통증이 없으며 결절 모양을 띄게 된다. 비호지킨림프종(Non-Hodgkin's lymphomas)은 AIDS 환자에게 자주 발생하는 암 중 하나이다.

(5) AIDS 감염 여성

AIDS 감염 여성은 많은 부분에서 남성과 임상적으로 비슷하지만 카포시육종은 남성보다 여성에게 훨씬 드물다. AIDS 감염 여성은 질 감염과 골반염증 질환(pelvic inflammatory disease, PID), 구강 칸디다증과 포진 감염이 일반 여성보다 증상이 심하고 내성이 있으며 더 많이 발생한다. 성병 또한 AIDS에 감염되지 않은 여성보다 훨씬 많으며 자궁경부암 발생빈도가 매우 높다.

(6) AIDS 감염 아동

아동의 HIV감염을 확진하기 위해서는 두 번의 PCR 검사에서 양성반응이 있어야 한다. 몇몇 아동은 1~2년 이내에 심하게 아프고 사망한다. 다른 경우에는 수년에 걸쳐 점차적으로 진행된다. AIDS에 걸려 출생한 신생아는 대개 신장이 작고 성장이 안되고, 발달이 지연되며 초기에 경련성 마비 등의 신경학적 손상이 있고, 발작과 운동기능 저하 현상이 흔하다. 악성종양은 아동의 경우는 드물다. 감염된 아동의 삶과 건강관리는 부모의 질병이나 사망으로 인해 매우 복잡하다. *Pneumocystis carinii* 폐렴이 아동의 주요사망 원인이며 예방적 항균제가 자주 처방된다.

(7) 50세 이상의 AIDS 대상자

50세 이상의 사람들도 젊은 사람들보다 더 많은 AIDS 감염의 위험요소를 가지고 있다. 이 연령대에서 예방이 좀 더 어려운 이유는 아래와 같으며, 이 외에도 다양한 요인이 있다.

- 노인들은 성관계를 할 때, 안전한 성관계를 하지 않을 수 있다.
- 마약성 약물 주입 혹은 코카인 흡입을 할 수 있다.
- 낙인(stigma) 때문에 진단검사가 늦다.
- 노화에 따라 정상적으로 나타나는 증상이라고 오진할 수 있다.

(8) 치료

항바이러스 약물이 바이러스의 복제를 줄일 수 있지만 바이러스를 사멸시키지는 못하므로 완치할 수는 없다. 또한 과다용량을 사용한 경우 심각한 부작용이 있다. 바이러스는 변이가 일어나며 특히 한 가지 약물만

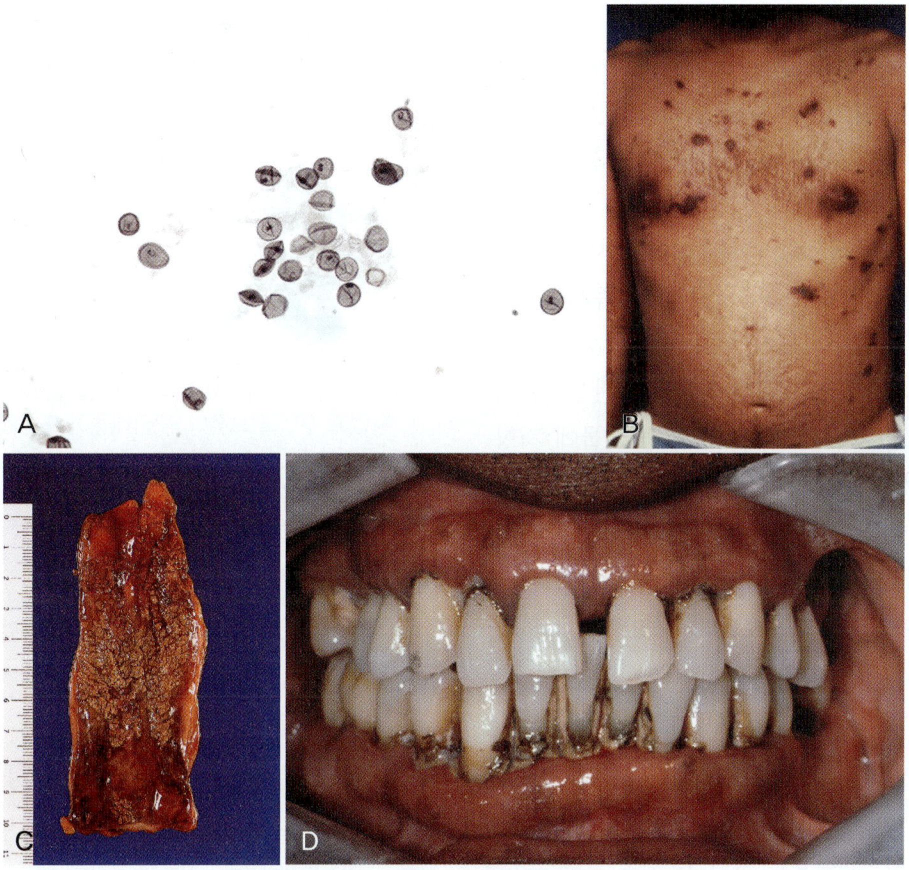

그림 6-13. AIDS의 합병증

A. 은 염색(silver stain)한 AIDS 환자 가래속의 *Pneumocystis carinii (jiroveci)* B. 카포시육종 C. 칸디다 식도염 D. 치아 주변에 염증, 괴사, 감염이 동반된 괴사성 잇몸 질환(A *From Murray P, et al*: Medical Microbiology, *ed 5, St. Louis, 2005, Elsevier.* B *From Goodman C, Fuller K*: Pathology for the Physical Therapy Assistant, *St. Louis, 2012, Elsevier.* C *From Cooke RA, Stewart B*: Colour Atlas of Anatomical Pathology, *ed 3, Sydney, 2004, Churchill Livingstone.* D *Courtesy of Evie Jesin, RRDH, BSc, George Brown College, Toronto, Ontario, Canada.*)

투여될 경우 내성이 생기게 된다.

HIV 치료 약물은 HIV에 대한 작용 방식에 따라 6가지 종류로 분류된다.

- Non-nucleoside 역전사 효소 억제제
- Nucleoside 역전사 효소 억제제(NRTIs)
- 단백분해효소 억제제(protease inhibitors)
- 융합 억제제
- CCR5 길항제(CCR5s) (엔트리억제제라고도 함)
- 통합 염색분체 전달 억제제(Integrase strand transfer inhibitor)

AZT (azidothymidine 또는 zidovudine)는 단독 약물로 HIV 바이러스를 치료하기 위해 사용하는 가장 잘 알려진 약물이다. 그러나, 세 가지에서 다섯 가지 약물을 섞어서 사용하는 "cocktail" 요법이 잠복기를 늘리고 말기(final stage)에 바이러스량을 줄이는데 성공적으로 이용되고 있다. 이렇게 여러 약물을 사용하는 것을 항레트로 바이러스 요법(antiretroviral therapy, ART)이라고 한다. 예를 들어 zidovudine이나 lamivudine과 같은 바이러스 역전사 억제제와 indinavir와 같은 단백분해효소 억제제를 혼합하여 투약하는 것이다. 이런 방법은 약물내성을 초래하는 바이러스 변이를 줄이며 여러 단계에서 바이러스를 공격하기 위해 선택된다. 약물은 반드시 확실한 스케쥴에 따라 지속적으로 투약되어야 한다. 현행 HAART 요법(Highly active antiretrovirus therapy)은 혈액 내 바이러스 수를 줄이고 CD4 세포수를 정상수치에 가깝게 유지하는 등 바이러스를 통제하는데 매우 효과적이다.

치료의 초점은 예방적으로 약물을 투여하여 감염이나 악성종양과 같은 합병증을 최소화하고 즉각적으로 치료하는 것이다. 결핵은 HIV+ 대상자의 50%에서 재활성화되며 집중적인 약물치료가 요구되는 전신질환이다. 많은 경우에 결핵은 과거에 사용했던 약물에 저항성이 있다. 지사제가 장기간에 걸쳐 필요할 수도 있다. 더 안전하고 효과적인 약물이 많은 나라에서 사용되고 있으나 이 약물이 전세계적으로 고르게 분배가 되지는 않는다. 약물의 독성, 특히 임신부에서의 독성과 HIV의 다양한 변종에 의한 약물 내성의 발생에 대하여 끊임없이 관심을 기울여야 한다.

약물요법의 발전으로 HIV 감염자는 더 오래 생존하여 예후가 향상되고 있다. 그러나 치료하지 않으면 몇십년이 아니라 수년 내 사망할 것이다.

아래와 같은 상황이 발생하면 치료를 시작해야 한다.

- 심한 증상
- CD4+ 도움 T 세포 수가 500 미만
- 임신
- HIV 관련된 신장질환
- B형 간염을 치료하고 있을 때

사례연구 6.1

과민반응

23세 여성 M은 단기간 항균제를 복용한 후 구역과 구토뿐만 아니라 피부 발진이 발생했다. 가렵고 피부 발진이 몸 전체에 퍼지고 있다. 의사는 알레르기반응이라고 생각하고 항균제 사용을 중단한다. 이 대상자는 유아기부터 습진과 접촉피부염의 피부 발진 병력이 있다. 그녀는 지난 몇 년 동안 여름과 가을에 건초열을 앓았다.

1. 의사는 왜 이것을 약물에 대한 알레르기반응이라고 생각하는가?
2. 건초열은 어떤 종류의 과민반응인가, 그리고 이것의 징후는 무엇인가?

사례연구 6.2

급성중증과민증

32세의 J는 알레르기의 과거 병력이 없으며, 정오 무렵 잔디를 깎고 있었는데, 오른쪽 하지에 날카로운 통증을 느꼈다. 잔디 깎는 기계가 땅에 있는 말벌의 둥지를 쳤다는 것을 나중에 알게 되었다. 그가 다시 잔디를 자르는데, 몸 전체에서 가려움을 느꼈다. 매우 더운 날이었고 공기는 먼지와 풀 조각들로 가득했다. 그는 몸을 식히려고 수영장에 뛰어 들어갔지만, 바로 지쳐서 물에서 나왔다. 그는 실신할 것 같아서 누웠고, 도움을 청하려고 했으나 분명하게 말할 수 없었고 호흡이 어려웠다. 곧, 가족이 나타나 119를 불렀다. 이 때 그는 삼킬 수 없고 구역을 느꼈다. 구급대원이 도착했을 때, J는 어디가 아픈지를 말할 수도 없었고, 진단에 도움이 되는 정보를 제공할 수도 없었다. 마침내 한 구급대원이 벌레에 물린 자국을 다리에서 찾았지만, 당시 그 자리가 부어 있지는 않았다. 그는 의식을 잃었고 피부는 차갑고 축축해졌다. 혈압이 떨어지고, 급성중증과민증이 의심되었다. 그는 에피네프린 주사를 맞고, 산소를 투여 받으며 병원으로 이송되었다. 병원에서 그는 정맥으로 glucocorticoids를 투여받았고, 의식을 회복하고 말할 수 있었다. 진단명은 여러 번 곤충 쏘임으로 인한 급성중증과민증이었다.

1. 이 사례와 관련된 과민반응의 종류를 설명하시오.
2. J는 이전에 곤충에 쏘였던 것을 경험한 적이 있을까?
3. (a) 가려움, (b) 말하기 어려움과 호흡곤란, (c) 실신할 것 같은 느낌에 대한 이론적 근거를 설명하시오.
4. 왜 구급대원이 이런 상황을 진단하기가 어려웠을까?
5. 에피네프린과 glucocorticoids가 급성중증과민증의 증상을 어떻게 감소시킬 수 있는지 설명하시오.

J는 그날 저녁 병원에서 퇴원할 예정이었으나 의사는 등에 발진이 나타나는 것에 주목했다. 이것은 몸 전체에 퍼지고 목이 부었다. 그는 퇴원하지 못하고, 병원에 남아 glucocorticoids와 항히스타민제 Diphenhydramine (Benadryl)을 정맥내로 계속 투여받았다. 발진은 48시간 만에 가라앉기 시작했고, 3일째에 다리에 쏘인 자국이 짙은 보라색으로 변했다.

6. 이 발진이 무엇 때문에 발생하였는가?

J는 마침내 병원에서 퇴원하여 일주일 동안 prednisone과 diphenhydramine을 계속 경구로 복용하도록 지시를 받았다. 그는 말벌과 꿀벌에 대한 알레르기반응 검사를 위해 병원을 다시 방문하였다.

그는 탈감작 주사 치료를 하였다. 이 치료는 팔에 붓기, 가려움, 통증을 유발한다. 그는 또한 항상 EpiPen과 Benadryl을 소지하며, 벌레에 물릴 수 있는 상황을 피하도록 노력한다.

7. 이 대상자가 자가주사용 에피네프린(Epipen)을 휴대하고 Medic-Alert 팔찌를 착용하는 것이 중요한 이유는 무엇인가? 미래에 벌레에 물릴 수 있는 상황을 줄이기 위하여 이를 피할 수 있는 상황을 제안하시오.

사례연구 6.3

전신홍반루푸스

A는 31세이고, 전신홍반루푸스로 진단 받았다. 그녀는 2년 전에 전신홍반루푸스의 첫 징후와 증상을 보였다. 이 때 그녀의 얼굴 발진, 관절 통증 및 가슴통증 등의 증상이 악화되었다. 또한, 그녀에게는 신장이상을 나타내는 단백뇨가 있었다.

1. 이 질병의 기본적인 병태생리를 설명하시오.
2. 진단을 내리는 데 도움이 되는 세 가지 요소를 기술하시오.
3. 이 때 A에게 발생한 전형적인 발진을 묘사하시오.
4. 그녀의 가슴통증은 가슴막의 염증으로 인한 것이었다. 흡기동안 가슴통증이 더 심했던 이유를 설명하시오.
5. Glucocorticoids 약물인 prednisone의 용량이 증가되었다. 악화된 증상이 개선되면, 약물을 더 낮은 용량으로 사용해도 되는 이유를 설명하시오.
6. 중등도의 운동이 도움이 되는 이유를 설명하시오.

사례연구 6.4

HIV와 AIDS

C는 적극적으로 사회생활을 하는 대학생이다. 그녀는 한 명의 동급생과 사귀고 있는데, 그 동급생은 그녀와 사귀기 전에 많은 사람과 성관계를 가지지는 않았다고 얘기하였다. 그들은 보통 성관계를 할 때 콘돔을 사용하지만, 파티를 마친 후에 콘돔을 사용하지 않고 성관계를 가졌다. 그녀는 그가 좋은 집안 출신이고, 에이즈의 징후가 보이지 않으므로 그녀가 에이즈로부터 안전할 것이라고 믿었다. 몇 주 후 그녀의 친구는 그가 HIV에 양성반응을 보였다고 말했다. 그녀는 즉시 캠퍼스 보건센터에 조언을 구했고, 몇 달에 걸쳐 세번 검사가 실시될 것이라고 들었다. 그녀는 감염성을 감소시킬 수 있는 예방약으로 azidothymidine (AZT)을 복용하였다.

1. 보건센터는 왜 HIV 항체 상태에 대한 검사를 한 번 이상 권장하는가?
2. HIV 감염 예방에서 AZT의 작용은 무엇인가?

C의 두 번째 테스트 결과에서 HIV 항체가 있어서 그녀는 HIV 양성으로 진단받았다. 이것은 그녀에게 큰 충격이었지만, 의사와 상담사는 그녀가 HIV 양성이고, 항레트로 바이러스 약물을 병용하여 복용한다면 몇 년 동안 살 수 있을 거라는 사실을 받아들이도록 도와주었다. C의 CD4 도움 T 림프구의 수는 상승하고 정상 범위에 있었다. 그녀는 직업을 얻고, 결혼할 남자를 만났다.

3. 남성 대 여성에게 HIV가 감염될 위험은 무엇인가? 매우 위험한 성행위로 간주되는 것은 무엇인가?
4. 이 부부가 자녀를 가질 것인지를 결정할 때 고려해야 할 요인은 무엇인가?

C는 임신하였고, 태아에게 HIV 감염의 위험에 대하여 전문가로부터 정보를 얻었다.

5. 임신, 진통과 출산 동안 HIV를 감염시킬 위험은 무엇인가?
6. 출생 전, 분만, 출생 후에 HIV 감염 위험은 어떻게 낮출 수 있는가?
7. 왜 신생아에서 출생 후 3개월에서 6개월까지는 HIV 검사를 시행하지 않는가?
8. C는 그녀의 딸에게 모유를 먹이고 싶지만 의사는 그녀에게 그렇게 해서는 안된다고 하였다. 왜 그녀는 모유 수유를 하지 않아야 하는가?

C의 딸은 감염되지 않고 건강하게 자랐다. 6년 후 C는 만성 기침, 극도로 심한 피로, 재발성 설사 및 구강 통증이 발생하였다. 그녀의 의사는 주폐포자충 폐렴, 구강 아구창 및 감염성 설사가 있는 AIDS로 진단하였다. 혈액 검사에서 CD4 도움 T 세포가 현저히 감소하였고, C는 치료를 위해 병원에 입원하였다.

9. C의 방에 그녀가 HIV+라는 주의 문구가 없다. 병원직원이 HIV에 감염될 가능성을 줄이기 위해 이러한 조치가 취해지지 않는 이유는 무엇인가?
10. CD4 도움 T 세포의 감소가 중요한 이유는 무엇인가?
11. C는 HIV 항체 양성으로 남아 있다. 왜 항체가 바이러스량을 줄이지 않는가?
12. 폐렴과 구강 감염의 원인은 무엇인가?
13. 이러한 감염을 통제할 수 없고 그녀의 CD4 도움 T 세포 수가 정상 수준으로 회복되지 않으면 C의 예후는 어떻게 되는가?

단원 요약

면역반응은 신체의 특정한 방어기전이다. 외부 항원이 신체에 들어오면 특정한 항체(체액면역) 또는 감작된 T-림프구(세포매개면역)가 형성되고, 이는 외부 항원을 파괴할 수 있다. 다음에 또다시 노출될 경우 특수 기억세포가 그 항원을 즉각 인지하고 파괴한다.

- 능동면역은 항원에 노출되어(예를 들면, 감염성 세균 또는 항원 노출 전에 적극적인 예방접종) 획득된다.
- 수동면역은 일시적인 면역을 제공한다.
- 과민반응은 해가 없는 물질에 대한 비정상적 면역반응이다.

- 제1형 과민성(알레르기)은 섭취, 흡입, 직접 접촉한 알레르기항원에 대한 반응으로 이어서 IgE 항체가 형성된다.
- 급성중증과민증은 급격한 혈압저하와 호흡기 폐쇄를 초래하여 생명을 위협하는 심한 전신 알레르기 반응이다.
- 제2형 세포독성과민성은 부적합(incompatible) 수혈에서 발생할 수 있으며 IgG와 세포 항원의 반응에 의하여 발생한다.
- 제3형 면역복합체는 항원-항체 복합체가 조직에 침착되어 염증을 일으킨다. 사구체신염과 같은 질환의 근거가 된다.
- 제4형 세포-매개 과민성은 감작된 T-림프구에 의한 지연된 반응으로 결핵 피부반응 검사 등에서 볼 수 있다.
- 자가면역 질환은 세포나 조직의 요소(element)인 자가항원에 대한 반응으로 항체가 형성될 때 발생한다. 전신홍반루푸스가 그 예이다. 전신홍반루프스 DNA와 같은 핵산물질에 대한 항체가 형성되어 여러 조직과 기관에 염증반응을 일으킨다.
- 면역결핍은 면역반응을 담당하는 구성요소의 결핍에 의해 초래되며 다양한 형태로 발생한다.
- AIDS는 HIV가 도움 T 림프구를 파괴하고 체액면역과 세포매개면역을 저하시키는 사례이다. HIV+ 양성 진단은 바이러스와 그 항체가 혈액 내에 존재한다는 것을 의미한다. AIDS진단은 활동성 질병이 존재함을 의미하며 종종 기회감염, 악성종양 또는 AIDS 뇌병증(encephalopathy)을 동반한다. 현재 HIV에 감염된 여성과 아동들이 매우 많아지고 있다. 약물을 병합하여 사용하는 HAART 투여와 예방적 항균제 사용으로 기대 수명이 길어지고 있다. 여성과 아동들은 남성과는 다른 임상적 양상을 보인다.
- HIV는 일상적인 접촉이 아니라 혈액, 조직, 성적 접촉으로 감염된다. 또한 감염된 산모에서 신생아에게 출생 전, 출생 중, 출생 후에 감염될 수 있다.

학습문제

1. 제3형 과민성이 어떻게 발생하는지를 설명하시오.
2. 꽃가루에 노출된 후 건초열(hay fever)이 발생하는 과정을 설명하시오.
3. 급성중증과민증이 왜 생명을 위협할 수 있는지 설명하시오.
4. 제3형 과민반응의 병태생리를 기술하시오.
5. 자가면역질환을 정의하고 그 원인 기전이 어떻게 정상적인 방어와 다른지 설명하시오.
6. 성공적인 장기이식을 증진시키는 두 가지 요인을 설명하시오.
7. HIV+로 진단받는 것과 AIDS로 진단받는 것의 차이를 구별하시오.
8. 왜 기회감염은 AIDS에서 잘 발생합니까?
9. HIV가 전파되는 세 가지 방법과 바이러스가 전파되지 않는 세 가지 방법을 기술하시오.
10. AIDS와 연관된 두 가지 흔한 합병증에 대하여 설명하시오.

제 3 부

신체 계통별 병태생리

제 7 장

혈액 및 림프계 질환

학습목표

이 장을 학습한 후에, 학생들은 다음을 할 수 있다 :

1. 혈액의 비정상상태를 기술하는 용어를 정의할 수 있다.
2. 빈혈의 유형에 따른 병태생리, 병인, 증상 및 징후, 진단검사, 치료에 대해 비교, 서술할 수 있다.
3. 일차적, 이차적 적혈구증가증의 차이를 비교하고 혈액과 순환에 미치는 영향을 설명할 수 있다.
4. A형 혈우병의 병인, 병태생리, 증상 및 징후, 치료에 대해 서술할 수 있다.
5. 파종혈관내응고의 병인, 병태생리, 증상 및 징후, 치료에 대해 설명할 수 있다.
6. 골수형성이상증후군과 다른 혈액질환의 관계에 대해 설명할 수 있다.
7. 급성 및 만성 백혈병을 비교하고 병인, 병태생리, 증상 및 징후, 치료에 대해 설명할 수 있다.
8. 호지킨림프종과 비호지킨림프종을 비교할 수 있다.
9. 다발골수종에 대한 병인, 병태생리, 증상 및 징후, 치료에 대해 서술할 수 있다.

주요 용어

무위산증(achlorhydria)
응집(agglutination)
자동조절(autoregulation)
빌리루빈(bilirubin)
청색증(cyanotic)
말이집탈락(demyelination)
탈산소혈색소(deoxyhemoglobin)
혈구누출(diapedesis)
병(dyscrasia)
호흡곤란(dyspnea)
반(상)출혈(ecchymosis)
적혈구증가(erythrocytosis)
적혈구형성호르몬(erythropoietin)
페리틴(ferritin)
위절제(gastrectomy)
혀염(glossitis)
혈관절증(hemarthrosis)
적혈구용적률(hematocrit)
조혈(hematopoiesis)
용혈(hemolysis)
객혈(hemoptysis)
혈철소(hemosiderin)
지혈(hemostasis)
간비대(hepatomegaly)
저색소(hypochromic)
인터루킨(interleukin)
백혈구증가증(leukocytosis)
백혈구감소증(leukopenia)
백혈구형성(leukopoiesis)
큰적혈구(macrocyte)
대식세포(macrophage)
흡수장애(malabsorption)
거대적혈모구(megaloblast)
작은(microcytic)
형태학(morphology)
골수독(myelotoxin)
골수형성이상증후군(myelodysplastic syndrome)
중성구감소증(neutropenia)
산소혈색소(oxyhemoglobin)
창백(pallor)
범혈구감소증(pancytopenia)
출혈점(petechiae)
정맥절개(phlebotomy)
혈장(plasma)
다혈(plethoric)
그물적혈구(reticulocyte)
혈청(serum)
비장비대(splenomegaly)
입안염(stomatitis)
실신(syncope)
빈맥(tachycardia)
혈소판감소증(thrombocytopenia)
앤 아버 병기분류 체계(Ann Arbor staging system)
캐슬만병(Castleman disease)
근막(fascia)
사상충(filaria)
음낭수종(hydrocele)
림프(lymph)
림프부종(lymphedema)
림프종(lymphoma)
골수종(myeloma)
리드-슈테른베르크세포(Reed-Sternberg cell)
비장(spleen)
가슴샘(thymus gland)
편도(tonsil)

1. 혈액 질환(Blood Disorders)

1) 빈혈(Anemia)

빈혈은 혈액 내 혈색소 감소로 인해 혈액의 산소운반 능력이 저하되면서 발생한다.

낮은 혈색소 농도는 체내 단백질 생산 감소, 적혈구의 감소 또는 이 두 요인이 결합된 결과이다.

빈혈은 적혈구 크기나 모양과 같은 전형적인 적혈구의 특징이나 병인(예, 용혈빈혈)에 의해 분류된다.

혈액의 산소운반 능력이 저하됨으로써 다음과 같은 일련의 반응이 나타난다.

- 모든 세포에서 에너지 생산이 감소한다 ; 세포대사와 생식이 감소한다.
- 산소공급을 증진시키기 위한 보상 기전으로 빈맥(tachycardia)과 말초혈관 수축이 나타난다.
- 이러한 변화는 피로, 창백, 호흡곤란과 빈맥을 포함하는 빈혈의 일반적인 징후를 유발시킨다.
- 상피세포의 재생 능력이 감소하여 소화계에 염증과 궤양이 발생하며, 따라서 입안염(stomatitis), 입술의 염증과 갈라짐, 삼킴곤란(dysphagia) 등이 생긴다. 또한 모발이나 피부는 퇴행적인 변화를 보인다.
- 빈혈이 심한 경우 스트레스 상황에 처하게 되면 심장으로의 산소공급이 부족하여 협심증이 발생할 수 있다. 만성 중증 빈혈은 울혈심부전(congestive heart failure)을 일으킬 수 있다.

빈혈은 영양 부족, 골수 기능 손상, 혹은 혈액 손실이나 적혈구의 극심한 파괴의 경우에도 발생할 수 있다. 이 장에서는 다양한 유형의 빈혈에 대해 설명하고자 한다.

(1) 철결핍빈혈(Iron Deficiency Anemia)

① 병태생리

철이 부족하면 혈색소의 합성이 감소되어 혈액으로 운반되는 산소량을 감소시키며, 작은적혈구(microcytic), 저색소(hypochromic) 적혈구를 만든다(그림 7-1). 철결핍빈혈은 경증에서 중증으로 분류되고 모든 연령에서 흔하게 발생한다. 보통 여성 5명 중 1명에서 발생하며 임신한 여성에게 많이 발생한다. 철결핍빈혈은 기저질환 혹은 문제를 나타내는 신호일 수 있으므로 철결핍의 특정 원인을 규명하는 것이 중요하다. 예를 들어 혈청 페리틴(serum ferritin)과 혈철소(hemosiderin) 감소, 골수 내의 철 함유 조직구의 감소 등과 같이 저장철의 감소가 원인일 수 있다.

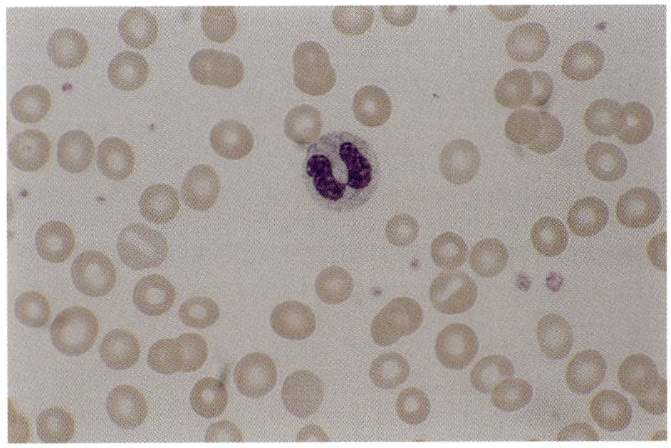

그림 7-1. 혈액펴바른표본(blood smear)에서 보이는 철결핍빈혈

② 병인

철결핍은 여러 가지 원인으로 발생할 수 있다.

- 철 함유 채소나 육류의 섭취가 최소 필요량에 미치지 못할 때, 특히 청소년 급성장기(growth spurt)나 임신 혹은 수유 시와 같이 철 요구량이 증가되는 시기에 철결핍이 발생할 수 있다. 정상적으로 섭취된 철의 5~10%가 흡수되지만 철결핍 시에는 20%까지 흡수가 증가될 수 있다.
- 출혈궤양, 치질, 암이나 과다월경으로 인한 만성적 혈액손실은 철결핍빈혈의 주된 원인이다. 소량의 혈액이라도 지속적으로 손실되면 재활용될 수 있는 철의 양이 감소하여 혈색소의 생산이 유지되지 못한다(그림 7-2).
- 많은 질병에서 십이지장내 철흡수장애가 초래되는데 예로 회장염(ileitis)과 같은 흡수장애증후군(malabsorption syndrome)과 무위산증(achlo-

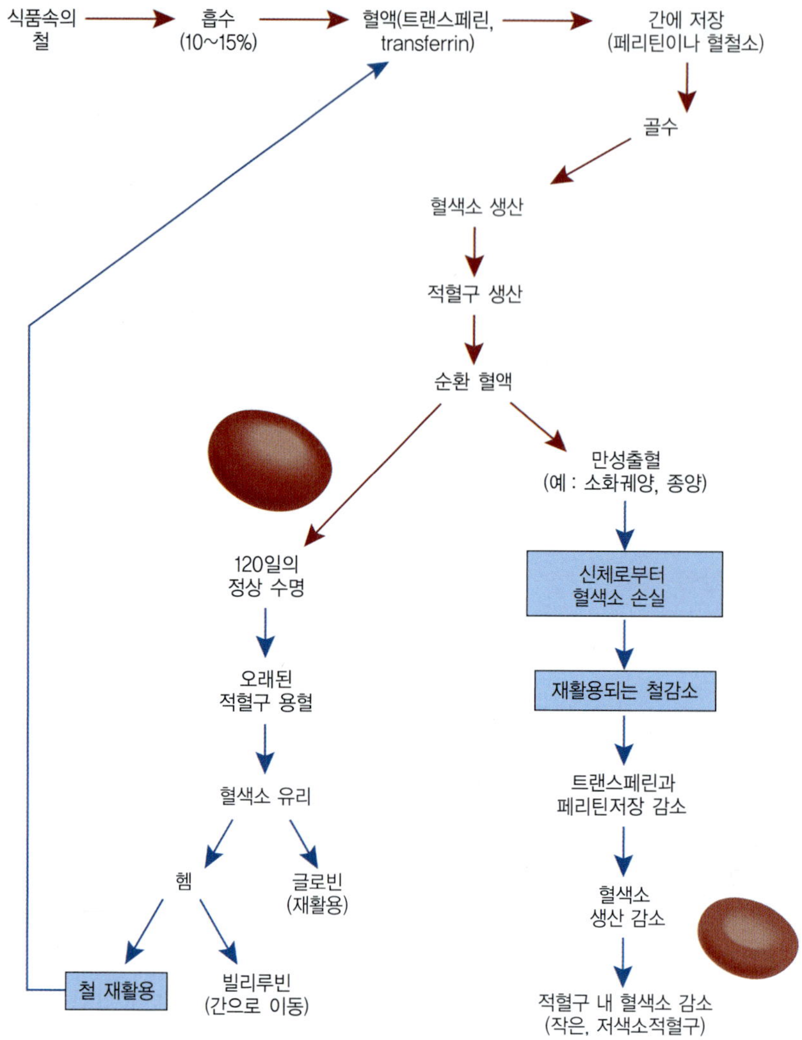

그림 7-2. 혈액 손실과 관련된 철결핍빈혈

rhydria) 등에서 초래된다.

- 중증 간질환은 철의 흡수와 저장 모두에 영향을 준다. 관련된 단백질의 부족은 혈색소 합성을 방해한다.
- 여러 가지 감염 및 암과 관련된 철결핍빈혈의 경우 철 저장 수치는 정상이지만 혈색소 수치는 낮은데 이는 철이 효율적으로 이용되지 못하고 있다는 것을 의미한다.

③ 증상 및 징후

경미한 빈혈에서는 증상이 잘 나타나지 않으며, 혈색소 수치가 떨어짐에 따라 일반적인 빈혈의 징후가 발현된다.

- 혈관 수축으로 인한 피부와 점막의 창백
- 피로, 졸음증(lethargy), 세포 대사 감소에 따른 추위에 대한 민감성 증가
- 저산소증에 대한 중추신경계의 반응으로 자극에 대한 감수성 증가
- 쉽게 부서지는 모발, 숟가락 모양 손발톱(spoon shaped nails), 융기된 손발톱(ridged nails)과 같은 퇴행성 변화
- 입안염과 혀염(glossitis)

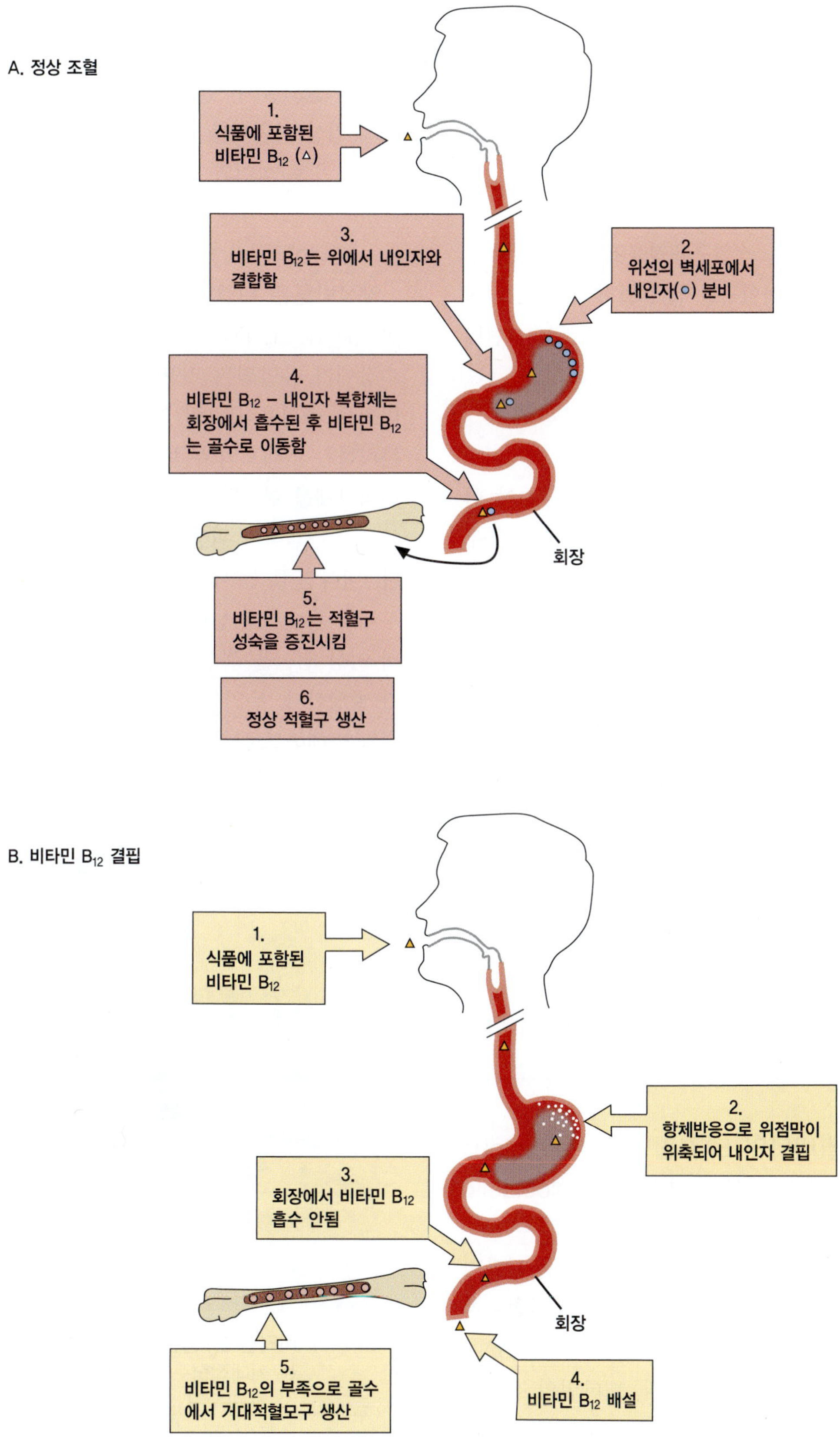

그림 7-3. 악성빈혈의 진행

- 불규칙한 월경
- 상처 치유의 지연
- 빈맥, 두근거림(palpitation), 호흡곤란, 빈혈이 심해지면 실신할 수도 있음

④ 진단검사

혈색소(hemoglobin), 적혈구용적률(hematocrit), 평균 적혈구용적, 평균 적혈구혈색소, 혈청 페리틴, 혈청철, 트랜스페린 포화도의 수치가 정상보다 낮다. 현미경에서는 저색소 및 작은 적혈구가 관찰된다.

⑤ 치료

원인을 규명하고, 그에 따른 치료가 이루어져야 한다. 일반적으로 흡수가 잘 되는 철 보조제와 철이 풍부한 음식을 섭취하여야 한다. 철보충제는 산성환경에서 흡수가 가장 잘 되어 식사 1시간 전에 투약하는 것이 바람직하다. 그러나 철보충제 투여로 인해 위자극과 구역(nausea)과 같은 증상이 나타나면 이를 감소시키기 위해 음식과 함께 복용하도록 권장한다. 철보충제는 주로 변비를 일으킨다. 액체형의 철 보조제는 치아나 잇몸에 착색되므로 빨대를 이용하여 복용하는 것이 좋다.

생각해보기 7-1

a. 만성출혈이 어떻게 철결핍빈혈을 유발하는지 설명하시오.
b. 저산소증을 보상할 때 나타나는 빈혈의 증상을 설명하시오.
c. 위내 산 생성 세포(acid-producing cell)의 손상이 어떻게 철결핍빈혈을 일으키는지 설명하시오.

(2) 악성빈혈[비타민 B_{12}결핍빈혈, Pernicious Anemia, 거대적혈모구 빈혈(Megaloblastic Anemia)]

거대적혈모구 빈혈(megaloblastic anemia)은 진단명이 의미하듯이 매우 크고 미성숙한 핵이 있는 적혈구가 특징이다. 이런 유형의 빈혈은 주로 엽산(비타민 B_9)이나 비타민 B_{12}의 결핍으로 발병한다. 비타민의 결핍은 대개 점진적으로 서서히 진행된다. 임신 첫 2개월 동안 임산부의 엽산 부족에 대한 관심이 증가되고 있는데, 이는 태아에게 이분척추(spina bifida) 또는 다른 척추 기형을 일으킬 수 있기 때문이다. 따라서 임신한 여성에게 엽산 보충제를 섭취할 것을 권장하고 있다. 엽산 부족은 주로 식이와 관련 있다.

① 병태생리

악성빈혈은 위점막의 샘에서 분비되는 내인자(intrinsic factor, IF)의 결핍으로 인하여 비타민 B_{12}의 흡수장애가 유발되는 것으로 일반적으로 거대적혈모구 빈혈로 불리운다(그림 7-3). 내인자부족은 내인자를 분비하는 벽세포의 부족 또는 내인자에 대항하는 자가면역항체를 형성함으로 발생한다. 이렇게 되면 면역반응으로 위점막과 위샘(gastric gland)의 위축이 나타난다. 비타민 B_{12}는 내인자와 결합되어야 회장(ileum) 하부에서 흡수가 가능하다. 위점막의 위축으로 벽세포가 더 이상 염산을 생성할 수 없기 때문에 부가적인 문제가 발생한다. 무위산증인 경우, 단백질 소화와 철의 흡수를 방해하므로 철결핍빈혈이 유발된다.

비타민 B_{12}의 결핍은 적혈구의 DNA 합성을 방해하여 적혈구 성숙에 장애를 야기한다. 적혈구는 매우 커짐과 동시에 핵을 갖게 된다(그림 7-4). 거대적혈구는 성숙되기 전에 파괴됨으로 적혈구 수의 감소와 빈혈을

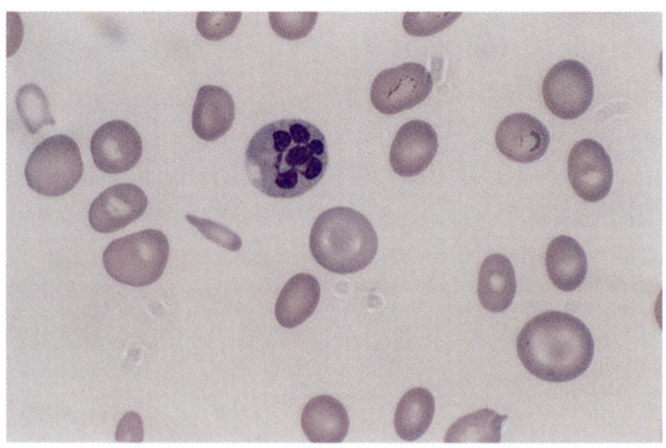

그림 7-4. 비타민 B_{12} 결핍으로 혈액펴바른표본에서 보여지는 거대적혈구와 분절이 많은 핵을 가진 중성구

(*From Stevens ML* : Fundamentals Clinical Hematology. *Philadelphia, 1997, Saunders.*)

일으킨다. 과립백혈구의 성숙에도 영향을 주어 중성구(neutrophil)가 비정상적으로 커지고 분엽이 많아지게(과다분엽핵, hypersegmented)된다(그림 7-4). 혈소판 수치도 감소할 수 있다. 비타민 B_{12} 부족은 말초신경의 말이집탈락(demyelination), 궁극적으로는 척수의 말이집탈락을 일으키는 직접적인 원인이 된다. 말이집(myelin)의 부족은 신경 흥분의 전달을 방해하며 비가역적이다. 우선적으로 감각신경섬유가 영향을 받으며 이어 운동신경섬유도 영향을 받게 된다.

② 병인

- 비타민 B_{12} 섭취 부족으로 악성빈혈을 일으키는 경우는 드문데, 이는 인체에서는 아주 소량의 비타민 B_{12}가 요구되기 때문이다. 그러나 비타민 B_{12}의 원천은 동물성 식품이므로 채식주의자는 주된 식단에 비타민 B_{12}의 공급이 이루어지고 있는지를 확인하여야 한다.
- 비타민 B_{12} 부족의 가장 흔한 원인은 흡수장애인데, 특히 노인의 경우 자가면역 반응으로 나타나며 알코올 중독자의 경우는 위점막의 위축을 일으키는 만성 위염과 회장의 염증성 질환 등으로 인해 발생한다.
- 위절제(gastrectomy)로 위벽세포가 제거되거나 비타민 B_{12} 흡수가 일어나는 회장의 절제로 악성빈혈이 발생할 수 있다.

③ 증상 및 징후

빈혈의 일반적인 증상 및 징후는 앞에서 설명하였고 악성빈혈은 다음의 특징적인 징후가 발현된다.

- 특징적으로 혀는 크고 붉으며, 통증과 염증을 일으킨다.
- 위산의 감소로 소화 장애를 일으키며, 종종 구역과 설사를 동반한다.
- 신경계에서는 팔다리(extremity)가 저릿하거나 타는 듯한 감각이상, 조정(coordination) 능력 상실, 운동 실조(ataxia)가 나타난다.

④ 진단검사

- 현미경 상에서 거대적혈모구 또는 큰적혈구(macrocytic)가 발견되며 말초혈액에서는 적혈구 수가 감소된다.
- 거대적혈모구의 수적 증가에 따라 골수 기능이 과다하게 증가한다.
- 과립구는 분엽이 많아지고 수가 감소한다.
- 혈청 비타민 B_{12}수치는 정상보다 낮다. 실링검사(Schilling test)에서는 흡수량을 측정하기 위해 입안으로 방사성 비타민 B_{12}를 투여한다.
- 위산저하나 무위산증으로 위점막이 위축된다.

⑤ 치료

임산부와 채식주의자는 예방 차원에서 보충제를 섭취하는 것이 필요하다. 악성빈혈 대상자의 경우에는 대체요법으로 비타민 B_{12}를 투여한다. 악성빈혈에 대한 신속한 진단과 치료를 통해 심장 부담 및 신경계 손상을 예방할 수 있다.

생각해보기 7-2

a. 악성빈혈 대상자에서 혈색소 수치가 감소되는 이유를 설명하시오.
b. 악성빈혈이 어떻게 팔다리의 얼얼한 느낌이나 조절장애 같은 신경계 장애를 일으키는지 설명하시오.
c. 악성빈혈의 치료방법으로써 비타민 B_{12}의 구강투여가 효과적이지 않은데 그 이유에 대해 설명하시오.

(3) 재생불량빈혈(Aplastic Anemia)

① 병태생리

재생불량빈혈은 골수기능의 손상이나 부전(failure)과 관련되며 이로 인해 줄기세포의 감소뿐만 아니라 골수에서 생성되는 혈구가 감소하여 적혈구, 백혈구, 혈소판 수가 감소하는 범혈구감소증(pancytopenia)을 야기하며 지방조직이 증가한다. 이는 여러 가지 심각한 합병증을 유발시키게 된다.

② 병인

재생불량빈혈은 원인에 따라 일시적이거나 영구적일 수 있다.

- 일반적으로 재생불량빈혈 대상자의 1/2은 중년에 발병하며 원인을 알 수 없거나 특발성으로 나타난다.
- 방사능, 벤젠과 같은 화학물질, chloramphenicol, gold salts, phenylbutazone, phenitoin, 항암제 같은 약물은 골수에 손상을 일으킨다. 이러한 경우는 원인이 되는 요인을 신속히 밝히고 제거하여 골수를 회복시키는 것이 중요하다. 항암치료로 인해 재생불량빈혈이 발생할 위험이 있을 경우, 항암치료 전 환자의 줄기세포를 채취하여 보관 후 다시 수혈하기도 한다.
- 바이러스, 특히 C형 간염바이러스는 재생불량빈혈을 발생시킨다.
- 전신홍반루푸스(systemic lupus erythematosus)와 같은 자가면역 질환은 골수에 영향을 준다.
- 골수형성이상증후군(myelodysplastic syndrome, MDS)이나 판코니빈혈(Fanconi anemia) 같은 유전적 이상도 골수기능에 영향을 준다.

③ 증상 및 징후

대부분의 경우 증상 및 징후가 완만히(insidious) 나타난다.

- 빈혈(창백, 허약감, 호흡곤란)
- 백혈구감소증(leukopenia)으로 인한 재발성 혹은 빈번한 감염
- 혈소판감소증(thrombocytopenia)으로 인한 출혈점(petechiae) — 편평하고 붉으며 작은 피부 출혈, 특히 입안에서 발현됨

백혈구나 혈소판 수가 감소되며, 조절되지 않는 감염과 출혈의 가능성이 높다.

④ 진단검사

혈구검사에서 범혈구감소증(pancytopenia)을 나타낸다. 골수생검은 범혈구감소증의 원인을 확증하는데 필요하다. 적혈구는 대개 외형적으로 정상이다.

⑤ 치료

원인에 따른 신속한 치료와 골수 억제에 영향을 미치는 요인을 제거하는 것이 필요하다. 줄기세포(stem cell)의 수치가 아주 낮은 경우 수혈이 필요하다.

골수이식(bone marrow transplantation)은 젊은 사람에게 도움이 된다. 골수이식의 성공은 백혈구 항원(Human Leukocyte Antigen, HLA)의 조직 적합성 일치도에 달려있다. 화학요법과 방사선요법은 줄기세포이식(stem cell transplantation)을 위해 받는이(recipient)의 골수를 준비할 때 이용된다. 최근에는 줄기세포를 골수가 아닌 말초혈액에서 수집하여 받는이의 정맥을 통해 혈액내로 주입한다. 주입된 줄기세포는 골수로 이동하며 몇 주 후에 새로운 골수의 근원을 제공한다. 거부반응 억제제는 1년 동안 필요하지만, 다른 장기이식과는 다르게 중단될 수 있다. 일반적인 합병증은 위장계의 손상, 면역억제로 인한 감염, 거부반응 등이다.

생각해보기 7-3

a. 골수손상이 감염 재발을 일으키는 이유를 설명하시오.
b. 재생불량빈혈일 때 과다출혈이 일어나는 이유를 설명하시오.
c. 골수이식전에 화학요법과 방사선요법을 실시하는 이유를 설명하시오.

(4) 용혈빈혈(Hemolytic Anemia)

용혈빈혈에서는 적혈구 수와 총 혈색소 수치가 저하되는데, 이는 적혈구의 과다한 파괴나 용혈로 인해 일어난다. 용혈빈혈의 원인은 적혈구 구조에 영향을 주는 유전적 결함, 면역 반응, 혈액학적 변화, 혈액 내 독소, 말라리아와 같은 감염, 신생아의 혈액부적합 태아적혈모구증(erythroblastosis fetalis) 등이다. 용혈빈혈의 2가지 예는 낫적혈구빈혈과 지중해빈혈이다.

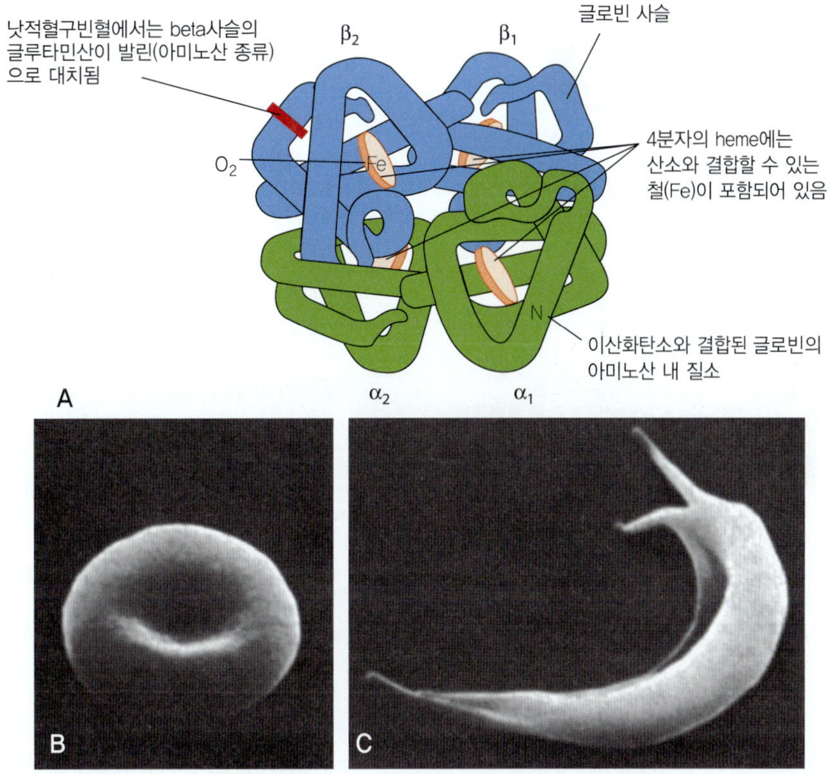

그림 7-5. A. 혈색소의 구조 B. 산소화 된 낫적혈구 C. 탈산소화 된 낫적혈구
(B and C *Courtesy of Dr. James White.*)

① 낫적혈구빈혈(Sickle Cell Anemia)

㉠ 병태생리

낫적혈구빈혈은 혈색소질환 중 대표적인 질환이다. 낫적혈구빈혈은 유전에 따라 비정상적인 혈색소인 혈색소 S(HbS)가 형성되어 발생한다. 혈색소 S에서는 한 쌍의 beta 글로빈 사슬에 속한 아미노산이 정상적인 글루탐산(glutamic acid)에서 발린(valine)으로 변화된다(그림 7-5). 변형된 혈색소는 탈산소화 과정(deoxygenated)을 거쳐 결정화되고 적혈구의 모양이 납작한 원반모양에서 초승달이나 낫 모양(sickle)으로 변한다. 적혈구 세포막은 손상되어 용혈이 되며 적혈구의 수명은 정상 수명인 120일보다 훨씬 짧은 20일 정도의 수명을 갖는다. 초기에는 산소가 있으면 적혈구가 낫모양에서 정상적인 모양으로 돌아오지만 후기에는 적혈구의 손상이 비가역적으로 변하고 용혈이 일어난다. 혈색소 S는 정상적인 방식으로 산소를 운반할 수 있지만, 적혈구 수치가 매우 감소하고 이어 혈색소 수치도 감소한다.

용혈에 따른 주된 문제는 파괴된 적혈구에 의해 세동맥이 폐쇄되며 그 결과 혈전형성, 다발성 경색증, 전신적인 조직괴사가 유발되는 것이다(그림 7-6).

혈색소의 탈산소화는 혈액 내의 산소를 점진적으로 감소하게 하여 말초순환에 반복적으로 경미한 경색을 일으킬 수 있다. 탈수 또는 폐렴대상자는 산소가 감소될 때 낫적혈구화 위기(sickling crisis)가 많은 큰 혈관에 영향을 미쳐 뇌, 뼈, 기관 등 전신적으로 여러 부위에 경색을 일으킬 수 있다.

또한 높은 용혈률로 인해 고빌리루빈혈증(hyperbilirubinemia), 황달(jaundice), 담석(gallstones)이 발생한다.

㉡ 병인

혈색소 S의 유전자는 열성으로 아프리카와 중동에서

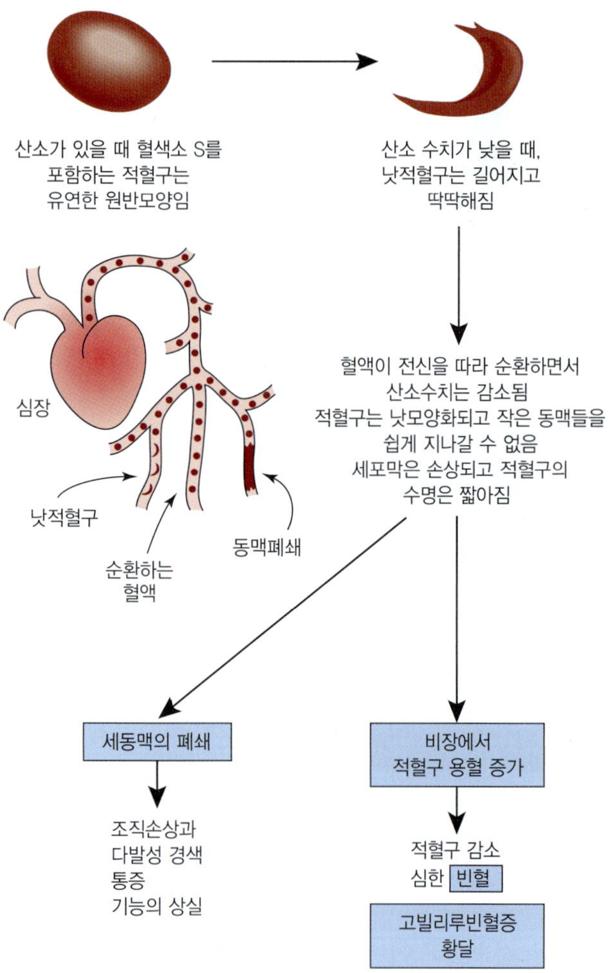

그림 7-6. 낫적혈구빈혈 — 낫적혈구화의 영향

일반적이다. 동형접합체인 경우 대부분의 정상 혈색소 A(hemoglobin A, HbA)은 혈색소 S로 대체되어 낫적혈구빈혈의 임상적 징후를 나타낸다(그림 7-7). 개인에 따라 빈혈의 중증도와 낫적혈구화 위기의 횟수는 매우 다양하다. 이형접합체에서는 혈색소의 절반 이하가 비정상 혈색소 S이다. 폐렴이나 높은 고도에서 심한 저산소 상황이 될 때에만 임상적 징후가 나타나므로 이런 상황을 낫적혈구형질(sickle cell trait)이라 한다. 아프리카계 미국인의 12명 중 1명이 낫적혈구성향을 가지고 있는 것으로 추정되며 500명 중 1명에서 낫적혈구빈혈이 나타난다.

㉢ 증상 및 징후

낫적혈구빈혈의 임상적인 증상은 태아 혈색소(HbF) F가 혈색소 S로 대체되는 생후 12개월이 될 때까지 나타나지 않는다. 적혈구 내 혈색소 S의 비율은 빈혈의 중증도를 결정한다.

- 심한 빈혈, 창백, 허약, 빈맥, 호흡곤란을 일으킨다.
- 고빌리루빈혈증에 의해 황달이 나타나며 눈의 공막은 노르스름한 색을 띤다. 담즙(bile juice)의 높은 빌리루빈 농도는 담석을 유발한다.
- 비장비대(splenomegaly)는 나이가 어린 대상자들에게 일반적인데 이는 낫적혈구가 비장(spleen)의 울혈을 유발하기 때문이다. 반면 성인대상자의 비장은 일반적으로 경색이 재발하지만 그 부위가 작고 섬유화되는 것이 특징이다.
- 혈관폐쇄와 경색은 기관과 조직에 영구적인 손상을 일으킬 수 있다. 또한 다리나 발의 궤양, 뼈나 신장(renal)의 괴사, 뇌경색으로 인한 발작과 반신마비(hemiplegia)가 나타날 수 있으며 심한 통증을 유발한다.
- 폐(lung)에서는 혈관폐쇄와 감염으로 인한 급성가슴통증증후군(acute chest syndrome)이 야기될 수 있으며 이때 통증과 열이 동반된다. 폐혈관 폐쇄는 X선 검사를 통해 진단될 수 있으며 사망의 주된 원인이기도 하다.
- 손발의 소혈관폐쇄는 손발증후군(hand-foot syndrome)을 일으킨다. 통증과 부종은 아동에게 나타나는 주된 초기 징후이다.
- 성장과 발달이 지연되며 대개 사춘기도 늦어진다. 치아 발육이 늦고, 형성이 저하되는 것이 일반적이며 지적 발달도 대개 저하된다.
- 산소공급을 증진시키려는 심장의 지속적인 노력과 혈관폐쇄로 인한 말초혈관의 저항성 증가로 울혈심부전이 유발될 수 있다.
- 손상된 비장이 더 이상 충분히 혈액을 걸러낼 수 없을 경우, 조직괴사가 있는 경우, 치유능력이 낮은 경우 등에서 면역력의 저하로 감염이 자주 발생한

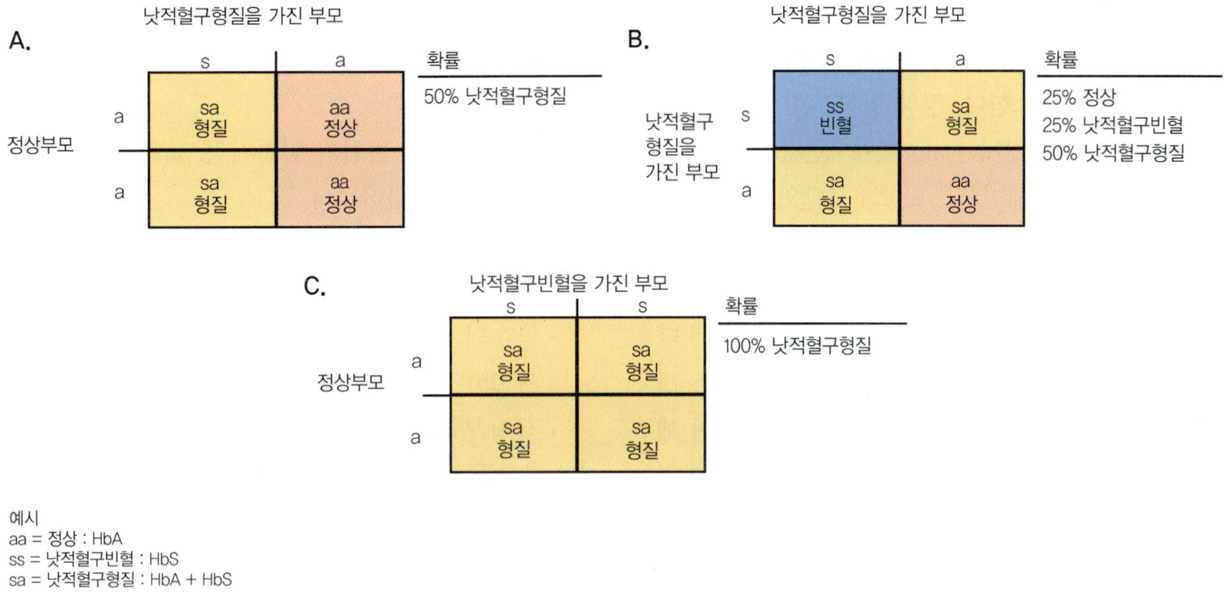

그림 7-7. 낫적혈구빈혈의 유전

다. 폐렴은 아동의 흔한 사망원인이며 감염은 적혈구의 낫모양화를 일으켜 악순환이 반복될 수 있다.

㉣ 진단검사

혈색소에 대한 유전자 검사로 쉽게 감별할 수 있으며, 진단받은 대상에게 심한 빈혈, 수술, 높은 고도에서의 활동 등 심한 저산소증을 유발할 수 있는 상황을 피하도록 교육하는 것이 중요하다.

산전진단은 태아 혈액의 DNA를 분석함으로써 확인될 수 있다. 1세 이상의 아동은 말초혈액에 낫적혈구세포와 혈색소 S의 존재 유무로 확진할 수 있다. 보통 골수는 과다증식되며, 더 많은 그물적혈구(reticulocyte)(미성숙 적혈구, immature RBCs)가 발견된다.

㉤ 치료

낫적혈구화를 감소시키는 효과적인 약물을 개발하기 위한 연구가 지속되고 있다. 하이드록시유레아(hydroxyurea)의 이용으로 낫적혈구화 위기 횟수가 감소되었고 수명이 연장되었지만 모든 대상자에게 효과적인 것은 아니다. 무증상 시기에도 엽산을 포함한 식이 보충이 필요하다. 과도한 활동이나 높은 고도를 피하는 것, 탈수, 감염이나 추위에 노출되는 것 등을 예방하려는 노력이 도움이 된다. 아동은 폐렴, 인플루엔자 및 수막염(meningitis) 예방접종이 필요하며, 예방 목적으로 페니실린을 투여하는 것은 어린 아동과 중증의 성인 모두에게 필요하다. 골수이식은 효과적이지만 골수 기증자 수가 제한적이기 때문에 일치자를 찾는 것이 매우 어렵다. 과거에는 20세까지 생존하기도 어려웠으나 최근에는 중년까지 생명이 연장되고 있다. 유전자 치료에 대해서는 연구 중이다.

생각해보기 7-4

a. 낫절혈구빈혈을 가진 대상자에서 혈관폐쇄가 흔히 나타나는 이유를 설명하시오.
b. 유전적 요인, 혈색소 S의 양, 임상적인 징후 측면에서 낫적혈구형질과 낫적혈구빈혈을 비교하시오.

② 지중해빈혈(Thalassemia)

㉠ 병태생리

지중해빈혈은 혈색소을 형성하는 유전자가 하나 이상 결손(missing)되거나 변이되어 발병하는 유전적 결함이다. 두 가지 이상의 유전자에 문제가 발생하면 지중해빈혈은 심각해진다. 지중해빈혈은 글로빈 사슬(globin chain)의 생성에 문제가 있어 혈색소 합성의 양과 적혈구의 수가 감소한다. 정상 혈색소는 보통 4개의 글로빈으로 구성되며 2개는 alpha, 2개는 beta이다(그림 7-5). alpha 지중해빈혈은 alpha 사슬의 감소나 부족을 말하며, beta 지중해빈혈은 beta 사슬의 감소나 부족을 말한다. 두 경우 모두 정상 혈색소 합성이 줄어든다. 또한 한 가지 사슬이 결핍되면 활용할 수 있는 다른 사슬이 축적되어 적혈구가 손상된다. 예를 들면 beta 사슬이 결핍되면 적혈구내로 alpha 사슬이 축적되어 세포막을 손상시키고 용혈과 빈혈을 유발시킨다. 동형접합체는 심한 지중해빈혈(thalassemia major)을 발생시키며, 이형접합체는 경미한 지중해빈혈(thalassemia minor)을 유발시킨다. 빈혈이 심한 경우에는, 적혈구 용혈이 증가되면서 빈혈이 더욱 악화되며 이에 따라 비장비대, 간비대, 고빌리루빈혈증을 유발한다. 보상기전에 따라 골수의 활동은 증가한다.

ⓛ 병인

지중해빈혈은 가장 흔한 유전질환으로 두 가지 형태가 있다. beta 지중해빈혈은 상염색체 우성 유전질환으로 그리스나 이탈리아와 같은 지중해 국가에서 자주 발생하며 alpha 지중해빈혈에 비해 일반적이다. alpha 지중해빈혈은 인도, 중국이나 동남아시아에서 발견된다. 한 개 이상의 유전자 변이와 연관되어 있으며 이에 따라 혈색소 합성과 빈혈의 중증도가 영향을 받는다.

ⓒ 증상 및 징후

앞에서 설명한 빈혈의 일반적인 징후와 증가된 용혈에 따른 징후가 나타난다.

- 아동의 성장과 발달은 직접적으로는 저산소증에 의해, 간접적으로는 피로와 활동저하에 의해 저해된다.
- 골수의 과다활동으로 뼈대(bony skeleton)가 영향을 받아 정상적인 뼈대 발달이 저해된다.
- 심장부하의 증가에 대한 보상기전으로 심부전(heart failure)이 발생한다.

ⓓ 진단검사

적혈구는 크기가 다양하지만 일반적으로 작은적혈구, 저색소(microcytic, hypochromic)이다. 적혈구생성인자는 증가하며 종종 철이 과다형성된다. 산전 12주에는 융모막 융모로, 16주에는 양수검사로 진단할 수 있다.

ⓜ 치료

수혈이 가장 적합한 치료이다. 치료로 수혈을 받는 경우 과도한 철을 체외로 배설시키기 위해 철킬레이트화요법(iron chelation therapy)이 요구되며 엽산요법도 권장되고 있다. 골수이식은 일부 아동에게는 치료적이지만 아직 임상 연구 중이다. 경미한 빈혈의 경우 정상 수명까지, 중등도나 중증의 경우에는 수혈과 철

표 7-1. 빈혈의 비교

빈혈	적혈구 특성	원인	부가적 영향
철결핍빈혈	• 작은적혈구, 저색소 • 혈색소 생산 감소	• 식품 섭취의 부족 • 흡수 장애 • 혈액 손실	• 빈혈의 영향
악성빈혈	• 거대적혈모구(미성숙한 핵을 가진 세포) • 수명이 짧음	• 면역반응으로 인한 내인자의 결핍	• 신경계 손상 • 무위산증
재생불량빈혈	• 종종 정상세포 • 범혈구감소증	• 골수의 손상이나 기능상실	• 과다출혈과 복합 감염
낫적혈구빈혈	• 적혈구는 산소수치가 낮을 때, 낫모양으로 길어지고 딱딱해짐 • 수명이 짧음	• 열성 유전	• 복합 경색과 심한 통증을 동반한 위기(crisis) • 고빌리루빈혈증

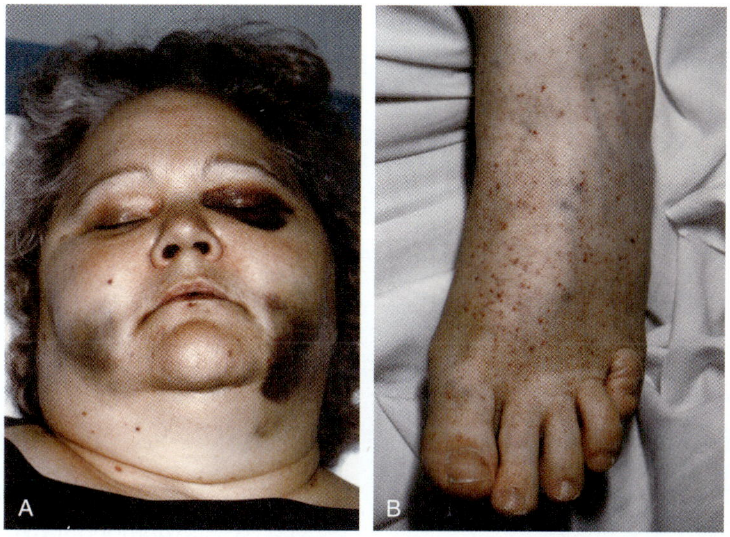

그림 7-8. A. 얼굴의 타박상 B. 출혈점
(*From Young NS* : Bone Marrow Failure Syndromes. *Philadelphia, 2000, Saunders.*)

킬레이트화요법으로 30대까지 생존할 수 있다.

빈혈의 특징들을 표 7-1에 비교하였다.

2) 혈액응고질환(Blood-Clotting Disorders)

경미한 조직 손상 후에 지속적으로 출혈이 되거나 과도한 출혈이 있으면 혈액응고질환의 지표가 된다. 다음의 경고 징후는 감염이나 비타민 C 결핍으로 혈관이 손상되거나 약해져서 발생할 수 있으므로 주의해야 한다.

과다출혈의 경고 징후와 가능한 혈액응고질환

- 잇몸(치아 주변)의 지속적인 출혈이나 반복되는 코피
- 피부와 점막에 작고 편평한 붉은 점모양의 출혈점(그림 7-8B 그림)
- 피부에 나타나는 크고 자주색 빛, 또는 붉거나 푸른 자반증과 타박상(그림 7-8A)
- 손상에 비해 오래 지속되는 출혈
- 붓고, 붉으며 통증이 동반되어 관절에 나타나는 출혈(혈관절증(hemarthroses))
- 기침시 소량의 선홍색 혈액(객혈(hemoptysis))
- 갈색의 거친 입자(커피 찌꺼기 같음)나 붉은 색깔의 혈액을 자주 토함(토혈(hematemesis))
- 대변 속 혈액 – 흑색변 또는 잠혈(잠재혈액)
- 빈혈
- 어지러움이나 공포, 저혈압, 빈맥

과다한 출혈의 원인은 다양하다.

- 혈소판감소증(thrombocytopenia)은 아동의 급성 바이러스성 감염(주로 6개월 안에 치유되는)이나 성인의 자가면역반응(만성 특발혈소판감소자반병, chronic idiopathic thrombocytopenic purpura)에 의해 일어난다. 만성적 유형은 성인, 특히 젊은 여성에게서 혈소판이 항체에 의해 파괴될 때 주로 발생한다. 또한 HIV 감염, 간비대나 비장비대, 특정 약물도 혈소판감소증을 유발한다.
- 화학요법과 방사선 치료, 그리고 백혈병 같은 암은 혈소판 수치를 감소시켜 출혈을 야기한다.
- 혈소판의 기능 결함은 말기 신부전(renal failure)에서 나타나는 요독증(uremia) 및 aspirin (ASA) 섭취와 연관이 있다. 출혈 장애가 있는 대상자는 혈소판 응집을 방해하는 비스테로이드성 항염증제(NSAIDs)나 aspirin 성분이 포함된 약물을 피해야 한다.
- 비타민 K 결핍은 프로트롬빈과 섬유소원 수치를 감소시킨다. 비타민 K는 장내 세균에 의해 생성되는 지용성 비타민이며, 음식에도 함유되어 있다. 비타민 K 결핍은 담즙 생산 감소를 동반하는 간(liver) 질환자와 흡수장애를 가진 대상자에서 종종

발생한다. 비타민 K는 warfarin (Coumadin)이나 항응고제를 과다하게 복용하여 출혈이 일어났을 때 유용한 해독제이다.

- 간 질환은 단백질과 비타민 K 합성을 감소시켜 간에서의 혈액응고인자 생성을 방해한다.
- 유전 결함에 의한 혈액응고인자의 결핍은 출혈장애를 일으킨다. 혈청인자 분석검사는 이를 진단하는데 유용하며, 여기에는 외인성 응고 경로를 측정하는 Prothrombin Time (PT), 내인성 응고 경로를 측정하는 activated Partial Thromboplastin Time (aPTT), 마지막 단계인 섬유소원이 섬유소로 되는 thrombin time이 포함된다.
- Ebola 바이러스와 같은 출혈열 바이러스는 많은 장기에 영향을 주며 과다한 출혈과 급성 질병을 일으킨다.
- warfarin (Coumadin)과 같은 항응고제는 장기간 섭취할 때 주의 깊은 관찰이 요구된다. 약물의 치료 용량과 출혈을 일으키는 용량과의 차이는 매우 적다. 또한, 몇 가지 음식과 약물은 항응고제의 효과에 영향을 미쳐 위험한 상태를 초래할 수 있다.

출혈질환을 가진 대상자는 침습적인 방법을 사용할 때 출혈의 위험이 있다. 현재의 혈액응고 상태를 검사하고 예방적으로 약물을 투여하는 것이 가장 바람직하다. 압박할 수 있는 물품, 냉드레싱(cold dressing), Gelfoam, Oxygel, 지혈솜 등은 어떠한 응급상황에서도 이용할 수 있도록 준비해 두어야 한다.

(1) A형 혈우병(Hemophilia A)

① 병태생리

A형 혈우병 또는 혈우병은 응고인자 Ⅷ의 결핍이나 이상으로 발생하는 가장 흔한 유전성 응고장애이며, 혈우병 환자의 90%가 A형이다. A형 혈우병을 일으키는 결함은 X염색체에 열성 유전되므로(그림 7-9), 남성은 증상이 발현되지만 여성은 증상이 없는 보인자가 된다. 현재 치료법 개발과 남성의 수명 연장으로 질환을 앓고 있는 남성(아버지)과 보인자인 여성(어머니)인 양쪽 부모로부터 유전자를 물려받은 여아가 태어날 수도 있다.

B형 혈우병(hemophilia B, Christmas disease)은 A형 혈우병과 유사하며 응고인자 Ⅸ의 결함을 동반하는 반면, C형 혈우병(Rosenthal's hemophilia)은 증상이 경미하며 응고인자 XI의 감소로 유발된다. 혈우병의 몇몇 사례는 이전 가족력은 없으나 지속적인 유전자 변이를 원인으로 발생한다. 2019년 기준 우리나라 혈우병 대상자는 총 2,509명이며, A형 혈우병 대상자는 1,746명으로 전체의 69.6%를 차지하였고, Ⅸ 인자 결핍증인 B형 혈우병 대상자는 434명으로 전체의 17.3%를 차지하여 A형 혈우병과 B형 혈우병이 전체 선천성 응고인자 결핍증 대상자의 87.9%로 상당한 비율을 차지하고 있었다(한국혈우재단, 2019).

혈액에 존재하는 응고인자의 양에 따라 혈우병의 중증도는 다양하다. 경미한 유형(혈액응고인자 Ⅷ 활성도 5% 이상)에서는, 외상 후에만 과도한 출혈이 일어나는 반면에, 중증 대상자에서는 자연발생적으로 빈번

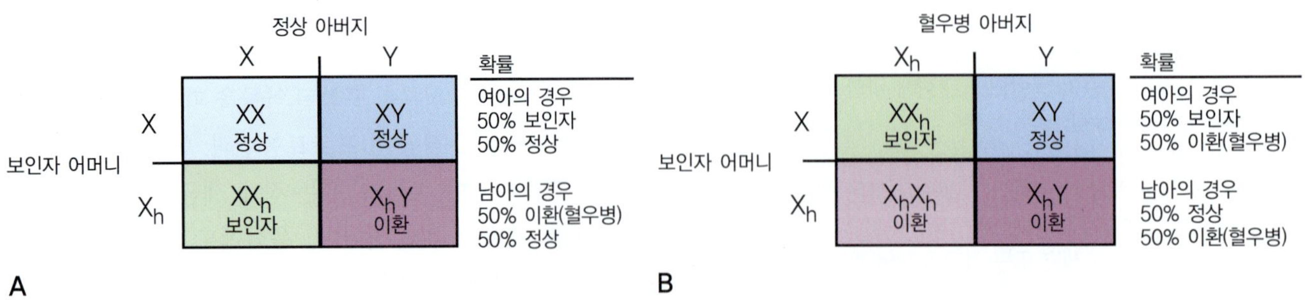

그림 7-9. A형 혈우병의 유전

한 출혈이 나타난다(혈액응고인자 Ⅷ 활성도 1% 미만). 대략 70% 대상자가 중증의 유형을 가지고 있다.

② 증상 및 징후

- 경미한 조직 손상 후에 과도한 또는 지속되는 출혈이 발생한다.
- 경미한 조직 손상과 혈종 후 지속적인 혈액 누출(oozing of blood)이 흔히 나타난다.
- 자발적인 관절내 출혈(혈관절증, hemarthrosis)은 반복적인 염증을 유발하여 통증과 기형이 발생한다.
- 신장이나 소화관에서의 출혈은 혈뇨(hematuria)나 대변의 잠혈(occult blood)로 나타난다.

③ 진단검사

출혈시간과 PT는 정상이지만, PTT, aPTT 및 응고시간은 지연된다. 응고인자 Ⅷ의 혈청 수치는 낮다. 트롬보플라스틴 생성 시간으로 응고인자 Ⅷ과 Ⅸ 결핍을 식별한다.

④ 치료

앞서 언급한 모든 주의사항을 따라야 한다. desmopressin (DDAVP)은 일부 대상자에서 혈액응고 정도를 증가시킨다. 이 약물은 혈관의 내피를 자극하여 저장된 응고인자 Ⅷ을 배출한다. 응고인자 Ⅷ을 정기적으로 정맥 투여하여야 하며, 특히 수술이나 치과치료 전에 응고인자 Ⅷ이 필요하다. 그러나 응고인자 Ⅷ의 투여는 간염과 HIV의 감염을 일으킬 수 있고 일부 대상자는 반복 투여되는 응고인자 Ⅷ에 대해 면역반응을 보일 수 있다. 간염과 HIV감염은 간염과 HIV에 양성반응인 혈액제재를 통해 감염되며, 예방하기 위해 혈액에 포함된 바이러스를 파괴하기 위한 처리 후 응고인자를 수혈한다. 그러나 응고인자 수혈을 통해 아직 알려지지 않은 감염이 발생할 위험은 여전히 있다. 또한 면역반응을 예방하기 위해 유전공학을 통해 생산된 새로운 DNA 재조합 상품(Advate)을 개발하고 있다. 이 상품은 사람이나 동물의 혈액에서 나온 단백질을 포함하지 않아, 면역반응의 위험을 감소시킨다. 유전자 치료에 대한 연구는 계속되고 있다.

(2) 본빌레브란드병(von Willebrand Disease)

① 병태생리

본빌레브란드병은 가장 흔한 유전혈액응고/출혈질환이다. 이 질환은 손상이 발생했을 때 혈소판이 응집하거나 혈관 벽에 붙는 것을 돕는 von Willebrand factor의 부족으로 유발된다. 이 질환은 3가지 형태가 있으며 징후/증상은 혈우병과 유사하나 혈우병보다 약하다.

② 증상 및 징후

질환의 형태에 따라 특징적인 증상과 징후가 있다: 피부 발진, 잦은 코피, 쉽게 멍이 들며, 잇몸 출혈, 비정상적인 월경

③ 진단방법

비록 비특이적인 징후와 증상 때문에 진단하기 어렵지만 이 질병을 진단하기 위해 포함되는 방법이다: 출혈시간(bleeding time), 혈액형(blood type), Ⅷ 인자의 수준, 혈소판 수와 응집검사, von Willebrand 인자

④ 치료

치료는 본빌레브란드병의 종류와 심각도에 따른다. 이 질환의 대부분은 경증이기 때문에 수술, 발치(이가 빠짐), 사고에 의한 손상이 있을 때 치료가 필요하다. 질환이 경증인 경우에는 Desmopressin 호르몬을 사용한다. 이 호르몬을 주사하거나 비강으로 스프레이하면 혈류내에 von Willebrand 인자와 Ⅷ 인자의 분비가 증가한다. 질환이 중증이면 이 요소들을 직접 혈관내로 주사한다. 항섬유소용해제(antifibrinolytic drugs)는 핏덩이가 용해되는 것을 예방하기 때문에 수술이나 손상 후에 사용한다. 또한 이 약물은 이 질병에 의해 비정상적인 월경이 있는 여성의 응고요인의 분비를 증가시켜 경구피임약으로 사용할 수 있다.

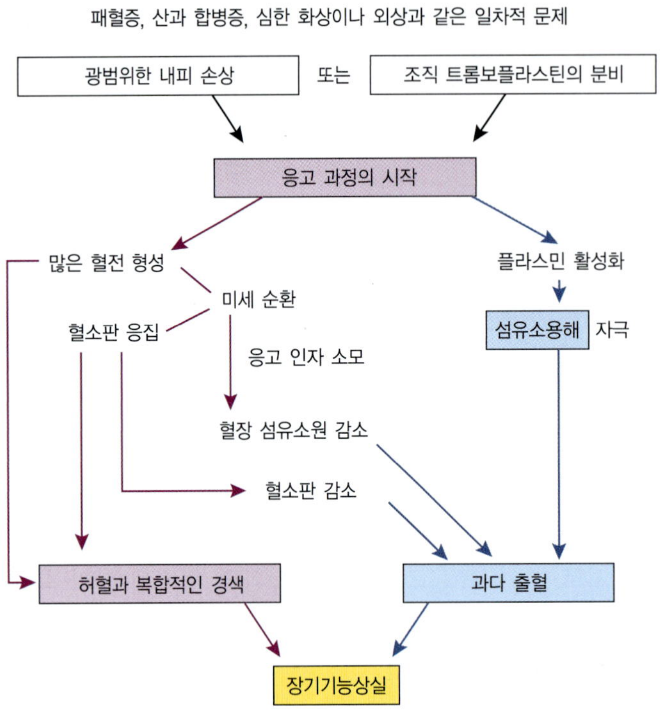

그림 7-10. 파종혈관내응고(DIC)

(3) 파종혈관내응고 (Disseminated Intravascular Coagulation, DIC)

① 병태생리

파종혈관내응고는 과도한 출혈과 과도한 응고를 동시에 수반하며 생명을 위협하는 질환이다. 이는 보통 어떤 일차적인 문제의 합병증으로 일어나는데 전신의 미세순환에서 응고 기전이 활성화된다(그림 7-10). 혈소판 응집을 일으키는 트롬보플라스틴의 분비나 상피세포의 손상에 의해 응고가 일어난다. 그 과정은 혈전이나 경색을 일으키지만 한편으로는 이용 가능한 응고인자와 혈소판을 사용하여 섬유소 용해 과정을 자극한다. 이런 응고인자와 섬유소 용해 과정은 출혈을 야기하며 결과적으로 저혈압과 쇼크를 일으킨다.

만성 파종혈관내응고는 더 경한 유형이며 진단이 어렵다. 혈구 수(blood count)는 정상이거나 비정상일 수 있다. 보통 만성 감염에 의해 유발되며 혈전색전증(thromboembolism)이 두드러진 특징으로 나타난다.

② 병인

다양한 질환에 의해 파종혈관내응고(DIC)가 유발될 수 있다. 독소혈증(toxemia)이나 양수색전증(amniotic fluid embolus), 태반조기박리(abruptio placenta)와 같은 산과적 합병증이 주 원인이다. 특히 그람음성균에 의한 감염에서는 내피세포를 손상시키고 단핵구에서 트롬보플라스틴의 분비를 자극하는 내독소가 분비된다. 다수의 암종(carcinoma)은 응고를 유발하는 물질을 분비한다. 화상이나 충돌로 인한 손상처럼 큰 외상, 항원-항체 복합체의 광범위한 축적 등으로 혈관내피세포가 손상되면 트롬보플라스틴을 분비하는 과정이 시작된다.

③ 증상 및 징후

출혈이나 혈전증이 두드러지게 나타나기도 하지만 임상적 영향은 근원적인 원인에 따라 다르다. 산과 대상자는 주로 출혈이 증가하는 반면, 암환자는 혈전증이 나타나는 경향이 있다. 그러나 출혈이 더 중요한 문제이며 다음과 같은 징후가 나타난다.

- 혈장 섬유소원 수치가 저하된다.
- 혈소판감소증이 나타난다.
- 출혈시간, PT, aPTT 및 트롬빈 시간이 연장된다.
- 출혈로 인해 저혈압과 쇼크가 나타난다.
- 일반적으로 출혈부위가 다발적으로 나타난다.
- 피부나 점막에 출혈점이나 반상출혈(ecchymosis)이 나타날 수 있다.
- 점막의 출혈이 흔히 발생하며 혈뇨도 있을 수 있다(그림 7-8).
- 혈관폐쇄는 종종 소혈관에서 나타나지만, 큰 혈관에도 영향을 주어 뇌나 다른 장기에 경색을 일으킨다.
- 호흡계 손상으로 호흡곤란과 창백증이 나타난다.
- 신경계 손상으로 발작이나 반응 감소가 나타날 수 있다.
- 소변감소를 동반한 급성신부전(Acute renal failure)에서는 종종 쇼크가 발생한다.

④ 치료

불균형적인 응고상태에 대한 치료는 특히 생명을 위협하는 경우에 필요하다. 출혈이나 혈전증의 우세 여부에 따라 치료가 어려워지기도 한다. 과도한 응고든 과도한 출혈이든 현재의 주된 문제와 함께 감염과 같은 잠재적 문제도 치료되어야 한다. 예후는 주된 문제의 중증도에 따라 다르다.

(4) 혈전성향(Thrombophilia)

① 병태생리

혈전성향은 정맥이나 동맥내에 비정상적인 혈전이 발생할 위험이 높은 유전이나 후천성 질병이다. 비정상적인 혈전은 심부정맥류, 폐색전, 말초혈관질환이 있을 때 발병한다. 유전성 혈전성향은 혈액내 응고 단백질 생성을 담당하고 있는 유전자의 돌연변이에 의해 발생한다. 후천성 혈전성향은 수술, 손상이나 다른 의학적 상태에서 혈액내 혈전요인을 증가시키거나 항체의 축적에 의해 발생한다.

② 증상 및 징후

비정상적인 혈전의 증상과 징후는 특이하지 않으며 혈전의 증가로 혈액순환을 차단하여 어떤 장기나 기관에도 영향을 미친다. 혈전이 심장이나 폐의 정맥을 폐쇄한 경우 심근경색증이나 급성경색을 유발한다.

③ 진단

혈전성향을 진단하는 방법은 혈액검사로 응고인자와 비정상적인 항체의 양을 확인하는 것이다.

④ 치료

다른 의학적 상태에 의해 유발된 후천적 혈전성향을 예방하기 위해 원인 질환을 치료해야 한다. 이런 경우 비정상적인 혈전이 형성되는 위험을 줄이기 위해 항응고제인 warfarin (Coumadin)을 사용한다. 항응고제는 혈액의 정상적인 응고능력을 방해하여 과도한 출혈의 위험을 증가시킨다.

생각해보기 7-5

a. 보인자인 어머니에게서 태어난 아이가 A형 혈우병에 걸릴 확률을 기술하시오.
b. 혈우병 외에 과다출혈을 일으킬 수 있는 3가지 원인을 간략하게 서술하시오.
c. 대정맥에서 발생한 깊은정맥혈전이 뇌졸중이나 심근경색증 같은 치명적인 상태를 일으키는 이유를 설명하시오.

3) 골수형성이상증후군 (Myelodysplastic Syndrome)

골수형성이상증후군은 골수에서 혈구를 부적절하게 생성하는 질환을 의미하며, 재생불량빈혈과 결핍질환(deficiency dyscrasias)은 포함되지 않는다. 골수형성이상질환은 특발성이며 종종 암 대상자에게 화학요법이나 방사선치료 후에 발생한다. 몇몇 다른 형태는 빈혈과 범혈구감소증을 포함한다. 진단은 대상자의 병력, 표준혈액검사, 골수생검을 기초로 한다. 치료는 결핍의 형태, 수혈대체요법, 철 농도를 감소시키기 위한 철킬레이트화 요법(iron chelation therapy)과 합병증을 예방하기 위한 요법에 따라 달라진다. 낮은 농도의 화학요법은 정상 골수기능을 자극할 수 있는 성장 요인과 함께 사용될 수 있다. 골수이식은 효과적이나 대상자들의 건강상태가 골수이식을 허용하지 않을 때도 있다. 골수형성이상증후군 대상자의 예후는 발병 연령, 화학요법이나 방사선요법의 과거 경험, 치료에 대한 반응에 따라 결정된다. 만약 치료가 혈액을 정상화 하는데 효과적이지 않은 경우에는 골수형성이상증후군이 만성 또는 급성 백혈병으로 진행될 수 있다.

2. 신생물혈액질환 (Neoplastic Blood Disorders)

1) 적혈구증가증(Polycythemia)

(1) 병태생리

일차 적혈구증가증(primary polycythemia)은 골수에 적혈구나 다른 신생세포들이 증가된 상태이다. 혈청 적혈구생성인자 수치가 낮다.

이차 적혈구증가증(secondary polycythemia)이나 적혈구증가(erythrocytosis)에서는 오래된 저산소증이나 증가된 적혈구생성인자(erythropoietin) 분비에 대한 반응으로 적혈구가 증가한다. 많은 그물적혈구가 말초혈액에 나타난다.

일차 적혈구증가증에서는 현저한 적혈구 증가와 함께 종종 과립백혈구나 혈소판의 증가가 나타나며 이는 혈장량과 점도를 증가시킨다. 혈관은 넓어지고 팽창되며, 혈류는 느려져 전신에서 잦은 혈전과 경색을 일으킨다. 이는 특별히 혈소판 수치가 높을 때 나타난다. 또한 혈압은 상승되고 심장은 비대되며 혈관이 확장되기 때문에 출혈이 잦다. 비장과 간이 울혈되고 커져 있으며 골수에는 세포과다가 나타난다.

일부 대상자의 골수는 섬유화되고 비장에서만 조혈과정이 이루어지기 때문에 빈혈이 뒤따른다. 화학요법을 병행하는 대상자에서는 급성 골수모세포백혈병(acute myeloblastic leukemia)이 후기에 발생한다.

(2) 병인

일차 적혈구증가증은 원인이 알려지지 않은 신생물 장애로 주로 40~60대에 발병한다. 이차 적혈구증가증은 주로 만성폐질환 또는 심장질환을 앓고 있거나, 높은 고도에서 살고 있는 경우 산소 요구도가 증가함에 따라 발생하는 보상기전이다. 어떤 경우는 신장종양과 같이 적혈구생성인자를 분비하는 종양에 의해 발생한다.

(3) 증상 및 징후

다음과 같은 징후가 나타난다.

- 대상자의 외모에서 다혈증(plethoric)과 청색증(cyanotic)이 동시에 관찰되며 혈관이 팽창되고 혈류가 느려서 피부와 점막은 청색을 띤 붉은색(deep bluishred)이다.
- 간비대와 비장비대가 나타난다.
- 가려움(pruritus)이 나타난다.
- 혈압이 상승하고, 맥박은 강해진다.
- 호흡곤란, 두통, 시력장애가 흔히 나타난다.
- 혈전과 경색은 뇌와 심장뿐만 아니라 간과 신장에도 영향을 준다.
- 혈장의 양과 점도의 증가로 인해 심장 부담이 증가되어 울혈심부전이 자주 일어난다.
- 세포 파괴로 요산의 수치가 높아지면 심한 관절통증이 발생한다.

(4) 진단검사

혈색소 수치, 혈구 수, 적혈구용적률이 상승한다. 진성적혈구증가증(polycythemia vera)의 경우 적혈구에서 악성세포나 비정상적인 세포가 나타난다. 골수는 적골수가 황골수로 대체됨과 동시에 세포과다가 나타난다. 혈구 파괴가 증가함에 따라 고요산혈증(hyper-uricemia)이 나타난다.

(5) 치료

약물이나 방사선요법은 골수의 활동을 억제하기 위해 사용되나 섬유증(fibrosis)이나 백혈병의 위험이 있다. 주기적인 정맥절개(periodic phlebotomy)나 혈액의 제거는 혈전이나 출혈의 가능성을 최소화하기 위해 이용될 수 있다.

생각해보기 7-6

빈혈과 적혈구증가증이 전신에 미치는 영향을 혈색소 수치, 적혈구용적률, 전신적인 외모의 관점에서 비교하시오.

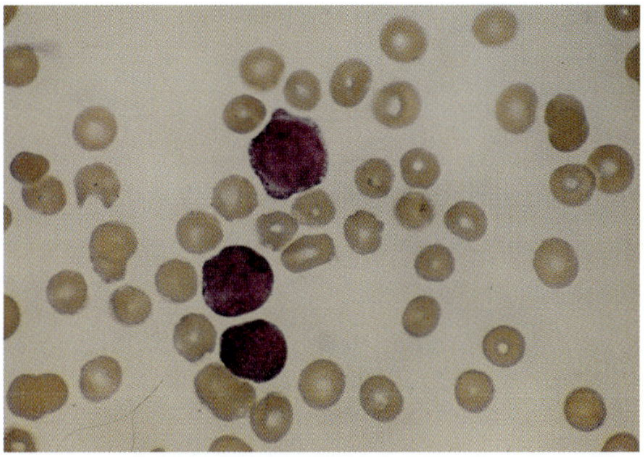

그림 7-11. 급성 림프구백혈병

주로 어린 아동에게 발생하며 혈액펴바른표본에서 작은 림프구와 정상적혈구 빈혈이 보임(*From Stevens ML* : Fundamentals of Clinical Hematolgoy. *Philadelphia, 1997, Saunders.*)

2) 백혈병(Leukemias)

백혈병은 백혈구를 침범하는 신생물질환군을 의미한다. 어떤 유형의 백혈병은 화학요법에 잘 반응하여 생존율이 45%에 이르며 림프성은 아동에서 생존율이 더 높다.

(1) 병태생리

한 유형 이상의 백혈구가 미분화되고 미성숙하여 제대로 기능하지 못하며, 백혈구가 제어할 수 없을 정도로 증식되어 많은 수의 백혈구가 전신순환에 유리(release)된다(그림 7-11). 백혈구 세포의 수가 증가함에 따라 림프절, 비장, 간, 뇌 및 다른 장기에 침투한다. 급성 백혈병은 골수와 말초 혈액에 미성숙하고 기능을 하지 못하는 세포(모세포, blast cells)의 비율이 높아지는 것이 특징이며 특이한 징후와 합병증이 갑자기 발생한다. 만성 백혈병은 점진적인 발병, 경미한 징후, 성숙한 백혈구의 비율이 좀 더 높은 것이 특징이다. 만성 백혈병은 급성보다 예후가 더 좋다. 백혈병은 급성과 만성으로 분류하며, 추가로 조혈모세포의 유형에 따라 림프구성과 골수성으로 구분한다. 백혈병의 네 가지 주요 유형은 급성 림프구백혈병(acute lymphocytic leukemia, ALL), 만성 림프구백혈병(chronic lymphocytic leukemia, CLL), 급성 골수세포백혈병(acute myelogenous leukemia, AML), 만성 골수세포백혈병(chronic myelogenous leukemia, CML)이다. 급성 림프구백혈병의 대부분에서 B 림프구 전구세포의 증식이 나타난다. 골수성백혈병은 하나 이상의 과립구에 영향을 미친다. 일부 골수성백혈병의 경우, 신생물성 줄기세포에

표 7-2. 백혈병의 종류

종 류	악성세포	주된 연령층
급성 림프구백혈병	B 림프구	어린 아동
급성 골수세포백혈병	과립구성 줄기세포	성인
만성 림프구백혈병	B 림프구	50세 이상 성인
만성 골수세포백혈병	과립구성 줄기세포	30~50세 성인
급성 단핵구백혈병	단핵구	성인
털세포백혈병	B 림프구	50세 이상 남성

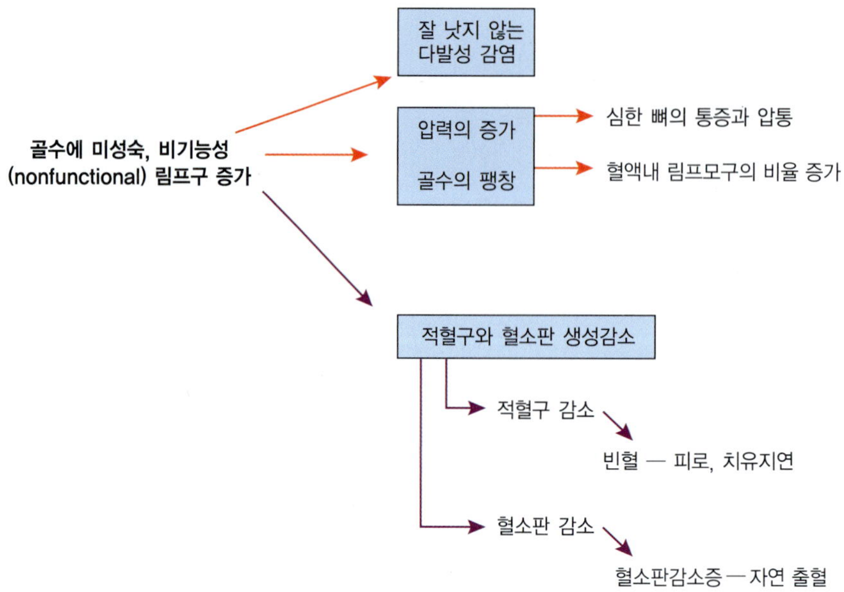

그림 7-12. 급성 림프구백혈병의 영향

모든 혈액 세포를 포함한다. 백혈병의 주요 유형을 더 세분화 한다(예: 급성 단핵구백혈병은 골수백혈병의 유형임). 심각한 형태의 급성 백혈병에서는 미분화 줄기세포만 확인된다. 세포가 원시적일 때 모세포(blast)라는 용어가 병명에 사용된다. 백혈병은 더 자세한 분류가 가능하다. 백혈병의 세부적인 분류를 표 7-2에 간략하게 요약하여 제시하였다. 골수에서 미성숙 백혈구가 과다 증식되면 다른 정상세포의 생산을 억제하여(그림 7-12) 빈혈, 혈소판감소증과 더불어 정상적으로 기능하는 백혈구의 부족이 나타난다. 이와 같은 세포들의 빠른 전환(turnover)으로 특히 화학요법을 받고 있는 대상자에게는 고요산혈증이 유발되고 신결석(renal stone), 신부전의 위험이 높아진다. 골수가 과밀해짐에 따라 뼈가 단단해지고 이로 인해 신경이 압박되며 골막(periosteum)이 팽창하여 심한 뼈의 통증을 유발한다. 악성으로 진행됨에 따라 백혈병 세포의 증가로 림프 조직의 울혈과 비대, 림프절 질환, 비장비대, 간비대를 일으킨다. 사망은 주로 감염이나 출혈과 같은 합병증에 의해 발생한다.

(2) 병인

만성 백혈병은 나이가 많은 사람에서 일반적으로 발생하는 반면, 급성 백혈병은 주로 아동이나 나이가 젊은 성인에서 나타난다. 가장 흔한 아동기 암인 급성 림프구백혈병은 보통 2~5세 사이에 발병하며 소아 백혈병의 80%를 차지한다. 아동기에서 잘 발생하는 원인은 아직 밝혀지지 않았다. 급성 골수세포백혈병은 성인에게 흔히 발생한다. 방사선 노출, 벤젠과 같은 화학물질과 바이러스를 포함한 많은 요인이 성인 백혈병의 원인으로 작용하는 것으로 알려져 있다. 화학요법, 특히 알킬화제(alkylating agents)를 혼합한 화학요법을 한 경우 수년 후에 백혈병이 진행되기도 한다.

급성 림프구백혈병의 경우 염색체 자리옮김(translocation) 과정에서의 염색체 이상과 관련된 것으로 밝혀졌다. 다운증후군 아동의 백혈병 발생률이 높은 것이 급성 림프구백혈병이 염색체 이상과 관련있다는 근거가 된다. 또한 만성 골수세포백혈병을 진단받은 많은 성인들은 필라델피아 염색체(Philadelphia chromosome, #22)를 가지고 있다. 이 염색체 변이는 만성 골수세포백혈병의 진단을 위한 표지자 역할을 한다.

(3) 증상 및 징후

다음과 같은 징후가 나타난다 :

- 치료에 반응이 없는 감염이 발생한다.
- 비기능성 백혈구에 의해 다양한 감염이 자주 발생한다.
- 뇌와 소화기계의 심한 출혈은 혈소판감소증에 의해 일어난다.
- 빈혈의 징후는 적혈구 수가 저하되면서 나타난다.
- 뼈의 통증은 지속적이고 심하며, 안정 시에도 계속된다.
- 체중감소와 피로는 신생물의 성장으로 인한 대사항진, 감염으로 인한 식욕부진(anorexia), 통증, 화학요법의 결과로 나타난다.
- 열은 대사항진이나 감염으로 인해 일어난다.
- 림프절, 비장 및 간은 커져 있으며, 불편감을 일으킨다.
- 백혈병 세포가 중추신경계를 침투하면, 두통, 흐릿한 시야, 어지러움과 구토가 동반된다.

만성 백혈병은 경미한 징후와 동시에 잠행적으로 발병되는 경향이 있으며, 기본혈액검사로 진단된다. 초기 징후는 피로와 허약, 잦은 감염 등이 포함된다.

(4) 진단검사

말초혈액펴바른표본으로 미성숙한 백혈구와 백혈구 수의 증가를 관찰할 수 있으며 일반적으로 미성숙하고 비정상적인 백혈구 수가 증가되어 있다. 적혈구와 혈소판의 수는 감소하며 골수 생검을 통해 확진한다.

(5) 치료

화학요법이 시행되며 특히 아동의 급성 림프구백혈병의 경우에는 약물에 잘 반응하여 예후가 좋다. 가장 예후가 좋은 경우는 1세에서 9세로, 영아기부터 청소년기 전 사이에서 발병한 경우이다. 약물에 반응하는 속도가 빠를수록 예후가 더 긍정적이다.

급성 골수세포백혈병을 가진 성인대상자의 화학요법은 효과가 크지 않다. 인터페론과 같은 면역계를 자극하는 생물학적 요법은 만성 골수세포백혈병 대상자에게 사용되어 왔다. 치료에도 불구하고 만성 골수세포백혈병의 일부는 급성단계로 악화된다. 만성 백혈병 대상자는 보통 치료를 받으면 10년까지 생존한다. 예후는 진단 시 백혈구 수 및 모세포(blast cell)의 비율과 관련이 있다.

백혈병 대상자들의 요산 수치가 높을 경우에는 적절한 영양과 수분을 유지하는 것이 중요하다. 제산제를 통해 소변을 알칼리화함으로써 신장에서 요산결석이 형성되는 것을 방지할 수 있다.

또한 혈소판감소증이나 중성구감소증과 같이 혈구 수가 지나치게 낮은 경우 화학요법은 일시적으로 중단될 수 있으며 혈소판이나 필요한 혈구의 수혈이 필요할 수 있다. 골수이식은 화학요법이 효과가 없을 때 시도한다. 수혜자의 골수에서 종양세포를 제거해야 하고 이식 전 적합한 기증자가 확보되어야 한다(재생불량빈혈 부분 참고).

생각해보기 7-7

a. 연령, 병인, 전형적인 혈구의 특징을 포함하여 급성 백혈병과 만성 백혈병의 특성을 비교하시오.
b. 백혈병 대상자에게 기회감염이 흔한 이유는 무엇인지 서술하시오.
c. 백혈병 대상자는 혈구수가 정상이 될 때까지 치과치료와 같은 침습적인 처치를 가능한 한 피하는 것이 최선인데 그 이유를 설명하시오.
d. 보통 구강과 소화관의 점막은 빈혈, 화학요법의 영향으로 칸디다증 등의 감염이 일어나거나 염증 및 궤양이 생길 수 있다. 이러한 상황이 왜 음식과 수분 섭취에 영향을 미치는지 설명하고, 백혈병 대상자에게 지속적으로 미치는 영향을 열거하시오.

3. 림프계 질환(Lymphatic Disorders)

1) 림프절병증(Lymphadenopathy)

림프절병증은 림프계의 가장 흔한 질환으로 림프절

의 염증 또는 감염이다. 감염의 원인은 사슬알균, 사람면역결핍바이러스(HIV), 피부 상처 감염과 관련된 미생물과 관련된 세균과 바이러스이다. 또한 암도 림프절에 심각한 감염을 유발할 수 있다.

(1) 병태생리와 병인

림프절병증은 일반적으로 종창성 림프절로 나타나며 다른 질환의 흔한 징후이다. 이러한 원인 질환은 편도염이나 감기처럼 경미하거나 후천면역결핍증후군, 톡소플라스마증 또는 림프암처럼 중증일 수 있다. 또한 양성 형태에서 질병은 종종 스스로 증상이 호전되는 자기한정(self-limiting)이며 근본적인 원인이 해결되면 해결된다.

림프절병증은 크기, 범위, 국소화 및 악성종양과 같은 여러 요인에 의해 분류된다. 시간이 지남에 따라 크기와 범위가 증가하면 일반적으로 원인이 암임을 암시한다. 전신 림프절병증은 국소적인 통증성 부기(swelling)는 나타나지 않고 피로나 발열 등의 전신증상을 동반한다.

(2) 진단

진단 방법은 다음과 같다.

- 신체 검진(촉진 또는 시진)
- 초음파(Ultrasound)
- 미세침흡인세포검사법(Fine needle aspiration cytology)
- 양전자방출단층촬영(Positron emission tomography, PET)–컴퓨터단층촬영(computed tomography, CT)

치료법은 원인과 중증도에 따라 다르다.

2) 림프종(Lymphomas)

림프종은 림프절에서 림프구 증식이 일어나는 악성 신생물이다. 호지킨병과 비호지킨병으로 나누어지며 림프절 생검으로 감별된다. 원인은 알려지지 않았다.

(1) 호지킨림프종 (Hodgkin's Disease, Hodgkin's Lymphoma)

호지킨병은 림프구에서 발병하는 일종의 림프종이다. 이 질병은 거의 모든 곳에서 시작되지만 대개의 경우 신체의 상부 림프절에서 유발된다. 호지킨병은 아동과 성인 모두에서 발생할 수 있지만, 질병의 발병은 주로 20~40세의 성인에서 발생한다. 2020년 미국 암협회(American Cancer Society)에 의하면:

- 약 8,480건의 새로운 사례가 발생한다 : 여성 3,690명, 남성 4,690명
- 약 970명이 사망한다 : 400명의 여성과 570명의 남성

발달된 치료법으로 인해 지난 수십 년 동안 생존율이 크게 향상되었다. 진단된 모든 대상자의 5년 생존율은 약 92~94%이다. 질환의 단계 및 연령과 같은 요소가 생존율에 영향을 미친다.

① 병태생리

악성종양은 초기에 주로 목에 있는 하나의 림프절에서 발생한다. 후기 암은 근접한 림프절로 점차 전이된 후 림프계를 통해 장기까지 침범한다. 결합이 있는 T

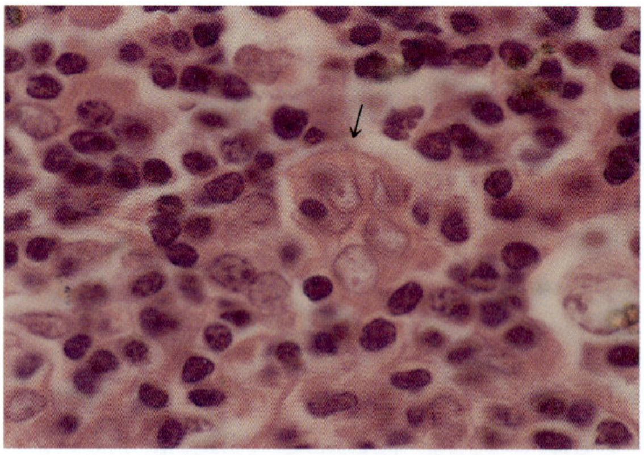

그림 7–13. 호지킨림프종을 진단하기 위한 리드–슈테른베르크(Reed–Sternberg cell) 세포(화살표)

이 림프구는 불규칙한 핵을 가진 큰 세포임(*From Stevens ML* : Fundamentals of Clinical Hematology. *Philadelphia, 1997, Saunders.*)

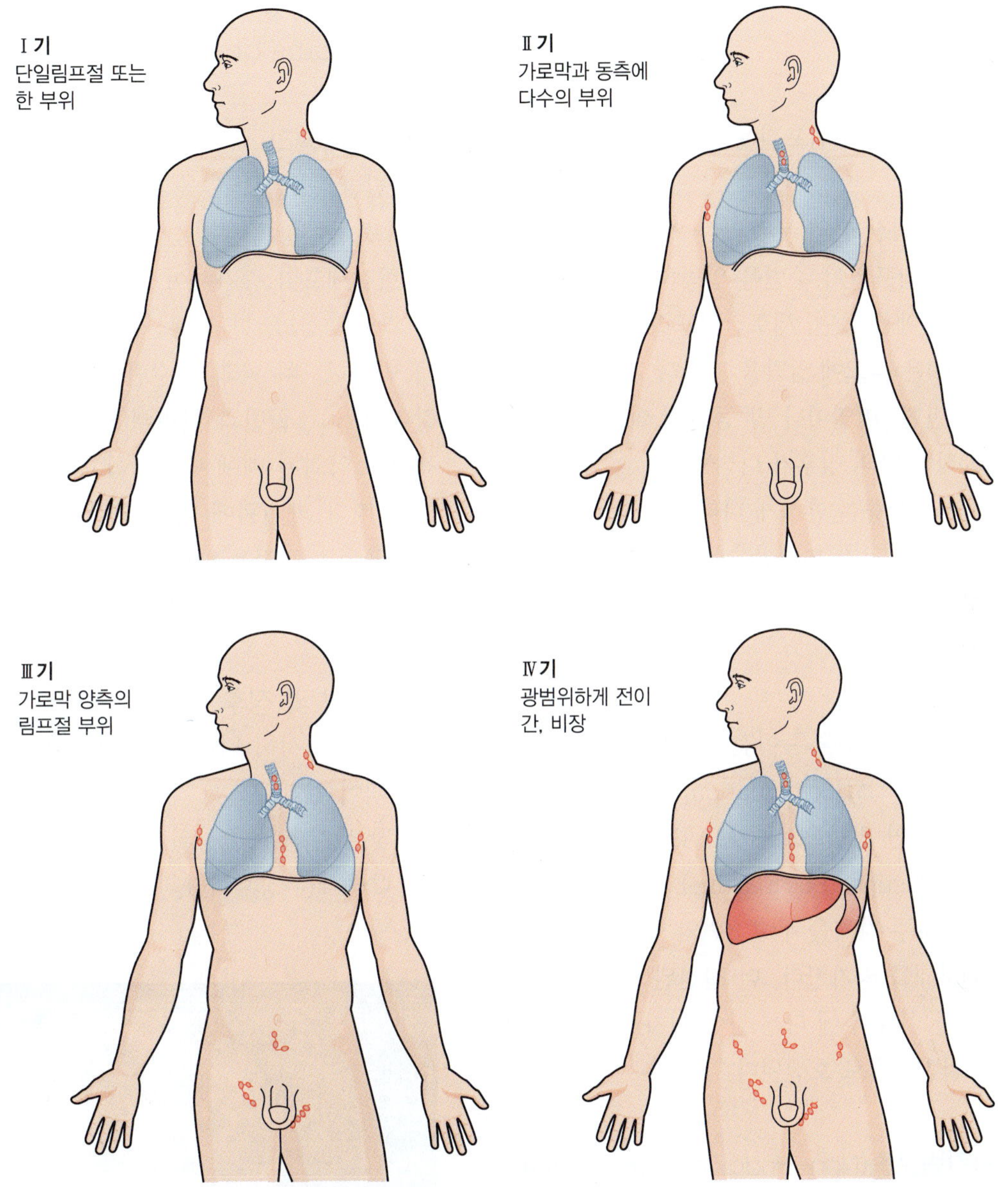

그림 7-14. 호지킨림프종의 전형적인 전파

림프구가 나타나며 림프구 수는 감소된다.

이는 호지킨림프종의 진단을 위한 지표로 사용된다. 리드-슈테른베르크 세포(Reed-Sternberg cell)가 관찰되며(그림 7-13) 호지킨림프종은 생검으로 발견된 세포를 토대로 4개의 아형으로 세분화된다. 호지킨림프종의 병기는 가로막(diaphragm)을 감별 기준으로 사용한다(그림 7-14). Ann Arbor 병기분류체계(staging system)에서 Ⅰ기는 하나의 림프절이나 국소부위에 발생한 것으로, Ⅱ기는 가로막을 경계로 위나 아래 한쪽에만 두 개 이상의 림프절 부위나 국소부위에 침범한 것으로 정의한다. Ⅲ기는 가로막을 경계로 위·아래 모두와 비장으로의 전이가 포함되며, Ⅳ기는 뼈, 폐, 간과 같은 림프계 외의 장기로 전이된 것을 특징으로 한다. 림프종의 병기를 정확하게 진단하기 위해 여러 가지 검사가 필요하다.

② 증상 및 징후

- 첫 징후는 주로 목의 림프절에 나타나며 통증이 없고 단단하다.
- 이후, 비장과 비장 이외 부위의 림프절이 증대되며 이때 증대된 림프절이 주변을 압박하는 증상이 함께 나타난다. 예를 들면, 세로칸림프절(mediastinal lymph node)은 식도에 압박을 가한다.
- 체중감소, 빈혈, 미열이나 밤 동안의 발한, 피로와 같은 일반적인 암의 징후가 나타난다.
- 전신적인 가려움증은 흔하게 나타난다.
- 비정상적인 림프구가 면역반응을 방해하기 때문에 일반적으로 감염이 재발된다.

③ 치료

방사선, 화학요법 및 수술은 이전보다 성공률이 높다. 새로운 약물과 병용치료(combination)가 시도되고 있으며, 가장 효과적인 방법으로는 ABVD (Adriamycin, Bleomycin, Vinblastine, Dacarbazine) 병용치료가 있다. Ⅱ기의 경우 4주 간격을 두고 3번의 화학요법을 한 후, 대상자의 상태를 평가한다. 더 진전된 대상자의 경우에는 광범위한 치료 후에 다른 암이 이차적으로 나타날 수 있지만 일반적으로 호전된다.

(2) 비호지킨림프종(Non-Hodgkin's Lymphoma)

비호지킨림프종은 부분적으로 HIV 감염과 어느 정도 연관되어 발병빈도가 증가하고 있다. 비호지킨림프종은 어떤 면에서는 호지킨림프종과 유사하다. 약 80%의 대상자에서 B림프구가 침범된다. 초기 징후는 통증 없이 림프절이 증대되며 임상적 징후와 치료는 호지킨림프종과 유사하다.

비호지킨림프종은 전신의 림프절 증대와 전이가 특징이다. 종종 질환의 초기에는 소장의 림프절과 소장을 침범한다. 종양이 국소화되지 않았을 경우에는 치료가 어렵지만, 생존율은 72~73%로 높아지고 있다.

3) 다발골수종 또는 형질세포 골수종(Multiple Myeloma or Plasma Cell Myeloma)

(1) 병태생리

다발골수종은 병인을 알 수 없는 신생물질환으로 형질세포, 즉 항체를 생산하는 B림프구를 침범한다. 악성 형질세포가 증가하여 골수를 대체하고 뼈를 침식한다(그림 7-15). 혈구 생산뿐 아니라 항체 생산도 손상을 받는다. 뼈 파괴가 수반되는 다발성 종양은 척추, 갈비뼈(rib), 골반과 머리뼈(skull)에서 일어난다. 일반적으로 약화된 뼈에 병리적이고 지속적인 골절이 발생하며 뼈가 파괴됨에 따라 고칼슘혈증이 나타난다. 종양세포는 림프절을 따라 여러 기관과 전신으로 퍼질 수 있다. 진단을 위해서는 다양한 검사가 필요하다.

(2) 증상 및 징후

발병은 서서히 나타나며, 진단 전에 이미 상당히 악성화되어 있다.

- 잦은 감염은 손상된 항체 생산과 관련되어 초기에 나타나는 징후이다.

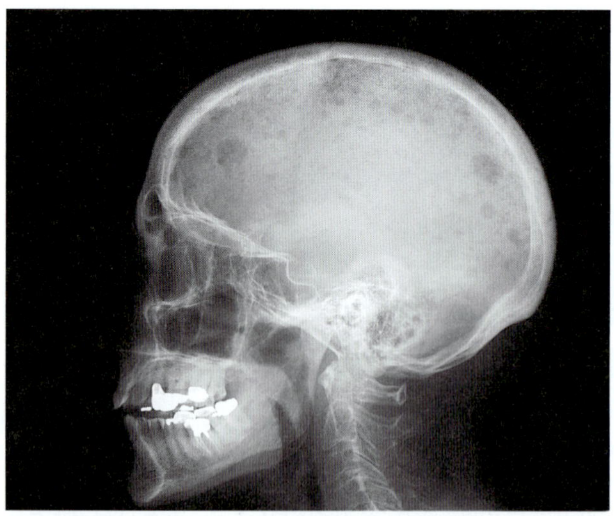

그림 7-15. 머리뼈의 다발골수종

방사선 사진은 구멍이 뚫린 듯한 뼈 부위에 부드러운 종양조직으로 가득찬 모습을 보여줌(*From Abeloff M et al*: Abeloff's Clinical Oncology, *ed 4, Philadelphia, 2008, Churchill Livingstone.*)

• 뼈 침범과 관련된 통증은 흔히 나타나며 휴식 시에도 지속된다.
• 병적 골절(pathologic fractures)은 뼈가 약화됨에 따라 일어난다.
• 혈구생산이 영향을 받기 때문에 빈혈과 출혈경향은 흔하게 나타난다.
• 신장기능, 특히 세뇨관이 영향을 받아 단백뇨와 신부전을 일으킨다.

(3) 치료

질환의 완화(remission)를 위해 화학요법이 필요하다. 생존은 보통 3년이며 뼈의 통증을 완화시키기 위해서는 진통제가 필요하다. 신장 손상과 관련된 치료가 요구되며 수혈은 말기에 필요하다.

생각해보기 7-8

a. 림프종 대상자에게 감염이 자주 일어나는 이유를 설명하시오.
b. 호지킨림프종의 I기 대상자와 IV기 대상자의 예후에 대해 서술하고, 그 이유를 설명하시오.

4) 림프부종(Lymphedema)

림프부종은 림프관 폐쇄와 그로 인한 림프 축적으로 인해 팔다리 조직이 부어있는 상태이다.

(1) 병태생리 및 병인

림프부종은 일반적으로 림프관과 림프절 모두에서 발생한다. 주로 15세에서 25세 사이 여성에서 가장 흔히 발생한다. 기생충 감염으로 림프관이 막히면서 발생하며 이러한 형태의 림프부종을 특별히 코끼리피부병(elephantiasis)이라 한다(그림 7-16).

(2) 증상 및 징후

림프의 축적으로 팔다리가 붓는다. 부종은 초기에는 부드러우나 이 상태가 지속되면 부종이 있는 팔다리가 딱딱해지고, 통증이 있으며 치료에 반응을 하지 않게 된다. 만성 림프부종으로 인해 고열과 오한을 동반한 감염이 빈번하게 발생할 수 있다.

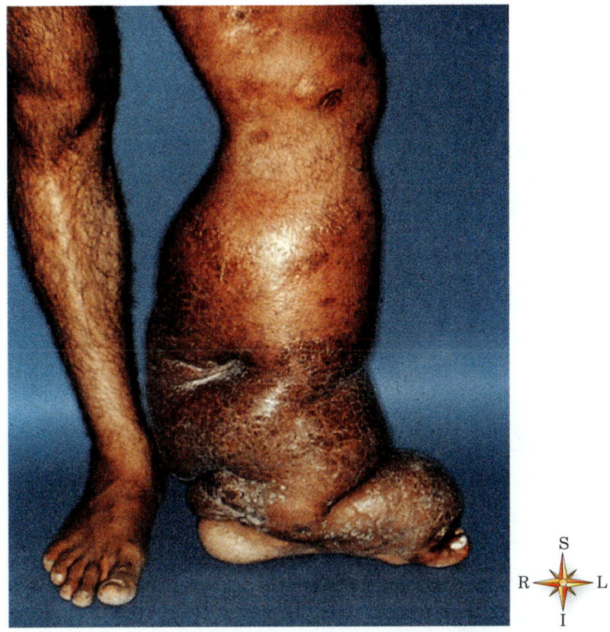

그림 7-16. 코끼리피부병
사상충에 의해 림프관이 장기간 침범 당한 부위의 팔다리가 코끼리 다리와 유사하게 보임(*From Damjanov I, Linder J*: Pathology: A Color Atlas, *St Louis, 2000, Elsevier.*)

(3) 치료

치료는 다음과 같다:
• 부종을 감소시킬 수 있는 이뇨제
• 절대 침대안정
• 부종 부위의 마사지
• 부종이 있는 팔다리의 상승

만약 부종이 심각하고, 감염이 시작되었거나, 혹은 환자의 기동성이 심각하게 제한된 상황이라면 부종이 발생한 근막 주변 조직을 외과적으로 제거해야 한다. 다른 수술 방법은 표면림프순환에서 심부림프순환으로 림프를 배출할 수 있는 관을 심는 방법이다.

5) 코끼리피부병(Elephantiasis)

림프부종의 한 형태로 사상충(filaria)이라고 하는 기생충이 림프관을 막았을 때 발생한다. 포도코니오시스(Podoconiosis)라고 알려져 있는 림프부종은 사상충이 아닌 다른 원인으로 생기는 코끼리피부병으로 화산재 접촉에 의해 피부가 자극되어 생기며 드물게 발생하고 치료가 어렵다.

(1) 병인

기생충이 침범하여 작은 림프관을 막아서 림프의 흐름을 차단하면 이로 인해 침범받은 부위 팔다리에 심각한 부종이 나타난다. 부종이 심각한 경우는 코끼리 다리처럼 된다해서 코끼리피부병으로 명명하였다(그림 7-16).

비사상충성 코끼리피부병은 상처부위나 발을 통해 신체에 들어온 화산재에 함유된 화학물질이 원인이다. 재와 같은 화학물질은 림프관을 자극하거나 침범된 부위에 림프관을 막아 부종을 유발한다. 또는 원생동물 감염(protozoal infection), 출생시 림프계통의 결함, 반복적인 황색포도알균의 감염과 암이 침범된 림프절의 제거 등에 의해서도 림프부종이 발생한다.

(2) 증상 및 징후

이 질병에서의 증상 및 징후는 다음과 같다:

- 다리, 가슴, 생식기의 심각한 부종
- 피부밑조직(subcutaneous tissue)이 두꺼워짐
- 잦은 감염
- 피부궤양
- 열

(3) 진단

혈액에서 기생충이 검출되고 확인되면 진단한다. 또한 소변 뿐 아니라 음낭수종액(hydrocele fluid) 검사에서도 기생충이 존재한다.

(4) 치료

림프절의 기생충 감염과 관련된 초기 치료는 기생충을 죽일 수 있는 약물을 처방한다. 코끼리피부병은 다리가 극도로 팽창되어 있어 결국 궤양이 발생하므로 필요하다면 체액이 흐를 수 있도록 수술해야 한다.

6) 캐슬만병(Castleman Disease)

캐슬만병은 림프조직이 과도하게 성장하는 질병으로 일종의 염증성 질병으로 매우 드문 질환이다. 이 질병이 림프조직의 과도한 성장을 특징으로 하는 질환이지만 암은 아니고 림프종이 발생할 고위험과 관련 있다.

(1) 병태생리와 병인

거대림프절과다형성증(giant lymph node hyper-plasia), 혈관여포성 림프절 과다증식증(angiofollicular lymph node hyperplasia)으로 불리는 림프구증식질환(lymphoproliferative disorder)이다. 캐슬만병은 두 가지 형태가 있다. 하나의 림프절이 침범되는 단일 중심성(unicentric)과 여러개의 림프절이 침범되는 다중심성(multicentric)이 있으며 림프절과 조직에 영향을 미쳐 면역계가 심각하게 약해진다.

(2) 증상 및 징후

단일 중심성 캐슬만병의 증상 및 징후는 다음과 같다 :

- 가슴이나 복부가 팽창되거나 압박되어 호흡곤란과 삼킴곤란
- 목, 겨드랑이, 서혜부 림프절의 비대
- 설명할 수 없는 체중감소와 식욕부진
- 지속적인 기침

다중심성 캐슬만병의 증상 및 징후는 다음과 같다 :

- 열과 식은 땀
- 구역, 구토로 인한 식욕감소와 체중감소
- 허약감과 피로
- 비장과 간의 비대 또는/그리고 목, 겨드랑이, 서혜부의 말초림프절의 비대

- 신경손상으로 인한 무감각 또는 허약

(3) 진단

이 질병의 진단 검사는 다음과 같다 :

- 림프절의 신체검진
- 빈혈을 검사하기 위한 혈액과 소변 검사
- X선(X-ray) 검사, 컴퓨터단층촬영(CT), 자기공명영상(MRI)과 같은 영상 기술을 이용하여 간 혹은 비장 같은 고형 장기 비대 및 림프절 비대 여부, 비대된 림프절의 수 확인
- 림프절 생검

(4) 치료

캐슬만병 대상자는 특별한 치료를 결정하여야 한다.

- 단일 중심성 캐슬만병의 경우, 수술을 통해 질환과 비대된 림프절을 제거하는 것이 바람직한 치료방법이다. 그러나 단일 중심성일 경우라도 위치 때문에 수술로 제거하기 불가능하면 corticosteroid와 같은 약물이나 방사선 치료를 통해 림프절을 줄어들게 하거나 파괴할 수 있다.
- 다중심성인 경우는 일반적으로 치료가 어렵다. 침범된 림프절을 수술로 제거하는 것은 침범된 림프절의 수에 따라 불가능할 수 있다. 그러나 어떤 경우는 비대된 비장을 제거하면 증상이 편안해질 수 있다. 초기 치료는 침범된 림프절이나 기관을 목표로 약물을 사용한다. corticosteroid, 단클론항체, 항바이러스제, 면역촉진제와 항암제를 사용할 수 있다.

생각해보기 7-9

혈액검사에서 선충이 발견되지 않더라도 코끼리피부병을 의심하는 근거를 설명하시오.

사례연구 7.1

급성 림프성 백혈병

4세의 P는 인후염과 기침이 재발하여 가정 주치의를 방문하였다. 아동의 어머니는 P에게 비정상적 무기력감과 식욕부진이 있다고 말하였다. 의사는 그녀의 다리와 팔, 등에서 여러 개의 타박상을 발견하였다. 의사는 혈액 검사와 항생제를 처방하였다. 검사 결과, 혈색소 수치가 낮으며, 혈소판감소증 및 림프구 수가 높으며, 모세포가 비정상적으로 높은 것으로 나타났다. 골수 천자 후 ALL의 진단을 확진하였다.

1. ALL의 병태생리를 서술하시오.
2. P의 각각의 증상에 대한 근거를 서술하시오.
3. 말초 혈액에 있는 모세포의 중요성을 설명하시오.
4. 백혈병에서의 대사과다증 영향을 설명하시오.
5. 화학요법이 백혈병의 영향을 어떻게 악화시키는지 설명하시오(제19장 신생물과 암 참조).
6. 백혈병 세포가 뇌에 침투할 경우 발생할 수 있는 영향에 대해 서술하시오.
7. 백혈병과 관련된 통증에 대해 설명하고 이유를 설명하시오.

사례연구 7.2

호지킨병

J는 32세로 몇 달 전에 목 옆에 덩어리가 있음을 알았다. 덩어리는 비교적 크고 통증이 없고 만졌을 때 부드럽지 않았다. 그는 며칠 전에 식도에 압력을 가하는 것처럼 삼키는 것이 약간 어려운 경험을 하였다. 또한 그는 몇 주 전부터 설명할 수 없는 체중 감소, 열, 발한, 그리고 전신적인 피로가 있었다. 그가 의사를 방문한 결과, 림프구 수가 현저하게 감소했을 뿐 아니라 림프절 조직검사에서 거대세포가 발견되었으며, Reed-Sternberg 세포로 확인되었다. 검사 결과로 호지킨림프종임을 확인하였다.

1. 호지킨림프종의 병태생리에 대해 설명하시오.
2. 앤 아버 병기분류체계(the Ann Arbor staging system)에 의해 정의된대로 4단계 각각에서 질병의 상태를 개략적으로 설명하시오.
3. 호지킨림프종과 비호지킨림프종 사이의 차이점을 나열하시오.
4. 현재 이 질환을 치료할 수 있는 방법을 열거하시오.

단원 요약

혈액, 혈장단백질이나 혈액 응고인자와 관련된 질병은 생명을 위협할 가능성이 있다. 림프질환은 면역 반응을 방해하여 심각한 결과를 초래할 수 있다.

- 빈혈은 식이 결핍, 흡수장애증후군, 유전적 결함, 골수의 손상이나 혈액 손실 등 많은 요인에 의해 일어난다.

- 만성적인 혈액 손실은 저색소, 작은 적혈구의 생성을 동반한 철결핍빈혈을 일으킨다.
- 악성빈혈은 비타민 B_{12} 흡수에 필요한 내인자의 부족으로 일어나는 거대적혈모구빈혈이다. 말초신경의 퇴행과 위산저하(hypochlorhydria)가 동반된다.
- 범혈구감소증은 재생불량빈혈의 특징이며 모든 혈구 생산에 영향을 미친다.
- 낫적혈구빈혈과 지중해빈혈은 혈색소 합성의 유전적 결함에 의해 일어난다. 이로 인해 과도한 용혈과 적혈구 수의 저하가 나타난다.
- 적혈구증가증은 일차적이거나 이차적인 문제로 나타나며 증가된 적혈구 수는 혈관 울혈(congestion)을 일으킨다.
- A형 혈우병은 응고인자 Ⅷ의 결핍과 관련된 유전적인 혈액응고 장애로 대체요법(replacement therapy)이 이용 가능하다. 수혈을 통해 B형 간염이나 HIV와 같은 감염이 전파될 수 있다.
- 파종혈관내응고는 외상, 감염, 다른 일차적 문제의 합병증으로 발생한다. 전신적인 혈액응고가 발생하며 이용 가능한 혈액응고인자를 소모하게 되어 결과적으로 출혈을 일으킨다. 응고와 출혈의 균형은 대상자의 특성, 기저 문제, 복합적인 문제의 치료상의 어려움 등에 따라 변화한다.
- 골수형성이상증후군은 골수가 혈구를 적절하게 생성하지 못하는 질환이다. 이 질환은 과거에 받았던 화학요법이나 방사선요법과 관련이 있다.
- 백혈병은 급성과 만성으로 분류된다. 백혈병은 골수에서 과도하게 증식된 종양 세포에 의해 명명된다. 악성세포는 미성숙하고 기능을 하지 못하여 감염의 위험을 증가시킨다. 혈소판감소증과 빈혈도 나타난다.
- 림프절병증은 세균과 바이러스에 의해 림프절에 염증이나 감염으로 발생한다. 전신 림프절병증은 피로나 발열 등의 전신증상을 동반한다.
- 호지킨림프종과 비호지킨림프종은 림프절에 영향을 주는 악성질환이다.
- 호지킨림프종에서는 결함이 있는 T림프구가 보이며 림프구수는 감소된다.
- 비호지킨림프종은 호지킨림프종과 유사하지만 호지킨림프종과 달리 약 80%의 대상자에서 B림프구가 침범된다.
- 다발골수종은 노인에서 발생하는 원인불명의 신생물성 질환으로 형질세포, 즉 항체를 생산하는 B림프구를 침범한다.
- 림프부종은 림프관의 폐쇄로 림프가 축적되어 사지 조직이 부어있는 상태이다.
- 캐슬만병은 림프조직이 과도하게 성장하는 매우 드문 질환이다. 그러나 암은 아니다.

학습문제

1. 혈액응고질환의 세 가지 유형을 열거하시오.
2. 만성 위염에서 어떻게 악성 빈혈이 발생할 수 있는지 설명하시오.
3. 어떤 상태에서 2차성 적혈구과다증이 보상으로 심실중격결손, 울혈심부전, 만성 폐질환, 재생불량빈혈, 다발골수종으로 발전할 수 있는가?
4. DIC가 어떻게 발병되는지 설명하고 발병의 징후를 설명하시오.
5. 왜 백혈병에서 심한 뼈 통증이 발생하는지 설명하시오.
6. 호지킨림프종과 비호지킨림프종의 병태생리, 징후 및 증상, 진단 및 치료법을 비교하고 대조하시오.
7. 캐슬만병(Castleman disease)의 두 가지 형태는 무엇이며, 서로 다른 점은 무엇입니까?

제 8 장

순환장애와 순환계 질환

학습목표

이 장을 학습한 후에, 학생들은 다음을 할 수 있다 :

1. 충혈과 울혈을 설명할 수 있다.
2. 혈전증의 원인을 설명할 수 있다.
3. 혈전증의 발생부위를 설명할 수 있다.
4. 색전증의 유형을 열거하고 각 유형을 설명할 수 있다.
5. 허혈과 경색증을 설명할 수 있다.
6. 파열출혈과 혈관바깥유출출혈을 설명할 수 있다.
7. 죽종이 발생할 때 콜레스테롤과 지단백의 역할을 설명할 수 있다.
8. 죽상경화증을 유발하는 요인을 나열할 수 있다.
9. 말초동맥혈관 질환인 죽상경화증, 동맥류를 비교할 수 있다.
10. 정맥질환인 정맥류, 정맥혈전증, 혈전정맥염의 발병과 이들의 영향을 서술할 수 있다.

주요 용어

동맥류(aneurysm)
동맥경화증(arteriosclerosis)
죽상경화증(atherosclerosis)
울혈(congestion)
색전증(embolism)
혈관바깥유출(extravasation)
충혈(hyperemia)
경색증(infarction)
정맥절개(phlebotomy)
정맥혈전증(phlebothrombosis)
파열(rupture)
혈전정맥염(thrombophlebitis)
혈전증(thrombosis)
정맥류(varicosity)

1. 국소 혈액순환장애

1) 충혈(Hyperemia)과 울혈(Congestion)

세동맥 확장에 의해 조직에서의 혈류가 증가한 상태가 충혈이며 운동이나 염증반응에서 나타날 수 있고, 운동 후 근육과 피부 혈관이 확장되거나, 안구의 결막염시 나타나는 혈관확장이 대표적인 예이다.

조직으로부터 나가는 정맥의 혈류 장애로 인해 정맥혈관이 확장되면서 혈액이 증가한 상태를 울혈이라 한다. 전신적으로는 심부전에 의해, 국소적으로는 정맥 폐쇄로 인해 잘 발생한다. 울혈의 악화로 병변조직에 탈산소혈색소(deoxygenated Hb)가 축적되면 조직은 청-적색(blue-red color)으로 나타난다.

2) 혈전(Thrombus)과 혈전증(Thrombosis)

심장과 혈관내에서 응고된 혈액덩어리를 혈전이라 하며 혈액이 응고되어 혈관을 막고 있는 상태를 혈전증이라 한다. 혈전에 의해서 혈관내강이 폐쇄되어 있는 정맥혈전증이나 혈전성 정맥염과 같은 경우는 폐쇄혈전이라 하고 혈관벽에 혈전이 부착되어 있는 경우는 벽혈전(mural thrombus)이라 한다.

(1) 혈전증의 원인

혈전형성의 소인이 되는 3가지 주요 요인을 피르호 세증후(Virchow's triad)라 하는데, 이는 혈관내피의 손상, 혈류의 변화 또는 와류 및 혈액과다응고이다(그림 8-1).

① 혈관내피세포의 손상

혈관내피는 고혈압으로 인한 혈관 내 압력 상승, 세균의 내독소 등 여러 요인에 의해 손상 받을 수 있다. 고콜레스테롤혈증, 방사선 손상 및 흡연 또한 혈관내피 손상과 연관이 있다고 알려져 있다. 어떠한 원인에서든 내피 손상이 발생하면, 내피 아래의 아교질(collagen)과 기타

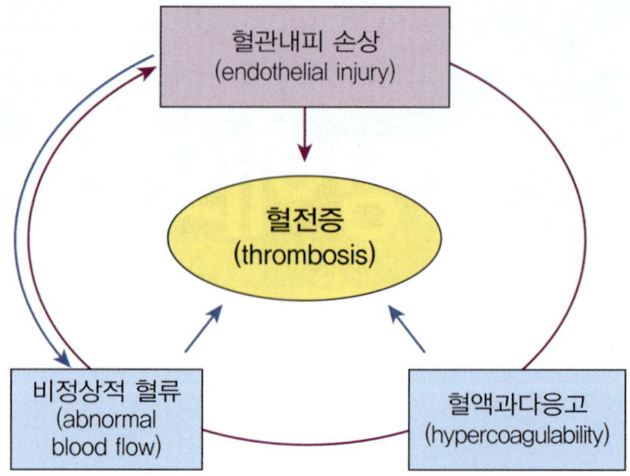

그림 8-1. 혈전형성의 3가지 요인

혈소판 활성 인자가 노출되면서, 손상된 혈관 내피 부위에 혈소판이 부착되고, 내인성 응고기전(intrinsic clotting mechanism)이 활성화되어 핏덩이(blood clot)가 형성된다. 여기에 혈소판 응집과 혈액응고기전이 더욱 촉진됨으로써 혈전이 생성된다.

혈관내피의 손상은 특히 심장과 동맥의 혈전 형성에 중요하다. 실제로 심내막 손상, 심근경색증, 판막염 및 죽상경화증에서 혈전이 잘 발생한다.

② 혈류의 변화

혈전은 혈관내에서 혈류가 정체되거나 정지하거나 또는 와류 등이 생기기 쉬운 부위에서 만들어지기 쉽다. 혈액이 정체되거나, 와류가 일어나면, 혈소판은 내피와 접하게 되면서 혈소판 응집이 비교적 용이하게 일어난다. 또한 혈액 정체는 활성화된 응고인자의 희석을 저하시킬 뿐 아니라, 혈액 응고 억제 요인의 흐름을 지연시킴으로써 혈전형성이 쉽게 일어나게 한다.

궤양성 죽상경화증 판(plaques)은 국소 와류를 발생시키며, 동맥류는 혈액 정체를 일으키고, 승모판 협착증(류마티스성 심장 질환 발병 후) 또한 현저한 혈액 정체를 일으키는데, 이러한 상황은 모두 혈액의 정체와 와류로 인하여 혈전이 발생하는 대표적인 예이다.

혈액 정체는 장기간의 침상안정 혹은 움직일 수 없는 대상자에게 잘 나타나는데, 골절 및 척수손상 시에 흔

히 발생하며, 이 때 심장기능부전이 있으면, 혈전 발생률이 더욱 높아진다. 노인에게서는, 신체적 활동이 감소하고, 하지 근육의 펌프작용(pumping or milking action)이 저하됨으로써, 정맥 순환이 느려져 혈전이 잘 생성된다.

③ 혈액과다응고

어떤 원인에 의해서 혈중에 섬유소원, 혈장 트롬보플라스틴, 조직 트롬보플라스틴, 그 외 혈액응고인자의 증가, 섬유소 용해의 저하, 혈소판의 접착성 증가 등에 의해 혈액자체의 응고성이 높아진 경우에도 혈전은 생기기 쉽다.

혈액과다응고는 일차성(유전성)과 이차성(후천성)으로 나눌 수 있는데, 대체로 일차성은 혈병의 과다 생성 혹은 혈전형성을 억제하는 혈장 단백질의 결핍 등에 의해 발생한다. 일반적으로 출산 후에는 혈액응고인자들이 증가되며, 경구용 피임약 또한 혈액응고 경향을 증가시키는 것으로 알려져 있다. 파종암(disseminated cancer)에서 향응고종양산물(procoagulant tumor products)의 유리는 혈전증의 소인이 될 수 있다고 알려져 있다. 또한 노화 과정으로 혈소판 응집이 증가하고, 혈관내피에 의한 프로스타글랜딘I_2(prostaglandinI_2, PGI_2) 분비가 감소되면서, 혈액의 과다응고가 나타나 혈전형성이 증가하게 된다.

생각해보기 8-1

척수손상이 있는 노인에서 혈전증이 발생하는 이유를 설명하시오.

(2) 혈전증의 발생부위

① 동맥의 혈전증

주로 대동맥, 관상동맥, 목동맥, 윌리스고리(Circle of Willis)동맥 등 동맥경화가 호발하는 동맥에서 흔히 관찰된다.

동맥 혈전은 특히 심근경색증, 류마티스성 심장 질환, 죽상경화증, 대동맥 및 기타 큰 동맥의 동맥류성 확장이 있는 대상자에서 발생하기 쉽다. 심근경색증이 있는 경우, 심장 내막의 손상에 의해 혈전이 발생하는데, 이는 좌심실내의 벽혈전의 기시점이 된다. 손상받은 심장의 내부는 심근의 수축장애(contraction dys-kinetic), 또는 심장 내면이 매끄럽지 않아 혈류의 정체와 와류가 생기기도 한다.

② 심장의 혈전증

심장의 혈전이 잘 발생하는 경우는 심근경색증, 심방세동, 심근질환, 심장판막질환, 심내막염 등을 앓고 난 후 등이다. 이때 판막에는 혈소판 덩어리로 구성된 증식(vegetation)을 형성하며 경색부위의 심내막에는 벽혈전이 잘 발생된다.

류마티스성 심장 질환은 승모판의 협착을 일으켜, 이로 인해 좌심방이 팽창되고, 혈액의 정체가 일어나 혈전증이 발생한다.

③ 정맥혈전증(Phlebothrombosis)

정맥의 혈전증은 다리의 정맥이나 골반정맥에서 흔히 관찰된다. 정맥 혈전의 흔한 원인은 골절치료를 위하여 침대에 오래 누워있는 경우, 그리고 화상, 수술, 출산, 골절 등에 의한 조직손상, 췌장암, 임신 말기 또는 출산직후, 혈관의 염증, 혈류정체, 혈액의 응고성 항진 및 혈액질환 등과 관련이 있다.

대부분의 정맥 혈전은 폐쇄성인데, 대표적인 예로 하지에 생성된 표재성 및 심부정맥에 생성된 혈전이 있다. 특히 정맥류가 있는 표재성 정맥 혈전은, 두렁정맥(saphenous vein)에서 잘 생긴다. 이런 혈전은 두렁정맥을 따라 국소적인 충혈, 부기 및 통증을 유발할 수 있다.

생각해보기 8-2

혈전증의 발생부위를 기술하고 심근경색증이 있는 경우 동맥의 혈전증과 심장의 혈전증이 어떻게 발생하는지를 설명하시오.

3) 색전(Embolus)과 색전증(Embolism)

심장과 혈관내에서 형성된 혈전과 혈관 밖에서 혈관내로 들어온 유리물질이 혈류를 타고 다른 말초혈관내강을 막는 상태를 색전증(embolism)이라고 하며 색전증을 일으킨 물질을 색전(embolus)이라고 한다. 색전의 약 99%는 혈전이 혈관 벽으로부터 분리된 것으로서, 이를 혈전색전증(thromboembolism)이라 한다.

색전이 작은 혈관을 막으면, 혈류를 차단하게 되므로 부분적 또는 완전한 혈관 폐쇄를 일으켜 허혈성 괴사 즉 경색증(infarction)을 초래한다. 특히, 폐와 뇌의 경색은 높은 이환율과 사망률을 나타낸다.

(1) 혈전색전증

① 폐색전증(Pulmonary embolism)

정맥계에 생긴 색전은 우심장을 통과하여 폐순환계로 들어가 폐동맥 말단의 작은 혈관에서 색전증을 일으키게 되는데, 이를 폐색전증이라 한다 폐색전의 95% 이상이 하지의 심부정맥(오금정맥, 넓적다리정맥, 엉덩정맥 등)에서 발생한 혈전으로부터 유래한다.

중간 크기 동맥에서의 폐색전은 출혈을 초래하나 경색을 유발하지 않는데, 그 이유는 기관지동맥에 의해 혈액이 공급되기 때문이다. 그러나 좌심부전이 있는 경우에는, 이와 유사한 크기의 색전이라도 느린 기관지 동맥혈류로 인해 심각한 폐경색을 초래할 수 있다. 또한 폐동맥 기시부와 같은 큰 혈관 부위가 비교적 큰 혈전에 의해 폐쇄되는 경우에도 광범위한 폐경색이 발생할 수 있다.

② 전신혈전색전증(Systemic thromboembolism)

동맥에 의하여 색전이 운반되는 경우를 동맥성 또는 전신혈전색전증(arterial or systemic embolism)이라고 한다. 대부분이 좌심실 내강의 혈전에서 기원되며, 그 외 궤양성 죽상경화증성 판(plaque), 대동맥류, 감염성 심내막염 및 인공판막 삽입으로 인하여 발생할 수 있다. 색전이 형성되는 부위는 처음 생성된 장소 및 그 곳의 혈류량에 의해 결정된다. 세동맥 색전이 발생하는 주된 부위는 하지(75%), 뇌(10%), 장, 신장 및 비장이다.

(2) 지방색전증(Fat embolism)

지방색전증은 지방성분이 대부분인 황색골수로 된 뼈의 골절 또는 지방조직의 심한 외상 후(보통 24~72시간 후)에 발생한다. 엉덩뼈 골절, 드물게는 연조직 손상 및 화상 후, 순환계에 미세 크기의 지방 방울(globules)이 발견된다. 심한 뼈 손상을 입은 사람의 90%에서 손상성 지방 색전이 발생하지만, 이 중 1% 만이 임상소견을 나타낸다.

지방색전 증후군으로는 폐기능 부전, 신경증상, 빈혈 및 혈소판 감소증이 있으며, 손상 1~3일 후에 이들 증상이 나타난다. 이 중 10%는 치명적인 결과를 나타내는데, 급격하게 호흡수 증가, 호흡곤란 및 심박동수 증가가 나타난다. 신경증상으로 불안정, 섬망(delirium) 및 혼수 등이 나타난다.

이러한 증상들은 혈관 폐쇄와 화학적 손상에 의해 발생하는데, 중성지방의 미세 색전이 폐 또는 대뇌의 혈관을 폐쇄시키며, 이 때 지방 방울로부터 자유지방산이 유리되어 혈관 내피에 국소 독성 증상을 유발한다. 또한, 혈소판이 지방 방울에 부착되면서, 혈소판수가 감소하여 점출혈성 피부 발진이 나타나기도 한다.

(3) 공기색전증(Air embolism)

수술시나 외상으로 정맥이 손상을 받은 경우 다량의 공기가 혈관 내로 빨려 들어가 발생한다.

기포가 혈관 안에서 색전증을 일으키는 것을 공기색전증이라고 한다. 일반적으로 혈류에 100ml 이상의 공기가 존재할 때 임상증상을 나타내며, 소량의 공기는 혈장에서 쉽게 용해된다. 혈액 순환 내의 기포는 혈전 덩어리처럼 혈류를 폐쇄하고, 허혈 손상을 유발한다.

정맥주사, 흉벽 손상, 인공기흉술, 또는 강력한 자궁수축으로 인한 큰 자궁 정맥동의 파열 등으로 인하여 공기가 순환계로 들어갈 수 있다. 한편, 공기 색전의 특수 형태로써 감압병(decompression sickness)이 있다. 이는 대기압의 급격한 변화에 의해 발생하며, 대표적인 예가 잠함병(Caisson disease)이다. 이는 심해 잠수 동안 높은 압력의 환경에서 호흡하다가 빠르게 수면으로 올라오면(감압), 혈액과 조직에 용해되어 있던 기체(특히 질소)가 기포를 형성하면서 공기색전증을 일으킨다.

(4) 양수색전증(Amniotic fluid embolism)

양수색전증은 심각하지만, 다행히도 분만 및 분만 직후에만 나타나는 흔하지 않은 합병증이다(50,000분만 건수 중 1건). 양수색전증은 모성 사망의 중요한 원인이 되어 왔는데, 발생시 심한 호흡 곤란, 청색증 및 저혈압성 쇼크가 있고, 이어서 경련과 혼수가 동반된다.

원인은 태반 막의 찢어진 곳과 자궁정맥의 파열을 통해 양수가 모체 순환으로 들어가는 것이다. 양수 속에는 태아 피부에서 박리된 상피세포, 배냇솜털(lanugo hair), 태지(vernix caseosa)로부터 나온 지방, 태아 호흡계 또는 소화계에서 분비되는 점액 등이 포함되어, 이들이 폐 모세혈관에서 색전으로 작용한다.

생각해보기 8-3

색전증의 유형을 기술하고 폐색전증과 전신성 혈전색전증이 어떻게 발생하는지를 설명하시오.

4) 허혈

국소에 유입되는 동맥 혈액의 양이 감소한 상태를 국소 빈혈 또는 허혈이라고 한다. 허혈의 원인은 동맥경화증, 동맥염, 혈전, 색전증에 의하여 동맥과 모세혈관의 내강이 좁아지거나 폐쇄되는 것이다. 또한 혈관 외부로부터의 종양에 의한 압박 그리고 화학적, 물리적인 자극에 의한 혈관 경련에 의해서 혈류의 감소로 허혈이 발생한다.

5) 경색증(Infarction)

산소부족으로 죽은 세포의 부위를 경색(infarct)이라 한다. 경색증의 대부분은 동맥의 폐쇄에 의하여 발생되며 허혈성 응고 괴사가 나타난다.

경색증이 잘 발생하는 장기는 폐(그림 8-2A), 비장(그림 8-2B), 신장, 위장관, 심장 및 뇌이다. 순환 혈량이 많은 폐에서는 색전증이 잘 발생하지 않는 편이나, 약 10%의 폐색전에서 폐경색이 발생한다. 심근경색증은 심근에 필요한 혈량을 충족시키지 못할 때 발생하며, 대부분은 관상동맥경화증이 원인이다.

혈관 폐쇄의 결과는 경미한 상태에서부터 조직 파괴 또는 사망까지 초래하는 상태까지 매우 다양하다. 일반적으로 경색으로 인해 혈관이 폐쇄되면 혈류공급이 차단되어, 세포는 무산소(anaerobic) 대사경로를 통해

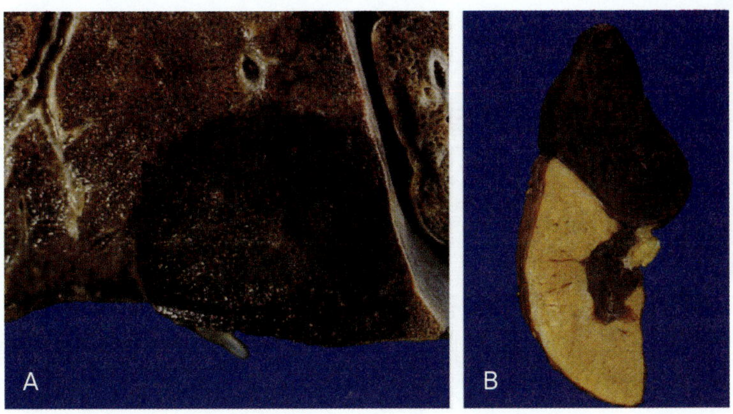

그림 8-2. 경색의 예

A. 출혈성이며 거친 부채꼴 모양의 폐색전
B. 뚜렷하게 구분된 창백한 경색의 비장

에너지를 생성한다. 이 과정에서 조직에 혐기성 대사 산물인 젖산이 축적되고, 에너지 생성량이 감소하며, 세포독성물질인 자유라디칼(free radicals)이 과다하게 생성된다. 젖산의 축적은 조직의 산성화를 초래하고 이로 인해 혈관이 확장되어 혈류가 증가하면서 부종이 발생한다. 또한 과다하게 생성된 자유라디칼은 세포의 단백성분을 변성시키며, DNA 및 세포막 손상을 일으켜 세포기능을 저해하거나, 세포사멸을 초래한다. 에너지 생성의 감소는 세포막의 이온 펌프 기능에 필요한 에너지를 적절히 제공하지 못함으로써 세포내외의 이온 조성을 변화시켜(세포내 Na^+, Ca^{2+} 증가, 세포외 K^+ 증가) 세포 부기 및 손상을 야기한다.

6) 출혈(Hemorrhage)

혈액 중 적혈구가 혈관 밖으로 나가는 것을 출혈이라고 한다. 출혈이 일어나는 기전은 크게 구분하여 파열출혈 및 혈관바깥유출출혈의 두가지가 있다.

(1) 파열출혈(Rupture)

파열출혈은 외상에 의한 혈관 손상 혹은 동맥류 파열과 같은 혈관 파열로 인해 발생하는 출혈이다. 중장년층에서는 고혈압으로 인한 뇌출혈이 빈번하게 발생하는데(그림 8-3), 이러한 뇌출혈은 대뇌의 기저핵에서 호발되며, 직접적 원인은 뇌내동맥 혈관의 파열과 괴사이다.

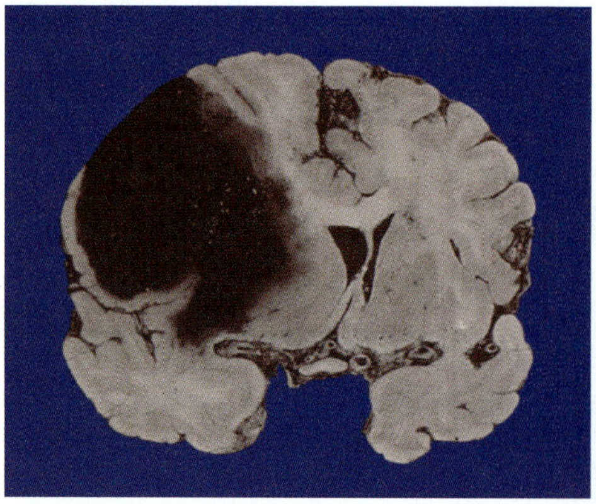

그림 8-3. 고혈압성 뇌내출혈

뇌의 좌측 기저 렌즈핵(lenticular nucleus)에 고혈압으로 인한 혈관 파열로 큰 혈종이 관찰된다.

(2) 혈관바깥유출출혈(Extravasation)

혈관바깥유출출혈은 혈관 벽의 파열이 없는 상태에서, 혈관이 심하게 확장되어 모세혈관과 세정맥 주위로 적혈구가 빠져나가는 경우이다. 이는 염증이 발생했을 때 관찰된다.

(3) 증상

피부, 점막 및 장막 표면으로의 미세한 출혈을 자반(purpura)이라 하는데, 크기에 따라 출혈점(petechia)과 반출혈(ecchymosis)로 나눌 수 있다. 출혈 후, 적혈구는 분해되어 대식세포에 의해 탐식되는데, 출혈이 심한 경우 적혈구의 파괴로 인해 빌리루빈(bilirubin)이 과다하게 유리되어 황달이 발생될 수 있다. 출혈된 혈액이 체강 내에 축적되면, 혈액가슴(hemothorax), 혈액복막(hemoperitoneum) 및 혈액관절(hemoarthrosis)이 나타난다.

출혈의 임상적 중요성은 출혈의 양과 속도에 의해 결정된다. 건강한 성인의 경우 소량의 혈액이 빠르게 소실되거나, 다량의 혈액이라도 서서히 출혈되는 경우에, 일반적으로 20% 이상의 혈액 손실은 저혈량성 쇼크를 유발한다.

뇌줄기 부위에 발생한 출혈은 소량의 경우에도 사망을 초래할 수 있다. 소화성 궤양 또는 월경출혈과 같은 만성, 재발성 혈액 손실은 철결핍빈혈을 유발한다.

2. 혈관질환(Vascular Disorders)

1) 동맥 질환(Arterial Diseases)

(1) 동맥경화증(arteriosclerosis)

동맥경화증은 동맥 변화의 모든 형태에 대해 일반적으로 사용하는 용어이다. 대개 노인이나 당뇨병 대상자에게 일어나는 세동맥의 퇴행성 변화에 적용된다. 혈관이 탄력성을 잃고, 혈관벽이 두껍고 딱딱해지며 혈관 내강이 점차적으로 좁아지면서 결국 막히게 된다. 이로 인해 신장, 뇌, 심장과 같은 다양한 조직에서 광범위하게 허혈과 괴사가 일어난다.

(2) 말초혈관질환과 죽상경화증
(Peripheral Vascular Disease & Atherosclerosis)

① 병태생리

말초혈관질환은 동맥이나 정맥의 비정상적인 상태이다. 죽상경화증(atherosclerosis)은 지질, 세포, 섬유소, 세포 파편 등으로 구성된 플라크(plaque)인 죽종(atheroma)에 의해 구별되며, 일반적으로 큰 동맥 벽 안쪽에 혈전이 있다. 손상받지 않은 관상동맥은 부드럽고 동맥 가지들의 개구부의 윤곽이 명확하게 보인다(그림 8-4). 이에 비해, 죽상경화동맥은 표면이 매우 거칠고 융기되어 있고, 부착되지 않은 플라크 조각과 혈전이 있으며, 동맥 가지의 개구부가 막혀 있다. 죽종은 주로 대동맥이나 관상동맥, 엉덩동맥(iliac artery), 목동맥(carotid artery)과 같은 큰 동맥 내부, 특히 혈관의 분기점에서 잘 형성되는데, 이러한 부분에서 혈액의 와류(turbulent flow)로 인해 죽종이 커진다.

이러한 과정에서 단백질과 여러 형태로 결합하여 운반되는 지방 즉, 지단백질(lipoprotein)은 핵심적인 역할을 한다(그림 8-5). 콜레스테롤과 중성지방을 포함한 지질은 신체의 필수요소이고, 간에서 합성되기 때문에 이것들은 완전히 체내에서 제거될 수 없다.

혈청 지질분석은 총 콜레스테롤, 중성지방, 저밀도 지단백질(low density lipoprotein, LDL), 고밀도 지단백질(high density lipoprotein, HDL)을 모두 포함해야 한다. 그 이유는 혈청 지질의 비율이 대상자의 위험요인을 나타내는 지표가 되기 때문이다.

- 저밀도 지단백질(LDL)은 지질 함량이 높고, 콜레스테롤을 간에서 세포로 운반하기 때문에 혈중 지질과 콜레스테롤의 수치를 높이는 위험한 성분이다. 또한 죽종을 형성하는 주요한 요인이다. 예를 들면, LDL은 혈관의 민무늬근육 세포막에 있는 수용체와 결합하여 세포 안으로 들어간다. 그렇기 때문에 LDL은 죽종의 형성을 촉진하는 "나쁜" 지단백질이다.
- 고밀도 지단백질(HDL)은 "좋은" 지단백질로, 지질 함량이 낮으며 콜레스테롤을 말초 세포에서 간으로 운반하여 분해 및 배출되도록 한다.

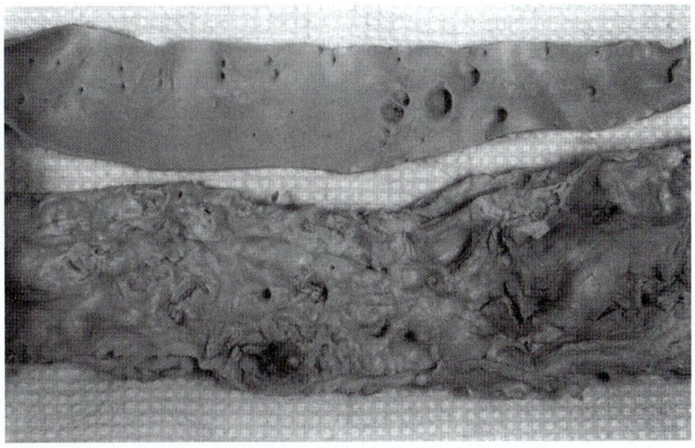

그림 8-4. 혈관 내막 표면이 부드러우며 동맥 가지로 개방된 정상 대동맥(위)과 죽상경화성 대동맥(아래)의 비교. 죽상경화성 대동맥은 매우 거친 표면이 특징적이며 혈관 가지들이 막혀 있음.
(Courtesy of Paul Emmerson and Seneca College of Applied Arts and Technology, Toronto, Canada.)

죽종 형성과정은 아래와 같다(그림 8-6).

1. 내피 손상은 종종 어린 나이에 동맥에서 발생할 수 있다.
2. 내피세포의 손상은 손상 부위에 염증을 일으키고, C 반응단백질(CRP) 수치를 증가시킨다.
3. 백혈구, 특히 단핵구와 대식세포, 지질은 동맥의 내막 또는 내벽과 중막, 근육층에 축적된다.
4. 민무늬근육 세포가 증식하거나 이동한다.
5. 민무늬근육 세포의 축적에 의해 플라크가 형성되고 염증이 지속된다.
6. 혈소판은 동맥벽의 거칠고 손상된 표면에 달라붙어 혈전을 형성하고 부분적으로 동맥을 폐쇄시킨다.
7. 손상된 동맥 부위에 섬유 조직을 따라 지질이 계속

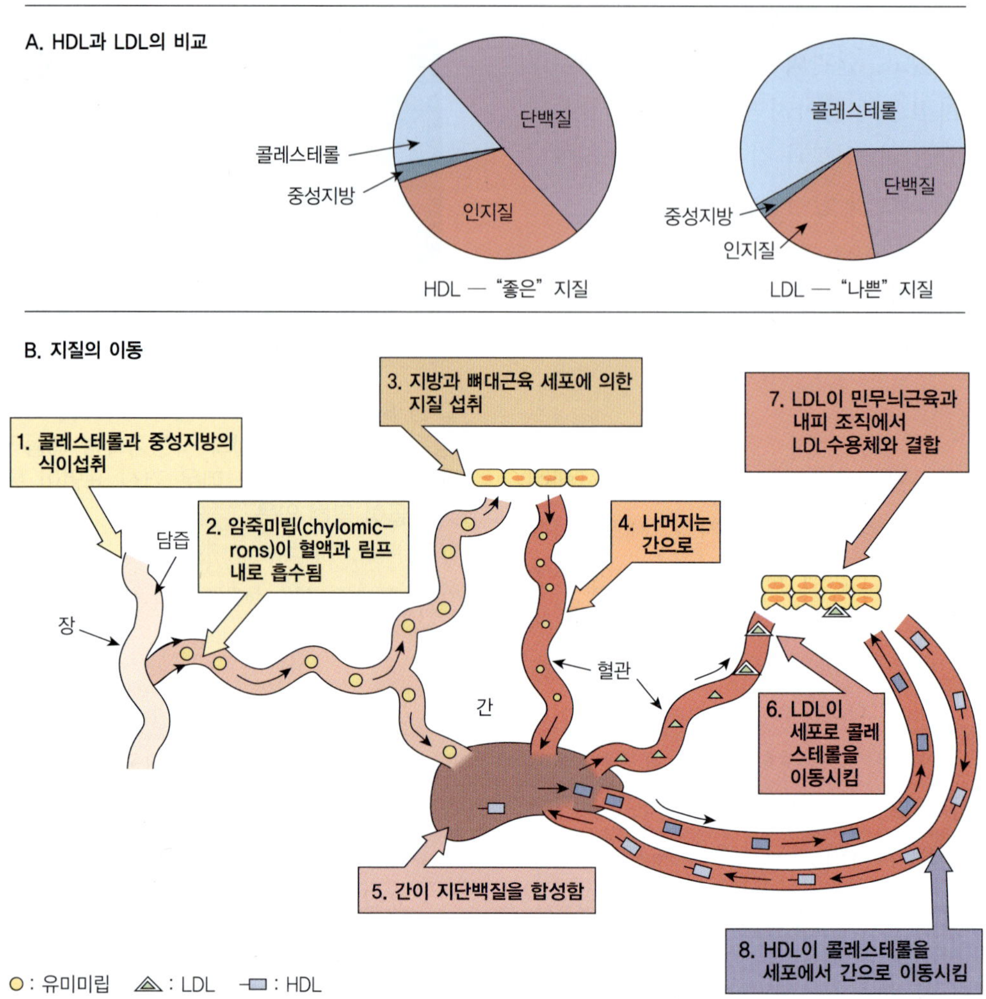

그림 8-5. 지단백질의 구성과 혈액 내 지단백질의 이동

쌓이게 된다. 혈소판이 염증과 혈관 경련을 촉진하는 프로스타글랜딘을 부착하고 방출한다.

8. 이는 그 부위에 더 많은 혈소판이 응집되도록 하여 혈전이 더 커진다. 동맥혈류는 더욱 와류를 형성하게 되고, 다시 혈전형성을 촉진한다.

이런 악순환이 반복되고 내강이 좁아짐에 따라 혈류는 점차 줄어들게 된다. 어떤 시점에서, 플라크는 궤양화되거나 파열될 수도 있다. 이것은 더 많은 염증을 유발하거나 이 부위에 혈전이 형성되어 매우 짧은 시간 내에 완전 폐쇄를 초래할 수 있다.

또한 죽종은 동맥벽을 손상시켜, 구조를 약화시키고 탄력성을 저하시킨다. 시간이 지나면 죽종은 석회화가 되어 혈관벽을 더욱 경직시킬 수 있다. 이러한 과정은 동맥벽을 확장시키는 동맥류(그림 8-7)로 진행되거나 혈관벽을 파열시켜 출혈을 일으킬 수도 있다.

초기에 죽종은 혈관벽에 노란 지방줄무늬로 나타난다. 이것이 점차적으로 커지다가 결국 혈전이 쉽게 형성되는 불규칙한 표면을 가진 크고 단단한 덩어리가 된다. 죽종이 커지고 관상동맥이 부분적으로 폐쇄되면서, 협심증(일시적인 심근 허혈)이 일어날 수 있으며 완전히 막히게 될 경우 심근경색증을 일으킨다. 죽종은 뇌졸중, 신장 손상 및 다리와 발에 영향을 미치는 말초혈관 질환의 일반적인 원인이기도 하다(그림 8-8). 팔다리(limb)로 가는 혈액 공급이 차단되면 괴사(necrosis), 궤양(ul-

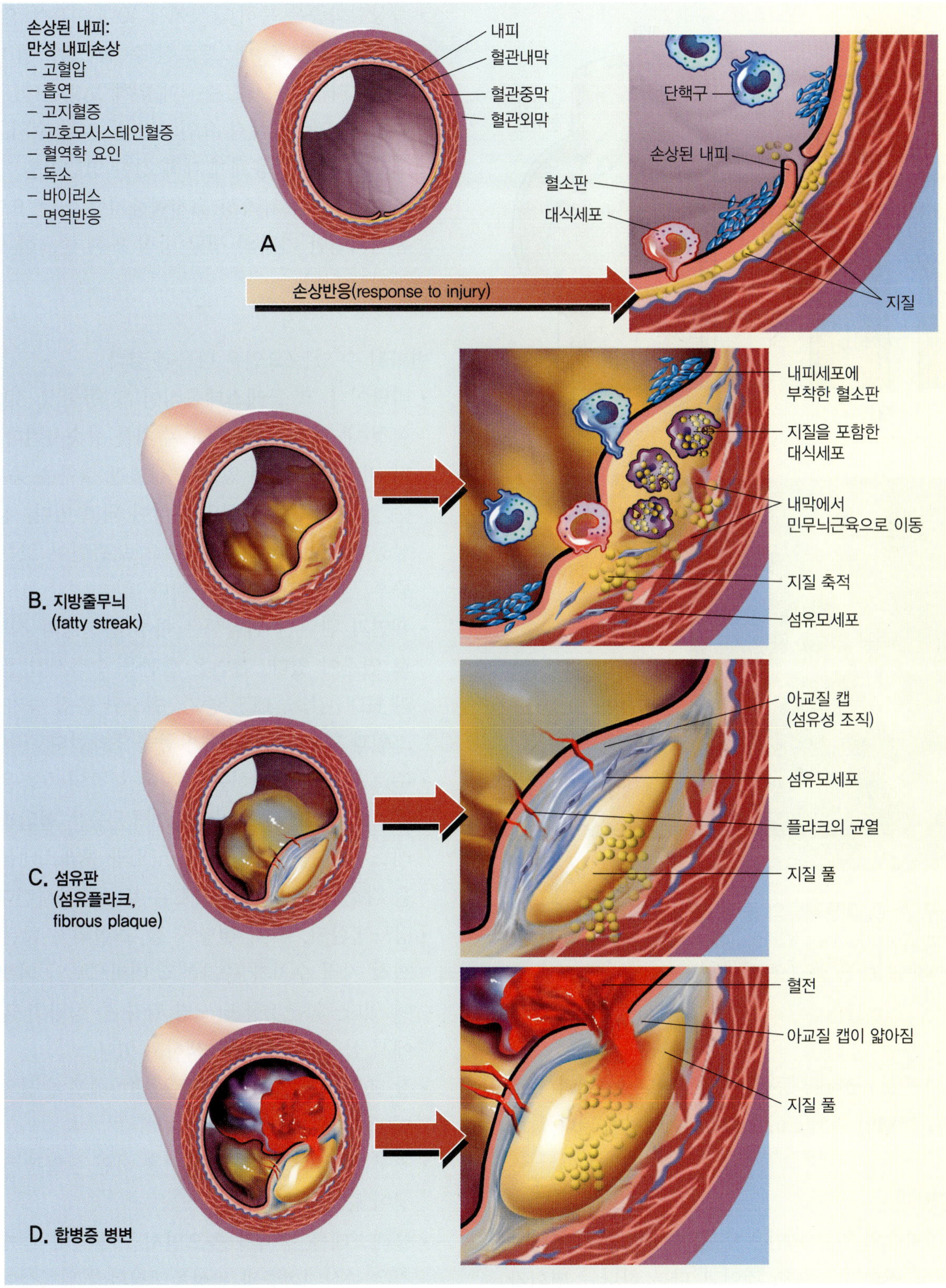

그림 8–6. 죽상경화증의 진행

A. 손상된 내피세포 B. 지방줄무늬(fatty streak) 및 지질형성 C. 섬유판(섬유플라크, fibrous plaque) D. 합병증 병변: 혈전; 붉은색 아교질; 푸른색 플라크; 붉은 혈전 침착에 의해 형성(*From McCance KL, et al*: Pathophysiology, *ed 6, St. Louis, 2010, Mosby.*)

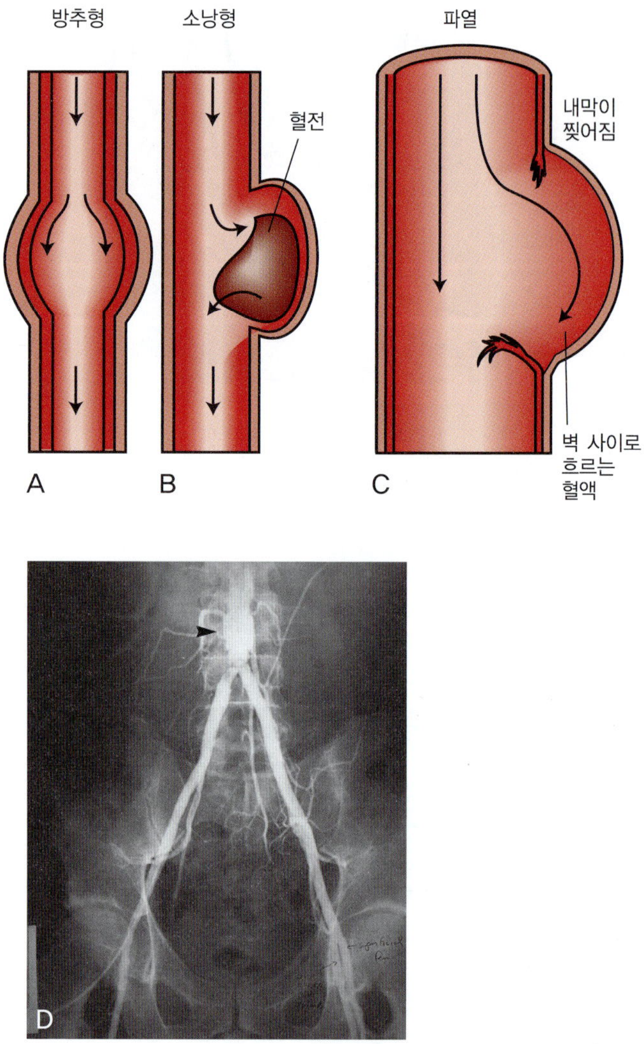

그림 8-7. A-C. 대동맥류의 종류 D. 방추형 복부대동맥류 (D *From Kowalczyk, N*: Radiographic Pathology for Technologists, *ed 6, St. Louis, 2014, Elsevier.*)

cers), 괴저(gangrene) 등이 생기게 되고 이는 괴사 조직의 세균감염인 괴저(gangrene)로 이어지게 된다.

② 병인

죽상경화증의 위험 요인은 두 종류가 있는데, 하나는 어느 정도 변화가 가능한 것이고 다른 하나는 변화가 불가능한 것이다.

변화 불가능한 요인은 다음과 같다.

- 죽상경화증은 특히 남성에서 40대 이후에 흔하다.
- 여성은 폐경 후 에스트로젠 수치가 감소될 때까지 남성보다 높은 HDL 수치에 의해 보호된다.
- 유전적 또는 가족적 요인이 혈청 지질 수치, 대사, 세포내 지질 수용체에 대해 강한 영향력을 가진 것으로 보인다. 가족성 고지혈증처럼 어떤 요인들은 유전되지만 가족의 생활 방식 또한 중요한 역할을 하기도 한다.

변화될 수 있는 요인은 다음과 같다.

- 비만이나 고 콜레스테롤식이 및 동물성 지방식은 혈청 내 지질, 특히 LDL 수치를 상승시킨다. 아동기 비만의 증가는 앞으로 심혈관 질환을 증가시킬 수 있으므로 큰 관심의 대상이 되고 있다. 성인 관상동맥질환 발생과 직접적으로 관련이 있는 대사증후군의 주지표가 비만이다.
- 흡연과 관련된 위험성은 하루 흡연량과 직접적으로 연관이 있다. 흡연은 혈관을 수축시킬 뿐 아니라 HDL 감소, LDL 증가, 혈소판 응집 증가, 섬유소원과 혈병 형성의 증가 등을 초래한다.
- 주로 앉아서 생활하는 습관은 혈류의 흐름을 느리게 하고, 비만의 소인이 된다. 운동은 혈압과 스트레스 수준을 감소시키고, LDL과 콜레스테롤 수치를 감소시키는 반면, HDL 수치는 증가시킨다.
- 당뇨병환자, 특히 혈당이 잘 조절되지 않는 경우 혈청 지질 수치가 증가하고 내피세포의 퇴행 경향이 있다. 최근 2형 당뇨병 환자 중 상당히 많은 수에서 심혈관 질환이 발생하고 있다.
- 잘 조절되지 않는 고혈압은 내피세포 손상의 원인이 된다.
- 경구 피임약 복용자가 흡연을 하면 심혈관 질환 발생이 증가한다.
- 콜레스테롤 수치가 높으면서 고혈압이 함께 있을 경우 죽상경화증과 관상동맥질환의 위험성이 매우 증가하는 것으로 보고되고 있다.

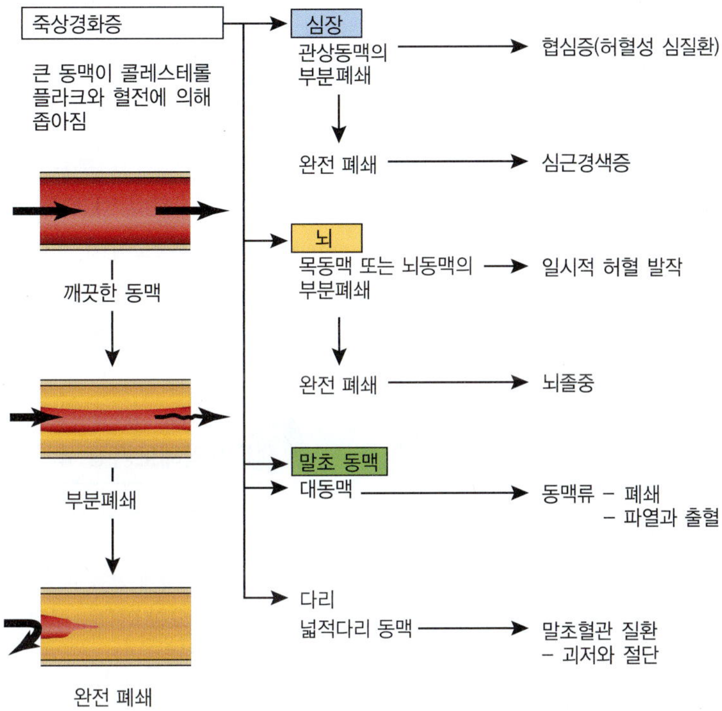

그림 8-8. 죽상경화증으로 초래될 수 있는 결과

③ 증상 및 징후

- 혈류가 감소함에 따라 다리의 허약이나 피로가 증가한다.
- 근육 허혈로 인한 간헐적 절뚝거림(intermittent claudication)이나 운동시 발생하는 다리 통증이 주요 증상이다. 초기에 통증은 안정을 취하면 줄어든다. 협착이 진행됨에 따라 통증은 점점 심해지고 안정시에도 지속되며 특히 발과 발가락과 같은 원위부에서 심해진다.
- 감각 손상이 저림(tingling), 화끈감(burning), 무감각(numbness), 감각이상(paresthesias) 등으로 나타난다.
- 폐쇄된 부위의 원위부 말초 맥박(오금맥박, popliteal; 발맥박, pedal pulse)이 약해지거나 사라진다.
- 다리를 올리고 있을 때 다리에 창백함이나 청색증이 현저하게 나타나거나 앉아서 다리를 늘어뜨렸을 때 발적이 생기는 등 발과 다리의 피부변화로 나타난다. 피부는 건조해지고 체모가 줄어들며, 발톱은 두껍고 딱딱해지고, 혈액관류가 잘 되지 않아 발과 다리가 차가워진다.

④ 진단검사

대상자가 위험요인이 있는지를 확인하고 치료의 효과를 모니터하기 위해 LDL과 HDL을 포함한 혈청지질 검사가 반드시 시행되어야 한다. 높은 C 반응단백질(CRP) 혈청 수준은 염증이 존재하며 위험성이 증가되었음을 나타낸다. 그러나 CRP는 다른 만성 염증성 질환에서도 증가할 수 있다. 혈류는 도플러 검사(doppler studies)와 동맥 조영술(arteriography)로 평가할 수 있다. 혈량측정(plethysmography)은 팔다리의 크기와 기관이나 조직의 혈액량을 측정한다.

⑤ 치료

치료는 죽상경화증의 진행을 늦추는 것, 다리의 혈액순환을 유지하는 것, 합병증 치료 등의 여러 측면에서 이루어진다.

- 혈청 콜레스테롤 수치를 낮추는 것이 필요하다. 포화지방이나 트랜스 지방의 섭취를 줄이고 식물성 기름을 사용하여 혈청 콜레스테롤과 LDL 수치를 낮추는 것이 죽상경화증 진행 과정을 지연시키는데 효과적인 방법이다. 리놀렌산(linolenic acid)과 생선 기름을 포함한 식물성 기름과 오메가 3 지방산을 포함한 음식은 특히 유용하다. 고 식이섬유 섭취는 LDL 수치를 낮추며 일반적으로 체중감량은 심장의 부담을 줄인다. probucol, clofibrate, lovastatin과 같은 지질(콜레스테롤이나 LDL) 감소 약물은 이미 형성된 병변의 진행을 늦추고 새로 생기는 것을 방지한다
- 혈소판 억제제나 항응고제의 투여로 혈전형성을 감소시킨다.
- 혈소판 응집을 촉진하는 담배를 끊는 것이 꼭 필요하다.
- 운동 프로그램이 현재의 혈액순환을 유지하는데 도움이 될 수 있다.
- 다리를 의존성 체위(dependent position, 심장의 높이보다 팔다리가 낮도록 체위를 취하는 것)로 유지함으로써 동맥 관류를 증진시킬 수 있다.
- 칼슘 통로 차단제와 같은 말초혈관 확장제는 측부순환을 증진시킴으로써 도움이 된다.
- 혈류를 회복하는 외과적 시술에는 정맥이나 합성물질을 이용한 우회술이식편(bypass graft), 플라크를 줄이는 혈관성형(angioplasty), 동맥내막절제(endarterectomy ; 내막과 이를 막고 있는 물질을 제거하는 것) 등이 있다.
- 피부 손상을 피하기 위한 관리가 반드시 필요하며, 특히 감각 손상이 있다면, 신발로 인한 압박을 피하도록 정기적으로 발을 살펴보는 것이 중요하다. 잘 맞는 편안한 신발을 신어야 한다.
- 괴사된 궤양은 항생제와 죽은조직제거(debridement)로 치료한다.
- 감염이 전신으로 퍼져나가는 것을 예방하고 허혈로 인한 심한 통증을 완화시키기 위해 괴사된 발가락이나 발을 절단할 수도 있다. 많은 경우에 발가락에서 발, 그리고 다리 등으로 이어지는 복합 절단이 필요하다. 혈관 질환은 절단을 시행하게 되는 일차적인 원인이 된다. 혈액 공급이 불충분하면 치유는 매우 느리며, 혈액순환이 촉진되지 않으면 절단부위에 인공보형물을 잘 맞게 부착하거나 유지하는 것이 어려울 수도 있다.

생각해보기 8-4

a. 넓적다리동맥이 막혔을 때 말초 맥박이 약해지는 이유는 무엇인가?
b. 매일 주의 깊게 발을 관찰해야 하는 이유는 무엇인가?
c. 절단이 필요한 이유는 무엇인가?
d. 절단을 하였을 때 치유가 잘 안되고 인공보형물의 부착이 어려운 이유는 무엇인가?

(3) 대동맥류(Aortic Aneurysms)

① 병태생리

동맥류는 동맥벽이 부분적으로 확장되고 약해진 것이다. 가장 흔한 위치는 복부 대동맥 또는 가슴대동맥이다. 동맥류는 다양한 형태로 나타날 수 있다. 주머니 모양의 주머니형(saccular shape)은 한쪽 벽이 확장된 것이고 반면에 방추형(fusiform shape)은 동맥의 일부분(section)을 따라 주위가 늘어난 것(circumferential dilatation)이다(그림 8-7). 내막이 찢어지면 박리동맥류(dissecting aneurysms)가 발생하여, 혈액이 동맥벽의 층 사이에서 혈관을 따라 아래쪽으로 흐르게 된다.

동맥류는 중막층의 결함으로 발생하고 대개 분기점이나 죽종이 있는 부위의 혈류의 와류와 관련되어 발생한다. 자동차 사고와 같은 외상이 있을 경우 조직이 찢어질 수도 있다. 매독은 동맥벽의 손상을 초래할 수도 있다. 시간이 지남에 따라 특히 고혈압이 발생하는 경우 확장이 확대된다. 대개 혈전이 확장 부위에서 형성되어 신동맥과 같은 가지 동맥을 막거나 색전의 원인이 된다. 대부분의 동맥류는 결국 파열되고, 과다 출혈이

일어난다.

② 병인

일반적인 원인은 죽상경화증, 외상(특히 자동차 사고), 매독(syphilis)과 다른 감염, 선천성 결손 등이다. 대동맥류 대상자의 절반에서 고혈압이 있다.

③ 증상 및 징후

동맥류는 종종 크기가 아주 커지거나 파열될 때까지 오랫동안 증상이 나타나지 않는다. 복부 동맥류는 간혹 잡음(비정상적인 소리)과 함께 만져지는 박동성 덩어리로 발견된다. 특정 위치에서 큰 동맥류가 주변 조직을 누르게 되면, 식도를 압박하여 삼킴곤란(dysphagia)이 생기거나 척추 신경을 눌러 통증이 생기는 등과 같은 징후로 조기진단이 이루어지기도 한다.

가끔 파열이 중정도의 출혈로 이어지기도 하지만 대개는 심한 출혈을 일으키고 사망을 초래한다. 증상은 심한 통증과 쇼크 징후 등이 있다. 박리동맥류는 대동맥이나 그 가지를 폐쇄시킬 수 있는데 이는 내막이 벗겨지고 혈류가 층과 층 사이로 흐르면서 발생한다. 박리는 대동맥 아래 방향으로 진행되는 경향이 있고 간혹 심장방향으로 진행된다. 동맥류가 박리되면 정상적인 혈액의 흐름을 잃게 되면서 심한 통증, 맥박 상실, 기관들의 기능 장애가 생긴다. 대다수의 동맥류 박리는 결국 파열된다.

④ 진단검사

방사선촬영(radiography), 초음파(ultrasound), CT 스캔, 자기공명영상(MRI)을 통해 문제를 확인할 수 있다.

⑤ 치료

수술을 앞두고 있을 때는 혈압을 정상 수준으로 유지하여 운동, 스트레스, 기침 또는 변비로 인한 급격한 상승을 방지하는 것이 매우 중요하다. 조금 찢어진 부위가 큰 파열로 이어질 수 있으며, 이런 경우 즉각적인 수술적 봉합이 필요하다. 절제(resection)와 합성이식(synthetic graft)으로 대치하는 등의 외과적 복원(repair)이 파열을 예방할 수 있다.

2) 정맥 질환(Venous Disorders)

(1) 정맥류(Varicose Veins)

① 병태생리

정맥류는 심부정맥(deep vein)이나 표재정맥(superficial vein)에 불규칙적인 확장과 뒤틀림이 있는 것이다. 가장 흔한 부위는 다리이지만 식도(식도 정맥류)와 직장(치질)에 생기기도 한다.

하지정맥류는 정맥벽이나 정맥 내 판막에 결손이 있거나 약해져 발생한다(그림 8-9). 오랜 시간 서 있어 정맥 내 압력이 증가하는 것이 정맥류의 원인이 될 수 있다. 정맥벽의 일부분이 약해지면 중력의 영향을 받는 혈액의 과다한 정수압으로 인해 혈관벽이 늘어나게 된다. 혈액의 무게가 그 밑에 있는 판막에 손상을 주고 시작 부위에서 원위부로 혈액의 역류가 일어난다. 만약 근본적인 문제가 판막에 결함이 있는 경우 판막의 원위부 정맥으로 혈액이 역류하고, 과부하로 인해 혈관벽은 팽창되고 늘어난다. 하지정맥에서 혈액의 후방압력(back pressure)이 지속되면 정맥 아래쪽으로 혈관 손상이 진행된다. 심부정맥으로부터 연결정맥을 통해 표재정맥으로 흐르듯이 혈액은 다른 정맥으로 우회하게 되고 손상은 더욱 확장된다. 정맥류는 부동과 같은 다른 요인이 있는 경우 혈전형성의 소인이 될 수 있다.

② 병인

정맥류에 대한 가족적 성향은 아마도 정맥벽의 선천적인 취약성과 관련이 있을 것이다. 근육지지가 적은 다리의 얕은정맥에 흔하게 발생한다. 판막은 외상, 정맥으로의 수액 주입, 혈전정맥염 등으로 손상된다. 장시간 서있는 것, 다리를 꼬는 것, 꽉 끼는 옷을 입는 것, 임신 등과 같은 많은 요인들이 하지정맥의 압력을 증가시킬 수 있다.

③ 증상 및 징후

다리의 얕은정맥류는 불규칙적이고 자줏빛의 부풀어 오른 모양으로 나타난다. 정맥 환류가 감소함에 따라 발에 부종이 있을 수 있다. 증가된 간질액이 동맥 흐름과 영양 공급을 방해하기 때문에 피로와 통증이 일반적으로 나타난다. 또한 간질액 증가나 부종이 반짝거리며 체모가 없고 색소침착 피부의 원인이 된다. 동맥혈 흐름이 지속적으로 감소하고 피부가 손상되면서 정맥류 궤양이 생기게 된다. 혈류장애로 치유가 지연된다.

④ 치료

치료는 다리를 올려 복귀정맥혈을 늘리고 정맥 복귀를 촉진하고 불편감을 완화하기 위해 탄력 스타킹을 신도록 한다. 꽉 끼는 옷은 피하며, 다리를 꼬는 것을 금해야 한다. 대상자가 장기간 서 있어야 할 때는 근육을 수축시킬 수 있는 움직임이나 자세 변경을 수시로 해주는 것이 도움이 된다. 정맥류가 심한 경우에는 정맥을 제거하는 경화제 또는 외과적 정맥 제거술(vein stripping, 최소한의 절개를 사용하여 피부 아래에서 잡아 당기는 것)을 실시하여 혈액을 정상 정맥으로 보내도록 한다.

생각해보기 8-5

a. 정맥류 대상자와 동맥 폐쇄 대상자가 의자에 앉을 때 이상적인 자세를 비교해보시오.
b. 정맥류 대상자의 다리에 궤양이 발생하는 이유를 설명하시오.

(2) 혈전정맥염과 정맥혈전증 (Thrombophlebitis & Phlebothrombosis)

① 병태생리

혈전정맥염과 정맥혈전증이란 용어는 정맥염과 혈전성 색전증처럼 서로 바꾸어 사용된다. 두 가지를 구별하는 것은 어려우나, 소인, 초기 징후, 혈전 형성의 위험 등에서 유의한 차이가 있다.

혈전정맥염은 염증이 있는 정맥에 혈전이 생긴 것이다. 염증 부위에 혈소판이 부착하여 혈전이 생기게 된다. 정맥혈전증에서 혈전증은 사전 염증없이 정맥에서 자발적으로 형성되지만 혈전증에 대한 반응으로 이차

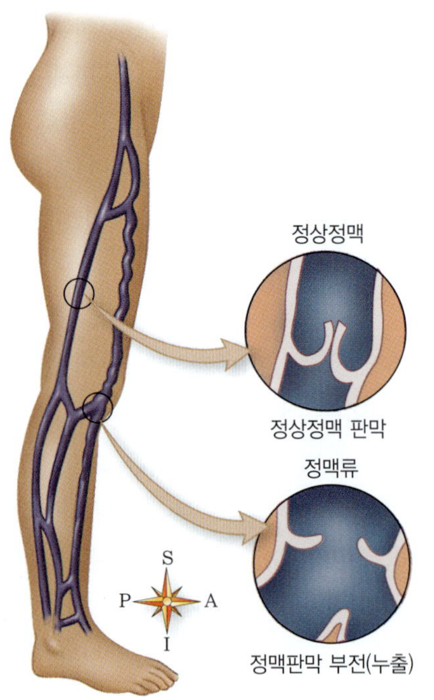

A

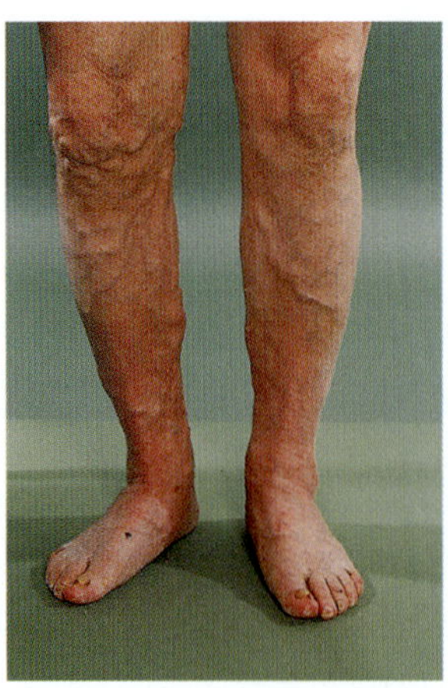

B

그림 8-9. 정맥류
A. 다리의 얕은정맥이 확장되면 정맥판막을 통한 혈액의 누출 발생. B. 다리 표면에서 정맥류를 보여주는 사진(A *From Patton KT, Thibodeau GA*: Anatomy & Physiology, *ed 8, St. Louis, 2013, Mosby.* B *From Forbes C., Jackson W.*: Color Atlas and Text of Clinical Medicine, *ed 3, St. Louis, Mosby.*)

적으로 염증이 발생할 수 있다. 이런 경우 혈전은 느슨하게 부착되어 있으며, 응괴(clot)가 형성되는 동안 증상이 없다.

다음은 혈전 형성의 소인이 되는 요인이다.

- 첫 번째 요인은 혈류가 느려지거나 정체가 일어나는 것으로, 대상자가 부동상태이거나 옷이나 다른 장치(device)에 의해 혈류가 제한될 때 발생한다.
- 두 번째 요인은, 외상, 화학적 손상, 정맥 주사, 염증 등으로 발생한 내피 손상이다.
- 세 번째 요인은 탈수, 암, 임신, 증가된 혈소판 응집 등으로부터 생기는 혈액 응고성의 증가이다.

중요한 문제는 정맥혈전증이 폐색전증을 유발할 수 있다는 것이다. 일반적으로 일부 활동으로 인해 혈전 조각이 떨어져 나와 심장으로 돌아가는 정맥 혈액으로 흘러가게 된다. 이 과정에서 첫번째로 만나는 폐에 있는 작은 혈관에서 혈전이 머물면서 폐순환을 방해하고, 호흡기와 심혈관 합병증을 유발한다. 갑작스런 흉통과 쇼크가 폐색전이 있음을 나타낸다.

생각해보기 8-6

부동 상태인 비만 노인대상자에서 왜 혈전정맥염 또는 정맥혈전증이 종종 발생하는지 설명하시오.

② 증상 및 징후

혈전 형성은 대개 폐색전으로 심한 흉통과 쇼크가 일어날 때까지 발견되지 않는다. 표재정맥의 혈전정맥염의 증상은 아래와 같다.

- 영향을 받은 다리에 쑤시는(aching) 통증, 화끈거림(burning), 압통 등이 나타난다.
- 염증이 생긴 정맥 부위는 따뜻하고 부어있으며, 붉어질 수 있다.
- 심부정맥의 혈전은 막힌 혈관 원위부의 울혈로 인해 다리의 통증, 압통, 부종이 나타난다.
- 호먼스 징후(Homan's sign ; 발의 배측굴곡 시 나타나는 종아리 근육의 통증)의 양성반응이 일반적이지만, 항상 나타나는 것은 아니다.
- 발열, 병감, 백혈구증가증과 같은 전신 증상이 나타날 수 있다.

③ 치료

운동, 다리를 올리고 있는 것, 일차 질환의 영향을 최소화하는 것 등과 같은 예방이 중요하다. 상황에 따라 아래와 같은 다양한 치료를 할 수 있다.

- 압박 스타킹이나 탄력 스타킹
- 혈류정체를 줄이기 위한 운동
- heparin과 같은 항응고 요법
- 섬유소 용해 요법
- 혈전절제(thrombectomy)와 같은 외과적 중재가 혈전을 제거하거나 줄이고 색전형성을 막기 위해 시행된다.

단원 요약

- 충혈은 세동맥 확장에 의해 조직에서의 혈류가 증가한 상태이며 울혈은 조직으로부터 나가는 정맥의 혈류장애로 인해 정맥 혈관이 확장되면서 혈액이 증가한다.
- 응고된 혈액덩어리를 혈전이라 하며 혈액이 응고되어 혈관을 막고 있는 상태를 혈전증이라 한다.
- 혈전증의 원인은 피르호세증후(Virchow's triad)라 하는데 이는 혈관내피의 손상, 혈류의 변화, 혈액 과다응고이다.
- 혈전증의 발생부위는 동맥, 심장, 정맥이다.
- 심장과 혈관내에서 형성된 혈전과 혈관밖에서 혈관내로 들어온 유리물질이 혈류를 타고 다른 말초혈관내강을 막는 상태를 색전증이라 한다.
- 색전증에는 혈전색전증(폐색전증, 전신혈전색전증), 지방색전증, 공기색전증, 양수색전증이 있으며 99%가 혈전색전증이다. 정맥계에 생긴 색전은 우심장을 통과하여 폐순환계로 들어가 폐동맥 말단의 작은 혈관에서 색전증을 일으킨다. 폐색전의

95% 이상이 하지의 심부정맥에서 발생한 혈전으로부터 유래한다.

- 외상에 의한 혈관손상 혹은 동맥류 파열과 같은 혈관 파열로 인해 발생하는 출혈이 파열출혈이고 혈관벽의 파열이 없는 상태에서 혈관이 심하게 확장되면 적혈구가 모세혈관과 세정맥 주위로 빠져나가는데 이를 혈관바깥유출출혈이라 한다.
- 복부 대동맥이나 넓적다리동맥에 생긴 죽상경화증은 발과 다리에 허혈을 일으켜 피로, 간헐적 절뚝거림, 감각 손상, 궤양을 야기할 수 있으며, 심해지면 괴저가 발생하여 절단해야 할 수도 있다.
- 대동맥류는 매우 커지거나 파열되기 전까지는 무증상인 경우도 종종 있다.
- 다리에 생기는 정맥류는 진행성인 경향이 있으며, 피로, 부종, 피부 궤양까지 야기할 수 있다.
- 정맥혈전증에서는 폐색전이 발생할 위험이 크다. 폐색전은 보통 염증이 뚜렷하게 나타나는 정맥혈전증보다 더 조용히 진행된다.

학습문제

1. 혈관내피손상으로 혈전이 발생하는 기전을 설명하시오.
2. 혈전색전증에 속하는 폐색전증과 전신혈전색전증의 발생기전을 설명하시오.
3. 파열출혈과 혈관바깥유출출혈을 구분하시오.
4. 동맥말초혈관질환과 죽상경화증 그리고 동맥류를 비교하시오.
5. 정맥질환인 정맥류, 정맥혈전증, 그리고 혈전정맥염의 효과와 발생기전에 대하여 설명하시오.
6. 죽상경화증을 유발하는 소인을 기술하시오.
7. 동맥내 죽종발생의 단계를 기술하시오.
8. 다음 용어를 설명하시오.
   a. 충혈
   b. 울혈
   c. 혈전증
   d. 색전증
   e. 경색증

제 9 장

심혈관계 질환

학습목표

이 장을 학습한 후에, 학생들은 다음을 할 수 있다 :

1. 심혈관계 기능을 사정하기 위한 일반적인 진단검사에 대해 설명할 수 있다.
2. 심혈관계 질환의 치료를 위한 식이, 생활습관 교정 및 일반적인 약물에 대해 설명할 수 있다.
3. 죽종이 발생할 때 콜레스테롤과 지단백질의 역할을 설명할 수 있다.
4. 심혈관계 질환이 발생할 때 대사증후군의 중요성을 설명할 수 있다.
5. 협심증과 심근경색증을 비교할 수 있다.
6. 부정맥과 심정지에 대해 기술할 수 있다.
7. 울혈심부전의 원인에 대해 설명하고, 좌심부전과 우심부전의 영향을 각각 기술할 수 있다.
8. 혈류의 변화에 대해 설명하고 이 변화가 일반적인 선천 심장결손에 미치는 영향을 설명할 수 있다.
9. 류마티열과 류마티심장질환의 발병에 대해 설명할 수 있다.
10. 감염심내막염과 심장막염의 병인 및 병태생리에 대해 서술할 수 있다.
11. 본태고혈압의 발병과 이 질환이 미치는 영향에 대해 설명할 수 있다.
12. 쇼크의 유형에 대해 설명하고, 쇼크의 시작과 진행 시 신체에 미치는 영향에 대해 설명할 수 있다.

주요 용어

아드레날린의(adrenergic)
연결(anastomosis)
혈관성형(angioplasty)
아쇼프소체(Aschoff bodies)
청진(auscultation)
자동조절(autoregulation)
압력수용기(baroreceptor)
서맥(bradycardia)
심장비대(cardiomegaly)
탈분극(depolarization)
이소성(ectopic)
전극(electrode)
동맥내막절제(endarterectomy)
객혈(hemoptysis)
미세순환(microcirculation)
잡음(murmur)
앉아숨쉬기(orthopnea)
실신(syncope)
빈맥(tachycardia)
트로포닌(troponin)
사마귀(verruca)

1. 심장질환(Heart Disorders)

흔히 발생하는 심장질환에는 선천성 심장결함(congenital heart defect), 고혈압 심장질환(hypertensive heart disease), 협심증(angina)과 심장발작(heart attacks), 심장부정맥(cardiac arrhythmias), 울혈심부전(congestive heart failure) 등이 있다. 심장질환을 예방하기 위해 모든 성인에게 건강한 식이, 규칙적인 운동, 적절한 음주, 금연, 안전한 성생활, 예방접종, 체중과 혈압의 모니터링, 콜레스테롤 수준과 암의 존재 여부를 확인하는 기본 선별검사에 초점을 둔 정기적인 예방 조치가 강조되고 있다.

1) 심혈관 기능에 대한 진단검사

다양한 심혈관 질환을 진단하고 모니터링할 때 시행하는 몇 가지 기본적인 검사를 다음과 같이 요약할 수 있다.

- 심전도(electrocardiogram, ECG)는 부정맥, 심근경색증, 감염, 심장막염(pericarditis)의 초기 진단과 모니터링에 유용하다. 비침습적이고 심장의 전도활동을 보여줄 뿐만 아니라 혈청 전해질 불균형과 같은 전신적 이상도 알 수 있다. 휴대용 홀터 모니터(portable holter monitor)는 개인의 하루 일상 활동 동안의 ECG 변화를 기록하기 위해 착용하게 된다. 동시에 활동 일지를 지속적으로 기록하여 ECG의 변화와 맞추어 보도록 한다. 개개인의 ECG 정상기준치를 기록해두는 것이 필요하며, 이후에 심혈관 질환이 발생하면 그 기준치와 비교할 수 있다.
- 판막이상이나 비정상적인 션트(shunts)는 심장청진을 통해 발견되는 잡음(murmurs)의 원인이다. 심음의 기록은 심음기록기(phonocardiograph)로 확인할 수도 있다.

  심초음파(echocardiography)에서는 초음파 즉, 반사되는 소리의 파형이 심장의 이미지와 판막의 움직임을 기록하게 된다. 이런 검사들은 판막 이상, 선천성 심장결손, 심장의 구조 및 기능의 변화에 대해 유용한 정보를 제공한다.
- 운동부하검사(exercise stress tests)는 일반적인 심혈관 기능을 확인하고 부정맥과 같은 운동으로 유발되는 문제를 확인하는데 유용하며 자전거 타기와 트레드밀을 이용하여 검사한다. 이런 검사들은 심장발작(heart attack)이나 심혈관계 수술을 받은 후 심장 재활 프로그램에서 뿐만 아니라, 피트니스 클럽(fitness club)에서 개별화된 운동 프로그램을 설정하기 전에, 또는 보험회사에서 개인적 건강 위험을 평가하기 위해 사용되기도 한다.
- 흉부 X선 촬영은 심부전(heart failure)과 연관된 폐울혈 뿐만 아니라 심장의 모양과 크기를 보여준다.
- Thallium과 같은 방사선 물질을 사용하는 핵의학 영상(nuclear imaging)에서는 심근경색의 크기, 심박출량, 심실의 기능을 평가할 수 있다. 조직의 다양한 수준을 그림으로 보여주는 단층 촬영(tomographic studies)을 실시할 수도 있다.

  핵의학 검사는 심장 조직의 괴사 또는 손상된 영역을 확인하고 심근경색 후 심장 조직의 손상정도를 평가하기 위해 사용될 수 있다.
- SPECT(single photon emission computed tomography)는 안정 시 심근허혈을 정확하게 사정할 수 있는 검사이다. 심혈관 조영술은 치료적 중재가 가능하나, 이 검사를 하는 동안 치료적 중재는 불가능하다.
- 심장도관삽입(cardiac catheterization)은 도관(catheter)을 적절한 혈관(일반적으로 다리의 큰 정맥)을 통해 심실에 주입한다. 이는 심장내부를 볼 수 있고, 압력 측정, 판막과 심장 기능 평가에 유용하다. 심장으로부터의 혈류를 가늠할 수 있는 중심정맥압(central venous pressure)과 폐모세혈관쐐기압(pulmonary capillary wedge pressure)의 측정이 가능하다. 조영제를 심실에 투여한 후, 투시검사(fluoroscopy)에서 지속적으로 혈액의 움

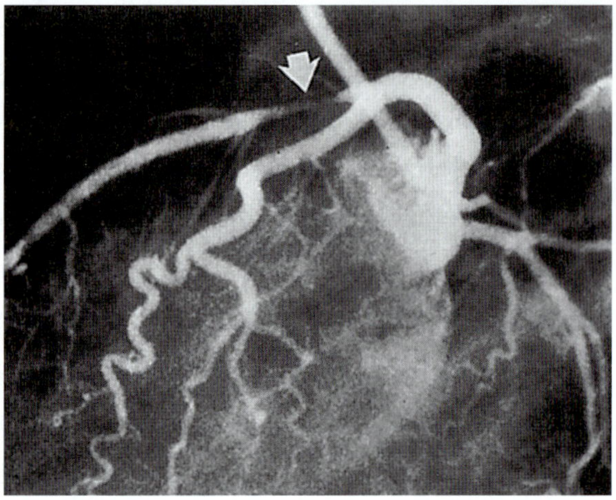

그림 9-1. 관상동맥조영에서 보이는 좌측 전면하행 관상동맥의 협착(화살표)모습
(*From Braunwald E* : Heart Disease : A Textboolk of Cardiovascular Medicine, *ed 4, Philadelphia, 1992, Saunders.*)

직임을 모니터하고 이상여부를 확인한다. 이 시술은 비록 위험이 따르지만 많은 질환을 발견하는데 유용하다.

- 관상동맥조영(coronary angiography)(그림 9-1)을 통해 관상동맥혈류를 관찰할 수 있다. 혈관내 초음파 장비를 이용한 최근 연구는 폐쇄(obstruction)를 진단하는데 유용한 검사임을 보여주고 있다. 폐쇄를 확인한 후 기본적인 도관 삽입술을 통해 혈전용해제를 주사하거나 핏덩이(blood clots)를 분해하는 레이저 치료를 할 수 있으며, 좁은 관상동맥을 기계적으로 확장하는 풍선혈관성형(balloon angioplasty)도 가능하다.
- 혈액에서의 트로포닌(troponin) 검사는 트로포닌이라는 혈액 내 단백질을 검사하는 것으로 트로포닌은 심근이 손상되었을 때 방출된다. 심장의 손상이 클수록 혈액 내 트로포닌이 상승한다. 아주 높은 트로포닌의 상승은 심장발작(heart attack)이 나타날 수 있다는 것을 암시한다.
- 말초혈관의 혈류는 도플러(Doppler studies)를 통해서 평가할 수 있으며 혈류나 폐쇄 소리를 기록하는 마이크로폰을 혈관 위에 대어 확인한다.
- 혈액검사는 혈청 콜레스테롤과 중성지방(triglyceride) 수치와 소듐, 포타슘, 칼슘 등과 같은 전해질 수치를 확인하는데 이용된다. 헤모글로빈, 적혈구용적률, 혈구 수치(blood cell count), 백혈구감별계수가 혈액검사에서 일반적으로 이용된다.
- 동맥혈기체분석(arterial blood gas)은 쇼크나 심근경색증이 있는 대상자에게 현재의 산소 수준과 산염기 균형을 확인하는데 필수적이다.

테크놀로지 9-1
인공지능, 머신러닝과 고혈압

고혈압은 전세계적으로 주요 공중보건 문제이다. 고혈압은 뇌졸중, 심장질환과 신장질환의 위험을 증가시킨다. 인공지능(Artificial Intelligence)을 활용한 심전도 해석은 대용량 데이터뱅크를 기반으로 한 높은 신뢰성 때문에 의료분야에서 널리 사용되어지고 있다. 아직 완전히 개발되지는 않았지만, AI 연구는 고혈압의 조기 발견을 지원하여 고혈압과 관련된 일부 질병을 예방할 수 있는 유망한 도구인 것으로 나타났다. 최신 정보는 국립 의학 도서관 웹사이트(https://pubmed.ncbi.nlm.nih.gov/)를 참조한다.

2) 심장질환의 일반적인 치료방법

심장질환을 치료하는 일반적인 치료방법은 다음과 같다.

1. 식이요법은 대개 총 지방 섭취와 포화(동물성이거나 수소가 함유된) 지방의 섭취 뿐만 아니라 트랜스 지방의 섭취를 줄이는 것이다. 일반적으로 체중감량이 필요하며 소금(소듐) 섭취는 혈압을 낮추기 위해 줄여야 한다.
2. 규칙적인 운동 프로그램이 전반적인 심혈관 기능의 향상과 신체의 모든 부위로 혈액순환이 잘 되도록 하기 위해 필요하다. 운동은 혈청 지질 수치를 낮추고, 고밀도지단백질(high-density lipoprotein ; HDL) 수치를 증가시키며 스트레스 수준을 낮추어 말초 저항과 혈압을 감소시킨다.
3. 금연은 관상동맥 질환의 위험을 감소시킨다. 흡연은 혈관수축과 심장박동수를 증가시켜 심장의 부담

을 가중시킨다. 흡연은 혈청 지질 수치를 증가시키고 혈소판 응집과 혈전 형성의 위험을 증가시킨다. 또한 흡연의 부산물인 일산화탄소는 헤모글로빈으로부터 산소를 분리시키고 헤모글로빈과 결합한다.

4. 약물치료는 심장 질환자의 심장기능 유지에 중요한 요소이며 많은 환자들이 여러 종류의 약을 복용한다.

일반적인 약물은 다음과 같다.

- Nitroglycerin이나 지속성 isosorbide와 같은 혈관확장제(vasodilators)는 말초혈관 저항을 낮추어 심장 부담을 감소시키며 관상동맥 확장제로 작용하기도 한다. 이는 심장 근육의 산소 요구와 공급 간의 균형을 이루는데 효과적이다. 혈관확장제는 혈압을 하강시킬 수 있으며, 그 결과 어지러움이나 실신, 홍조를 띤 얼굴 등이 초래될 수 있다. nitroglycerin을 혀 밑에 넣은 후에는 몇 분간 가만히 앉아 있어야 한다.
- Metoprolol이나 atenolol과 같은 베타차단제(beta-blockers)는 협심증 발작의 횟수를 줄이는 것뿐 아니라 고혈압이나 부정맥 치료에도 사용된다. 이러한 약물은 심장의 베타 아드레날린 수용체를 차단하고 교감신경이 심장활동을 증가시키는 것을 막는다.
- 또 다른 효과적인 심혈관 약물로는 심근과 민무늬근육(smooth muscle)으로 칼슘이온이 이동하는 것을 막는 칼슘통로차단제(calcium channel blockers)가 있다. 이 약물은 심장 수축력을 감소시키기 위해 사용될 수 있으며, 심방 활동이 과도한 경우 항부정맥제로, 또는 고혈압약과 혈관확장제로도 이용된다. 또한 협심증을 예방하는 목적으로 사용되기도 한다. diltiazem과 같은 몇몇 약물은 심근에 더욱 선택적으로 작용하여 전도와 수축력을 모두 감소시킨다. verapamil은 동방결절(SA node)과 방실결절(AV node)의 작용을 억제함으로써 심장박동수를 감소시켜 빈맥(tachycardia)과 세동을 방지한다. nifedipine과 같은 약물은 매우 효과적인 말초혈관 확장제이며, amlodipine (Norvasc)은 혈압을 낮추는데 유용하다.
- 심장배당체(cardiac glycoside)인 digoxin은 수년간 심부전 치료제와 심방 리듬장애의 치료를 위한 부정맥약으로 사용되어 왔으며 흥분 전도와 심박동수를 감소시킨다. digoxin은 심장 수축력을 증가시켜 심장의 효율성을 향상시킨다. 즉 심장수축 횟수는 감소하지만 강도는 증가한다. 약물의 효과적인 용량이 독성 용량과 가깝기 때문에 대상자들은 반드시 약물의 독성 징후를 관찰해야 하고 약물의 혈중 농도를 정기적으로 확인해야 한다.
- 고혈압약(antihypertensive drugs)은 혈압을 정상 범위로 낮추는데 사용한다. 이런 약물 종류에는 교감신경차단제, 칼슘통로차단제, 이뇨제, 안지오텐신 전환효소 억제제[angiotensin-converting enzyme(ACE) inhibitor], 안지오텐신 II 수용체 차단제 등이 있다. 약물을 혼합하는 것은 효과적으로 혈압을 낮추기 위해 처방된다. 몇 가지 약물은 기립저혈압 즉, 누워 있다가 일어날 때 어지러움을 동반한 혈압 하강을 초래한다. 이 약물들은 본태고혈압, 울혈심부전, 심근경색증 발생 후의 치료제로 사용되기도 한다.
- 교감신경계의 중추(뇌)에 작용하는 아드레날린 차단제(adrenergic-blocking drugs)는 세동맥의 α_1-아드레날린 수용체를 차단하거나 직접적인 혈관확장제로 작용한다.
- 안지오텐신전환효소 억제제(ACE inhibitors)는 대개 고혈압이나 울혈심부전 대상자들의 치료에 이용된다. 이 약물은 신장에서 분비되는 레닌에 의해 자극되는 안지오텐신 I이 안지오텐신 II로 전환(안지오텐신 II는 강력한 혈관수축제)되는 것을 차단한다. enalapril (Vasotec), ramipril (Altace), captopril (Captoten), perindopril (Coversyl)과 같은 약물들은 말초저항(혈관수축)을 줄이고 알도스테론의 분비를 감소시킨다(따라서 소듐과 수분

의 정체를 감소시킴). 그 결과 심장의 전부하와 후부하가 감소한다. losartan (Cozaar), irbesartan (Abapro)과 같은 안지오텐신 II 수용체 차단제는 안지오텐신이 혈관에 작용하는 것을 방해함으로써 혈압을 낮춘다. 부작용은 대개 나타나지 않는다.

- 이뇨제(diuretics)는 신장(kidney)에서의 소듐과 수분의 재흡수를 방해함으로써 체내에 과다한 소듐과 수분을 배출시킨다(12장 비뇨계 질환 참조). 이 약물은 소변 배출량의 증가, 혈액량과 부종감소 등의 효과 때문에 고혈압이나 울혈심부전에 유용하게 사용된다. 약물로는 약한 이뇨 작용을 하는 hydrochlorothiazide, 보다 강한 이뇨 작용을 하는 furosemide 등이 있다. 동시에 이러한 이뇨제들은 체내에서 과량의 포타슘을 제거하므로 저칼륨혈증을 막기 위해 포타슘 공급을 필요로 한다. spironolactone은 대표적인 "포타슘보존" 이뇨제이다.
- 항응고제(anticoagulants)는 관상동맥이나 전신동맥 또는 손상된 판막이나 인공 판막에 핏덩이(blood clot)가 생기는 위험을 줄이기 위해 사용한다. 매일 적은 양의 아스피린(acetylsalicylic acid, ASA)을 복용하면 혈소판 응집을 줄일 수 있는 것으로 알려져 있다. warfarin (Coumadin)과 같은 경구용 항응고제는 고위험군에서 개인에 따라 처방되어야 한다. 이런 약물은 응고 과정을 차단한다. 응고 기능에 대한 모니터링, 즉 프로트롬빈 시간(prothrombin time, PT), 활성화 부분 트롬보플라스틴 시간(activated partial thromboplastin time, aPTT)의 측정 등은 항응고제를 사용하는 대상자들의 출혈예방과 출혈경향의 증가여부를 관찰하기 위해 필수적이다. apixaban (Eliquis), dabigatran (Pradaxa), edoxaban (Savayasa), rivaroxaban (Xarelto)와 같이 혈액을 묽게 하는

표 9-1. 심혈관계 약물

약물명	용법	작 용	부작용
Nitroglycerin	협심증발작과 예방	심부담감소, 말초혈관과 관상동맥 확장제	어지러움, 두통
Metoprolol (Lopressor)	고혈압, 협심증, 부정맥약	베타 아드레날린 수용체 차단제, 심장박동수감소	어지러움, 피로
Nifedipine (Adalat)	협심증, 고혈압, 말초혈관 확장제, 부정맥약	칼슘 차단제, 혈관 확장제	어지러움, 실신, 두통
Digoxin (Lanoxin)	울혈심부전과 심방 부정맥	방실결절을 통한 느린 전도와 심장의 수축력증가	구역, 피로, 두통, 허약
Enalapril (Vasotec)	고혈압	ACE 억제제 – 안지오텐신 II와 알도스테론의 형성을 차단	두통, 어지러움, 저혈압
Furosemide (Lasix)	울혈심부전에 의한 부종, 고혈압	이뇨제 – 수분과 소듐 배출증가	구역, 설사, 어지러움
Simvastatin (Zocor)	고 콜레스테롤혈증(관상동맥 질환)	콜레스테롤과 저밀도지단백감소	소화불량
Warfarin (Coumadin)	혈전색전증의 예방과 치료	항응고제–응고 인자의 합성에 관여하는 비타민 K 방해	과다 출혈(해독제: 비타민 K), 다른 약물과의 상호작용
ASA (aspirin)	혈전색전증의 예방	혈소판 응집을 막음, 항염증반응	위장자극, 알레르기
Apixaban (Eliquis), Dabigatran (Pradaxa), Edoxaban (Savayasa), Rivaroxaban (Xarelto)	혈액이 응고되는 것을 막는 약물	항응고제	과다 출혈, 쉽게 멍이듬

약은 wafarin을 대체해서 투여할 수 있다. 응고기능 모니터링 이외에 wafarin 복용자는 Vit. K 수준을 모니터하고, 대상자들은 비처방성 약물을 포함하여 다른 약물을 섭취하는 것, 음주, 식이 변화에 주의를 기울여야 하며, 외상을 일으킬 위험이 있는 활동은 피해야 한다. 위와 같은 새로운 약물은 약물 상호작용 문제를 거의 유발하지 않고, Vit. K 수준은 약물 효과에 영향을 미치지는 않는다. 혈액을 묽게 하는 약물은 모든 사람에게 투여할 수는 없으며 의사에 의해 평가된 다양한 요인에 기초해서 특정 약물을 처방해야 한다.

- 콜레스테롤이나 지질을 낮추는 약물은 식이와 운동이 혈액 지질 수치를 감소시키는데 효과가 없을 때 처방된다. 이런 약물에는 "statin"이라고 칭하는 simvastatin (Zocor), atorvastatin (Lipitor)이 있다. 이는 간에서의 콜레스테롤 합성작용을 차단함으로써 저밀도 지단백질(low-density lipoprotein; LDL)과 콜레스테롤을 감소시킨다. 현재 이 약물들이 죽종 형성과 관련된 염증에 작용하는 C 반응단백질(C-reactive protein; CRP)의 수치를 떨어뜨리는 효과가 있는지를 파악하는 연구가 진행 중에 있다.

표 9-1은 일반적인 심혈관계 약물에 대한 요약이다.

3) 관상동맥병(Coronary Artery Disease, CAD), 허혈심장병(Ischemic Heart Disease, IHD) 또는 급성관상동맥증후군(Acute Coronary Syndrome)

관상동맥병은 협심증이나 일시적인 심장 허혈, 심근경색증 또는 심장발작 등을 포함한다.

심근경색증은 관상동맥의 폐쇄로 인해 심근이 손상된 것이다. 관상동맥병의 기본적인 문제는 심장근육의 산소요구에 비해 산소공급이 불충분하다는 것이다.

관상동맥병은 장애(disability)와 사망의 흔한 원인이며, 결국 심부전, 심각한 부정맥 또는 급사로 이어질 수 있다. 미국 내 남녀 사망의 주원인이며 매년 대략 365,000명이 사망한다.

건강보험 심사평가원의 통계에 의하면 허혈심장병 환자는 2018년 910,122명 대비 2022년 1,027,842명으로 12.9% 증가했다.

특히, 심근경색증은 2018년 110,395명에서 2022년 132,041명으로 19.6% 증가, 협심증은 2018년 665,070명에서 2022년 705,259명으로 6.0% 증가하였다.

고혈압은 2018년 6,317,663명에서 2022년 7,273,888명으로 18% 증가하였다.

남성이 여성보다 더 젊은 나이에 심장질환이 발생하는 경향이 있으나, 여성이 늦게 진단받음으로 인해 더 많은 합병증을 보이는 경향이 있다.

(1) 협심증(Angina Pectoris)

① 병태생리

협심증은 심장 근육에서 요구하는 산소량이 충족되지 못할 때 일어난다. 이것은 심근에 혈액이나 산소 공급이 제대로 이루어지지 않을 때, 심장이 더 많은 일을 하면서 평소보다 더 많은 산소를 요구할 때, 또는 이런 요인들이 복합되어 발생한다(그림 9-2). 대개 심장은 혈관 벽이 손상되거나 이완될 수 없는 상황이 아니라면, 심장 자체의 산소요구에 대해 혈관이 이완(자동조절)되어 스스로 혈류공급을 조절할 수 있다. 혈액 공급은 관상동맥의 죽상경화증이나 경련으로 혈관이 부분적으로 막히면서 줄어들 수 있다. 산소의 요구와 공급이 아슬아슬하게 균형을 이루고 있던 중, 어떤 신체적 또는 정서적 활동의 증가로 산소요구가 증가하게 되면 심장에 상대적으로 산소 결핍이 올 수 있다.

안정 협심증 또는 운동유발성 협심증(stable or exertional angina), 휴식 시에도 혈관 경련이 일어나는 변형 협심증(variant angina), 보다 심각한 형태의 불안정 협심증(unstable angina) 등과 같이 가슴통증(chest pain)은 여러 가지 형태로 발생할 수 있다. 불안정 협심증은 죽종의 파괴로 안정시에도 장시간의 통증이 시작된 것을 말하며 심근경색증으로 진행할 수 있

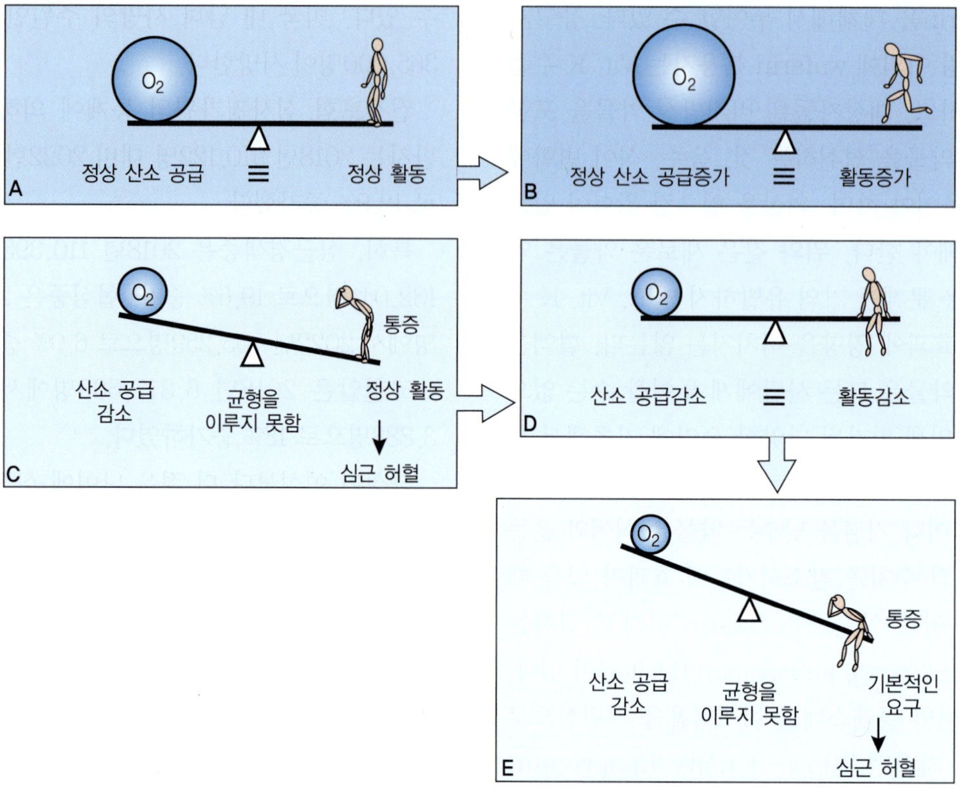

그림 9-2. 협심증 — 산소요구와 공급의 불균형

다. 일반적으로, 협심통증(anginal pain)은 활동증가로 갑자기 산소요구가 늘어났을 때 발생한다. 협심증은 원인에 따라 분류할 수 있다. 대개의 경우 오래 지속되는 심한 통증이 빈번하게 발생하지 않는다면, 협심증으로 인한 심장의 영구적인 손상은 일어나지 않는다.

② 병인

심근으로의 혈액 공급이 불충분한 것은 죽상경화증, 동맥경화증, 혈관경련(세동맥 민무늬근육의 일부에 국한된 수축), 심장이 혈액 공급을 과도하게 요구하는 심근 비대증 등과 연관된다. 중증 빈혈과 호흡기 질환 또한 산소 결핍의 원인이 될 수 있다. 산소요구 증가는 갑상샘항진증으로 인해 빈맥이 생기거나 고혈압으로 인해 심근수축력이 증가한 상태에서 나타날 수 있다.

협심증 발작(angina attack)을 촉진하는 요인으로는 계단을 오르거나 화를 내는 것, 발열을 동반한 호흡기계 감염, 추운 날씨에 노출, 과식 등과 같이 심장에 산소요구를 증가시키는 활동 등이 있다.

③ 증상 및 징후

협심증은 복장밑 가슴통증이 반복해서 간헐적으로 짧게 발생하며, 신체적, 정서적 스트레스에 의해 심장의 산소요구가 증가함으로써 유발된다. 통증은 가슴에 압력을 느끼거나 꽉 쥐어짜는 것으로 묘사되기도 하며, 목이나 왼쪽 팔로 방사될 수 있다.

- 창백
- 땀남
- 구역(nausea)

증상의 심한 정도는 다양하며 수초에서 수분 간 지속된다.

협심증 발생 시 응급 치료

1. 대상자가 안정을 취하게 하고 활동을 멈추게 한다.
2. 대상자를 똑바로 곧게 앉도록 한다.
3. nitroglycerin을 혀 밑에 넣는다(가능하면 대상자 자신이 넣을 수 있도록 한다).
4. 맥박과 호흡을 확인한다.
5. 필요 시 산소를 공급한다.
6. 미국 심장협회는 협심증 대상자에게 통증이 5분 이상 지속될 경우 두 번째 nitroglycerin을 투약할 것을 권고한다. 세 번째 투약 후, 10분 내에 통증의 경감이 없으면 심장발작에 준해 치료해야 하며 응급 치료를 요청해야 한다.
7. 협심증 병력이 없는 대상자의 경우, 통증 경감 없이 2분이 경과되면 응급 치료가 이루어져야 한다.

④ 치료

협심통증은 대개 안정 및 nitroglycerin과 같은 혈관확장제 투약으로 빠르게 감소한다. 이런 약물은 관상동맥의 혈관 경련을 완화시키기도 하지만 주로 전신 혈관저항을 낮추기 때문에 산소 요구도를 낮춘다. 많은 대상자들이 응급 상황에 설하로 투약할 수 있는 nitroglycerin(정확한 용량)을 항상 가지고 다닌다(정제는 삼키지 말고 혀 밑에 넣어야 혀 밑에서 녹아 혈액으로 직접 들어감으로써 즉각적인 효과를 발휘할 수 있다). 만약 이와 같은 조치에도 가슴통증이 지속된다면 심근경색증을 의미할 수도 있으므로 병원치료를 받는 것이 매우 중요하다.

발작 빈도와 심각성을 최소화하기 위해 협심증의 과거력과 발작을 유발하는 요인을 파악하는 것이 필요하다. 갑작스러운 신체적 활동을 피하고, 특히 추운 날씨나 더운 날씨, 심한 피로, 격한 감정적 상황 등을 피하도록 한다. 어떤 상황에서는 불안과 스트레스를 줄이는 기술이 필요할 수 있다. 어떤 대상자들은 발작의 횟수를 줄이기 위한 예방책으로 nitroglycerin을 국소 연고, 피부 부착형, 비강 스프레이, 경구용 정제(isosorbide) 등의 형태로 사용한다.

생각해보기 9-1

a. 협심통증의 특징을 기술하시오.

(2) 심근경색증(Myocardial Infarction)

심장발작으로 알려진 심근경색증은 허혈에 의한 심근조직의 사멸(death)이다. 심근경색증의 생존자들은 생존 후 짧은 시간 내에 심근경색증의 재발, 울혈심부전 또는 뇌졸중 등이 발생할 위험성이 현저하게 높다.

심근경색증은 심전도의 특성에 따라 일반적으로 ST 상승(ST elevation) 심근경색증 또는 ST 상승하지 않은(non-ST elevation) 심근경색증으로 분류한다.

① 병태생리

심근경색증은 관상동맥이 완전히 막혀 심장벽에 장기간의 허혈과 세포사멸, 경색(그림 9-3) 등이 유발된다. 가장 흔한 원인은 대개 혈전이 부착되어 있는 죽상경화증이다.

경색은 세 가지 과정으로 발생된다.

1. 혈전이 형성되어 동맥을 막는다.
2. 죽종에 의해 부분적 폐쇄가 일어난 부위에서 혈관 경련이 발생하며 이는 완전한 막힘으로 이어진다.
3. 혈전의 일부분이 떨어져 형성된 색전이 관상동맥을 따라 흐르다가 작은 혈관 가지에 도달하여 혈관을 막는다(그림 9-3). 경색은 대부분 심장벽의 세 층을 포함하여 심근 전층(transmural)에 생기며 가장 중요한 좌심실을 주로 침범한다. 경색의 크기와 위치가 손상의 심각성을 결정한다.

막힌 부분에서, 심장 조직은 괴사되고 괴사 부위 주변으로 손상과 염증, 허혈이 진행된다(그림 9-3A). 세포가 파괴되면서 심근 내에서 특정 효소들이 조직액과 혈액으로 유리되며, 이들 효소들은 진단에 도움을 준다. 심근 수축력과 전도 기능은 산소공급이 중단됨과 동시에 빠르게 상실된다. 만약 혈액 공급이 첫 20분 ~ 30분 내에 다시 이루어질 수 있다면 비가역 손상은 피할 수도 있다. 48시간이 지나면, 염증은 완화되기 시작하는데, 만약 충분한 혈액 공급이 염증 부위의 주변에 지속적으로 이루어졌다면, 기능이 재개될 수 있다. 반면에, 치료가 빠르게 이루어지지 않았다거

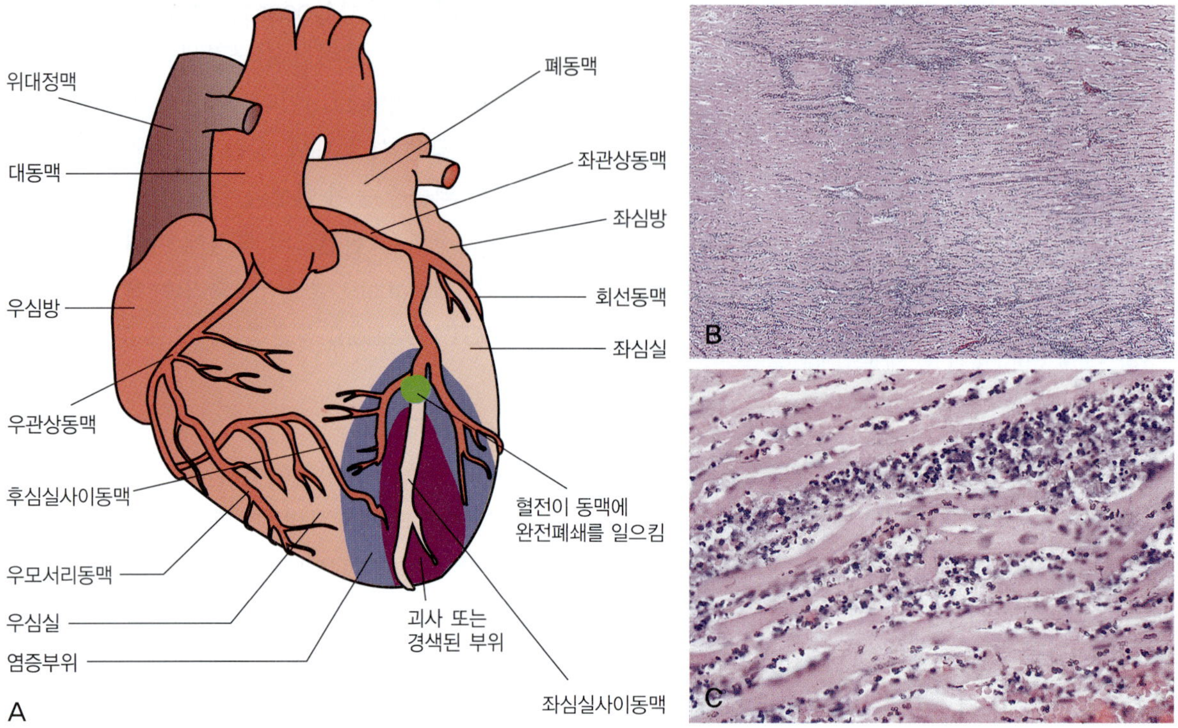

그림 9-3. A. 심근경색증에 의한 손상 B.C 급성심근경색증. 48시간 후 현미경 소견: 응고괴사와 중성구 침윤
(A *From Kumar V, Abbas AK, Fausto M*: Robbins and Cotran Pathologic Basis of Disease, *ed 7, Philadelphia, 2005, Saunders.* B, C *From King T: Elsevier's* Integrated Pathology, *ed 1, St. Louis, 2007, Mosby.*)

나 효과적이지 못했다면, 경색 부위는 늘어날 것이다. 심근 섬유는 재생되지 않기 때문에, 약 7일째 쯤에 괴사 부위가 점차 기능하지 않는 섬유 조직(fibrous tissue)으로 대체된다. 흉터(scar)의 형성은 병소의 크기에 따라 6~8주 정도 걸린다.

곁순환(collateral circulation)이 경색의 크기를 줄인다. 곁순환의 효과는 폐쇄의 위치, 연결(anastomosis)의 유무, 부분 폐쇄가 점차 진행되는 과정에서 경색이 발생하기 전에 곁순환이 이루어졌는지의 여부 등에 따라 다르다. 또한 죽종이 점차적으로 발달되면, 운동을 할 때 가슴통증이 발생하는 등의 경고 증상이 나타날 수 있다. 만약 경색이 색전으로부터 생긴 것이라면 곁통로(collateral channel)가 생길 수 있는 기회가 없고 따라서 경색 부위는 대개 더 커진다.

발작동안 심근요구량은 곁순환의 효율성을 결정한다.

! 심장발작의 경고 징후

(이 징후들은 초기에 간헐적으로 시작할 수 있다.)

1. 특히 활동이 증가할 때 압박감, 중압감, 가슴이 타는 느낌
2. 호흡곤란, 땀남, 피로, 허약
3. 구역, 소화불량
4. 불안과 공포

② 증상 및 징후

영구적인 심장 손상이나 죽음을 막기 위해서는 이런 징후들이 발생하자마자 진단과 의학적 중재를 시작하는 것이 중요하다. 만약 혈전용해요법(thrombolytic therapy)이 발병 20분 내에 시행된다면 혈류는 다시 회복될 수 있고 심장에 영구적인 손상이 일어나지 않는다. 미국에서는 현재 응급처치요원들이 섬유소 용해제(fibrinolytic drugs)를 투여하여 많은 생명을 구하고 있

다. 심정지 시 사용할 수 있도록 많은 공공건물에 외부형 자동심장충격기(Automated external defibrillator; AEDs)가 비치되어 있다.

심근경색증이 진행되면 다음 증상들이 더욱 확실해진다.

- **통증**: 턱이나 목, 왼쪽 팔, 어깨로 방사되는 복장밑 갑작스런 가슴통증은 심근경색증의 특징이다. 통증은 대개 심하고, 지속적이며 짓이기는 듯하다고 묘사되며, 안정이나 혈관확장제로도 완화되지 않는다.

  어떤 경우에는 통증이 없거나(silent MI) 또는 통증이 위장장애로 표현되기도 한다. 여성이 통증을 덜 느끼고 소화불량처럼 느끼는 경우가 많다.
- 창백, 땀남, 구역, 어지럼, 허약, 호흡곤란
- 심한 불안과 두려움
- **저혈압**: 저혈압이 일반적이고, 심박출량이 감소하여 맥박은 빠르고 약하며 쇼크가 진행된다.
- 미열 발생

③ 진단검사

1. 심전도(ECG): 심근경색증이 진행되는 동안 전형적인 ECG상의 변화가 나타나며, 이는 확진과 심근경색증 진행을 모니터링하는데 도움을 준다.
2. 괴사된 세포에서 유리된 혈청효소와 동종효소가 특징적인 양상을 나타낸다. 젖산탈수소효소〔lactic dehydrogenase (LDH-1), 아스파트산아미노기 전달효소〔aspartate aminotransferase (AST, 이전에는 SGOT), 크레아틴인산화효소〔creatine phosphokinase (CK-MB 또는 CPK-2)〕 수치가 상승된다(그림 9-4). 특히 LDH-1, CK-MB와 같은 동종효소는 심장 조직에 더욱 특이적이다.
3. 혈청 내 마이오신(myosin)과 심장트로포닌(cardiac troponin)은 심근경색증이 발생하고 수 시간 후 상승하여 조기에 진단하는데 도움이 된다. 심장트로포닌의 상승은 심근손상을 의미한다.
4. 혈청 내 전해질, 특히 포타슘과 소듐이 비정상적일 수 있다.
5. 백혈구증가, CRP 수치와 적혈구 침강 속도(ESR) 상승이 일반적이며 이는 염증을 의미한다. 높은 CRP 수치는 플라크(plaque) 파열, 색전 형성, 결과적으로 더욱 심각한 심장발작이 동반됨을 의미한다.
6. 동맥혈기체분석(ABGA)은 쇼크가 있는지 알아보는데 도움이 된다.
7. 폐동맥압 측정이 심실 기능을 평가하는데 도움이 된다.

④ 합병증

다음은 일반적으로 경색 후 즉각적으로 발생하는 합병증이다.

- 심근경색증 발병 후 짧은 시간 내에 급사가 빈번하게 일어난다(대략 대상자의 25% 정도). 대개 심실부정맥과 세동이 원인이다. 이것은 심근경색증 발병 후 1시간 내에 발생하는 사망의 중요한 원인이다. 리듬장애(dysrhythmia) 중의 하나인 심장차단(heart block)은 경색이 발생한 부위의 전도 섬유가 더 이상 기능할 수 없을 때 발생한다. 둘째로, 전도

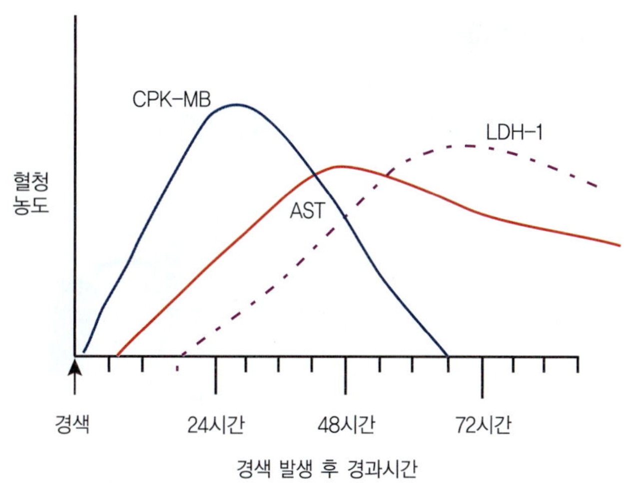

그림 9-4. 심근경색증에서 혈청효소와 동종효소(isoenzyme) 수치. AST, 아스파트산아미노기 전달효소(aspartate aminotransferase) ; CPK-MB, 크레아틴 인산화효소(creatine phosphokinase containing M and B subunits) ; LDH-1, 젖산탈수소효소(lactate dehydrogenase).

경로 바깥쪽의 괴사와 염증 부위가 이소성 부위(ectopic site)에서 추가적인 자발적 흥분(impulses)을 자극할 수 있는데, 심실세동의 원인이 되는 조기심실수축(premature ventricular contraction; PVC)이 그 예이다. 어떤 경우, 염증이 전도로로 퍼지면서 후에 부정맥이 나타나 심장차단이 발생한다. 불규칙적인 전도는 저산소증, 괴사된 세포로부터 유리된 포타슘의 증가, 산증(acidosis), 약물 독성(drug toxicity) 등에 의해 촉진될 수 있다.

- 코카인 중독자들은 젊은 나이일지라도 치명적인 심장발작을 겪을 수 있는데, 그 이유는 코카인이 혈관경련과 폐색의 원인이 될 뿐만 아니라 심장 전도를 방해하기 때문이다.
- 심장성 쇼크(cardiogenic shock)는 좌심실의 박출능력이 현저하게 줄어들면 발생할 수 있다. 이는 심박출량을 크게 감소시켜 심한 저산소증을 일으킨다.
- 울혈심부전(congestive heart failure)은 심실의 수축력이 저하되고 일회박출량이 감소되었을 때 흔하게 발생한다. 심근경색증 발병 후 활동을 시작한 며칠 후 또는 한참 경과 후에 울혈심부전이 생길 수 있다.

빈도가 낮은 합병증은 다음과 같다.

- 고혈압이나 심실동맥류 대상자에서 괴사된 심장 조직이 파열되기도 한다. 이는 대개 심근경색증 발병 후 3~7일 안에 발생한다.
- 혈전색전증(thromboembolism)은 심장의 경색 부위에 형성된 혈전(벽 혈전)이 떨어져 나가 발생한다. 이러한 일이 좌측 심장에서 발생할 경우, 색전이 뇌 또는 체내의 어떤 곳으로든 이동하는 반면, 우심장에서 발생하면 폐색전이 초래된다. 움직이지 않거나 혈액순환이 잘 되지 않아 하지 정맥에 혈전(정맥혈전증)이 형성될 수 있으며 후에 이것은 폐색전을 유발한다.

⑤ 치료

많은 분야의 응급처치요원들이 즉각적으로 생명을 구하는 치료를 제공하기 위한 장비를 갖추고 있다.

- 안정, 산소치료, morphine 등의 통증 경감을 위한 진통제 투여가 일반적인 치료 방법이다.
- 핏덩이를 감소시키기 위해 warfarin이나 heparin과 같은 항응고제(anticoagulant)가 사용되거나 streptokinase, urokinase, 조직플라스미노젠 활성제(tissue plasminogen activator)와 같은 새로운 혈전용해제가 발병 한 시간 내에 투여되기도 한다.
- 개인의 상황에 따라, 부정맥 치료를 위한 약물, 심장충격기(defibrillator), 박동조율기(pacemaker) 등이 요구되기도 한다. Digoxin과 같은 약물이 심장기능을 돕는다.

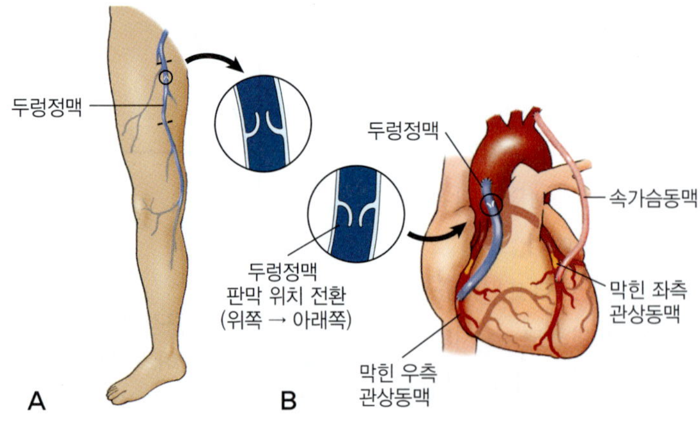

그림 9-5. 관상동맥 우회술(Coronary artery bypass graft, CABG)
(From Shiland B: Mastering healthcare terminology, 7e, St. Louis, 2023, Elsevier.)

- 쇼크나 울혈심부전이 발생하면 이에 따른 특수한 중재가 요구된다.
- 두렁정맥(saphenous vein)이나 좌측 속가슴동맥(internal mammary artery)을 이식하여 막힌 관상동맥 주변으로 새로운 혈류를 만드는 관상동맥 우회술(coronary artery bypass graft, ABG)이 시행되기도 한다(그림 9-5).
- 다른 특정 약물은 일반 치료에서 언급하였다.

회복에 필요한 규칙적인 운동, 식이 변화, 스트레스 감소 등을 위해 개별화된 심장재활 프로그램이 제공된다. 계단 오르기, 직장 복귀, 성생활 등이 정상적인 생활로 돌아가기 위한 계획도 세울 수 있다. 심근경색증의 영향을 최소화할 뿐만 아니라 소인이 되는 상태를 치료하기 위해 적절한 약물이 처방된다. 혈전이 더 발생되는 위험을 줄이기 위해 적은 용량의 ASA를 매일 복용하도록 처방된다.

예후는 경색의 위치와 크기, 곁순환의 유무, 치료 받기까지 경과한 시간 등에 따라 다르다. 재발이나 합병증으로 인한 첫 해 사망률은 30~40%이다.

생각해보기 9-2

a. 협심증 대상자의 가슴통증과 심근경색증 대상자의 가슴통증의 원인을 비교하시오.
b. 색전이 혈전을 동반한 죽종보다 더 큰 크기의 경색을 유발하는 이유를 설명하시오.
c. 심근경색증을 확진하는 검사들을 열거해보시오.
d. 심근경색증 발병 후 심근의 일부분이 기능할 수 없는 이유를 설명하시오.
e. 경색 부위를 최소화할 수 있는 치료 방법을 제시하시오.

4) 심장부정맥 (Cardiac Dysrhythmias, Arrhythmias)

정상적인 심장박동수나 리듬에서 벗어나는 것은 심장의 전도계 손상이나 전해질 불균형, 발열, 저산소증, 스트레스, 감염, 약물 독성과 같은 전신적인 원인에 의한 것이다.

전도계의 방해는 염증 또는 심근경색증이나 류마틱열로 인한 흉터조직으로 인해 발생할 수 있다. ECG를 통해 전도계를 확인하고, 비정상적 흐름을 발견할 수 있다(그림 9-6). 홀터모니터는 일상생활에서의 ECG를 기록할 수 있다.

부정맥은 심장의 박출 주기(cycle)의 효율성을 감소시킨다. 약간의 심장박동수 증가는 심박출량을 증가시키지만, 너무 빠른 속도의 심장박동은 확장기에 심장이 혈액으로 적절하게 채워지는 것을 막아 심박출량이 감소한다. 또한 너무 느린 심장박동은 뇌와 심장을 포함하여 조직으로 가는 심박출량을 감소시킨다. 불규칙한 수축은 순환과정에서 정상적으로 심장을 혈액으로 채우고 비우는 과정을 방해하기 때문에 비효율적이다.

(1) 동방결절 이상(Sinus Node Abnormalities)

동방결절(SA node)은 박동조율기(pacemaker)이며 박동 조절 속도를 조절할 수 있다.

- 서맥(bradycardia)은 규칙적이며 1분에 60회 이하의 느린 심장박동으로(그림 9-6C), 미주신경이나 부교감신경계 자극이 원인이 된다. 운동선수들의 안정 시 느린 심장박동은 일회 박출량이 일반인보다 많아서 생기는 예외적인 경우이다.
- 빈맥(tachycardia)은 규칙적이며 1분에 100~160회의 빠른 심장박동이다(그림 9-6D). 이것은 교감신경 자극, 운동, 발열, 스트레스의 정상적인 반응일 수 있으며 혈액량 감소의 보상작용으로도 나타날 수도 있다.
- 동기능부전증후군(sick sinus syndrome)은 빈맥과 서맥이 번갈아 나타나며 대개 기계적인 박동조율기의 삽입을 필요로 한다.

(2) 심방전도 이상(Atrial Conduction Abnormalities)

심방전도 이상은 가장 흔히 발생하는 전도장애 부정맥이다. 발작성 심방세동으로 인한 입원은 관상동맥병의 증가 및 인구의 노령화로 인해 66%까지 증가하였다.

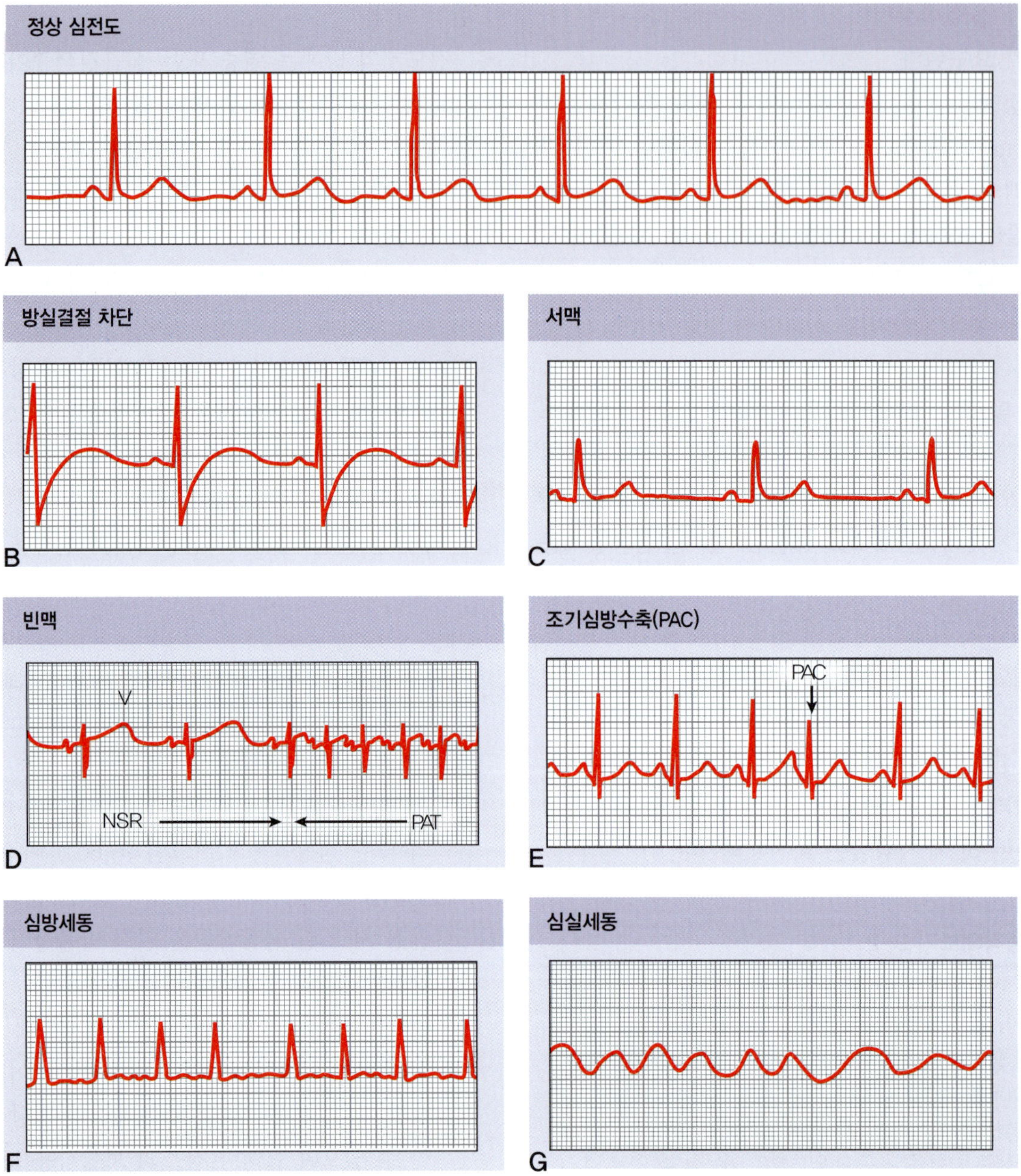

그림 9-6. 심전도 리듬

A. 정상 심전도. B. 방실결절 차단. 아주 느린 심실수축(25~45회/분 안정 시); P파는 QRS 복합으로부터 분리됨. C. 서맥. 느린 심장리듬(60회/분 이하); 정상리듬의 손상은 아님. D. 빈맥. 빠른 심장리듬(100회/분 이상); 정상리듬의 손상은 아님; 돌발 심방빈맥(PAT).
E. 조기심방수축(PAC); 정상 P파와 다른 형태의 기대하지 않은 P파가 조기에 나타남; PR 간격은 정상보다 짧거나 길 수 있음; 정상 QRS 복합체; 6개/분 이상의 조기 심방박동이 심방세동에 앞서 나타날 수 있음. F. 심방세동. 불규칙하고 빠른 심방 탈분극; P파는 불규칙한 QRS 복합(150~170회/분)보다 빠름(300회/분 이상). G. 심실세동. 정상 심장리듬의 완전한 손상(*From Patton KT, Thibodeau GA: Anatomy & Physiology, ed 8, St. Louis, 2013, Mosby.*)

조기심방수축이나 박동(premature atrial contractions or beats)은 전도 경로 외부의 심방 근육 세포에서 일어나는 불규칙한 추가 수축이나 이소성 박동(ectopic beats)이다. 이는 다음 심장박동 시점을 방해하는 경향이 있다(그림 9–6E). 또한 이소성 박동은 손상된 조직에서 지연된 흥분의 재돌입(reentry)으로 발생하고, 다음에 일어나는 규칙적 자극이 발생하기 전에 같은 위치에 재흥분을 일으켜 회로를 완성한다. 대상자들은 과다한 카페인 섭취, 흡연, 스트레스로 인해 일어나는 빠르고 불규칙적인 심장수축인 두근거림(palpitation)을 느끼기도 한다.

심방조동(atrial flutter)은 심박동이 1분당 160~350회인 것을 의미하고, 심방세동(atrial fibrillation)은 분당 350회 이상인 것을 의미한다(그림 9–6F). 조동의 경우, 방실결절에서 전도가 지연되고, 따라서 심실박동이 느려진다. 일회 박출량이 노동맥(radial artery)에서 느껴지지 않기 때문에 맥박결손이 나타난다. 심방세동은 심방에 혈액정체를 유발하므로 혈전 및 뇌혈관 질환(뇌졸중)을 예방하기 위해 항응고제 치료가 필요하다.

심실에 혈액이 채워지는 것은 완전히 심방의 수축에만 의존하는 것은 아니기 때문에 이런 심방 부정맥이 심실 전도 경로까지 이어지지 않는다면 이를 발견하지 못할 수도 있다.

(3) 방실결절 이상(Atrioventricular Node Abnormalities) — 심장차단(Heart Blocks)

심장차단은 전도가 과도하게 지연되거나 방실결절(AV node)이나 히스다발(bundle of His)이 작동을 멈출 때 발생한다.

부분적인 차단은 다음과 같다.

1. 1도, 전도 지연이 심방과 심실 수축 사이 시간인 PR 간격을 늘어나게 하거나,
2. 2도, 더욱 길게 지연되면서 규칙적으로 심실 수축이 일어나지 않는다.
3. 완전 심장차단(3도 심장차단)은 심방에서 심실로의 자극의 전달이 전혀 없을 때 발생한다. 심실은 자발적으로 분당 30~40회 정도로 느리게 수축하고, 심실 수축은 심방으로부터 완전히 독립되어 정상적으로 지속된다. 이런 경우 심박출량은 현저하게 감소되고, 때때로 Stokes–Adams attack이나 심정지를 야기하여 실신(syncope)하기도 한다.

(4) 심실전도 이상 (Ventricular Conduction Abnormalities)

1. 각차단(bundle branch block)은 각(bundle branch) 중 하나에서 전도 방해를 받는 것이다. 이것은 대개

표 9–2. 심장부정맥

이 름	전도 변화	영 향
서맥	규칙적, 60회/분 이하로 느림	일회 박출량증가, 심박출량감소 가능성
빈맥	규칙적, 100~160회/분, 빠름	심박출량감소 가능성
심방조동	160~350회/분	충만 시간감소, 심박출량이 자주 감소
심실세동	300회/분 이상 ; 조절되지 않는 근수축	충만 시간 없음, 박출량 없음 – 심정지
조기심실수축	추가적인 이소성 박동	세동을 일으킬 수 있음
각차단	한 각에서의 전도 지연, 넓은 QRS 파형	없음
1도 심장차단	방실결절의 전도 지연, 늘어진 PR 간격	없음
2도 심장차단	방실결절의 전도 지연, 수축 1개가 빠질 때까지 점차 PR 간격이 늘어진다.	심박출량의 주기적인 감소
완전 심장차단	방실결절에서 전도 없음. 심실이 심방수축과 상관없이 독립적으로 천천히 수축한다.	심박출량의 현저한 감소, 실신

심박출량에 영향을 주지 않지만 ECG에서 넓은 QRS 파형으로 나타난다.

2. 심실 빈맥에서는 혈액이 심장을 채울 수 있는 시간이 감소되고 수축력이 저하되기 때문에 심박출량이 감소된다.
3. 심실세동에서는 근섬유가 독립적으로 빠르게(조화되지 않은 떨림) 수축하여 혈액을 분출하는데 비효율적이다(그림 9-6G). 심박출량의 부족은 심근에 심한 저산소증을 일으키고, 수축이 멈춘다.
4. 조기심실수축(Premature Ventricular Contraction; PVC)은 심실 근육세포 또는 이소성 박동 조율부위에서 일어나는 부가적인 박동이다. 경우에 따라 PVC는 심장기능을 방해하지 않기도 하지만, 횟수가 늘어나거나 이소성 위치가 여러 곳이거나 두 번 연달아 일어나는 박동은 주의를 기울여야 한다. 조기심실수축이 심실세동으로 이어지고 다시 심정지로 이어질 수 있다.

위의 내용은 표 9-2에 요약되어 있다.

(5) 심장부정맥의 치료

부정맥의 원인을 밝혀 치료한다. 쉽게 교정할 수 있는 문제들은 digoxin 독성, 베타차단제로 인한 서맥, 또는 이뇨제로 인한 포타슘 불균형 등과 같은 약물에 의한 것들이다. 이런 경우 용량이나 약물을 변경하는 것이 부정맥을 치료하는데 도움이 된다.

부정맥 약물은 심장 손상의 많은 경우에서 효과적으로 작용한다. β_1-adrenergic 차단제와 칼슘통로차단제는 이 장의 전반부에서 설명하였다. 심방 부정맥은 digoxin에 반응하며, 이 제제는 방실결절의 전도를 느리게 하고 수축력을 강화하며 효율성을 높인다.

동방결절 문제나 완전 심장차단은 가슴에 일시적 또는 영구적인 박동조율기의 삽입을 필요로 한다. 이 장치는 전극을 통해 심장근육에 직접적으로 전기적 자극을 준다(그림 9-7). 박동조율기는 필요할 때만 심장수축을 자극할 수도 있고 심장박동 전체 조절에 관여할 수도 있다. 특정 종류의 박동조율기가 삽입되어 있을 경우, 종류에 따라서는 일부 전자제품의 사용에 주의가 요구된다. 생명을 위협하는 심각한 정도의 부정맥은 심장충격기나 심장율동전환기(cardioversion devices)를 사용하여 세동으로 생긴 비정상적인 전기적 활동을 멈추게 함으로써, 동방결절이 다시 규칙적인 리듬으로 심장을 조절할 수 있도록 한다.

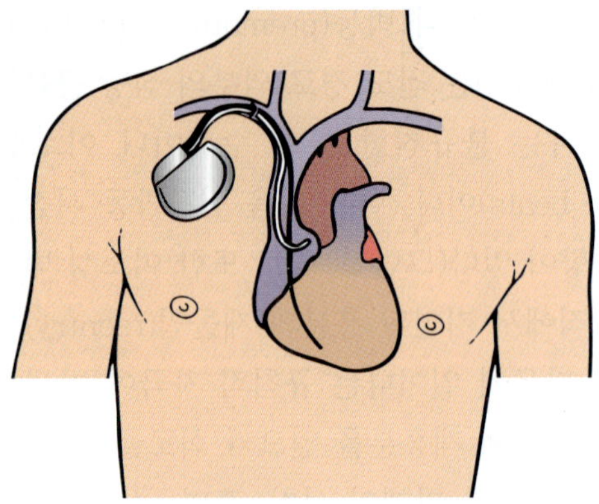

그림 9-7. 영구적 박동조율기 이식

(*From deWit S, Kumagai C*: Medical-Surgical Nursing: Concepts and Practice, *Philadelphia, 2013, Saunders.*)

이러한 박동조율기는 체외 또는 체내 삽입될 수 있다. 최신 박동조율기는 심기능 및 장치의 효율성을 평가할 수 있도록 전기적 기억장치를 가지고 있다.

생각해보기 9-3

a. 조기심실수축, 심방조동, 심방세동, 완전 심장차단을 비교하시오.
b. 부정맥의 한 가지 예를 들어 심박출량이 어떻게 감소되는지 설명하시오.
c. 심실세동에서 맥박이 뛰지 않는 이유를 설명하시오.

(6) 심정지(Cardiac Arrest or Standstill, Asystole)

심정지는 심장의 모든 활동이 멈춘 것이다. 자극의 전도가 없고 ECG는 일직선을 보인다. 수축이 없다는 것은 심박출이 일어나지 않는다는 것이고, 따라서 뇌와 심장으로 가는 산소가 결핍된다. 의식 상실이 즉각적으

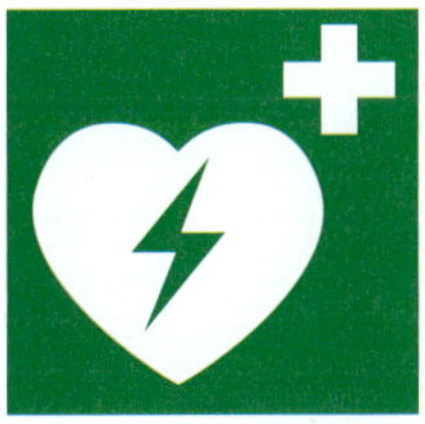

그림 9-8. 보편적인 AED 표시는 외부형 자동심장충격기가 구비되어 있음을 나타내는 것이며 붉은색 또는 초록색으로 표시함

로 일어나고 호흡이 중단되며 경동맥과 심첨부위(apical site) 등 어떤 신체 부위에서도 맥박이 촉진되지 않는다.

심정지는 여러 가지 이유로 발생한다. 예를 들면 과다한 미주신경 자극으로 심장이 느려질 수 있고, 약물 독성에 의해 발생할 수 있으며, 또는 심각한 쇼크나 심실세동 때문에 심장 조직을 보존하기에 불충분한 산소가 공급되어 발생할 수도 있다. 소생을 위해서는 심장과 뇌로 가는 혈류가 유지되어야만 한다.

세동제거는 심실세동 발생 시 정상리듬으로 회복시키기 위해 심장에 전기적 충격을 주는 것이다. 외부형 자동심장충격기(AEDs)는 사용이 간단하여 훈련받지 않은 일반인이 장비사용 지침에 따라 사용할 수 있다(그림 9-8). 병원이나 앰뷸런스 이외에 많은 공공장소 등에 배치되어 있다.

심장정지시 응급 처치

1. 도움을 요청하고 심폐소생술을 시작한다.
2. 가능하다면 외부형 자동심장충격기를 사용한다(공공건물에 구비되어 있음).
3. 외부형 자동심장충격기를 사용할 수 없거나 사용할 수 있는 장비가 없을 때는 심폐소생술을 계속해야 한다.

5) 울혈심부전(Congestive Heart Failure)

(1) 병태생리

울혈심부전(Congestive Heart Failure, CHF)은 심장이 신체의 대사 요구에 맞게 충분한 혈액을 박출하지 못할 때 나타난다. 울혈심부전은 대개 다른 질병의 합병증으로 발생하며 급성으로 생기기도 하지만 대부분 만성적으로 발생한다. 울혈심부전은 심근경색이나 판막 결손 등의 심장 자체의 문제에서 기인하지만, 고혈압이나 호흡기 질환과 같이 심장의 요구도가 증가할 때에도 발생할 수 있으며, 때로는 여러 요소들이 복합되어 발생하기도 한다. 원인에 따라, 대개 심장의 한쪽이 먼저 손상되고, 이후 다른 쪽이 손상된다. 예를 들어 좌심실의 경색이나 본태고혈압은 좌심실에 먼저 영향을 미치는 반면에 폐동맥판 협착(pulmonary valve stenosis)이나 폐질환은 우심실에 먼저 영향을 미친다. 초기에는 이러한 문제가 좌측 울혈심부전인지 우측 울혈심부전인지 연관시키는 데에 도움이 된다.

먼저 여러 가지 보상기전이 심박출량을 유지하기 위해 작동하게 된다(그림 9-9). 그러나 이런 기전들은 종종 도움을 주지 못하고 상황을 악화시킨다.

- 전신순환이 감소하면 신장에서 레닌과 알도스테론 분비를 증가시킨다. 이로 인해 혈관이 수축하고(후부하 증가) 혈액량이 증가하여(전부하증가) 심장의 부담을 가중시킨다.
- 교감신경계 반응 또한 심장박동과 말초혈관 저항을 증가시킨다. 심장박동이 증가하면 심장 부담이 증가할 뿐 아니라 심장의 효율성은 떨어지고 심장이 혈액으로 충만되는 것을 방해할 수 있다.
- 심방이 확장되는 경향을 보이고 심실의 벽이 두꺼워지면서 심장근육이 비대(cardiomegaly)해진다. 이 과정은 심근 자체 내에 혈액 공급 요구를 증가시키며, 결국 심근 세포가 죽고 섬유성 조직으로 대체된다.

심장이 박출 능력을 유지하지 못하면 기본적으로 두 가지 결과가 초래된다.

1. 심박출량 또는 일회박출량이 감소되어 여러 조직이나 기관에 도달하는 혈액량이 줄어드는 "전방효과(forward effect)"가 발생하며, 이는 세포 기능의 감소, 피로, 무기력으로 이어진다. 경미한 산증이 발생하고, 보상기전으로 호흡이 증가된다. 영향을

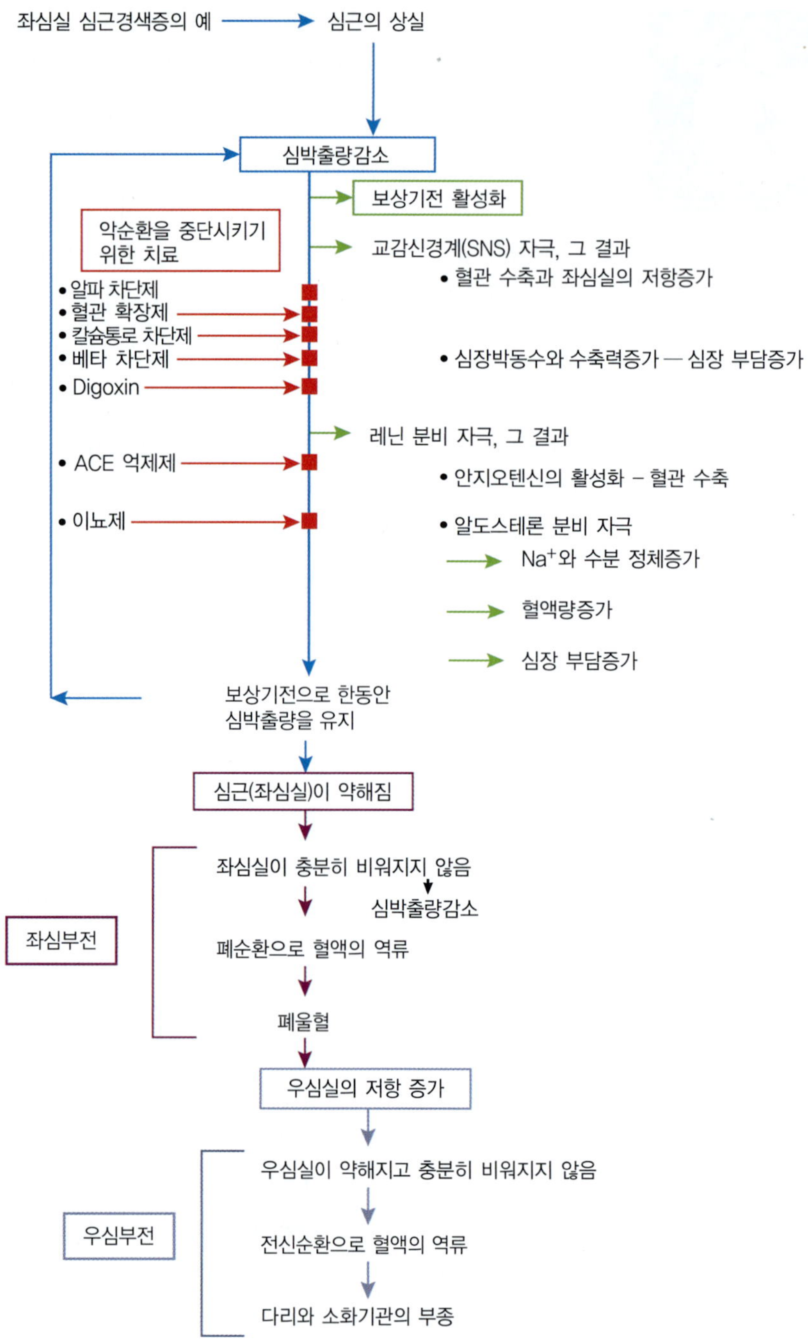

그림 9-9. 울혈심부전의 진행과정

받은 심실이 적절하게 펌프기능을 하지 못하기 때문에 혈액이 심장으로 돌아오는 것이 늦어진다.

2. "후방(backup)" 울혈은 영향받은 심실의 뒤쪽 순환에 생긴다(그림 9-10). 심실로부터의 박출량이 귀환 혈액량보다 적다.

예를 들어 만약 심실이 전신순환으로 혈액을 모두 박출하지 못하면, 폐로부터 돌아오는 정상 혈액량이 좌

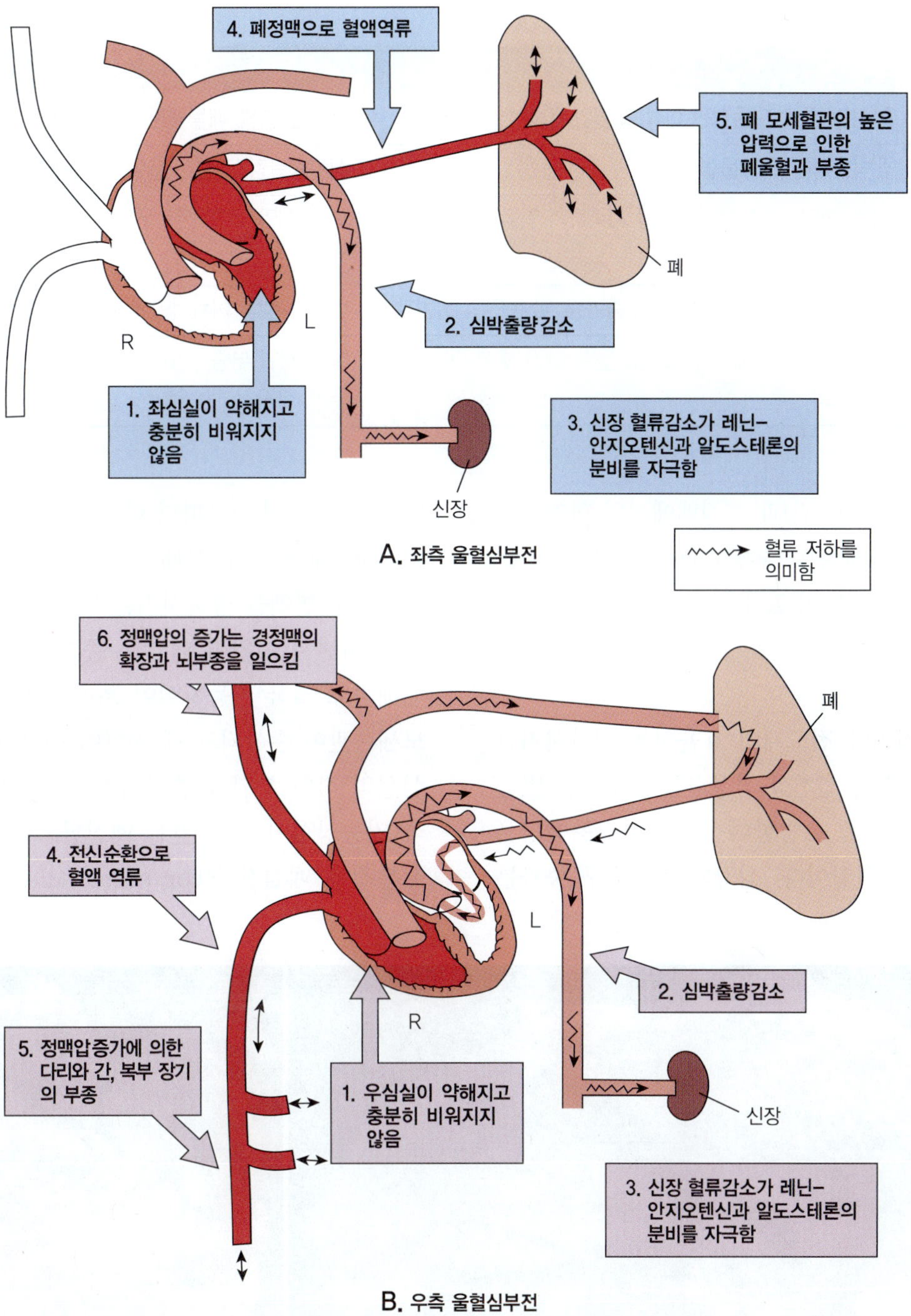

그림 9-10. 울혈심부전의 영향

측 심장으로 들어갈 수가 없다. 이것은 결국 폐순환의 울혈, 모세혈관 압력의 증가, 폐포에 체액이 차게 되는 폐부종 등을 야기한다. 이것을 좌측 울혈심부전이라고 한다.

우측 울혈심부전에서는 우심실에서 박출하는 혈액량이 줄어들어 심장의 좌측과 전신순환으로 가는 혈액이 감소한다(전방효과). 울혈이 전신순환에 분명하게 나타나는데, 다리와 발에 혈액량증가와 울혈, 결과적으

표 9-3. 울혈심부전

	좌측 울혈심부전	우측 울혈심부전
원인	좌심실 경색, 대동맥판 협착, 고혈압, 갑상샘항진증	우심실 경색, 폐동맥판 협착, 폐질환(폐심장증)
기본적 영향	심박출량감소, 폐울혈	심박출량감소, 전신 울혈, 다리와 복부 부종
전방효과 (감소된 심박출량)	피로, 허약, 호흡곤란, 운동을 지속하기 힘듦, 추위에 약함	피로, 허약, 호흡곤란, 운동을 지속하기 힘듦, 추위에 약함
보상기전	빈맥과 창백, 이차적인 적혈구증가증, 낮 동안의 소변감소	빈맥과 창백, 이차적인 적혈구증가증, 낮 동안의 소변감소
후방효과	앉아숨쉬기, 기침, 짧은 호흡, 돌발 야간 호흡곤란, 객혈, 거품소리	발의 체위 부종, 간비대, 비장비대, 복수, 경정맥의 확장, 두통, 화끈거리는 얼굴

로 문맥순환(간과 소화기관)과 경정맥에서의 혈액량증가와 울혈로 나타나게 된다(후방효과). 좌, 우 심부전 비교가 표 9-3에 제시되어 있다.

(2) 병인

심장 박출 능력이나 전도계의 효율성을 저하시키는 경색, 판막 부전 또는 선천성 심장질환은 영향을 받은 쪽 심장의 기능상실을 유발한다. 현재 관상동맥병은 울혈심부전의 주요원인이다. 심장의 산소요구 증가는 영향을 받은 위치에 따라 다양한 형태의 심부전으로 이어진다. 예를 들어, 본태고혈압은 대동맥판을 열고, 대동맥으로 혈액을 방출시키는데 좌심실에 훨씬 큰 압력을 가하면서 이완기 혈압을 증가시킨다. 좌심실은 비대해지고 결국 기능상실이 초래된다(그림 9-11A). 폐모세혈관이 손상되고 폐 저항이 증가하는 폐질환은 우심실의 작업 부담을 증가시켜, 근육이 비대해지고 결국 기능상실이 초래된다. 폐질환으로 인한 우측 울혈심부전은 폐심장증(cor pulmonale)이라고 불리기도

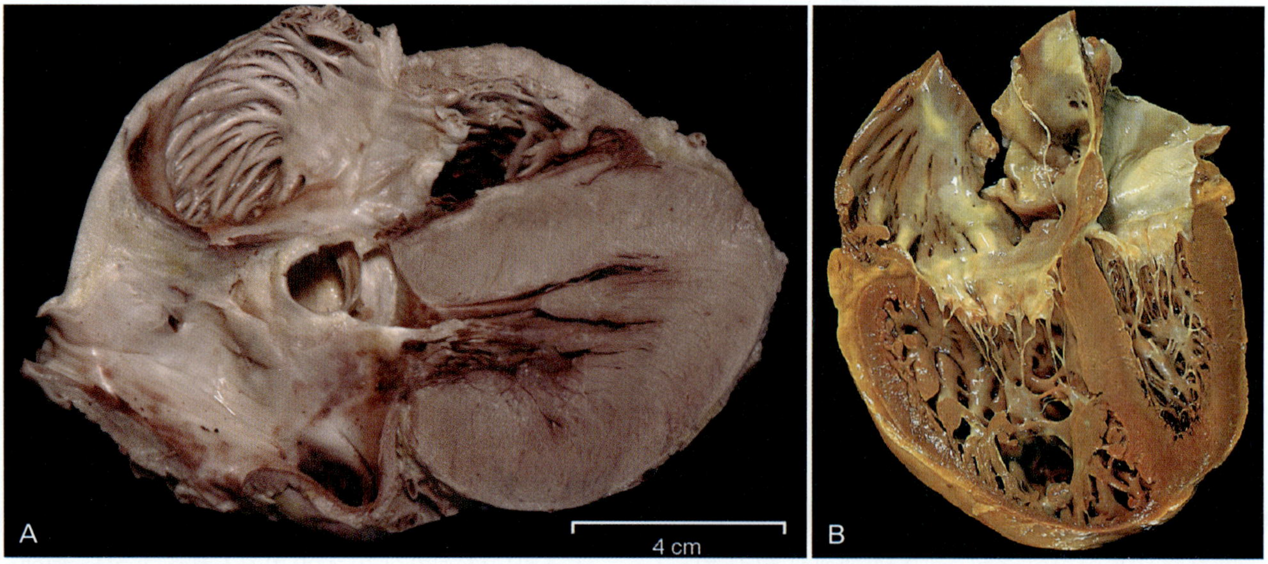

그림 9-11. A. 동심 좌심실 비대. B. 만성 폐심장증에서는 비대해지고 벽이 두꺼워진 우심실(왼쪽)이 나타남. (A *From Klatt E*: Robbins and Cotran Atlas of Pathology, *ed 3, Philadelphia, 2015, Elsevier.* B *From Kumar V, Abbas AK, Fausto M*: Robbins and Cotran Pathologic Basis of Disease, *ed 7, Philadelphia, 2005, Saunders.*)

한다(그림 9-11B).

(3) 증상 및 징후

증상과 징후는 상황이 진행됨에 따라 명확해진다. 투약으로 증상을 조절할 수 있지만 울혈심부전으로 인한 급사의 위험은 항상 존재한다.

1. 좌심부전 또는 우심부전으로 인한 전방효과는 비슷하다.
   - 조직으로 공급되는 혈액량 감소와 전신적인 저산소증
   - 피로, 허약
   - 호흡곤란, 특히 운동 시 얕은 호흡
   - 운동을 지속하기 힘듦(intolerance)
   - 추위에 약함
   - 어지럼
2. 보상기전으로 빈맥, 창백함, 낮 동안의 소변감소(oliguria) 등이 나타난다.
3. 좌측 울혈심부전의 후방효과는 폐울혈과 연관되어 있으며 다음과 같은 증상이 나타난다.
   - 호흡곤란(dyspnea)과 앉아숨쉬기(orthopnea), 즉 누운 자세를 취할 때 폐에 축적된 수분이 증가하면서 호흡하기가 어려워진다.
   - 기침은 일반적으로 수분이 호흡기 통로를 자극하는 것과 연관이 있다. 폐는 신체가 똑바로 누웠을 때 의존 영역이 된다. 이 자세에서 과다한 사이질액이 혈액으로 돌아오고 부종은 감소되지만 혈액이 증가하고 폐가 수분으로 가득 차게 된다.
   - 돌발야간호흡곤란(paroxysmal nocturnal dyspnea)은 급성 폐부종(acute pulmonary edema)이 있음을 나타낸다. 이는 수면을 취하는 동안 주로 발생하며, 폐에 혈액량이 증가하면서 폐포에 수분이 증가하고 이것이 산소 확산과 폐확장을 방해하게 되어 나타난다. 대상자는 공황 상태에서 잠에서 깨어나 숨쉬기 위해 애쓰고 기침을 하며, 이때 폐모세혈관이 압력에 의해 파열되면 거품이나 피 섞인 가래를 배출하기도 한다. 녹슨 색깔(rusty-colored)의 가래는 폐부종이 재발할 경우 나타날 수 있으며, 이는 폐에 혈철소(hemosiderin)를 포함하는 대식세포가 존재함을 나타낸다. 대개 거품소리(rales; 폐에 있는 물의 거품소리)과 빠르고 약한 맥박, 차갑고 축축한 피부가 함께 나타난다. 상체를 일으킨 채로 수면을 취하면 이런 합병증을 예방할 수 있다. 폐에 과다하게 수분이 축적되면 종종 폐렴과 같은 감염이 생길 수 있다.
4. 우측 울혈심부전과 전신 후방 울혈 증상은 다음과 같다.
   - 다리와 발 또는 엉덩이 같은 부위의 체외부종이 발생한다.
   - 간비대(hepatomegaly)와 비장비대(splenomegaly) 그리고 결과적으로 소화관 벽에 부종이 생기며 소화 장애가 나타난다.
   - 체액이 복막강에 축적되면서 생기는 합병증인 복수(ascites)는 복부팽만을 초래한다. 가로막(diaphragm) 상부 압력이 폐의 확장을 방해하면 간비대와 복수는 호흡에 문제를 일으킬 수 있다.
   - 급성 우측 심부전은 위대정맥(superior vena cava)의 압력증가로 나타나며 얼굴홍조, 경정맥 확장, 두통, 시야 혼돈 등이 나타난다. 이때는 뇌혈류감소로 인한 뇌손상을 막기 위해 즉각적인 치료가 필요하다.

6) 아동의 울혈심부전

신생아나 아동의 심부전은 성인과는 다소 다른 양상을 보인다. 심부전은 종종 선천성 심장질환의 이차적인 문제로 발생한다. 종종 첫 번째 증상으로 수유가 어렵다. 이로 인해 몸무게가 적절하게 늘지 않거나 정상적인 발달표준에 미치지 못하게 된다. 아기들은 수유하는 동안만 잠이 들기 때문에 수면시간이 짧고 깨어 있을 때에는 불안정하다. 또한 기침, 끙끙거리는(grunting) 빠른 호흡, 콧구멍의 벌렁거림, 쌕쌕거림(wheezing) 등이 나타난다. 우측 심부전에서는 간비대와 복수가 일반적으로 나타나며 종종 제3심음(말발굽리듬)이 들린다.

(1) 진단검사

- 방사선 검사를 통해 심장 비대와 물이 찬 폐를 볼 수 있다.
- 도관삽입(catheterization)을 통해 혈역학과 순환 혈류의 압력을 모니터한다.
- 동맥혈기체분석(ABGA) 검사로 저산소증을 확인한다.

(2) 치료

가능하다면 기저질환을 우선 치료해야 한다. 갑작스런 움직임, 스트레스, 과도한 피로를 피하도록 하여 심장의 작업 부담을 줄여주는 것이 급성 증상을 피하기 위해 중요하다. 인플루엔자 백신과 같은 예방적 방법이 호흡기 감염을 막고 심장의 스트레스를 피하기 위해 중요하다. 저소듐, 저콜레스테롤, 적절한 단백질과 철분, 충분한 수분 공급을 포함한 식이가 필수적이다. 항불안제나 안정제가 유용할 수 있다. 기저질환에 따라 심장을 도와주기 위해 앞서 언급한 약물들이 도움이 될 수 있다. 레닌 분비 및 혈관 수축을 감소시킬 수 있는 안지오텐신 전환효소 억제제(ACE inhibitors), 심장의 효율성을 증가시키는 digoxin, 혈압을 감소시키는 항고혈압제와 혈관이완제, 소듐과 수분의 정체를 줄이는 이뇨제 등과 같은 약물이 있다. 대상자들은 대개 장기간 동안 많은 약물을 복용하기 때문에 각 약물의 효과, 축적된 독성이나 약물 상호작용을 확인하는 것이 중요하다.

생각해보기 9-4

a. 폐심장증(cor pulmonale)의 발생기전에 대해 설명하시오.
b. 좌측 울혈심부전의 2가지 원인 중 하나는 심장과 관련지어, 다른 하나는 고혈압과 관련지어 설명하시오.
c. 좌측 울혈심부전 대상자들은 치료를 위해 안락의자나 침대에서 어떤 자세를 취해야 하는지 생각해보시오.

7) 선천 심장결손(Congenital Heart Defects)

심장 기형은 배아기 첫 8주 동안 발생하는 심장의 구조적 기형으로 판막과 같은 구조물이 변형되거나 결손되어 있다. 미국에서 1년에 1,000명의 신생아 중 8명(약 40,000명)이 대개는 경미하게 심장 기형을 가지고 태어난다. 국내에서는 신생아 100명당 1명 정도에서 선천심장기형이 발견된다(서울아산병원). 통계청에 따르면 2020년 국내 출생아 수는 272,337명이고, 질병관리청 통계에 따르면 2020년도 선천심장병 환아는 2,623명으로 나타났다.

심장 기형은 생후 첫 해에 사망하는 주요 원인이지만 수술 기술이 발전함에 따라 치사율은 눈에 띄게 감소하고 있다. 유전적, 환경적 요인 둘 다 이런 문제를 야기하고 다른 발달장애를 유발하기도 한다.

① 병태생리

선천 심장질환은 혈액의 정상적인 흐름을 방해하는 판막 결손(그림 9-12), 전신순환으로부터 산소화되지 않은 혈액과 폐순환으로부터 산소화된 혈액이 섞이게 되는 중격 결손, 큰 혈관의 형태와 위치의 기형이나 션트(shunt), 또는 이런 문제들이 복합되는 것 등이 있다(그림 9-12). 대부분의 결손은 심잡음이 들린다면 발견할 수 있다. 모든 심각한 결손들에서 적절한 보상기전이 이루어지지 않을 경우 조직으로 공급되는 산소량이 줄어든다. 만약 치료하지 않으면 아동은 심부전에 빠지게 된다.

이런 결손을 가진 아동들의 심각한 정도는 다양하나, 기본적인 심장 순환을 이해한다면 각각의 상황에서 혈류 흐름의 변화가 가져오는 결과를 예측할 수 있다. 결손의 유형이나 입술 · 점막이 파래지는 청색증 등을 관찰하는 등 결손을 분류하는데 여러 가지 방법들을 이용할 수 있다.

비정상적인 흐름으로 혈류가 섞일 때, 혈액은 항상 높은 압력에서 낮은 압력으로 흐르며 한 방향으로만 흐르게 된다. 예를 들어 좌-우 션트는 좌심의 혈류가 우

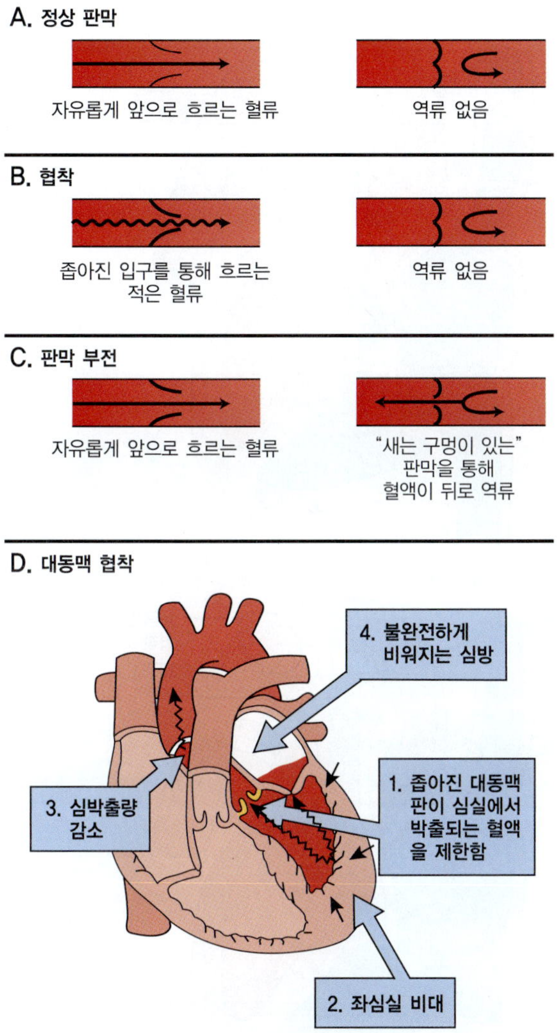

그림 9-12. 심장 판막 결손의 영향

심과 폐로 흘러 들어가 폐로 순환하는 혈액량이 증가하고 심박출량이 감소하는 비효율적인 시스템을 갖게 된다. 반면에 우-좌 션트는 심장의 우측에서 산소화되지 않은 혈액이 폐를 거치지 않고 좌심으로 들어가는 것을 의미한다. 비정상적인 혈류의 방향과 양이 대상자에게 미치는 영향을 결정한다.

청색증이 없는(acyanotic) 상황은 비록 혈류량은 감소했더라도 산소화된 혈액이 전신을 순환하는 장애이다. 청색증이 있는 경우는 정맥 혈액이 대동맥 혈액과 섞이고, 상당히 많은 양의 산소화되지 않은 헤모글로빈이 폐를 우회하여 전신순환으로 들어가는 경우이다. 산소화되지 않은 혈액이 많은 경우는 피부와 점막 특히 입술과 손톱이 파래진다(청색증의 특징). 심한 경우 영아가 사망하기도 하지만 많은 경우 생후 초기에 비교적 쉽게 성공적으로 치료될 수 있다.

② 병인

대부분의 결손은 원인이 다양하며 유전적 영향과 환경적 영향이 복합적으로 얽히면서 나타난다. 이런 결손은 종종 다운증후군(Down syndrome)과 같은 염색체 이상과 관련이 있다. 환경적 요인은 풍진(rubella)과 같은 바이러스 감염, 모체의 알코올중독(태아 알코올증후군) 및 임신당뇨병 등을 포함한다.

③ 보상기전

교감신경 반응을 통해 심장은 심박출량을 증가시키기 위한 노력으로 수축 횟수와 수축력을 증가시킨다. 이런 반응은 심장의 산소요구를 증가시키고, 관상동맥 관류를 제한하며, 말초혈관 저항을 증가시킨다. 심장은 확장되고 비대해지나 이러한 반응은 심장의 결손 때문에 비효율적이다. 만약 산소결핍이 체내 젖산 증가로 인한 산증을 초래한다면 이런 요인이 호흡수에 영향을 주기 전에 산소 수치가 상당히 떨어진다. 만성 저산소증에서는 보상기전으로 적혈구형성호르몬(erythropoietin) 분비가 증가되어 이차적인 적혈구증가증(polycythemia)이 나타난다.

④ 증상 및 징후

작은 결손은 심장잡음 외에는 증상이 나타나지 않으나 큰 결손은 다음과 같은 증상이 있다.

- 창백(pallor)과 청색증(cyanosis)
- 수면 시 빈맥과 잦은 맥박 결손을 동반한 빈맥
- 심부전의 징후인 운동성 호흡곤란(dyspnea on exertion)과 빠른 호흡(tachypnea)
- 유아기 이상의 어린이는 자주 쪼그려 앉는 자세를 취하며, 이런 자세는 혈류를 교정하고 더 편안함을 느끼게 한다.

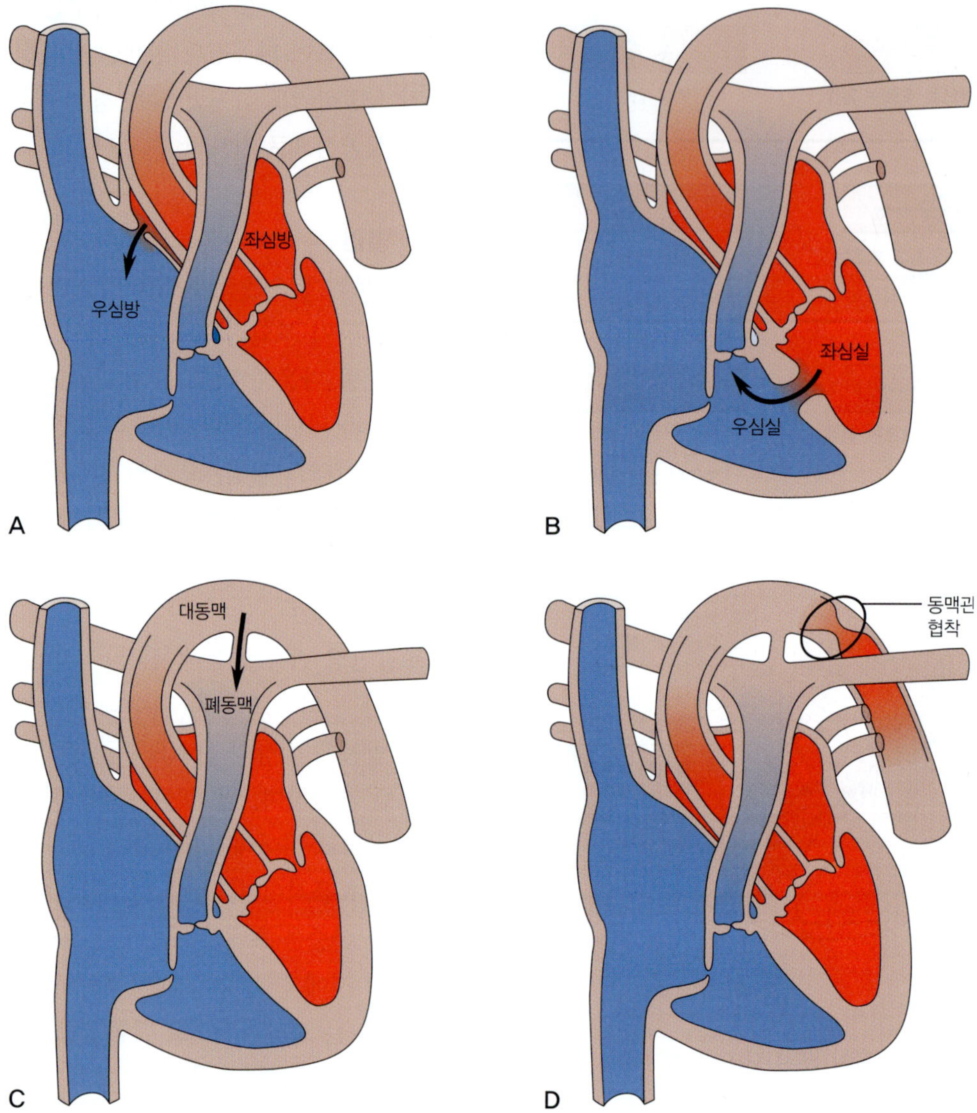

그림 9-13. A. 심방중격결손. 결손부위를 통한 혈류는 좌 → 우의 흐름으로 비청색증 션트를 형성. B. 심실중격결손. 결손부위를 통한 혈류는 좌 → 우의 흐름으로 비청색증 션트를 형성. C. 열린동맥관. 대동맥에서 폐동맥으로의 혈류는 비청색증 션트를 형성. D. 대동맥축착(coarctation). 동맥이 좁아져 다리의 맥박이 약해짐.

- 시간이 지나면 곤봉형 손가락(두껍고, 손가락 끝이 부풀어 오름)이 나타난다.
- 운동이나 추운 날씨에 노출될 때 두드러지게 견디기 어렵다.
- 성장과 발달이 지연된다.

⑤ 진단검사

선천 결손이 심각한 경우에는 출생 시 진단되기도 하지만, 그렇지 않은 경우도 있다. 침습적 또는 비침습적인 진단방법이 사용될 수 있으며 심장비대는 방사선을 통해 관찰할 수 있다. 검사방법에는 심장도관삽입, 심초음파, ECG 등이 있다.

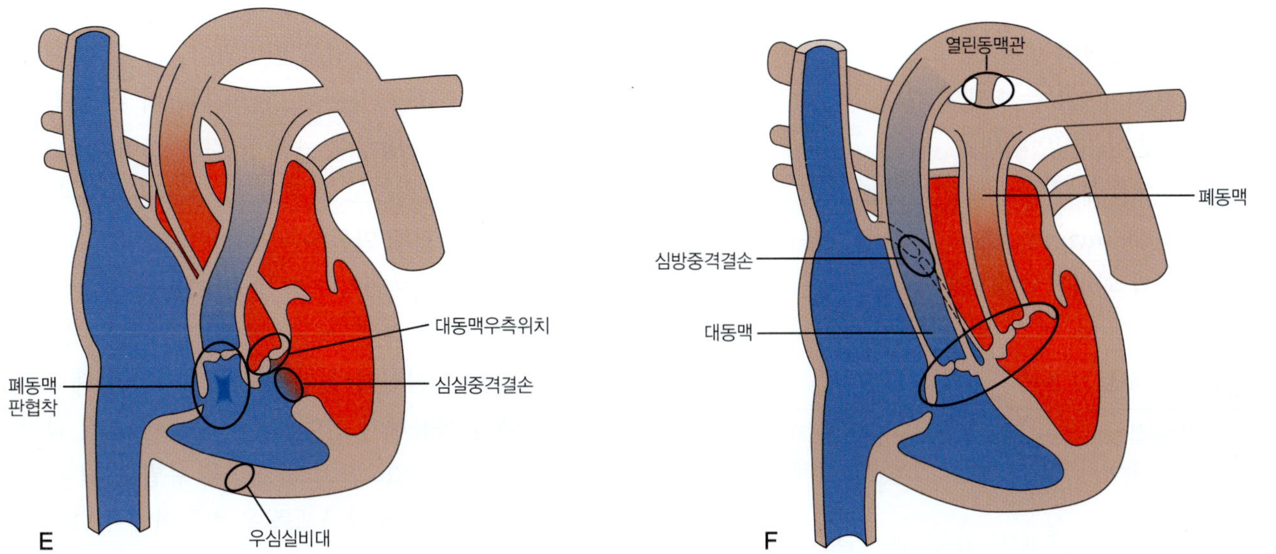

그림 9-13. E. 팔로네증후: 4가지 특징 – 폐동맥판협착, 심실중격결손, 대동맥우측위치, 우심실비대. 팔로네증후는 청색증을 유발하는 결손임. F. 대동맥전위증. 두개의 독립된 혈액순환 형성. 다른 결손에 의해 혈액이 섞이지 않는다면 생명을 유지할 수 없음. (*From Copstead LE, Banisik J*: Pathophysiology, *ed 5, St. Louis, 2013, Saunders.*)

⑥ 치료

수술적 치료는 혈관의 일부분이나 판막을 교체하기 위해 또는 비정상적인 개방을 막기 위해 필요하다. 완화수술은 즉시 시행되며 수년간에 걸쳐 추가적인 수술이 이루어진다. 수술 시기는 개인의 상황, 결손의 심각성, 수술을 견딜 수 있는 대상자의 능력, 수술이 성장에 미치는 영향 등에 따라 다르다. 어떤 경우 중격 결손은 시간이 지남에 따라 저절로 닫히기도 한다. 지지적 치료나 약물요법은 울혈심부전과 비슷하다. 예방적 항생제 치료(amoxicillin)는 침습적 시술 전에 세균심내막염(bacterial endocarditis)을 예방하기 위해 권장된다.

(1) 심실중격결손(Ventricular Septal Defect)

심실중격결손(VSD)은 선천성 심장 결손에서 가장 흔하며 일반적으로 "심장의 구멍"이라 불린다(그림 9-13). 심실중격결손은 심실간의 중격에 개방이 있고 크기와 위치가 다양하다(또한 중격 결손은 생후 타원구멍(foramen ovale)이 막히지 않으면 심방 중격에서도 일어난다). 작은 결손은 심장 기능에 의미 있는 영향을 미치지 않지만 감염심내막염(infective endocarditis)이 발생하기 쉬워진다.

큰 개방은 좌-우 션트를 형성한다(그림 9-13B). 혈액은 한 방향으로, 높은 압력에서 낮은 압력으로 흐른다. 이 경우 좌심실이 높은 압력 부위이므로 혈액은 중격 결손을 따라 좌심실에서 우심실로 흐른다. 그 결과 보다 적은 양의 혈액이 좌심실에 남게 되고 일회박출량과 전신순환으로 가는 심박출량이 감소하게 된다. 더 많은 혈액이 폐순환으로 들어오는데 이미 혈액의 일부분은 산소화가 되어 있다. 이는 순환계의 효율성을 떨어뜨리고 시간이 지나면서 과부담이 되며 폐혈관에 비가역적인 손상을 가하게 되어 폐고혈압의 원인이 된다. 치료되지 않은 심실중격결손에서 발생하는 합병증은 우심실에서 비정상적으로 높은 혈압을 만들어내어 우-좌 션트가 발생함으로써 결국 청색증이 유발된다.

일반적인 치료는 약물과 수술적 요법이 있다.

약물의 사용 이유는 아래와 같다.

- 수축력증가

- 순환 혈액량감소
- 규칙적인 심장박동 유지

수술적 요법의 이유는 아래와 같다.

- 중격의 손상(구멍) 폐쇄
- 도관을 이용해 구멍에 그물 패치(mesh patch) 적용
- 하이브리드(hybrid) 시술: 최소 절개를 위해 카테터 삽입과 외과적 수술의 병용

생각해보기 9-5

a. 심방중격결손이 있는 경우의 변화된 혈류를 기술하시오. 각각의 순환에서 혈류의 방향과 혈액량에 대해서 설명하시오.

b. 태아발달기간동안 존재하는 대동맥과 폐동맥 사이의 혈관인 동맥관이 출생 후 닫히지 못했을 때 열린동맥관(Patent Ductus Arteriosus; PDA)이 발생한다. 정상적인 신체구조에 대한 지식에 근거하여 비정상적인 혈류의 패턴과 그 이유를 기술하시오. 심장잡음이 존재합니까?

(2) 판막 결손(Valvular Defects)

기형은 일반적으로 대동맥판과 폐동맥판에 많다. 판막 문제는 대개 앞으로 나아가는 혈류의 흐름을 제한하는 협착(stenosis)이나, 판막이 완전하게 닫히지 못하여 혈액이 뒤로 새어나와 역류하는 판막 부전(incompetence)이다(그림 9-12).

승모판 탈출(mitral valve prolapse)이 흔하게 발생한다. 이는 비정상적으로 커지고 헐거워진 판막의 첨판이 압력에 의해 부풀거나 뒤쪽으로 밀려 혈액의 역류가 발생하는 상태이다. 협착과 유사한 결과가 심장 주위 큰 혈관의 기형으로 인해 발생한다. 대동맥 축착(coarctation of aorta)이 그 예이다.

판막 결손은 심장의 펌프기능의 효율성을 떨어뜨리고 일회박출량을 감소시킨다. 만약 폐협착이 진행됨에 따라 내강이 좁아지면, 심근은 좁아진 부위로 혈액이 통과하도록 훨씬 강한 힘으로 수축해야 할 것이다. 시간이 지나면서 심실은 비대해지고 결국 기능상실이 유발된다. 판막이 새거나 혈액이 역류하면, 심장은 심박출량을 유지하기 위해 더 많은 노력을 해야 한다.

승모판 협착과 그 영향은 그림 9-14의 심초음파에서 볼 수 있다. 그림 B는 정상 판막과 심장벽을 보여주고 있다. 반면에, 그림 C는 승모판의 첨판이 두꺼워진 것과 좌심실로의 개방성이 좁아진 것을 보여주고 있다. 좌심방은 후방압력으로 커져있고, 증가된 작업 부담은 심방의 벽을 두껍게 만든다.

인공삽입물 또는 돼지 판막 등을 이용한 수술적 판막 치환이 필요하다(그림 9-15). 이런 대체물은 10년 정도 유지되지만 혈전이 쉽게 형성될 수 있어 대상자는 매일 ASA를 복용해야 한다(그림 9-15B). 또한 감염심내막염의 위험이 있으므로 균혈증을 유발할 위험이 있는 시술을 받기 전에 항균제를 우선 투여해야 한다.

생각해보기 9-6

a. 심장판막부전이 심장의 펌프기능 효율성을 감소시키는 이유를 설명하시오.

b. 승모판 탈출증이 청색증 또는 비청색증 상태를 유발하는 이유를 설명하시오.

(3) 팔로네증후(Tetralogy of Fallot)

팔로네증후는 청색증형 선천성 심질환의 가장 흔한 유형이다. 네 가지 기형을 포함하고 있고 청색증(이런 신생아는 가끔 “파란 아기”로 불리기도 한다)을 보이므로 다른 질환보다 훨씬 더 복잡하고 심각하다. 폐동맥판 협착(pulmonary valve stenosis), 심실중격결손(VSD), 대동맥의 우측위치(dextroposition of aorta), 우심실 비대(그림 9-13E)의 네 가지 결손이 중복되어 있다. 이런 복합적인 상황은 심장 내 압력을 변화시키고 혈류를 변화시킨다.

폐동맥판 협착은 우심실로부터 폐로 나가는 혈류를 제한하며 그 결과 우심실 비대가 발생하고 우심실의 압력이 높아진다. 우심실의 압력은 좌심실보다 더 높아 심실중격결손을 통해 우-좌 션트를 만들게 된다. 우심실로부터 소량의 산소화가 이루어지지 않은 혈액이 직접 전신순환으로 들어가며, 이는 중격이나 심실중격결손 위의 대동맥의 위치에 의해 촉진된다. 결과적으로

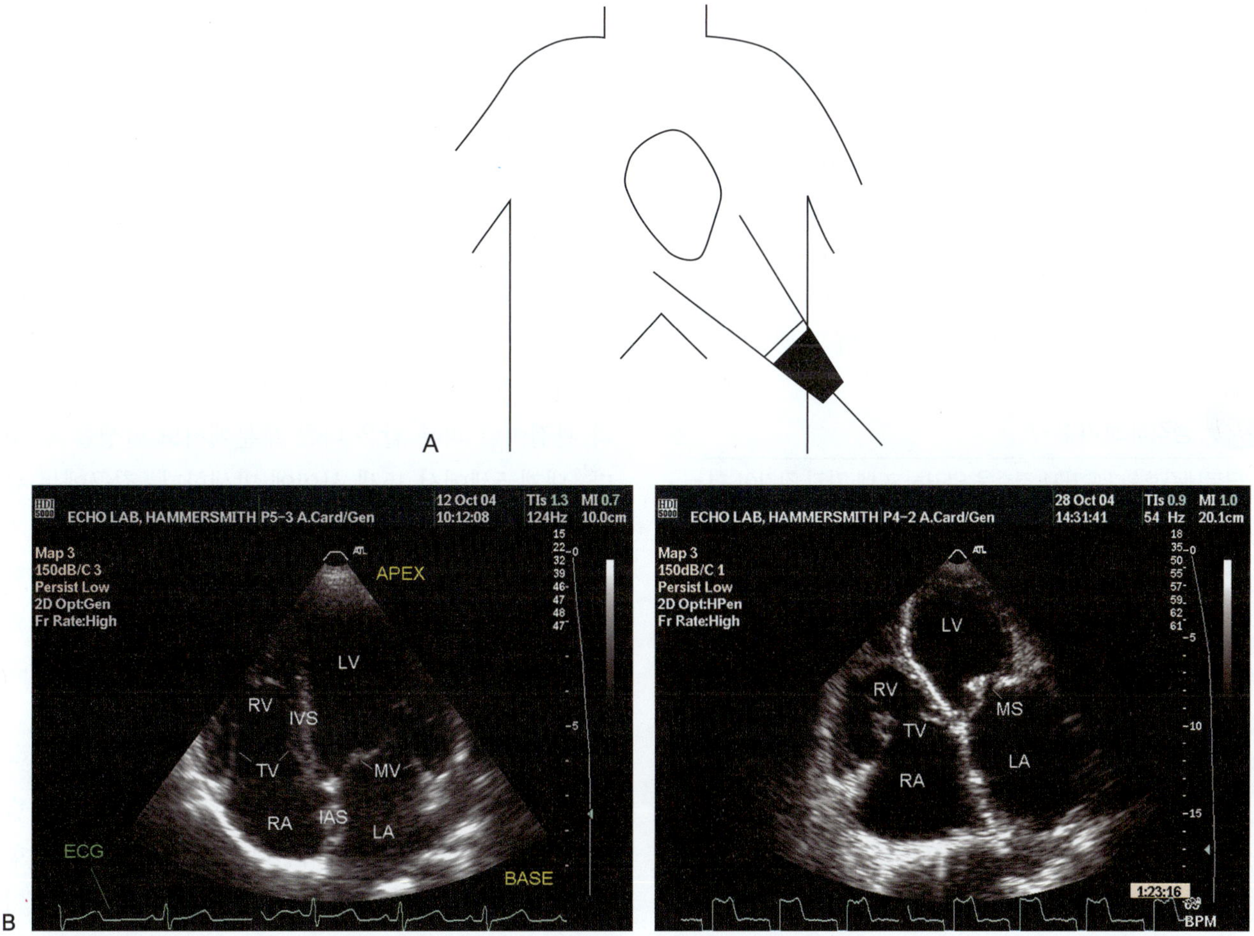

그림 9-14. 심초음파에서의 승모판 협착 모습

LA : 좌심방(Left atrium), LV : 좌심실(left ventricle), MS : 승모판 협착(mitral stenosis), MV : 승모판(mitral valve), RA : 우심방(Right atrium), RV : 우심실(Right Ventricle), TV : 삼첨판(tricuspid valve). A, 심첨 방향(apical window)에서 볼 때 변환기(transducer)의 위치. B, A 심첨방향에서 본 정상 2-D 영상. 4개의 방과 방실 판막을 보여주고 있음. ECG가 동시에 기록됨. C, 승모판 협착 대상자의 심장 ; 두꺼워진 승모판의 첨판, 비대해진 심방 벽, 커진 심방을 나타냄. 심전도의 변화가 심장기능장애에 의해 영향 받는 심장 단계(cardiac phase)를 보여줌.(*Courtesy of Helen Armstrong-Broun and Dr. P. Nihoyannpolous, Hammersmith Hospital, London, England.*)

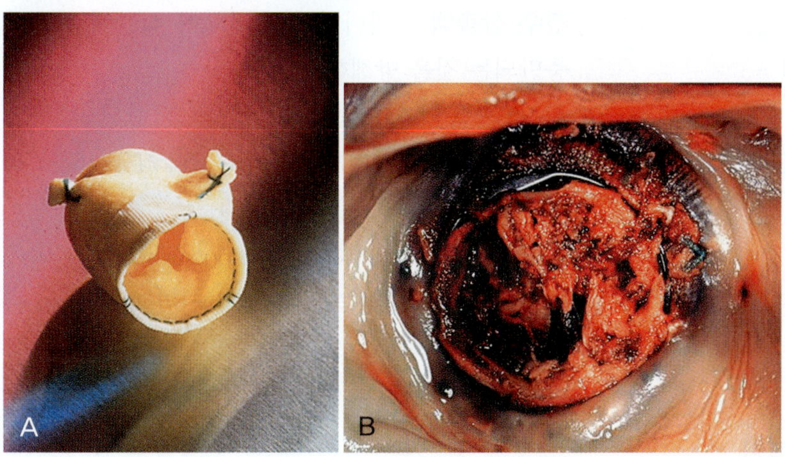

그림 9-15. A. 돼지 심장판막으로 손상된 판막을 대체함. B. 승모판 대체 후 대상자 인공판막이 혈전으로 막혀있음.(A *From deWit S, Kumagai C*: Medical-Surgical Nursing: Concepts and Practice, *Philadelphia, 2013, Saunders.* B *From Cross S*: Underwood's Pathology: A Clinical Approach, *ed 6, London, 2013, Churchill Livingstone.*)

폐순환은 우심실로부터 산소화되지 않은 혈액을 적게 받고, 산소화된 혈액과 산소화되지 않은 혈액이 혼합된 채 많은 양이 전신순환으로 들어가게 된다. 산소 결핍이 점차 심해지고 전신순환에 미치는 영향과 청색증이 더 현저해진다.

팔로네증후의 효율적 치료법은 외과적 수술이다. 심실중격결손 폐쇄, 폐동맥 판막 복구(repair) 또는 교체, 폐동맥 확장의 수술은 출생 후 1년 이내에 시행한다.

생각해보기 9-7

a. 팔로네증후의 네 가지 결손을 열거하고 네 가지 각각이 혈류에 미치는 영향을 설명하시오.
b. 혈류의 변화된 경로를 기술하시오.
c. 혈류의 변화에 따라 청색증이 어떻게 나타나는지 설명하시오.
d. 아동의 울혈심부전에서 나타나는 세 가지 징후를 기술하시오.

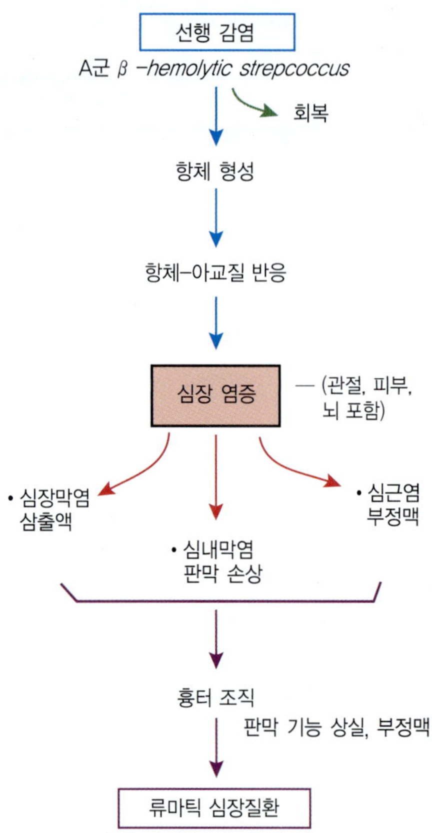

그림 9-16. 류마틱열과 류마틱 심장질환의 발생

8) 심장의 염증과 감염

(1) 류마틱열과 류마틱 심장질환 (Rheumatic Fever & Rheumatic Heart Disease)

① 병태생리

류마틱열은 급성 전신 염증 상태로 대개 A군 베타-용혈 사슬알균(group A beta-hemolytic *Streptococcus*)에 의한 감염 후 3~4주에 발생하는 비정상적인 면역 반응의 결과로 나타난다. 이는 심장뿐만 아니라 관절이나 피부 같은 다른 부분에서도 발생할 수 있다. 대개 5세에서 15세 사이에 발생한다. 최근에는 류마틱열이 많은 지역에서 자주 발생하는 것은 아니지만, *Streptococcus*의 변종이 계속해서 나타나 위험할 수 있다. 또한 장기적으로는 류마틱 심장질환에서와 같이 감염심내막염과 심부전 등의 합병증이 유발될 수 있다.

감염은 대개 상기도 감염(upper respiratory infection), 후두염(laryngitis), 인두염(pharyngitis), 사슬알균성 인두염 등으로 나타난다. 사슬알균에 대한 항체가 형성되고 피부, 관절, 뇌 및 심장의 결합조직(아교질)과 반응하여 염증이 일어난다(그림 9-16). 심장은 흉터조직이 형성될 수 있는 유일한 부위이며 류마틱 심장질환의 원인이 된다.

급성 단계에서, 염증은 심장의 한 개 이상의 층에 침투한다.

- 심장 외부 층의 염증인 심장막염(pericarditis)의 경우 삼출액이 과다하게 축적되어 심장에 혈액이 충만되는 것을 방해한다.
- 심장 근육의 일부분에 염증이 진행된 심근염(myocarditis)은 "아쇼프소체(Aschoff bodies)"라 불리기도 하며 전도를 방해한다.
- 가장 흔한 문제인 심내막염(endocarditis)은 판막에 영향을 주어 판막이 부어오르고 사마귀(verruca)를 형성한다. 사마귀는 판막의 첨판 외측 가장자리를 따라 작은 증식체가 열을 지어 있는 것이며(그림 9-17A) 승모판에서 가장 많이 발생한다. 염증은

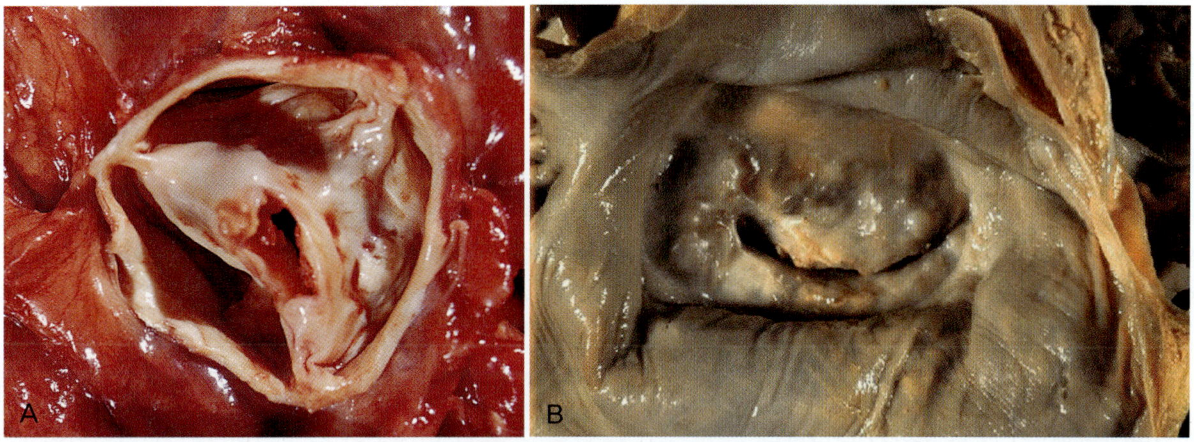

그림 9-17. 류마틱 심장질환

A. 급성 류마틱 승모판염 B. 승모판 협착(좁아진 판막 입구) (A *From Frazier M, Drzymkowski J*: Essentials of Human Diseases and Conditions, *ed 5, St. Louis, 2013, Elsevier.* B *From Klatt E*: Robbins and Cotran Atlas of Pathology, *ed 3, Philadelphia, 2015, Elsevier.*)

혈액의 흐름을 방해하고 좌심실의 효율성을 떨어뜨린다. 결국, 판막에 흉터가 형성되고 판막의 첨판이 서로 붙거나 완전하게 닫히지 않으며 섬유 조직이 오그라들게 되고, 이런 것들이 복합되면 협착으로 이어지고 류마틱 심장질환이 초래된다(그림 9-17B). 판막의 힘줄끈(chordae tendineae)에 염증 반응이 진행되고 섬유 조직이 계속 발생하는 경우, 힘줄끈이 짧아지고 판막은 기능을 잃게 된다. 염증이 재발하면, 판막에 더 많은 손상을 주고 감염심내막염의 위험이 생기게 된다.

류마틱열 대상자에게 다른 부위의 염증 발생은 다음과 같다.

- 특히 다리와 같은 큰 관절의 이동 다관절염(migratory polyarthritis): 대개 여러 관절에 침범하며 활막염(synovitis)의 형태로 나타난다.
- 모서리홍반(erythema marginatum; 중앙이 하얗고 점차 커지는 붉은 반점이나 구진)으로 알려진 비소양성 발진이 피부에 나타난다.
- 손목, 팔꿈치, 무릎, 발목에서 작고 딱딱한 피하결절이 대개 폄근(extensor) 표면 위에 형성된다.
- 뇌의 바닥핵이 침범(젊은 여성에 흔함)되면 얼굴, 팔, 다리의 시드넘 무도증(Sydenham's chorea 또는 Vitus' dance)이 나타난다.

대상자마다 모든 신체부분이 반드시 영향을 받는 것은 아니다. 진단은 염증의 일반적인 징후와 사슬알균 감염여부 뿐 아니라 몇 가지 기준이 존재하는가에 의해 내려진다.

류마틱 심장질환은 흉터조직이 형성된 판막이나 부정맥이 심장 기능을 저하시키고 나서 수년 후에 발생할 수도 있다. 울혈심부전이 급성이나 만성으로 나타날 수 있다.

② 증상 및 징후

급성 류마틱열에서 나타나는 전신 염증의 일반적인 징후는 다음과 같다.

- 미열
- 백혈구증가
- 병감(malaise)
- 식욕부진, 피로
- 안정 시 빈맥

- 염증 부위에서의 심잡음
- 코피(epistaxis), 복부 통증
- 부정맥이나 심한 판막 변형으로 급성 심부전
- 회복에는 대개 오랜 시간의 안정과 치료가 필요

③ 진단검사

감염이 치료된 후에도 혈청 항체 수치의 상승이 나타난다(antistreptolysin O[ASO] titer). 백혈구 증가증과 빈혈이 흔하다. 앞에서 언급한 심장기능 검사가 필요할 수 있다. 특징적인 ECG 변화가 나타난다.

④ 치료

감염을 근절시키고 추가적인 감염을 막기 위해 penicillin V와 같은 항생제가 처방된다. penicillin은 재발을 막기 위해 일정 기간 지속적으로 투여할 수 있는데 이는 이전의 발병과 발병 후 경과된 시간, 감염의 위험성, 심장 손상의 유무에 따라 달라진다. 사슬알균 감염이 있다면 즉각 치료되어야만 한다. 아스피린이나 corticosteroid (Prednisone)와 같은 소염제(antiinflammatory drug)가 투약될 수도 있다. 앞에서 기술한 바와 같이 부정맥이나 심부전에는 특별한 치료가 필요하다.

심한 판막 손상에서 비롯된 심부전과 같은 잠재적인 합병증은 앞서 선천성 심장 결손에서 언급되었던 것과 비슷하며 판막 치환술이 필요할 수도 있다. 예후는 심장 손상의 심각한 정도나 재발 예방 여부에 따라 다르다.

판막이 손상된 경우 상당량의 출혈이 일어나는 침습적 시술이나 치과 치료 이전에 세균혈증과 심내막염을 방지하기 위해 예방적으로 penicillin을 투여하는 것이 필요하다.

생각해보기 9-8

a. 급성 류마티열의 진행 단계를 기술하시오.
b. 승모판 기능부전이 어떻게 발생하는지, 그리고 이것이 혈류에 미치는 영향은 무엇인지 설명하시오.

(2) 감염심내막염(Infective Endocarditis)

① 병태생리

이전에는 세균심내막염이라고 불렸던 감염심내막염은 두 가지 형태로 발생한다. 손상된 심장 판막이 *Streptococcus viridans*(구강내 정상 균무리)와 같은 낮은 독성의 미생물에 의해 침범되는 아급성 형태와 정상적인 심장 판막이 *Staphylococcus aureus*와 같은 높은 독성의 미생물에 의해 침범되어 심한 조직 손상이 유발되고 치료하기도 힘든 급성 형태가 있다. 현재 많은 종류의 미생물이 감염심내막염의 원인임이 밝혀졌고, 신속하게 특정 미생물을 확인하고 치료하는 것이 중요하다.

원인이 되는 미생물의 종류와 관계없이 기본적인 영향은 비슷하다. 순환을 통해 들어온 미생물은 심내막에 달라붙고 심장 판막으로 침투하여 염증을 일으키며 첨판에서 증식(vegetation)을 형성한다. 이 증식들은 섬유소 잔여물, 혈소판, 혈구, 미생물로 구성된 크고 약한 덩어리들이다. 급성 단계에서 이들은 판막의 개폐를 방해한다. 조각들이 떨어져 나가 감염성 또는 패혈성 색전을 형성하며, 경색 및 다른 조직의 감염을 유발한다. 이런 과정이 판막과 힘줄끈에 흉터를 형성하는 원인이 된다.

② 병인

감염의 소인이 되는 요인에는 심장 내 비정상 조직의 존재, 혈액 내 미생물의 존재와 방어기전 저하 등이 있다.

소인이 되는 상태와 연관된 비정상적인 판막은 아급성 감염심내막염의 위험성을 높인다. 소인이 되는 상태에는 선천결손, 류마티열, 승모판 탈출, 인공 판막 또는 대치된 판막 등이 있다. 중격 결손, 도관 또는 다른 인공 이식물 등이 있는 경우도 감염에 취약하다.

치아의 스케일링과 같이 일시적인 세균혈증이 발생할 수 있는 처치나 침습적 시술을 받기 이전에 대상자들에게 penicillin이나 항균제를 투약해야 한다. 예방을 위해 시술 1시간 전에 amoxicillin을 투약하며 penicillin에 과민반응이 있는 경우는 clindamycin이나 cephalexin으로 대체할 수 있다.

고름집(abscesses)이나 감염의 다른 원인은 치료되어야 한다. 정맥으로 약물을 투여받는 사람들에서 급성 심내막염의 빈도가 증가한다. corticosteroid 투약 대상자나 후천면역결핍증후군대상자와 같이 면역계가 억제된 대상자들은 저항력이 약한 상태에서 심내막염에 걸릴 위험성이 크며, 심장 수술을 받는 경우 세균성 혹은 진균성 심내막염에 걸릴 위험이 있다.

③ 진단적 검사

다양한 심잡음을 확인할 수 있다.

초기에는 심잡음을 확인하기 어렵지만 손상이 커지면 심잡음을 들을 수 있으며 식도경유 초음파검사에서 증식(vegetation)의 존재를 확인할 수 있다.

생각해보기 9-9

인공 심장 판막을 가진 대상자들이 발치나 스케일링을 실시하는 것이 감염심내막염의 소인이 되는 이유를 설명하시오.

④ 증상 및 징후

아급성 감염심내막염은 잠행성으로 자주 발병하고, 간헐적인 미열과 피로가 나타난다.

아래와 같은 다른 증상이 있다.

- 식욕부진
- 비장비대
- 오슬러 결절(Osler's node ; 손가락에 발생하는 통증이 있는 붉은 결절)
- 혈관 폐쇄나 다른 부위의 감염과 고름집의 원인이 되는 증식으로부터 오는 패혈성 색전은 색전이 있는 부위에 따라 추가적인 증상을 초래한다.
- 세균이 혈액으로 들어오면 간헐적으로 열이 오를 수 있다.
- 심각한 경우에는 울혈심부전이 발생한다.

급성 심내막염은 갑작스럽게 아래의 증상이 발생한다.

- 급격하게 상승하는 체온
- 오한
- 졸음(drowsiness)
- 심장 판막이 심하게 손상받고 찢어져 심장 기능에 심각한 장애를 가져올 수 있다.

아급성 형태에서 패혈성 색전이 경색이나 기관 고름집의 원인이 될 수 있으며, 색전의 위치에 따라 증상이 다르게 나타난다.

⑤ 치료

원인균을 규명하기 위해 혈액 배양이 필요하고, 항생제는 완전하게 감염을 근절하기 위해 최소 4주 정도 투여한다. 대개의 경우 심장 기능을 도와주기 위한 약물도 필요하다.

생각해보기 9-10

승모판으로부터 떨어져 나온 색전이 도달 가능한 곳을 기술하시오.

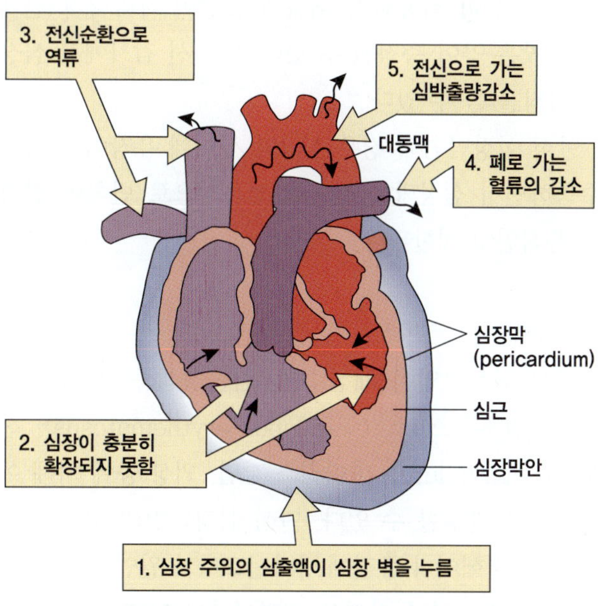

그림 9-18. 심장막에 형성된 삼출액의 영향

(3) 심장막염(Pericarditis)

① 병태생리

심장막염은 급성이나 만성으로 발생되며 대개 심장이나 심장 주변의 구조에 생긴 문제로부터 이차적으로 발생한다. 심장막염은 발생 원인에 의해 분류되거나 염증성 삼출액에 의해 분류될 수 있다. 급성 심장막염은 심장막에 염증이 생긴 것으로 거칠고 부풀어 오른 심장막 표면이 마찰음(가슴 청진 시 가슴에서 들리는 삐걱거리는 소리)과 가슴통증을 유발한다. 어떤 경우, 삼출액이 생기고 많은 양의 삼출액이 심장막에 축적된다(그림 9-18). 삼출액이 염증 상태에서는 장액성(serous)이나, 감염이 진행되면서 섬유소 그리고 고름(purulent)이 되며 손상을 입거나 암이 있으면 혈액을 포함(혈액심장막; hemopericardium)하기도 한다.

적은 양의 체액은 심장 기능에는 거의 영향을 미치지 않지만, 빠르게 다량의 체액이 축적되면 심장을 누르게 되어 심장의 확장과 심장이 혈액으로 충만되는데 지장을 주게 되고, 결국 심박출량을 감소시킨다[(심장눌림증(cardiac tamponade)]. 심장의 우측(낮은 압력)이 먼저 영향을 받고, 전신 정맥의 압력이 증가하며 급성인 경우 목정맥이 확장된다. 만약 체액이 천천히 축적되면, 심장이 적응하기 때문에 증상이 나타나기 전에 아주 많은 양이 축적될 수 있다. 방사선 검사에서 심장의 확장을 볼 수 있다.

만성 심장막염의 경우 심장막 사이에 유착이 생기고 수축하면서 심장막이 단단한 섬유막으로 변하여 심장의 움직임이 제한된다.

② 병인

급성 심장막염은 개심수술, 심근경색증, 류마틱열, 전신홍반루푸스(systemic lupus erythematosus), 신부전(renal failure), 바이러스 감염, 외상 등에 의해 이차적으로 발생할 수 있다. 만성 심장막염의 섬유 조직은 종종 결핵이나 종격에 방사선조사가 원인이 되어 발생한다. 염증이나 감염은 폐렴이나 늑막염 등과 같이 인접한 구조로부터 발생한다. 삼출액은 간질환이나 신장질환으로 발생하는 저단백혈증으로 인해 이차적으로 발생할 수 있다.

③ 증상 및 징후

증상은 기저 문제와 심장막에 미치는 영향에 따라 다양하다. 빈맥, 가슴통증, 호흡곤란, 기침의 일반적인 증상이 나타나며 ECG 변화와 마찰음이 있다. 삼출액과 심장눌림증으로 목정맥이 팽창되고 심음이 약하게 들리며, 수축기 혈압이 들숨(inspiration) 동안 10 mmHg 정도 떨어지는 모순맥박(pulsus paradoxus)이 발생한다. 만성 심장막염은 전신 정맥 울혈로 인한 피로, 허약, 복부 불편감을 유발한다.

④ 치료

우선 원발성 문제가 성공적으로 치료되어야 한다. 원인을 규명하기 위해 체액을 심장막으로부터 뽑아내어(천자; paracentesis) 분석해야 한다. 만약 삼출액 형성이 과하면 심장눌림증과 쇼크를 예방하기 위해 즉시 다량의 삼출액을 빼내야 한다.

생각해보기 9-11

심장막에 축적된 다량의 삼출액이 심박출량을 감소시키는 과정을 설명하시오.

2. 혈관질환(Vascular Disorders)

1) 동맥 질환(Arterial Diseases)

(1) 고혈압(Hypertension)

① 병태생리

고혈압(hypertension or high blood pressure)은 일차적 또는 이차적 형태 모두 흔하다. 최근 통계에 따르면 성인 세 명 중 한 명은 고혈압이 있는 것으로 나타났다. 이들 중에는 진단받지 못했거나 조절되지 않는 경우도 있다. 고혈압은 55세까지는 남성이 여성보다 더 많고, 폐경기 이후에는 여성의 비율이 더 높다. 성인의 3분의 1은 약물 복용이 필요하지 않은 정도의 혈압 상승을 보이는 "고혈압 전단계"이다. 고혈압은 잠행성으로 발병하고 징후가 미미하여 합병증이 발생할 때까지 진단되지 않는 경우가 많아 "침묵의 살인자"라고 불리기도 한다. 그러나 자가 검진이나 다른 선별 프로그램으로 조기에 진단이 가능하다. 치료에 대한 이행(compliance)이 좋지 않은 경우 신체기능이 저해될 정도로 문제가 심각해지기도 한다.

고혈압은 세 가지 범주로 분류된다.

1. 일차 또는 본태고혈압은 특발성(idiopathic)이며 이번 장에서 설명할 것이다.
2. 이차고혈압은 신장〔예, 신경화증(nephrosclerosis)〕이나 내분비계 질환(예, 고알도스테론증), 부신 수질의 양성 종양인 크롬친화세포종(pheochromocytoma)으로 인해 발생한다. 이런 종류의 고혈압은 기저질환이 반드시 해결되어야 한다.
3. 제3형인 악성 고혈압은 3가지 이상의 약물로 치료하여도 조절되지 않으며 많은 합병증이 유발되면서 심각해지며 빠르게 진행된다. 이완기 혈압이 매우 높다.

때로 고혈압은 수축기 고혈압과 이완기 고혈압으로 분류된다. 예를 들면, 동맥의 탄력성이 저하된 노인의 경우 대개 수축기 혈압이 높고 이완기 혈압은 낮다.

본태고혈압은 혈압이 지속적으로 140/90 mmHg 이상일 때 발병한다. 이것은 개인의 연령에 따라 달라질 수 있다. 이완기 혈압은 말초혈관의 저항 정도와 좌심실의 부담(workload)이 증가되었음을 나타내기 때문에 중요하다. 본태고혈압은 경미, 중등도, 중증이 될 수 있다.

본태고혈압에서는 세동맥 혈관 수축이 증가되어 있는데, 이는 세동맥에 대한 자극이 증가하거나 자극에 대한 민감성이 증가하거나 이들 요인이 복합되어 나타난다. 세동맥 직경의 미세한 감소가 말초저항을 크게 증가시키고 전신의 혈관용적을 감소시키며 이완기 혈압이나 후부하를 실질적으로 증가시킨다. 혈관 수축이 증가하면 신장으로 가는 혈류가 감소되고, 레닌, 안지오텐신, 알도스테론 분비가 증가된다. 이러한 물질은 혈관수축과 혈액량을 증가시켜 혈압을 더욱 상승시킨다. 이러한 악순환이 중단되지 않으면, 혈압은 계속해서 상승하게 된다.

오랜 시간이 지나면, 상승된 혈압이 동맥벽에 손상을 준다. 혈관벽은 점차 딱딱해지고 두꺼워지며(경화) 내강은 좁아진다. 혈관벽은 늘어나거나 찢어지고 동맥류나 죽종이 형성된다. 침범받은 부위의 혈액 공급이 감소되고 허혈과 괴사가 진행되어 기능을 상실하게 된다. 많은 경우에 병이 상당히 진행되어야 증상이 나타난다.

가장 흔하게 손상을 받는 부위는 신장, 뇌, 망막이다. 망막은 눈의 동공을 통해 쉽게 검사될 수 있으며 망막혈관에서 경화성 변화(sclerotic change)와 파열이 쉽게 관찰된다. 잘 조절되지 않은 고혈압은 결국 만성 신부전, 출혈로 인한 뇌졸중, 시력 상실, 울혈심부전이 될 수 있다. 고혈압이 조절되지 않을 때 특히 남성에게서 수명이 현저하게 단축된다.

② 병인

특발 고혈압이라도 이를 예측할 수 있는 소인이 되는 요인이 많다. 고혈압이 아동에게도 발병하기는 하지만, 발병률은 연령에 따라 증가한다. 남성이 더 흔하게, 더 심각하게 영향을 받고 여성의 발병률은 중년기 이후에 증가한다. 흑인이 백인보다 더 많이, 더 심각한 형태로 발병하는 것으로 보아 유전적 요인도 있다. 가족력도 있지만 고혈압은 생활양식의 특성을 반영한다.

다른 요인으로는 과다한 소듐 섭취, 다량의 알코올 섭취(소량의 알코올은 혈압을 감소시킴), 비만, 오랜 기간 또는 반복되는 스트레스 등이 있다.

③ 증상 및 징후

고혈압은 초기에는 대개 증상이 없고 초기 징후는 명확하지 않거나 비특이적이다.

- 피로
- 병감

- 아침 두통
- 다양한 조건하에서 지속적으로 혈압이 높은 상태는 고혈압에서 중요한 징후임: 합병증 또한 상당히 진행될 때까지 증상이 없다.

④ 치료

본태고혈압은 단계를 밟아가며 치료하는데 소듐 섭취를 줄이고 체중과 스트레스를 감소시키며 심혈관 적응을 증가시키는 것이다. 생활습관을 바꾸는 것이 첫 단계로 권고사항이나 약물은 개인별로 다를 수 있다. thiaizide 계통의 약한 이뇨제가 고혈압약의 역할을 할 수도 있어 다음 단계에서 이용된다. 안지오텐신 전환효소 억제제(ACE inhibitors)가 초기 단계에 많이 처방된다.

뒤이어, 한 개 이상의 약물이 혈압이 하강할 때까지 추가될 수 있다. 서로 다른 작용을 하는 약물들을 혼합해서 사용하는 것은 매우 효과적이며 부작용을 최소화할 수 있다. 약물의 선택은 대상자들의 상태에 따라 달라진다. 예를 들어 고나트륨혈증을 가진 대상자는 furosemide 계통의 강한 이뇨제가 필요하고, 레닌 수치가 높은 대상자들은 안지오텐신전환효소 억제제가 필요하다. 다른 고혈압약은 여러 가지 방법으로 교감신경의 자극을 차단하며, 여기에는 혈관 확장작용을 하는 알파 차단제(α_1–blockers), 심장 활동과 말초저항을 줄이는 칼슘 통로 차단제(Ca^{++}channel blockers), 심장 활동과 레닌 분비를 줄이는 베타차단제(β–blockers) 등이 있다(표 9–1).

대상자들은 명확한 질병의 징후가 나타나지 않을 때 치료지시에 잘 따르지 않는다. 그러나 보이지 않는 손상과 합병증을 예방하기 위해서는 계속적으로 의사의 권고사항을 모두 따르는 것이 중요하다. 어떤 약물들은 구역, 발기부전, 기립저혈압(orthostatic hypotension) 등과 같은 심각한 부작용이 있다. 기립저혈압은 누웠다가 일어날 때 반사적 혈관 수축이 불충분하여 뇌로 가는 혈류가 감소되어 발생한다. 이것은 어지러움과 실신(fainting)을 유발하며 낙상을 초래할 수 있다. 대상자가 천천히 일어나고 적절한 지지나 보조가 있다면 낙상의 위험을 감소시킬 수 있다. 이뇨제는 아침 빈뇨나 전신 허약(weakness)을 유발할 수 있다. 베타차단제(β–blockers)는 운동 시 심장박동이 증가하는 것을 막을 수 있다. 이것은 운동부하검사를 할 때 정상 반응을 방해하여 결과를 잘못 해석하게 할 수 있다. 예후는 기저질환의 치료와 혈압 조절의 지속여부에 따라 달라진다.

생각해보기 9–12

a. 본태고혈압에서 혈압 상승의 원인을 기술하시오.
b. 조절되지 않는 고혈압의 장기 효과(long term effect)에 대해 기술하시오.
c. 혈관확장제 투약 시 기립저혈압이 일어날 수 있는 이유를 설명하시오.
d. 레닌에 의한 보상기전이 어떻게 고혈압을 악화시키는지 설명하시오.

3. 쇼크(Shock)

쇼크나 저혈압은 순환 혈액량의 감소로 발생하며, 조직 관류 감소와 전신성 저산소증이 초래된다. 대부분의 경우 심박출량이 줄어든다. 쇼크를 분류하는 방법은 몇 가지가 있지만 주로 원인에 따라 분류하고, 이를 바탕으로 기본적인 병태생리와 치료를 알 수 있다(표 9–4).

쇼크는 순환혈액량의 상실(저혈량 쇼크; hypovolemic shock), 순환계로 혈액을 박출시키는 심장의 기능부전(심장성 쇼크; cardiogenic shock), 그리고 하위 분류로는 심장을 통과하는 혈류의 장애(폐쇄성 쇼크; obstructive shock) 또는 말초혈액의 저류를 초래하는 말초 혈관저항의 변화[분배성(distributive), 혈관성(vasogenic), 신경성(neurogenic), 패혈(septic), 급성 중증과민반응 쇼크(anaphylactic shock)] 등에 의해 발생한다.

(1) 병태생리

혈압은 혈액량, 심근 수축력, 말초저항에 의해 결정된다. 이들 요인 중 하나라도 제대로 작용하지 않으면,

표 9-4. 쇼크의 종류

종 류	기 전	구체적인 원인
저혈량 쇼크	혈액이나 혈장의 손실	출혈, 화상, 탈수, 복막염, 췌장염
심장성 쇼크	심장의 박출 능력 감소	좌심실 심근경색증, 심장부정맥, 폐색전, 심장눌림증
혈관성 쇼크(신경성 또는 분배성)	교감신경과 혈관운동 신경의 손실로 인한 혈관 확장	통증, 두려움, 척수손상, 저혈당(인슐린 쇼크)
급성중증과민반응 쇼크	전신성 혈관확장과 심한 알러지 반응으로 인한 투과성 증가	벌레에 쏘임, 약물, 땅콩, 갑각류
패혈 쇼크(내독소성)	심한 감염으로 인한 혈관확장(대개 그람 음성 세균)	독성 미생물체(그람 음성 세균) 또는 복합 감염

혈압이 하강한다(표 9-5). 혈액량이 감소하면 분배 시스템 내에서 압력을 유지하는 것이 어렵다. 심장의 박출력이 떨어지면, 혈류는 느려지고 정맥혈복귀는 줄어든다. 세 번째 요인인 말초저항은 전신 혈관확장에 의해 변화하며, 전신 혈관확장 시 혈관계 용적이 증가하여 혈압이 떨어지고 혈류가 느려진다.

쇼크 대상자는 대개 심박출량이 떨어지고 미세순환 혈류가 감소되며 세포로 가는 산소와 영양분(nutrient)이 줄어든다. 산소가 부족하면 혐기성 대사를 초래하여 젖산 수치가 증가한다.

혈압이 떨어지면 다음과 같은 보상기전이 즉각 시작된다.

- 교감신경계와 부신수질이 자극되어 심장박동수, 심근수축력, 전신 혈관 수축이 모두 증가된다.
- 레닌이 분비되어 혈관을 수축시키는 안지오텐신을 활성화시키고, 알도스테론을 분비하여 혈액량을 증가시킨다.
- 항이뇨호르몬(ADH)의 분비가 증가되면서 신장에서 수분 재흡수가 증진되어 혈액량이 증가한다. ADH는 혈관수축제로 작용한다.
- 당질부신피질호르몬(glucocorticoids)이 분비되어 혈관계를 안정시킨다.
- 산증(acidosis)이 호흡을 자극하여 산소공급을 증가시키고, 이산화탄소 수치를 감소시킨다.

만약 쇼크 상태가 지속되면, 세포 대사가 줄어들고 세포 노폐물이 제거되지 않아 pH는 더 낮아지고 산증(acidosis)이 지속되어 세포내 효소의 기능을 손상시킨다. 또한 산증은 혈관을 확장시키고 모세혈관전 조임근(precapillary sphincter)을 이완시키며, 말초혈관에서 혈액의 정체를 일으켜 심장으로의 정맥혈복귀를 감소시킨다.

쇼크 상태가 빨리 회복되지 않으면, 보상기전과 쇼크의 영향이 문제를 악화시켜 회복이 더욱 어렵게 된다. 혈관 수축은 조직과 기관으로의 동맥 혈류를 감소시키고 허혈을 유발하여 결국 괴사에 이르도록 한다. 미세순환에 혈전이 형성되면 정맥혈복귀와 심박출량이 더욱 감소하게 된다. 사이토카인(cytokine)이 손상된 세포에서 분비되면서 수분이 혈액에서 사이질액으로 이동한다. 기관과 조직은 더 이상 기능할 수 없게 되고 유사분열할 수 없게 되며 결국 세포는 퇴행하고 사멸한다. 기관 손상이 일어나면, 쇼크는 더 이상 돌이킬 수 없게 된다. 대상자가 안정된 후에도 다수의 기관에 기능상실이 발생한다.

보상작용의 상실은 다음과 같은 쇼크 합병증을 유발한다.

- 신세관 괴사로 인한 급성신부전
- 혈액 정체와 폐포의 손상으로 인한 폐 쇼크 또는 급성 호흡곤란 증후군(acute respiratory distress syndrome; ARDS)

- 세포 괴사로 인한 간부전(hepatic failure)
- 마비성 장폐쇄, 스트레스성 또는 출혈성 궤양
- 소화기관 허혈이나 일차적 문제로 인한 감염 또는 패혈증(septicemia). 일차적으로 내독소 쇼크(endotoxic shock)인 패혈쇼크(septic shock)에서는 독소가 심근 기능을 저하시키고 급성 호흡곤란 증후군을 일으키며 응고 과정을 활성화시키므로 치사율이 매우 높다.
- 파종혈관내응고(disseminated intravascular coagulation; DIC)는 응고 과정이 시작될 때 흔하게 나타난다.
- 산소 결핍, 산증, 고칼륨혈증, 췌장(pancreas)의 허혈부위에서 배출되는 심근 억제 인자 등으로 인해 심장 기능이 억제되고 결국 심장부정맥과 허혈이 발생하여 심장정지를 초래한다.
- 다장기 기능상실로 쇼크는 회복 불가능하게 되고 이로 인해 사망하게 된다.

(2) 병인

쇼크의 원인은 다양하나 몇 가지만 여기서 설명하기로 한다.

- 저혈량 쇼크(hypovolemic shock)는 순환 혈액의 손실이나 혈장 손실로 인한 것이다. 화상 대상자에서 염증반응으로 체액과 단백질이 손상 입은 혈관의 혈액에서 주변 조직으로 이동하여 부종이 발생함과 동시에 피부 상실로 화상 상처 부위를 통해 체액과 단백질이 지속적으로 소실된다. 복막의 감염과 염증으로 인해 체액이 혈액으로부터 복막강과 같은 "제3의 공간"으로 이동했을 때 저혈량이 유발된다. 탈수는 순환 혈액량과 혈압을 감소시킬 수 있다.
- 심장성 쇼크(cardiogenic shock)는 급성 좌심실 경색이나 부정맥과 같은 심장 손상과 관련된다. 하위 분류인 폐쇄성 쇼크(obstructive shock)는 심장눌림증이나 심장을 통한 혈류를 차단하는 폐색전에 의해 발생된다.
- 혈관성 쇼크(vasogenic shock; 혈관 확장으로 인해 혈액이 전신에 재배치되므로 분배성 쇼크라고도 함)의 원인은 다음과 같이 분류된다.

  신경성 또는 혈관성 쇼크는 통증, 두려움, 약물, 또는 척추 손상 시 교감신경계 자극의 상실 등으로부터 발생한다. 저혈당(hypoglycemia)이나 인슐린 쇼크와 같은 대사 기능장애 또는 중증 산증이 신경성 쇼크를 유발한다.
- 급성중증과민반응쇼크(anaphylactic shock)는 심한 알레르기 반응으로 많은 양의 히스타민이 방출되어 전신 혈관이 빠르게 확장되면서 발생한다.
- 패혈 쇼크(septic shock)는 특히 *Escherichia coli*, *Klebsiella pneumonia*, *Pseudomonas*와 같은 그람-음성 내독소에 감염된 중증 감염 대상자에서 발생한다. 초기의 순환 변화는 원인이 되는 미생물

표 9-5. 쇼크의 증상

	증상	이유
초기 증상	불안과 안절부절	저혈압이 교감신경계를 자극함
보상기전	빈맥 차갑고, 축축하며 창백한 피부 소변감소 갈증 빠른호흡	교감신경계 반응이 심장을 자극함 말초혈관 수축 신장 혈관 수축과 레닌 기전 삼투 수용기 자극 무산소대사가 젖산 분비를 증가시키고, 이것이 호흡수를 증가시킴
진행	졸음증, 허약, 실신, 대사 산증	혈류와 심박출량감소 혐기성 대사가 젖산 분비를 증가시킴. 사구체여과율의 감소로 인한 신장의 산 분비와 탄산수소염 생산의 감소

에 따라 다양하지만 결국 전신적으로 혈관이 확장된다. 어떤 경우에는 미생물이 심장에 직접 영향을 주기도 한다.

(3) 증상 및 징후

쇼크의 초기 증상인 갈증(thirst)과 초조(agitation) 또는 안절부절못함 등은 저혈압으로 교감신경계가 빠르게 반응하여 나타나는 것이나 흔히 간과하기 쉽다.

뒤이어 보상기전으로 다음과 같은 특징적인 징후가 있다.

- 차갑고 축축하며 창백한 피부
- 빈맥
- 혈관 수축은 혈액이 내장과 피부로부터 생명 유지에 필수적인 기관인 뇌와 심장으로 가는 것을 막는다.

패혈 쇼크의 경우 "따뜻한 쇼크(warm shock)" 증상이 나타난다.

- 발열
- 따뜻하고 건조하며 상기된 피부
- 빠르고 강한 맥박
- 과다 호흡
- 감염 증상

그리고 혈압저하와 혈류감소의 직접적인 영향은 아래와 같은 증상으로 나타난다.

- 무기력
- 허약
- 어지럼
- 약하고 가는 맥박
- 호흡이 증가하면서 초기에 저산소혈증과 호흡성 알칼리증이 나타난다.
- 무산소 대사로 인한 산증이나 낮은 혈장 pH는 호흡을 증가시켜 보상한다.
- 쇼크가 진행되면서 대사 산증이 심해진다. 쇼크의 증상과 원인은 표 9-5에 요약되어 있다.

쇼크가 지속되면, 산소공급이 감소하고 체내 노폐물이 축적되면서 신체의 반응이 감소된다. 혈중 pH가 7.35 이하로 떨어지면, 보상되는 대사 산증이 보상되지 않는 산증으로 진행된다. 보상되지 않은 산증은 중추신경계 억제와 세포 대사 손상, 약물의 효과 감소 등을 초래한다. 흔히 급성신부전이 많이 발생하는데, 급성신부전은 신세관 허혈과 괴사로 인해 혈청에서 요소와 크레아티닌의 농도가 증가하는 것으로 확인할 수 있다. 쇼크가 심해지고 쇼크기간이 연장되면, 동맥 도관(catheter)으로 심박출량, 심실내 혈액충만, 혈압을 모니터링한다. 동맥혈기체(arterial blood gases)의 지속적인 모니터링은 산염기 균형을 유지하기 위해 필수적이다.

(4) 치료

쇼크의 응급처치는 아래의 표를 참고하면 된다.

쇼크의 응급 처치

1. 대상자를 똑바로 눕힌다.
2. 몸을 덮어주고 보온한다.
3. 도움을 요청한다.
4. 가능하면 산소를 공급한다.
5. 가능하면 기저 원인을 확인하여 치료한다.
   즉, 급성중증과민증일 때 자가주사용 에피네프린(EpiPen)을 사용하거나 출혈 시 압박을 가하는 것이 그 예이다.

악화를 예방하기 위해 가능한 빨리 일차적인 문제를 치료해야 한다. 저혈량쇼크 대상자에서는 전혈, 혈장, 전해질과 중탄산염을 포함한 수액 투여가 필요하다. 원인이 과민반응일 경우, 항히스타민(antihistamine)과 corticosteroid를 투여한다. 패혈쇼크일 경우 항생제와 glucocorticoid가 필요하다. 산소공급이 최대한 이루어져야 하며, 혈관수축제와 혈관확장제의 사용은 상황에 따라 달라질 수 있다. epinephrine은 심장 활동을 강화하며 혈관을 수축시키는 작용을 한다. dopamine과 dobutamine은 심장 기능을 증가시키고 저용량으로 사용할 경우 신장 혈관을 확장시켜 급성신부전을 막을 수 있다.

예후는 초기에는 좋다. 그러나 비가역적 쇼크가 신부전, 급성 호흡곤란 증후군, 파종혈관내 응고 등과 함께 발생하면 사망률이 높아진다.

생각해보기 9-13

a. 쇼크대상자에서 나타나는 보상기전 징후를 나열하고 설명하시오.
b. 쇼크에서 산증이 발생하는 두 가지 이유를 설명하시오.
c. 쇼크에서 산증이 보상됨을 나타내는 동맥혈기체분석의 근거를 제시하시오.
d. 쇼크가 점차 심해지는 이유를 제시하시오.
e. 패혈 쇼크를 따뜻한 쇼크라고 하는 이유를 설명하시오.

사례연구 9.1
심근경색증

55세 X는 극심한 피로와 소화불량을 호소하고 있다. 응급실 도착시 매우 불안해보였고, 얼굴 피부는 차고 축축하며 혈압은 90/60mmHg, 맥박은 약하고 불규칙하며 90회/분 측정되었다. 산소투여, 정맥로 확보, 심전도 검사, 심근 효소 및 전해질을 확인하기 위해 혈액검사를 시행하였다. 좌심실을 침범한 심근경색으로 추정하고 있다. 오랫동안 흡연, 고등학교 교사로 스트레스를 많이 받고 있으며 최근에 20년 결혼생활 후 이혼 상태로 가족을 잃은 두려움을 가지고 있다는 정보를 아들로부터 얻을 수 있었다. 헬스센터 방문은 18개월 전으로 아주 피곤해 보였고 피자, 후라이드 치킨과 같은 패스트 푸드를 주로 섭취하고 있다고 한다. 대상자의 아버지는 50세에 심장발작으로 사망하였다. 그녀는 걷거나 계단을 오를 때 간헐적인 다리 통증과 피로감이 있는 상태로 전반적인 죽상경화증이 의심되고 있다.

1. 사례에서 죽상경화증의 위험요인을 기술하시오.
2. 죽상경화증이 어떻게 심근경색증을 유발하는지 기술하시오.
3. 사례에서 보고된 소화불량으로 협심증을 의심할 수 있다. 협심증에서 소화불량의 증상이 나타나는 기전을 설명하시오.
4. 호소하는 각각의 증상을 설명하시오.
5. 전형적이지 않은 증상은 무엇인가? 이것은 치료와 예후에 어떤 영향을 미치는가?
6. 혈청 효소 및 전해질 결과로 어떤 정보를 얻을 수 있는가?
7. 심전도를 측정하는 이유는 무엇인가?
8. 심전도에서 심실 조기 박동이 점점 증가하고 있다면 원인과 증상을 기술하시오.
9. 입원 6일째 퇴원을 준비하고 있다. 이후에 심근경색증 발병을 예방하기 위해 생활양식 수정에 대한 교육을 받았다. 내용은 무엇인가?

X의 상태가 안정적이지 않아서 퇴원은 보류되었고, 입원 7일째 욕실 바닥에서 의식이 없는 채로 발견되었다. 맥박은 약하고, 상승되었으며 피부는 창백하고 축축하고, 수축기 혈압은 50이었다. 심장성 쇼크로 소생술을 시작하였다.

10. 심장성 쇼크가 왜 발생했는지 설명하시오.
11. 심장성 쇼크의 증상(장기에 미치는 영향)을 기술하시오.
12. 보상이 되지 않는 쇼크가 발생했을 때 어떤 문제가 나타날까? 위의 상황에서 어떻게 보상을 할 수 있을까?
13. X의 사망 원인은 무엇일까?

사례연구 9.2
본태고혈압

48세 J는 4년 전 본태고혈압을 진단받았다. 스스로 상태가 좋다고 생각하여 지난 6개월 동안 약물 복용을 하지 않았다. 현재 그녀는 새로운 직업을 가지고 있고 수영과 골프를 즐기기에 너무 바쁜 상황이다. 피로감과 호흡곤란, 최근 여러 번 어지러움증, 흐려보임, 코피가 나는 증상이 생겨서 검사를 받아보려고 한다. 혈압은 190/120 mmHg, 폐에서 수포음 청진, 망막 검사 시 경화증 및 동맥 파열 등이 확인되었다. 의사는 휴식과 고혈압 약물, 영양사 면담, 신장기능 검사를 위한 요검사를 처방하였다.

1. 본태고혈압의 병태생리를 기술하시오.
2. 높은 이완기 혈압과 관련하여 가능한 문제를 기술하시오.
3. 망막변화의 중요성을 설명하시오.
4. 의사는 경증의 울혈심부전을 의심하고 있다. 왜 울혈심부전이 발생했는지 설명하시오.
5. 울혈심부전의 가능한 증상 2가지를 설명하시오.
6. 고혈압을 치료하는데 도움이 되는 약물 두 가지와 작용을 기술하시오.

단원 요약

심장기능은 흥분 전도계의 이상, 심근으로의 혈액공급 방해, 구조적 이상으로 손상될 수 있다. 또한 일반적으로 동맥 및 정맥에 이상이 있을 경우에도 심장기능이 영향을 받는다. 그 외에도 보통 복합적이고 장기적인 요소들이 심장 기능장애의 소인이 된다. 심혈관계 질환의 치료에는 약물요법과 수술뿐만 아니라 종종 식이 변화, 운동 프로그램, 금연이 포함된다.

- 협심증 발작은 심근의 산소요구가 공급을 초과하면서 촉발된다. 가슴통증은 혈관확장제인 nitroglycerin을 투여하고 심장의 부담을 줄여줌으로써 완화될 수 있다.

- 심근경색증은 관상동맥의 완전한 폐쇄로 발생하며, 그 결과 조직괴사와 기능상실이 초래된다. 지속적인 가슴통증, 저혈압, 전형적인 ECG 변화로 진단한다. 심근경색증 발병 후 짧은 시간 내에 발생하는 부정맥은 주요 사망 원인이다.
- 심부정맥은 심근경색증이나 전해질 불균형, 감염, 약물 독성과 같은 전신적인 이상(abnormalities) 때문에 발생할 수 있다. 부정맥에는 비정상적으로 느리거나 빠른 심장박동수, 간헐적으로 발생하는 기외수축(extrasystole)이나 수축을 빠뜨리는 것(심장차단)이 포함된다.
- 울혈심부전은 그 원인에 따라 심장의 우측 혹은 좌측에서 먼저 발생할 수 있으며, 우측 울혈심부전은 전신적인 혈액 역류와 부종을, 좌측 심부전은 폐울혈을 일으킨다. 각각의 경우 전신으로의 심박출량이 감소하면서 전신 피로와 허약 및 레닌 안지오텐신계를 활성화시킨다.
- 선천 심장결손에는 다양한 종류의 하나 혹은 다수의 심장발달 이상이 존재한다. 이러한 구조적 이상은 승모판 협착과 같이 심장 판막, 심실중격결손증과 같이 중격, 또는 근위부의 대혈관에 나타난다. 일차적인 결과는 신체의 모든 세포에 산소공급이 감소한다는 것이다.
- 팔로네증후와 같은 청색증형 심장질환은 선천성 결손으로, 좌심실에서 나온 혈액에 산소화가 이루어진 혈액과 이루어지지 못한 혈액이 섞여 있어서 신체의 각 부분에 적은 양의 산소가 전달된다.
- 류마티열은 전신적인 염증 상태로 용혈사슬알균(*hemolytic streptococcus*)의 특정 균주에 대한 비정상적인 면역 반응의 결과로 발생한다. 염증은 심장판막이나 심근에 흉터조직을 형성하고, 이는 류마틱 심장질환을 유발한다.
- 감염심내막염은 판막과 힘줄끈을 파괴하거나 영구적인 손상을 일으킨다. 심장결손이나 심장손상이 있는 사람들은 세균혈증의 위험이 있는 침습적인 처치 전에 예방적으로 항균제를 투약해야 한다.
- 심장막염에 의해 심장막에 다량의 체액이 축적되면 심장이 혈액으로 충만해지는 것이 제한되기 때문에 심박출량이 감소하게 된다.
- 본태 또는 일차고혈압은 특발성이다. 혈압이 140/90mmHg 이상으로 지속되는 것이 특징적이며 전신적인 혈관 수축증가와 관련이 있다. 대개 증상이 없으나, 만약 모니터링이나 조절하지 않는다면 울혈심부전으로 이어질 수 있을 뿐만 아니라 신장, 뇌, 망막에 영구적인 손상을 일으킬 수 있다.
- 순환쇼크는 혈액량 감소, 심장기능 손상에 의한 심박출량의 감소, 전신 혈관 확장, 혈류량이 감소하고 미세순환계에서 이용할 수 있는 산소가 감소하는 상황에서 초래된다. 이에 대한 보상기전에는 교감신경계와 레닌기전 및 항이뇨호르몬, 알도스테론, 코티솔(cortisol) 분비 증가와 호흡 증가가 있다. 보상기전이 상실되면 장기 기능상실이나 감염과 같은 합병증이 발생한다.

학습문제

1. 승모판 폐쇄부전 시 혈류의 흐름에 대해 설명하시오.
2. 협심증과 심근경색의 원인 및 통증의 특성 차이를 설명하시오.
3. 휴식 및 nitroglycerin 투여 후에도 지속적인 가슴통증을 호소하는 대상자에게 어떤 중재를 시행할 것인가?
4. 심장부정맥의 원인 3가지를 간략하게 설명하시오.
5. 심장전도장애와 조기심실수축의 차이를 심장에 미치는 원인과 영향으로 설명하시오.
6. 선천심장병을 가진 대상자는 왜 지속적인 스트레스

를 피해야 하는가?

7. 류마티열 이후 대동맥판막 협착이 왜 발생하는지 설명하시오.
8. 치료되지 않은 본태고혈압이 왜 위험한지 설명하시오.
9. 간헐적 절뚝거림에 대해 정의하고 설명하시오.
10. 쇼크의 초기 증상 3가지를 기술하시오.
11. 화상 대상자에서 신경성 및 저혈량 쇼크가 발생하는 이유를 설명하시오.
12. 선천 심장결손 4가지 유형을 기술하고 각각을 간단하게 설명하시오.

제 10 장

호흡계 질환

학습목표

이 장을 학습한 후에, 학생들은 다음을 할 수 있다 :

1. 일반적인 상기도감염을 기술할 수 있다.
2. 호흡계에서 이차세균감염이 어떻게 나타나는지 설명할 수 있다.
3. 폐렴의 다양한 형태를 비교할 수 있다.
4. 일차결핵과 이차결핵의 영향을 구별할 수 있다.
5. 낭성섬유증의 병태생리와 합병증을 기술할 수 있다.
6. 기관지암의 원인과 병태생리를 기술할 수 있다.
7. 흡인으로 인한 결과를 기술할 수 있다.
8. 천식의 형태를 비교하고 급성 발작의 병태생리와 증상에 대해 기술할 수 있다.
9. 폐기종과 만성기관지염을 비교할 수 있다.
10. 기관지확장증이 이차문제로 진행되는 과정과 증상에 대해 설명할 수 있다.
11. 폐부종의 원인을 기술하고, 혈중산소농도에 어떤 영향을 미치는지 설명할 수 있다.
12. 작은 크기, 중간 크기, 큰 크기의 폐색전이 어떤 영향을 미치는지 비교할 수 있다.
13. 무기폐의 원인을 설명하고 환기와 혈중산소농도에 미치는 영향에 대해 설명할 수 있다.
14. 가슴막삼출이 환기에 미치는 영향에 대해 설명할 수 있다.
15. 기흉의 형태를 비교할 수 있다.
16. 동요가슴이 환기, 혈중산소농도, 순환에 영향을 미치는 기전을 설명할 수 있다.
17. 영아호흡곤란증후군의 병태생리와 징후에 대해 설명할 수 있다.
18. 성인호흡곤란증후군의 가능한 원인과 병태생리에 대해 기술할 수 있다.
19. 급성호흡부전의 원인과 혈액기체의 변화에 대해 기술할 수 있다.
20. 수면무호흡의 원인을 설명하고 이 장애가 미치는 영향과 합병증에 대해 기술할 수 있다.

주요 용어

무호흡(apnea)
갈림(bifurcation)
기관지확장(bronchodilatation)
치즈화(caseation)
곤봉증(clubbing)
응집(cohesion)
순응도(compliance)
기종(emphysema)
축농(empyema)
정상호흡(eupnea)
가래약(expectorant)
객혈(hemoptysis)
헤링-브로이어 반사(Hering-Breuer reflex)
고이산화탄소혈증(hypercapnia)
저산소혈증(hypoxemia)
앉아숨쉬기(orthopnea)
돌발야간호흡곤란(paroxysmal nocturnal dyspnea)
단백질분해효소(protease)
모순맥박(pulsus paradoxus)
거품소리(rale)
잔기량(residual volume)
삑삑호흡음(rhonchus, 복수 rhonchi)
가래(sputum)
지방변(steatorrhea)
들숨협착음(stridor)
표면장력(surface tension)
폐활량(vital capacity)
쌕쌕거림(wheezing)

1. 호흡계 질환의 일반증상(General Manifestations of Respiratory Disease)

1. 재채기(sneezing)는 상기도 자극에 대한 반사반응이며 자극물을 제거하는 것을 돕는다. 이것은 코 안의 이물질이나 염증과 관련되어 있다.
2. 기침(coughing)은 코의 분비물이 입인두(oropharynx)로 흘러 들어가서 생기는 자극, 하기도의 이물질이나 염증, 또는 담배연기와 같이 흡입된 자극물질로 인해 나타난다. 간헐적인 기침은 건강한 사람에게도 정상적으로 나타날 수 있다. 그러나 지속적인 기침은 호흡기질환이나 만성적인 자극이 있음을 의미한다. 음식이나 수분을 흡인할 경우 기침연축을 일으킬 수 있다.

   기침반사(cough reflex)는 숨뇌의 중추에 의해 조절된다. 공기를 흡입한 후 성문과 성대를 닫게 되며, 다음으로 강제날숨을 통해 성문이 열리고 불필요한 이물질을 위로 밀어올린 후 입 밖으로 내뱉게 한다. 간혹 기침 분비물이 삼켜질 수 있으며 기침의 효율성은 들숨(inspiration)과 날숨(expiration) 시 근육의 힘에 따라 달라진다.

   지속적인 마른기침(dry or unproductive coughing)은 수면을 방해하고 호흡 근육을 과도하게 사용하게 하므로 피로감을 느끼게 한다. 이러한 경우 기침억제제(예 : codeine, dextromethorphan)를 밤에 투여할 수 있다. 젖은기침(productive coughing)은 폐에 축적된 분비물을 기도에서 제거해야 할 때 발생한다. 과도한 분비물은 감염과 기도폐쇄를 유발할 수 있다. 이러한 경우 수분섭취를 증가시키면 분비물을 묽게 하여 배출하기 쉽도록 도울 수 있다. 가래약(expectorant)이나 가습기가 분비물을 제거하는데 도움이 된다. 특히 노인이나 쇠약한 사람들의 경우 폐에서 분비되는 끈적거리는 점액을 제거하기 어렵다.
3. 기도에서 나오는 가래(sputum)나 점액성 분비물은 원인에 따라 다양한 양상을 나타낸다. 정상 분비물은 비교적 묽고 투명하며 무색이거나 크림색이다.
   a. 혼탁하면서 끈적이는 황녹색 점액은 세균감염을 나타낸다.
   b. 쇠녹(rusty)가래나 어두운 색의 가래는 보통 폐렴알균폐렴(pneumococcal pneumonia)의 징후가 된다.
   c. 많은 양의 악취나는 고름가래는 기관지확장증과 관련된다.
   d. 끈적거리고 들러붙는 점액은 천식이나 낭성섬유증 환자에서 볼 수 있다. 피섞인 분비물은 만성 기침과 자극으로 표재모세혈관이 파열되어 나타날 수 있으며, 종양이나 결핵의 징후가 될 수도 있다.
   e. 객혈(hemoptysis)은 피섞인(선홍색) 거품이 있는 가래이며 일반적으로 폐부종과 관련되어 있다. 객혈을 토혈(hematemesis)과 혼동하지 않는 것이 중요하다. 토혈은 혈액이 포함된 구토물로 보통 과립 모양이며 어두운 색(커피 찌꺼기 같은 구토물)이다.
4. 호흡 양상과 특성은 호흡기질환에 따라 달라질 수 있다(그림 10-1). 정상호흡(eupnea)은 분당 10~18회이며 규칙적이고 힘들이지 않는 호흡이다. 환기의 횟수, 리듬, 깊이, 그리고 호흡에 필요한 노력의 변화는 중요하다.
   a. 쿠스마울호흡(Kussmaul respiration)은 깊고 빠른 호흡으로 "공기부족(air hunger)"이라고도 한다. 산증(acidosis)에서 전형적으로 나타나며 격렬한 운동으로 인해 나타날 수도 있다.
   b. 노력성 호흡(labored respiration) 또는 들숨이나 날숨시간이 지연된 호흡의 경우 종종 기도폐쇄와 관련되어 있다.
   c. 쌕쌕거림(wheezing)이나 휘파람 소리는 작은 기도의 폐쇄를 나타낸다.
   d. 들숨협착음(stridor)은 높은 음의 우는 듯한 소리로 보통 상기도폐쇄를 나타낸다.
5. 호흡음은 호흡기질환에서 비정상적으로 나타나거

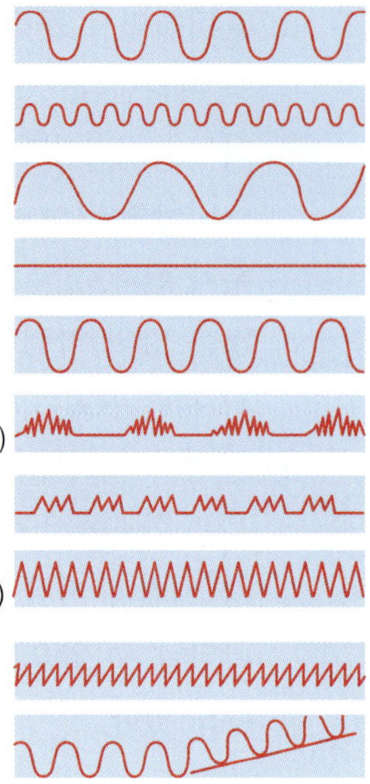

양상	설명
정상호흡(eupnea)	리듬은 부드럽고 규칙적이며 들숨보다 날숨이 더 김
빠른호흡(tachypnea)	빠르고 얕은 호흡, 규칙적이거나 불규칙한 리듬
호흡완만(bradypnea)	느린 호흡수, 평소보다 더 깊은 호흡의 깊이, 규칙적 리듬
무호흡(apnea)	호흡의 중지
과다호흡(hyperpnea)	호흡의 깊이 증가, 호흡수는 정상이거나 증가, 규칙적 리듬
체인-스토크스호흡 (Cheyne-Stokes respiration)	호흡의 깊이와 횟수가 점차 증가되었다가 감소되는 주기가 규칙적으로 나타나면서 무호흡으로 이어지는 주기호흡
실조호흡 (ataxic breathing)	무호흡에서 같은 깊이의 얕은 호흡이 불규칙적으로 반복되는 것
쿠스마울호흡 (Kussmaul's respiration)	호흡수가 증가된 깊고 규칙적인 한숨짓는 호흡
지속들숨(apneusis)	길고, 숨가쁜 들숨에 이어 짧고, 불충분한 날숨이 따라오는 호흡
폐쇄성 호흡 (obstructed breathing)	길고 비효율적인 날숨, 얕고 증가된 호흡

그림 10-1. 호흡 양상

나 아예 없을 수 있다. 거품소리(rale)와 삑삑호흡음(rhonchi)은 폐에서 분비된 과도한 분비물과 공기가 뒤섞여 나는 소리이다.

a. 거품소리는 약하게 거품이 나는 소리 또는 바삭거리는 소리로 장액성 분비물과 관련 있다.

b. 삑삑호흡음은 더 깊고 거친 음으로 끈적이는 점액으로부터 발생되는 소리이다.

c. 호흡음이 없는 것은 공기가 통하지 않거나 폐가 허탈된 것(무기폐, atelectasis)을 나타낸다.

6. 호흡곤란(dyspnea)은 공기를 충분히 들이쉴 수 없어 발생하는 불편함에 대한 주관적인 느낌이다. 활동시 또는 휴식시에 숨이 가쁘거나(breathlessness), 숨참(shortness of breath)으로 나타날 수 있다.

a. 심한 호흡곤란은 콧구멍을 벌렁거리며, 호흡부속근을 사용하거나 갈비사이(intercostal) 근육의 퇴축(retraction)을 동반한다.

b. 앉아숨쉬기(orthopnea)는 누웠을 때 나타나는 호흡곤란이다. 누우면 더 많은 혈액이 폐에 고이고 복부 내용물이 폐를 밀어 올려 폐울혈이 진행된다. 베개로 상체를 올려 호흡계나 심혈관계질환을 앓는 대상자의 호흡을 도울 수 있다.

c. 돌발야간호흡곤란(paroxysmal nocturnal dyspnea)은 갑작스럽게 나타나는 급성호흡곤란의 형태로, 울혈성좌심부전 환자에게 흔하게 나타난다. 수면 중에는 체액이 재분배되어 폐부종이 초래되고 결국 숨을 헐떡거리고 기침을 하며 잠에서 깨게 된다.

7. 청색증(cyanosis)은 피부와 점막의 색이 푸르게 변하게 되는 것이며 이는 혈액내에 산소화되지 못한 헤모글로빈이 많기 때문에 초래된다. 청색증은 저산소증(hypoxia)을 반영하는 초기 지표라 보기는 어렵다.

8. 가슴막 통증(pleural pain)은 벽가슴막의 염증이나 감염의 결과로 발생한다. 염증이 있는 가슴막이 들숨이나 기침으로 인해 늘어날 때 통증이 증가하며 주기적으로 나타난다.

9. 마찰음(friction rub)은 거친 가슴막이 서로 마찰될 때 발생하는 부드러운 소리이다. 가슴막 염증은 엽성폐렴(lobar pneumonia)이나 폐경색증(lung infarction)에 의해 유발될 수 있다.

10. 곤봉손가락(clubbed finger)이나 발가락은 만성

저산소증으로 생기는 것이며 이는 호흡계 또는 심혈관계질환과 관련되어 있다. 곤봉증은 손가락이나 발가락 끝이 섬유화되어 비대된 것으로 단단하고 통증이 없다.

11. **동맥혈기체(ABGs)의 변화** : 저산소혈증(hypoxemia)은 혈액내 산소(PaO_2)가 불충분한 것을 의미한다. 저산소증(hypoxia)은 세포에 공급되는 산소가 부적절한 것으로 다음과 같은 원인이 있다.
   a. 적혈구나 혈색소 수치가 지나치게 낮아지면 충분한 산소의 이동이 어렵게 된다.
   b. 순환기능 장애로 폐순환과 온몸순환으로 가는 심박출량이 감소된다.
   c. 온몸순환이 둔해지거나 혈관의 부분적 폐쇄가 있을 경우 적혈구에서 과도한 산소가 방출되어 결과적으로 저산소증이 나타난다.
   d. 불충분한 환기, 산소가 부족한 공기의 흡입, 또는 확산감소 등과 같이 호흡기능에 장애가 있을 경우 나타난다.
   e. 일산화탄소 중독의 경우 일산화탄소가 산소보다 헴(heme)에 더 잘 결합하여 발생하게 된다. 불행히도 일산화탄소는 명백한 저산소증의 징후를 나타내지는 않지만(오히려 피부와 점막은 밝은 붉은 색을 띄며 두통과 졸음(drowsiness)이 있음) 매우 빠른 속도로 치명적인 결과를 초래한다.

저산소증은 세포 대사에 영향을 주어 세포 기능을 감소시키고 무산소 대사를 초래하여 대사산증(metabolic acidosis)을 유발시킨다. 뇌는 산소저장용적이 적음에도 불구하고 산소를 지속적으로 필요로 하기 때문에 산소부족시 가장 영향을 받기 쉽다. 뇌저산소증(cerebral hypoxia)은 처음에는 교감신경계를 자극한다. 세포기능 저하로 인해 피로, 졸음이나 혼미, 근쇠약이 나타난다. 극심하거나 지속적인 저산소증은 세포사(cell death)를 초래한다.

호흡기능저하로 인한 저산소증의 보상작용으로 빈맥(tachycardia), 혈압상승 등과 같은 심혈관계 활동이 증가된다. 호흡계나 심혈관계가 손상되어 만성 저산소증이 나타나는 대상자에게 있어 적혈구형성호르몬(erythropoietin)의 분비가 증가되는데, 이로 인해 골수가 자극되어 적혈구가 많이 생성되는 이차적혈구증가증(polycythemia)이 나타난다.

호흡계 질환으로 인해 산염기 불균형이 진행된다. 과도한 이산화탄소로 인해 발생되는 호흡산증(respiratory acidosis)은 매우 흔하며, 이는 호흡(특히 날숨)이 감소될 때 나타난다. 이 경우 동맥혈기체에서 높은 PCO_2, 낮은 pH가 나타난다. 호흡알칼리증(respiratory alkalosis)은 불안 또는 아스피린 과다복용 때문에 호흡횟수가 증가할 때 나타난다.

생각해보기 10-1

a. 가래, 거품소리, 앉아숨쉬기, 객혈의 용어를 정의하시오.
b. 젖은기침과 마른기침을 일반적인 원인, 징후, 합병증에 따라 구별하시오.
c. 기도폐쇄를 나타내는 징후를 나열하시오.

2. 호흡계 질환을 위한 일반적인 치료방법 (Common Treatment Measures for Respiratory Disorders)

호흡계 질환을 위해 많은 치료방법이 추천된다. 몇 가지 예가 표 10-1에 요약되어 있다.

3. 감염병(Infectious Disease)

1) 상기도감염 (Upper Respiratory Tract Infection)

(1) 감기(Common Cold), 감염비염(Infectious Rhinitis)

감기는 상기도의 바이러스 감염에 의해 야기된다. 가장 흔한 병인은 rhinovirus이지만 adenovirus, parainfluenza virus, coronavirus 또한 병인이 될 수 있다.

표 10-1. 호흡기질환을 위한 기본적인 치료

치 료	효 과	예
자극원 흡입을 피하고 적절한 환기를 유지하기	염증과 감염을 줄인다.	담배 연기 산업 오염 물질
시기에 따른 예방접종	감염을 예방한다.	인플루엔자와 폐렴백신
공기가습	점막의 습도가 적절하면 손상이 최소화된다. 분비물을 묽게 하고 제거한다.	차가운 공기 가습기 크룹 텐트(croup tent)
적절한 운동	폐기능과 순환을 증진한다.	걷기, 수영
호흡, 기침	폐확장을 증진하고 분비물을 배출한다.	특정 상태에 적합한 기술(예 : 입술 오므린 상태로 호흡하기)
흉부 물리요법	끈적이는 분비물을 배출하고 감염을 감소시킨다.	두드림(clapping), 체위배액
산소	모든 신체 세포에 산소 공급을 증진한다.	코삽입관, 산소마스크, 인공호흡기
약물		
충혈제거제(decongestant)	비점막의 혈관을 수축시키고, 부종을 감소시킨다.	phenylpropanolamine, pseudoephedrine
가래약(expectorant)	호흡기 분비물을 배출하기 쉽게 묽게 만든다.	guaifenesin
기침완화약(antitussive)	기침반사를 줄인다.	dextromethorphan(DM), codeine
항히스타민제(antihistamine)	H1 수용체를 차단하여 알러지 반응을 줄인다.	diphenhydramine, loratadine
진통제(analgesics)	통증을 경감시킨다.	acetaminophen, codeine
항균제(antimicrobials)	감염을 예방하고 치료한다(가래배양과 민감성 검사 후 투여).	항생제 – penicillin 항바이러스제 – amantadine, zanamivir 항결핵제 – isoniazid, rifampin
기관지확장제(bronchodilator)	β2 아드레날린 수용체(adrenergic receptor)를 자극하여 세기관지를 확장한다.	salbutamol (흡입기), theophylline (경구투여)
glucocorticoid	항염증작용, 항알레르기 작용을 한다.	beclomethasone (흡입기) prednisone (경구투여)
수술적 중재		
가슴막천자(thoracentesis)	가슴막안으로부터 과도한 체액을 제거하고 무기폐를 예방한다.	가슴막염, 종양
기관절개	후두아래의 기관을 절개하여 공기의 통로를 만들어 준다.	응급기도폐쇄(예 : 흡인, 부종)
수술	종양, 고름집, 손상된 조직을 제거한다.	절제, 엽절제

① 병태생리와 병인

감기를 유발할 수 있는 병원체가 200종 이상이기 때문에 사람들이 모든 감기를 피하기 위해 충분한 면역을 가지기는 어렵다.

아이들은 이차세균감염이 발생하지 않는 한 일반적으로 단기간이고 자기한정(self-limiting)인 감염으로 성인보다 감기에 더 많이 걸린다. 감기는 호흡계 비말(droplet)을 통해 퍼지는데 직접적으로 흡입하거나 손이나 휴지와 같이 오염된 물건에 묻은 분비물에 의해 전파된다. 감염 첫 몇일 동안에는 감염된 비점막으로부터 다량의 바이러스가 나와서 체외에서 수 시간 동안 살아남을 수 있기 때문에 전염력이 매우 높다.

② 증상 및 징후

초기에 코와 인두의 점막이 붉게 부어있고 분비물이 증가한다. 감기의 징후는 다음과 같다.

- 코울혈과 다량의 분비물(콧물, 재채기, 간혹 눈물 흘림)
- 흔히 입으로 숨쉬며, 목소리 변화가 두드러짐
- 목앓이(sore throat)
- 두통
- 미열
- 병감
- 인두로 흐르는 분비물의 자극으로 인한 기침; 급성기가 지난 후 몇일 동안 분비물이 더욱 끈적거리면서 가끔 코막힘과 통증이 지속
- 감염과 염증이 전파되어 인두염, 후두염, 또는 급

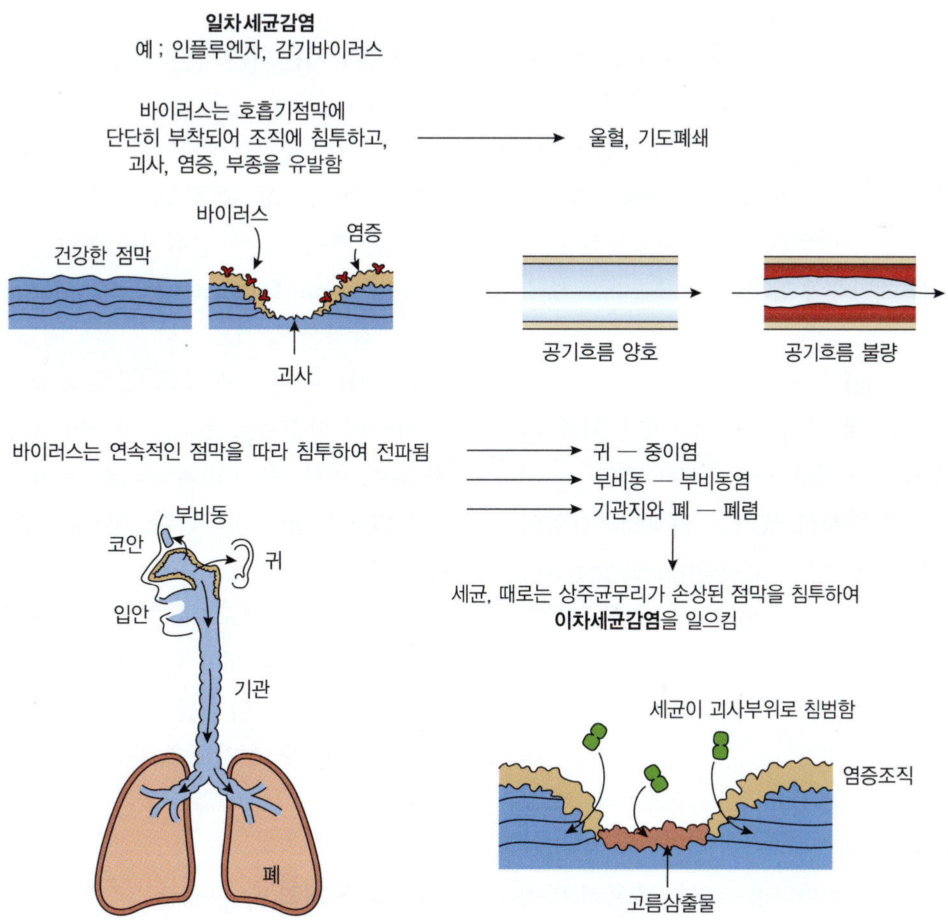

그림 10-2. 바이러스호흡기감염의 합병증

성 기관지염을 유발

치료는 증상에 따라 열과 두통이 있을 때는 acetaminophen, 호흡계의 부종과 울혈에는 충혈제거제(decongestant)를 투여한다. 항히스타민제는 분비물을 줄일 수 있으나 조직이 과도하게 건조해져서 기침을 유발할 수 있다. 분비물을 묽게 하고 쉽게 배출되게 하기 위해 가습기를 사용한다. 감기예방과 치료에 있어 비타민 C의 섭취는 논쟁의 여지가 있다. 항생제는 바이러스 감염을 치료할 수 없으나, 일반적으로 부비동염(sinusitis), 중이염, 기관염과 같이 이차세균감염시 사용할 수 있으며 만성질환자와 같이 고위험 대상자에게 예방적으로 사용될 수 있다. 혼잡한 지역 피하기, 손씻기와 사용한 휴지의 적절한 처리를 통해 다른 사람에게 감기가 전파되는 것을 줄일 수 있다.

인두염과 같이 이차세균감염은 보통 streptococcus가 염증이 있는 괴사된 점막에 침범하여 유발된다(그림 10-2). 고름삼출물이 형성되고, 발열과 같은 전신적 징후가 나타난다. 이러한 세균은 배양을 통해 확인되어야 하며 항균제로 빠르게 치료하여 A군베타용혈폐렴사슬알균에 의해 발생되는 류마틱열이나 사구체신염(glomerulonephritis)을 예방해야 한다.

(2) 부비동염(Sinusitis)

부비동염은 일반적으로 감기나 알레르기에 의해 하나 이상의 부비동(paranasal sinus)에서 코안(nasal cavity)으로의 배액이 막혀서 생기는 이차세균감염이다(그림 10-2). 대부분의 경우 코용종(nasal polyps), 코중격만곡(deviated nasal septum) 또는 호흡기 감염의 결과로 생긴다.

① 병태생리와 병인

일반적인 병인은 폐렴알균(pneumococci), 사슬알균(streptococci) 또는 헤모필러스인플루엔자(*Haemophilus influenza*) 뿐만 아니라 다양한 호흡기 바이러스 및 곰팡이(fungi)가 포함된다. 삼출물이 축적되어 부비동 내 압력이 증가하게 되면 얼굴 뼈에 심각한 통증을 유발하게 된다. 통증은 두통(벌집굴)이나 치통(위턱굴)과 혼동될 수 있다.

② 증상 및 징후

얼굴뼈의 통증 외의 다른 증상은 다음과 같다.

- 코울혈
- 발열
- 목앓이(sore throat)와 같은 다른 징후가 이미 발현됨

진단은 방사선 사진이나 투과조명(transillumination)에 의해 확인될 수 있다. 부비동에서 잘 배액될 때까지 충혈제거제나 진통제가 권장되며, 감염을 완전하게 근절시키기 위해 항생제가 요구된다.

(3) 후두기관기관지염(Laryngotracheobronchitis), 크룹(Croup)

후두기관기관지염은 특히 1~2세 사이의 소아에게 흔한 바이러스성 감염으로 성인의 경우에도 후두염, 기관염, 기관지염에 걸리기도 한다. 일반적인 원인 병원균은 parainfluenza virus와 adenovirus(표 10-2)이다. 감염은 상기도에서 시작되며 코울혈과 기침을 동반한다. 어린 아이들의 경우 후두와 성문밑(subglottis)이 염증으로 붓고 삼출물이 나와 결국 기도폐쇄가 되어 개기침(barking cough, croup), 쉰소리, 들숨협착음의 특징이 나타난다. 상태는 대개 밤에 더 심해진다. 가습기, 샤워기, 크룹 텐트로 제공되는 차고 습한 공기는 종종 기도폐쇄를 완화한다. 감염은 보통 자기한정으로 몇일 내에 완전히 치료된다. 알레르기 경향이 있는 일부 아동들의 경우 민무늬근육(smooth muscle) 연축으로 기도폐쇄를 악화시켜 추가적인 치료가 필요하다.

(4) 후두개염(Epiglottitis)

후두개염은 보통 B형 *H. influenza* 세균에 의해 유발

표 10-2. 아동의 호흡기 질환비교

	후두기관기관지염	후두개염	세기관지염
나이	생후 3개월~3세	3~7세	생후 2~12개월
원인	바이러스	*Haemophilus influenzae*	Respiratory syncytial virus(RSV)
병리	후두와 기관점막의 염증으로 기도가 폐쇄된다.	성문위부분염증과 후두개의 부종으로 기도가 폐쇄된다.	세기관지점막의 염증으로 작은 기도가 폐쇄된다.
발병	점진적	빠름	점진적
징후	쉰소리, 개기침, 들숨협착음, 안절부절(restlessness)	침 흘림, 삼킴곤란, 고열, 아파 보임, 빠른 호흡과 맥박, 삼각 자세	호흡곤란 증가, 돌발기침, 쌕쌕거림, 가슴벽뒤당김, 코 벌렁거림

되는 급성 감염이다. 3~7세 사이의 아동에게 흔하며 성인에게도 유병률이 증가하고 있다. 감염은 후두, 성문위부분(supraglottic), 후두개의 부종을 유발하는데 이 부종은 둥글고 붉은 공모양으로 기도를 폐쇄한다. 발병은 급속히 나타나 발열과 인두통이 진행되며 아동은 삼키기를 거부한다. 침을 흘리며 들숨협착음이 들린다. 아동은 불안하고 창백해 보이며 입을 벌리고 앉은 자세(삼각자세, tripod position)를 취하고 숨쉬기 힘들어 한다. 후두 검진시 반사연축(reflex spasm)과 기도의 완전한 폐쇄를 방지하기 위해 주의가 요구된다. 치료에는 산소 공급, 항균제 치료, 필요시 기관내 삽관이나 기관절개가 포함된다.

(5) 인플루엔자(Influenza, Flu)

인플루엔자는 바이러스감염으로 상기도와 하기도 모두 침범할 수 있다. 인플루엔자 바이러스에는 가장 유행하는 type A, type B, type C의 3가지 형태가 있다. 이 바이러스들은 끊임없이 돌연변이하여 효과적인 면역 기전을 방해하기 때문에 치료를 지연시킨다.

인플루엔자는 발열이 갑작스럽게 발생하며, 피로가 두드러지게 나타나고, 몸이 쑤시고 아픈 점에서 감기와 구별된다. 감기와 비슷하게 경미한 인플루엔자에서는 세균폐렴과 같은 이차문제가 생길 수 있다. 인플루엔자 유행 동안 대부분의 사망은 폐렴으로 인한 것이다.

세균감염이 없다면 증상관련 치료와 지지요법으로 치료한다. amantadine (Symmetrel, Endantadine), zanamivir (Relenza inhaler), oseltamivir (Tamiflu)와 같은 항바이러스제를 성인에게 첫 2일 동안 투여할 경우 다른 사람에게 감염시키는 것을 줄일 뿐 아니라 증상과 기간을 감소시킨다. 바이러스의 잠복기는 1~4일로, 평균 2일이지만 증상이 나타나기 하루 전까지도 바이러스를 전염시킬 수 있으며 증상은 이후 5일 정도까지 유지된다.

백신접종으로 인플루엔자가 예방되므로 예방접종을 추천한다. 예방접종으로도 인플루엔자에 걸린다면 경미한 감염증상이 나타난다. 백신접종 후 면역이 생기기 위해서는 2~3주의 기간이 필요하다.

(6) 성홍열(Scarlet Fever)

*β-hemolytic streptococcus(Streptococcus pyogenes)*에 의해 유발되는 상기도 감염이다. 일반적으로 잠복기는 1~2일이다. 증상은 보통 발열과 인두통으로 시작된다; 오한, 구토, 복통과 병감(malaise)도 발생할 수 있다. 전형적인 "딸기"혀(그림 10-3)는 박테리아가 생산한 외독소에 의해 발생된다. 가슴, 목, 고샅부위, 넓적다리에 생기는 미세한 발진도 특징적이다. 상기도 감염은 심각한 소아질환이지만 대체로 항생제로 치료가 가능하다.

생각해보기 10-2

a. 감기, 부비동염, 인플루엔자, 후두개염의 징후를 비교하시오.
b. 호흡계에서 바이러스 감염 후에 이차세균감염이 발생하는 이유를 설명하시오.
c. 잦은 손씻기가 인플루엔자 전파를 줄이는 이유를 설명하시오.
d. 항균제가 바이러스 감염에는 효과적이지 않은 이유를 설명하시오.
e. 항바이러스제가 어떻게 감염에 작용하는지 서술하시오.

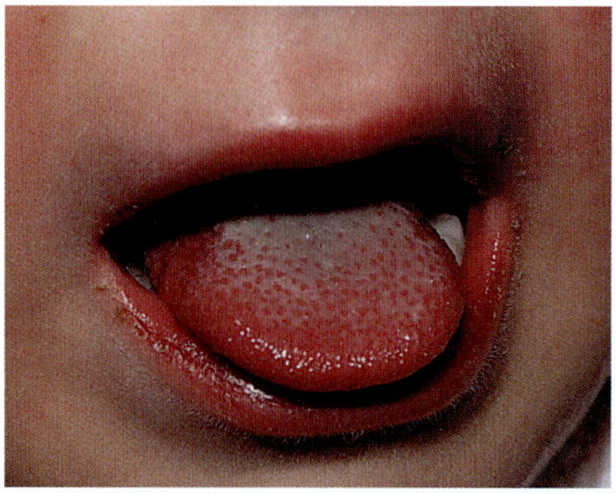

그림 10-3. 성홍열

전형적인 "딸기"혀(*From Zitelli BJ, Davis HW*: Atlas of Pediatric Physical Diagnosis, *ed 4, St. Louis, 2002, Mosby.*)

2) 하기도 감염 (Lower Respiratory Tract Infection)

(1) 세기관지염(Bronchiolitis, RSV Infection)

세기관지염은 2~12개월의 어린 아이들에게 흔하며 myxovirus인 respiratory syncytial virus (RSV)에 의해 유발된다. 입안의 작은방울(droplet)로 직접적으로 전파되며 겨울에 호발한다. 세기관지염의 선행요인은 천식에 대한 가족력, 흡연이다. 세기관지염은 중증도에 있어 다양하다. 바이러스는 작은 기관지와 세기관지에 부종을 동반한 염증과 괴사를 일으키며, 분비물이 증가하고, 작은 기도를 폐쇄하는 기관지연축을 유발한다. 쌕쌕거림, 호흡곤란, 빠르고 얕은 호흡, 기침, 거품소리, 가슴벽뒤당김, 발열, 병감 등의 징후가 포함된다. 부분적으로 폐쇄가 되면 공기가 갇혀 과다팽창하는 부위가 있을 수 있으며(그림 10-13C), 완전 폐쇄로 공기가 없거나 무기폐가 생긴 곳이 있을 수도 있다(그림 10-18). 증상관련 치료, 지지요법을 하며 심한 경우에는 혈액기체를 관찰하여 혈중산소농도를 적절하게 유지해야 한다. RSV-면역글로불린혈청, palivizumab, RSV 단클론항체는 특히 조산아에서 감염의 중증도를 감소시키기 위해 처방될 수 있다.

(2) 폐렴(Pneumonia)

폐렴은 폐에서 발생하는 일차급성감염과 호흡계의 다른 부위나 다른 계통에서 오는 이차감염이 있다. 폐렴은 체액이 정체되고 섬모감소 등 방어기전이 약화될 때 폐내 흡인과 염증에 따라오는 위험한 상태이다. 대부분의 경우 병원체는 바이러스를 흡입하거나, 상주균이 점막을 따라 퍼져가거나, 분비물을 흡인하는 방법으로 폐로 직접 들어간다. 간혹 감염이 혈액을 매개로 발생하기도 한다.

① 폐렴의 분류

폐렴을 분류하기 위해 매우 많은 방법이 이용될 수 있다. 원인이 되는 병원체, 감염 부위, 병태생리적 변화, 역학적 자료에 따라 분류할 수 있다.

예를 들어 원인 병원체로는 바이러스, 세균, 곰팡이(fungus)가 있다. 흡인(aspiration) 후에 나타나는 폐렴에서 많은 수의 미생물이 포함된다. 보통의 경우 엽성 폐렴(lobar pneumonia)은 세균성이며, 가장 흔한 병원체는 pneumococcus이고, 다른 원인균으로는 *Staphylococcus aureus*, *Legionella*(레지오넬라병, Legionnaire's disease)이다. 중증 폐렴알균폐렴(pneumococcal pneumonia)의 경우 항균제가 신속히 처방되기 때문에 지금은 흔하지 않지만 여전히 만성질환자에게는 매우 위협적이다. 가장 흔한 일곱 가지 폐렴의 병원체를 방어할 수 있는 백신은 65세 이상의 노인 뿐 아니라 만성 호흡기질환이나 심혈관질환자에게 도움이 된다.

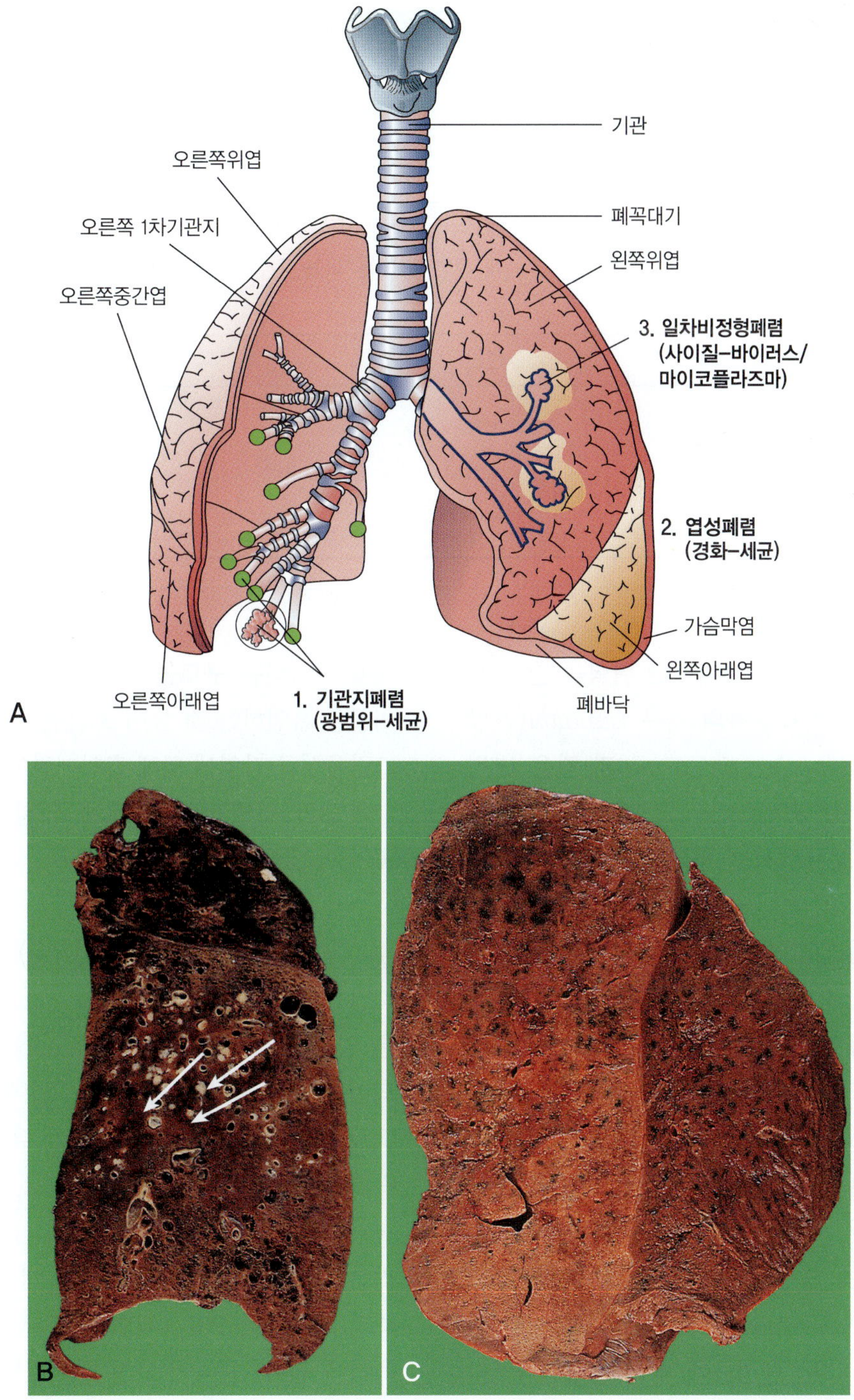

그림 10-4. A. 폐렴의 종류. B. 기관지폐렴. 경화된 부분과 고름으로 가득찬 기관지(화살표)를 보여주는 폐의 단면. 또한 상엽에 폐기종이 있음. C. 엽성폐렴. 폐포내의 염증성 삼출물의 축적으로 인해 엽전체가 균일하게 경화(밝은색)됨. (*B and C From Cross D* : Underwood's Pathology: A Clinical Approach, *ed 6, Baltimore, Churchill Livingstone, Elsevier, 2013.*)

표 10-3. 폐렴의 형태

	엽성폐렴	기관지폐렴	사이질폐렴(일차비정형폐렴)
분포	1개 또는 2개 엽	분산된 작은 부위	분산된 작은 부위
원인	*Streptococcus pneumoniae*	다양한 세균	인플루엔자 바이러스 *Mycoplasma*
병태생리	폐포벽의 염증 및 세포, 섬유소, 체액이 폐포로 새어나와 경화를 일으킴 가슴막의 염증이 있을 수 있음	폐포의 염증 및 고름삼출물, 종종 이전에 고인 분비물 또는 자극으로 인해 발생	폐포 주변의 사이질 염증 기관지상피의 괴사
발병	갑자기 발병, 급성	완만	다양
징후	고열, 오한 쇠녹가래를 동반한 기침 침범된 엽에 거품소리가 청진되며 점차 호흡음이 사라짐	미열 황록색 가래를 동반한 기침 호흡곤란	다양한 종류의 열, 두통 근육통 가래가 없는 마른 기침

재예방접종은 필수적인 것은 아니지만 위험을 줄일 수 있을 것이다. 면역억제 대상자의 경우 *Candida*(곰팡이)나 쥐폐포자충(*Pneumocystis carinii*)과 같은 병원균이 폐렴을 유발할 수 있다.

감염부위에 따른 분류에서는 병터가 폐에 광범위하게 퍼져있을 수도 있고, 하나의 엽에만 있을 수도 있다(그림 10-4). 바이러스로 인한 폐렴의 경우 병태생리적 변화가 일차적으로 사이질조직이나 폐포(alveolar) 중격에서 일어난다. 폐렴알균폐렴의 경우 폐포는 염증화되어 삼출물이 생기고 결과적으로 엽 내에 고형 덩어리가 생긴다.

역학적 분류 중 병원내폐렴(병원에서 감염됨)은 저항력이 떨어지는 노인, 쇠약한 사람, 영양부족 대상자, 면역억제 대상자에게 영향을 준다. 이러한 경우 감염은 종종 *Klebsiella pneumoniae* 또는 *Pseudomonas aeruginosa*와 같은 그람 음성균에 의해 발생된다. 지역사회획득(community acquired)폐렴은 바이러스성이거나 세균성일 수 있다. 이것은 심혈관질환이나 호흡기질환을 앓는 사람 뿐 아니라 인플루엔자를 앓은 건강한 사람에게도 영향을 줄 수 있다. 흡인폐렴은 병원내폐렴일 수도 있고 지역사회획득폐렴일 수도 있다. 종종 조직을 자극하는 구토물이나 코인두(nasopharyngeal) 분비물을 흡인하는 것 등이 포함된다. 치주병이 있는 경우 그람음성균 감염에 의해 흡인폐렴이 생길 수 있다.

폐렴의 일반적인 형태에 대한 간단한 비교는 표 10-3에 있다.

② 엽성폐렴(Lobar Pneumonia)

엽성폐렴(폐렴알균폐렴, pneumococcal pneumonia)은 일반적으로 폐렴알균(pneumococcus)에 의해 유발되며 감염은 하나 또는 두개의 엽에 국한된다(그림 10-5). 이러한 미생물은 간혹 증상 유발없이 코인두에 집락화한다. 진행 첫단계는 울혈로, 폐포벽에서 염증과 혈관울혈이 진행되며 폐포 내에 삼출물이 형성된다. 이러한 변화는 산소 확산을 심하게 방해한다. 다음으로 중성구(neutrophil), 적혈구, 섬유소가 폐포 삼출물에 축적이 되어 엽 내에 고형 덩어리를 형성하며, 이를 경화(consolidation)라고 한다. 삼출물 내에 있는 적혈구는 엽성폐렴과 관련 있는 전형적인 쇠녹(rusty) 가래를 형성한다. 결국 적혈구는 파괴되고 감염이 치료되면서 대식세포(macrophage)는 삼출물을 파괴하여 배출해내고 흡수될 수 있도록 한다. 염증과정에 일반적으로

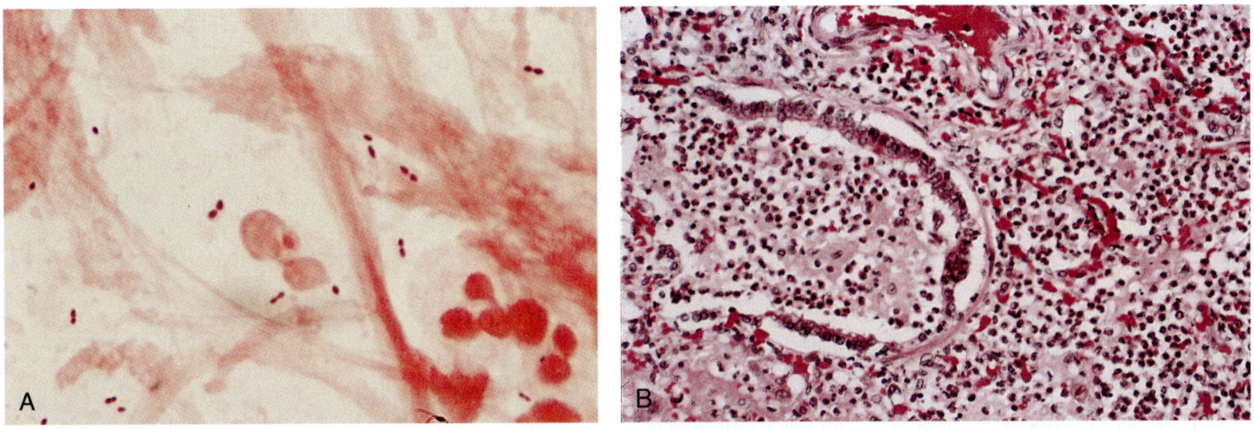

그림 10-5. 엽성폐렴(폐렴알균폐렴)

A. 호흡기 분비물에 폐렴알균을 암시하는 그람양성쌍알균이 포함되어 있음. B. 기관지폐렴. 기관지와 폐포주변에 중성구가 있음. (A *From de la Maza LM, Pezzlo MT, Baron EJ*: Color Atlas of Diagnostic Microbiology, *St. Louis, 1999, Mosby.* B *From Damjanov I*: Pathology for the Health Professions , *ed 5, St. Louis, 2017, Elsevier.*)

엽 전체가 포함되기 때문에 인접한 가슴막이 종종 침범되어 가슴막염 부위에 가슴막통이 발생한다. 또한 감염은 가슴막안(pleural cavity)으로 퍼져 축농(empyema)을 야기한다. 신속히 치료하지 않을 경우 고름집(abscess)은 가슴막 사이를 부착시켜 환기를 억제한다. 흉부 X선으로 감염의 특징적 분포를 확인할 수 있으며 가래의 배양으로 원인균을 확인할 수 있다.

폐포가 삼출물로 차게 되면 가스교환이 감소되고 특히 산소교환이 영향을 받는다. 그리고 침범받은 엽의 혈류가 감소된다. 이로 인해 저산소증이 나타나고 감염으로 인해 대사율이 증가되면서 산소요구량이 증가되기 때문에 저산소증은 더 심해지게 된다. 산소부족은 또한 대사산증을 야기한다. 고열, 과다환기, 부적절한 수분섭취로 탈수가 나타날 수 있다.

폐렴알균폐렴의 전형적인 특징은 다음과 같다.

- 갑작스런 발병
- 전신적 징후 : 오한을 동반한 고열, 심한 피로, 백혈구증가
- 호흡곤란, 빠른호흡, 빈맥
- 부목고정으로 인해 가슴막염통증 또는 침범부위의 폐확장의 억제
- 침범된 엽에서 거품소리가 초기에 청진되며, 경화가 진행됨에 따라 사라진다.
- 가래가 동반되는 기침이 있으며 가래는 전형적으로 쇠녹빛(rusty)을 띤다.
- 감염이 심각해지고 여러 엽이 침범될 경우 정신이 혼미해지고 지남력이 상실된다.

치료에는 penicillin과 같은 항균제 처방과 함께 수분, 해열제, 산소공급과 같은 지지적 치료도 포함된다. 폐렴알균백신(pneumococcal vaccine)은 한번 접종으로 평생 면역이 되며, 특히 노인과 다른 질환으로 위험한 대상자에게 추천된다.

③ 기관지폐렴(Bronchopneumonia)

기관지폐렴은 감염이 양쪽 폐, 특히 아래엽에서 광범위하게 발생한다. 한 종류 이상의 미생물이 감염을 일으키며 기관지점막에서 시작하여 폐포로 퍼져간다. 많은 경우 상부에서 내려와 폐에 고여있는 분비물은 미생물에 의해 감염이 되며, 특히 부동 대상자가 위험하다(침강폐렴, hypostatic pneumonia). 폐포에 염증 삼출

물이 형성되면 산소확산을 방해한다. 발병은 완만하게 나타나는 경향이 있으며 미열, 기침, 거품소리를 동반하기도 한다. 울혈로 인해 고름가래가 나오는 기침을 유발하며 보통 가래는 노랗거나 녹색을 띤다. 가래의 배양과 민감성 검사로 적절한 항균제를 선택한다. 보통 폐손상 없이 회복된다.

④ 레지오넬라병(Legionnaires' Disease)

레지오넬라병은 그람음성세균인 *Legionella pneumophila*에 의해 야기되는 폐렴이다. 이 균은 에어컨 안이나 온천(spa)과 같은 따뜻하고 습한 환경에서 번식한다. 병원이나 기타 시설에서 병원내감염으로 발생하며 특히 폐질환을 가진 사람들에게 잘 나타난다. 이 병은 1976년 회합(재향군인회)에서 많은 사망자가 발병되기 전까지는 잘 알려지지 않았다. 이 균은 폐의 대식세포 내에서 발견되고 특별한 배지가 필요하기 때문에 확인하기가 어렵다. 치료받지 않는다면 감염은 심한 울혈과 경화를 일으키며 폐 내의 괴사가 일어나 치명적인 결과를 초래할 수도 있다.

⑤ 일차비정형폐렴(Primary Atypical Pneumonia, PAP)

일차비정형폐렴은 원인균(바이러스, 마이코플라스마)과 병태생리(사이질염증)가 전형적인 폐렴과는 다르다.

마이코플라스마폐렴균(*Mycoplasma pneumoniae*)은 매우 작은 세균으로 세포벽이 약해서 다양한 형태를 띤다. 이 균은 일반적으로 상기도에서 발견된다. 마이코플라스마 폐렴은 청소년이나 젊은 성인에게 흔하다. 공기에 의해 전파되지만 전염력이 높지는 않다. 잦은 기침은 중요한 징후이다. 마이코플라스마는 erythromycin이나 tetracycline 치료에 반응한다.

바이러스폐렴은 adenovirus나 RSV 뿐만 아니라 종종 인플루엔자 A, B에 의해 유발된다. 감염은 종종 완만하게 발생되는데, 상기도 점막의 염증으로 시작되며 하행하여 폐까지 침범한다. 이 병원균은 작은 양의 폐포삼출물과 함께 광범위하게 사이질 염증을 형성한다. 그러므로 가래가 없는 마른기침을 하며 거품소리가 들리지 않는다. 일차비정형폐렴의 발병은 종종 마른기침, 쉰소리, 목앓이, 두통, 미열, 병감 등으로 모호하게 나타난다. 감염은 보통 자기한정이다.

*Chlamydial pneumoniae*에 의해 유발되는 클라미디아 폐렴(chlamydial pneumonia) 또한 일차비정형폐렴과 인두염의 원인으로 고려된다. 감염은 종종 경미하여서 진단되지 않는 경우도 있다.

⑥ 쥐폐포자충 폐렴 (Pneumocystis Carinii Pneumonia, PCP)

이것은 비정형폐렴이며, 기회감염으로 후천면역결핍증후군(AIDS, acquired immunodeficiency syndrome) 환자에게 종종 치명적인 감염이 된다. 이것은 미숙아에게 폐렴을 유발할 수 있다. 이 병원균은 예전에는 원생동물(protozoa)로 분류되었으나 이제 곰팡이로 간주된다. 호흡시 흡입되어서 폐포세포에 접촉하게 되면 광범위 사이질 염증과 괴사를 야기하고 폐포는 삼출물과 곰팡이로 차게 되어 낭포모양이 된다. 발병은 호흡곤란과 마른기침으로 두드러진다. CD4 T세포가 적은 AIDS 환자를 위해 sulfame-thoxazole-trimethoprim 혼합제, pentamidine aerosol과 같은 예방적 약물이 처방된다.

(3) 코비드-19(COVID-19; Coronavirus Disease-19)

이 질환은 사스-CoV-2 바이러스(SARS-CoV-2 virus)에 의해 발생한다. 중국 우한에서 시작되었지만, 정확히 어떻게 유입되고 확산되었는지에 대해서는 여전히 조사 중이다. 이 바이러스의 독특한 병태생리적 특성은 폐의 세포에 빠르고 단단하게 부착하고, 사이토카인 폭풍을 유발하는 것이다(제6장 참고). 특히 고령 환자(≥60세)에서 뿐만 아니라 면역력이 저하되거나 심각한 기저질환을 가진 환자에서 심각하게 나타난다. 이러한 질환에는 비만, 만성 폐질환, 당뇨병, 천식, 만성 신장질환, 간질환, 혈색소 장애 및 심각한 심장질환이 포함될 수 있다. 건강한 젊은이(어린이부터 청소년까지)에서의 감염은 무증상으로 나타날 수도 있다.

① 병태생리

바이러스는 외피가 있는 단일 가닥의 양성센스(positive sense) RNA 바이러스이다. 중증급성호흡증후군(SARS)과 중동호흡증후군 바이러스가 속해있는 코로나바이러스과이다. 이 바이러스에 의해 야기된 사이토카인 폭풍의 정확한 촉발 기전은 아직 완전히 알려지지 않았지만, 폐조직의 심각한 염증반응으로 폐렴과 폐조직 손상이 발생한다. 또한 중환자의 경우 급성호흡곤란증후군(ARDS), 쇼크, 뇌병증, 심근 손상, 심부전, 응고 기능 장애, 급성 신장 손상 등이 나타날 수 있다.

② 증상 및 징후

증상 및 징후는 나이, 일반적인 건강상태, 기본적인 의학적 상태와 같은 다양한 요인에 따라 달라진다. 이 질병의 일반적인 증상은 다음과 같다:

- 발열이나 오한
- 기침
- 재채기
- 호흡 곤란/숨가쁨
- 피로
- 일시적인 미각 상실
- 근육통/몸살
- 두통
- 목앓이
- 구역/구토
- 울혈(congestion)
- 노인에서 혼동(confusion)

일반적인 증상들의 발현은 사람마다 매우 다르다.

③ 진단검사

검사는 크게 두 가지, 항체(혈청학적) 검사와 진단검사가 있다.

항체검사는 감염에 반응하여 신체에서 생성된 항체의 존재를 감지하기 때문에 개인이 감염되었는지의 여부를 나타낸다. 지금은 심각한 감염이나 면역력이 약한 사람들을 치료하기 위해 사용될 수 있는 혈장을 기증하기에 적합한지 식별하는 데 일차적으로 사용되고 있다.

진단검사는 바이러스 유전 물질의 존재 또는 단백질을 식별하는 것이다. 사용되는 방법은 주로 중합효소사슬반응(polymerase chain reaction, PCR)과 항원검사이다.

④ 치료

현재 1차 치료 방법은 지지요법을 포함한다.

- 진통제(이부프로펜 또는 아세트아미노펜)
- 기침 시럽 또는 약물
- 휴식
- 수분섭취

환자상태가 중증인 경우 기계적 인공호흡과 corticosteroid dexamethasone이 치료에 사용될 수 있다. 치료 또는 예방을 위한 다수의 약물개발 연구가 진행되고 있다. 이 중에는 말라리아 치료제인 hydroxyquinilone을 항생제 또는 광범위 항바이러스제인 remdesivir와 병용 사용하는 연구도 있다. 감염에서 회복된 개인의 혈장을 사용 하는 회복기 혈장요법(convalescent plasma therapy) 이 승인되어 사용되는 경우도 있다.

(4) 결핵(Tuberculosis, TB)

결핵은 발병률이 감소하고, 감염이 잘 통제되고 있다고 생각하였으나, AIDS 환자가 있는 아프리카 같은 특정 지역에서 매년 새로운 환자들이 발생하면서 최근 전 세계적으로 발생률이 증가하고 있다. 새롭게 발생된 사례의 1~2%는 다약제내성 형태를 가지며, 지역사회 내에서의 감염과 전파의 통제가 어렵다. 결핵은 빈곤하고 인구가 과밀되어 있는 지역에서 나타나는 질환이다. 미국에서 매년 예상되는 새로운 환자발생은 많은 지역에서 감소되고 있다. 그러나 AIDS감염과 노숙자들이 많은 지역에서의 결핵 발생률은 개발도상국과 거의 비슷하다. 많은 경우에서 진단받지 않고 잠재된 상태로 있기 때문에 결핵의 감염률을 추정하기는 어렵다. 진단된

감염자의 10% 정도만이 활동성 폐결핵으로 진행된다. 전세계적으로 20억의 인구가 감염되어 있으며, 매년 2,000명 정도가 사망하고, HIV양성인 결핵환자에서 사망률이 가장 높다.

① 병태생리

결핵은 일반적으로 *Mycobacterium tuberculosis*에 의해 야기되는 감염으로 일차적으로 폐에 침범하나 다른 기관에도 잘 침투한다. *Mycobacterium*은 항산성, 호기성으로 천천히 자라는 막대균(bacillus)이며, 건조함과 많은 소독제에 다소 저항성이 있다. 이 균은 건조한 가래에서 몇 주간 생존가능하다. 자외선, 열, 알코올, glutaraldehyde, 포르말린에 의해 파괴된다. 신체의 정상적인 방어기전에 의해 병원균이 파괴되지 않도록 세포벽이 오히려 균을 보호하게 된다. 따라서 중성구의 정상적인 반응인 감염과 고름삼출물 생성 반응도 나타나지 않는다.

결핵의 발병은 2단계로 일차감염(TB infection, 결핵감염)과 이차 또는 재감염(TB disease, 결핵질환)이 있다(그림 10-6). 일차감염(primary infection)은 병원균이 처음으로 폐에 들어와서 대식세포에 의해 삼켜져, 국소적인 염증반응을 일으킬 때(주로 상엽주변부) 발생한다. 결핵균의 일부는 림프절로 이동해서 세포매개 과민반응(Type Ⅳ)을 활성화한다. 염증부위에서 림프구와 대식세포는 밀집되어 육아종(granuloma)을 형성한다. 육아종에는 막대균이 포함되며(이 중 일부는 생존한 상태) 결절(tubercle)을 형성한다. 결절의 중앙에는 치즈괴사(cascation necorosis)가 진행되어 치즈 같은 물질(죽은 대식세포와 괴사조직으로 구성)이 형성된다. 건강한 사람은 이러한 침입을 견딜 수 있어서 병변이 매우 작게 남게 되며 섬유성 조직에 의해 둘러싸이게 되고 결국 석회화된다. 폐와 림프절에 있는 이러한 병변을 곤 복합체(Ghon complex)라고 부른다. 석회화가 진행될 때 방사선 사진에서 결절이 관찰된다. 결핵균은 몇 년 동안 결절 내에서 휴면 상태로 생존하며 잠재적 위험인자가 된다. 대상자의 저항력과 면역반응이 높으면 결핵균은 결절에 의해 싸여 있게 된다. 즉 결핵균에 노출되어 감염이 되었지만 활동성 질병을 가지고 있지 않고 증상이 없는 상태이다. 6~8주 정도면 면역반응이 완성된다. 이러한 상태를 일차감염 또는 잠복감염이라고 한다.

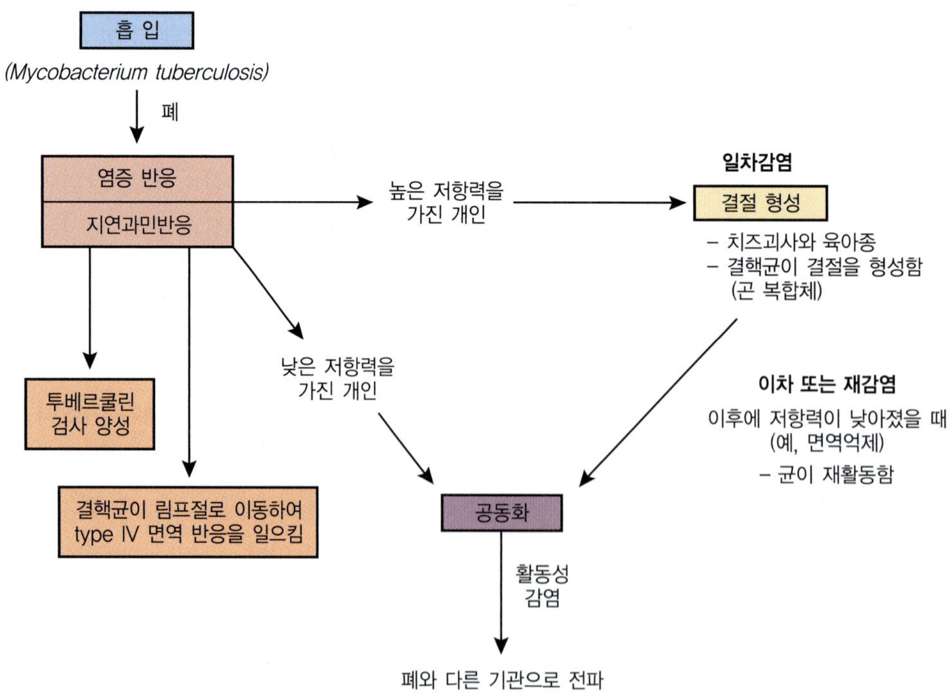

그림 10-6. 결핵의 진행

*Mycobacterium*에 의해 최초로 시작된 과민반응은 투베르쿨린검사(Mantoux tuberculin test)의 근거가 되는데 이는 결핵균에 대한 노출 여부를 검사하는데 쓰인다. 노출되어 수 주가 지난 후 과민반응이 형성되며, 결핵균에서 추출한 정제된 단백질에 대한 반응으로 피부에 양성 반응(단단하고 붉게 융기된 큰 경결 부위)을 나타낸다. 흉부 X선과 가래 배양검사로 활동성 감염이 존재하는지에 대한 진단을 할 수 있다.

저항력이 낮은 대상자의 경우 일차결핵감염은 조절되지 못하고 활동성 감염으로 진행되며 폐를 통해 다른 기관으로 퍼져 나가 이차감염 또는 재감염과 유사한 상태로 된다.

좁쌀(miliary) 또는 폐바깥결핵(extrapulmonary tuberculosis)은 급속하게 진전된 형태로 많은 육아종이 폐의 넓은 부위를 침범하고 급속히 순환계로 퍼져 뼈와 신장(kidney)과 같은 다른 조직으로 번지게 된다. 이러한 감염의 형태는 소아나 면역이 억제된 대상자에게 흔하다. 폐바깥결핵에 감염된 대상자가 기침 증상이 없다면 전염성을 고려하지 않아도 된다.

이차결핵(secondary tuberculosis) 또는 재감염(reinfection) 결핵은 활동성 감염의 단계이다. 일차감염 몇 년 후에 결절 내에 숨어있던 결핵균이 숙주의 저항이 낮아졌을 때 재활동하면서 발생한다. 간혹 균에 의한 새로운 침입이 있을 수 있다. 병원균이 많아지면 조직이 파괴되면서 넓은 부위에 괴사가 형성된다. 폐에 큰 개구부(open area)를 형성하고 기관지와 혈관에 미란이 생기는 공동화(cavitation)가 진행된다(그림 10-7). 혈관이 손상되면서 일반적으로 객혈이 있다. 공동화와 함께 병원균이 폐의 다른 부위로 퍼져나가는 것이 진행되고 가래 내에 결핵균이 존재하면서 다른 사람에게 전파될 수 있다. 가슴막안으로 감염이 전파되어 가슴막염이나 가슴막부착을 유발할 수 있다.

기침이 있고 가래 배양검사가 양성이거나 흉부 X선 검사에서 공동화가 보이는 대상자는 전염성이 있는 것으로, 기침을 할 때 입을 막기, 다른 사람과 접촉시 마스크 착용, 다른 사람과 밀접한 접촉 피하기 등의 적절한 호흡계 위생 방법이 적용되어야 한다.

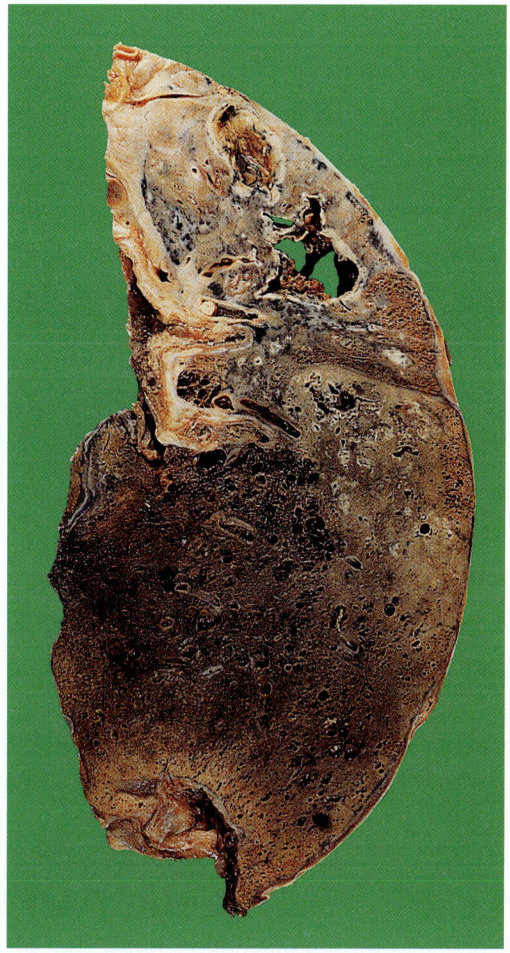

그림 10-7. 오른쪽상엽의 꼭대기에서 공동화와 흉터를 보이는 이차폐결핵. (*From Cross D* : Underwood's Pathology: A Clinical App-roach, *ed 6, Baltimore, Churchill Livingstone, Elsevier, 2013.*)

② 병인

*M. tuberculosis*는 활동성 감염 상태인 사람의 입의 작은방울을 통해 전파되어 폐로 흡입된다. 우유를 저온살균하지 않는 일부 국가에서는 결핵이 소에서 감염되는 우결핵균(*Mycobacterium bovis*)에 의해 유발된다.

결핵은 혼잡한 지역에 사는 사람들과 면역결핍, 영양부족, 알코올중독, 전쟁, 만성질환으로 인해 저항력이 낮아진 사람들에게 자주 발생된다. 유전적 민감성이 있을 수 있으며 아동의 경우 쉽게 감염된다. 결핵 발병률이 증가한 요인으로는 빈번한 여행, 영양부족과 다른 질병을 가진 노숙자의 증가, AIDS 환자에서 감염의 발생, 다약제내성 변종균 증가등이 있다.

③ 증상 및 징후

일차결핵은 증상이 없다. 이차 또는 활동성 결핵의 발병은 완만하게 나타난다. 전신 징후가 먼저 나타나는데, 다음과 같이 모호하다.

- 식욕부진(anorexia)
- 병감
- 피로
- 체중감소
- 오후에 미열과 야간 발한
- 기침이 지속되면서 점차 심해지고 공동화가 진행되어 가래가 많아짐
- 고름가래가 나오며 종종 혈액이 섞임

④ 진단검사

초기 노출 또는 일차감염은 투베르쿨린 양성반응으로 알 수 있다. 그러나 결핵을 예방하기 위해 BCG (Bacillus Calmette-Guérin)를 접종받았거나 이미 투베르쿨린 양성반응이었던 대상자에게는 위양성을 나타낼 수 있으므로 의미가 없다. 활동성 감염은 흉부 X선 촬영, 가래의 항산염색과 가래 배양검사(오랜 시간 요구됨)로 확진될 수 있다. CT scan은 전형적인 흉부 X선 촬영에 비해 결핵병변을 진단하는데 더 민감하다. 균의 유전적 물질을 검사하는 핵산증폭검사(Nucleic Acid Amplification)로 더 신속하게 확진할 수 있다. 의료인이 정기적으로 결핵검사를 하는 것이 관례이며, 다른 감염 증상이나 증후 없이 새롭게 투베르쿨린 양성반응을 보이는 경우에 예방적인 투약이 요구된다. 자세한 프로토콜은 기관에 따라 다양하다.

⑤ 치료

잠복결핵(latent TB) 대상자는 무증상일 수 있지만, 활동성 결핵으로 진행하는 것을 막기 위한 예방요법이 권장되는 위험 그룹이다. 1차 약물치료로 다음의 약물이 사용된다.

- Isoniazid (INH)
- Rifapentine
- Rifampin

전염성 결핵환자인 경우 일반적으로 가정이나 종합병원에서 치료를 받는다. 결핵균을 완전히 박멸하고 내성의 위험을 줄이기 위해 병용약물로 장기간 치료가 권장된다. 치료기간은 환자의 상태에 따라 6개월에서 1년 또는 그 이상으로 다양할 수 있다. 선택되는 약물은 다음과 같다.

- Isoniazid (INH)
- Rifampin
- Ethambutol
- Pyrazinamide
- Streptomycin

치료 1~2개월 후에는 가래 검사상 결핵균이 음성으로 나타나며 전파 위험이 줄어들게 된다. 전체 치료기간 동안 약물치료에 대한 환자의 이행은 감염을 박멸하고 약물내성균을 예방하는데 필수적이다. 세계보건기구(WHO)는 모든 환자에서 직접 복약확인 치료법(Directly Observed Therapy ; DOT)을 추천한다. DOT프로그램은 치료 프로토콜에 따른 각각의 약 용량의 복용을 감시하는 보건의료인이 필요하다.

환자와 접촉한 사람은 1년 동안 예방적 isoniazid를 복용하고, 투베르쿨린 검사도 받도록 한다. 북미에서 BCG 백신은 특히 성인에 있어 충분히 효과적이지 않고 피부반응 검사를 방해한다는 이유로 널리 사용되지 않는다. 많은 나라에서 BCG 예방접종이 계속적으로 이루어지고 있기 때문에, 건강기록시 BCG 예방접종을 포함해야 한다. 북아메리카에서는 증상이나 병력이 없는 경우라도 출생 후 1년까지 모든 아기가 결핵검사를 받아야 한다.

생각해보기 10-3

a. 엽성폐렴의 원인균과 2가지 중요한 징후에 대해 기관지 폐렴과 비교하시오.
b. 부동 대상자에게 있어 어떤 요인이 기관지폐렴을 촉진하는가?
c. 결핵을 앓는 대상자에게 결절과 공동화(cavitation)의 의미에 대해 기술하고 설명하시오.
d. *M. tuberculosis*에 감염된 사람과 이 균의 전파를 차단하는 의료인이 숙지해야 하는 특별한 주의사항에 대해 기술하시오.

(5) 히스토플라스마증(Histoplasmosis)

곰팡이 감염인 히스토플라스마증은 미국 중서부에서 흔하다.

① 병태생리와 병인

Histoplasma capsulatum 곰팡이와 포자가 먼지 입자로 흡입이 될 수 있다. 기회감염으로 발생하는 히스토플라스마증은 곰팡이가 잘 전파되고 전신에 쉽게 퍼지는 AIDS 환자에게 흔하다. 곰팡이는 대식세포 내에 기생하는 것으로 발견되었다.

히스토플라스마증의 효과는 결핵과 유사하여 초기단계에서 종종 무증상으로 나타나며 일부 감염은 활동성 감염인 2차단계로 발전한다. 2차단계에서는 폐에 육아종이 형성되고 괴사와 경화가 나타나며 다른 기관으로 전파될 수 있다.

② 증상 및 징후

증상은 다음을 포함한다.

- 기침
- 심한 피로
- 발열
- 야간 땀남

히스토플라스마증은 피부반응 검사를 통해 결핵과 구별되며 병원균 배양으로 확진할 수 있다. 최근 치료에는 항진균제인 amphotericin B (Fungizone)가 포함된다.

(7) 탄저(Anthrax)

탄저는 사람과 가축의 피부, 호흡계 및 위장관의 세균성 감염이다. 비록 선진국에서는 드물지만, 생물학적 무기로써 관심이 증가하고 있다.

① 병태생리와 병인

원인균은 회백색의 아포(spore)를 형성하여 오랜기간 생존할 수 있는 그람양성 막대균이다. 탄저균을 흡입(inhalation)한 경우 1~7일의 잠복기를 거쳐 독감과 유사한 증상을 나타낸다. 3~5일 이내에 X-ray상 세로칸(mediastinum) 확장 및 열을 동반한 심한 급성 호흡곤란이 나타난다. 균에서 유리된 독에 의해 쇼크가 급격히 나타난다. 2001년 워싱턴 DC에서 탄저균 노출사태 때의 치사율은 45%였다.

② 증상 및 징후

탄저의 형태에 따라 증상이 다르게 나타난다.

피부형태(cutaneous form) :

- 가려움증이 있는 물집/혹(blisters/bumps)
- 궤양(sore) 주변 부기(swelling)
- 물집/혹으로부터 생겨난 중심부가 검은 통증은 없고 개방된 피부 궤양
- 얼굴, 목, 팔 또는 손의 잦은 궤양

흡입형태(inhalation form) :

- 발열과 오한
- 가슴불편함(chest discomfort)
- 숨가쁨
- 혼란 또는 현기증
- 기침
- 구역, 구토, 또는 복통
- 두통
- (자주 흠뻑 젖을 정도의) 땀
- 극도의 피곤함
- 몸살

위장관형태(Gastrointestinal form) :

- 발열과 오한
- 목 또는 목부위 분비선의 부기
- 목앓이
- 삼킴 시 통증
- 쉰소리
- 구역과 구토, 특히 피가 섞인 구토
- 설사 또는 피가 섞인 설사
- 두통
- 얼굴 홍조 및 충혈된 눈
- 복통
- 실신
- 복부(위)의 부종

탄저는 항균제인 ciprofloxacin으로 치료하는데, 탄저 항독소(anthrax antitoxin)를 함께 사용하기도 한다. 일반적으로 몇 개의 항독소는 항균제와 함께 사용된다. 탄저균 감염이 의심되는 경우, 보건소와 행정기관에 반드시 알려야 한다. 감염원이 확인되고 제거되기 전까지 엄격한 호흡기 차단법이 적용되어야 한다.

탄저를 예방하기 위한 동물백신은 북미지역에서 흔히 이용된다. 연구실에서 미생물을 다루는 일을 하는 사람이나, 동물탄저에 걸리기 쉬운 지역에서 수입된 동물피혁을 다루는 사람, 군인의 경우 탄저백신을 접종받는 것이 추천된다. 임산부의 경우 탄저백신을 접종받지 않아야 한다.

4. 폐쇄폐질환(Obstructive Lung Diseases)

1) 낭성섬유증(Cystic Fibrosis, CF)

낭성섬유증은 아동에게 흔한 유전질환이다. 낭성섬유증의 유병률은 부모의 인종에 따라 달라, 미국에서 백인, 유럽 가계의 경우 3,419명 중 1명에서, 아프리카 가계인 경우는 12,163명 중 1명이 발생한다. 캐나다에서는 3,600명 중 1명이 발생한다. 2006년에 낭성섬유증 대상자의 평균 생존나이는 37세이었다. 우리나라에서 낭성섬유증은 희귀질환으로 지정되어 있으며, 폐증상을 동반한 낭성섬유증 환자가 2021년 5명(남3, 여2) 발생하였다. 조기에 진단하고 감염을 예방하기 위해 많은 지역에서 신생아 선별 프로그램에 낭성섬유증을 포함한다.

(1) 병태생리

낭성섬유증은 종종 점액점착증(mucoviscidosis)으로 불리는 흔한 유전질환이다. CFTR (cystic fibrosis transmembrane conductance regulator)유전자에 여러 돌연변이가 밝혀졌으며 염화 이온을 세포막 내로 이동시키는 단백질과 관련이 있다. 이 단백질의 결손으

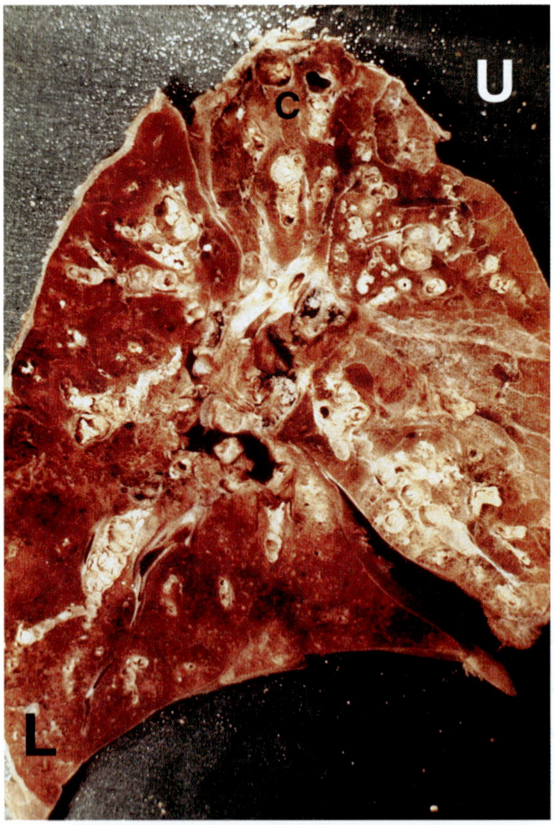

그림 10-8. 말기 낭성섬유증에서의 폐

상엽 및 하엽에 여러 감염부위(하얀 고름 주머니)를 보임(*From Kleinerman J, Vauthy P*: Pathology of the Lung in Cystic Fibrosis, *Atlanta, 1976, Cystic Fibrosis Foundation.*)

로 외분비샘에서 끈적거리는 점액과 같이 비정상적으로 진한 분비물이 발생된다. 낭성섬유증의 일차적인 영향은 폐와 췌장(pancreas)에서(다른 조직은 덜 영향 받음) 나타나며 끈적거리는 점액으로 관이 막히게 된다.

폐내의 점액은 세기관지, 작은기관지에서의 공기흐름을 막아 공기가 갇히게 되거나 무기폐를 초래하여 기관지 벽에 영구적인 손상을 일으킨다(그림 10-8). 정체된 점액은 세균성장의 좋은 배지가 되기 때문에 감염이 흔하며 폐 조직의 점진적인 파괴가 진행된다. 낭성섬유증 대상자에게 감염을 유발하는 병원균은 일반적으로 *Pseudomonas aeruginosa*와 *Staphylococcus aureus*이다. 섬유화와 폐쇄가 진행됨에 따라 기관지확장증과 폐기종으로의 변화가 자주 관찰된다. 결국 호흡부전이나 폐심장증(cor pulmonale)으로 진행된다.

소화계에서 나타나는 비정상의 첫 징후는 신생아때 나타나는 태변장폐색증(meconium ileus)이다. 이것은 출생시 신생아의 소장이 점액에 의해 막혀서 생후 태변을 빨리 배출하지 못하는 것을 말한다(그림 10-9). 췌장의 외분비관이 막히게 되어 소장으로 분비되는 췌장 소화효소가 결핍된다. 폐쇄와 분비물 역류는 결국 랑

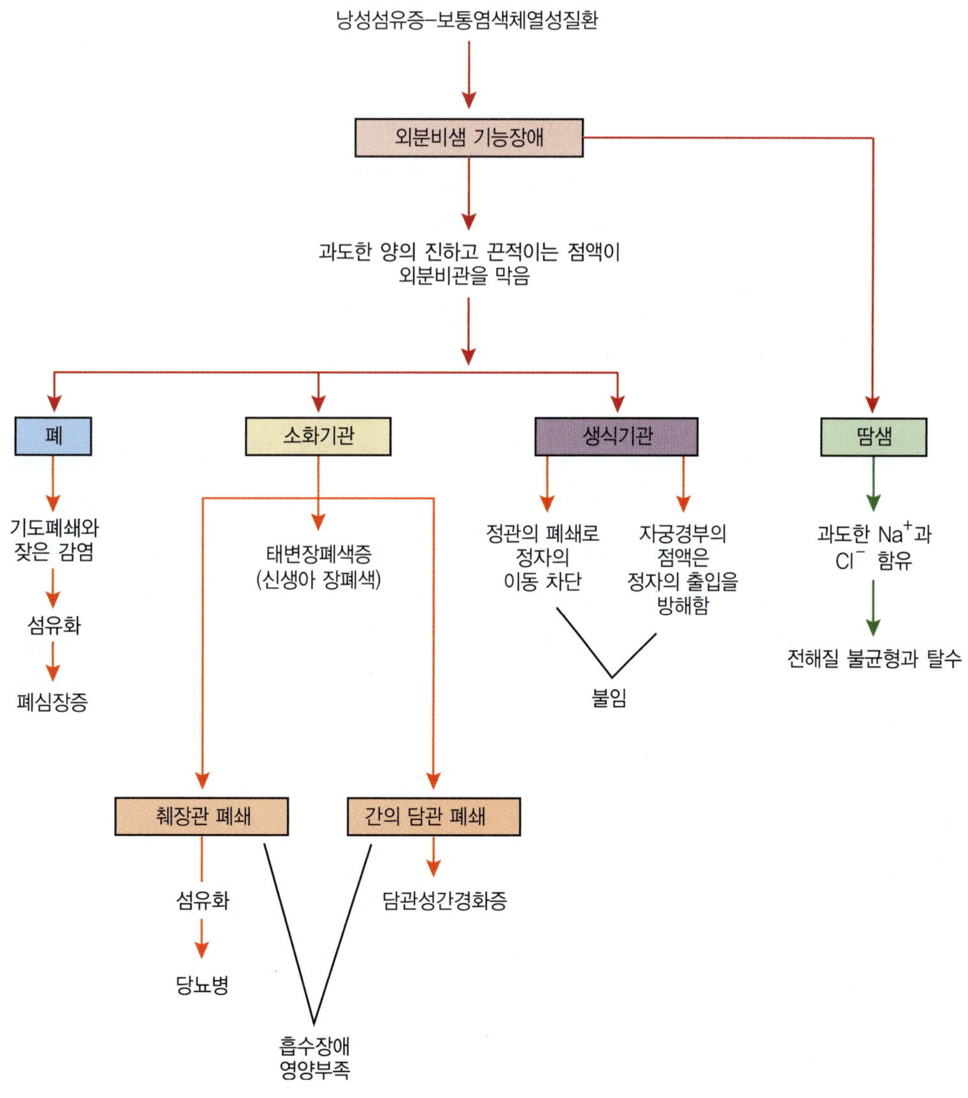

그림 10-9. 낭성섬유증

게르한스섬을 포함한 췌장 조직의 손상을 일으키고, 일부 대상자에게는 결국 당뇨병까지 발생될 수 있다. 간의 담관(bile duct)도 끈적한 점액에 의해 막혀서 담즙(bile)이 십이지장으로 흐르는 것을 방해하게 되면 지방 및 지용성 비타민의 소화와 흡수가 저하된다. 이러한 결함은 결국 흡수장애, 영양부족, 탈수와 같은 전신적인 문제를 초래하게 된다. 만약 폐쇄가 심각하면 폐쇄로 인한 담즙의 역류로 간에 염증이나 담관성간경화증(biliary cirrhosis)과 같은 영구적인 손상을 일으키게 된다.

침샘은 종종 경미한 영향을 받는데, 분비물 내 염화소듐과 점액마개(mucus plug)가 비정상적으로 증가되어 위턱밑샘(submaxillary gland)과 혀밑샘(sublingual gland)에 섬유증을 일으킨다. 땀샘 또한 영향받을 수 있는데 염화소듐 함량이 매우 높은 땀을 생산한다. 이것은 보통 더운 날씨나 격렬한 운동으로 땀에서 과도한 양의 전해질 손실이 있지 않는 한 매우 심각한 문제는 아니다. 생식계가 영향을 받을 수 있는데 끈적한 점액이 남성의 정관이나 여성의 자궁경부를 막게 되면 불임이 될 수 있다.

(2) 병인

낭성섬유증의 돌연변이 CFTR유전자는 7번째 염색체에 위치하며 질병은 보통염색체열성질환으로 유전된다. 북유럽의 백인에게 더 흔한 질환이며 무증상의 보균자가 많이 존재한다.

(3) 증상 및 징후

- 출생시 태변장폐색증의 징후가 나타난다.
- 짠피부(salty skin)는 땀검사(sweat test)와 낭성섬유증 진단으로 이어질 수 있다. 어떤 경우에는 진단이 몇 달 또는 몇 년 지연될 수 있다.
- 지방변(steatorrhea, 양이 많고 지방이 많으며 냄새나는 변)이 나타난다.
- 복부팽만
- 체중증가의 실패는 음식을 소화하고 영양소를 흡수하는데 필요한 췌장효소와 담즙의 부족을 나타낸다. 지방과 지용성 비타민(비타민 A, D, E, K)이 먼저 영향을 받으며 다음으로는 단백질과 탄수화물 부족이 진행된다.
- 만성 기침과 잦은 호흡기 감염은 폐가 침범되었음을 나타낸다. 폐손상이 진행되면서 저산소증, 피로, 운동불내성(exercise intolerance)이 나타난다. 공기가 갇혀서 가슴이 과잉 팽창되어 있으며 삑삑 호흡음(rhonchi)이 청진된다.
- 보통의 경우 만성 호흡기 문제로 인해 정상적인 성장이 이루어지지 않는다.

(4) 진단검사

출생 시 또는 출생 후 언제라도 유전자검사로 CFTR 돌연변이 여부를 확인할 수 있다. 땀의 비정상적인 전해질 함량을 분석한다. 이 검사는 유아가 2~3주가 될 때까지 부정확할 수 있다. 대변검사를 통해 지방 함량과 트립신(췌장효소)의 함량을 조사한다. 폐 침범은 X선, 폐기능검사, 동맥혈기체분석검사를 통해 사정한다.

(5) 치료

낭성섬유증는 다기관의 침범으로 많은 합병증이 발생하고, 아동의 성장과 발달에 미치는 영향이 크기 때문에 낭성섬유증 아동의 치료 시 팀 또는 다학제간의 접근이 필요하다.

- 췌장효소의 대체요법인 pancrelipase (Cotazym)와 필요시 담즙산염(bile salt) 대체요법을 처방하면서, 소화와 흡수를 돕는 식사와 간식을 제공하며 전반적으로 건강을 증진하고 감염 저항력을 기른다.
- 고단백식이, 저지방, 비타민 보충과 함께 잘 짜여진 식단이 추천된다. 수분부족은 호흡기 점액을 더 진하고 들러붙게 하기 때문에, 땀과 대변내 과도한 수분소실로 인한 탈수를 예방하는 것이 중요하다.
- 체위배액, 타진, 기침법을 포함한 집중적인 흉부물리요법은 많은 시간을 요하지만 끈적거리는 점액을 제거하기 위해서 매일 시행할 필요가 있다.

- 기관지확장제와 가습기의 사용 또한 배액을 증진한다. 규칙적인 중등도의 유산소 운동은 분비물 제거와 전반적인 건강증진을 돕는다.

감염이 동반되면 즉각적이고 집중적인 치료가 필요하며, 이것은 대상자의 수명을 연장시킬 수 있다. 폐질환이 진행된 대상자의 경우 산소요법과 울혈심부전을 위한 약물치료가 요구된다.

치료법이 개선됨에 따라 많은 낭성섬유증 아동들의 수명이 성인까지 연장되어 왔다. 호흡부전은 사망의 주된 원인이 된다. 낭성섬유증을 앓고 있는 환자의 일부에서 심폐이식수술이 시행되었다.

생각해보기 10-4

a. 낭성섬유증이 폐와 땀샘에 어떤 영향을 주는지 기술하시오.
b. 낭성섬유증이 폐와 췌장에 줄 수 있는 합병증에 대해 기술하시오.
c. 부모 중 한 사람이 보균자일 경우 아동에게 낭성섬유증이 발생할 수 있는 확률에 대해 설명하시오.

2) 폐암(Lung Cancer)

폐는 일차암과 이차암이 모두 발생하는 부위로 양성 폐종양은 드물다. 폐암은 우리나라와 미국에서 3번째로 흔한 암이다. 유병률은 다소 감소되었으나 사망률은 여전히 높은 편이다.

폐암은 소세포폐암(small cell lung cancer, SCLC)과 비소세포폐암(non-small cell lung cancer, NSCLC)으로 분류한다. 일반적으로 전체 폐암의 약 13%가 소세포폐암이고, 84%가 비소세포폐암이다.

2020년에 발표된 중앙암등록본부 자료에 의하면 2018년에 우리나라에서는 243,837건의 암이 새로이 발생했는데, 그 중 폐암은 28,628건, 전체 암 발생의 11.7%로 3위를 차지했다. 남녀의 성비는 2.1:1로 남자에게서 더 많이 발생했다. 발생건수는 남자가 19,524건으로 남성의 암 중에서 2위를 차지했고, 여자는 9,104건으로 여성의 암 중 5위였다. 남녀를 합쳐서 연령대별로 보면 70대가 34.5%로 가장 많았고, 60대가 28.6%, 80대 이상이 19.2%의 순이었다. 조직학적으로는 2018년의 폐암 전체 발생 건수 28,598건 가운데 암종(carcinoma)이 89.1%, 육종(sarcoma)이 0.2%를 차지했다. 암종 중에서는 샘암종이 48.4%로 가장 많았고, 편평상피세포암종이 21.3%, 소세포암이 10.6%를 차지했다. 2014년에서 2018년 사이 폐암의 5년 생존율은 남녀를 합해서 32.4%(남자 27.0%, 여자 44.3%)였다.

폐에서는 이차전이암이 종종 진행되는데, 이는 종양세포가 정맥혈복귀와 림프관을 통해 신체의 먼쪽에서 심장과 폐로 이동되기 때문이며, 폐안의 작은 혈관은 암세포가 쉽게 정착할 수 있는 환경을 제공한다.

(1) 병태생리

폐암은 크게 소세포폐암과 비소세포폐암의 두가지 주요 그룹으로 나뉜다. 주요 차이점은 세포 형태, 전이 속도, 치료 및 예후를 포함한다. 소세포폐암에서는 세포가 작고 둥글며, 매우 빠르게 퍼지고 일반적으로 비소세포폐암에 비해 사망률이 높다. 소세포폐암 아형의 특성은 특정 유전자 돌연변이의 존재 및 발현에 따라 달라진다. 흡연 이력은 종종 소세포폐암과 관련이 있으며 소세포폐암은 화학요법에 상대적으로 내성이 있다. 비소세포폐암에서 세포는 더 크고 전이가 빠르지 않으며 소세포폐암 보다 화학요법에 훨씬 더 잘 반응한다. 비소세포폐암의 주요 아형에는 샘암종(adenocarcinoma), 편평세포암종(squamous cell carcinoma) 및 대세포암종(large cell carcinoma)이 있다.

기관지상피에서 발생하는 기관지유래암종(bronchogenic carcinoma)은 악성폐종양에서 가장 흔한 형태이다(그림 10-10). 편평세포암종은 기관지상피 경계로부터 진행되어 기도내로 돌출한다. 샘암종과 기관지폐포암종(bronchoalveolar cell carcinoma)은 보통 폐의 주변부에 발견되며, 증상이 덜 나타나고 조기 발견이 어렵다. 샘암종세포는 점액(mucin)을 분비할 수 있다. 소세포암 또는 귀리세포암종(oat cell carcinoma)은 급속히 성장하는 폐암의 형태로 폐의 중앙 부위에

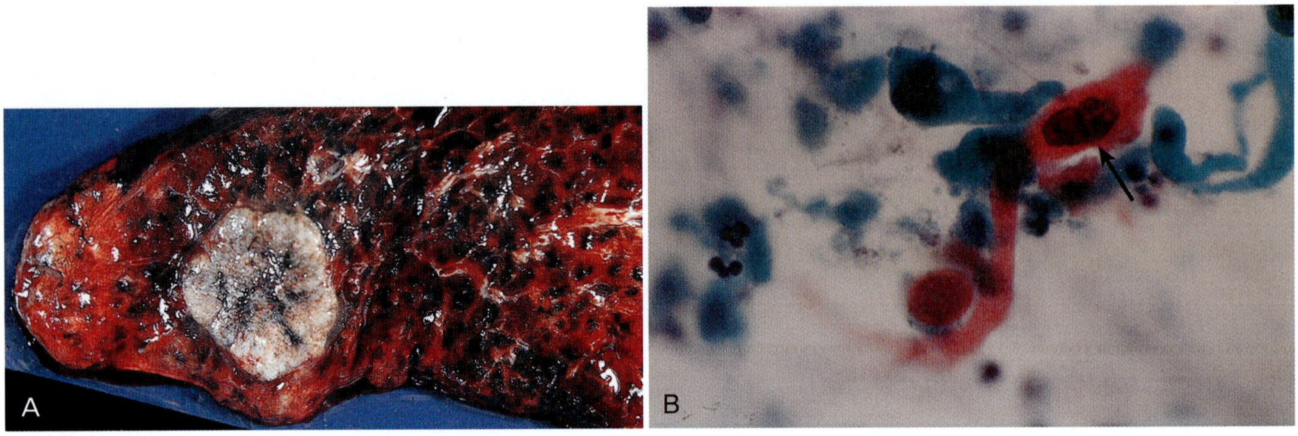

그림 10-10. A, 기관지유래암종. B, 가래검사물의 세포학적 검사에서 큰 핵을 동반한 편평세포암종이 관찰되었음(화살표).

(A *From Damjanov I*: P athology for the Health Professions, *ed 5, St. Louis, 2017, Elsevier.* B *From Kumar V, Abbas AK, Fausto M*: Robbins and Cotran Pathologic Basis of Disease, *ed 7, Philadelphia, 2005, Saunders.*)

있는 주기관지 부근에서 주로 발견된다. 침습적이며 진행 초기 단계에 전이하는 경향이 있다. 대세포암종은 보통 폐의 말초에서 발견되며, 성장 속도도 빠르며 초기에 전이되는 미분화된 대세포로 구성되어 있다. 중피종(mesothelioma)이라는 공격적이고 치명적인 암이 최근 언론 및 법률회사로부터 큰 관심을 받고 있다. 어떤 유전자 돌연변이가 중피종을 일으키는지는 아직 명확하지 않지만 석면 노출이 가능한 환경적 원인일 수 있다는 가능성이 제기되어 석면을 다루는 일을 했지만 잠재적인 위험에 대한 경고를 받지 못한 사람들을 대신하여 수많은 소송이 제기되었다. 가슴막 중피종은 폐를 둘러싼 가슴막에 종종 영향을 미친다. 초기 단계에서 진단되지 않으면 치명적이다. 조기 치료는 다른 암의 경우와 동일하다.

폐에서의 첫 번째 변화는 보통 화생(metaplasia)으로, 이는 흡연 및 만성자극과 관련하여 상피조직내 변화가 있는 것으로 자극이 중지되면 원상태로 회복가능하다.

기관지 보호의 역할을 하는 정상적인 섬모성 거짓중층상피(pseudostratified epithelium)의 소실로, 폐조직은 흡연으로 인한 자극과 염증에 더욱 취약해진다. 담배 연기에 있는 다양한 화학물질들은 발암성 물질로 암을 개시하고 촉진하게 한다. 이형성(dysplasia) 또는 제자리암종(carcinoma in situ)으로 진행하는데 이러한 변화는 발견하기가 어렵다. 폐암을 진단하는 시기에 종양크기-림프절침범-전이(TNM, tumor size-node involvement-metastases)에 근거해 병기가 결정된다. 폐암 I 기(stage Ⅰ) 종양은 국소화된 반면, 폐암 3기(stage Ⅲ) 종양은 멀리 퍼져 있다. 폐암 전이의 흔한 부위는 뇌, 뼈, 그리고 간이다.

폐에 종양이 생기면 다양한 증상이 나타난다.

- 종양이 기관지로 자라게 되면 공기 흐름이 폐쇄되어 비정상 호흡음과 호흡곤란을 유발한다.
- 종양 주변의 염증은 기침을 자극하고 이차감염이 잘 생기게 한다. 분비물이 종양 원위부에 고이게 되어 잦은 감염이 발생한다.
- 폐의 말초에 존재하는 종양이 가슴막의 염증과 미란을 일으키기 때문에 가슴막삼출, 혈액가슴(hemothorax), 기흉(pneumothorax)이 흔하다.
- 종양 세포가 항이뇨호르몬(ADH, antidiuretic hor-

mone)이나 부신피질자극호르몬(ACTH, adreno-corticotropic hormone)과 같은 호르몬이나 호르몬 유사 물질을 분비할 때 신생물딸림증후군(paraneoplastic syndrome)은 기관지암과 동반되어 나타난다. 이러한 증후군에는 신경근육 장애, 파종혈관내응고(DIC, disseminated intravascular coagulation)와 같은 혈액학적 장애가 포함된다.

- 폐에서의 종양은 일반적인 전신 증상을 초래한다.

(2) 병인

폐암의 발병률은 계속 증가하고 있으며 이제 남성뿐만 아니라 여성에서도 발병률이 매우 증가되었다. 여기에는 흡연이 매우 중요한 요소가 된다. 폐암 발병률이 높아진 것에는 간접흡연 환경이 관련이 있다. 흡연을 빨리 시작하고 오래 지속하였으며 많은 양의 흡연을 한 사람의 경우, 암으로 진행하는 위험성이 매우 높다. 종양은 만성폐쇄폐질환(chronic obstructive pulmonary disease, COPD) 대상자에게 많이 발생되며 이는 흡연과도 관련되어 있다(그림 10-15C).

작업장에서 또는 산업장에서 이산화규소, 염화비닐, 석면과 같은 발암물질에의 노출은 폐암의 주요 원인이 된다. 만약 근로자가 직업적으로 흡연에 노출되는 이차적 요인이 있을 때 그 위험성은 더욱 증가한다. 직접적인 발암물질의 효과에 더하여 담배와 같은 자극물질은 호흡계의 만성 염증과 잦은 감염을 일으켜 세포변화를 초래한다. 예를 들어 점막에서 담배연기는 섬모원주상피(ciliated columnar epithelium)를 편평상피(squamous cell epithelium)로 변화시킨다. 호흡계 점막은 발암물질에 의해 화생(metaplasia)을 거쳐 이형성(dyplasia)으로 변화하면서 세포 돌연변이가 일어나게 되며, 이를 통해 조기진단을 할 수도 있다.

(3) 증상 및 징후

암의 초기 징후는 흡연으로 인한 기침과 같은 요소에 의해 가려지기 때문에 폐암의 발병은 잠행적으로 나타난다. 많은 경우에서 진단받기 전에 암은 이미 전이가 되어 있으며, 전이된 종양의 징후로 진단을 받게 된다. 폐암의 징후에 대한 가능한 4가지 분류는 다음과 같다 ; (1) 호흡기 구조에 대한 종양의 직접적인 영향이 나타나는 것 ; (2) 암의 전신적인 영향이 나타나는 것 ; (3) 신생물딸림증후군과 관련하여 초래되는 것 ; (4) 다른 부위로 전이된 종양에 의해 나타나는 것.

1. 호흡계 침범과 관련된 초기 징후는 다음을 포함한다.
   - 지속적으로 가래가 분비되는 기침, 호흡곤란, 쌕쌕거림
   - 폐렴이나 기타 합병증 발생시 촬영한 흉부 X선검사에서 발견됨
   - 종양이 조직을 손상시켜 생기는 객혈
   - 가슴막이 침범되어 나타나는 가슴막삼출, 기흉, 혈액가슴
   - 가슴막이나 세로칸에 진행된 종양으로 인한 가슴통증
   - (후두신경압박으로 인한) 쉰소리, (상대정맥의 압박으로 인한) 얼굴과 팔의 부종과 두통, (식도 압박으로 인한) 삼킴곤란(dysphagia), (큰 종양이나 림프절 침범으로 인한) 무기폐
2. 폐암의 전신적 징후에는 체중감소, 빈혈, 그리고 피로가 포함된다.
3. 신생물딸림증후군은 특정 호르몬이 분비되는 내분비 장애의 징후로써 나타난다.
4. 다른 부위로 전이된 종양은 전이된 부위와 관련되어 징후가 나타난다. 예를 들어 전이된 뼈종양(bone cancer)은 뼈스캔(bone scan)으로 확인되며, 병적 골절이나 뼈의 통증이 나타난다.

(4) 진단검사

폐암에 대한 진단검사에는 영상 검사(X-선 및 CT 스캔), 가래 세포검사 및 생검(림프절에서 조직을 제거하는 바늘 생검 또는 세로칸내시경술 등)이 포함된다. 특수 나선형 CT와 MRI는 병소와 합병증(무기폐, 가슴막삼출)을 보여주는 흉부 X선보다 조기진단에 효과적이다.

(5) 치료

- 고주파절제(radiofrequency ablation ; RFA)는 단일 작은 종양을 파괴하기 위해 사용할 수 있다.
- 국소화된 병변에 외과적 절제(surgical resection)나 폐엽절제(lobectomy)를 수행할 수 있다.
- 방사선수술(radiosurgery)은 특정부위에 집중된 다중 방사선 빔을 사용하여 종양을 파괴한다.
- 면역요법
- 화학요법-수술과 함께 사용하거나 완화 치료로 사용할 수 있다.
- 방사선요법-화학요법과 마찬가지로 수술과 함께 또는 완화 치료로 사용할 수 있다.
- 빛역학요법(photodynamic therapy)이 효과적일 때도 있다. 종양 세포로 이동하는 화학물질을 주입한 후 레이저로 그 물질을 활성화시켜 종양 세포를 파괴하는 방법이다.

3) 흡인(Aspiration)

흡인은 음식, 물, 구토물, 약물, 또는 기타 이물질이 기관이나 폐로 통과하는 것을 말한다. 우측 하부 폐에 잘 흡인이 되는데, 이는 좌측 기관지가 꺾어져 내려가는 것에 비해 우측 기관지가 직선으로 내려가기 때문이다. 정상적으로 기침을 통해 상기도의 이물질을 제거하고, 성대와 후두개는 하부기도로 이물질이 들어오는 것을 막는다.

(1) 병태생리

흡인물의 특징에 따라 호흡계 기능에 미치는 영향이 달라진다. 예를 들어 구토물은 위 산성 물질, 지방, 알코올과 함께 고형물을 포함한다. 고형물질을 흡인하게 되면 직접적으로 폐쇄가 있게 되며, 자극적인 액체를 흡인하게 되면 염증이나 부기를 유발하게 되어 결과적으로 폐쇄가 생긴다. 게다가 염증은 가스교환을 방해하며 폐렴을 잘 일으킨다.

고형물질을 흡인했을 때의 결과는 다음과 같다.

- 기도에 고형물질이 걸리면서 그 부위의 공기흐름은 완전히 차단된다. 이물질의 외형적 크기도 중요하나, 염증이나 부기로 인해 폐쇄 정도가 증가될 수 있다. 작은 폐쇄는 무증상일 수 있다.
- 큰 이물질은 기관을 막아 공기흐름을 차단하여 생명에 위협을 줄 수 있다. 이러한 경우 대상자는 다른 사람에게 도움을 요청하는 말을 할 수 없게 되며, 산소공급의 부족으로 의식이 매우 급격하게 소실된다.
- 기관지에 걸린 고형물질로 인해 공기가 통하지 않게 되고 폐쇄된 원위 부위에는 허탈이 있게 된다(그림 10-18C).
- 간혹 고형물질로 공판막(ball valve) 효과가 생긴다. 공기가 들숨에 의해 기도로 내려갈 수는 있으나 날숨 때에는 기도가 완전히 닫히게 되어 폐쇄된 원위 부위에 공기가 증가된다.
- 마른 콩과 같은 음식은 흡인 후 부풀어 오르고 더 단단히 걸리게 된다.
- 뼈 조각과 같은 날카로운 물질도 기도에 걸린다. 이것 자체로 기도를 완전히 막지는 않지만 점막에 손상을 일으켜 급성 염증반응을 유발함으로써 장애물이 형성된다. 염증반응은 기관지 수축을 자극한다. 또한 기도에 걸린 물질로 인해 다른 물질이 그 위에 쌓이면 폐쇄가 악화된다.
- 땅콩과 같은 지방으로 된 또는 자극적인 고형물질은 걸린 부위에 염증을 유발하여 부종이 생기기 때문에 공기흐름이 더 방해된다. 제거되지 않을 경우 이물질 주변에 육아종이나 섬유조직이 생겨난다(그림 10-11).

액체가 흡인되었을 때 결과는 다소 다르다. 위산(구토물), 알코올, 기름(우유)과 같은 자극적인 액체는 기관지로 흘러들어가게 된다. 이러한 물질은 심각한 염증을 일으켜 기도가 좁아지고 분비물이 증가하게 되어 폐가 확장되는 것을 더 어렵게 한다. 어떤 경우에는 폐포에도 염증이 생겨서 기체교환이 어려워진다. 이러한 형태의 염증을 화학적 폐렴(chemical pneumonia) 또는 흡인폐렴(aspiration pneumonia)이라고 하며 감염을 잘 일으킨다.

다른 잠재적인 합병증은 다음과 같다.

- 염증이 퍼져가게 되면 호흡곤란증후군(respiratory distress syndrome)으로 진행된다.
- 흡인물에 세균이 포함되면 폐고름집(pulmonary abscess)으로 진행된다.
- 용해제(solvent)와 같은 물질을 다량 흡인했을 경우 혈관내로 흡수되어 전신적으로 영향을 줄 수 있다.

(2) 병인

어린 아이들에게 흡인은 흔한 문제이다. 유아는 대부분의 물건을 자신의 입으로 가져가기 때문에 흡인의 위험성이 높다. 부드럽고 둥근 물체들은 대부분 위험하다. 흔한 예로 핫도그 덩어리, 사탕, 견과류, 포도, 익히지 않은 당근 등이 포함된다. 음식이 아닌 단추, 동전, 풍선도 흔한 예이다. 아동들은 세제, 라이터 연료와 같은 독성물질도 우발적으로 흡인한다. 테레빈유와 같이 탄화수소를 함유한 액체는 점성이 낮고 표면장력이 낮아 매우 얇은 막을 형성하기 때문에 폐의 많은 부위로 퍼지게 되어 광범위한 자극과 손상을 유발한다. 파우더와 같은 물질을 흡입할 경우에도 연약한 폐 조직에 염증을 일으킬 수 있다. 특히 입천장갈림증(cleft palate)이나 기관식도샛길과 같은 선천적인 기형을 가진 아동들은 이러한 문제가 교정되기 전까지 흡인의 위험성이 높다.

흡인은 매우 다양한 상황에서 일어난다. 어떤 이유에서든 어떤 연령에서든, 마취, 뇌졸중, 혼수, 신경손상 등으로 삼킴기능과 구토반사가 저하된 사람의 경우 흡인은 흔한 합병증이 된다. 수술 후에 마취제나 약물의 작용으로 구토물이 흡인될 수 있다. 이러한 흡인의 위험을 감소시키기 위해 수술 전 대상자는 금식을 해야 한다.

누워서 먹고 마시고 약을 복용하는 사람의 경우 음식을 식도로 완전히 내려가게 하는데 있어 중력의 힘이 없어지기 때문에 흡인의 위험이 높아지게 된다. 입과 입인두에 남아있는 잔여 액체는 종종 나중에 기관으로 넘어갈 수 있다.

성인은 대화하면서 식사를 할 때 음식이나 액체를 흡인하여 카페코로네리(cafe coronary ; 식사 중 음식덩어리가 기도에 걸리게 되는 상태로 증상이 심장정지와 비슷하여 붙여진 이름) 상태가 된다. 주된 원인은 고기(meat)이며, 제대로 씹지 않은 상태에서 술을 마시게 되면 방어적인 반사작용이 떨어져서 잘 생긴다. 이러한 음식은 완전 폐쇄를 초래하기 때문에 흡인이 된 사람은 말을 할 수 없지만 무의식 상태가 되기 전에 몸짓으로 폐쇄를 나타낸다. 가슴이나 목을 가리키는 몸짓은 심장정지와 협심통증으로 오해할 수 있다. 이러한 경우 심장정지가 아닌 흡인시 응급처치를 해주게 되면 생명을 구할 수 있다. 심폐소생 전에 입안에 물질들을 제거하고 하임리히 응급법(Heimlich maneuver)을 수행하는 것은 중요하다.

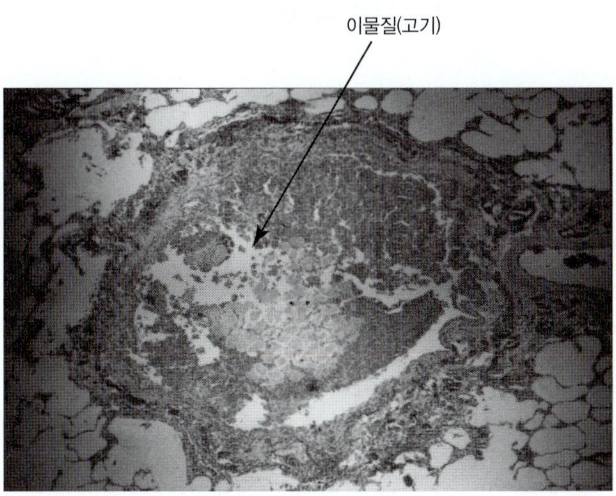

그림 10-11. 다발경화증 환자에서 이물질(고기)이 흡인 되어 폐에 육아종이 형성된 것을 보여주는 현미경 사진

(Courtesy of R. W. Shaw, MD, North York General Hospital, Toronto, Ontario, Canada.)

(3) 증상 및 징후

일반적인 특징

- 심한 호흡곤란과 동시에 기침과 질식(choking)
- 상기도폐쇄시 특징적으로 나타나는 협착음과 쉰소리

- 쌕쌕거림
- 빈맥(tachycardia)과 빠른호흡(tachypnea)
- 콧구멍의 벌렁거림, 가슴 퇴축, 심한 저산소증
- 후두나 기관이 완전히 폐쇄되면 어떤 소리도 낼 수 없으며 기침도 할 수 없고, 가슴이나 목 부위를 잡음
- 심장정지나 호흡정지로 급속히 이어짐

(4) 예방과 치료

흡인은 치료보다 예방이 더 쉽다. 유아 주변에 삼킬 만한 작은 물건은 두지 않도록 한다. 아이들을 질식시킬 수 있는 음식 섭취도 피해야 한다. 성인인 경우 씹거나 삼킬 때 말하거나 움직이는 것을 피함으로써 위험을 줄인다. 또한 큰 덩어리를 삼키는 것은 피해야 한다.

흡인에 대한 응급처치

a. 고형물질을 제거하기 위해 하임리히 응급법(Heimlich maneuver)이 추천된다.
(대상자의 뒤에서 양 팔로 감싸고, 복장뼈아래 복부에 엄지손가락 쪽을 대고 주먹을 만들어 다른 손을 그 위에 댄 후 안쪽 위쪽으로 강하게 친다.)
b. 아동의 경우, 몸을 팔이나 다리로 지지하고 머리를 몸보다 낮게 유지한 후 어깨뼈 사이 부위를 두드려(back blow) 이물질을 제거할 수 있다.

혀뒤쪽에 있는 이물질은 손가락으로 쉽게 제거할 수 있다. 이물질을 제거하기 위해서 기구의 사용이 필요한 경우도 있다. 완전히 폐쇄되었을 경우 응급 기관절개가 필요하다. 광범위한 염증이 있는 대상자는 성인호흡곤란증후군(ARDS)이나 폐렴과 관련한 지속적 관찰이 필요하다. 예방적인 항생제와 함께 산소요법과 지지적 치료가 필요하다.

생각해보기 10-5

a. 폐암의 발병에 대해 기술하시오.
b. 폐암 대상자에게 (1) 쌕쌕거림, (2) 객혈, (3) 가슴막삼출이 나타나는 이유를 설명하시오.
c. 큰 이물질을 흡인한 결과와 이 문제를 왜 발견하기 어려운지에 대해 설명하시오.

4) 폐쇄수면무호흡(Obstructive Sleep Apnea)

수면무호흡은 수면 중에 인두조직이 허탈(collapse)되어 반복적으로 순간적인 호흡정지를 가져온다.

(1) 병인

여성보다 남성에게서 흔하며 고령이고 비만일수록 발생률이 증가된다(체질량지수(BMI) > 30). 현재 성인 중 3~5% 정도가 수면무호흡증이 있는 것으로 추정되고 있다.

(2) 증상, 징후 및 합병증

수면무호흡은 보통 간헐적으로 숨을 멈추면서 시끄럽게 코고는 소리를 배우자가 발견하는 것으로 진단된다. 그러나 많은 경우에 진단되지 않고 치료가 되지 않은 채 지나간다. 합병증은 직접적으로 관련이 있는 만성저산소증과 피로가 있으며, 이외에 2형당뇨병, 폐고혈압, 울혈우심부전, 뇌혈관장애, 발기부전, 우울과 주간졸림증이 있다. 이러한 사람은 졸리고 환경변화에 민감하지 못하기 때문에 자동차나 다른 기계류를 운전하는 것은 위험하다. 수면무호흡 대상자는 수면제나 알코올을 섭취하는 것을 피하도록 권한다.

(3) 치료

치료는 지속기도양압(continuous positive airway pump, CPAP)기의 사용을 포함하며, 기도가 열려있게 하기 위해 가습된 공기를 일정 압력으로 넣어주는 것이다. 수면동안 CPAP기계를 사용함으로써 합병증의 진행과 졸음으로 인한 사고를 예방한다. 구두장치(oral appliance)는 일부 환자에서 인두조직의 허탈을 줄일 수 있다. 또한, 이 장치는 환자가 무호흡증에 걸리기 쉬운 바로누운 자세로 자는 것을 방지해준다.

5) 천식(Asthma)

천식은 과민하고(hypersensitive) 과민성의(hyperresponsive) 기도를 가진 사람에서 심각하지만 가역적인 기도폐쇄가 주기적으로 발생하는 질환이다. 급성 천식에서 자주 반복되는 발작은 폐에 비가역적인 손상을 일으켜 만성 천식(만성폐쇄폐질환)으로 진행하게 한다.

1990년대 이후 급성 천식발작으로 입원이 필요한 아동이 많이 증가하였다. 미국에서 5~17세 그룹에서 1,500만 아동이 천식진단을 받았다. 18세 이하의 400만명의 아동이 지난 12개월 동안 천식발작을 경험했다고 보고하였다. 천식발작의 수는 9월에 가장 높고, 감기의 발생률의 증가와 관련이 있다. 일반인구에서의 천식 발생률이 큰 증가추세에 있을 뿐 아니라, 진단되지 않은 경우도 많을 것으로 추정하고 있다; 그래서 발생률이 질병의 실제 발생률보다 낮을 것이다.

(1) 병태생리

천식은 다양한 방법으로 분류된다. 급성과 만성으로 구분할 때, 급성 천식은 1회의 천식발작, 만성 천식은 천식의 장기적인 상태를 나타낸다. 천식을 경증의 간헐적인 천식에서 중증의 지속적인 천식으로 평가할 수도 있다. 원인과 과민반응의 존재에 근거한 전통적인 방법으로는 천식을 2가지 유형으로 구분할 수 있다. 첫 번째 유형은 외인성 천식으로 흡입한 항원에 대한 I 형 과민반응에 의해 시작된 급성 천식발작이 포함된다. 종종 알레르기성 비염(건초열), 습진과 같은 다른 알레르기 질환의 가족력을 가지며 주로 아동에게 호발한다. 일부 대상자의 경우는 청소년기 이후에 더 이상 천식발작이 일어나지 않기도 한다. 두 번째 천식의 유형은 내인성 천식으로 성인기에 발병한다. 이 질환에서 다른 형태의 자극원이 기도의 과민반응을 유발하여 급성 천식이 시작된다. 이러한 자극에는 호흡기감염, 추위에 노출, 운동, 아스피린과 같은 약물, 스트레스, 담배연기와 같은 자극물질 흡입 등이 포함된다. 많은 대상자들이 두 가지 유형을 함께 가지고 있다.

모든 형태의 천식은 급성 발작시 염증과 관련하여 동일한 병태생리적 변화를 보인다. 기관지와 세기관지는 이러한 자극에 반응하여 3가지 변화를 거친다.

- 부종이 있는 점막의 염증
- 민무늬근육의 수축(기관지수축)
- 기도내 진한 점액성 분비물증가(그림 10-12).

이러한 변화는 부분적으로 또는 전체적으로 기도를 폐쇄하게 되고 공기흐름과 산소공급을 방해한다.

외인성 천식 대상자의 경우 이전에 호흡기점막에서 감작되었던 비만세포에 IgE가 반응하여 히스타민(histamine), 키닌(kinin), 프로스타글랜딘(prostaglandin) 등의 화학매개물질을 유리하게 되고, 이는 염증, 기관지경련, 부종, 점액분비증가를 유발한다. 또한 이러한 반응은 미주신경 가지를 자극하여 반사적인 기관지 수축을 유발한다.

몇 시간 후에 나타나는 알레르기 반응의 두 번째 단계에서는 증가된 백혈구, 특히 호산구가 류코트라이엔(leukotriene)과 같은 부가적인 화학매개물질을 유리하여 염증, 기관지수축, 그리고 상피 손상이 발생한다. 비만세포에서 화학쏠림인자와 사이토카인(cytokine)이

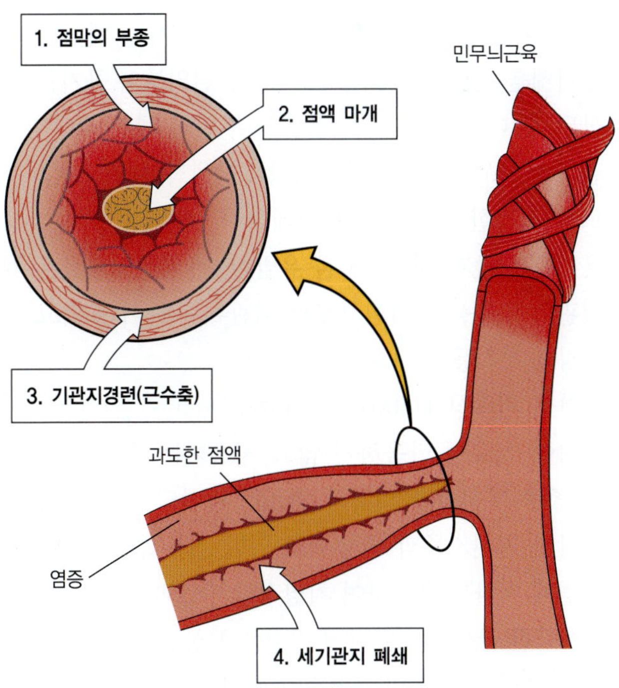

그림 10-12. 천식 — 급성 발작

유리되어 더 많은 백혈구를 유도한다. 이 결과 부분적, 전체적 기도폐쇄가 발생하고 저산소증이 심해진다.

이와 유사한 반응이 내인성 천식을 가진 대상자에서 일어나는 정확한 단계는 아직 밝혀지지 않았다. 그러나 연구들은 내인성 항원 때문에 만성적인 T림프구의 촉진이 발생하는 것으로 추측한다. 조직의 과반응성, 기저 만성염증반응또는 자율신경지배의 불안정이 원인일 것으로 추측된다.

작은 기관지와 세기관지의 부분적 폐쇄로 공기가 갇히게 되면 폐가 과잉팽창된다(그림 10-13C — 공기갇힘). 공기가 폐쇄된 원위부와 폐포까지 들어가지만 부분적으로 내쉬어질 뿐이다. 날숨은 수동적인 과정이기 때문에 공기를 밖으로 내보내는데 힘이 덜 들게 되지만, 강제로 날숨을 하게 되면 종종 기관지 벽을 허탈하게 하여 날숨하는 공기흐름에 더 큰 장애를 형성한다. 잔기량(residual volume)이 증가하게 되며, 그 결과 신선한 공기를 들이마시는 것과 점액을 제거하기 위해 효과적으로 기침하기가 더 힘들게 된다.

이미 좁아진 기도에서 점액 마개가 공기흐름을 완전히 막아버릴 때 기도의 완전한 폐쇄가 일어난다. 이것은 폐쇄된 원위부 조직에 공기가 통하지 않게 하거나 무기폐를 유발한다(그림 10-18C). 원위부의 공기는 확산된 후 다시 채워지지 않아 그 부위의 폐가 허탈되는 결과를 초래한다. 부분적 또는 전체적인 기도폐쇄는 모두 심각한 저산소증을 초래한다. 심한 호흡기 손상은 호흡산증과 대사산증을 유발한다. 저산소혈증은 폐혈관의 수축을 유발함으로써 폐관류를 줄이게 되고 우심장의 부하를 증가시키게 된다.

천식 지속상태(status asthmaticus)는 심각한 천식발작이 치료에 반응하지 않고 지속되는 것이다. 이것은 종종 부적절한 의학적 치료와 관련되어 있다. 이는 심각한 저산소증과 산증으로 인한 심부정맥이나 중추신경계 저하를 유도하여 치명적일 수 있다.

심각한 급성 천식발작이 일정한 양상(pattern)으로 자주 발생하면 폐에 비가역적인 손상이 일어나 만성천식과 만성폐쇄폐질환으로 진행될 수 있다. 기관지 벽이 두꺼워질 뿐만 아니라 천식발작 후에 잦은 감염때문에 무기폐 부위에서 섬유성 조직이 형성된다. 작은 기도에 있는 작은 점액 마개를 모두 제거하는 것은 불가능하기 때문에 잦은 천식발작 후에 보통 합병증이 생길 수 있다.

(2) 병인

건초열, 천식, 습진과 같은 가족력이 흔하다. 바이러스성 상기도 감염은 천식발작을 자주 촉발시킨다. 관련 요인으로 아동을 실내에 머물게 하는 것, 좌식생활 습관 증가가 있는데, 실내에서 환기가 잘 되지 않으면 알러지원에 더 많이 노출되기 때문이다. 증가된 대기오염 또한 관련요인으로 확인되었다.

(3) 증상 및 징후

급성 천식발작의 전형적인 특성은 다음과 같다.

- 기도 폐쇄가 증가됨에 따라 기침, 심한 호흡곤란, 가슴압박감, 초조감(agitation)이 진행되고 말하기가 힘들어진다.
- 좁아진 세기관지로 공기가 지나갈 때 쌕쌕거림이 특징적으로 나타난다.
- 호흡이 가빠지고 힘들어진다. 부속근육을 사용하고 가슴 퇴축이 있을 수 있다.
- 기침시 진하고 끈적하며 들러붙는 점액이 나온다.
- 빈맥과 함께 들숨과 날숨시 맥박이 달라지는 모순맥박(pulsus paradoxus)이 나타날 수 있다. 모순맥박은 천식발작이 있는 동안 혈압측정으로 관찰될 수 있다. 수축기 혈압이 날숨시보다 들숨시에 10mmHg 이상 감소된다.
- 저산소증이 진행된다.
- 과다환기로 인해 초기에 호흡알칼리증이 발생한다.
- 공기걸림이 있는 동안 호흡산증이 발생하고 심한 피로로 인해 기침이 약해지고 호흡노력이 감소한다. 심한 피로는 약한 기침과 함께 호흡노력을 감소시킨다. 저산소증으로 인해, 그리고 증가된 대사활동과 탈수로 축적된 대사산으로 인해 대사산증이 악화된다.

• 심각한 호흡곤란이 나타난다. 저환기는 심한 저산소혈증과 호흡산증을 유발한다.
• 호흡부전은 대상자의 반응감소, 청색증, 동맥혈기체분석결과 PaO_2가 50 mmHg 이하이거나 $PaCO_2$가 50 mmHg 이상으로 나타난다.

(4) 치료

급성 천식발작의 발생횟수와 중증도를 감소시키는 것이 필수적인데, 이는 영구적인 폐손상을 예방하며, 감염 위험성을 줄이고 폐기종이나 만성폐쇄폐질환으로 진행되는 것을 예방한다.

1. 일반적인 방법은 다음과 같다.
   a. 알레르기 피부반응 검사는 피해야 할 특정 자극을 결정하는데 도움이 된다.
   b. 공기로 운반되는 자극물질 또는 아스피린과 같은 일반적인 유발 인자를 피한다.
   c. 집, 학교, 직장에서의 적절한 환기는 특히 천식을 앓는 아동에게 큰 도움이 된다.
   d. 규칙적인 수영이 큰 도움이 된다. 수영은 가슴근육을 강화시키고 심혈관 기능을 증진시킬 뿐만 아니라, 스트레스를 감소시킨다. 성인에게는 걷기와 수영을 추천한다.
   e. 아동이 학교로 복귀하거나 감기 초기 징후가 있을 때 예방적 약물 투여가 추천된다.
2. 급성 천식발작은 다음을 포함한다.
   a. 공황(panic)의 느낌이 종종 상태를 더 악화시키기 때문에 호흡 조절과 불안을 감소시키는 것이 천식발작의 정도와 중증도를 경감시킨다.
   b. 많은 사람들이 흡입기(inhaler)를 휴대하여 기관지확장제를 자가 투여한다. 주로 albuterol (Ventolin)과 같은 β_2-adrenergic agents를 사용한다. 이것은 isoproterenol과 epinephrine을 대치할 수 있는 효과적인 약제로, 기관지 민무늬근육을 이완시키는 수용체에는 작용하지만 심장에 대한 효과는 미미하게 나타난다. 이 흡입기를 발작의 첫 조짐이 보일 때 사용하면 가장 효과적이다. 운동 전이나 알려진 자극원에 노출되기 전에 투여할 수도 있다.
   c. beclomethasone (Beclovent)와 같은 glucocorticoid도 마찬가지로 흡입기로 투여될 수 있으며 기도내 이차염증을 감소시키는데는 더 효과적이다. 이런 약물은 만성 염증이 진행될 때 더 효과적이다.
3. 천식지속상태는 다음을 포함한다.
   a. 대상자가 기관지확장제에 반응하지 않는다면 병원 입원이 필요하다.
4. 만성 천식의 예방 및 치료는 다음을 포함한다.
   a. zafirlukast (Accolate), montelukast (Singulair)와 같은 류코트라이엔(leukotriene) 수용체 대항제는 자극이 있을 때 염증반응을 차단한다. 이 약물들은 알레르기항원, 운동, 아스피린으로 인한 발작을 예방하기 위해 규칙적으로 구강으로 복용한다. 류코트라이엔 수용체 대항제는 급성 천식발작의 치료에는 효과적이지 않다.
   b. Cromolyn sodium은 예방적 약제로, 매일 규칙적으로 흡입한다. 이 약물은 호흡기내 감작된 비만세포로부터 화학매개물질이 유리되는 것을 억제하고 많은 수의 호산구를 감소시킴으로써 조직의 과민성(hyperresponsiveness)을 감소시킨다. 운동선수와 스포츠매니아들에게 특히 효과적이다. 급성 발작에는 효과가 없다.

생각해보기 10-6

a. 민무늬근육의 분포가 많은 폐의 구조는 무엇인가?
b. 천식 대상자가 알레르기항원을 흡입한 후 폐쇄가 진행되는 과정을 설명하시오.
c. 기도의 부분적 그리고 전체적 폐쇄가 환기와 혈중산소농도에 미치는 영향을 비교하시오.
d. 천식발작 동안 호흡알칼리증, 호흡산증, 대사산증의 진행과정과 나타나는 시기에 대해 설명하시오.

5. 만성폐쇄폐질환 (Chronic Obstructive Pulmonary Disease)

만성폐쇄폐질환(Chronic obstructive pulmonary disease, COPD)은 간혹 chronic obstructive lung disease (COLD)라고도 하는데, 점진적인 조직변성과 기도폐쇄가 특징인 흔한 만성 호흡기장애군이다. 전신이 쇠약해져 개인이 독립적으로 일상생활을 하는데 영향을 줄 수 있다. 이러한 질환의 예로는 폐기종, 만성기관지염, 그리고 기관지천식이 있으며 이 질환들의 특성이 표 10-4에 있다. 기관지확장증과 낭성섬유증 같은 상태에서는 유사한 폐쇄결과가 나타날 수 있다. 이와 대조적으로 규폐증, 석면증, 농부폐증(farmer's lung)과 같은 대다수의 직업적 폐질환은 제한폐질환으로 분류가 된다. 이는 자극원이 사이질 염증과 섬유화를 야기하여 폐순응도(compliance)가 상실되거나 강직폐(stiff lung)를 유발하기 때문이다.

COPD는 폐의 비가역적이고 점진적인 손상을 유발하고, 결국 심각한 저산소증이나 고이산화탄소혈증(hypercapnia)으로 인해 호흡부전이 생긴다. 많은 COPD 환자가 폐심장증(cor pulmonale)으로 진행된다.

COPD의 초기에는 대부분 증상이 미미하고 별다른 문제가 없어 이 질환을 가지고 있는지 인식하지 못하기 때문에 COPD 유병률은 과소평가되는 경향이 있다. 여성에서의 유병률이 빠르게 증가하고 있고, 사망률 또한 증가하고 있다. 미국질병관리본부(CDC)는 COPD가 미국에서 사망원인 중 4번째라고 발표하였고, 2020년 세계보건기구(WHO)는 COPD가 전세계 사망원인의 3번째라고 발표하였으며, 2050년에는 대기오염 등으로 사망원인 1위가 될 것으로 예측하고 있다. 현재 COPD로 인한 전세계적인 사망자수는 323만 명에 이른다.

1) 폐기종(Pulmonary Emphysema)

(1) 병태생리

폐기종의 주요한 변화는 폐포벽과 폐포중격의 파괴이며 이로 인해 폐포내 공간이 영구적으로 부푼 상태가 된다(그림 10-13). 폐기종은 변화가 일어나는 특정 부위에 따라 좀더 분류될 수 있다. 예를 들어 먼쪽 폐포에 발생하는 경우 전폐포 폐기종(panacinar emphysema)

표 10-4. 만성폐쇄폐질환

질환 특성	폐기종	만성기관지염	천식	기관지확장증
원인	흡연, 유전	흡연, 대기오염	I형과민반응, 과민성 조직	소아기 감염, 반복적인 감염, 낭성섬유증, 만성폐쇄폐질환 등으로 다양
부위	폐포	기관지	작은 기관지, 세기관지	한 엽에만 국한되기도 하나 더 자주 양쪽 폐로 퍼짐
병태생리	폐포벽파괴, 탄력성감소, 약화된 날숨, 술통가슴, 과잉팽창	점액샘, 분비물, 염증, 감염 및 폐쇄 의 증가	염증 기관지수축, 점액분비증가, 폐쇄, 천식발작재발로 손상이 초래됨	기관지 벽의 비정상적 확장 및 파괴
기침, 호흡곤란	일부 기침, 현저한 호흡곤란	초기 지속적인 기침, 일부 호흡곤란	기침, 호흡곤란, 쌕쌕거림	만성 기침, 아침에 발작성 기침, 호흡곤란(만성시)
가래	소량	다량, 고름가래	끈적끈적하고 강인한 점액	다량, 고름가래(하루 1~2컵)
청색증	없음	있음	천식지속상태에서는 있음	만성시 있음
감염	일부	자주	약간	자주
폐심장증	질병 후기에 발생 가능	흔함	드뭄	드뭄

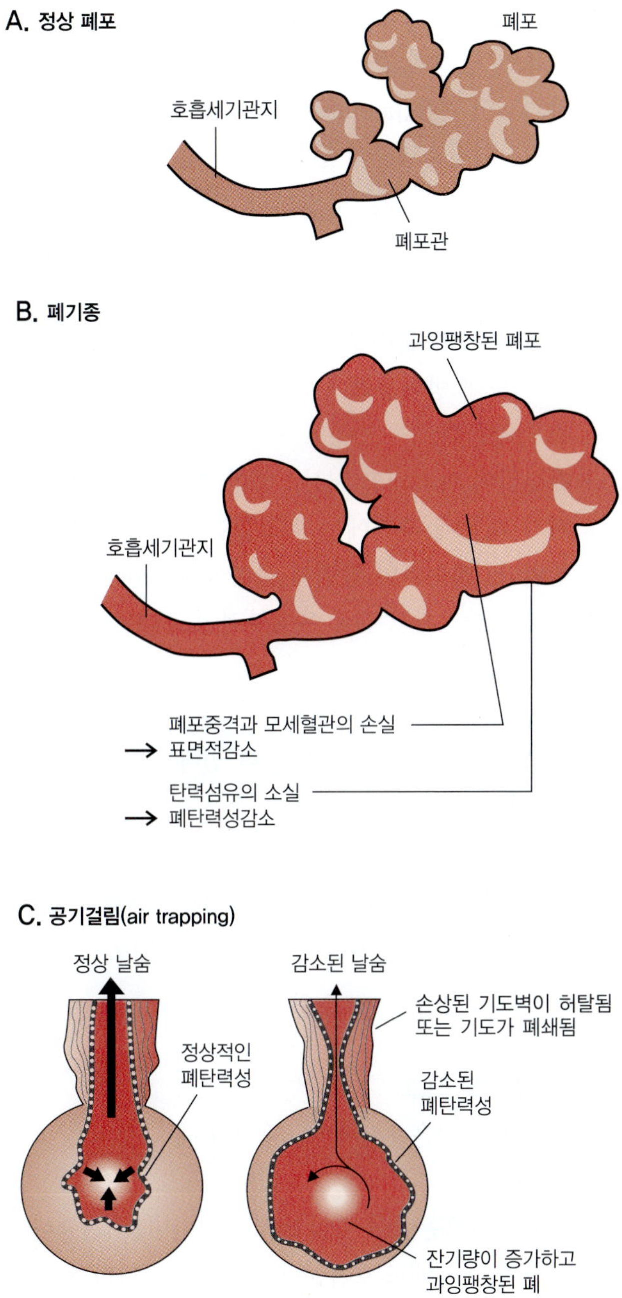

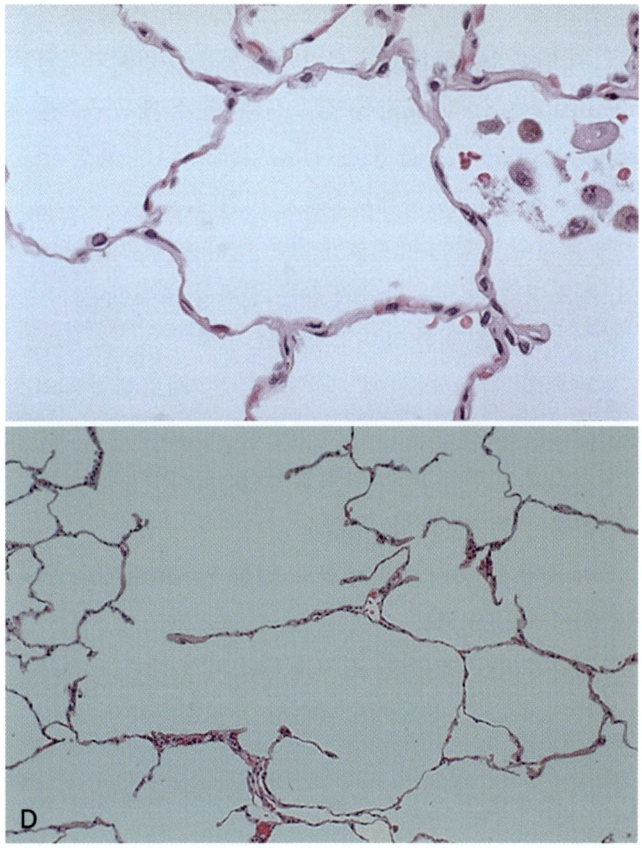

그림 10-13. 폐기종

A. 정상 폐포, B. 폐기종, C. 공기걸림(air trapping), D. 위쪽은 정상 폐, 아래쪽은 폐기종의 확장된 공기공간. (*Courtesy of R. W. Shaw, MD, North York General Hospital, Toronto, Ontario, Canada.* D *From Klatt E*: Robbins and Cotran Atlas of Pathology, *ed 3, Philadelphia, 2015, Elsevier.*)

이라 하고, 세기관지부위에 발생하는 것을 중심소엽폐기종(centrilobular emphysema)이라고 한다.

폐포조직의 파괴에는 많은 요인이 관여된다. 어떤 사람의 경우 유전적으로 α_1-antitrypsin 결핍이 있는데, α_1-antitrypsin은 신체의 조직과 수분에 정상적으로 존재하는 단백질로 염증반응이 일어나는 동안 중성구에 의해 분비되는 파괴 효소인 단백질분해효소(protease)의 활동을 억제한다. 단백질분해효소의 한 예가 탄력섬유를 파괴하는 탄력소분해효소(elastase)이다. 이러한 파괴과정은 α_1-antitrypsin 수치가 낮은 대상자에게 가속화되는 것으로 보인다. 이러한 유전적 경향은 일반적으로 비교적 이른 나이에 폐기종이 발생한 사람에게서 발견된다. 담배연기는 폐포의 중성구의 수를 증가시키며 탄력소분해효소의 분비와 활동을 증가시키지만 α_1-antitrypsin의 효과를 감소시켜 결국 폐포구조를 파괴하는데 큰 영향을 끼친다. 감염으로 인한 특정 병원균들 또한 단백질분해효소를 분비한다.

폐 조직의 변화는 폐기능에 많은 영향을 주게 된다.

1. 폐포벽의 파괴는 다음과 같은 결과를 초래한다.
   - 기체교환을 위한 표면적의 감소
   - 관류와 기체 확산에 영향을 주는 폐모세혈관의 감소
   - 날숨과 관련된 폐의 탄력성 반동(recoil) 능력에 영향을 주는 탄력섬유의 감소
   - 폐포에 생긴 다양한 변화로 인한 환기관류비의 변화(그림 10-14)
   - 작은 기관지에 대한 지지가 감소되기 때문에 폐포벽의 허탈을 초래하여 날숨시 공기흐름이 더욱 막히게 됨
2. 기관지 벽의 섬유화와 비후는 담배와 점액생성 증가로 인한 만성 자극과 잦은 감염의 결과이다. 이러한 상태는 다음을 초래한다.
   - 좁아진 기도
   - 약해진 벽
   - 수동적인 날숨 방해
3. 점진적인 날숨의 어려움은 다음을 초래한다.
   - 공기걸림(그림 10-13C), 잔기량증가
   - 폐의 과잉팽창
   - 들숨 자세에서 갈비뼈의 고정, 가슴의 전후직경증가(술통가슴)
   - X-선 상 평평해진 가로막(diaphragm)
4. 진행된 폐기종과 현저한 폐조직의 감소로 다음을 초래한다.
   - 손상된 인접 폐포들이 합해져서 매우 큰 공기 공간을 형성한다. 정상적으로 팽창되지 않은 폐는 고형덩어리로 보인다. 폐기종이 있으면 폐는 그 안에 매우 큰 구멍을 가진 것으로 보인다. 이러한 공기로 찬 공간을 작은물집(bleb) 또는 큰물집(bullae)이라고 한다(그림 10-15B).
   - 폐표면 근처에 큰물집을 둘러싼 조직과 가슴막이 파괴되어 기흉(pneumothorax)을 유발한다.
   - 고이산화탄소혈증이 두드러진다.
   - 저산소증이 들숨을 유발한다. 이는 환자의 호흡조절중추가 이산화탄소 수치의 만성적 상승에 적응이 돼서, 저산소증이 호흡의 원동력이 되기 때문이다.
   - 폐쇄 부위의 분비물을 제거하기가 더욱 어려워지고 기도내 방어능력이 손상되기 때문에 감염이 자주 발생한다.
   - 폐혈관이 파괴되고 저산소증이 폐혈관수축을 일으키기 때문에 후기에는 폐고혈압과 폐심장증이 진행된다. 폐순환의 압력이 증가함에 따라 우심실의 저항이 증가하고 결국 우심부전이 초래된다.

(2) 병인

폐기종의 대부분은 흡연과 관련 있다. 비흡연자에서 젊은 나이에 발생하는 폐기종은 유전적 요인과 관련이 있다. 다른 대기 오염물에 노출되는 것은 폐기종 변화를 촉진하며, 낭성섬유증이나 만성기관지염과 같은 다른 만성 폐질환과 결합하여 진행될 수도 있다.

(3) 증상 및 징후

폐기종의 발병은 완만하며, 발현될 때 다음의 증상들을 나타낸다.

- 운동시 호흡곤란이 제일 먼저 나타나며 더 진행하게 되면 휴식 시에도 호흡곤란이 두드러져 나타난다.
- 지연된 날숨과 함께 나타나는 과다환기, 부속근육의 사용, 술통가슴으로 이어지는 과도팽창은 환기가 어렵다는 것을 나타낸다. 특징적인 자세는 앞으로 기대어 앉은 자세(삼각자세)로 이는 호흡을 돕는다. 가슴타진시 과공명음이 나타난다. 과다환기는 후기 단계가 될 때까지 적절한 산소수준을 유지하게 한다.
- 식욕부진과 피로는 체중감소를 유발한다.

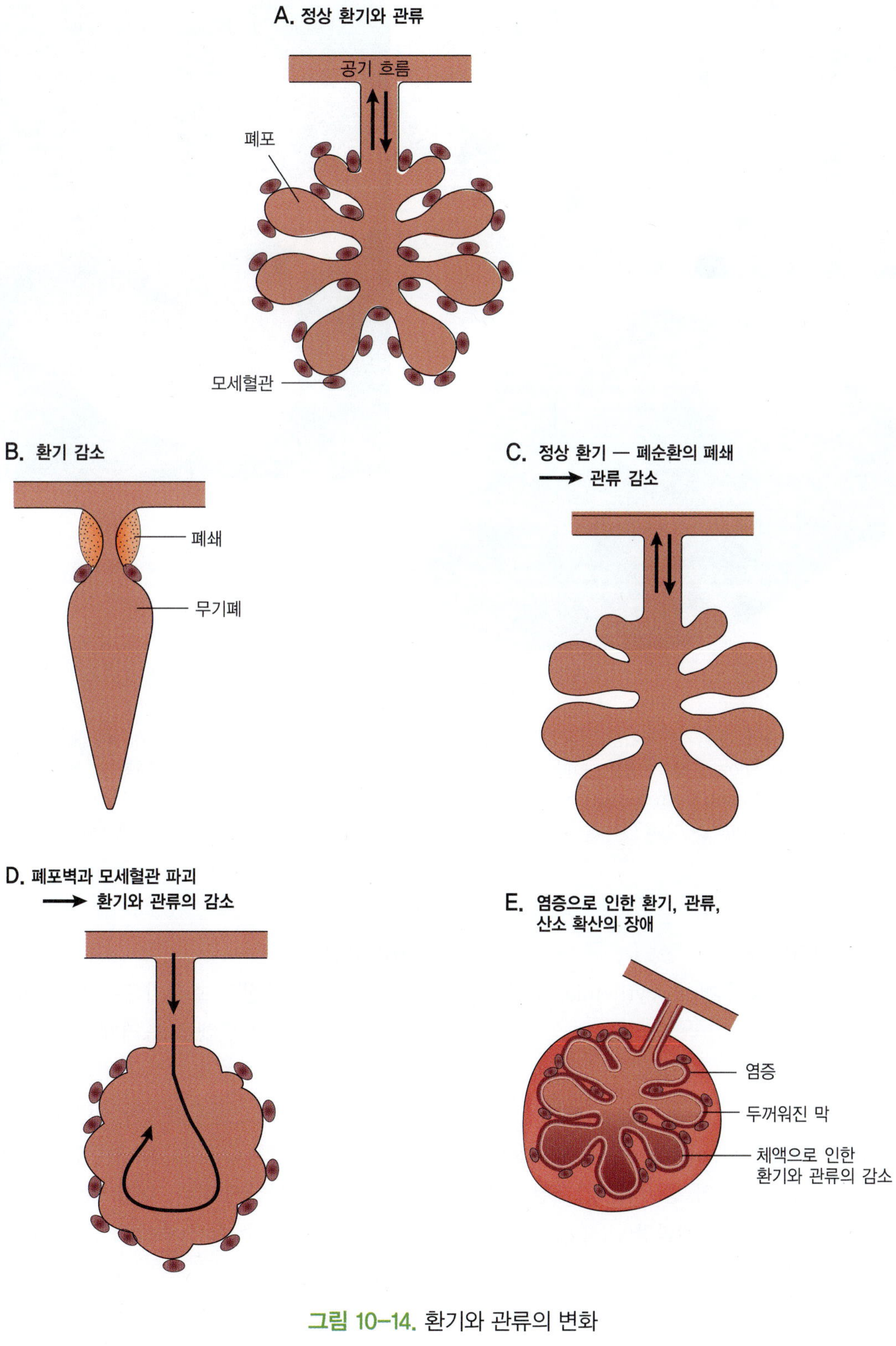

그림 10-14. 환기와 관류의 변화

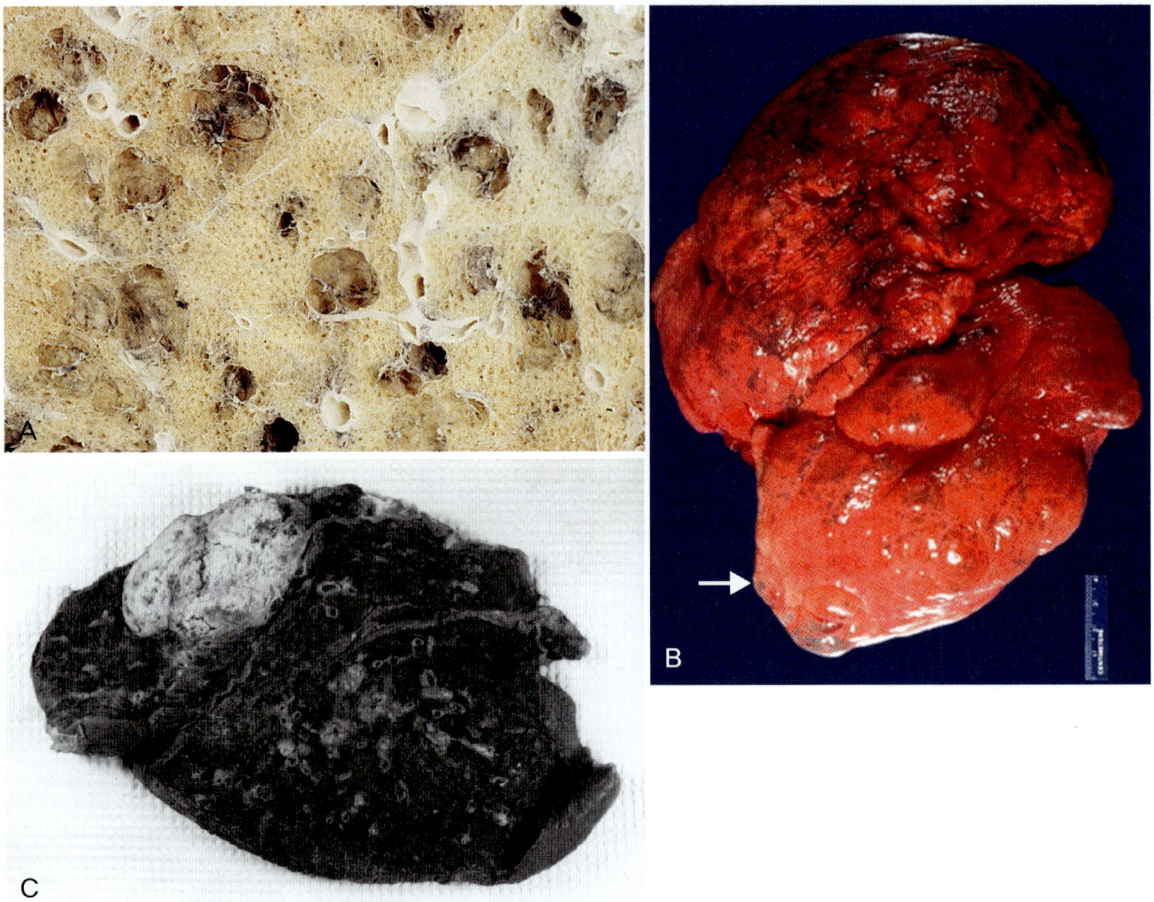

그림 10-15. 폐기종

A. 폐기종. B. 큰공기집폐기종. 큰공기집이 하엽에서 두드러짐(화살표). C. 종양이 있는 폐기종 폐.
(*A From Damjanov I, Linder J*: Anderson's Pathology, *ed 10, St. Louis, 1996, Mosby.* B *From Klatt E*: Robbins and Cotran Atlas of Pathology, *ed 3, Philadelphia, 2015, Elsevier.* C *Courtesy of Paul Emmerson and Seneca College of Applied Arts and Technology, Toronto, Ontario, Canada.*)

- 곤봉손가락이 나타난다.
- 보상작용으로 적혈구증가증(polycythemia)이 진행될 수 있다.

(4) 진단검사

폐기능 검사는 잔기량(residual volume)과 총폐용량(total lung capacity, TLC)의 증가와, 강제날숨량(forced expiratory capacity)과 폐활량(vital capacity)의 감소를 나타낸다.

(5) 치료

호흡기 자극물질과 호흡기 감염원을 피하고 금연하는 것은 폐기종의 진행을 느리게 할 수 있다. 치료는 다음과 같다.

- 예방접종으로 인플루엔자와 폐렴을 예방할 수 있다.
- 폐기능 재활프로그램으로 적절한 운동을 제공하고 호흡을 용이하게 한다. 대상자는 걷는데 필요한 지구력을 기를 수 있으며 산소 수준을 최적화하는 방법을 배운다.
- 입술오므리기호흡법과 같이 적절한 호흡기법을 배

우는 것은 보다 적은 에너지 소비로 날숨과 환기를 최대화할 수 있다.

- 적절한 영양과 수분의 유지는 에너지 수준, 감염에 대한 저항, 전반적인 안녕 증진에 도움이 된다.
- 기관지확장제, 항생제, 그리고 산소요법은 증상의 호전을 위해 필요할 수 있다.
- 폐용적감소술(lung reduction surgery)이 도움되는 것으로 증명되었으나, 회복시간이 길어지고 합병증 위험이 있다. 폐의 일부를 제거함으로써 공기걸림은 감소되고 날숨은 증진된다.

생각해보기 10-7

a. 폐기종 환자에서 혈액의 산소화를 방해하는 요인을 나열하시오.
b. 폐기종 환자에게 날숨이 두드러지게 손상되는 이유를 설명하시오.
c. 폐기종 환자에게 심부전이 진행될 수 있는 이유를 설명하시오.
d. COPD 환자가 선호하는 자세를 기술하고 설명하시오. 대상자가 바로 누운 자세, 똑바른 자세, 또는 다른 자세를 취해야 하는 지에 대해 생각해보시오.

2) 만성기관지염(Chronic Bronchitis)

(1) 병태생리

COPD를 이루는 기본적 상태와 일부 겹쳐지기는 하지만, 만성기관지염은 흡연의 지속적인 자극과 산업공해에 노출로 나타나는 기관지의 상당한 변화로 구분될 수 있다. 이러한 결과는 비가역적이고 진행적이다.

염증과 폐쇄, 반복적인 감염, 그리고 만성 기침은 기관지염의 특성이며 다음의 내용이 나타난다.

- 점막에 염증과 부종이 나타난다.
- 점액샘의 비대(hypertrophy)와 증식(hyperplasia)이 있으며, 분비물이 증가된다. 술잔세포(goblet cell)의 수가 증가되고, 섬모상피가 감소된다.
- 만성 자극과 염증은 기관지 벽의 섬유화와 비후를 초래하며 나아가 폐쇄로 이끈다. 분비물은 폐쇄된 원위부에 고이며 제거하기가 어렵다.
- 혈중산소농도는 낮다. 기침이 있는 동안 청색증이 보일 수 있다. 폐기종의 특징적 양상은 만성기관지염과 구별되어 왔다. 폐기종은 “pink puffer”라는 용어로 설명되며 호흡곤란, 과환기, 산소 수준을 유지하기 위한 과대팽창으로 나타난다. 반면 기관지염의 전형적인 임상 양상은 “blue bloater”라는 용어로 설명되며 낮은 혈중산소농도, 청색증, 부종으로 나타난다.
- 심한 호흡곤란과 피로는 영양섭취, 의사소통, 일상활동을 방해하여 전신 쇠약으로 이끈다.
- 폐고혈압과 폐심장증이 흔하다.

(2) 병인

만성기관지염을 가진 사람은 보통 흡연력(history)이 있거나 특히 연무(smog)가 흔한 도시 지역이나 산업지역에 거주한 경험이 있다. 과도하게 자극물질을 흡입하게 되면 염증과 잦은 감염이 있게 된다. 천식이 관련된 경우일 수도 있다.

(3) 증상 및 징후

지속적으로 가래가 많은 기침은 빈호흡 및 호흡곤란과 마찬가지로 만성기관지염의 주요한 징후이다. 또한 진한 고름가래가 자주 생긴다. 가래는 수면 중에 고여 있기 때문에 오전에 기침과 삑삑호흡음(rhonchi)이 더 심하다. 기도폐쇄는 저산소증을 유도하고 결국 고이산화탄소혈증과 청색증으로 이어진다. 혈관손상 및 폐고혈압의 진행과 마찬가지로 적혈구증가증(polycythemia), 심각한 체중감소, 폐심장증의 징후(전신부종)가 종종 진행된다.

(4) 치료

자극물질에 노출되는 것을 줄이고 감염에 대한 즉각적인 치료를 통해 질병의 진행을 느리게 할 수 있다. 인플루엔자와 폐렴 백신은 적절하게 사용될 경우 예방약으로서 유용하다. 거담제, 기관지확장제, 체위배액 및 타진법과 같은 적절한 흉부요법은 과도한 점액을 제거하는데 도움이 된다. 저용량 산소요법과 영양 보충은 도움이 된다.

3) 기관지확장증(Bronchiectasis)

기관지확장증은 일반적으로 일차질환이기보다는 낭성섬유증이나 COPD 대상자에게서 진행되는 속발질환이다. 어린시절 감염, 이물질 흡인, 또는 선천적인 기관지벽의 허약으로부터 유발되는 경우도 있다. 원인에 따라 질병의 상태는 하나의 엽에 국한될 수도 있고 양쪽 폐에 산발적으로 침범할 수도 있다.

(1) 병태생리

기관지확장증은 주로 중간 크기의 기관지가 비정상적으로 확장되거나 늘어나는 비가역적인 질환이다. 이러한 확장은 주머니 모양이거나(saccular) 긴 방추 모양(elongated, fusiform)일 수 있다. 기도의 반복적인 염증과 감염으로 생긴다. 이것은 기도폐쇄와 기관지벽 근육 및 탄력섬유의 약화 또는 이 모두의 복합된 양상으로 이어진다. 섬유유착은 기관지 바깥쪽의 벽을 당겨서 확장(dilating)시킨다. 확장되거나 부풀어 오른 부위에 많은 양의 수분이 지속적으로 모여 감염이 된다. 감염 병원균은 보통 사슬알균, 포도알균, 폐렴알균, 헤모필루스 인플루엔자(*H. influenza*)가 포함되거나 이들이 혼합된 균이다. 이러한 감염증은 섬모 소실, 상피세포의 화생(metaplasia), 추가적인 섬유화, 점진적으로 폐쇄를 유발한다. 폐쇄와 섬모 소실은 수분의 제거를 방해하여 상태를 더 악화시킨다.

(2) 증상 및 징후

기관지확장증의 중요한 징후는 만성 기침, 다량의 고름가래(하루 1~2컵)이다. 기침은 오전에 발작적으로 나타날 수 있는데, 이는 체위 변경에 의해 폐 내의 고름가래가 이동하면서 기침반사를 자극하기 때문이다. 다른 징후로 거품소리(rales), 삑삑호흡음(rhonchi), 악취나는 호흡, 호흡곤란, 객혈이 있다. 전신적인 징후로는 체중감소, 빈혈, 피로가 포함된다.

(3) 치료

일차질환의 치료와 함께 항생제, 기관지확장제, 흉부물리요법의 치료는 심각한 감염증과 폐의 점진적인 손상을 감소시킨다.

생각해보기 10-8

a. 만성기관지염을 유발하는 상태를 기술하고, 이후 폐에서 어떠한 병리학적 변화가 일어나는지 설명하시오.
b. 폐감염의 재발에 관여하는 요인을 기술하시오.
c. 기관지확장증이 진행성 경향이 있는 이유를 설명하시오.
d. 폐기종, 낭성섬유증, 기관지확장증시 폐에서의 병리적 변화, 주요 징후, 가능한 합병증에 대해 비교하는 표를 만들어 보시오.

6. 제한폐질환(Restrictive Lung Disorders)

제한폐질환은 폐 확장이 손상되고 총폐용량이 감소하는 질환군을 의미한다. 폐질환 중 일부는 폐쇄 요소와 제한 요소 모두 가질 수 있다.

제한폐질환은 다음의 두 종류를 포함한다. 첫 번째 종류로는 가슴벽의 기형 또는 폐 자체의 질환으로 폐확장이 제한되는 것으로, 흉곽에 영향을 줄 수 있는 척주후만증(kyphosis) 또는 척주측만증(scoliosis), 호흡근육 마비를 일으키는 회색질척수염(poliomyelitis) 또는 근위축측삭경화증(amyotrophic lateral sclerosis, ALS) 또는 보툴리누스중독(botulism), 그리고 근육 허약을 일으키는 근디스트로피(muscular dystrophy)가 포함된다. 두 번째 종류로는 폐의 지지적 구조를 이루는 조직에 영향을 주는 질환이다. 면역 문제로 나타나는 특발폐섬유증(idiopathic pulmonary fibrosis)이 한 예이다. 또한, 자극물질 흡입으로 인해 만성적으로 낮은 수준이지만 오랜 시기에 걸쳐 해로운 염증을 일으키는 직업 질환을 포함한다. 탄력섬유의 소실과 만성적 섬유화로 폐순응도가 소실된다. 급성 형태는 폐부종과

표 10-5. 진폐증

질 환	물 질	발 생
석탄가루증(coalworkers disease, anthracosis)	석탄 가루(coal dust)	석탄 탄광
규폐증(silicosis)	이산화규소(silica)	석재절단 작업, 모래분사 작업, 탄광
석면증(asbestosis)	석면(asbestos)	절연처리 작업, 조선(ship building)
농부폐(farmer's lung)	곰팡이 포자(fungal spores)	건초

성인호흡곤란증후군(adult respiratory distress syndrome)으로 나타난다. '강직폐(stiff lung)'와 폐순응도 저하는 총폐용량을 감소시킨다.

1) 진폐증(Pneumoconiosis)

진폐증은 석면 입자와 같은 자극물질에 장기간 노출되어 나타난 만성 제한폐질환이다. 표 10-5의 목록에 예가 제시되어 있다. 큰 입자는 일반적으로 코털과 코점액, 하부 기도의 섬모와 점액에 의해 걸러져서 제거된다. 상부 호흡계의 정상적 방어기전은 장기간 직업적 노출로 생긴 많은 이물질(특히 작은 입자의 경우)을 처리할 수 없다. 그 영향에 다소 차이가 있을 수 있으나, 일반적인 변화에 대해서 이 장에서 다루고 있다. 많은 양의 입자가 폐로 들어오게 될 때, 입자가 매우 작을 때, 이물질이 조직과 더 잘 반응할 때, 그리고 이러한 노출이 장기간 계속될 때 더 많은 피해가 있게 된다. 매우 작은 입자는 폐포관과 폐포낭 안으로 들어갈 수 있다. 흡연은 이러한 상태를 악화시킨다.

(1) 병태생리

결합조직의 점진적 파괴와 함께 염증과 섬유화가 진행된다. 이산화규소(silica)와 같이 반응성이 큰 입자의 경우 면역반응이 손상을 더욱 가속화시킨다. 섬유화가 퍼지면 폐포와 같은 폐의 기능적 부위가 소실된다. 폐순응도가 감소함에 따라 들숨이 어려워진다. 조직이 비가역적으로 변화하며 감염이 흔하다.

석면(asbestos)은 특히 흡연자에서 잦은 가슴막 섬유증(pleural fibrosis)과 폐암의 위험성을 증가시킨다.

(2) 증상 및 징후

발병은 잠행성으로 서서히 나타나며 호흡곤란이 제일 먼저 나타난다. 질병이 진행함에 따라 들숨시 힘이 많이 든다. 기침은 흔하며 가래가 있을 수도 또는 없을 수도 있다.

(3) 치료

즉각적인 감염치료와 함께, 위험이 되는 물질에 노출되고 있음을 확인하고 이를 중단하면 이 질환의 진행을 느리게 할 수 있다.

7. 혈관질환(Vascular Disorders)

1) 폐부종(Pulmonary Edema)

(1) 병태생리

폐부종은 폐포와 사이질 조직에 수분이 축적되어 있는 것을 의미한다. 많은 요인들이 폐부종을 유발한다. 수분이 축적되면 혈액으로 확산되는 산소의 양이 줄어들게 되고 폐확장을 방해하며, 또한 혈액의 산소화를 감소시킨다.

다음의 경우에 폐포조직에 과다한 수분축적이 발생한다.

- 폐에 염증이 있어 모세관투과성이 증가할 때
- 혈장 단백질 수준이 낮아져 혈장삼투압이 감소할 때
- 폐고혈압이 진행될 때

정상적으로 폐모세혈관의 압력은 매우 낮아 기도와 폐포에는 극소량의 수분이 존재한다. 울혈심부전에서와 같이 폐모세혈관의 정수압이 높아지게 될 때 모세혈관에서 폐포로 수분이 이동하게 된다.

사이질조직과 폐포내 과다한 양의 수분은 산소 확산을 방해하여 심각한 저산소혈증을 유발하며, 표면활성물질의 작용을 방해하여 폐가 확장되는 것이 어려워짐에 따라 허탈(collapse)되게 한다(그림 10-16). 모세혈관이 파열되어 혈액이 섞인 가래가 나타날 수 있다.

(2) 병인

많은 원인에 의해 폐부종이 발생한다. 울혈좌심부전의 경우 좌심실의 약화로 혈액의 역류가 발생하여 폐순환의 압력이 증가되고 결국 폐부종이 발생한다. 폐부종은 또한 신장질환이나 간질환으로 인해 혈청 알부민 수치가 낮아지는 저단백혈증(hypoproteinemia)의 결과

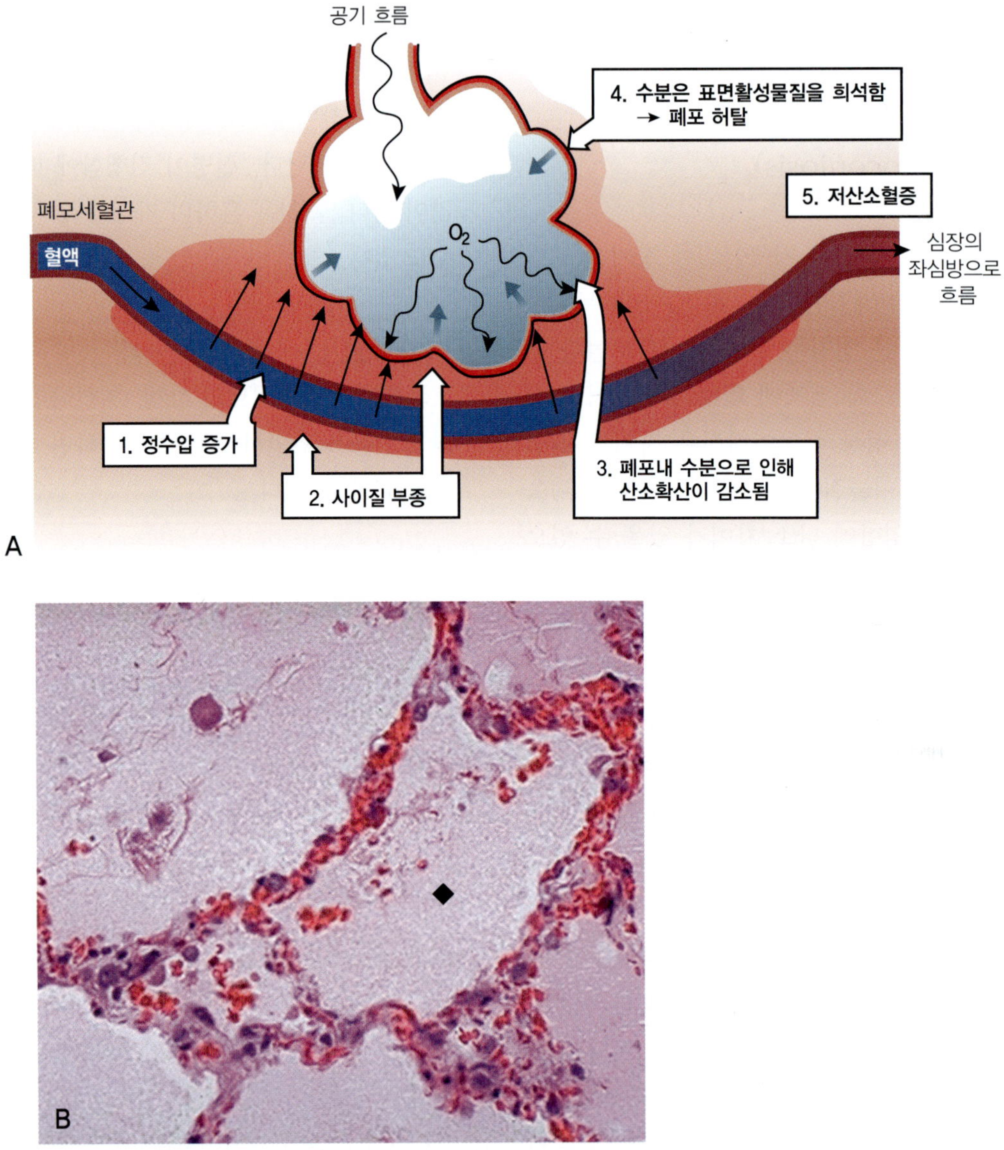

그림 10-16. A, 울혈심부전과 관련된 폐부종. B, 폐부종을 보여주는 현미경 사진. 폐포는 매끄러운 약간의 응집물질로 채워짐. (A *Courtesy of R.W. Shaw, MD, North York General Hospital, Toronto, Ontario, Canada.* B *From Klatt E:* Robbins and Cotran Atlas of Pathology, *ed 3, Philadelphia, 2015, Elsevier*)

로 나타난다. 독가스 흡입이나 종양으로 모세관투과성이 증가한 폐에서 염증이 진행된다. 종양이나 섬유화로 인해 림프 배액이 막히는 것 또한 폐부종을 유발할 수 있다. 특발폐고혈압이나 치료되지 않은 수면무호흡에 의해 이차적으로 폐부종이 발생하기도 한다.

(3) 증상 및 징후

경미한 폐부종의 징후에는 기침, 앉아숨쉬기, 거품소리가 포함된다. 울혈(congestion)이 증가하면, 객혈이 종종 발생한다. 가래는 분비물에 공기가 섞여 거품이 있으며(frothy), 폐모세혈관 파열로 인해 혈액이 섞여 있다(blood-tinged). 폐확장이 어려워짐에 따라 호흡이 힘들어진다. 좀 더 진행하게 되면 저산소혈증이 심해지고 청색증이 나타난다.

급성 울혈심부전은 수면동안에 돌발야간호흡곤란(paroxysmal nocturnal dyspnea)을 유발할 수 있다.

(4) 치료

원인이 되는 요인은 반드시 치료해야 하며, 산소요법과 같은 지지적 치료가 제공되어야 한다. 중한 상태에서는 양압기계환기(positive-pressure mechanical ventilation)가 필요하다. 폐부종이 나타난 후에 남아있는 분비물로 인해 폐렴의 위험성이 증가하게 된다. 폐부종 경향이 있는 환자는 상체를 높인 체위를 취해주어야 한다.

2) 폐색전(Pulmonary Embolus)

폐색전은 폐동맥이나 폐동맥 가지를 막아 폐조직으로 가는 혈액의 흐름을 차단하는 혈전 또는 기타 물질이다. 대부분의 폐색전은 깊은다리정맥(deep leg vein)에서 발생하는 혈전이나 핏덩이다. 심장이나 폐의 동맥에 도달할 때까지 큰 정맥을 따라 순환하다가, 더 이상 통과할 수 없는 폐의 작은 혈관에 도달하면 증상이 나타난다.

깊은정맥혈전증(deep vein thrombosis, DVT) 때문에 발생된 폐색전은 증상이 나타난 지 1시간 이내에 사망할 수 있다.

(1) 병태생리

폐색전의 영향은 색전의 크기와 폐순환에서 폐쇄되는 부위에 따라 달라진다(그림 10-17). 폐조직은 기관지 순환에 의해 산소와 영양소를 공급받기 때문에, 원래 폐질환이 있었거나 전신순환이 손상받지 않는 한 폐순환의 폐쇄로 인한 경색은 나타나지 않는다. 경색은 보통 폐분절과 그 폐분절의 가슴막과 관련된다.

작은 폐색전은 보통 조용히 나타나며 무증상이다. 그러나 많은 수의 작은 색전은 큰 색전 1개와 같은 효과가 있다.

중간 크기 동맥을 막는 색전의 경우, 그로 인해 폐포에 수분과 혈액이 차기 때문에 호흡장애를 유발한다. 이 곳에서 반사적 혈관수축이 종종 일어나며 결국 혈관 내 혈압을 증가시킨다.

큰 색전(폐 조직의 60% 이상과 관계됨)은 심혈관계에 영향을 주어 우심부전과 심박출량감소(쇼크)를 유발한다. 이런 경우 세로토닌(serotonin)과 히스타민(histamine)과 같은 화학매개물질의 분비로 인해 생기는 반사적 혈관수축은 색전과 더불어 폐동맥 저항을 매우 높게 만들어 갑작스러운 사망에 이르게 한다. 우심실 박출에 대한 저항은 급성 폐심장증을 발생시킨다. 또한 폐에서 좌심실로 돌아오는 혈액의 양이 줄어들어 전신순환이 감소하게 된다(심박출량감소). 폐동맥 갈림(bifurcation)에 걸린 큰 색전과 우심실에서 폐로 가는 혈액의 흐름이 완전히 막힌 것을 확인할 수 있다(그림 10-17).

(2) 병인

폐색전의 90%는 다리의 심부정맥에서 유래한다. 다리 심부정맥의 정맥혈전증(phlebothrombosis) 또는 혈전정맥염(thrombophlebitis)의 결과로 폐색전이 초래된다. 이와 같은 색전의 위험 요인은 부동, 다리의 손상이나 수술, 출산, 울혈심부전, 탈수, 혈액 응고의 증가 및 종양이다. 비행기나 차에 오랜 기간 앉아 있는 것은 혈전과 색전의 위험성을 증가시킨다. 갑작스런 근육활동

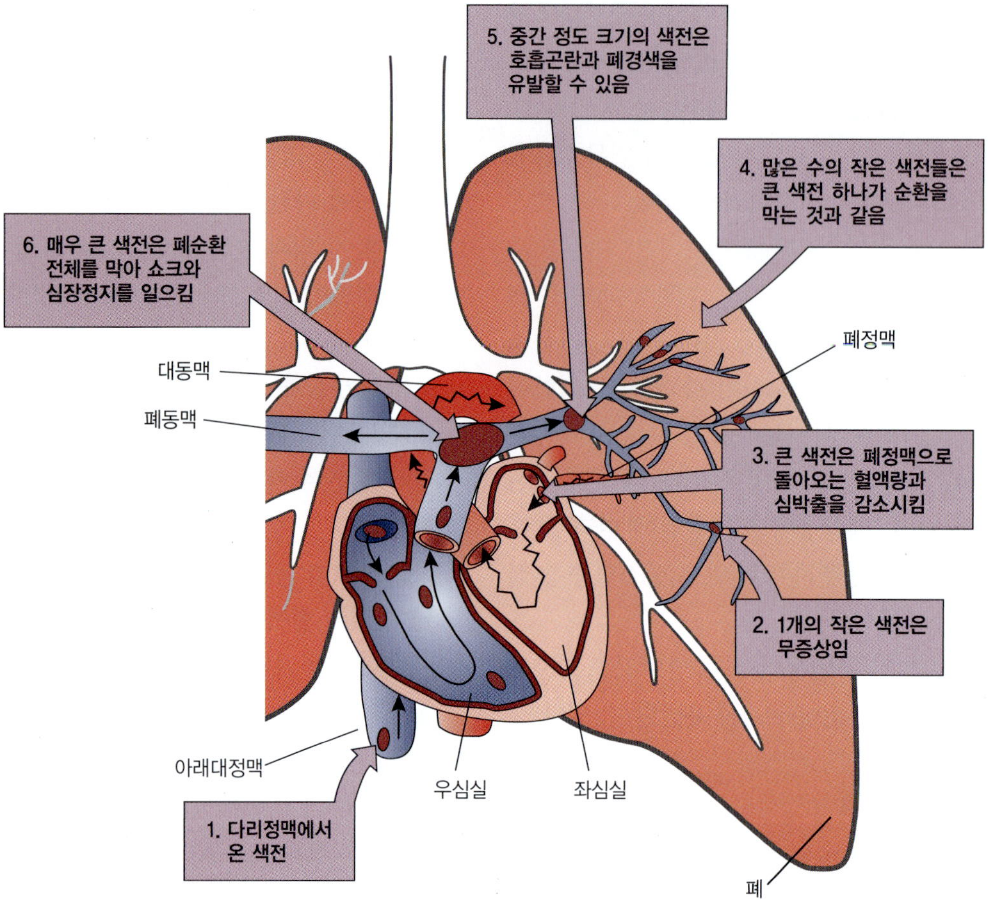

그림 10-17. 폐색전

이나 마사지, 손상, 혈액흐름의 변화로 혈전이 잘 떨어져 나간다. 혈전색전예방스타킹(TEDS, thromboembolic stocking) 착용이나 조기보행(early ambulation)을 통해 수술 후 색전 위험을 많이 감소시킬 수 있다.

폐색전의 다른 형태는 큰 뼈의 골절로 인해 골수로부터 형성되는 지방색전(fat emboli), 우심내막염에서 발생하는 증식(vegetation), 분만 중 태반이 찢어지면서 생기는 양수색전(amniotic emboli), 악성종양에서 떨어져 나온 종양색전(tumor cell emboli), 그리고 정맥으로 주입된 공기색전(air embolus)이다.

(3) 증상 및 징후

작은 색전의 경우 다음과 같은 임상증상이 나타난다.

- 일시적 가슴통증(chest pain)
- 기침
- 호흡곤란(이는 간과되기 쉽지만 더 많은 색전이 진행되는 것에 대한 경고가 될 수 있기 때문에 매우 중요하다)

더 큰 색전의 경우 다음과 같은 임상증상이 나타난다.

- 기침이나 심호흡으로 인한 가슴통증의 증가
- 빈호흡
- 호흡곤란이 갑자기 발생
- 진행하게 되면 객혈과 발열이 발생
- 저산소증은 교감신경 반응을 자극하여 불안, 안절부절못함, 창백, 빈맥을 초래

아주 큰 색전의 경우 다음과 같은 임상증상이 나타난다.

- 극심한 가슴통증
- 저혈압
- 빠르고 약한 맥박
- 의식소실

지방색전은 몸통의 점출혈 발진(petechial rash), 혼란과 지남력 장애와 같은 신경학적 징후 및 급성 호흡부전에 의해 식별된다.

(4) 진단

다음의 검사로 진단할 수 있다.

- X선 검사
- 폐스캔(lung scan)
- MRI
- 폐혈관촬영

색전의 원인은 도플러초음파(doppler ultrasound)나 정맥조영(venography)을 사용하여 결정한다.

(5) 치료

개인의 상황에서 위험 요인을 사정하고 그를 예방하는 방법이 추천된다. 침상안정이 길어질 경우 압박스타킹을 착용하는 것이 도움이 된다. 혈전을 제거하기 위해 아래대정맥에 필터를 삽입하는 경우도 있다. 색전의 잠재적인 원인이 반드시 고려되어야 한다. 응집이 더 진행하는 것을 막기 위해 혈전으로 인한 폐색전 대상자에게 산소를 공급하고 헤파린이나 streptokinase와 같은 항응고제나 혈전용해제를 투여할 수 있다. 기계환기가 필요할 수 있으며 색전제거술(embolectomy)을 시행할 수 있다.

생각해보기 10-8

a. 폐부종을 일으킬 수 있는 원인 3가지를 나열하고 각각에 대해 설명하시오.
b. 저산소혈증, 고이산화탄소혈증, 또는 양쪽 모두 중에서 급성폐부종과 함께 잘 나타나는 것이 무엇인지 설명하시오.
c. 폐색전이 갑작스런 죽음을 일으키는 과정을 설명하시오.

8. 폐확장 장애(Expansion Disorders)

1) 무기폐(Atelectasis)

무기폐는 폐 또는 폐의 일부가 허탈되거나 공기가 통하지 않는 것으로 기체교환이 감소되며 저산소증이 발생한다.

(1) 병태생리

폐포에 공기가 없게 되면 자연적인 조직의 탄성으로 인해 폐포가 오그라들게 된다. 이는 폐 혈류를 방해하게 된다. 환기와 관류 모두 변화되며, 이로 인해 산소 확산에 영향을 주게 된다. 폐의 매우 많은 부분이 침범되지 않는 한, 호흡 횟수의 증가로 기체 확산을 도와 이산화탄소 농도를 조절할 수 있다. 폐가 빨리 재팽창되지 않는다면 폐조직은 괴사되고 감염될 수 있으며 영구적인 폐 손상이 생길 수 있다.

(2) 병인

무기폐의 기전은 다양하다(그림 10-18).

- 점액이나 종양으로 인해 기도가 완전히 폐쇄될 경우 폐쇄무기폐(obstructive atelectasis) 또는 흡수무기폐(resorption atelectasis)가 진행된다.
- 압박무기폐(compression atelectasis)는 폐종양과 같은 덩어리로 인해 폐가 압박되면서 해당 부위의 폐로 공기가 들어오지 못하게 될 때 생긴다. 수분이나 공기의 증가, 가슴막간 유착으로 가슴막안 압력이 증가할 경우 폐는 확장되지 못한다.
- 폐부종, 호흡곤란증후군으로 폐포의 표면장력이 증가되면 폐확장이 되지 않는다.
- 폐나 가슴막에서의 섬유조직(수축무기폐, contraction atelectasis)은 폐확장을 억제하여 허탈되게 한다.
- 수술후무기폐(postoperative atelectasis)는 수술 후(특히 복부 수술의 경우) 24~72시간 내에 발생한다. 여기에는 통증이나 복부팽만으로 인한 제한된 환기

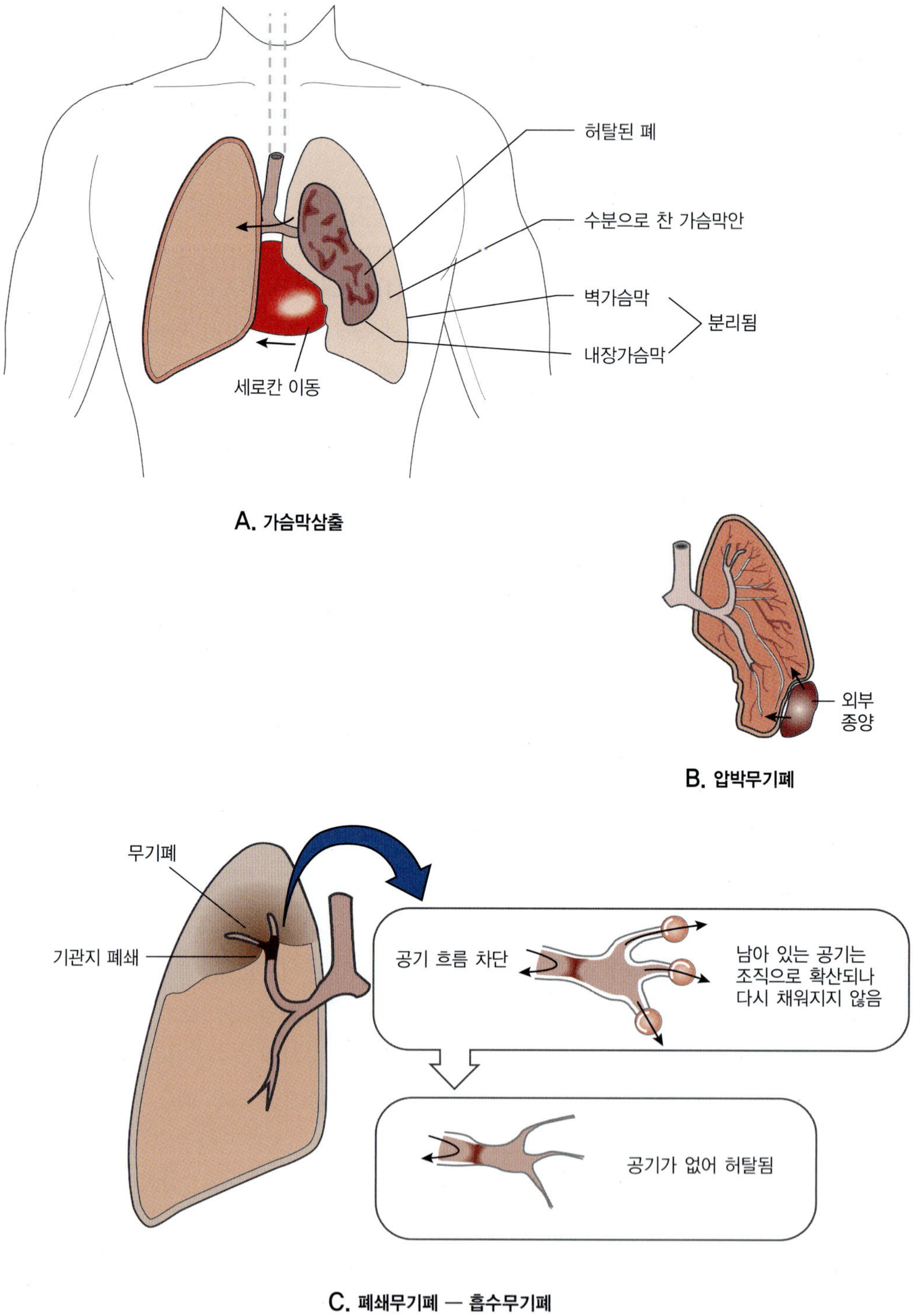
허탈된 폐
수분으로 찬 가슴막안
벽가슴막
분리됨
내장가슴막
세로칸 이동
A. 가슴막삼출
외부 종양
B. 압박무기폐
무기폐
기관지 폐쇄
공기 흐름 차단
남아 있는 공기는 조직으로 확산되나 다시 채워지지 않음
공기가 없어 허탈됨
C. 폐쇄무기폐 — 흡수무기폐

그림 10-18. 무기폐

; 마취제와 진통제에 의한 느리고 얕은 호흡 ; 바로 누운 자세로 인해 증가된 분비물 ; 그리고 기침하려는 노력의 감소와 같은 많은 요인이 관여된다.

(3) 증상 및 징후

작은 부위의 무기폐는 무증상이다. 넓은 부위의 무기폐는 호흡곤란, 심박수와 호흡수의 증가, 가슴통증을 유발한다. 흉곽확장은 무기폐의 원인에 따라 비정상적 또는 비대칭적으로 나타난다. 예를 들어 폐쇄무기폐의 경우 해당 부위에 낮은 압력이나 공간이 형성되면 세로칸이 무기폐가 있는 쪽으로 이동하게 되며 다른 폐가 과도팽창함으로써 보상을 하게 된다. 무기폐된 부위는 정상 부위보다 환기가 지체된다. 압박무기폐에서는 세로칸이 정상적인 쪽으로 이동하게 된다.

(4) 치료

무기폐 치료의 주된 목표는 원인을 치료하고 허탈된 폐를 재확장시키는 것이다.

수술로 인해 발생된 무기폐의 치료는 :

- 심호흡운동
- 자세변경
- 강제적 기침

외부압력에 의해 발생된 무기폐의 치료는 :

- 폐에 압력을 가하는 액체, 조직 또는 종괴의 제거

폐쇄에 의해 발생된 무기폐의 치료는 :

- 흉부타진(chest clapping or percussion)
- 체위배액(postural drainage)
- 기도를 열고 점액을 묽게 하기 위한 약물투여

폐의 허탈을 초래하거나 적절한 공기흐름을 막는 또 다른 의학적 질환 또는 상태는 약물이나 다른 시술(procedures)과 치료(therapies)로 야기된 근본 원인을 치료할 수 있다.

2) 가슴막삼출(Pleural Effusion)

가슴막삼출은 가슴막안에 과도한 체액이 존재하는 것이다. 가슴막 윤활을 위해 정상적으로 소량의 수분이 존재한다. 양쪽 폐가 모두 침범될 수도 있으나 일반적으로 한 쪽 폐만 침범된다. 이는 각각의 폐가 분리된 가슴막에 의해 싸여 있기 때문이다. 삼출증의 영향은 체액 축적 속도, 형태, 양에 따라 다르다.

가슴막염(pleurisy, pleuritis)은 가슴막삼출증 전 또는 후에 나타날 수 있다. 가슴막염은 가슴막에 염증이 생기고 붓고 거칠어진 상태로 보통 엽성 폐렴과 관련되어 있다.

(1) 병태생리

적은 양의 체액은 림프관에 의해 가슴막안에서 배액되며 호흡기능에 거의 영향을 주지 않는다. 많은 양의 체액은 먼저 가슴막안 압력을 증가시키고, 다음으로 가슴막간 분리를 야기하여 들숨 동안 폐의 확장을 방해하며, 수분이 급속히 축적될 때는 무기폐로 이어진다(그림 10-18A). 많은 양의 체액은 무기폐를 유발하며 건강한 쪽으로 세로칸이 이동하게 되어 건강한 폐의 확장도 방해한다. 기관편위는 이러한 이동에 의해 나타난다. 많은 양의 삼출은 세로칸내 압력을 증가시켜 아래대정맥으로의 정맥 귀환과 심장 충만(cardiac filling)을 저하시킨다.

(2) 병인

가슴막안(pleural cavity)에 모이는 체액의 종류는 다양하다. 삼출액(exudative effusion)은 종양에 의해 생기는 염증반응으로 나타난다. 이 때 모세관투과성이 증가되어 단백질과 백혈구를 많이 함유한 체액이 가슴막안으로 새어나가게 된다. 누출액(transudate effusion)은 물과 같아서 물가슴증(hydrothorax)이라고 불리우며 혈관내 정수압증가 또는 삼투압감소로 인해 혈관에서 가슴막안으로의 수분 이동 때문에 생긴다. 이것은 간질환이나 신장질환에서 이차적으로 발생한다. 혈액가슴(hemothorax)은 사고, 암, 수술로 인해 발생되며 가슴막안의 체액이 혈액일 때 사용되는 용어이다.

가슴고름집(empyema)은 감염(주로 폐렴과 관련됨)

의 결과로 발생하며 가슴막안의 체액이 고름일 때 발생한다.

(3) 증상 및 징후

가슴막삼출의 일반적인 징후는 다음과 같다.

- 호흡곤란
- 가슴통증
- 호흡수와 심박수증가
- 보통의 경우 침범 부위에 공기흐름이 없어지기 때문에 타진시 둔탁음(dullness)이 나타나며, 호흡음이 사라진다.
- 기관편위(tracheal deviation)와 저혈압은 호흡기능과 순환기능을 방해하는 다량의 삼출이 있음을 나타낸다.

가슴막염(pleurisy)은 붓고 거칠어진 가슴막이 호흡하는 동안 서로 마찰이 되기 때문에 주기적으로 가슴막염통증(pleuritic pain)과 마찰음이 나타난다.

(4) 치료

원인을 제거하며 호흡계 손상을 치료한다. 원인을 확인하기 위해 가슴막삼출액을 분석한다. 폐의 팽창을 돕기 위해 가슴배액 튜브가 삽입될 수 있다. 많은 양의 체액이 축적되었을 경우 체액을 제거하여 압박을 완화하기 위해 가슴막천자(thoracocentesis)가 요구된다.

생각해보기 10-9

a. 낭성섬유증 환자와 가슴막삼출 환자에게 있어 무기폐가 진행되는 기전을 비교하시오.
b. 많은 양의 가슴막삼출이 주기관지 폐쇄보다 더 심각한 결과를 일으키는 이유를 설명하시오.
c. 무기폐의 징후를 기술하시오.

3) 기흉(Pneumothorax)

기흉은 가슴막안에 공기가 있는 것을 의미한다. 가슴막안에 공기가 존재하고 공기에 의해 가슴막이 분리되면 폐의 확장을 방해하게 되어 무기폐를 야기한다. 기흉은 악성종양이나 손상에 의해 발생될 수 있으며, 수분이나 혈액도 가슴막안에 존재할 수 있다. 예를 들어 액체가 아래쪽부위(dependent area)에 모이고 그 위에 공기가 있으면 수기흉(hydropneumothorax)으로 불리는 상태가 된다. 흉부 X선검사로 기흉의 정도와 종류를 결정한다.

기흉에는 다양한 형태가 있다(표 10-6).

- 폐쇄기흉(closed pneumothorax)은 내부 기도의 구멍에서 공기가 직접 가슴막안으로 들어가서 발생하는 것으로 가슴벽에는 구멍이 없다.
- 단순기흉(simple pneumothorax) 또는 자발기흉(spontaneous pneumothorax)은 폐의 표면이 찢어져서 공기가 기관지와 내장가슴막을 통해 폐에서 가슴막안으로 들어갈 때 발생한다(그림 10-19A). 폐조직이 허탈되면서 구멍이 봉쇄된다. 일차성 기흉은 젊은 남자에게 잘 발생하는데, 이전에 폐질환이 없었으나 특발 물집(idiopathic bleb)이나 폐표면의 결함으로 인해 발생한다. 허탈이 된 후 세로칸은 허탈된 폐 쪽으로 이동하고 반대 편 폐는 더 확장된다.
- 이차기흉(secondary pneumothorax)은 호흡계 질환과 관련되어 나타난다. 표면에 있는 폐기종 물집이 파열되거나(그림 10-15B), 종양이나 결핵 공동화(cavitation)에 의해 내장가슴막(visceral pleura)에 미란이 생긴다. 이러한 상태는 들여마신 공기가 가슴막안으로 들어가도록 한다.
- 개방기흉(open pneumothorax)은 대기의 공기가 가슴벽의 구멍으로부터 가슴막안으로 들어가는 것이다. 이것은 사고나 수술에 의해 발생될 수 있다.
- '흡인성 상처(sucking wound)'는 가슴벽의 큰 구멍을 의미하며, 들락날락하는 공기의 이동 소리는 특징적으로 빨아들이는 소리(sucking sound)를 만든다(그림 10-19B). 대량의 공기가 이동하기 때문에 호흡기능과 심혈관 기능에 큰 영향을 준다.

표 10-6. 기흉의 종류

	폐쇄기흉	개방기흉	긴장기흉
원인	자연 발생, 특발(원인불명) 폐기종의 물집 파열	가슴벽을 관통한 상처	개방기흉(가슴을 관통한 파열) 폐쇄기흉(폐 표면의 손상)
공기 유입	폐 안에서 내장가슴막이 찢어진 곳을 통해 공기 이동	신체 밖에서 가슴과 벽가슴막의 구멍을 통한 공기 이동	가슴이나 폐표면의 손상을 통한 공기 이동
영향	무기폐 폐가 허탈될 때 구멍이 봉쇄 하나의 폐가 손상 심혈관계 영향은 없음	무기폐 들숨시마다 흉막안으로 공기가 들어오고 날숨시마다 공기가 나감 들숨시 세로칸의 이동으로 손상받지 않는 폐가 압박 세로칸 이동은 심장으로의 정맥혈복귀를 방해함	무기폐 들숨시마다 공기가 가슴막안으로 유입 날숨시마다 덮개가 닫혀서 가슴막안의 공기 압력이 증가함 세로칸 이동에 의해 손상되지 않은 폐가 점차 압박됨 세로칸 이동은 심장으로의 정맥혈복귀를 줄임
징후	세가지 모두 호흡곤란으로 힘들고 증가된 호흡, 빈맥, 가슴막통증, 비대칭적인 가슴 움직임이 있을 수 있음		
	호흡음 부재 저산소혈증	'빨아들이는(sucking)' 듯한 소음 기관 편위(tracheal deviation) 혈압감소 중정도 저산소혈증	손상부위의 호흡음 부재 손상받지 않은 곳으로 기관 편위 호흡곤란증가 쇼크, 경정맥 팽창, 청색증 심한 저산소혈증

개방기흉에서 가슴벽과 벽가슴막의 구멍을 통해 공기가 가슴막안으로 들어가게 되어 침범 부위에 즉각적으로 무기폐가 발생된다. 더 많은 공기가 들숨시 가슴막안으로 들어가기 때문에 세로칸(mediastinum)은 건강한 폐쪽으로 이동하여 폐확장을 제한한다. 이어서 날숨시 공기가 구멍을 통해 가슴막안에서 밖으로 나가기 때문에 세로칸은 다시 손상받은 쪽으로 되돌아온다.

들숨과 날숨시 갈비뼈 움직임과 동반된 압력변화로 인해 비정상적인 움직임이 발생한다. 세로칸된떨림(mediastinal flutter) 또는 앞뒤로 움직이는(to-and-fro) 것은 손상받은 폐의 환기를 방해하며 아래대정맥으로의 정맥혈복귀(venous return)를 어렵게 한다(정상 호흡운동과 압력변화는 정맥혈액이 심장으로 돌아오는 것을 돕는다).

긴장기흉(tension pneumothorax)은 가장 심각한 기흉(그림 10-19C)이다. 이것은 가슴벽과 벽가슴막의 구멍(개방기흉)으로 인해 발생하거나 무기폐를 야기하는 폐조직과 내장가슴막의 찢어짐(폐쇄기흉)으로 인해 발생할 수 있다. 손상 부위가 조직 덮개로 되어 일방향 판막의 효과가 생겨 들숨시 구멍이 커지게 되고 가슴막안으로 공기 이동이 많아진다. 그러나 날숨시 구멍이 닫히게 되어 가슴막안의 공기가 제거되지 못한다. 그래서 들숨시마다 가슴막안의 공기의 양은 계속 증가하게 된다. 손상 부위에 증가된 압력은 세로칸을 다른 폐쪽으로 밀게 되어 폐와 아래대정맥을 압박한다. 판막효과의 원인과 증가된 가슴막안의 압력이 제거되지 않는다면 심각한 저산소증과 호흡부전이 급속히 진행되어 생명을 위협하게 된다.

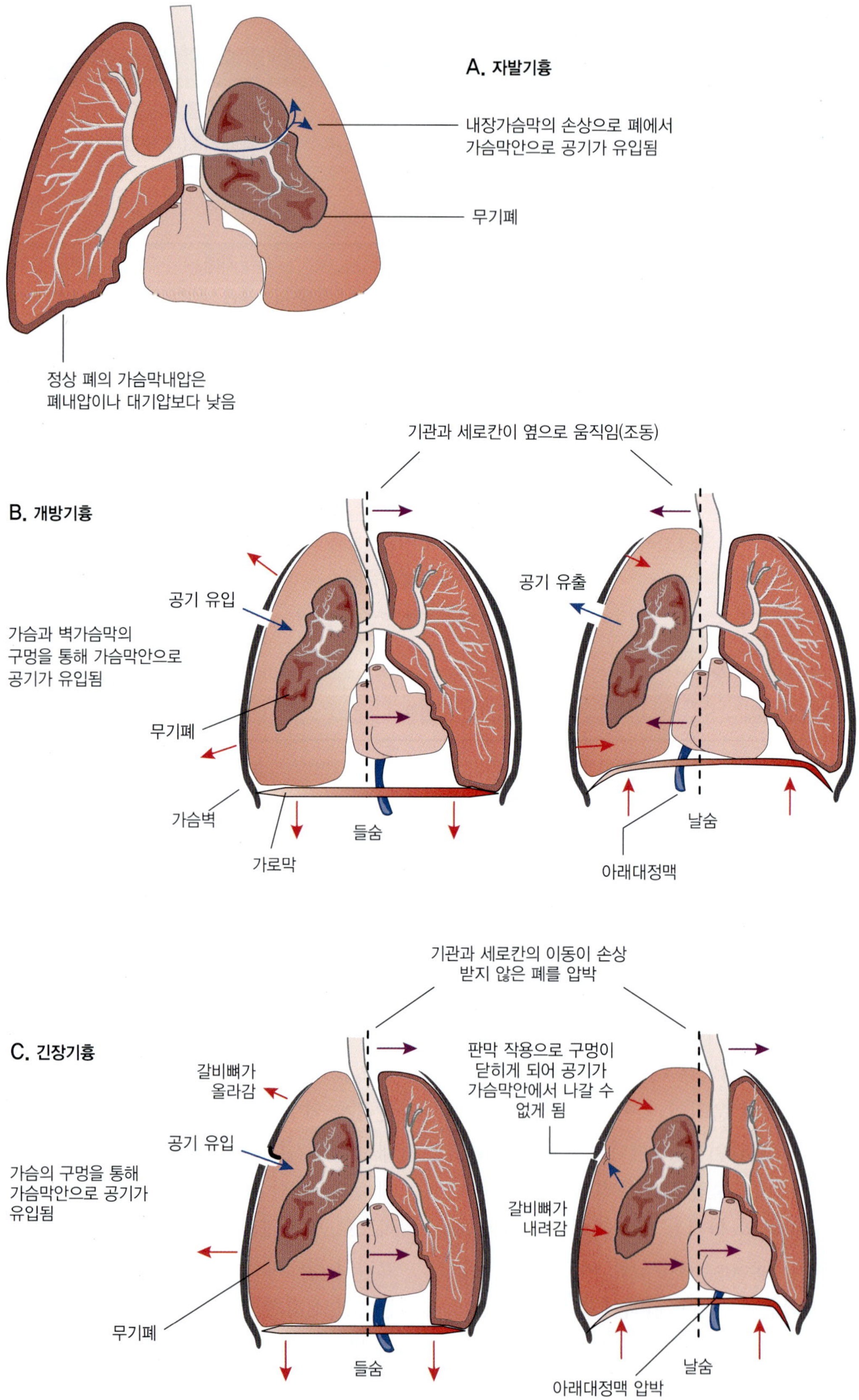

그림 10-19. 기흉의 종류

(1) 증상 및 징후

기흉의 일반적인 징후는 다음과 같다.

- 무기폐
- 호흡곤란
- 기침
- 가슴통증
- 무기폐 부위의 호흡음감소
- 가슴의 비대칭적 확장과 세로칸이동은 기흉의 종류에 따라 다르다.
- 저산소증이 진행되어 불안, 빈맥, 창백과 같은 교감신경계 반응이 나타난다.
- 정맥혈복귀가 방해되어 저혈압을 초래한다.

기흉에 대한 응급처치

1. 가능한 빨리 병원으로 이송한다.
2. 개방성 기흉이나 흡인성 상처는 폐쇄드레싱으로 덮어 공기가 가슴막안 안과 밖으로 이동하지 않도록 한다. 긴장성 기흉이 진행되지 않도록 확인하기 위해 드레싱 부위를 확인해야 한다.
3. 병원에 도착하기 전까지 가슴벽을 관통하는 물체는 제거되어서는 안된다.
4. 가능하다면 헐거워진 조직을 제거하거나 구멍을 크게 만들어, 긴장성 기흉을 개방성 기흉으로 전환시켜야 한다.

4) 동요가슴(Flail Chest)

낙상과 교통사고는 대부분 가슴 손상을 일으킨다. 동요가슴은 두 부위에서의 3~6개 갈비뼈 골절이나 복장뼈(sternum) 골절 및 연속적인 다수의 갈비뼈 골절과 같은 가슴(thorax)의 골절로 발생된다. 부종과 함께 타박상이 흔하며, 골절 인접부위 폐조직에는 출혈도 있을 수 있다. 무기폐는 사고의 직접적인 결과로 나타나지는 않으나 부러진 갈비뼈가 가슴막에 상처를 내면 합병증으로 발생할 수 있다.

(1) 병태생리

가슴벽의 견고함이 사라지게 되어, 들숨과 날숨동안 모순운동(paradoxical movement)이 발생된다(그림 10-20). 환기와 산소수준이 변화함에 따라 일련의 압력변화가 생긴다. 들숨동안 폐 내의 압력이 감소하여 다음의 과정이 일어난다.

- 가슴속압력(intrathoracic pressure)이 감소함에 따라 갈비뼈 골절부위나 동요부위는 바깥쪽보다는 안쪽으로 움직이게 된다.
- 갈비뼈가 안쪽으로 움직이는 것은 손상 받은 폐의 확장을 방해한다.
- 동요부위가 크면 인접한 폐조직을 압박하여 손상부위에서 기관지쪽으로 공기를 밀어올리게 된다. 공기가 기관으로 내려와 반대쪽 폐로 이동하기 때문에, 손상된 폐에서 온 '신선하지 않은 공기'는 새로 들이마신 공기를 따라 반대쪽 폐로 들어간다.

날숨동안은,

- 가슴속압력이 증가함에 따라 불안정한 동요부위는 바깥으로 밀리게 된다.
- 동요부위가 크다면 갈비뼈의 모순운동이 일어나 날숨동안의 공기흐름을 바꾼다.
- 갈비뼈가 바깥으로 움직이는 것은 손상부위 압력을 낮추어, 손상되지 않는 폐에서 온 공기가 손상된 폐로 이동한다.

동요부위가 클 경우 세로칸된떨림이 일어난다. 폐가 앞뒤로 움직임에 따라 세로칸을 앞뒤로 밀게 된다. 가슴속압력 변화는 아래대정맥에 영향을 주어 심장으로의 정맥혈복귀를 방해하여 심박출량 및 세포로의 산소공급을 감소시킨다.

동요가슴에 대한 응급처치

비정상적인 가슴움직임이 명백하다면, 수술할 때까지 편평하고 무거운 물체를 동요가슴 부위에 고정시켜 가슴(thorax)의 바깥쪽으로의 모순운동을 제한한다.

동요폐에서는 폐확장이 제한되고 들숨양이 감소되며 신선하지 않은 공기(낮은 산소 농도)가 이동함에 따라

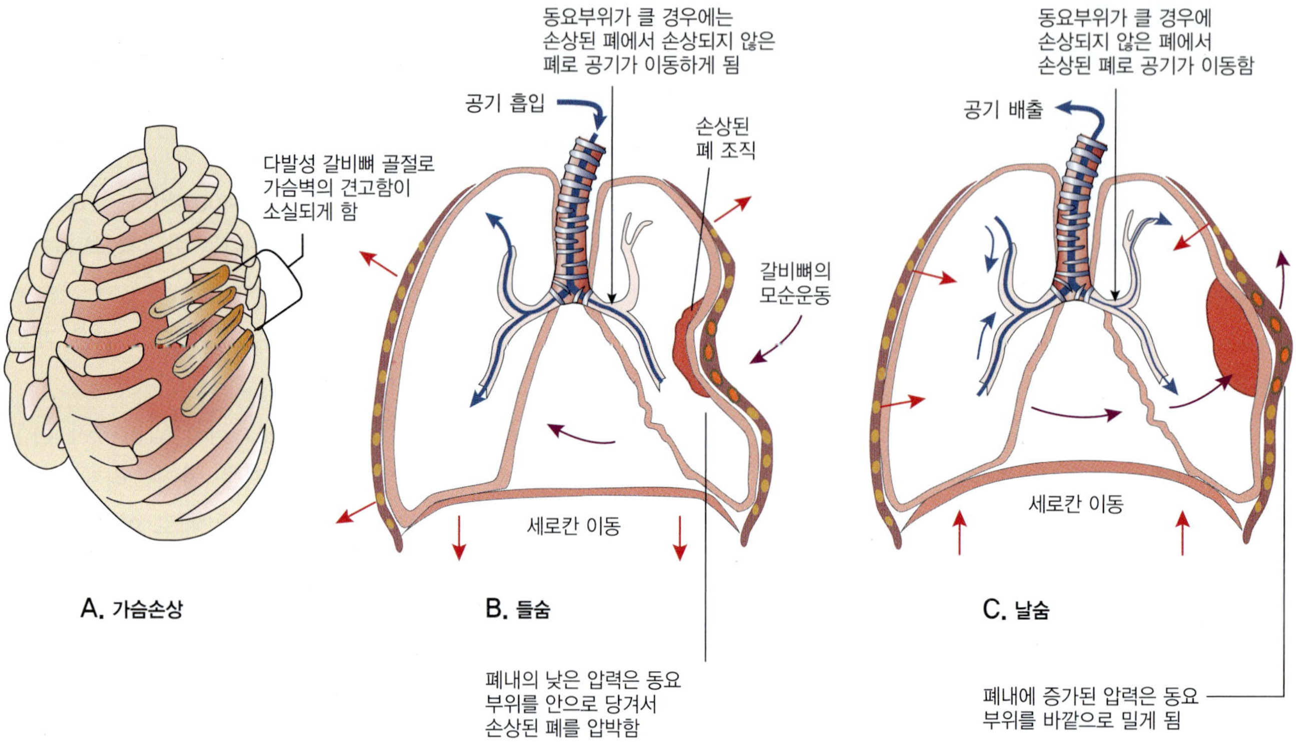

그림 10-20. 동요가슴

정맥혈복귀가 감소되어 저산소증이 일어날 수 있다.

생각해보기 10-11

a. 대기의 공기가 가슴막안으로 유입될 수 있는 2가지 방법을 기술하시오.
b. 정상 들숨과 동요가슴에서의 들숨동안 발생하는 구조와 압력의 변화를 순서대로 설명하시오.
c. 폐쇄성 기흉, 긴장성 기흉, 그리고 동요가슴의 원인과 환기 및 심혈관계 기능에 미치는 영향을 비교하시오.

5) 영아호흡곤란증후군 (Infant Respiratory Distress Syndrome)

영아호흡곤란증후군(infant respiratory distress syndrome, IRDS), 신생아호흡곤란증후군(neonatal respiratory distress syndrome), 유리질막병(hyaline membrane disease)은 동의어로 신생아 사망(특히 미숙아)의 흔한 원인이다. 폐성숙 정도를 확인하는 방법과 지지요법, 출생전과 출생 직후의 효과적인 치료로 2000년대 초반부터 사망률이 감소되었으나, 아직도 임신 6개월째 태어난 일부 아이들은 발달장애를 겪기도 한다.

(1) 병태생리

태아 발달의 제3기 동안 출생 직후의 독립적인 폐기능을 준비하기 위해 폐포 표면적과 폐혈관 분포가 매우 증가한다. 폐포내표면장력을 감소시켜 폐확장을 촉진하는 표면활성물질(surfactant)은 임신기간 폐의 성숙도에 따라서 28~36주 사이에 처음으로 분비된다. 유아의 폐 성숙 정도는 양수천자를 통해 양수의 레시틴(lecithin) 스핑고미엘린(sphingomyelin) (L/S) 비율을 검사하여 태아의 폐표면활성물질의 수준을 측정하여 확인할 수 있다. 먼저 스핑고미엘린이 증가한 후 감소하면서 레시틴이 증가하게 된다. 임신 35주 정도에 L/S 비율이 증가하면서 적절한 표면활성 기능을 나타낸다.

정상적으로 출생 직후 폐가 처음으로 팽창되기 때문에 첫 들숨은 어렵다가 공기의 잔기량(residual volume)이 증가하면서 호흡이 쉬워진다. 표면활성물질이 충분하지 않으면 날숨때마다 폐가 완전히 허탈되어 들숨은 매우 힘들어지며 호흡시 부속근육을 사용하게 되고 폐가 완전히 확장되려면 에너지 소모가 많아 진다. 덜 발달한 폐포는 팽창이 어려워지고, 이로 인해 혈액과 산소 공급이 부족하여 폐포 세포에서 표면활성물질이 생산되는 것이 더 어렵게 된다. 광범위 무기폐(diffuse atelectasis) 가 나타나서 폐 혈액순환이 감소되고, 반사적 폐혈관수축과 심한 저산소증이 발생한다.

부족한 폐관류와 표면활성물질 부족으로 폐포모세혈관투과성이 증가되어 수분과 단백질(섬유소)이 사이질 부위와 폐포로 새어나가 유리질막(hyaline membrane)을 형성한다(그림 10-21). 이것으로 폐확장이 방해되고 산소 확산이 감소된다. 생존한 신생아는 심한 저산소증으로 뇌손상을 경험한다.

호흡계장애와 대사문제로 인해 산증이 진행되면 악순환이 계속된다. 호흡을 하기위해 필요로 되는 과도한 근육의 작용으로 산소는 더 필요하게 된다. 이로 인해 무산소 대사과정이 일어나며 젖산이 증가한다. 또한 산증은 폐혈관수축을 유발하고 세포 대사를 방해하여 표면활성물질의 합성과 분비를 줄인다.

(2) 병인

영아호흡곤란증후군은 일반적으로 조산과 관련되어 있으나 다른 요인도 관련되어 있다. 남자 아이와 제왕절개에서 더 흔하며, 당뇨병 산모에게서 태어난 영아도 영아호흡곤란증후군이 있는 경향이 있다.

(3) 증상 및 징후

출생시, 또는 출생 직후 호흡곤란이 있다. 임상증상은 다음과 같다.

- 분당 60회 이상의 호흡수가 지속
- 코 벌렁거림

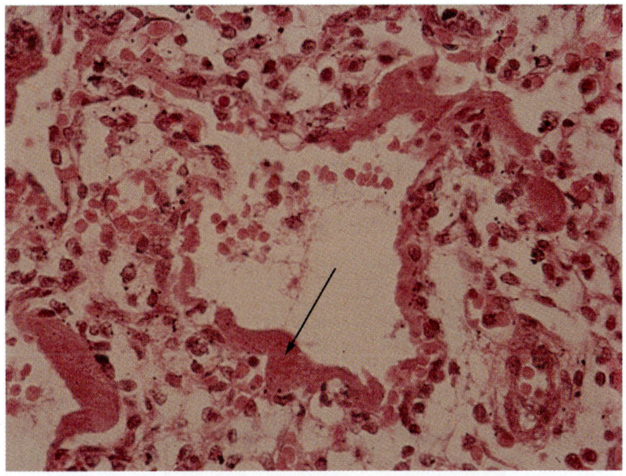

그림 10-21. 영아호흡곤란증후군

폐포의 크기가 감소된 폐 조직. 화살표는 가스교환을 방해하는 막을 가리킴. (*From Carlson B: Human Embryology and Developmental Biology, ed 5, Philadelphia, 2014, Elsevier, Saunders.*)

- 갈비밑과 갈비사이(intercostal) 뒤당김(retraction)
- 거품소리(rale)
- 체온저하
- 신생아의 가슴벽은 부드럽기 때문에 가슴뼈뒤당김(chest retractions)이 두드러짐(그림 10-22).

영아호흡곤란증후군이 지속되면 다음의 증상이 발생한다.

- 더 얕아지고 빨라진 호흡
- 거품 섞인 가래
- 날숨시 끙끙거림(grunting)
- 혈압이 떨어짐
- 청색증과 말초 부종
- 심한 저산소혈증의 징후로는 반응감소, 무호흡이 동반된 불규칙한 호흡, 호흡음 감소

(4) 진단검사

동맥혈기체분석은 산소와 산염기균형을 관찰하는데 도움이 된다. 먼저 저산소혈증(PaO_2감소)과 대사산증(HCO_3^-감소)이 나타난다. 환기가 더 힘들어짐에 따라

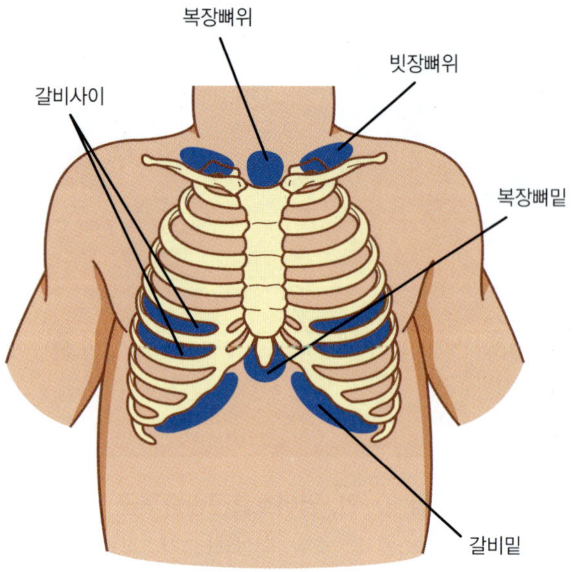

그림 10-22. 영아호흡곤란증후군 환아의 가슴벽뒤당김
(*From McCanece KL, et al* : Pathophysiology : The Biologic Basis for Disease in Adults and Children, *ed 6, St. Louis, 2010, Mosby.*)

호흡산증(PCO_2증가)이 진행된다. 흉부 X선은 폐울혈과 무기폐 부위를 나타낸다.

(5) 치료

조산분만 여성에게 투여되는 glucocorticoids는 미숙아의 성숙과정을 급속하게 진행하게 함으로써 도움이 된다. 출생 직후 예방적으로, 그리고 필요시 고위험 신생아에게 투여되는 colfosceril (Exosurf Neonatal)과 같은 합성표면활성물질은 예후를 매우 좋게 한다. 지속기도양압(Continuous Positive Airway Pressure, CPAP)을 이용한 인공호흡과 산소요법, 산화질소요법이 필요하지만 위험성이 있다. 고농도의 산소는 폐손상[기관지이형성증(bronchodysplasia)]을 유발하며, 망막에 영구적인 손상을 주어 시력상실을 야기하는 수정체뒤섬유증식(retrolental fibroplasia)을 유발할 수도 있다. 영아에게 적절한 수분과 영양 공급이 필요하다. 미숙아는 흔히 다른 신체계통의 문제가 발생할 수 있고 특별한 치료를 필요로 한다.

6) 급성호흡곤란증후군(Adult or Acute Respiratory Distress Syndrome, ARDS)

ARDS는 쇼크폐(shock lung), 부종폐(wet lung), 강직폐(stiff lung), 관류후폐(postperfusion lung)로 알려져 있으며 특정 원인에 따라 다양한 이름을 지니게 된다. 이는 제한폐질환으로 간주된다. 전신 패혈증, 지속적인 쇼크, 화상, 흡인, 연기 흡입 등과 같은 많은 관련 요인들이 ARDS를 일으킬 수 있다. 호흡부전의 발병은 손상 후 1~2일에 나타난다. 많은 경우 복합적인 기능 상실로 이어진다.

(1) 병태생리

세포벽과 모세혈관막의 손상으로 화학매개물질의 유리, 폐포 모세혈관막의 투과성증가, 사이질조직과 폐포내 수분과 단백질증가, 표면활성물질생성 세포의 손상으로 인해 폐의 기본적인 변화가 있게 된다(그림 10-23). 이러한 변화로 산소 확산이 감소되고, 폐혈류가 감소되며, 폐 확장이 어려워져 광범위 무기폐가 생기게 된다. 일회호흡량(tidal volume)과 폐활량이 감소된다. 다량의 중성구가 폐로 이동하여 단백질분해효소를 유리하여 폐조직의 손상이 진행된다. 폐포의 단백질이 풍부한 수분으로부터 유리질막(hyaline membrane)이 형성되며, 폐순환에서 혈소판 응집과 미세혈전(microthrombus)이 형성되어 폐경직이 유발되고 폐순응도가 감소된다. 대상자가 생존하게 되면 폐 전체에 광범위하게 괴사와 섬유화가 나타난다.

폐의 과도한 수분은 합병증으로 폐렴을 유발하고 울혈심부전이 진행될 수도 있다.

(2) 병인

심각하고 지연된 쇼크는 폐조직에 허혈성 손상을 주어 ARDS를 유발할 수 있다. 독성화학물질이나 연기의 흡입, 고농도의 산소 흡입, 폐의 심각한 바이러스 감염, 그람 음성균에 의한 전신감염으로부터 발생되는 독소, 지방색전, 폭발(explosions), 높은 산도의 위산의 흡인,

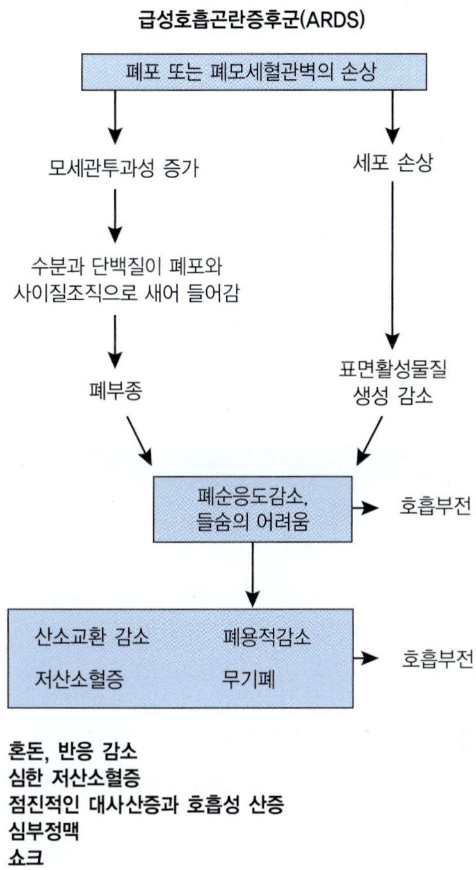

그림 10-23. 급성호흡곤란증후군

폐손상 등에 의해 폐의 염증이 생기게 된다. 다른 원인으로 파종혈관내응고(DIC, disseminated intravascular coagulation), 종양, 급성 췌장염, 요독증이 있다.

(3) 증상 및 징후

일차질환의 영향으로 인해 초기 징후는 뚜렷하지 않을 수 있다. 일반적으로 처음에 발현되는 증상 및 징후는 다음과 같다.

- 호흡곤란
- 불안
- 빠르고 얕은 호흡
- 심박수증가
- 동맥혈기체분석상 PO_2가 상당히 감소
- 폐울혈이 증가됨에 따라 청진상 거품소리가 들림
- 거품 섞인 가래가 있는 기침
- 청색증, 혼돈을 동반한 졸음증(lethargy) 상태가 진행

가스교환이 손상되고 무산소 대사과정이 진행됨에 따라 호흡산증과 대사산증이 함께 나타난다.

(4) 치료

원인이 되는 질환을 치료해야 하며, 치료가 될 때까지는 산소공급과 인공호흡기와 같은 지지적인 호흡치료가 유지되어야 한다. 수액공급은 폐부종을 최소화하기 위해 제한되어야 하지만, 여러 기관의 손상이 있는 대상자에서 수액공급을 제한하는 것이 어려울 수 있다. 예후는 사망률 30~40%로 나쁘지만, 원인이 되는 질환에 따라 다르다(예를 들어 감염의 경우 사망률이 80~90%에 이른다).

7) 급성호흡부전 (Acute Respiratory Failure, ARF)

(1) 병태생리

급성호흡부전은 많은 폐질환의 마지막 결과일 수 있다. PaO_2가 50 mmHg 이하로 떨어지거나(심한 저산소혈증), $PaCO_2$가 50 mmHg 이상이며(고이산화탄소혈증), 혈청 pH가 7.3 이하로 감소되면 호흡부전이 있다는 것을 나타낸다. 이러한 비정상적인 수치는 안정시 필요한 신체 대사요구를 충족시키기에 충분하지 않다. 정상수치는 PaO_2는 80~100 mmHg, $PaCO_2$는 35~45 mmHg이다.

호흡부전(respiratory insufficiency)은 혈액내기체 수치가 비정상적이지만 세포 기능은 유지될 수 있는 잠정적인 상태를 일컫는 용어이다. 매우 낮은 산소 농도는 비정상적 환기 및 관류와 관련되는데 다양한 원인들이 있을 수 있으며 복합적인 문제로부터 발생될 수도 있다.

호흡산증(CO_2증가)은 다른 계통의 기능부전으로 인해 보상기전상실(decompensated) 상태가 되어서 결국 호흡부전에 이른다. 호흡정지(respiratory arrest)는 호

흡 활동이 중단되는 것을 의미하며, 뒤이어 심정지가 급속히 나타난다.

(2) 병인

급성호흡부전은 급만성 폐질환으로부터 발생된다.

- 폐기종과 같은 만성질환의 경우 가스교환과 환기가 최소한이 되는 수준까지 퇴행적인 조직변화가 진행되면 호흡부전이 나타나게 된다.
- 만성과 급성질환이 결합되면 급성호흡부전이 생긴다. 예를 들어 폐기종이나 다른 만성폐질환 초기에 폐렴, 기흉, 마약성 진통제나 진정제에 의한 중추신경계 억제가 합해지면 급성호흡부전이 생길 수 있다.
- 가슴 손상(동요가슴, 긴장성 기흉), 폐색전, 급성 천식과 같은 급성 호흡계 질환으로 호흡부전이 될 수 있다.
- 중증근무력증(myasthenia gravis), 근위축측삭경화증(amyotrophic lateral sclerosis), 근디스트로피(muscular dystrophy)와 같은 많은 신경근육 질환의 경우에도 궁극적으로 급성호흡부전을 유발한다.

(3) 증상 및 징후

일차질환 때문에 징후가 뚜렷하지 않거나 변형되어 나타날 수 있다. 임상증상 및 징후는 다음과 같다.

- 빠르고 얕으며 힘든 호흡
- 저산소증과 고이산화탄소혈증
- 두통
- 빈맥
- 졸음증
- 혼돈

(4) 치료

다른 많은 상황과 마찬가지로 일차성 질환이 해결되어야 하며 호흡기능을 유지하기 위해 지지적 치료를 수행해야 한다.

생각해보기 10-12

a. 영아호흡곤란증후군과 성인호흡곤란증후군의 원인을 비교하시오.
b. 호흡곤란증후군의 병태생리와 동맥혈기체에 미치는 초기 영향을 기술하시오.
c. 호흡부전이 진행되는 기전과 생명을 위협하는 이유를 예를 들어 설명하시오.
d. 심한 저산소증과 고이산화탄소혈증이 중추신경계와 반응수준에 어떻게 영향을 주는지 설명하시오.

사례연구 10.1

인플루엔자와 폐렴

A는 급성 A형 인플루엔자에 감염되어, 합병증으로 폐렴알균폐렴(pneumococcal pneumonia)이 발생하였다. 그녀는 노인아파트에 살고 있고, 지난달 그곳의 많은 거주자가 인플루엔자에 감염되었다.

1. 인플루엔자의 원인을 기술하고, 그것이 폐에 미치는 영향에 대해 간단하게 서술하시오.
2. 호흡계감염에 반응하는 정상적인 방어기전에 대해 설명하시오.
3. 노인아파트 같은 건물에 사는 많은 주민들이 인플루엔자의 영향을 받을 것이라고 예상할 수 있는 이유를 설명하시오.
4. 주민들이 인플루엔자감염을 피하기 위해 행할 수 있는 예방조치는 무엇인가?
5. 당신자신, 동료 그리고 당신이 돌보는 환자의 호흡기감염의 위험을 줄이기 위해 당신의 직업에서 취할 수 있는 예방조치는 무엇인가?
6. 인플루엔자의 경우 항생제가 왜 직접적인 효과가 없는지 설명하시오. 그럼에도 불구하고 처방된 이유를 설명하시오.
7. 그녀가 폐렴으로 진행될 경향이 있는 이유를 설명하시오.

그녀는 심한 가슴통증이 나타나고 정신착란 증상을 보여 병원에 입원하였다. 그리고 폐렴알균폐렴으로 확인되었다.

8. 그녀에게 시행할 적절한 진단검사를 기술하고, 각각에 대한 이론적 근거를 제시하시오.
9. 그녀는 들숨시나 기침을 할 때 가슴통증이 증가한다고 했다. 가슴통증과 정신착란을 일으킨 가능한 이유를 설명하시오.
10. 폐렴이 진행될 때 변화될 수 있는 다른 증상과 증후에 대해 설명하고 각각의 이유를 서술하시오(관련된 호흡기 및 전신적 증후 포함).

11. 2개의 폐엽에 이환이 되었다면 폐렴알균폐렴 초기의 동맥 혈검사 결과를 예상하여 설명하시오(구체적인 수치가 아닌 약간 또는 크게 증가와 같은 일반적인 설명을 사용한다).
12. 정상적인 혈중산도를 유지하기 위해 어떻게 보상되는지를 설명하시오.

사례연구 10.2
급성 천식

8살인 B는 급성기관지염을 앓은 이후 2년 동안 천식이 있었다. 알러지테스트에서 동물, 꽃가루, 곰팡이에 대해 알러지 반응이 뚜렷하게 나타났다. 또한 매우 추운 날씨에 노출될 때 천식이 나타났던 병력이 있다.

1. 고양이에 노출된 후 급성천식발작이 나타나는 병태생리를 설명하시오.
2. 급성천식발작의 조기징후와 폐에서 일어나는 변화에 대해 설명하시오.
3. 그의 병력과 투약기록을 업데이트할 경우, 질문해야 할 몇 가지 중요한 질문을 열거하시오.
4. 당신이 치료하거나 간호할 경우 어떤 예방조치를 취해야 하는지 설명하고, 그 이유를 서술하시오. 당신과 함께 있는 동안 천식발작이 발생했을 때 당신이 취해야 할 행동을 설명하시오.
5. 천식발작이 지속될 때의 상태를 설명하시오.
6. 천식발작이 지속될 때 심한 저산소증 및 산증을 유발하는 요인을 설명하시오.
7. 천식지속상태(status asthmaticus)를 정의하시오.
8. 그에게 자주 호흡기감염이 생길 가능성이 높은 이유를 설명하시오.
9. 불안과 천식발작의 위험을 줄이기 위해 취할 수 있는 여러 가지 조치를 기술하시오.
10. 천식치료에 베타2-아드레날린제제(beta$_2$-adrenergic agent)가 어떻게 도움이 되는지와 투여 방법을 설명하시오.

사례연구 10.3
폐기종

71세 남자인 C는 6년 동안 심각한 폐기종을 앓았다. 그는 울혈심부전을 진단받고부터 흡연을 줄였다. 그는 폐기종, 기흉과 호흡부전이 의심된 상태로 병원에 입원했다.

1. 폐기종의 병태생리학적 변화를 설명하고, 혈중산소와 이산화탄소 수치에 어떤 영향을 미치는지 기술하시오.
2. 흡연이 호흡기능에 미치는 일반적인 영향을 심혈관계 기능에 미치는 영향을 고려하여 설명하시오.
3. 그에게서 관찰할 수 있을 것으로 기대되는 폐기종 및 심부전과 관련된 중요한 특징은 무엇인가?
4. 폐기종이 있는 경우 기흉이 어떻게 발생될 수 있는지 설명하시오.
5. 기흉이 어떻게 호흡부전을 일으키는지, 폐기능과 가스교환에 미치는 영향을 설명하시오.
6. 그에게 산소를 투여할 때 주의를 기울여야 하는 이유를 설명하시오.
7. 그가 조용히 안정을 취하고 있다. 그에게 나타날 수 있는 부동(immobility)의 세가지 합병증을 기술하고 각각의 예방법에 대해 설명하시오.
8. 폐기종에서 어떻게 울혈심부전이 발생할 수 있는지 설명하시오.
9. 그에게 도움이 될수 있는 호흡치료에 대해 설명하시오.

그는 집중치료 후 회복되어 집으로 퇴원했다.

10. 그가 집에서 적절한 영양과 수분공급을 받지 못할지도 모르는 몇가지 이유를 제시하시오.
11. 이 경우에 유용한 다른 지원조치를 제안하시오.

사례연구 10.4
낭성섬유증

출생 후 장폐쇄로 진단받았던 낭성섬유증을 가진 5세 M양. 매일 호흡치료를 받는데도 그녀는 잦은 폐감염이 있다. 그녀는 식사와 간식 시에 소화와 흡수를 촉진시키기 위해 췌장염치료제(pancrelipas)를 복용하고 있다. 최근 검진결과에서 그녀는 나이에 비해 키는 작고 체중도 미달이었다.

1. 그녀의 부모는 또 다른 아이를 가지고 싶어한다. 미래의 아이가 낭성섬유증을 앓을 확률은 얼마인가?
2. 낭성섬유증의 기본 병태생리에 대해 설명하고 신체에 미치는 다양한 영향에 대해 간단히 기술하시오.
3. 폐의 점액폐쇄가 공기흐름에 미칠 수 있는 영향에 대해 설명하시오.
4. 왜 그녀는 자주 폐감염이 있었는지 설명하시오.
5. 그녀의 부모님은 그녀를 위해 치과예약을 하려고 한다. 예약을 할 때 발생할 수 있는 제한점을 설명하고 치과에서 어떤 주의사항을 취해야 하는지 열거하시오.
6. 적절한 영양상태를 유지하는데 도움이 될 몇가지 기준을 기술하시오.
7. 그녀가 정기적으로 췌장염치료제를 복용하지 않는다면 그녀는 지방변을 보게 된다. 이의 이유와, 그것이 장기화될 경우 그녀의 호흡기능에 어떤 영향을 미칠 수 있는지 설명하시오.

8. 생리학에 대한 기본지식을 활용하여 단백질, 칼슘, 비타민 D, 비타민K 및 철을 소화흡수하지 못할 때 그녀에게 미칠 수 있는 영향을 설명하시오.
9. 나중에 그녀가 기관지확장증을 일으킬 가능성이 높은 이유를 설명하고, 이의 중요한 징후를 기술하시오.
10. 그녀가 폐감염으로 고열이 날 경우, 왜 수분-전해질 불균형을 일으킬 수 있는지 설명하시오.

단원 요약

호흡계는 세포대사에 필요한 산소 공급의 유일한 제공원이기 때문에 호흡계 문제는 신체의 여러 곳에 영향을 주게 된다. 호흡산증과 대사산증은 저산소증을 동반한다. 기도폐쇄, 폐포손상, 폐확장감소, 폐혈류 방해로 인해 호흡기 문제가 생길 수 있다.

- 호흡양상, 기침이나 가래의 종류, 기타 특성들은 질병의 원인을 진단하는데 도움이 된다. 예를 들어 고름 가래(purulent sputum)가 생성되는 기침은 세균감염의 전형적인 특징이며, 쌕쌕거림은 기도폐쇄를 나타낸다.
- 바이러스는 감기, 후두기관기관지염(크룹), 인플루엔자, 세기관지염, 일차성 비정형성 폐렴과 같은 상기도와 하기도 감염을 유발한다.
- 폐렴의 경우 삼출물이 폐포와 폐의 사이질 조직에 차게 되면 산소 확산에 문제가 생긴다. 폐렴은 다양한 방법으로 분류된다. 일차성 폐렴과 이차성 폐렴으로 분류할 수 있으며, 원인균의 형태와 병인에 따라서, 그리고 폐감염의 해부학적 분포에 따라서도 분류된다.
- SARS는 이전에 알려지지 않았던 바이러스에 의해 야기된 급성 호흡기 감염이다. 최근에 유행한 병으로, 원인이 되는 균을 확인하고 감염을 억제하고자 하는 세계적인 노력을 불러일으켰다.
- 저항력이 낮은 사람에게서 결핵의 유병률이 증가되고 있다. 또한 약물에 저항성이 있는 균이 많이 증가하고 있다. 일차감염으로 인한 과민반응과 결절 형성은 튜베르쿨린(Mantoux) 검사의 근거가 된다.
- 낭성섬유증은 외분비샘에 영향을 주는 열성 유전병으로 특히 폐의 점액샘에 영향을 준다. 췌장, 간, 땀샘도 마찬가지로 영향을 받는다. 기도폐쇄와 잦은 폐감염은 폐의 영구적인 손상을 야기한다.
- 담배연기와 산업장 발암물질에 노출되는 것은 폐암을 촉진하는 요인이 된다. 조기진단이 어렵고 많은 종류의 종양이 화학요법이나 방사선요법에 저항하기 때문에 예후가 나쁘다. 또한 폐는 속발성 종양의 흔한 부위이기도 하다.
- 고형 또는 액체흡인은 염증, 상처 및 직접적인 기도폐쇄를 일으킬 수 있다.
- 수면무호흡은 수면동안 날숨 시에 인두조직의 긴장도가 감소되어 나타나고 간헐적인 무호흡을 초래한다.
- 급성 천식의 병태생리는 기관지수축, 염증, 부종, 과도하고 진한 점액분비와 관련한 기도폐쇄에 근거를 둔다. 폐쇄는 심한 호흡곤란과 저산소증을 유발하며 천식지속상태는 잠재적인 합병증이다.
- 폐기종은 폐포벽, 폐포 중격, 모세혈관의 탄력성 소실과 파괴가 특징이며, 폐의 과도한 팽창, 저산소증, 그리고 고이산화탄소혈증을 유발한다.
- 만성기관지염은 기도의 지속적 자극과 섬유화를 유발하는 잦은 감염과 관련되어 있다. 폐심장증은 흔한 합병증이다.
- 제한폐질환에는 척주후만증이나 호흡근육마비, 폐섬유화와 폐순응도의 소실을 유발하는 질환, 그리고 직업적 진폐증(규폐증)과 같은 가슴벽기능 장애를 포함한다.
- 폐부종은 폐포의 수분이 증가되어 있는 상태를 의미하며 산소확산과 폐확장을 방해한다.
- 대부분의 폐색전은 다리정맥의 혈전으로부터 형성된다. 중간 크기의 색전은 호흡계 손상을 일으키며, 큰 색전은 심혈관계기능을 방해한다. 지방색전은 성인호흡곤란증후군을 유발한다.
- 무기폐는 폐의 부분 또는 전체에 영향을 줄 수 있

다. 원인으로 기도폐쇄, 환기저하, 폐압박, 또는 폐포의 표면장력증가를 들 수 있다.

- 큰 개방성 기흉은 세로칸된떨림(mediastinal flutter)으로 인해 환기와 순환(정맥혈복귀)을 방해한다. 동요가슴은 모순운동, 폐포의 산소농도감소, 정맥혈복귀의 방해를 유발한다.
- 호흡곤란증후군은 신생아에게 폐의 미성숙과 관련하여 영아호흡곤란증후군으로 나타나며, 성인에게는 독성 물질 흡입이나 허혈에 의해 폐가 손상되어 나타날 수 있다. 폐확장이 감소되며 폐포에 고인 수분에 의해 산소 확산이 방해된다.
- 급성호흡부전은 극심한 산소부족, 과도한 이산화탄소증가, 또는 이 둘 모두를 포함한 상태이다. 급성질환(긴장성 기흉), 만성질환(폐기종), 이차성 급성질환이 동반된 만성질환(폐렴을 동반한 낭성섬유증)과 함께 나타난다.

학습문제

1. 호흡계장애로 인한 만성 저산소증 및 만성 고이산화탄소혈증에 대한 생리적 보상은 무엇인가?
2. 호흡계감염이 어린아이에게 심각한 호흡장애를 일으킬 수 있는 이유를 설명하고 사례를 제시하시오.
3. a. 일차비정형성폐렴의 원인이 되는 균은 무엇인가?
   b. 바이러스와 폐렴알균폐렴의 병리학적 변화를 비교하시오.
4. a. 양성 투베르쿨린검사의 중요성과 한계점을 설명하시오.
   b. 결핵균이 전염될 수 있는 조건을 설명하시오.
   c. 감염 확산을 최소화하기 위해 의료 건강관리전문인이 취할 수 있는 조치는 무엇인가?
5. a. 왜 탄저가 염려되는 전염병인가?
   b. 흡입탄저로 인한 질병을 어떻게 예방할 수 있는가?
6. 폐쇄수면무호흡의 주요 원인은 무엇이며 신체의 산소농도에 어떤 영향을 주는가?
7. a. 만성기관지염이 있는 경우 어떻게 기관지가 폐쇄되는지 설명하시오.
   b. 급성 천식으로 인해 어떻게 공기걸림(air trapping)이나 무기폐를 일으키는지를 설명하시오.
   c. 천식발작 초기에 저산소증과 호흡알칼리증이 어떻게 발생하는가?
   d. 천식발작이 지속될 때 혈청 pH가 낮아지는 이유를 설명하시오.
8. a. 폐기종 환자에서 가슴의 전후직경이 증가하는 이유를 설명하시오.
   b. 폐기종 환자에서 고칼슘혈증이 주요 문제가 될 수 있는 이유를 설명하시오.
   c. 폐기종 환자에서 폐심장증, 이차적혈구증가증이 어떻게 발생하는지 설명하시오.
9. a. 낭성섬유증이 폐와 간에 미치는 영향을 설명하시오.
   b. 폐와 췌장에서 영구적인 손상이 발생할 수 있는 몇 가지 경로를 설명하시오.
10. a. 폐가 이차암의 흔한 부위가 되는 이유를 설명하시오.
    b. 암의 두가지의 전신 징후 또는 증상, 두가지의 국소 호흡계 징후, 신생물딸림증후군(paraneoplastic syndrome)과 관련된 두가지의 징후를 기술하시오.
    c. 폐암의 예후가 나쁜 이유를 설명하시오(세 가지 요인 포함).
11. a. 구토물 흡인의 선행요인 세 가지를 열거하시오.
    b. 구토물 흡인시 잠재적 영향에 대해 설명하시오.
12. a. 복부수술 후 무기폐에 걸리기 쉬운 요인에 대해 설명하시오.
    b. 무기폐의 징후를 기술하시오.
13. a. 폐부종이 심한 저산소증을 유발하는 이유를 설명하시오.

b. 혈전정맥염으로 인한 폐색전증의 경로를 추적하시오.

c. 아주 작은 색전과 매우 큰 색전이 호흡에 미치는 영향을 비교하시오.

14. a. 큰 개방성 기흉이 호흡기능과 심혈관기능에 미치는 영향에 대해 설명하시오.

b. 개방성 기흉을 덮는 것이 어떻게 산소 농도를 향상시키는지 설명하시오.

c. 개방성 기흉을 덮은 후 호흡곤란이 증가될 수 있는데, 그 원인을 설명하시오.

15. a. 동요가슴손상이 어떻게 모순 운동을 일으키는지, 그리고 어떻게 저산소혈증을 발생시키는지 설명하시오.

b. 동요가슴손상에서 왜 무기폐가 직접적으로 발생하지 않는지 설명하시오.

16. a. 영아호흡곤란증후군과 성인호흡곤란증후군의 원인을 비교하시오.

b. 영아호흡곤란의 징후를 설명하시오.

c. 호흡부전의 진단을 위한 기준을 설명하시오.

17. 호흡계질환은 화상환자, 특히 안면화상환자 또는 자동차나 작은 방과 같은 밀폐된 공간에서 부상당한 환자에게 자주 발생한다.

화상환자에서 다음의 각각이(a, b, c) 호흡기능에 어떻게 영향을 미치는지 설명하시오.

a. 일산화탄소 흡입

b. 자극성 입자 및 가스를 포함한 뜨거운 공기를 흡입

c. 가슴과 등을 덮는 깊은 화상

18. 잠수병 또는 감압병은 공기색전증의 한 형태이다. 스쿠버 또는 심해 잠수부가 더 높은 압력을 받고 있을 때 더 많은 질소가스가 혈액 및 조직액에 용해된다. 일반적으로 수면으로 느리게 올라오면 가스가 점차적으로 소멸되고 방출된다. 그러나 잠수부가 수면에 너무 빨리 올라온다면, 거품을 형성하거나 가스가 용액에서 나와 거품이나 기체 색전을 혈중에 형성한다. 허혈과 통증이 근육, 관절 또는 심장과 같은 다양한 조직에서 발생할 수 있는 이유를 설명하시오.

제 11 장

소화계 질환

학습목표

이 장을 학습한 후에, 학생들은 다음을 할 수 있다 :

1. 구토를 일으키는 다양한 기전과 구토발생 과정을 설명할 수 있다.
2. 설사와 변비를 구별할 수 있다.
3. 입술갈림증과 입천장갈림증을 구별할 수 있다.
4. 흔한 구강감염과 치주병을 설명할 수 있다.
5. 삼킴곤란의 일반적인 원인을 설명할 수 있다.
6. 식도열공탈장을 구별하고 그 영향을 설명할 수 있다.
7. 급성위염의 종류를 열거하고 일반적인 증상을 설명할 수 있다.
8. 급성위염, 만성위염, 위장염의 결과를 비교할 수 있다.
9. 소화궤양의 병인, 증상, 소화궤양이 야기하는 복잡한 문제를 설명할 수 있다.
10. 위암의 병태생리, 원인, 초기 증상을 설명할 수 있다.
11. 빠른비움증후군의 발생기전을 설명하고 증상과 관련된 징후들을 열거할 수 있다.
12. 날문협착증이 정상기능을 어떻게 방해하는지 설명하고, 일반적인 증상을 열거할 수 있다.
13. 담석이 어떻게 발생하는지와 폐쇄의 증상을 설명할 수 있다.
14. 황달의 종류를 구별할 수 있다.
15. 전염성 간염의 종류를 비교할 수 있다.
16. 간염의 일반적인 증상들을 설명할 수 있다.
17. 독성 간염의 원인이 왜 빨리 확인되어야 하는지 설명할 수 있다.
18. 간경화증의 종류를 구별할 수 있다.
19. 간경화증의 병태생리와 증상을 설명할 수 있다.
20. 급성 췌장염의 병태생리, 증상, 관련된 문제들을 설명할 수 있다.
21. 글루텐 독성이 복막강 대상자에게 어떠한 영향을 미치는지 설명할 수 있다.
22. 흡수장애의 증상을 설명할 수 있다.
23. 크론병과 궤양대장염을 비교할 수 있다.
24. 과민대장증후군의 다양한 원인과 증상을 설명할 수 있다.
25. 급성충수염의 발생 단계와 각 단계별로 관련된 증상들을 설명할 수 있다.
26. 곁주머니증과 곁주머니염이 어떻게 발생하는지 설명할 수 있다.
27. 대장암의 특징과 원인을 설명할 수 있다.
28. 대장암의 발생 부위와 증상을 서로 연관시킬 수 있다.
29. 장폐쇄의 일반적인 원인을 설명할 수 있다.
30. 마비장폐색증과 기계적 장폐쇄의 원인과 증상을 구별할 수 있다.
31. 장폐쇄가 진행되면서 미치는 영향과 관련 증상들을 설명할 수 있다.
32. 화학성 복막염과 세균성 복막염을 각각의 원인과 함께 구별할 수 있다.
33. 복막염의 병태생리와 일어날 수 있는 문제들을 설명할 수 있다.

주요 용어

자가소화(autodigestion)
덩어리(bolus)
결석(calculus)
담즙정체(cholestasis)
미즙(chyme)
결장창냄술(colostomy)
대변결석(fecalith)
위절제(gastrectomy)
포도당신생성(gluconeogenesis)
당원(glycogen)
토혈(hematemesis)
간세포(hepatocyte)
간독소(hepatotoxin)
고빌리루빈혈증(hyperbilirubinemia)
황달(icterus)
회장창냄술(ileostomy)
매복(impaction)
씹기(mastication)
흑색변(melena)
장간막(mesentery)
다출산(multiparity)
잠재(occult)
이주위염(periodontitis)
복막뒤(retroperitoneal)
주름(rugae)
굴모양(sinusoid)
지방변(steatorrhea)
협착(stricture)
뒤무직(tenesmus)
궤양유발(ulcerogenic)

1. 소화계 질환의 흔한 증상(Common Manifestations of Digestive System Disorders)

1) 식욕부진(Anorexia), 구토(Vomiting), 폭식증(Bulimia)

식욕부진, 구역, 구토는 소화계나 다른 신체계통 장애의 증상이다. 예를 들어, 전신의 감염, 요독증(uremia), 공포와 같은 정서적 문제, 멀미, 뇌에 가해지는 압력, 음식이나 약물에 대한 반응, 또는 통증 등이 증상을 일으킬 수 있다. 구역과 구토는 위장 장애의 일반적인 증상이고, 구토물과 구토 양상의 특징은 진단에 도움이 된다. 구토는 몸에서 유해 물질을 제거하기 때문에 신체 방어이기도 하다. 또한 식욕부진과 구토는 탈수, 산증 및 영양실조와 같은 심각한 합병증을 일으킬 수도 있다.

- 식욕부진은 종종 구역과 구토 전에 일어난다. 구역은 일반적으로 불쾌한 주관적인 느낌으로, 소화관의 팽창, 자극, 또는 염증에 의해 일어날 수 있다. 종종 타액 분비의 증가, 창백한 얼굴, 땀남(sweating), 빈맥(tachycardia)이 구역 및 구토와 동반되기도 한다.
- 구토는 위나 장의 미즙(chyme)을 강력하게 밀어내는 현상이다. 숨뇌(medulla)에 있는 구토 중추는

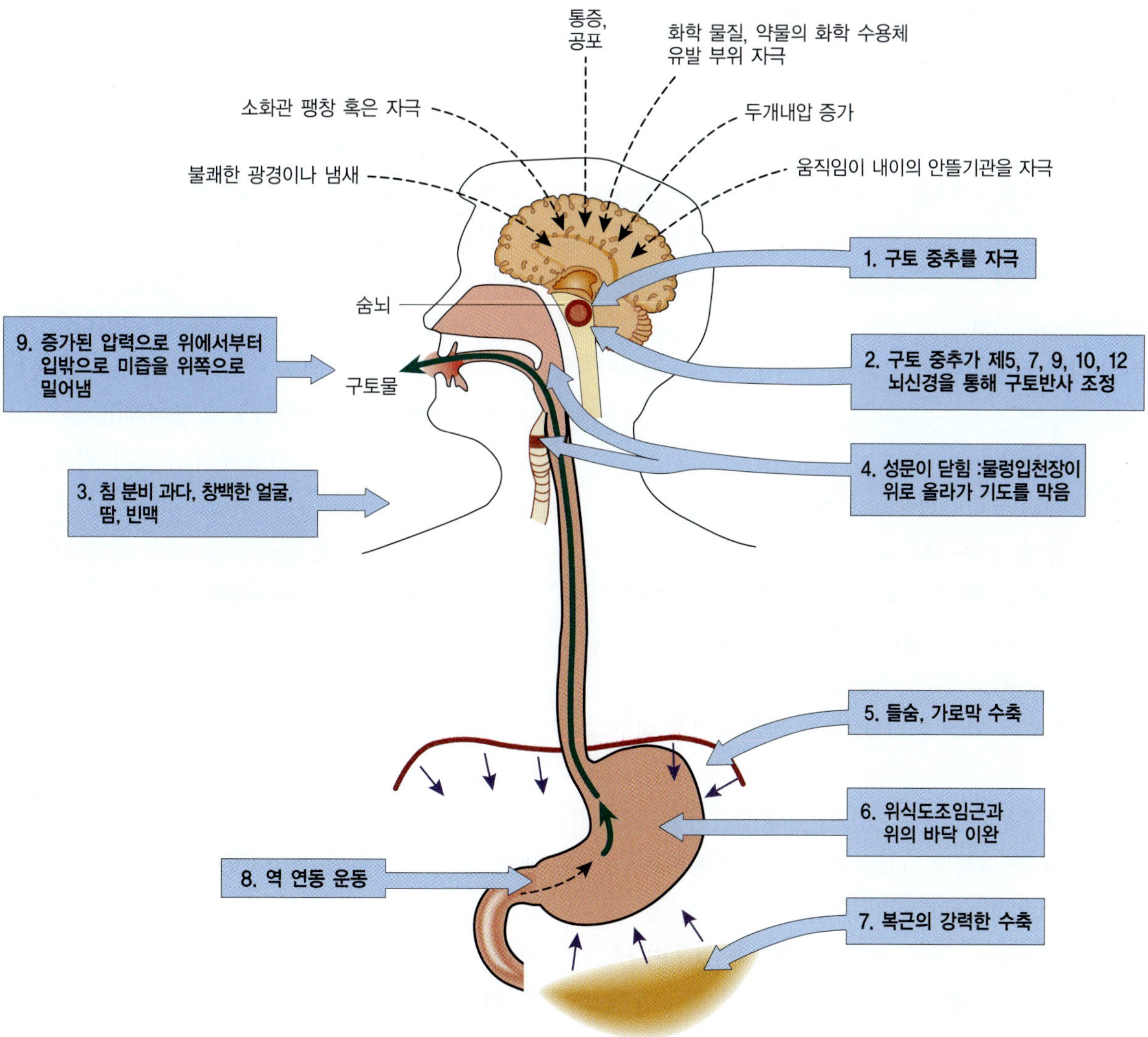

그림 11-1. 구토 반사

구토와 관련된 증상을 조정한다(그림 11-1). 구토 중추는 다음과 같은 다양한 상황에 의해 자극을 받는다 :

- 소화관의 팽창 또는 자극
- 불쾌한 광경, 냄새, 허혈(ischemia)에 의하여 나타나는 뇌내 여러 부분의 자극
- 통증 또는 긴장
- 내이의 안뜰기관(vestibular apparatus) 이상에 의한 멀미(motion sickness)
- 두개내압(intracranial pressure) 증가는 구역이나 음식물 섭취 없이도 분출 구토(projectile vomiting)를 유발
- 약물, 독소, 화학 물질에 의한 숨뇌의 화학 수용체 부위의 자극

약물은 소화관 점막을 직접 자극해 구토를 일으킬 수 있다. 감염성 미생물에서는 독소가 나온다. 독성 물질들은 신부전(renal failure)에서처럼 신체의 내부에서 비롯되거나(내인성, endogenous) 외부에서 유입된다(외인성, exogenous).

구토 반사작용은 다음과 같은 불수의적 행동을 동반한다 :

1. 심호흡을 한다.
2. 성문을 닫고 물렁입천장(soft palate)을 올린다.
3. 호흡의 중지. 이는 구토물이 폐로 들어가는 위험을 최소화시켜 심각한 염증과 기도의 폐쇄를 방지한다.
4. 위식도조임근이 이완된다.
5. 복근을 수축시켜 위를 가로막(diaphragm) 쪽으로 밀착시켜 위에 있는 물질을 입 밖으로 강제로 내보낸다.
6. 위 속의 내용물 분출을 촉진하기 위해 십이지장 몸쪽(proximal)과 날문방(antrum)에서 역 연동파(reverse peristaltic waves)가 발생한다.

구역질(retching)은 구토 전에 일어날 수 있으며 구토와 똑같은 반사 작용이 적용되지만 미즙은 식도까지만 올라갔다가 다시 위로 내려온다. 이 과정이 몇 번 반복되어야 완전한 구토가 일어난다.

반복되는 구토는 강한 근육 수축이 지속적으로 일어나면서 새로운 에너지원(음식물)을 섭취할 수 없게 하기 때문에 심신을 매우 지치고 고통스럽게 한다. 대상자가 똑바로 누워있거나, 무의식이거나, 약물로 구토반사가 억제되었을 때에는 호흡기도의 덮개가 완전히 닫혀있지 않거나 구토물이 완전히 방출되지 않아 구토물이 호흡기로 넘어가는 흡인(aspiration)의 위험이 높아진다. 기침반사 또한 억제될 수 있다. 이런 증상들은 수술 후 구토나 알코올을 과다 섭취한 후 일어나는 구토증상에서 흔한 일이다.

구토물의 특징은 매우 중요하다.

- 구토물에 혈액이 섞여 있으면 구토물이 커피 찌꺼기와 비슷해 보이는데, 이를 토혈(hematemesis)이라 하며 갈색 물질은 혈액의 단백질이 위에서 일부 소화된 결과이다. 출혈이 광범위하게 일어나는 경우에는, 붉은 혈액이 구토물에 나타난다. 혈액은 이물질로써 위 점막에 자극을 준다.
- 노랗거나 녹색 빛을 띠는 구토물은 보통 십이지장에서 유출된 담즙(bile)이 포함된 것이다.
- 진한 갈색은 아래쪽 장으로부터의 구토물이라는 것을 나타내며, 일반적으로 장폐쇄(intestinal obstruction)가 있는 사람에서 구토가 반복될 때 일어난다.
- 소화가 되지 않은 음식물을 계속 토해낸다는 것은 날문폐쇄(pyloric obstruction)처럼 위배출에 문제가 있음을 나타낸다.

폭식증(Bulimia)은 과식 및 폭식을 하는 섭식장애로 체중의 증가를 피하기 위해 구토, 변비약(laxative) 사용, 또는 굶는 행위를 동반한다. 이는 비록 임상적으로 행동 장애로 간주되고 있지만 그 결과는 소화과정 및 구조에 심각한 부작용을 가져오게 된다. 구강 내 점막이나 치아와 같은 구강구조물의 손상은 잦은 구토로 인해 위산에 노출되어 흔히 나타난다. 폭식증에 고통받고 있는 많은 사람들이 식욕부진을 경험하고 있다. 정

확한 원인은 알려져 있지 않지만 많은 연구들에서 관련이 있는 다양한 원인을 밝혀내고 있다. 구강구조물의 눈에 보이는 손상 외에 다른 합병증은 식도의 열상, 변비, 설사, 전해질과 영양분의 불균형 및 결핍을 포함한다. 치료방법은 상담, 지지그룹과 같은 심리치료 외에도 영양치료와 항우울제가 포함된다.

2) 설사(Diarrhea)

설사란 보통 묽거나 수분이 많이 섞인 변을 지나치게 자주 배변하는 것을 말하고, 급성이거나 만성일 경우도 있다. 배변에 혈액, 점액 혹은 고름(pus)이 있으면 질병을 진단하거나 감시하는 데 많은 도움이 된다. 소화관의 감염, 염증 시 흔히 구역과 구토가 동반되는 설사가 일어날 수 있지만, 어떤 경우에는 설사만 일어난다. 설사는 종종 경련통(cramping pain)을 동반한다. 심하거나 지속적인 설사는 탈수, 전해질 불균형, 산증, 영양실조로 이어질 수 있다.

설사를 유발하는 병은 흔히 총괄하여 장염이라고 불리며, 여러 가지 방법으로 구분할 수 있다. 그 중에 흔히 나타나는 종류는 다음과 같다 :

- 많은 양의 설사(분비성 혹은 삼투성 설사)는 장으로의 분비가 증가하기 때문에 물같은 배변을 하게 된다. 이런 종류의 설사는 감염 시 또는 장체류시간 감소 시에 나타나는 현상인데 수분 재흡수가 제한되고, 장 내용물의 삼투압을 증가시켜 수분이 증가된다. 삼투성의 설사를 일으키는 흔한 원인은 젖당 불내성(lactose intolerance)인데, 이런 경우에는 젖당이 소화되거나 흡수되지 못한 채로 장에 남아 있으므로 장 내용물의 삼투압이 증가한다.
- 적은 양의 설사는 염증장질환(inflammatory bowel disease, IBD) 대상자들에게서 자주 볼 수 있는 현상이며, 변에는 혈액이나 점액 혹은 고름이 있는 경우도 있다. 이 설사는 복통과 함께 나타날 수 있으며, 긴급하게 배변하고 싶은 느낌(urgency)을 갖게 된다. 두 설사의 차이점은 항상 뚜렷하게 나타나지는 않는다.
- 지방변(steatorrhea)은 "지방 설사"이며, 부피가 크고, 기름지며, 묽은 변에 종종 악취까지 난다. 이런 설사는 복강병(celiac disease)이나 낭성섬유증(cystic fibrosis)과 같은 흡수장애증후군에서 특징적으로 나타난다. 이 경우 음식이 소화되지 않거나 흡수되지 않는다. 지방은 보통 첫 번째로 영향을 받는 영양소이며, 지방의 존재는 다른 영양소의 소화를 방해한다. 장에 남아 있는 물질 때문에 때때로 복부가 팽창된다. 영양실조가 다른 조직에서도 뚜렷하게 나타나는데, 이는 저단백혈증으로 인한 부종과 구분이 어려울 수도 있다.
- 혈액은 정상 배변 활동에서도 보일 수 있고, 설사, 변비, 혹은 감염 증세와 함께 보일 수도 있다.
  - 선혈(frank blood)이 때때로 변의 표면에 보인다. 이 혈액은 주로 직장(rectum)이나 항문관에서 비롯되며 소화되지 않은 상태이다.
  - 잠혈(occult blood)은 소량의 숨겨진 혈액으로 눈에 보이지는 않지만 대변 잠혈검사(guaiac test)를 통해서 발견할 수 있다. 이것은 위나 소장의 궤양으로 인해 일어날 수 있다.
  - 흑색변(melena)은 소화관의 윗부분에서 일어나는 심각한 출혈에 의한 어두운 색깔의 변이다. 헤모글로빈이 장 속의 세균에 의해 어두운 색을 띠게 된다.

가스는 일반적으로 삼킨 공기와 음식물에 대한 세균의 활동에 의해 장에서 발생한다. 특정 음식물이나 소화관 운동성의 변화도 가스 발생을 촉진한다. 과다한 가스는 트림(belching)이나 복부 팽창, 불편함, 방귀로 나타날 수 있다.

3) 변비(Constipation)

배변양상은 개개인의 식이나 활동성 등의 요인에 따라 다르므로 배변의 이상상태는 개인의 정상 배변양상을 고려하여 판단해야 한다. 변비는 장의 움직임이 줄어들고, 적은 양의 단단한 변을 배설하는 현상이다. 변비는 급성이거나 만성적인 문제일 수 있다. 어떤 사람에서는 변비와 설사가 번갈아 일어날 수 있다. 이런 경우 설사로 인해 장이 비게 되면 장의 연동운동을 감소시켜 대변이 건조하고 딱딱해진다. 이 건조한 덩어리는 장의 점막을 자극하여 염증을 일으키고 분비물의 양을 증가시킨다. 딱딱한 대변이 배출되면 설사기 뒤이어 발생할 수 있다.

변비를 유발하는 요인은 다음과 같다 :

- 연령 증가, 내장근의 약화
- 식이에서의 섬유질 섭취가 불충분하여 장의 내용물이 줄어들고 연동운동이 감소함
- 수분 섭취의 부족
- 타이밍이 맞지 않거나 통증으로 인해 배변 반사에 반응하지 못함
- 배변 활동에 장애를 주는 근 위축과 비활동성
- 다발경화증이나 척수 외상과 같은 신경계 장애는 변비에 걸리기 쉽도록 영향을 줌
- 연동운동을 저하시키는 codeine과 같은 약물과 중추 신경계 기능을 저하시키는 약물, 또는 항콜린제(부교감 신경계의 작용을 억제하는 약물)
- 제산제(antacids), 철제제(iron medication), 팽창 완화제(bulk laxatives, 충분하지 않은 물 섭취와 함께)는 변비에 걸리기 쉽게 함
- 종양이나 협착증으로 인한 장의 폐쇄(obstruction)는 변이 통과하는 것을 지연시키고 수분 재흡수를 증가시킬 수 있음

만성 변비는 혈변이나 곁주머니염(diverticulitis)을 유발한다. 심한 변비는 대변매복(fecal impaction, 변이 직장과 결장(colon)에 남아 있는 증상)과 장의 폐쇄를 일으키는데, 이는 주로 통증과 복부 팽만감으로 나타난다. 어떤 경우에는 물같은 설사로 인해 대변매복이 드러나지 않을 수도 있는데, 왜냐하면 액체는 변이 쌓인 곳도 잘 통과할 수 있기 때문이다.

4) 수분과 전해질 불균형 (Fluid and Electrolyte Imbalance)

탈수(dehydration)와 저혈량증(hypovolemia)은 소화관 장애의 흔한 합병증이다. 불충분한 수분 섭취와 함께 구토와 설사가 일어날 때 수분이 혈관에서 소화관으로 이동하게 된다. 만약 손실이 계속된다면 결국 세포내액이 줄어든다. 혈액 순환 장애로 인한 저혈량증과 탈수증은 모든 조직과 기관의 기능을 저하시킨다.

유아와 노인들은 구토와 설사에 따른 수분 손실에 대한 저항력이 특히 약한데, 이 시기에는 체액의 비율과 분배가 독특하고 신장(kidney)이 체액손실에 대해 빨리 보상할 수 있는 능력이 줄어들기 때문이다.

소듐은 구토와 설사 모두에서 손실이 일어난다. 왜냐하면 점액과 효소는 모두 다량의 전해질을 함유하기 때문이다. 위액은 많은 양의 염소 이온을 함유한다. 설사는 많은 양의 포타슘 이온 손실을 유발한다.

산-염기 불균형은 구토와 설사에서 흔히 일어난다. 구토는 염산의 손실로 수소 이온이 손실되어 대사알칼리증(metabolic alkalosis)을 일으킨다. 만약 구토가 심하면 대사산증이 초래된다. 중탄산 이온이 많이 포함된 십이지장액이 소실되고, 포도당의 부족 때문에 케토산증(ketoacidosis)이 나타나며 저혈량증과 조직관류 장애, 근육 운동의 증가로 인해 젖산이 축적되는데, 이 모든 것은 산증으로 이어진다. 대사산증은 또한 대변으로의 과도한 중탄산염 손실, 체액과 포도당 흡수 부족으로 인하여 설사를 동반할 수 있다. 동반되는 탈수는 산증에 반응하는 신장의 기능을 저하시켜 보상기전 상실(decompensation)을 일으킬 수 있다.

생각해보기 11-1

a. 구토의 세 가지 구체적인 원인을 나열하시오.
b. 구토물이 호흡기로 들어가는 것을 방지하기 위한 구토반사의 특이 작용을 기술하시오.
c. 거식증과 폭식증의 유사점과 차이점을 설명하시오
d. 구토 초기와 설사에서 발생할 것이라 예상되는 동맥혈 가스 변화를 설명하시오.

5) 통증(Pain)

소화계의 통증은 구체적인 용어로 설명하기가 어려워 다양하게 묘사되고 있다.

내장통증(visceral pain) 섬유는 자율신경계와 연결되어 있어 창백함, 땀남, 구역, 구토와 같은 자율신경계 반사가 종종 통증과 함께 일어난다. 다음은 소화계에서 발생하지만 부위를 지정하기 어려운 내장통증의 유형이다 :

- 화끈감(burning sensation)은 종종 상부 소화관의 염증과 궤양에 동반된다. 이것은 입에 국한될 때는 구강 궤양과, 복장뼈에서 일어날 때는 가슴통증과 관련이 있다.
- 우상복부의 무디고 쑤시는 통증(dull, aching pain)은 부종에 의한 간 피막 팽창시의 전형적인 통증이다.
- 경련 또는 광범위 통증(cramping or diffuse pain)은 장의 염증, 확장, 팽창의 특징이다.
- 급경련통 또는 심한 통증(colicky or severe pain)은 반복되는 민무늬근육(smooth muscle)의 경련 또는 수축의 결과로 일어나고, 심한 염증이나 폐쇄에 대한 반응으로 일어날 수 있다. 예를 들면 담관을 통해 담석(gallstone)을 밀어내려고 할 때 발생한다.

체성통증(somatic pain)은 일정하고, 강렬하며, 종종 국소화된 복부 통증으로 특징지어 지는데, 이는 통각 수용체를 갖고 있는 벽복막(parietal peritoneum)과 관련되거나 그 곳에 염증이 일어났다는 것을 나타낸다. 이것은 급성충수염(acute appendicitis)에서 나타나는 것과 같이 염증 부위에서의 반동압통(rebound tenderness)이 일어나는 근거가 된다. 반동압통의 여부는 손가락으로 천천히 우측 하복부를 눌렀다가 갑자기 손을 뗄 때 예리한 통증을 일으켜 보는 반응을 통해서 알 수 있다.

몸통증 수용체는 척수신경에 직접적으로 연결되고, 복근에 반사성 경련을 일으켜 복부를 단단하게 만들거나 "보호벽(guarding)"을 형성하게 한다. 대상자는 엉덩관절을 굽히고 넓적다리를 붙인 상태로 몸을 움직이지 않으려고 한다.

연관통(referred pain)은 흔한 현상이고, 통증 부위가 통증의 근원지와 먼 곳에 나타나기 때문에 진단을 빨리 내리지 못한다. 연관통은 내장신경과 몸신경이 동일한 척수 수준으로 모아져 내장통증의 근원이 몸신경에 의해 유발되는 통증의 근원과 동일한 것으로 인식되어 발생된다.

6) 영양실조(Malnutrition)

영양실조는 일부 영양분이 부족하거나 아니면 전반적으로 많은 영양분이 부족하여 나타날 수 있으며, 대부분의 원인이 위장 기능과 관련이 있다. 일부 영양분에 국한된 경우는 위 점막의 내인성 인자 결핍으로 인해 비타민 B_{12} 결핍이 발생한다. 흡수 불량, 간 손상, 혹은 출혈성 궤양은 철분 부족을 일으킬 수 있다. 전반적인 영양실조는 위장관의 기능부전 또는 다른 계통과 관련된 만성적인 식욕부진, 구토 또는 설사에서 비롯될 수 있다. 예를 들면, 만성적인 염증장질환은 식욕부진, 설사, 흡수장애를 일으킬 수 있고, 암치료(방사선요법, 화학요법) 같은 외적 요인으로 구토와 설사가 초래될 수 있다. '소모증후군(wasting syndrome)' 또는 AIDS와 동반된 만성적인 설사는 영양부족이나 탈수를 초래할 수 있다. 낭성섬유증에서는 점액덩어리가 담즙과 췌장액(pancreatic secretion) 분비를 방해하여 흡수장애와 영양실조를 일으킨다.

특별한 식이 혹은 체중 감량을 위한 일시적인 유행다이어트(fad diet)는 영양분의 적절한 균형이 이루어지지 않는 경우 특정 영양분의 결핍을 유발할 수 있다. 예를 들어, 여덟 종류의 필수 아미노산은 동물성 식품에 함유되어 있어 모두 음식으로 섭취되어야 한다. 그러므로 채식주의자의 식이는 필수 아미노산을 포함하도록 신중하게 개발되어야 한다. 어떤 종류의 체중 감량 식이는 필요한 영양분을 모두 포함하고 있지 않기 때문에 새로운 식이를 시작하기 전에 영양사와의 상담이 권장된다.

어린이의 경우, 흡수장애와 영양실조에 의해 성장과 발달이 지연되거나 저해될 수 있다. 어떤 연령에서나 만성피로, 감염에 대한 저항의 감소, 회복 장애가 그 결과로 나타난다.

비만(obesity)은 음식물로 섭취한 에너지가 신체가 요구하는 에너지보다 클 때 발생한다. 비만의 표준사정법은 체질량지수(body mass index ; BMI)이다. 비만의 기준은 나라에 따라 차이가 있어 BMI가 한국은 25 이상, 미국은 30 이상이다. 비만은 지방과 단순당을 많이 섭취하고 섬유소를 적게 섭취하는 것과 관련이 있다.

현재 미국인의 네 명 중 한 명이 비만인 것으로 추정되며, 비만의 주요 합병증으로는 고혈압(hypertension), 죽상경화증(atherosclerosis), 2형 당뇨병(type 2 diabetes), 폐쇄수면무호흡(obstructive sleep apnea), 관절염(arthritis), 울혈심부전(congestive heart failure) 등이 있다. 청소년과 성인의 비만으로 의료서비스의 요구가 매우 증가하고 있다.

2. 기본 진단검사(Basic Diagnostic Tests)

방사선 검사는 소화계 장애를 진단하는 유용한 방법이다. 종종 바륨(barium)과 같은 조영제를 이용하는(섭취하거나 관장으로) 방사선 검사는 위장관의 구조와 이상이 있는 부위의 범위를 확인하는 데 도움이 되며, 초음파는 비정상적인 덩어리를 찾아낼 수 있다.

컴퓨터단층촬영(CT)과 자기공명영상(MRI)은 간과 췌장(pancreas)의 이상을 검사하는 데 사용될 수 있다. 추적자로서 방사성 물질이 이용될 수 있다. 광학 내시경과 같은 기술은 식도 등 다양한 부위에서의 생검을 가능하게 한다. 직장 내시경과 결장 내시경은 암을 예방하고 검사하기 위해 정기적으로 실시된다.

대변 검체 분석이나 위세척은 감염, 출혈 종양, 또는 흡수장애 문제의 단서를 제공할 수 있다.

혈청 단백질 농도, 응고 시간, 혈청 간 효소, 빌리루빈 농도 측정 등을 통해 혈액검사로 간 기능을 확인할 수 있다. 췌장의 문제는 혈청의 효소 농도와 변의 효소나 지방 함량 검사에 의해 발견될 수 있다. 또한 혈액검사로 결장암(colon cancer) 환자들의 암배아항원(carcino embryonic antigen, CEA)과 같은 종양의 표식자를 모니터하기 위해 이용될 수 있지만, 진단이나 모니터를 목적으로 이 검사에만 의존해서는 안 된다.

3. 일반적인 치료와 예방 (Common Therapies and Prevention)

많은 소화계 장애는 다각도의 접근이 필요하다.

1. 식이요법은 많은 위장 장애의 치료에 도움이 된다. 예를 들어, 복강병(celiac disease)을 가진 사람에게는 글루텐 결핍식(gluten-free diet)이 권장된다. 알코올과 커피(카페인을 함유한) 섭취의 감소는 궤양의 치료를 촉진할 수 있고, 섬유소와 수분 섭취의 증가는 변비를 감소시킨다. 흡수장애증후군(malabsorption syndrome) 대상자들에게는 칼로리와 비타민 섭취 증가와 함께 지방섭취를 제한한다. 지방의 종류, 항산화제, 비타민과 무기질의 함유 등은 질병 예방과 관련하여 고려되어야 할 것이다.
2. 스트레스 감소는 위궤양과 만성 염증장질환을 앓는 사람들에게 도움이 된다. 왜냐하면 병의 악화가 스트레스와 관련이 있다는 것이 밝혀졌기 때문이다. 청소년들은 질병이 사회적 활동과 신체상에 영향을 줄 수 있기 때문에 소화계 장애를 가진 청년과 십대에게도 스트레스 감소는 중요하다. 스트레스가 감염과 외상 같은 신체적 스트레스에서 비롯된 것이든, 두려움과 분노 등 감정적 스트레스에서 비롯된 것이든 심각하고 지속적인 스트레스는 소화계에 영향을 준다. 이 영향은 교감신경계를 자극하여 혈관수축과 점막의 국소 빈혈, 이어서 염증과 종양을 일으킨다. 또한, 교감신경계의 자극은 연동운동을 감소시켜 분비물과 자극원이 점막을 자극하는 시간을 증가시킨다. 스트레스 반응은 당질부

신피질호르몬의 분비도 촉진하여 오랜 기간 동안 분비되면 분해대사 작용을 촉진하게 된다. 높은 코티솔 농도는 점막의 재생을 감소시켜 병소의 회복을 지연시킨다. 스트레스를 많이 받는 환경은 카페인 섭취 증가, 간식 과다 섭취 등 좋지 않은 영양 습관을 갖게 한다.

3. 약물은 많은 위장 장애를 치료하는 데 사용되고, 다양한 소화관 장애를 치료하기 위해 다양한 종류의 약물이 사용된다. 많이 사용되는 약물들은 표 11-1에 정리되어 있다.

많은 사람들은 심하지 않은 소화계의 불편감은 스스로 치료한다. 사람들이 일반 의약품을 별로 중요하게 생각하지 않기 때문에, 대상자의 병력을 조사할 때 대상자가 스스로 구매하여 복용한 약물을 특별히 점검하는 것이 중요하다. 이런 약물은 질병의 증상을 감출 수도 있고 문제의 원인이 될 수도 있다. 가능하다면, 증상에 따른 치료보다는 문제의 원인을 확인하고 치료하는 것이 더 좋다.

- 제산제(antacids)는 다양한 목적으로 흔히 사용하는 약이다. 제산제의 주된 구성 성분은 대개 칼슘 탄산염, 알루미늄 수산화물, 마그네슘 수산화물 혹은 이것들의 조합이다. 예로는 Maalox나 Gelusil이 있다.
- 구토를 완화시켜주는 항구토제(antiemetics)는

표 11-1. 소화계 질환에 사용되는 약물의 예

분 류	예	작 용
항구토제	dimenhydrinate (Dramamine) prochlorperazine (Stemetil)	약물, 멀미, 방사선 치료로 인한 구토 완화
지사제	loperamide (Imodium) codeine, paregoric	장의 운동을 감소
소염제	prednisone (Deltasone–aglucocorticoid) sulfasalazine (Azulfidine)	염증을 완화 prednisone : 면역 반응을 차단 sulfasalazine : 항균 작용
산 감소제	cimetidine (Tagamet) : 히스타민2(H_2) 수용체 길항제 lansoprazole (Prevacid) : 양성자(H^+) 펌프 억제제	위에서 염산 분비를 감소
항균제	clarithromycin (Biaxin) metronidazole (Flagyl) tetracycline cefoperazone amoxicillin	헬리코박터 파이로리 감염에 대한 병합 요법 배양균과 항균제 감수성에 따른 치료
코팅약	sucralfate (Carafate)	궤양을 감싸 치료되도록 함
제산제	aluminum–magnesium combinations (Maalox)	지나친 산도를 완화
변비약	psyllium (Metamucil) 또는 docusate sodium (Colace)	물과 함께 변의 양과 장의 운동을 증가시킴
항콜린제	pirenzepine, propantheline bromide	부교감신경계의 활동을 감소시킴: 분비와 운동성을 저하시킴
히스타민 2 수용체 길항제	Tagamet	위에서 산 생성을 억제
양성자펌프 억제제	Prevacid, Prilosec	위액 분비를 감소시킴

dimenhydrinate (Dramamine, Gravol)와 같은 약제제 혹은 prochlorperazine (Compazine)을 포함한다. Nabilone (Cesamet)과 같은 cannabinoids는 항암제로 유발된 구토에 효과적인 항구토제이다.

- 변비약(laxative) 혹은 관장약은 많은 종류가 있는데 급성 변비를 치료하는데 쓰인다. 이 약을 먹는 동안은 반드시 수분 섭취를 증가시켜야 한다. 섬유질 보충식품[예를 들면, psyllium hydrophilic mucilloid (Metamucil)] 혹은 대변 연화제[예를 들면, docusate sodium (Colace)]는 재발하는 변비에 특히 많은 도움이 되고 다른 변비약보다 부작용이 적다. 만성 변비는 문제를 악화시킬 수 있는 변비약의 지속적인 사용보다 식이에 섬유질과 수분을 첨가하는 것이 가장 좋은 치료이다. Lubiprostone (Amitiza)은 소장에서 수분의 분비를 증가시켜 대변 배출을 돕는다.
- Loperamide (Imodium) 등의 지사제, 혹은 codein, paregoric같은 마약은 연동운동을 줄여주고, 식이변화로 설사가 완화되지 않을때 경련을 줄여준다.
- 감염성 설사에서는 종종 증상이 저절로 사라지기도 하지만 어떤 경우에는 항균제가 필요하다.
- 항염증과 항균성 약제인 sulfasalazine (Salazopyrin 혹은 Azulfidine)은 염증장질환의 급성 증상을 치료하는데 사용될 수 있다.
- Clarithromycin (Biaxin) 혹은 azithromycin (Zithromax)과 같은 항균성 제제는 *Helicobacter pylori*의 감염에 효과적이고 대개 omeprazole (Prilosec)과 같은 양성자 펌프 억제제(proton pump inhibitor)와 함께 쓰인다. Metronidazole은 원충 감염 시에 주로 사용된다.
- Sucralfate (Carafate 또는 Sulcrate)는 코팅성 약물로, 자극제로부터 위 점막을 보호하고 위궤양의 회복에 도움을 준다.
- 항콜린제(anticholinergic drugs)는 부교감 신경계의 활성을 감소시키고 소화액 분비와 소화운동을 감소시키는데 사용된다. 그 예로는 위산을 억제하는 pirenzepine, 위산을 억제함과 동시에 위장관의 운동성을 감소시키고 경련을 완화하는 propantheline bromide가 있다. Alosetron (Lotronex)는 결장을 이완시키고 하부장관에서 분비물의 이동을 느리게 만든다.
- Cimetidine (Tegamet) 또는 ranitidine (Zantac)과 같은 히스타민2 (H_2) 수용체 길항제는 일부 궤양에 유용하게 사용될 수 있다. 한국 식품의약품안전처는 2019년에 인체 발암추정물질이 검출된 ranitidine 성분의약품의 제조 및 판매를 금지하였다.
- Lansoprazole (Prevacid) 또는 omeprazole (Prilosec 또는 Losec)과 같은 양성자 펌프 억제제(proton pump inhibitor)는 위에서 수소 이온과 포타슘 이온의 교환을 방해해서 위 분비물을 감소시키는 새로운 약물이다. 이 약물들은 항균제와 함께 *Helicobacter pylori* 감염 치료에 사용된다.

생각해보기 11-2

a. 연관통과 급경련통 발생 기전을 기술하시오.
b. 구토반사를 기술하고, 구토하는 동안 흡인이 일어날 수 있는 가능한 원인을 제시하시오.
c. 일반의약품의 사용이 증상을 과장하거나 숨기게 할 수 있으며, 때로 병을 악화시킬 수도 있는 이유를 설명하시오.
d. 심각하거나 지속적인 스트레스가 소화관의 궤양 형성에 영향을 미치는 두 가지 기전을 설명하시오.
e. 규칙적인 팽창완화제(bulk laxative) 사용이 어떻게 연동운동을 촉진하고 변비를 완화할 수 있는지 설명하시오.

4. 상부 위장관 질환(Upper Gastrointestinal Tract Disorders)

1) 구강 질환(Disorders of the Oral Cavity)

(1) 선천 결함(Congenital Defects)

입술갈림증(cleft lip)과 입천장갈림증(cleft palate)은 임신 2~3개월에 흔히 나타나는 얼굴과 입의 비정상적 발달이다(그림 11-2). 이들은 다양한 원인에 의한 것으로 보이며 몇몇 선천적인 요인과 환경적인 요인이 관련된다. 입술이나 입천장 중 한 가지 결함 혹은 두 가지 결함 모두가 다양한 정도로 나타날 수 있다. 한 쪽 혹은 양 쪽에서 나타나는 입술갈림증은 태아 발생 4주에서 8주 사이에 윗입술 융합의 부전이나 코의 융기와 관련된 상악돌기 부전으로 발생한다.

입천장갈림증은 임신 7~12주 사이에 일어나는 단단입천장(hard palate)과 물렁입천장의 융합 부전과 관련이 있고, 이로 인해 구강과 코안(nasal cavity) 사이에 구멍이 만들어진다. 이러한 유아는 음식을 빠는 힘이 부족하고 호흡기도로 액체가 넘어갈 수 있는 큰 위험성을 가지고 있기 때문에 섭취에 문제가 발생한다. 말하는 능력의 발달 장애도 나타날 수 있다. 일시적인 수단은 코안을 막는 특수 젖꼭지나 치과 기구를 사용하는 것이다. 수술로 결함을 교정하고, 추가적으로 성형수술로 발달 장애를 교정하고 외관을 더 낫게 하는 것이 필요하다(그림 11–2D). 언어치료사와 교정치과의사가 함께 하는 치료법은 정상적인 발달을 돕는다. 큰 파열이 있을 때, 꽤 오랜 기간에 걸쳐 여러 전문 분야의 협력팀이 필요하다.

(2) 염증 병변(Inflammatory Lesions)

아프타입안염〔입안염(stomatitis), aphthous ulcers〕은 흔한 질병이다. 아프타입안염의 명확한 발생 원인은 확실하지 않지만, 여러 종류의 요인과 조건들이 이 궤양

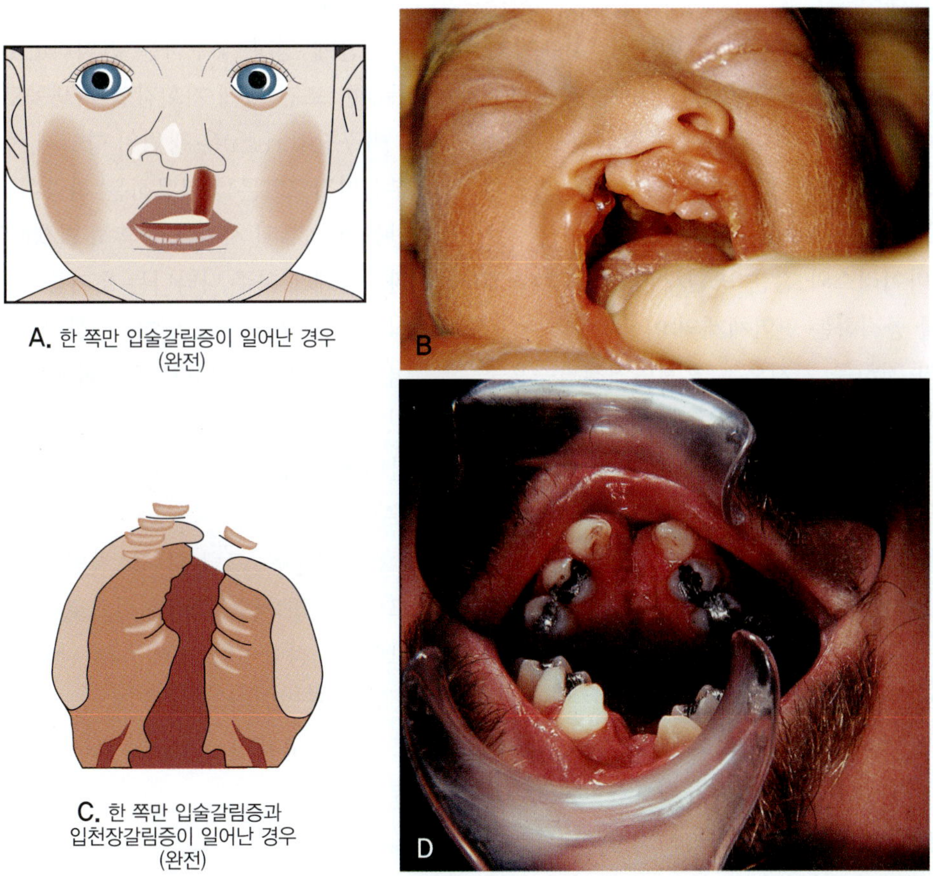

그림 11–2. 입술갈림증과 입천장갈림증

A. 한 쪽만 입술갈림증이 일어난 경우 B. 한 쪽만 입술갈림증이 일어난 경우 C. 한 쪽만 입술갈림증과 입천장갈림증이 일어난 경우
D. 입술갈림증과 입천장갈림증의 수술 치료. 입천장의 봉합선과 말하기와 먹기를 방해하는 앞니의 소실에 주목하시오.
(B *from Behrman RE, Kliegman RM, Arvin AM : Slide Set for* Nelson Textbook of Pediatrics, *ed 15, Philadelphia, 1996, Saunders*. D. *Courtesy Evie Jesin, George Brown College of Applied Arts and Technology, Toronto, Ontario, Canada*.)

발생에 영향을 미친다고 여겨진다. 몇 가지 가능한 요인들은 다음과 같다.

- 치과 치료, 과도한 양치질, 스포츠 사고, 우발적인 뺨 안쪽 깨뭄과 관련된 입안의 작은 손상
- 라우릴 황산나트륨(sodium lauryl sulfate)을 포함하는 치약이나 구강 세정제
- 초콜릿, 커피, 딸기, 계란, 견과류, 치즈, 짜거나 산성음식 등 특정 음식에 대한 감수성
- 비타민 B_{12}, 아연, 엽산, 철 등이 결핍된 식이
- 구강 내의 특정 세균에 대한 알레르기 반응
- 헬리코박터(*H. pylori*)와 같이 소화궤양을 일으키는 구강 내 세균
- 월경기간 동안의 호르몬 변화
- 정서적 스트레스
- 대부분의 곡류에 포함된 단백질 종류인 글루텐에 대한 민감성을 나타내는 심각한 소화 장애인 복강병
- 크론병이나 궤양대장염과 같은 염증장질환
- 구강을 포함하여 온몸에 염증을 일으키는 희귀질환인 베체트병(Bahcet disease)
- 세균이나 바이러스와 같은 병원체 대신 구강 내의 정상세포를 공격하는 면역체계의 이상
- 면역체계의 저하를 가져오는 후천면역결핍증후군(HIV/AIDS)

아프타입안염은 작고, 얕고, 고통스러운 궤양으로 움직임이 가능한 점막, 볼의 점막, 입 바닥, 물렁입천장, 혀의 옆 끝에 나타난다. 처음에는 빨간 반점이 나타나며, 저린 느낌을 동반한다. 중심이 되는 궤양의 가장자리는 붉은 색이고 내부는 불쑥 튀어나온 하얀색 모양으로 발생한다. 궤양은 1주일 정도에 저절로 치유된다.

(3) 감염(Infections)

구강에서는 곰팡이, 바이러스, 원충 등에 더하여 많은 종류의 정상 상주균무리를 형성한다. 이 미생물들은 입 속의 틈 사이에서 번성하는데 이곳은 촉촉하고 따뜻하며 음식 찌꺼기로 충분한 영양분을 공급해준다. 이들은 보통 해롭지 않지만 칸디다 등이 기회감염을 일으킬 수 있고, 구강내 상처가 있을 때에는 2차 감염을 일으킬 수 있다. 일부 사람에게서는 구강과 인두가 병원체의 잠복처가 될 수 있다.

특히 *Viridans streptococcus*(α-용혈성 연쇄구균) 같은 정상 상주균무리는 기회가 되면 혈액 속으로 들어간다. 예를 들면 구강 치료 동안 점막이 손상되었을 때 일시적인 세균혈증(bacteremia)이 발생할 수 있다. 이런 세균은 심장의 판막까지 이동할 수가 있고 판막에 손상을 주어 결국 세균성 심내막염을 일으키기도 한다(9장 참조). 그래서 세균혈증의 위험이 있을 때는 amoxicillin 등 예방적인 약물치료가 때때로 추천된다.

① 칸디다증(Candidiasis)

입안에 정상 상주하는 칸디다(*Candida albicans*)는 특정한 조건 하에 기회감염 미생물로 작용한다.

아구창(thrush)은 광범위 항생제, 항암 화학요법, 당질부신피질호르몬를 복용하는 사람이나 당뇨병이나 면역반응이 억제된 사람에게 흔히 발생하는 감염이다. AIDS 환자들에게 자주 나타나는 초기증상이고, 어떤 경우에는 식도로 전파될 수도 있다. 정상 상주균무리가 발달하는 어린 유아에서도 나타나며, 어머니에 의해 전파될 수도 있다. 입천장에서의 만성 감염은 틀니가 잘 맞지 않거나 틀니를 밤에 착용하는 사람들에게서 발견된다(그림 11-3A).

칸디다증은 그림 11-3A처럼 붉게 부풀어 오르거나 그림 11-3B처럼 불규칙적으로 엉겨 붙은 흰색물질로 보인다. 점막이나 혀에 나타난 흰색물질을 닦아내면 홍반을 드러낸다.

국소 항균제인 nystatin (Mycostatin)이 일반적인 치료제이다.

② 단순포진 1형 감염 (Herpes Simplex Type 1 Infection)

포진입안염(herpetic stomatitis)은 입술포진(herpes labialis)과 관련되어 있다. 포진성 감염은 보통 단순포

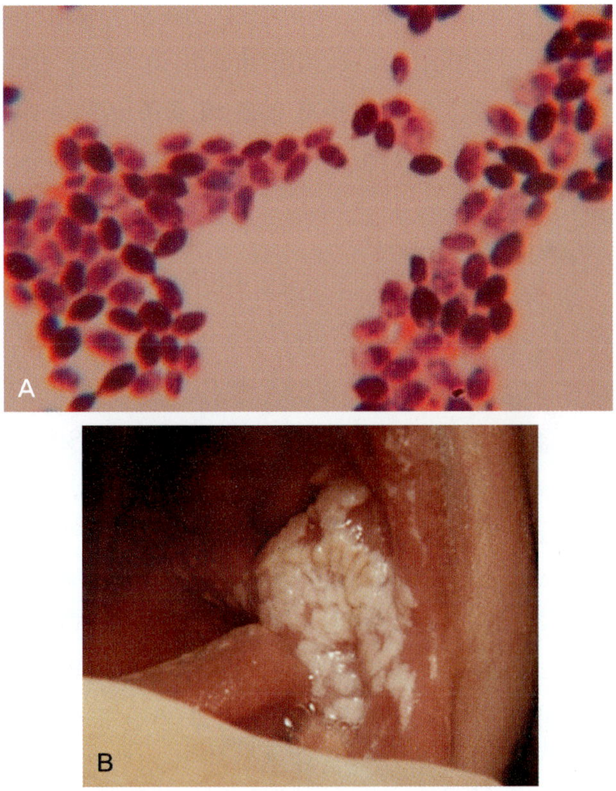

그림 11-3. 아구창

A. 효모(yeast) 형태의 *C. albicans* 진균의 현미경 사진으로 아구창이라고 불리는 구강 감염 B. 흰 플라크처럼 보이는 아구창(A *From VanMeter K, Hubert R*: Microbiology for the Healthcare Professional, *St. Louis, 2010, Elsevier*. B *From Zitelli BJ, Davis HW*: Atlas of Pediatric Physical Diagnosis, *ed 4, St. Louis, 2002, Mosby.*)

진 바이러스 1형(HSV-1)에 의해 나타나고 이것은 어린시절 뽀뽀나 접촉에 의해 전염된다. 최초의 감염은 대부분 증상이 없지만 바이러스는 휴지기(dormant) 상태로 감각 신경절 내에 존재한다.

스트레스, 외상, 감기와 같은 다른 감염에 의해 바이러스가 활성화되면 바이러스는 신경을 따라 입 주변의 피부나 점막으로 이동하여 타는 듯한 혹은 쑤시는 듯한 느낌을 발생시키고, 뒤이어 바이러스가 복제됨에 따라 소포(vesicle)나 물집(blister)과 괴사(necrosis)가 나타난다. 수포 파열은 얕고 고통스러운 궤양을 남기고, 궤양은 다량의 바이러스를 포함하는 맑은 액체를 분비하고 그 위에 부스럼이 형성된다. 궤양은 7~10일 안에 저절로 치유되는데, 이 때 바이러스는 다시 삼차 신경을 따라서 감각 신경절로 이동하고, 잠복기에 들어간다. 재발이 잘 되며, 면역반응이 억제된 대상자들에서는 구강과 인두 여러 부위에 궤양이 발달할 수 있다(포진잇몸입안염).

이 바이러스는 종종 수포가 회복된 후 침 안에 존재하기도 한다. 비록 현재는 완치할 수 있는 방법이 없지만, 급성기에는 항바이러스 약물〔국소적 acyclovir (Zovirax)〕을 신속하게 사용함으로써 바이러스의 배출과 전파의 위험을 줄이고 불쾌감을 완화할 수 있다.

단순포진 바이러스는 눈에 퍼져 결막염과 각막염을 일으킬 수 있고, 오염된 손가락이나 입으로부터 나오는 작은 비말이 퍼지면서 전파될 수 있다(예, 치과치료 시). 치과 의사는 급성이고 통증이 심한 손가락 감염인 포진생인손(herpetic whitlow)에 감염되기 쉽다(그림 11-4).

③ 매독(Syphilis)

매독은 구강 궤양을 일으킬 수 있고 1, 2단계 동안 전염성이 매우 높다. 1단계는 혀, 입술 또는 입천장에서 흔히 발견되는 무통의 궤양인 굳은궤양(chancre)이 특징적이다. 궤양은 1주나 2주안에 치료없이 자연적으로

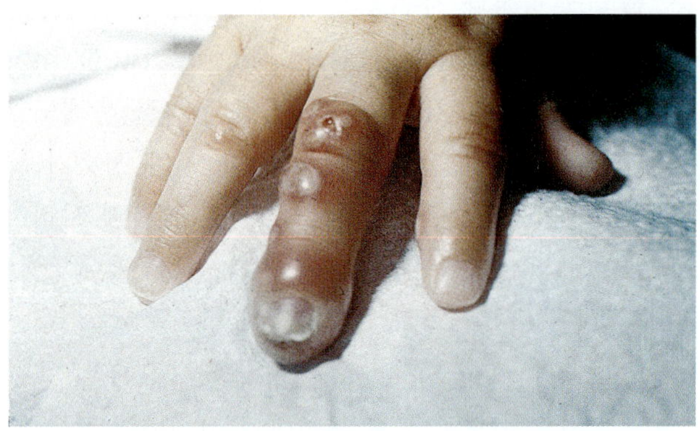

그림 11-4. 포진생인손(Herpetic whitlow)

(*Courtesy of Dr Mark Drapkin, Newton Wellesly Hospital, Newton, Massachusetts. From Stone DR, Gorbach SL* : Atlas of Infectious Diseases, *Philadelphia, 2000, Saunders.*)

치유된다. 2단계는 이 시기에 전형적으로 일어나는 피부 발진과 유사한 입천장의 붉은 구진이나 반점, 혹은 점막 위에 고르지 못하며 듬성듬성한 점액성 패치에 의해 나타나는 감염성이 매우 높은 하얀 괴저성 물질이 특징이다. 이 궤양 또한 자연적으로 치유되어 궤양부위를 모르고 지날 수 있기 때문에 감염의 즉각적인 치료와 전파의 조절이 잘 안될 수도 있다. 매독의 두 단계에서는 부통 페니실린을 주사하여 치료한다.

(4) 치아 문제(Dental Problems)

① 충치(Caries)

충치 또는 우식증은 정상적으로 구강내에서 발견되는 많은 종류의 세균과 연관이 있으나 주로 *Streptococcus mutans*에 의한 감염이라고 여겨진다. 이에 더하여 *Lactobacillus*와 산을 생성하는 상주균무리의 수가 증가하여 발생한다. 이 세균은 음식에 함유된 설탕에 작용하여 많은 양의 젖산을 생산하는데, 이것이 에나멜의 무기질(칼슘과 인)을 녹이고, 따라서 치아 표면이 부식되어 구멍이 형성된다. 만약 치료하지 않으면 치아의 내부 조직까지 감염되거나(치수염) 이뿌리끝주위고름집(periapical abscess)이 형성될 때까지 치아 표면이 점점 더 부식되어 간다.

충치는 단음식의 빈번한 섭취, 치아 표면에 존재하는 여러 부위의 구멍이나 틈에 의해 촉진된다. 구강 건조증, 플라크 형성과 치주병 또한 발생률을 증가시킨다. 충치치료제인 불소(fluoride)는 fluorapatite를 hydroxyapatite로 대치하여 에나멜의 무기질 용해도를 낮추고 재무기질화 과정을 촉진한다. 치아 성숙기 동안의 과다한 불소화합물의 섭취는 치아 에나멜 석회화의 결핍 상태인 저석회화를 유발할 수 있다.

② 치주병(Periodontal Disease)

치주조직은 잇몸과 치조 돌기와 같이 치아를 고정시키는 구조, 시멘트질(이뿌리의 바깥), 시멘트질을 뼈에 이어주는 치주인대로 구성되어 있다. 이주위염(periodontitis)은 치주인대와 뼈의 감염으로, 염증에 뒤이어 치아가 느슨해지고 빠질 수도 있다. 가벼운 잇몸병부터 심각한 이주위염까지 총 여덟 범주의 치주병이 있다. 치주병은 구강 위생이 좋지 않을 때 종종 발생하지만 전신 질환과 약물에 의해 악화될 수도 있다.

③ 잇몸염(Gingivitis)

일반적으로 치은(또는 잇몸)은 치아를 둘러싸고 있으며 점상형태의 단단하고 옅은 분홍색으로 치아를 단단하게 고정시킨다(그림 11-5A). 잇몸의 변화는 국소적 또는 전신적인 문제를 나타낼 수 있다. 잇몸염(잇몸 염증)이 생기면 잇몸 조직이 빨개지고, 연해지고, 붓고, 쉽게 출혈이 된다. 잇몸염은 세균 덩어리와 치아에 붙은 파편인 플라크(plaque)가 축적(특히 잇몸과 가까운 곳에 축적)되어 발생한다. 미생물은 치아 표면과 플라크에 스스로 달라붙을 수 있게 하는 물질을 분비한다. 석회화된 플라크인 치석은 단단하고 거친 표면(그림 11-5C)을 갖고 있기 때문에 조직을 더 심하게 자극한다. 구강 위생이 적절하지 못하면 잇몸염에 걸리기 쉽다. 부적당하거나 과다한 칫솔질이나, 연마제의 사용으로 인한 손상(그림 11-5B)은 치아 표면에 광범위한 홈을 만들고, 이로 인해 플라크가 정착되고 잇몸이 손상되며, 치아가 더욱 민감해진다.

전신적인 요인은 잇몸을 변화시킬 수 있다. 치은의 가장자리에 검은 줄이 생기는 것은 납 중독의 지표이다. 잇몸의 과도한 발육(임신성 종양이라 부르기도 한다)은 임신 또는 구강피임약 사용에 의한 호르몬 변화로 초래된다. 잇몸증식(gingival hyperplasia)은 phenytoin (Dilantin)이나 cyclosporine 등의 약물을 장기간 복용했을 때 발생한다.

괴사성 치주병은〔참호입안염(trench mouth)이라고도 한다〕 예전에는 급성괴사궤양잇몸염(acute necrotizing ulcerative gingivitis)이라고 했으며, 스트레스, 흡연, 질병, 영양 결핍으로 조직의 저항이 감소된 사람에서 무산소(anaerobic) 기회감염 세균에 의해 발생하는 흔한 감염이다. 치아 앞쪽 하악(아래 턱) 주위의 잇몸이 붉게 부어오르고 잇몸 주변에 흰색 괴사성의 위막

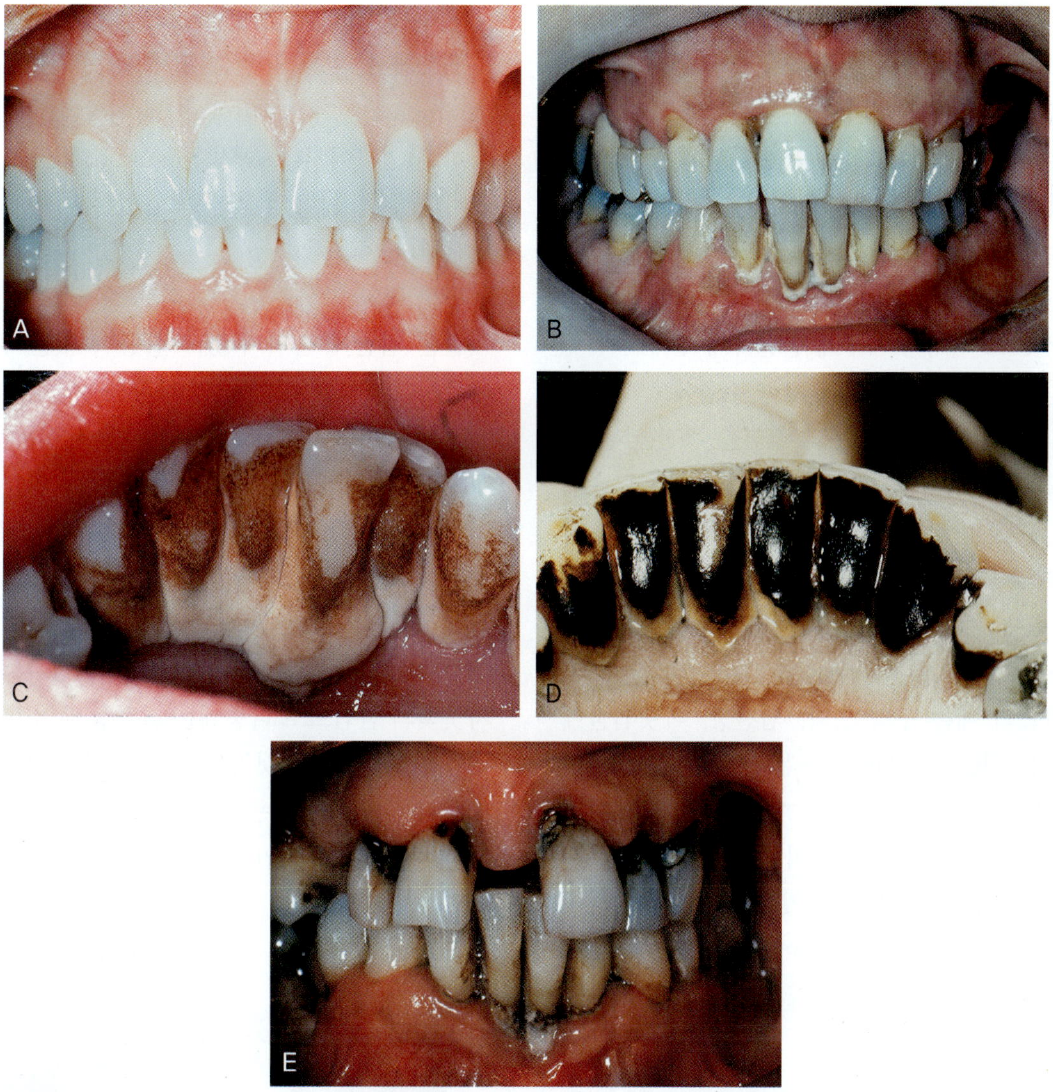

그림 11-5. 치과적 문제

A. 건강한 치주. 잇몸은 밝은 분홍색이고, 치아 주변을 단단하게 받치고 있음. B. 칫솔 손상. 부적당한 칫솔질은 치아 물질을 소실시켰고 치아 뿌리에 홈을 만듦. C. 치아 표면의 치석, 혹은 석회화된 플라크. D. 흡연은 광범위한 치석, 치아의 변색, 그리고 이주위염 발생 가능성을 증가시킴. E. 뼈 소실과 치아 뿌리의 홈을 동반한 심각한 치주병.

(Courtesy Evie Jesin, George Brown College of Applied Arts and Technology, Toronto, Ontario, Canada.)

이 나타난다. 잇몸이 아프고 출혈이 잘 된다. 조직제거와 항생제 투여가 필요할 수 있다.

④ 이주위염(Periodontitis)

좀더 심한 치주 질병은 그람음성 무산소 세균이 플라크로 들어가면서 활동성이 증가할 때 발생한다. 치주 질병에서 주요한 파괴적인 미생물은 *Porphyromonas gingivalis*(구. *Bacteroides oralis*)와 *Actinobacillus actinomycetemcomitans* 등이다. 이 미생물들은 조직과 백혈구를 파괴하는 독성물질과 효소를 분비한다. 그러나 이 감염은 전염성은 없다.

열악한 구강 위생에 더하여, 이주위염은 치석 형성을

촉진(그림 11-5D)하는 흡연, 항암 화학요법 및 조직 내성을 감소시키고 치유가 잘 일어나지 않게 하는 당뇨병과 이주위염이 빠르게 진행되고 종종 치료에 대한 저항성을 보이는 HIV 감염(AIDS)에 의해 악화된다.

치주병이 발생할 때, 플라크와 치석은 치아 아래 잇몸주변에 형성되어 치아 뿌리 주변 조직에 염증을 일으킨다. 치은 아래부위는 그람음성 혐기성 세균의 침범으로 궁극적으로 치아가 치주에 단단하게 부착되지 못하게 된다. 치주에 생긴 구멍이 치아 주변에도 생기고 점점 커져 혐기성 세균의 활동과 감염을 촉진한다. 점막은 빨갛고 부어올라 쉽게 출혈되며, 치아가 느슨해진다(그림 11-5E). 감염을 치료하고 치아가 빠지지 않게 약물투여와 외과적 치료가 필요하다.

(5) 과다각화증(Hyperkeratosis)

과다각화증의 예는 구강 점막, 입천장, 아랫입술에 발생하는 백색판(leukoplakia) 또는 점막 표피의 두꺼워짐이다(그림 11-6). 원인을 알 수 없는 경우도 있지만 흡연이나 만성적 자극과 관련이 있을 것으로 추측된다. 어떤 경우에는 플라크 밑에 있는 표피 이형성증이 편평세포암종으로 진행되기 때문에 이 부위 관찰이 필요하다.

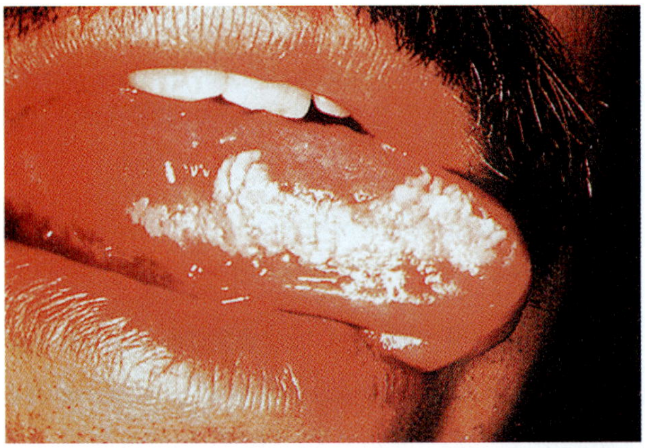

그림 11-6. 백색판(leukoplakia)
혀의 측면에 발병한 백색판(*From Black J, Hawks J*: Medical-Surgical Nursing: Clinical Management for Positive Outcome, *ed 8, St. Louis, 2009, Saunders, Elsevier.*)

(6) 구강암(Cancer of the Oral Cavity)

구강에서 흔한 암은 편평세포암종(squamous cell carcinoma)이다. 이 암은 40세 이상에 많이 발생하고, 특히 흡연자이거나, 백색판(leukoplakia)을 가지고 있거나 알코올 남용의 과거력이 있는 사람에게 더 흔히 발생한다.

구강 내의 악성종양은 예후가 좋지 않은데 왜냐하면 이들은 입안에 숨겨져 있고 통증이 없는 경우가 많기 때문이다. 구강하부와 혀의 가장자리에 흔하고 여러 개의 병소를 나타낸다(그림 11-7). 처음에는 암이 흰색으로 두꺼워진 것처럼 보이다가, 후에는 덩어리 또는 궤양으로 발전하고 지속된다. 구강 내의 암은 처음에는 구강 주변과 목의 림프절로 퍼진다. 카포시육종(Kaposi's sarcoma)은 AIDS 대상자에게서 발생할 수 있다. 전형적인 병소는 보통 입천장에 생기는 갈색 또는 자줏빛의 반점으로 나중에는 결절성 덩어리가 된다.

입술 암(보통 아랫입술)은 뚜렷하고 관찰하기 쉽고 예후가 좋다. 이 암은 항상 국소적으로 전이되며 흡연자, 특히 파이프 흡연자에게 흔하다.

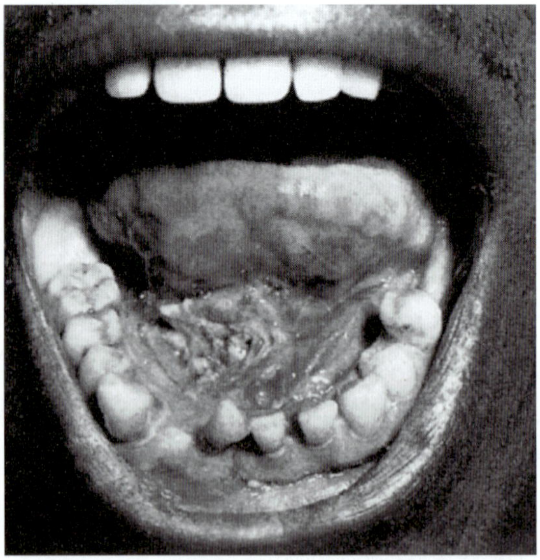

그림 11-7. 혀 아래 구강 바닥의 편평세포암종
(*From Odom RB, James WD, Berger TG*: Andrews' diseases of the Skin, *ed 9, Philadelphia, 2000, Saunders.*)

(7) 침샘 장애(Salivary Gland Disorders)

침샘염(sialadenitis)은 감염성 또는 비감염성 침샘의 염증을 말한다. 감염과 종양 모두 귀밑샘(parotid gland)에 가장 흔히 발생한다. 세균 감염은 입으로부터 전파될 수 있다. 볼거리(mumps)는 보통 양측 선이 눈에 띄게 부어오르는 바이러스성 감염(그림 11-8)으로 백신으로 효과적으로 예방이 가능하겠으나, 일부 연령층에서 발병 유행이 생기고 있으며, 이런 경우 질병전파를 막기 위해 재접종이 권장된다.

비감염성 귀밑샘염은 수분 공급과 구강 관리가 부적절하거나 쇠약한 노인 대상자에서 발생할 수 있다. 양성 샘종(benign adenomas)은 노인의 귀밑샘에 주로 발생한다. 침샘에 가장 흔히 발생하는 악성종양은 귀밑샘에서 원발성으로 발생하는 점액표피모양암종(mucoepidermoid carcinoma)이다.

생각해보기 11-3

염증성 장애, 감염성 장애, 구강 궤양 각각의 원인과 특징을 비교하는 표를 만들어 보시오.

2) 삼킴곤란(Dysphagia)

삼킴곤란(dysphagia)은 삼킴에 어려움을 겪는 것으로 원인이 다양하다(그림 11-9). 신경의 결함, 근육의 장애, 물리적 폐쇄로 발생할 수 있다. 삼킴곤란은 삼킬 때 통증이 있거나, 큰 조각을 삼킬 수 없거나, 액체를 삼키기 어려운 증상이 나타나고, 증상은 원인에 따라 달라진다.

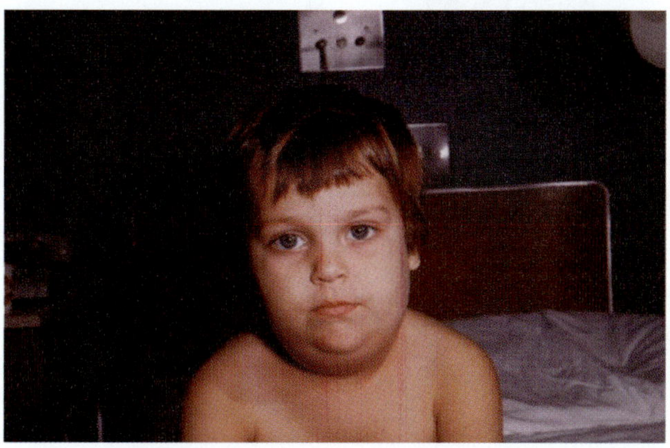

그림 11-8. 한쪽의 귀밑샘 부기를 동반한 볼거리
(From the Centers for Disease Control and Prevention Public Health Image Library, ID #: 4491.)

신경계 관련 원인으로는 뇌졸중, 뇌손상, 이완불능증(achalasia) 등이 포함된다. 이완불능증은 신경이 분포되지 않아 하부식도조임근이 이완되지 못하여 발생한다. 이때는 음식이 축적되고 하부식도가 확장되어 위로 음식물이 들어가는 것이 지연된다. 종종 식도에 만성 염증이 발생하고, 누운 자세에서는 역류된 음식물이 흡인될 수 있다. 오랜 기간 동안 이완불능증을 가지고 있는 사람에서 식도암의 위험이 증가한다.

근육 장애는 근 위축으로 발생할 수 있다.

물리적인 폐쇄는 다음과 같다 :

- 선천폐쇄증(congenital atresia)은 발달상의 결함으로, 식도의 상부와 하부가 분리되어 상부는 막힌 주머니(blind pouch)로 끝난다. 선천폐쇄증을 가진 유아에서 음식물의 역류가 일어나고, 흡인으로 이어진다. 많은 경우 호흡계의 기관과 연결되는 샛길(fistula)이 존재한다. 흡인을 예방하고 유아에게 수분과 영양분을 공급하기 위해 가능한 한 신속한 수술이 필요하다.
- 협착증(stenosis)은 식도가 좁아진 것으로 선천적 혹은 후천적인 결함이다. 후천적 형태는 보통 만성 염증, 궤양(식도염), 방사선 요법으로 초래되는 섬유증에 의하여 이차적으로 발생한다. 협착증(stenosis) 또는 협착(stricture)은 양잿물이나 다른 세척물질과 같은 부식성 화학물질을 사고로 섭취한 후 형성되는 흉터(scar) 조직 때문에 발생할 수 있다. 이러한 해로운 물질을 섭취했을 경우 부가적인 조직 손상을 유발할 수 있기 때문에, 화학 물질을 제거하기 위한 구토 유발치료는 위험하다. 만약 폐쇄로 인해 음식 섭취가 심각하게 제한된다면 확장기(bougies)나 수술로 반복적으로 넓혀주는 치료가 필요할 수 있다.
- 식도의 곁주머니(diverticula)는 선천적인 결함이나

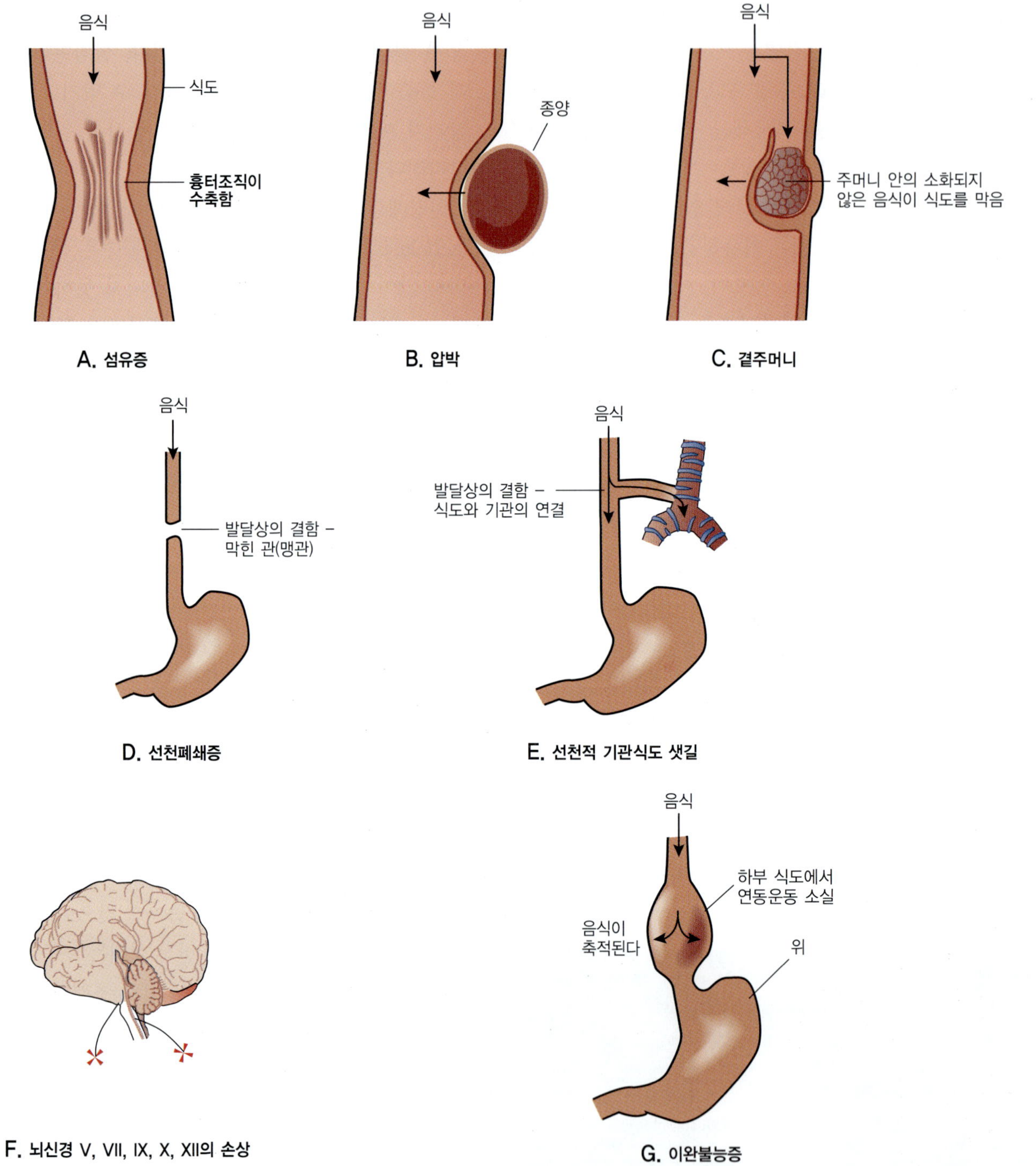

그림 11-9. 삼킴곤란의 원인

염증으로 발생하는 식도벽의 주머니(pouch)이다. 주머니 안에 축적된 음식은 식도를 내려가는 음식의 흐름을 차단하며, 자극, 염증, 식도벽의 흉터조직을 발생시켜 후에는 음식물의 역류와 기도내로의 흡인도 초래한다. 결주머니의 증상은 삼킴곤란, 구취, 만성기침, 쉰 목소리를 포함한다. 때때로 식도벽에 궤양이 형성되어 출혈이 일어날 수 있다.

- 종양은 내부나 외부에 발생할 수 있다. 외부 종양은 식도의 외부 혹은 세로칸 림프절(mediastinal lymph node) 안에 위치하여 식도를 압박한다.

3) 식도암(Esophageal Cancer)

식도암은 원래 편평세포암종으로 일반적으로 식도의 말단부에서 발견된다. 식도 내의 종양은 식도의 내강을 좁히거나(협착) 식도의 내강 안쪽으로 자란다. 이 두 가지 형태의 종양 모두 후기에 심각한 삼킴곤란을 야기한다(그림 11-10).

식도암은 만성 식도염, 이완불능증, 식도열공탈장, 알코올 남용, 흡연 등에 의한 만성적인 자극과 관련된다. 불행하게도, 질병의 첫 증상인 삼킴곤란이 상대적으로 늦게 나타나고, 현재로서는 예후가 나쁘다.

4) 식도열공탈장(Hiatal Hernia)

식도열공탈장 환자에서는 가로막(diaphragm)의 열린 틈을 통해 위의 일부분이 가슴안(thoracic cavity)으로 올라온다. 정상적으로, 소화관은 가로막에 느슨하게 부착되어 있다. 식도열공탈장에는 두 가지 유형이 있다(그림 11-11). 미끄럼탈장(sliding hernia)은 흔한 유형으로 특히 누워 있을 때 위의 일부와 위식도 접합부가 가로막 위로 이동한다. 서 있을 때는 탈장부분이 복막강 내로 미끄러져 들어간다. 회전 또는 식도주위 탈장(rolling or paraesophageal hernia)에서는 바닥(fundus)의 일부가 가로막이 커지거나 약해진 틈으로 올라온다. 이 경우 탈장부위 위벽의 혈관이 압박되어, 궤양이 유발될 수 있다.

탈장에 의해 생성된 주머니에 종종 음식물이 쌓이고, 점점 많아져 통로를 막음에 따라 점막의 염증, 음식의 역류, 삼킴곤란이 일어난다. 만성 식도염은 결국 섬유증과 협착을 유발한다. 식도열공탈장을 가진 사람에게서 종종 위식도조임근의 기능부전이 나타나는데, 이때

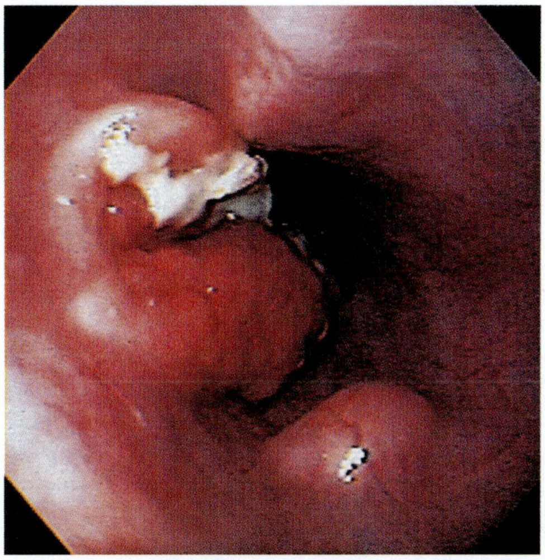

그림 11-10. 식도의 편평세포암종

(*From Wilcox C.M.*: Atlas of Clinical Gastrointestinal Endoscopy, *2007, Philadelphia, Saunders.*)

역류의 위험이 증가된다.

식도열공탈장에 영향을 미치는 요인은 짧은 식도, 약한 가로막, 복압의 증가(예로, 임신) 등이다.

식도열공탈장의 증상은 속쓰림(heartburn) 또는 가슴쓰림(pyrosis)이며, 이는 복장뼈(sternum) 바로 아래가 화끈거리고, 입 안의 쓴 맛을 동반하는데 이는 식사 후에 위 내용물이 식도로 역류하기 때문이다. 빈번한 트림(가스) 역시 역류와 함께 나타나는 증상이다. 이 불편감은 식후에 누웠을 때나 구부렸을 때, 혹은 기침할 때 증가한다. 삼킴곤란은 식도의 염증이나 주머니에 모여 있는 음식물이 식도를 압박하기 때문에 흔히 일어난다. 식후 지속적이거나 가벼운 복장뼈 아래의 가슴통증(chest pain)은 자주 호소하는 증상으로, 염증이나 주머니의 팽창 때문에 나타난다. 이 증상은 밥을 자주 먹고, 소식을 하거나 식후 눕는 것을 피하면 완화될 수 있다.

5) 위식도 역류병(Gastroesophageal Reflux Disease, GERD)

위식도 역류병에서는 위의 내용물이 주기적으로 식도로 이동한다. 이것은 다른 질환뿐 아니라 식도열공

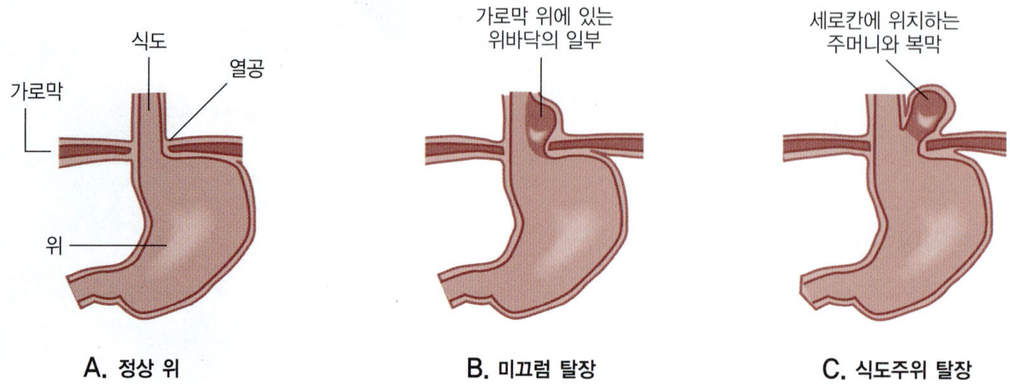

그림 11-11. 식도열공탈장의 종류

탈장과도 관련되어 나타난다. 위식도 역류병의 중증도는 하부식도조임근의 기능 또는 하부식도조임근의 양측에 미치는 상대적인 압력에 따라 달라진다. 예를 들어, 하부식도조임근의 압력이 감소하거나 복막강 내의 압력이 증가하면 더 많은 위 내용물이 식도로 역류하게 된다. 위 배출 지연도 요인이 될 수 있다.

속쓰림을 유발하는 역류는 밤이나 식후 30~60분 정도에 흔히 발생한다. 위산의 역류가 자주 일어나게 되면 점막의 염증과 궤양을 일으키고, 결국 식도에 섬유증과 협착증을 일으킨다. 카페인, 지방함유 음식, 알코올, 흡연, 특정한 약물 등 하부식도조임근의 압력을 저하시키는 요소들을 제거하면 불편감을 완화할 수 있다. 매운 음식을 피하고 제산제를 섭취하면 역류와 점막의 염증을 감소시킨다.

(1) 진단

위식도 역류병(GERD)의 진단은 다음을 포함한다

- 상부내시경(upper endoscopy)
- 보행성 산탐침 검사(ambulatory acid probe test)
- 식도내압검사(esophageal manometry)
- 상부위장관 X선

(2) 치료

위식도 역류병(GERD)의 치료 옵션은 아래와 같다.

- 위산을 중화시키는 제산제
- 위산생성을 감소시키는 H_2 수용체 차단제
- 위산생성을 차단하고 식도를 치료하는 양성자 펌프 억제제

6) 위염(Gastritis)

위염은 다양한 형태로 나타나는 위의 염증이다. 위염은 급성이거나 만성인데, 급성 위염은 분명치 않은 징후와 함께 가볍고 일시적인 자극으로 나타날 수도 있으나, 심한 경우는 궤양이나 출혈이 나타나기도 한다.

(1) 급성 위염(Acute Gastritis)

급성 위염에서는 위 점막이 염증으로 빨갛게 보이고 부종을 일으킨다. 점막장벽(촘촘하게 놓여 있는 상피세포와 두꺼운 점막층)이 심하게 손상을 받거나, 순환이 제대로 일어나지 않을 때에는 궤양도 나타날 수 있고 출혈이 일어날 수도 있는데, 이것은 조직의 내성을 감소시킨다.

급성 위염의 원인에는 :

- 다양한 종류의 미생물(예 : 세균, 바이러스) 감염
- 음식(조개 등)이나 약물 알레르기
- 맵거나 자극적인 음식의 섭취(특히 매운 음식에 익숙하지 않은 사람에서)

• 과도한 알코올 섭취
• 아스피린이나 궤양유발 약물의 섭취(특히 빈속에)
• 부식성 또는 독성 물질의 섭취
• 방사선 요법이나 화학 요법

증상 및 징후

위장관의 자극에 대한 기본적 징후가 나타난다. 식욕부진, 구역, 구토가 나타나고, 상황에 따라 그 정도는 다양하다. 토혈은 위에 궤양과 출혈이 있음을 나타낸다. 상복부의 통증, 경련, 전반적 불편감 등이 발생할 수도 있다. 원인에 따라 다른 증상이 나타날 수 있는데 보통 감염 시에는 열, 두통, 설사가 발생한다.

급성 위염은 위점막이 하루나 이틀 후 완전히 재생됨으로써 보통 자연적으로 치유된다. 지속적이거나 심한 구토를 하는 경우 탈수, 전해질의 소실, 대사산증의 위험이 있어 추가적인 치료가 필요하다. 어떤 감염은 항균제 치료가 필요하기도 하다.

(2) 위장염(Gastroenteritis)

위장염은 위와 장 속에서 일어나는 염증 과정과 관련이 있다. 보통은 감염에 의해 일어나지만, 음식이나 약물에 대한 알레르기 반응으로 일어나기도 한다. 위 점

표 11-2. 음식과 물로 전파되는 흔한 감염

병원체	보균소	잠복기	병태생리	증 상
황색포도알균 (*Staphylococcus aureus*)	음식물 취급자 커스타드, 샐러드 드레싱, 고기의 부적절한 냉장이나 불충분한 조리	1~7시간 (평균 2~4시간)	열에 안정적인 장독소(외독소)	갑작스럽고 심한 구역, 구토, 경련 ; 때때로 설사 정상 이하의 체온과 낮은 혈압
대장균 (*Escherichia coli*)	음식과 물의 대변 오염	10~12시간	다양한 균주들이 장독소를 방출하거나(분비물 증가) 점막을 침입	때때로 혈액 또는 점액이 동반되는 다량의 묽은 설사 종종 구토 및 복부 경련
살모넬라균류 (*Salmonella species*)	음식물의 대변 오염 또는 덜 익은 음식, 날달걀, 가금류, 어패류 오염된 작업대 표면	6~72시간	미생물이 장에서 증식해 염증과 궤양을 일으킴	갑작스러운 설사, 복통과 열 때때로 구토
로타바이러스 (Rotavirus)	구강-대변(영아)	24~72시간	염증 및 융모의 소실	구토, 심한 묽은 설사, 열
노르워크바이러스 (Norwalk virus)	구강-대변(어른/어린이) 어패류, 매개물	24~48시간	융모의 손상	구토, 설사, 경련, 두통, 열
이질아메바 (*Entamoeba histolytica* (아메바성 이질))	물, 채소류의 대변 오염	2~4주	낭종 단계 및 활동성 영양형 단계의 원생동물 기생충 ; 점막을 침입하여 고름집 발생	변비와 혈액과 점액을 동반한 설사가 교대로 발생 열과 오한
리스테리아 종 (*Listeria* sp.)	토양이나 물에서 발견됨	30~70일	육아종	설사를 동반한 독감 같은 증상
보툴리누스균 (*Clostridium botulinum*)	불완전하게 포장된 통조림 식품이나 조리된 고기 안의 아포	12~36시간	신경마비를 일으키는 신경독(외독소)	시력 저하, 삼킴곤란, 이완마비, 호흡부전 초기에는 때때로 구토 또는 설사
캄필로박터 종 (*Campylobacter* sp.)	생가금류의 조작, 불완전하게 요리된 가금류, 생우유, 오염된 물	2~5일	회장, 공장, 결장의 조직 손상을 유발	설사, 구역

막의 염증은 구토를 촉진하는 반면에 장의 염증은 장운동 증가, 흡수 장애, 때때로 분비 증가를 일으켜 설사가 나타난다. 구역과 복부 경련이 흔히 나타나며 열과 병감(malaise)도 흔하다.

여러 미생물이 오염된 음식과 물 또는 구강-대변경로에 의해 전파될 수 있다. 음식에 의한 감염의 원인은 표 11-2에 요약되어 있다. 대부분의 감염은 증상이 미약하고, 자연적으로 치유되지만, 종종 면역기능이 억제된 경우나 치명적인 병원균에 의해 심각한 질병이 발생하기도 한다.

가끔 음식물이나 물을 통한 질병은 많은 사람들이 동시에 감염되기도 한다. 어떤 경우는 전체 지역이 모두 감염될 수도 있다. 이때는 사람들에게 음식물과 물에 대한 안전 지침을 명확하게 주어야 하며, 가능한 빨리 안전한 위생상태를 확보할 수 있도록 해야 더 많은 질병을 예방할 수 있다.

어떤 감염은 계절에 따라 또는 유행성으로 발생한다. 예를 들어 로타바이러스(rotavirus)는 온대 기후에 사는 어린 아이들에서 겨울에 구토와 묽은 설사, 때때로 궤양과 출혈을 동반한 심각한 감염을 일으킨다. 유행성 바이러스 위장염은 보육센터나 수용시설에서 흔히 발생한다. 철저한 손 씻기와 위생적인 음식물 관리로 발병을 줄일 수 있다.

어린이와 노약자는 수분과 전해질의 보충을 위해 보조적인 치료가 요구되지만, 감염은 보통 저절로 치유된다. 증상이 계속되면 대변배양검사(stool culture)로 원인미생물을 밝혀낼 수 있다.

광범위 항생제를 투약하고 있는 대상자에 *Clostridium difficile*에 의한 감염이 일어나면 심각한 장염을 유발한다. 이 그람양성간균은 결장에 도달할 때까지 아포(spore)로 존재한다. 증식형(vegetative) 형태는 장점막에 손상을 주어 때로는 심한 설사를 유발한다. 병원에서 감염이 급속히 전파되어 일부가 사망하기도 한다.

대장균 감염(*Escherichia coli* Infection)

대장균(*E. coli*)은 장내에 상주하는 일반적으로는 해롭지 않은 미생물이다. 그러나 몇몇 종류의 감염형은 점막에 부착될 수 있고 장독소를 분비할 수 있어서 위장염을 유발한다. 특히 어린이집이나 학교의 아이들에게 또는 여행자들에게 '여행자 설사'라는 형태로, 위장염을 유발한다. 몇몇 균주(strains)는 침투성이 있고 다섯 가지의 장질환을 유발한다.

- 장독성 대장균(Enterotoxigenic *E. coli*)은 유아나 위생상태가 좋지 않은 지역을 여행한 여행자에게 설사를 유발한다. 미생물은 소장에 군집하여 가벼운 불편감에서부터 심각한 콜레라와 같은 증상을 일으키는 장독성물질을 생산한다.
- 장침입성 대장균(Enteroinvasive *E. coli*)은 침투하여 복제되고 결장의 상피세포를 파괴한다. 이 미생물은 장독성물질을 생산하지 않지만 심각한 설사와 고열을 일으킨다.
- 장병원성 대장균(Enteropathogenic *E. coli*)은 장침입성 대장균과 매우 유사하다. 그러나 이것은 이질균(*Shigella*)과 비슷한 장독성물질을 생산하는 것으로 알려져 있다.
- 장관집적성 대장균(Enteroaggregative *E. coli*)은 젊은 아이들에게 지속적인 설사를 일으킨다. 또한 장관집적성이고 열에 강한 독성물질을 생산하고, 흔히 요로감염을 일으키는 균주에 의해 생성되는 용혈소(hemolysin)를 생산한다.
- 장출혈성 대장균(Enterohemorrhagic *E. coli*)은 특별한 균주인 O157:H7에 의해 유발된다. 매우 치명적인 이 균주는 소에 존재하며, 감염은 이 균주에 오염된 음식이나 물을 통해 발생한다. 예를 들면 오염된 초원의 우물, 덜 조리된 갈은 쇠고기, 살균되지 않은 우유 또는 구강-대변경로를 통한 오염(예, 기저귀나 직접 접촉 등)을 통해 일어난다. 이 균주는 장으로 베로사이토톡신(verocytotoxin, *Shiga*-like toxins)을 방출하고, 이는 점막과 혈관벽에 손상을 주어 나중에는 신장이나 다른 장기의 혈관에 영향을 미친다.

질병은 급성으로 발병하며, 심한 물 같은 설사와 경련이 일어나다가 혈액섞인 설사로 진행되고 일주일까지 지속된다. 어떤 사람들에서는 독소가 흡수되고 순환하여 용혈을 유발함으로써 빈혈, 혈소판감소증, 투석이 요구되는 급성신부전(acute renal failure)이 발생된다. 소수의 사람들에서는 발작과 같은 신경학적 영향도 나타나며 특히 어린 아이와 노인은 사망할 수도 있다. 대변에서 균을 확인하여 진단할 수 있다.

(3) 만성 위염(Chronic Gastritis)

만성 위염은 위점막의 위축으로 분비샘의 손실이 함께 일어나는 것이 특징적이다. 벽세포의 손실로 무위산증(achlorhydria)과 비타민 B_{12}의 흡수에 필요한 내인자(intrinsic factor)의 분비 부족이 나타난다. *H. pylori* 감염이 동반되는 경우도 흔하다.

만성 위염은 알코올 남용자, 노인, 만성 소화궤양 대상자에게서 종종 발생한다. 자가면역질환(예를 들어 악성빈혈, pernicious anemia)은 만성 위 위축의 한 종류와 관련되어 있다. 많은 경우 특발성(idiopathic)이다.

만성 위염의 징후는 종종 모호하고, 경한 상복부 불편감, 식욕부진 또는 보통 맵거나 기름진 음식 등 특정한 음식에 대한 불내성(intolerance)으로 나타난다. 만성 위염을 가진 사람들에서는 소화궤양과 위암의 위험성이 증가한다. 치료에는 적절한 항생제와 양성자 펌프 억제제가 포함된다.

생각해보기 11-3

a. 다음 질환이 어떻게 삼킴곤란의 원인이 되는지 기술하시오 : 이완불능증, 식도암, 폐쇄증.
b. 만성위식도 역류병이 어떻게 식도열공탈장을 일으킬 수 있는지 설명하시오.
c. 작열감(pyrosis)을 정의하시오.
d. 지속적인 구토가 산증과 탈수를 유발하는 과정을 설명하시오.
e. 위장염이 있는 사람의 변에 잠혈이 있다는 것은 무엇을 의미하는가?

7) 소화궤양(Peptic Ulcer)

(1) 위궤양과 십이지장궤양(Gastric and Duodenal Ulcers)

미국인 중 2,500만명이 소화궤양을 앓고 있으며 매년 50만~85만명이 새로 발병하고, 소화궤양으로 매년 백만명이 입원을 하여 6,500명이 사망하는 것으로 추정된다. 이 질병은 과거에 상당한 장애와 질병을 초래하였으며, 계속적인 입원과 수술을 요구하기도 한다. 우리나라에서 소화궤양 발생 빈도는 전 인구의 6~15%에서 일생 동안 한번 이상 발생하는 것으로 추측하고 있으며, 여성에 비해 남성이 약 3배 가량 발생 빈도가 높다고 알려져 있다. 위궤양과 십이지장궤양의 발생 빈도는 거의 비슷하거나 십이지장궤양이 약간 많은 듯 하였으나 최근 들어 위궤양이 약간 증가하는 추세를 보이고 있다.

① 병태생리

소화궤양은 대부분 십이지장 몸쪽에서 발생하지만(십이지장궤양) 위의 날문방(antrum)이나(위궤양) 식도하부에 발생되기도 한다(그림 11-12와 11-13). 소화궤양은 보통 점막하층을 침범하는 부드러운 가장자리의 작고 하나로 된 둥근 강(cavity)의 형태이다. 산이나 펩신이 점막장벽을 관통하면, 산이 위벽으로 확산되기 때문에 조직은 계속적으로 위험에 노출된다. 궤양은 근육층으로 좀 더 깊이 들어가게 되고 결국은 위벽이 천공될 수도 있다. 움푹 패어진 부위를 둘러싼 부위에 염증이 나타나며 미란 부위가 혈관벽을 침입할 때 출혈이 발생한다. 혈관의 크기에 따라 적은 양의 혈액이 지속적으로 소실될 수도 있고 다량의 출혈을 야기할 수도 있다. 만성적인 혈액손실은 철 결핍 빈혈이나 대변의 잠혈로 발견되어서 이들 중 하나가 소화궤양을 진단하는 첫 번째 징후가 될 수 있다.

점막 방어벽은 기본적으로 빨리 재생되는 상피세포가 틈이 없이 촘촘히 연결되어 있으며 또한 중탄산염이 풍부한 점액의 두꺼운 층에 싸여 있다. 점막의 방어와

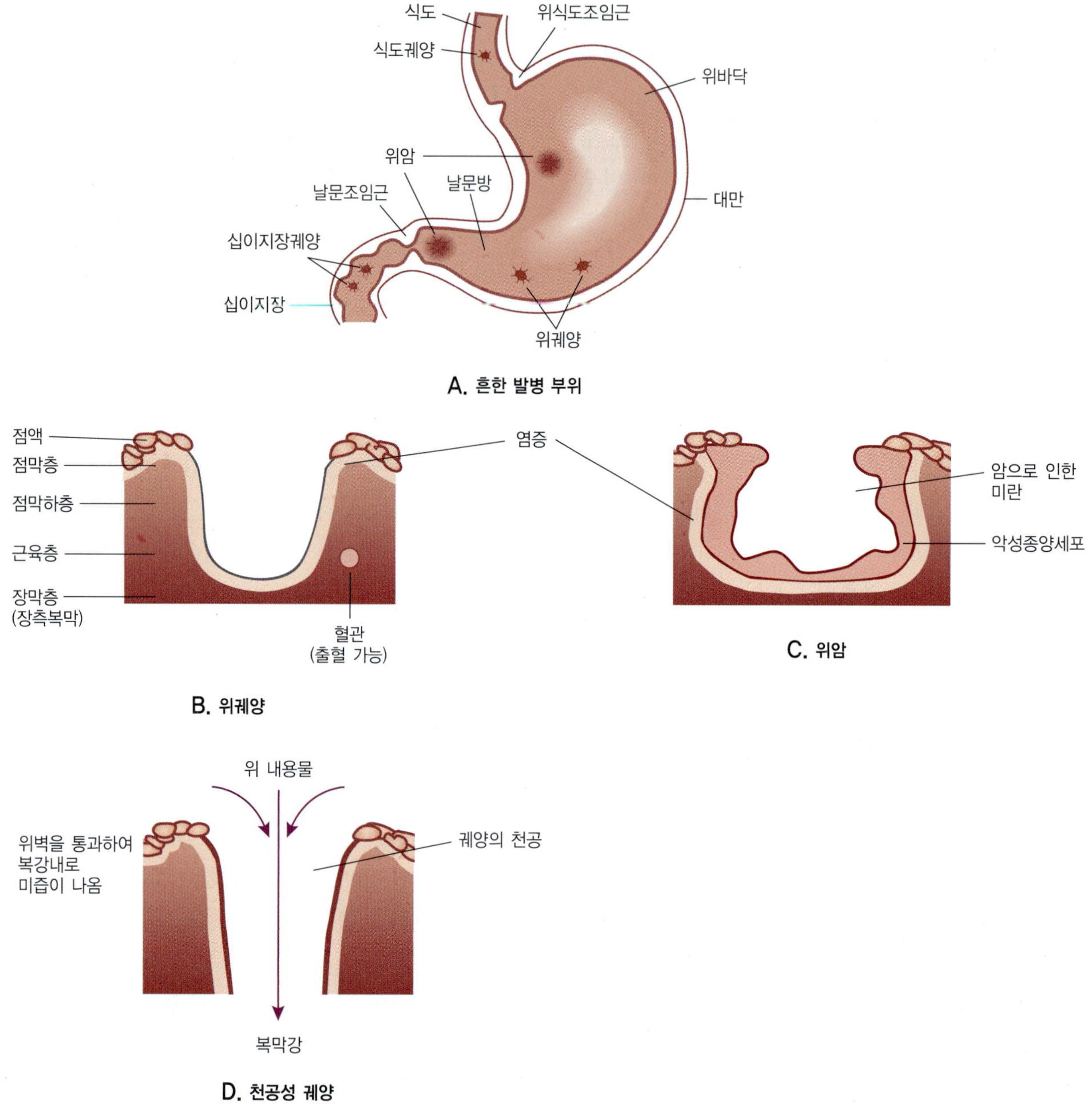

그림 11-12. 위궤양

A. 위궤양과 위암이 일어나는 전형적인 부위들 B~C. 위궤양과 위암의 비교 D. 천공성 궤양

잠재적으로 점막에 손상을 주는 힘과의 불균형으로 점막 방어벽이 무너지면서 궤양은 시작된다. 강하고 산도가 높은 위액이 분비되어 섭취한 음식의 단백질을 소화시킬 수 있다는 점을 고려해 볼 때, 위의 조직이 이만큼 잘 유지될 수 있다는 것은 놀라운 일이다.

점막의 저항 감소나 염산 또는 펩신의 과도한 분비는 많은 요인들에 의해 영향을 받는다. 위궤양에서는 점막 방어의 손상이 우세하고, 십이지장궤양에서는 산 분비의 증가가 우세한 요인이다.

대부분의 소화궤양 대상자들에서 발견되는 *H. py-*

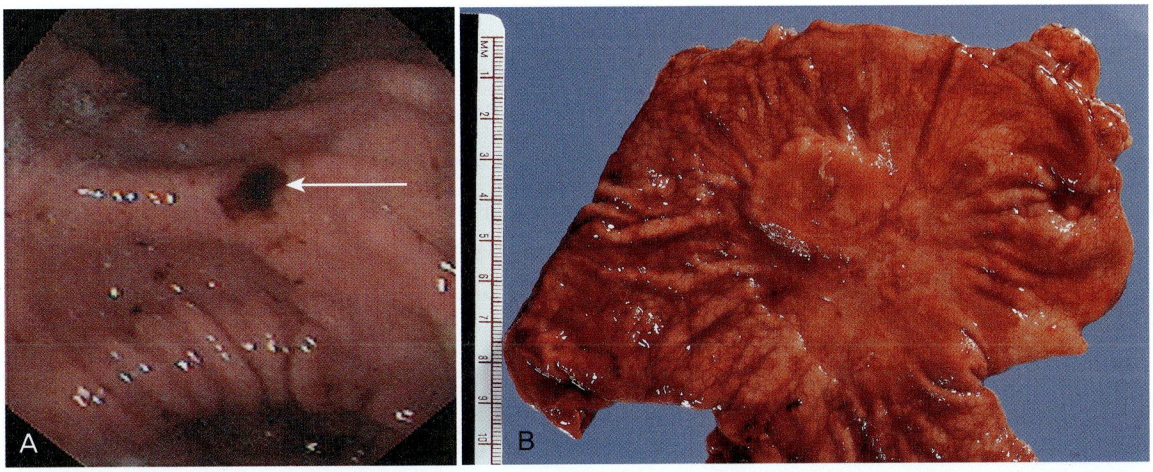

그림 11-13. A. 위점막의 출혈성 궤양 B. 초기 위암(위 표면의 샘암종(adenocarcinoma) - 암종의 평평한 표면과 주름이 없어진 구조에 주목할 것) (A *From Black J, Hawks J*: Medical-Surgical Nursing: Clinical Management for Positive Outcome, *ed 8, St. Louis, 2009, Saunders, Elsevier*. B *From Cooke RA, Stewart B*: Colour Atlas of Anatomical Pathology, *ed 3, Sydney, 2004, Churchill Livingstone*.)

*lori*의 감염이 현재까지 가장 중요하게 생각되어지는 요인이기는 하지만 이 세균의 중요한 역할에 대해서 완전히 이해되지는 않았다. *H. pylori*에 감염된 사람이 모두 궤양을 앓는 것은 아니지만, 감염의 근절이 궤양의 빠른 치료를 촉진한다. *H. pylori*는 점막 방어에 손상을 일으키는 cytotoxin 및 효소인 protease, phospholipase, urease(암모니아를 유리)를 분비한다고 알려져 있다.

여기에 더하여, 점막장벽은 다음과 같은 요인으로 인해 손상될 수도 있다.

- 스트레스, 흡연, 쇼크로 인해 초래되는 혈관수축, 노인의 혈액순환 장애, 흉터조직, 심한 빈혈 등에 의한 부적절한 혈액 공급은 보호성 점액 내의 알칼리성 중탄산염 이온의 농도를 감소시키고 보호성 프로스타글랜딘의 분비도 감소시킬 뿐만 아니라, 상피세포의 빠른 재생과 점액의 충분한 생산을 방해한다.
- 과도한 당질부신피질호르몬 분비 또는 약물(예를 들면, 분해대사작용을 하는 prednisone)
- asprin, 비스테로이드소염제(NSAIDs), 알코올과 같이 점액층을 파괴시키는 궤양유발 물질
- 위 점막의 위축(만성 위염)

산-펩신 분비의 증가와 관련된 요인은 다음과 같다 :

- Gastrin 분비 증가
- 미주신경 자극 또는 자극에 대한 민감성 증가
- 유전이상으로 위의 산-펩신 분비 세포수의 증가
- 알코올, 카페인, 특정 음식에 의해 산-펩신 분비 자극
- 위가 비었을 때 산-펩신 분비가 감소하는 정상 기능에 장애
- 급속한 위 배출

심하거나 장기적인 스트레스는 점막 혈류량 및 운동성을 감소시켜 미즙이 정체되도록 하고, 당질부신피질호르몬의 작용을 증가시킨다. 또한, 스트레스는 카페인과 알코올 섭취의 증가, 흡연, 불규칙한 식사시간과 자극적인 음식의 섭취를 초래하여 궤양을 유발한다.

소화궤양은 궤양이 환경적 자극에 의해 영향을 받기 때문에 그 치료가 어렵다. 치료과정 동안 궤양부위에 육아조직이 깊게 형성되고 상피조직이 가장자리에서부터 재형성된다. 이 육아조직은 미즙에 의해 종종 손상을 입는다. 치료를 위해서는 긴 시간이 필요하기 때문

에 그 자리에 더 많은 섬유성의 흉터(scar)조직이 형성된다. 궤양유발 요소가 남아있거나 흉터조직이 혈액의 공급을 방해하기 때문에 재발하는 경향이 있다.

소화궤양에는 합병증이 자주 동반된다. 혈관을 파괴하여 출혈(hemorrhage)을 일으키는 것은 흔한 합병증이다(그림 11-12B). 작은 혈관이 파열되면 적은 양의 혈액이 계속 손실되고 이 혈액은 보통 대변의 잠혈로 나타난다. 반면, 큰 혈관이 파열되면 다량 출혈을 일으키며 토혈(hematemesis)과 쇼크로 그 징후가 나타난다. 다량 출혈은 소화궤양의 첫 번째 징후일 수 있다.

두 번째 잠재적 합병증은 천공(perforation)으로, 궤양이 벽을 완전히 뚫어 복막강으로 미즙이 나오게 된다(그림 11-12D). 이렇게 되면 화학복막염(chemical peritonitis)을 일으켜 복막과 복강(abdominal cavity) 내 장기의 염증이 초래된다. 결국 이 염증은 장벽의 투과성 증가, 복막강으로 세균과 독소의 유출, 세균성 복막염을 유발한다. 천공이 발생했을 때 출혈이 반드시 나타나지는 않는다.

세 번째로, 소화관의 폐쇄는 특히 궤양이 장기화되거나 재발되는 사람에게서 날문이나 십이지장 주위의 흉터조직에 의한 협착에 의해 후기에 나타난다.

② 병인

위궤양은 남자에서 더 흔하다. 서양의 발병률이 더 높은데, 이는 생활양식 때문이라고 생각한다. 십이지장궤양은 가족력이 있어 유전적 요인이 관련된 것으로 보인다. 또한, O형의 혈액형을 가진 사람들에서 더 흔하다. 위궤양은 나이 많은 사람, 흉터조직이 있는 사람, 규칙적으로 궤양유발의 항염증약물(아스피린 혹은 NSAIDs)을 복용하는 사람들에서 더 흔하다. 흔히 위에 설명된 원인들이 복합적으로 관여된다.

③ 증상 및 징후

상복부의 타는 듯하거나 쑤시는 통증이 궤양과 함께 나타나는데, 주로 식후 2~3시간이나 밤에 잘 나타난다. 이 주기적인 통증은 종종 음식물의 섭취와 제산제로 경감된다. 매운 음식의 섭취는 식사 중에 통증을 일으킬 수 있다. 속쓰림, 구역, 구토, 체중 감소가 발생할 수 있다. 구토는 알코올이나 특정한 자극적인 음식의 섭취 후에 발생할 가능성이 가장 높다. 어떤 경우 오히려 체중이 증가되는데, 이는 식간의 불편함을 완화하기 위해 음식을 더 자주 먹기 때문이다.

철결핍성 빈혈이나 대변 속 잠혈(occult blood)은 진단 척도가 될 수 있다.

④ 진단검사

광섬유 내시경(fiberoptic endoscopy)이나 바륨 X-ray로 진단한다. 생검은 내시경을 통해 이루어진다.

⑤ 치료

약물요법으로 대부분 두 가지나 세 가지의 항균제와 산 분비 감소를 위한 약물을 함께 투여한다. 항균제요법은 clarithromycin, tetracycline, metronidazole, 그리고 *H. pylori*를 근절하는 bismuth subsalicylate를 포함한다. Cimetidine (Tagamet)과 같은 히스타민$_2$ 수용체 억제제나 양성자 펌프 억제제인 omeprazole은 위액분비를 감소시킨다(표 11-1). Sucralfate와 같은 코팅제나 제산제가 증상을 완화시킬 수 있다.

커피 과다 섭취와 같이 병을 악화시키는 요소를 줄이는 것이 유용하다. 치료에 반응을 안하는 경우 산 분비를 감소시키기 위해 미주신경절단(vagotomy)이 시행된다. 수술(부분적인 위절제나 날문성형술)은 천공성 궤양이나 출혈성 궤양 대상자에게 필요하다.

(2) 스트레스궤양(Stress Ulcers)

스트레스궤양은 화상이나 머리 부상같이 심각한 외상에 의해 초래되거나 다량 출혈이나 패혈증같이 심각한 조직 손상과 함께 나타난다. 화상 시 발생하는 궤양은 컬링 궤양(Curling's ulcer), 머리 손상과 함께 나타나는 궤양은 쿠싱 궤양(Cushing's ulcer), 이외의 궤양들은 허혈성 궤양(ischemic ulcer)이라 불린다.

다발성 궤양은 대부분 위에서 일어나고, 점막의 혈류

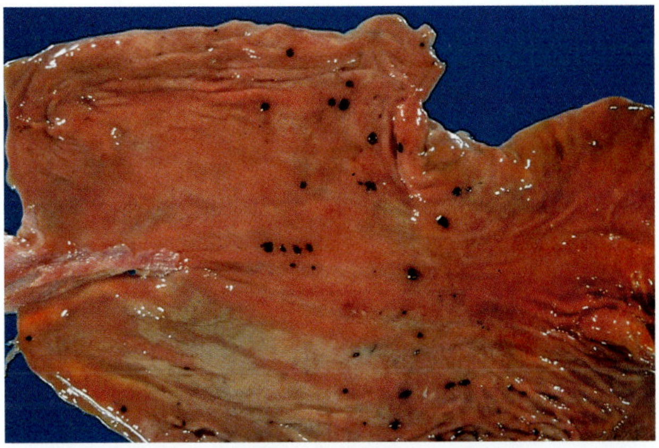

그림 11-14. 위에 발생한 다발성 스트레스궤양
궤양의 표면에 검은색의 소화된 혈액이 두드러지게 나타남. (*From Kumar V, Abbas AK, Fausto M* : Robbins and Cotran Pathologic Basis od Disease, *ed 7, Philadelphia, 2005, Saunders.*)

량이 크게 감소하여 점액의 분비와 상피 세포의 재생이 감소하면서, 스트레스 유발 사건 후 수 시간 안에 일어난다(그림 11-14). 점막의 장벽은 소실되고 산이 점막으로 확산된다. 쿠싱 궤양이 있는 사람들에서는 미주신경이 산 분비를 자극한다. 스트레스궤양의 첫 지표는 출혈이며, 외상이 일어났을 때 스트레스궤양의 발생을 최소화하도록 가능한 한 빨리 예방약물을 사용해야 한다.

8) 위암(Gastric Cancer)

(1) 병태생리

위암은 주로 점막의 샘조직에서 발생한다. 대부분은 날문방이나 날문부에 발생하고 작은굽이(lesser curvature)와 날문(pyloric)에도 일부 발생한다(그림 11-12, 11-13). 최근에는 식도에 가까운 위의 윗부분에 암 발생이 증가하고 있다. 샘암종이 가장 흔하게 발생한다. 불규칙하게 패인 부위와 가장자리가 부어오른 궤양형태가 가장 흔하다. 위암의 다른 형태는 위벽을 침투하여 두꺼워지거나 튀어나온 덩어리나 폴립(polyp)이다. 초기 위암은 점막과 점막하층에 국한되지만 진행된 위암은 근육층을 침범한다. 결국 암은 장막(serosa)으로 확장되고, 림프절(위부위나 빗장위(supraclavicular)), 간이나 난소에 까지 전이된다. 위암은 초기에는 증상이 없고 진행이 많이 된 상태에서 진단되기 때문에 이 때는 예후가 좋지 않다.

(2) 병인

위암의 발생은 지역적으로 차이가 있어서 일본, 아이슬란드, 칠레, 헝가리에서 발병률이 높지만 미국은 발병률이 확연히 낮은데 이것은 식이가 다르기 때문으로 생각된다.

H. pylori 감염은 위암 발생을 증가시키는 위험요인이다. 다른 국가로 이주하면 그 지역의 발병률에 따라 위험 정도가 달라지기 때문에 식이 역시 중요한 요인인 것으로 간주된다. 질산염과 아질산염 등의 방부제와 훈제음식은 위암발생 위험을 증가시킨다. 유전요인도 관련이 있으며 A형 혈액형에서 위험성이 더 높다. 만성 위축성 위염이나 폴립이 있으면 암의 발생 가능성이 증가한다.

(3) 증상 및 징후

보통 암이 진전될 때까지 증상은 심하지 않다. 초기 징후는 식욕부진, 소화불량 또는 상복부의 불편함, 체중 감소, 피로감, 식후 포만감 등이다. 우연히 대변에서 잠혈이 발견되거나 철결핍 빈혈이 발견되어 원인을 찾다가 조기에 진단되기도 한다.

(4) 치료

증상이 모호하고 자가 치료를 하는 경향 때문에 보통 진단이 늦어진다. 화학 요법, 방사선 요법과 함께 수술(위절제)이 일반적인 치료법이고, 치료가 아닌 완화(palliative)의 목적으로 사용되었을 때는 증상을 경감시킬 수 있다. 수술 후 보통 비타민 B_{12} 주사가 필요하다.

9) 빠른비움증후군(Dumping Syndrome)

빠른비움증후군은 위 배출의 조절이 안되어 발생하며

위절제술 시행 시 날문조임근이 제거되는 경우에 나타난다. 섭취된 많은 양의 음식물이 빠르게 장으로 내려간다.

위액에 의해 미즙이 적절히 희석되는 과정을 포함하는 위의 저장 단계가 생략된다. 삼투질 농도가 높은 미즙이 혈관 속의 수분을 장으로 더 많이 끌어와(그림 11-15) 장을 더욱 팽창하게 하고 장의 운동을 증가시킨다. 이와 같은 변화로 식사 중 혹은 식후 바로 복부 경련, 구역, 설사 등의 징후가 나타난다. 이와 함께 일어나는 저혈량증으로 어지러움과 허약함, 급격한 심장박동수 상승, 발한이 초래된다.

또한, 빠른비움증후군이 있는 사람들은 식후 2~3시간에 저혈당(hypoglycemia)을 경험할 수 있다. 급격한 위배출과 흡수로 혈당이 증가하고 인슐린 분비가 증가된다. 이때 위로부터 천천히 나오는 비축된 영양분이 없기 때문에 혈당이 급격하게 감소한다. 떨림(tremor), 허약과 함께 반응성 저혈당이 식후 수 시간 후에 발생한다.

이런 문제들은 고단백 저탄수화물 식단으로 조금씩 자주 먹는 등의 식이 변화로 해결될 수 있다. 또한 물

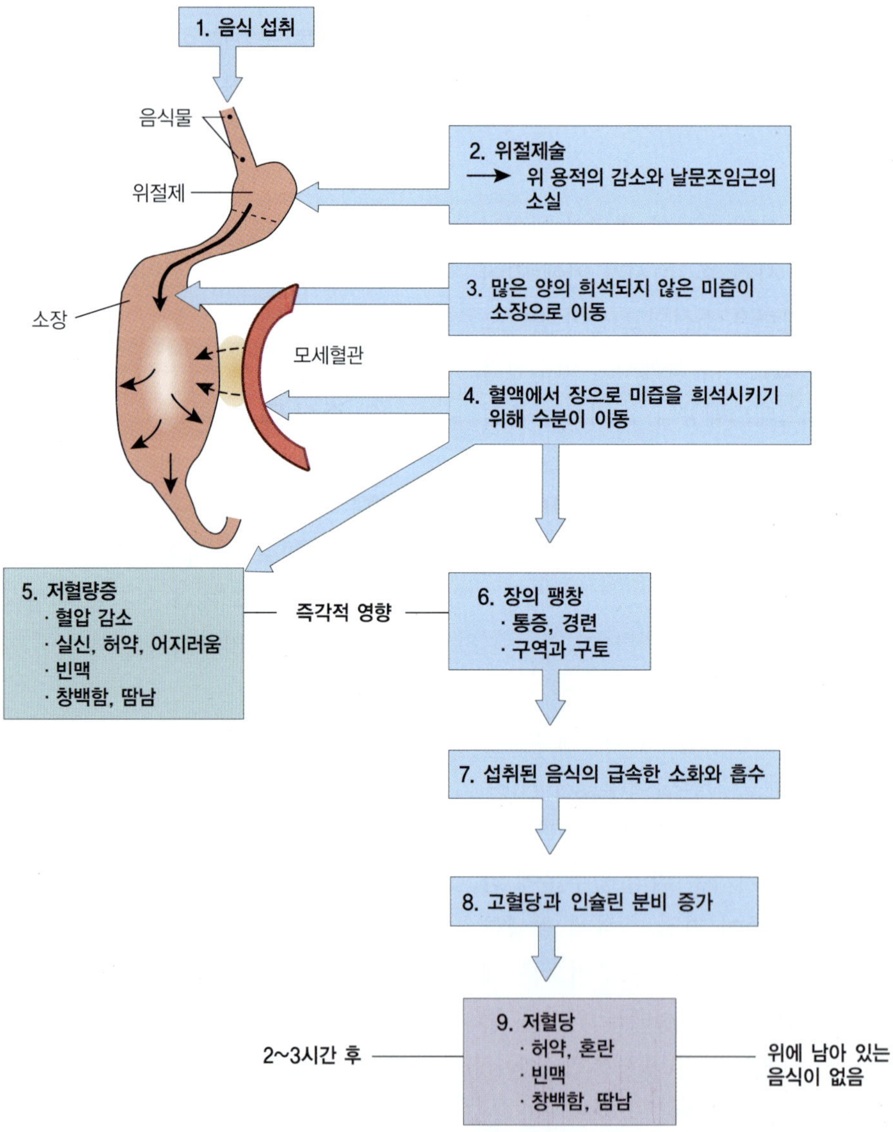

그림 11-15. 빠른비움증후군(위 절제 후)

이나 국물은 식사와 함께 보다는 식간에 섭취하여야 한다. 이렇게 하면 미즙의 삼투질 농도가 감소되고 혈당의 급격한 변화가 감소된다. 어떤 경우에는 장의 운동을 감소시키기 위해 약물을 이용할 수도 있다.

10) 날문협착증(Pyloric Stenosis)

날문조임근(pyloric sphincter)의 좁아짐과 폐쇄는 영아의 발달상 결함이거나 나이가 많아지면서 주로 섬유성 흉터조직에 의해 후천적으로 나타나는 질환이다. 선천적인 경우, 날문 근육이 비대해지고 복부에서 딱딱한 덩어리가 만져질 수 있다.

협착의 징후는 일반적으로 출생후 수 주 안에 나타나고, 처음에는 음식이 역류되다가 이어서 음식을 먹은 직후에 분출 구토를 하게 된다. 구토물이 영아에서 먼 거리까지 분출되며 담즙을 함유하지는 않는다. 대변은 양이 적어지고 횟수가 줄어든다. 영아의 체중이 늘어나지 않고 탈수되며, 계속 배고파한다. 수술로 폐쇄를 없앤다.

후천적인 날문협착증 대상자에서는 위 배출이 안되어 계속 포만감을 느끼고, 식사 중 혹은 식후에 구토가 나타난다. 구토물에는 보통 이전 식사에서 섭취한 음식물이 그대로 있다.

생각해보기 11-5

a. 소화궤양을 유발하는 세 가지 요인을 열거하고 설명하시오.
b. 위암의 예후가 좋지 않은 이유를 제시하시오.
c. 다음 상태에서 어지러움, 허약함, 빈맥이 일어날 수 있는 이유를 설명하시오 : (a) 위 절제 후 식사 직후, (b) 식사 2~ 3시간 후

5. 간과 췌장의 질환 (Disorders of the Liver and Pancreas)

1) 담낭 질환(Gallbladder Disorders)

담낭(gallbladder)과 담도(biliary tract)는 담석 형성과 관련된 여러가지 요인에 의해 영향을 받는다(그림 11-16). 전체 인구 중 약 10%는 담석을 가지고 있다.

- 담석증(cholelithiasis)은 담즙에서 형성된 고체 덩어리인 담석의 형성을 말한다.
- 담낭염(cholecystitis)은 담낭과 담낭관의 염증을 말한다.
- 담관염(cholangitis)은 주로 담관의 감염에 의한 염증이다.
- 총담관결석증(choledocholithiasis)은 돌로 인한 담도의 폐쇄와 관련이 있다.

(1) 병태생리

담석은 크기와 형태가 다양하고, 담관, 담낭, 담낭관에서 형성될 수 있다. 주로 콜레스테롤이나 담즙 색소(빌리루빈)로 구성되거나 염화칼슘을 포함하는 혼합물이다(그림 11-17). 담석의 내용물은 결석(돌) 형성의 원인에 따라 다르다. 콜레스테롤 결석은 흰색이나 투명하게 나타나는 반면에 빌리루빈 결석은 검은색이다. 작은 결석은 숨어 있고 담즙으로 나오는 반면에 큰 결석은 담낭관과 총담관(common bile duct)에서 담즙의 흐름을 방해하고 통증을 일으킨다. 담관과 담석의 상대적인 크기가 중요하다(그림 11-17).

담석은 담즙이 높은 농도의 콜레스테롤을 함유하고 있거나, 담즙산염(bile salt)이 부족할 때 형성되는 경향이 있다. 담즙과 관련된 부위의 염증이나 감염은 담석을 형성하는 원인이 되거나 구성물의 용해도를 바꾸어 결석의 형성을 촉진한다. 염증과 감염이 결석 형성이 주된 원인인지, 이차적인 원인인지는 항상 명확하지는 않다. 일단 병터(focus)나 핵(nucleus)이 형성되면, 특히 담즙의 흐름이 더딜 때 추가적으로 용질이 침전되면서 결석이 자라는 경향이 있다.

결석이 담낭벽을 자극하면 염증(담낭염)이 발생하며, 감염되기 쉬운 조직에는 감염이 일어나기도 한다. 감염을 일으키는 미생물은 보통 대장균(*E. coli*) 또는 장구균(enterococci)으로, 오디조임근(sphincter of Oddi)을 통해서나 간문맥, 근접한 림프절을 통해 담낭으로

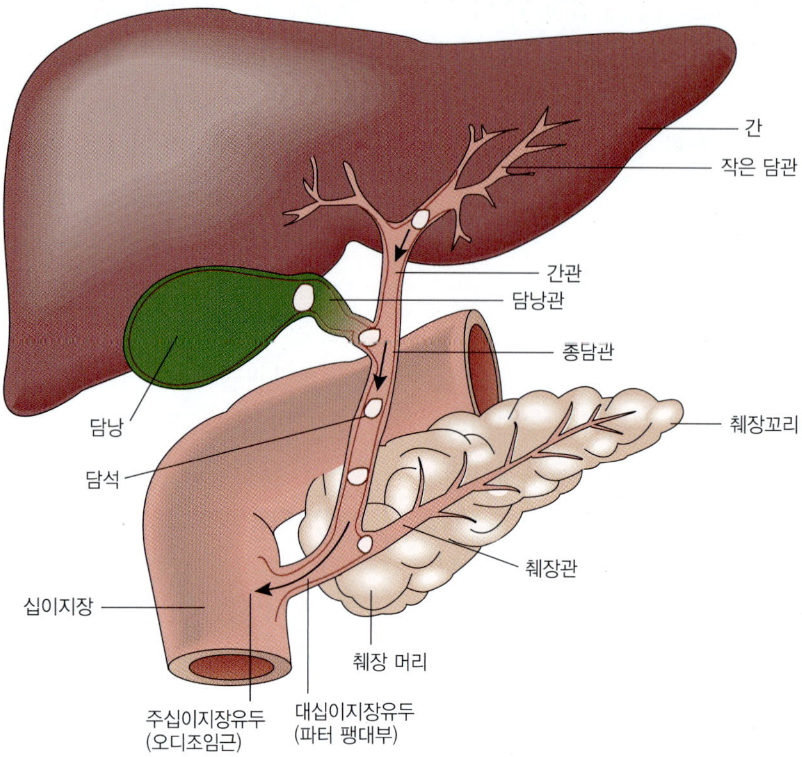

그림 11-16. 담도와 췌장에서 담석이 생길 수 있는 위치

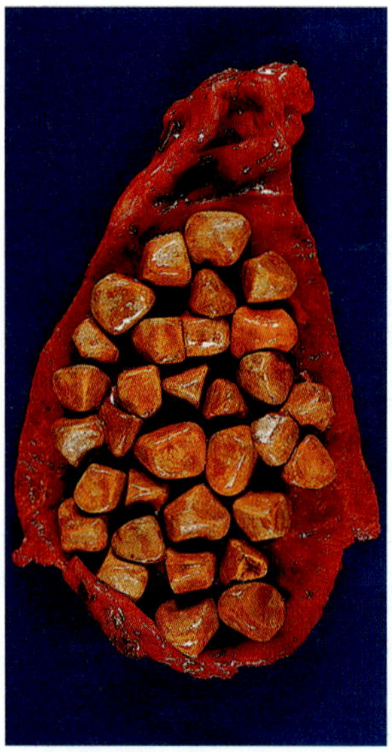

그림 11-17. 혼합물 담석을 포함하고 있는 절제된 담낭
(*From Kissane JM, ed*: Anderson's pathology, *ed 9, St. Louis, 1990, Mosby*.)

침범한다.

담낭관이나 총담관의 돌이 담즙의 흐름을 막을 때 담석급통증(biliary colic)이 일어나는데, 이것은 결석을 움직이기 위해 근육이 수축하면서 나타나는 통증성 경련이다. 오디조임근에서 담즙의 흐름이 막히게 되면 췌장염(pancreatitis)을 일으킬 수 있는데 이것은 췌장의 분비물들이 역류되거나 담즙이 췌장관으로 역류하기 때문이다.

(2) 병인

콜레스테롤 담석은 남성보다 여성에서 두 배 정도 높게 일어난다. 그리고 담즙내 콜레스테롤 수치가 높은 사람들에게서 발생하는 경향이 있다. 담석의 위험성을 높이는 요인은 비만, 콜레스테롤 섭취 증가, 다산(multiparity), 경구 피임약의 사용이나 에스트로젠 제제의 사용 등이다. 담즙색소돌은 용혈성 빈혈, 알코올성 간경변, 담도 감염이 있는 사람에서 더욱 빈번하게 발생한다.

(3) 증상 및 징후

담석은 종종 증상이 없다. 그러나 큰 결석은 관을 막을 수 있으며 이로 인해 우상복부나 상복부 부분에서 갑작스럽고 극심한 담석급통증(biliary colic)이 나타나는데 통증은 종종 등과 오른쪽 어깨로 퍼진다. 보통 구역과 구토도 나타난다. 통증은 담석의 이동에 따라 때때로 증가되기도 하고 감소되기도 한다. 만약 통증이 지속되거나 담즙이 간이나 혈액으로 역류하여 황달이 일어나게 되면 외과적 중재가 필요하다. 또한 만약 폐쇄가 지속된다면 담낭 파열의 위험이 있다. 급성담낭염은 대개 어느 정도의 폐쇄 및 염증과 관련이 있다. 심한 통증은 지방이 풍부한 음식을 섭취한 후에 발생하는 경우가 많다. 열, 백혈구증가증, 구토가 통증에 동반된다.

만성담낭염은 급성과 같은 진행과정을 거치지만 징후는 급성보다 가볍다. 만성담낭염의 징후는 종종 지방 식이 후 불편감, 과다한 트림, 위 팽창, 약간의 상복부 불편감이다.

(4) 치료

담낭과 담석은 수술로 제거될 수 있다. 많은 경우 결석은 고주파를 이용한 체외충격파쇄석(lithotripsy)과 같은 방법에 의해 분쇄되며 때때로 담석 분해를 위해 담즙산이나 약물을 보조적으로 투여하기도 한다.

생각해보기 11-6

a. 담석증(cholelithiasis)과 총담관결석증(choledocholithiasis)을 정의하시오.
b. 콜레스테롤 담석을 유발하는 세 가지 요인을 생각해 보시오.
c. 콜레스테롤 담석이 어떻게 형성되는지 기술하시오.
d. 담석에 의해 급성으로 증상이 발현되는 경우에 일반적으로 일어나는 통증을 기술하고 그에 대한 이론적 근거를 제시하시오.

2) 황달(Jaundice)

황달은 혈중 빌리루빈 수치가 높아지면서 피부나 다른 조직이 노란색을 띠게 되는 것이다. 처음에는 대개 공막(눈의 흰자)에서 나타난다. 빌리루빈은 적혈구의 용혈, 헤모글로빈의 파괴에 의해 생산되는 물질이다.

황달 혹은 고빌리루빈혈증(hyperbilirubinemia)은 이 자체로 질병은 아니지만 많은 다른 일차적 장애의 징후이다. 이 장애는 세 가지로 분류된다(그림 11-18) :

1. 간전 황달(prehepatic jaundice)은 지나친 적혈구의 파괴에서 비롯되며 용혈성 빈혈이나 수혈에 대한 반응이다. 간 기능은 정상이나 과도한 빌리루빈을 처리할 수 없다. 신생아의 생리적 황달(physiological jaundice)은 출생 2~3일 후에 흔히 나타난다. 신생아의 미성숙한 간과 적혈구 용혈의 증가로 일시적이고 약한 고빌리루빈혈증이 유발된다.
2. 간내 황달(intrahepatic jaundice)은 간염, 간경변과 같은 간질환을 앓고 있는 사람들에서 나타난다. 이는 혈액으로부터의 빌리루빈 흡수 장애 및 간세포의 빌리루빈 합성 감소와 관련이 있다.
3. 간후 황달(posthepatic jaundice)은 담낭이나 십이지장으로 흐르는 담즙의 폐쇄와 혈액으로 넘치는 담즙이 원인이 되어 발생한다. 선천적인 담관 폐쇄증, 담석증으로 인한 폐쇄, 간 염증, 종양 모두 간후 황달의 원인이 된다.

황달의 종류는 혈청 빌리루빈 농도의 증가와 대변의 변화로 알 수 있다(그림 11-18).

예를 들어, 간전 황달에서는 (간접적으로 반응하는) 비결합 빌리루빈의 혈청 농도가 증가하지만, 간후 황달은 혈액 내 (직접적으로 작용하는) 결합 빌리루빈 양의 증가가 발생한다. 간질환 대상자에서는 간내 황달과 간후 황달 모두 나타날 수 있는데, 이는 염증이나 감염 모두가 간세포 기능을 악화시키고 담세관(bile canaliculi)을 차단하여 비결합과 결합 빌리루빈의 혈중 농도를 증가시키기 때문이다. 간후 황달 환자에서는 그러한 담낭관의 폐쇄가 담즙이 장으로 유입되는 것을 막아 소화를 방해하고 그 결과 밝은 색의 변을 보게 된다. 또한 담즙의 흐름이 막히면 담즙산염(bile salts)이 피부를 자극하고 가려움(pruritus)을 일으킨다. 치료는 원인을 제거하는 것이다. 자외선에 노출시켜 빌리루빈의 결합을 촉진하는 광선요법은 질환 초기에 효과적이다.

3) 간염(Hepatitis)

간염은 간의 염증이다. 이것은 특발성(지방간) 또는 국소적 감염의 결과이거나(바이러스간염), 몸의 다른 부위에서의 감염(예를 들어 감염성 단핵구증 또는 아메바증)으로부터 유발되거나, 화학 물질 또는 약의 독성 때문에 일어난다. 가벼운 염증은 간세포 기능에 장애를 일으키는 반면에 좀 더 심한 염증과 괴사는 간에서 담즙 흐름과 혈액의 차단을 일으키고 간세포 기능에 장애를 일으킬 수 있다. 간이 많은 기능을 가지고 있다는 점을 고려한다면, 간세포 손상은 인체에 광범위하게 영향을 미친다. 다행히도 간은 예비 기능이 우수하고 재생력이 탁월하다.

(1) 바이러스간염(Viral Hepatitis)

① 병태생리

몇몇 바이러스가 간세포에 영향을 줄 수 있지만, 간염은 특별히 간세포를 목표로 하는 바이러스들에 의한 감염이다. 이 바이러스들은 A형 간염바이러스(Hepatitis A virus, HAV), B형 간염바이러스(Hepatitis B virus, HBV), C형 간염바이러스(Hepatitis C virus, HCV), D형 간염바이러스(Hepatitis D virus, HDV), E형 간염바이러스(Hepatitis E virus, HEV) 등이다. 아직 명확히

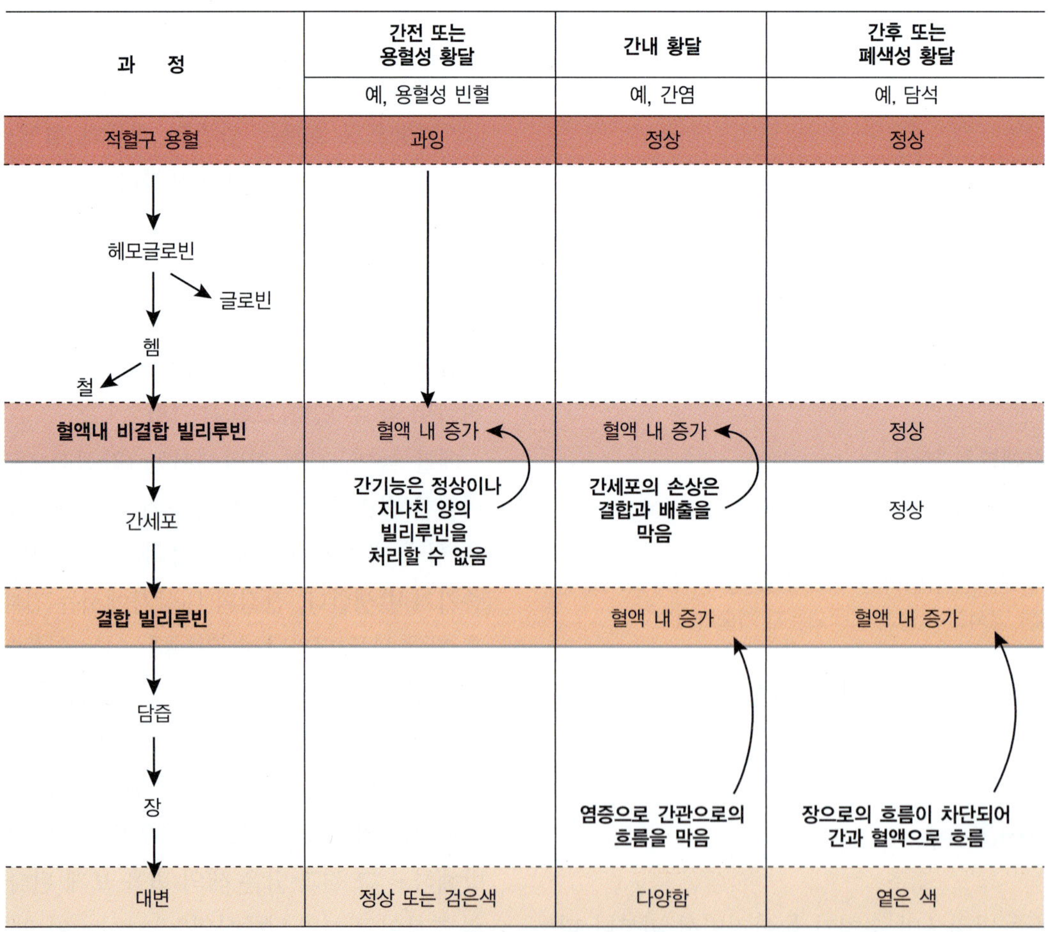

그림 11-18. 황달의 유형

밝혀지지는 않았으나 간염을 일으키는 다른 바이러스도 있다. 이런 경우 임시로 F나 G로 명명하거나 비 A–E 간염바이러스(non A–E hepatitis virus)라고 일컫는다.

간세포들은 두 가지 방법으로 손상된다 — 바이러스의 직접적인 작용(C형 간염)과 바이러스에 의한 세포매개면역반응(B형 간염)이다. 간세포의 손상은 간에 염증과 괴사를 일으킨다. 간세포와 간 모두 부어오르고 곳곳에서 괴사가 나타날 수 있다. 염증이 심해지면 담즙 정체가 발생할 수 있으며 담즙이 혈관으로 흘러들어가게 된다.

염증과 손상의 정도는 다양하다. 대부분 증상이 가볍거나 느끼지 못한다. 일부에서는 약간의 징후가 보이지만 황달은 나타나지 않고, 어떤 경우에는 광범위한 괴사와 간 기능부전과 함께 전격간염(fulminant hepatitis)으로 발전한다. 염증의 정도에 따라 간세포가 재생될 수도 있고, 섬유성 흉터조직이 간에 형성될 수도 있다. 흉터조직은 종종 혈액과 담즙의 통로를 차단하고 간 소엽의 독특한 구조를 바꾸어 허혈을 일으키고 이는 심한 손상을 발생시킨다(그림 11–19).

B형, C형, D형 간염에서 발생한 만성 염증은 6개월 이상 간에 염증과 괴사가 지속되는 것으로 정의된다. 이 유형은 결국 영구적인 간 손상(섬유증)과 경변을 야기한다. 또한 만성 간염과 관련된 간세포암 발병률을 증가시킨다.

B형, C형, D형 간염은 자각 증상이 없지만 간세포 안에 바이러스를 보유하여 혈액을 통해 바이러스를 다른 사람에게 전파할 수 있는 보균자 상태로 존재할 수 있다. 보균자는 활성 질환을 한 번도 앓아본 적이 없거나 만성적인 약한 감염을 가지고 있는 사람일 수 있다.

② 병인

간염을 일으키는 바이러스들은 특성, 전파경로, 잠복기, 결과 등에서 매우 다양하다(표 11–3).

• **A형 간염** : 전염성 간염이라고도 불리며 A형 간염은 A형 간염바이러스 즉 HAV라 불리는 작은 RNA 바이러스가 원인이 되어 발생한다. 이것은 주로 구강–분변 경로로 전파되며, 오염된 물이나 조개류 등에 의해서도 종종 전파된다. 주간보호소에서 유행이 발생하기도 하며 동성연애자들은 성적인 접촉으로 전파되기도 한다. HAV는 2~6주 정도의 상대적으로 짧은 잠복기를 가지고 있다. HAV는 급성으로 발생하나 후유증이 남지 않으며 보균자나 만성 상태가 되지는 않는다.

바이러스가 대변으로 배출되는 것(전염기)은 증상이 발현되기 몇 주 전에 시작된다(그림 11–20A). 이때 첫 항체 IgM–HAV가 형성되고 곧바로 두번째 항체 IgG–HAV가 형성되는데 이는 수년 동안 혈청에 남아 재감염에 대비한다. 예방접종은 풍토병이 있는 지역으로 여행을 가는 사람이나 간 질환이 있는 사람에게 투여할 수 있다. 감마 글로불린은 일시적인 보호효과를 나타내기 때문에 HAV에 방금 노출된 사람에게 투여할 수 있다.

• **B형 간염** : 미국에는 1백만 명 이상의 보균자가 있고, 관련 병변과 암으로 매년 4,000~5,000명이 사망한다. 또한, 검사 결과 HIV 양성인 사람들의 50% 이상은 B형 간염도 양성이었다. 세계적으로는 2억명 이상이 간염을 앓고 있을 것으로 예상된다. 국내에서 2022년 질병관리청에서 보고한 국민통계에 의하면 2020년도에는 10세 이상 인구에서 B형 간염 표면항원양성률이 2.4%이었다.

불행히도 B형 간염 질환자의 절반은 징후가 없기 때문에 다른 사람에게 쉽게 전염된다.

이전에는 혈청간염이라 불렸고 부분적인 이중나선구조를 가진 DNA 바이러스인 B형 간염바이러스(HBV)에 의해 야기된다. 완전한 형태의 바이러스(virion)는 종종 Dane 입자(Dane particle)라고 명명한다. 이 바이러스는 복잡해서 세 개의 항원–두 개의 중심 항원(HBcAg와 HBeAg)과 하나의 표면항원(HBsAg)–으로 구성되어 있다. 각 항원은 체내에서 항체 생산을 자극한다(그림 11–20). 이 혈청 항원과 항체들은 간염과 만성간염의 진행과정을 모니터링하고 진단하는데 유용하다. 예를 들어, 감염초기에 간세포에서 많은 HBsAg가 생성된다. 이 항원이 혈청에 있다는 것은 간에 지속적

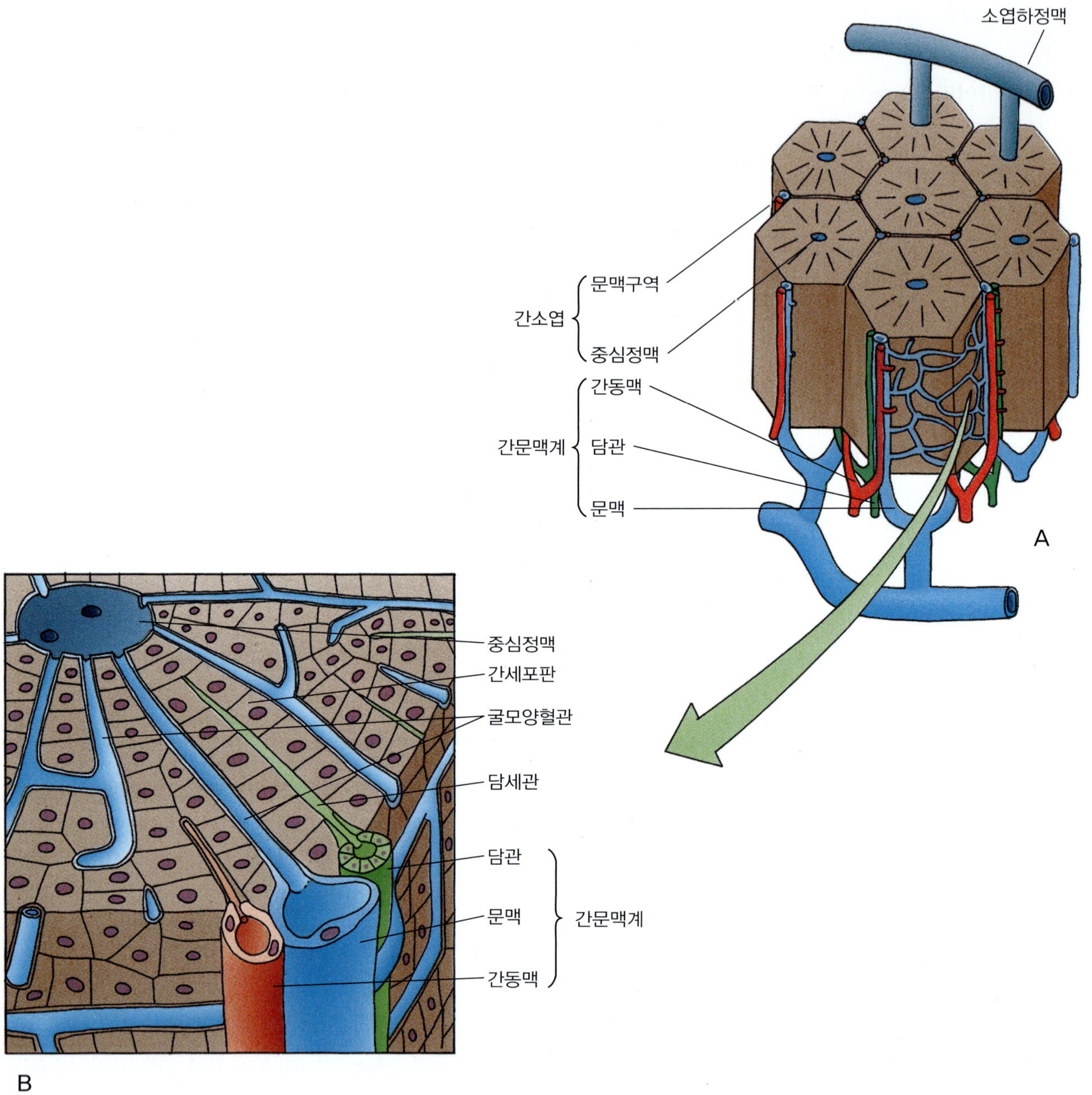

그림 11-19. A. 문맥과 중심정맥을 보여주는 간소엽 B. 간소엽의 부분
(*From Gartner L, Hyatt J*: Color Textbook of Histology, *ed 3, Philadelphia, 2007, Saunders, Elsevier*.)

인 감염과 손상을 일으킬 만성질환의 위험이 높음을 알려준다. B형 간염바이러스(HBV)는 징후없이 전염성만 있는 보균자 상태도 흔하다.

B형 간염은 평균 약 두 달 정도의 비교적 긴 잠복기간을 갖는다. 긴 잠복기는 감염의 원인과 감염을 일으킨 접촉원을 추적하기 더욱 어렵게 한다. 바이러스가 발견될 수 없지만 다른 사람들에게 전염될 수 있는 미검출기(window period) 또는 지속적인 지연 기간이 증상 발현 혹은 면역 혈청 생성 이전에 존재한다.

HBV 감염은 일차적으로 감염된 혈액에 의해 전파되

표 11-3. 간염의 종류

질환	병원체	전파경로	잠복기	혈청표시자(Serum Markers)	보균/만성
A형 간염(전염성)	HAV (RNA 바이러스)	구강-대변	2~6주	anti-HAV IgM anti-HAV IgG	-
B형 간염(혈청)	HBV (DNA 이중나선 바이러스)	혈액과 체액	1~6개월 (평균 60~90일)	HBsAg anti-HBs HBcAb IgM HBcAb IgG HBeAg HBeAb	보균, 만성
C형 간염	HCV (RNA 바이러스)	혈액과 체액	2주~6개월	anti-HCV	보균, 만성
만성 D형 간염 (delta)	HDV (HBV를 필요로 하는 불완전한 RNA 바이러스)	혈액과 체액	2~10주	anti-HDV IgM anti-HDV IgG	만성
E형 간염	HEV (RNA 바이러스)	구강-대변	2~9주	HE Ag	-
독성 간염	화학 물질이나 약 등의 헤파토톡신	직접적인 노출	수 일에서 수 개월	-	급성/만성
만성 비전염성 간염	대사성, 특발성 자가 면역	-	-	다양한 자가항체	만성

지만 많은 인체 분비물에서 발견된다. 수혈로 인한 감염 전파의 위험을 감소시키기 위한 다양한 시도가 수행되고 있다. 정맥주사 약물 남용자는 높은 HBV 감염 발병률을 나타낸다. 혈액투석이 주의 깊게 이루어지지 않으면 의료인이 HBV에 감염된 혈액이나 체액에 노출될 위험이 높아진다. 성매개(sexual transmission)로 전파되며, HBV는 임신기간 동안 태아에게 전달될 수 있다. 문신과 피어싱에 의해 바이러스가 전파될 수도 있다. 고위험군인 보건의료인을 장기간 보호할 수 있는 HBV 백신이 있으며, 일반적으로 어린이들에게 투여되고 있다. HBV 면역 글로불린은 단기간의 감염 예방에 사용할 수 있다.

• **C형 간염** : 원래 A나 B가 아닌 간염(non-A-non-B hepatitis)이라고 불렸던 C형 간염은 수혈에 의해 전파되는 간염의 가장 흔한 유형이다. 단일 가닥의 RNA 바이러스이고, 절반 정도가 만성질환 상태로 된다. HCV 감염은 간세포 악성종양의 위험을 증가시킨다. 이 간염은 보균자 상태로 존재할 수 있다.

• **D형 간염** : D형 간염은 delta virus에 의해 발생한다. 이 불완전한 RNA 바이러스가 복제되어 활발하게 감염되기 위해서는 B형 간염바이러스(HBsAg)가 있어야 한다. HDV 감염은 대개 HBV 감염의 중증도를 증가시킨다. HDV는 혈액에 의해서도 전파되며 정맥주사 약물 남용자는 감염 가능성이 높다.

• **E형 간염** : E형 간염은 단일나선구조 RNA 바이러스인 HEV에 의해 발생하고 구강-대변 경로로 전파된다. HAV와 유사하고 만성이나 보균자 상태가 없다. 아시아와 아프리카에서 흔하며, 임산부 사망률의 주요 원인인 전격감염의 원인이 된다.

③ 증상 및 징후

급성간염의 증상은 미약하거나 징후가 없는 것부터 빠르게 치명적으로 되는 심각한 질병까지 다양하다. 간염의 과정은 세 단계가 있다: 첫째로 황달 전 단계

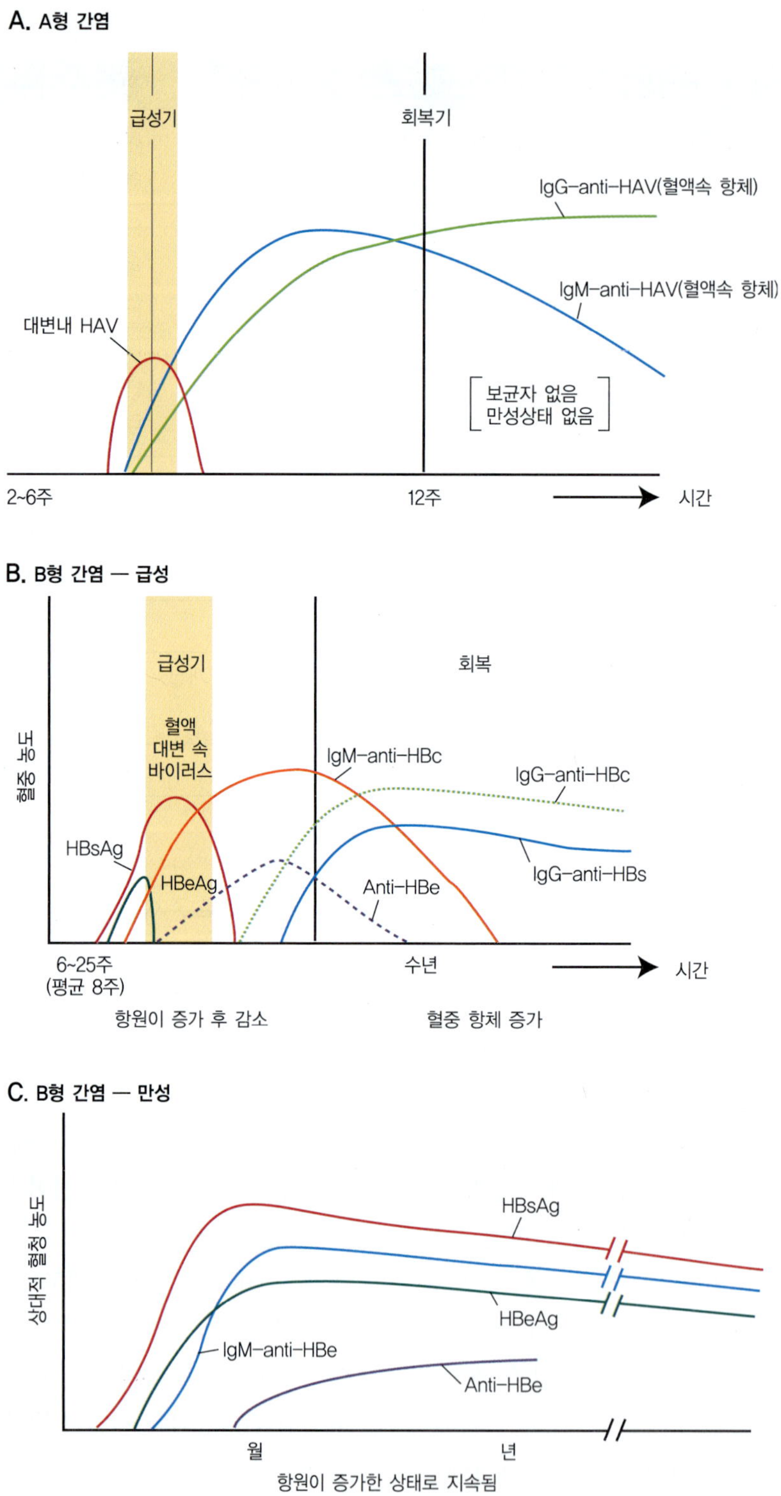

그림 11-20. 간염에서의 혈청 변화

HAV ; Hepatitis A virus
IgM ; Immunoglobulin M
HBe ; Hepatitis B e
Ag ; Antigen
IgG ; Immunoglobulin G
HBc ; Hepatitis B core
HBs ; Hepatitis B surface

(preicteric stage) 또는 전구 증상의 단계, 둘째, 황달단계(icteric stage), 셋째, 황달 후 단계(post icteric stage) 또는 회복단계(그림 11-21).

1. 황달 전 단계의 시작은 피로와 병감, 식욕부진, 구역, 전체적인 근육통이며 잠행성일 수 있다. 가끔은 열과 두통, 담배에 대한 혐오, 가벼운 우상복부 불편감이 나타난다. 간 효소(AST, ALT)의 혈청수준이 상승한다.
2. 황달단계에서 혈청 빌리루빈의 수치가 증가하며 황달이 시작된다. 담즙 폐쇄가 증가하면서 대변의 색깔이 밝아지고, 소변색은 더 어두워지며 피부 가려움증을 일으키게 된다. 간은 더 약해지고 커져(비대) 경미한 통증을 유발한다. 심한 경우, 혈액응고인자의 합성에 장애가 일어나기 때문에 혈액의 응고시간이 지연될 수 있다. 이 시기는 B형 간염 환자에서 길게 지속된다.

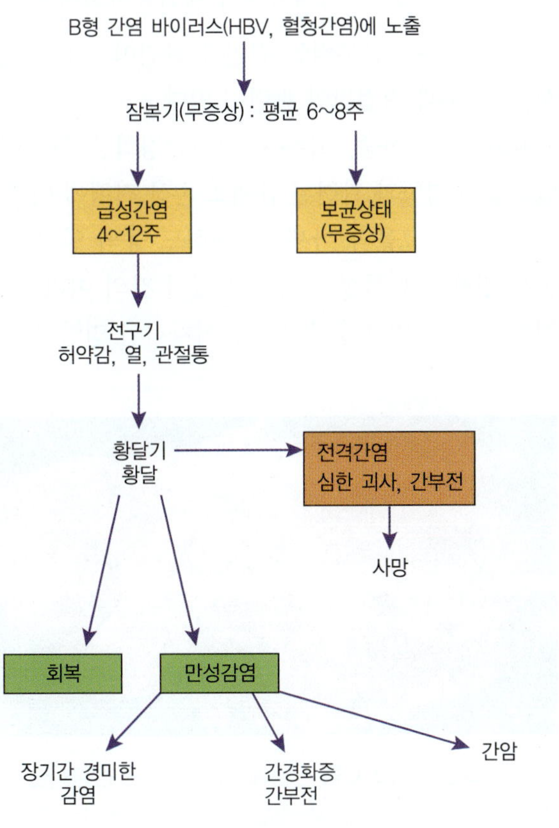

그림 11-21. B형 간염의 과정

3. 황달 후 또는 회복단계는 몇 주간 계속될 수 있지만 징후가 감소되는 것이 특징이다. 평균적으로, 급성 A형 간염은 8~10주 지속되지만, B형 간염은 16주 이상 지속된다.

④ 치료

현재로서는 인체 내에 존재하는 간염바이러스를 파괴하는 방법은 없다. 만약 사용할 수 있다면 초기에는 감마 글로불린이 도움이 될 수 있다. 휴식, 고단백, 고탄수화물, 고비타민 식이 등의 보완적인 방법이 가장 유용하다.

만성 B형, C형 간염은 interferon α와 lamivudine(Epivir 또는 3TC)으로 바이러스 복제를 줄임으로써 치료될 수 있지만, 이 치료는 30~40%의 대상자에서만 효과를 보인다. 인터페론과 항 바이러스성 약물인 ribavirin은 HCV 환자에서 바이러스 복제 속도를 줄인다. 치료되지 않는다면 점차적으로 간이 파괴되어 간경화증 또는 간세포암이 발생한다.

(2) 독성 또는 비전염성 간염 (Toxic or Nonviral Hepatitis)

화학물질이나 약물 등의 다양한 간독성 물질은 간의 염증과 괴사를 일으킬 수 있다. 이는 직접적인 독성 또는 특정한 물질에 대한 면역 반응(높은 민감성)으로 나타날 수 있다. 독성은 많은 양의 물질에 갑자기 노출되거나, 오랜 기간 노출되어 발생할 수 있다. 간독성 약물은 acetaminophen, halothane, phenothiazine, tetracycline을 포함한다. 독성 화학물질은 사염화탄소, 톨루엔(toluene), 혹은 에탄올(ethanol) 등 용매를 포함한다. 바이러스감염이 있을 때 aspirin을 사용했을 경우 일어나는 라이 증후군(Reye's syndrome) 또한 간에 독성을 준다. 간세포의 손상은 괴사를 동반한 염증, 또는 담즙 분비 중지에 의해 일어날 수 있다. 독성의 징후들은 감염성 간염의 징후들과 비슷하다. 영구적인 간 손상의 위험을 줄이기 위해 독성 화학물은 몸으로부터 가능한 빨리 제거하여야 한다.

생각해보기 11-7

a. 간전 황달이 발생하는 과정과 예상되는 혈청 빌리루빈의 변화를 생각해보시오.
b. A형에서 E형까지의 간염에 대해 바이러스 형태 및 구조 그리고 전염경로의 차이점을 기술하시오.
c. 어떤 혈청학적 지표가 만성적 바이러스간염의 징후가 될 수 있는지 기술하시오.
d. 간염 보균자를 정의하고 왜 보균자가 위험한지 생각해 보시오.

4) 간경화증(Liver Cirrhosis)

간경화증은 간 조직 파괴가 진행되다가 80~90%의 간이 파괴되었을 때 간기능부전을 일으키는 장애이다. 이는 몇몇 만성 간질환의 마지막 경과이다. 미국에서는 약 25,000명이 이 질병으로 사망하고, 이 중 50%는 알코올과 관련이 있다. 국내에서는 간경화증의 70~80%가 B형 간염바이러스, 10~15%는 C형 간염바이러스에 의해 발생하며 나머지 10~15%가 알코올 과다 섭취가 원인이나, 알코올 과다 섭취에 의한 간경화증이 증가하고 있다. 통계청 자료에 따르면, 우리나라의 경우 간경화증 환자는 2019년도에 인구 10만 명당 12.7명으로, 전체 사망 원인 중 8위, 남자 사망 원인 중에서는 6위를 차지하고 있다.

간경화증은 구조적인 변화에 따라 분류되거나(소결절성 혹은 대결절성), 원인에 따라 분류된다. 몇몇 경우 간경화증은 선천적인 문제나 유전적인 대사장애 등의 근원적인 문제와 관련이 있을 수 있다.

원인에 따른 간경화증의 일반적인 분류는 다음과 같다 :

1. 알코올간경화증〔(문맥성 혹은 라에넥간경화증(Laënnec cirrhosis)이라고도 불린다〕
2. 담관성간경화증(biliary cirrhosis), 면역 장애, 돌 혹은 담관에서 점액성 마개가 형성되는 담낭 섬유증 등 담즙의 흐름을 방해하는 요인과 관련이 있다.
3. 괴사후간경화증(postnecrotic cirrhosis)은 만성 간염이나 독성 물질에 오랫동안 노출되는 것과 관련이 있다.
4. 대사성간경화증은 혈색소증(hemochromatosis)과 같이 저장 기능 장애에 의해 유발된다.

(1) 병태생리

간경화증은 간이 광범위하게 섬유화되고 소엽의 구조가 소실되는 장애이다(그림 11-19). 재생된 간세포에 소결절이 나타나기도 하지만 혈관계와 담도가 파괴되었기 때문에 제 기능을 발휘하지 못한다(그림 11-22). 근본적 원인이 제거된 후에도 섬유증이 간 조직의 혈액 공급을 방해하고 담즙을 역류시켜 계속 염증과 손상을 일으키기 때문에 손상이 더 일어날 수 있다. 처음에는 간이 커지지만, 섬유증이 진행될수록 작아지고 쪼그라든다. 많은 경우 퇴행성 변화는 질병이 많이 진전될 때까지 증상을 나타내지 않는다.

간의 생검과 혈청검사로 손상의 원인과 범위를 밝혀낼 수 있다. 담관성간경화증과 괴사후간경화증에서 일어나는 변화는 근본적인 원인과 관련이 있는 염증, 괴사, 섬유증과 직접적인 관련이 있다.

알코올간경화증, 혹은 문맥성간경화증 환자에서는 알코올의 영향과 관련된 간세포 손상 진행에 여러 단계가 있다. 알코올과 아세트알데히드 등의 알코올 대사물은 간세포에 독성을 가지고 있어 간의 여러 대사 과정에 변화를 일으킬 수 있다. 이차적인 영양실조가 간

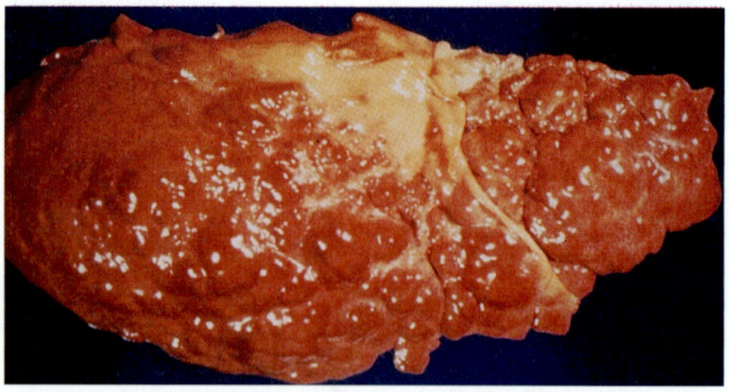

그림 11-22. C형 간염에 의해 유발된 간경화증
(*From Cotran R et al*: Robbins Pathologic Basis of Disease, *ed 6, Philadelphia, 1999, Saunders.*)

세포의 파괴를 촉진시킬 수 있다.

1. 알코올간경화증에서 초기 변화는 간세포에 지방이 축적되어 지방간을 일으키는 것이다. 간비대를 제외하면 이 단계에서는 증상이 나타나지 않고 알코올 섭취를 줄이면 다시 정상적인 상태로 돌아갈 수 있다.
2. 두 번째 단계는, 알코올성 간염으로 염증과 세포에 괴사가 일어난다. 섬유조직이 형성되는데, 이는 비가역적 변화이다. 알코올 섭취가 늘어나거나 음주가 보다 과하게 일어난다면 급성 염증이 발생할 수 있다. 두 번째 단계 또한 증상이 없거나, 식욕부진, 구역, 간경화증이 약하게 나타날 수 있다. 몇몇 대상자에서는 과한 알코올 섭취 후 간기능부전, 뇌병증, 죽음을 일으키기에 충분한 손상이 나타날 수 있다.
3. 세 번째 단계, 혹은 말기 간경화증은 섬유조직이 정상 조직을 대체하여 간 구조를 변화시키고 약간의 정상적인 기능만이 남아있을 때이다. 문맥성 고혈압 또는 소화나 흡수 장애는 세 번째 단계의 초기에 보통 나타나는 증상들이다.

간경화증의 병태생리적 변화는 두 가지 요인으로 발생한다 : 간세포 기능의 소실과 간에서의 혈액과 담즙의 흐름 차단

간경화증 환자에게 나타나는 간세포 기능 소실에는 다음이 포함된다:

- 빌리루빈 합성 및 분해의 감소
- 담즙 생산의 감소
- 영양분의 소화와 흡수 장애, 특히 지방과 지용성 비타민
- 혈액 응고 인자(프로트롬빈, 피브리노겐)와 혈장

표 11-4. 간질환에서 흔하게 나타나는 특징들

증상 및 징후	병태생리
피로, 식욕부진, 소화 불량, 체중 감소	간에서의 대사 불활성 : 당 합성이 감소하고, 소화와 흡수를 위한 담즙이 감소하며, 문맥 고혈압은 장관벽의 부종을 일으키고 소화와 흡수를 방해함
복수	문맥 고혈압, 알도스테론과 ADH 농도의 증가, 혈청 알부민의 감소, 간에서 발생한 림프장애
전신부종	알도스테론과 ADH의 증가, 혈청 알부민의 감소
식도정맥류, 치질	문맥 고혈압과 측부순환
비장비대	문맥 고혈압
빈혈	철, 비타민 B_{12}의 흡수와 저장 감소, 흡수 불량, 비장비대, 출혈
백혈구 감소증, 혈소판 감소증	비장비대, 골수 기능 억제가 일어날 수도 있음
출혈 증가, 자반	비타민 K 흡수 감소, 간에서 응고 인자 생성 감소, 혈소판 감소증
간성뇌병증, 떨림, 혼돈, 혼수	단백질 물질대사와 다른 독성물질로부터 암모니아를 제거하는 능력상실과 대사기능장애
여성형 유방, 발기불능, 불규칙적인 월경	성호르몬의 불활성화에 장애가 발생하여 불균형을 초래함
황달	빌리루빈의 결합과 배설의 장애, 담즙 생산의 감소, 담즙 흐름의 방해
가려움	담도의 폐쇄로 인한 조직 내 담즙산염

단백질(알부민) 생산의 감소
- 포도당, 당원 대사장애
- 철과 비타민 B_{12} 저장 장애
- 알도스테론, 에스트로젠과 같은 호르몬의 비활성화(inactivation)의 감소
- 암모니아와 약물 같은 독성 물질의 제거 감소

이러한 변화는 표 11-4에 있는 임상적 징후와 관련이 있다.

비정상적인 전해질이나 아미노산 농도, 과도한 암모니아 또는 다른 독성 화학물질 등 혈액의 화학적 변화는 중추신경계에 영향을 주어 간성 뇌병증(hepatic encephalopathy)에 이르도록 한다. 혈장 암모니아 수준은 뇌병증의 임상적 징후와 상관관계가 있다. 암모니아는 간이나 장에서 일어나는 단백질 대사과정의 최종 생산물로, 신장으로 분비되기 위해 간세포에서 요소로 전환된다. 고단백 음식의 섭취나 소화관의 출혈은 혈장 암모니아 수치를 크게 증가시켜 심각한 뇌병증을 야기할 수 있다.

병태생리학적 변화의 두 번째 요인은 섬유조직에 의한 담관과 혈류 흐름의 폐쇄와 관련이 있다.

- 장으로 유입되는 담즙 양이 감소되어 소화와 흡수에 장애를 일으킨다.
- 간에 저장되는 담즙의 양이 많아져 혈액 내 결합 빌리루빈과 비결합 빌리루빈 수치가 증가하는 폐쇄성 황달이 발생한다.
- 간을 통한 혈류 흐름 차단으로 문맥의 혈압 상승이나 문맥고혈압이 발생한다(그림 11-23).
- 비장(spleen)이 울혈(congestion)되어(비장비대, splenomegaly) 용혈이 증가한다.

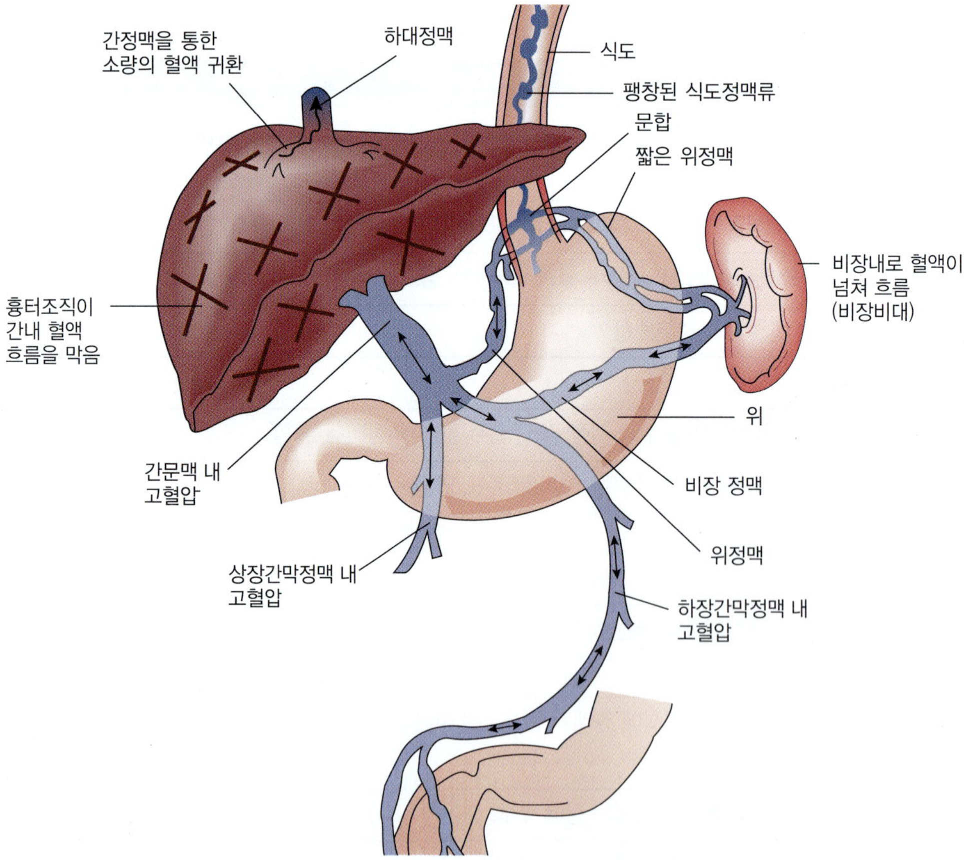

그림 11-23. 식도정맥류의 발생

- 장관벽과 위에 울혈이 일어나 소화와 흡수 장애가 발생한다.
- 식도정맥류가 생긴다(그림 11-23, 11-24).
- 복수가 찬다(복막강에 물이 차는 것은 복부 팽창과 압력증가를 일으킴).

식도정맥은 위정맥과 만나는 몇 개의 합류점, 혹은 측부 통로들을 가지고 있기 때문에 압력의 증가는 식도 정맥으로 확장되어, 식도 점막 표면 주변에 넓어지고 팽창한 정맥(확장된 정맥 혹은 정맥류)이 생긴다. 이 정맥은 식도를 통과하는 음식물에 의해 쉽게 찢어진다. 식도정맥류의 대량 출혈은 간경화증의 일반적인 합병증이다. 간문맥과 림프의 높은 압력은 다른 요인들과 함께 간문맥계에서 체액의 흐름에 영향을 주고, 복수가 차게 만든다(그림 11-25).

문맥고혈압은 정맥과 림프에서 체액의 압력을 증가시킨다. 세포외액과 소듐 이온이 증가함에 따라 혈장 알도스테론이 증가하고, 감소된 알부민 수치는 혈장 삼투압을 더 낮춘다. 이 모든 요인들로 체액이 혈관에서 복막강으로 이동하게 된다.

(2) 증상 및 징후

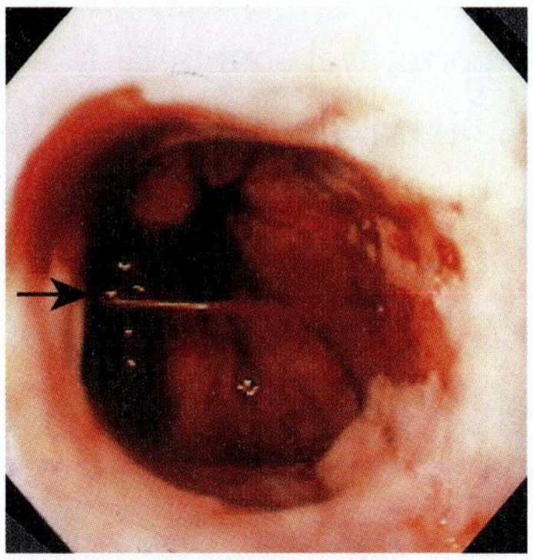

그림 11-24. 식도정맥류의 출혈
(*From Black J, Hawks J*: Medical-Surgical Nursing: Clinical Management for Positive Outcome, *ed 8, St. Louis, 2009, Saunders, Elsevier.*)

간경화증의 초기 증상은 가볍고 모호하게 나타나며 다음과 같은 것을 포함한다.

- 피로
- 식욕부진
- 체중 감소
- 빈혈
- 설사
- 우상복부의 둔통

간경화증이 진행되면, 다음과 같은 증상이 나타날 수 있다.

- 복수와 말초부위 부종 발달
- 타박상(멍)의 증가가 확연함
- 식도정맥류 형성
- 결과적으로 황달과 뇌병증(encephalopathy)이 발생(표 11-4)
- 불활성 기전의 장애로 이차적으로 발생하는 성호르몬의 불균형은 피부의 거미 모반(spider nevi), 고환 위축, 성교 불능, 여성형 유방, 불규칙한 월경을 초래
- 합병증으로 식도정맥류의 파열에 동반되는 출혈, 순환성 쇼크, 급성간성뇌병증

급성뇌병증(acute encephalopathy)은 아래와 같은 증상을 나타낸다.

- 자세고정불능(asterixis 일명 “hand-flapping” tremor)
- 혼동(confusion)
- 지남력장애(disorientation)
- 경련(convulsions)
- 혼수(coma)
- 만성 뇌병증으로 성격 변화, 기억 상실, 과민성, 그리고 자가 간호 무관심과 같은 특징이 나타난다.

또 다른 간경화증의 합병증은 빈번한 감염으로 종종 호흡기 또는 피부에 감염이 일어난다. 이 감염은 조직의 과도한 체액에 의해 촉진되며 조직의 과도한 체액은

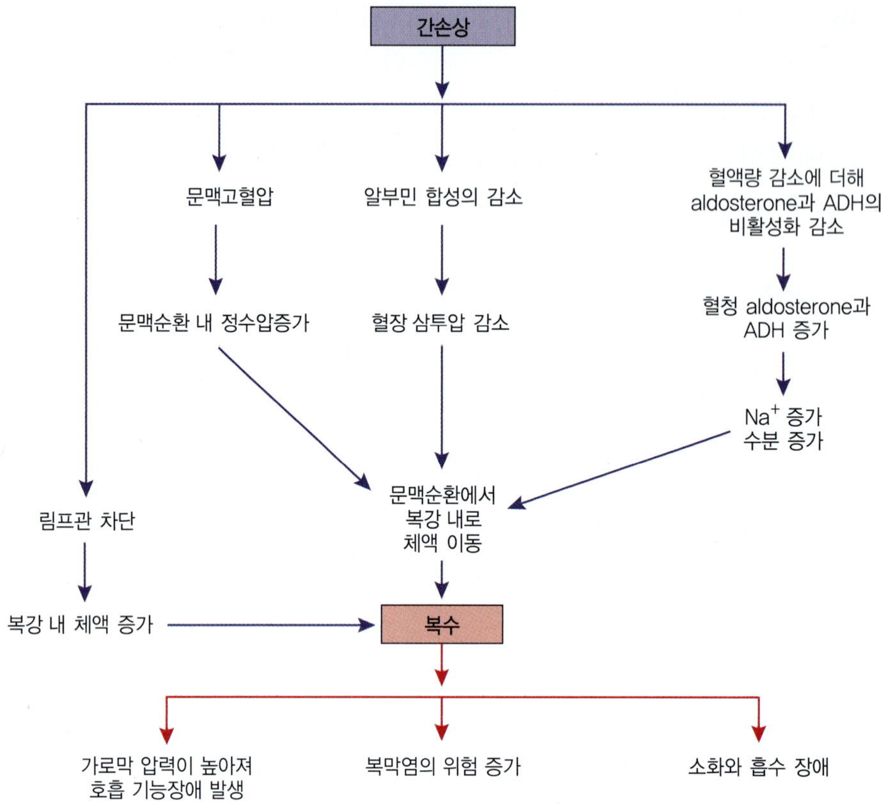

그림 11-25. 간경화증에서 복수 발생 기전.
ADH: antidiuretic hormone, 항이뇨호르몬

영양분의 확산에도 방해가 되어 조직의 재생과 치유를 지연시킨다. 또한 신체의 단백질 이용 감소와 빈혈로 조직 유지의 장애를 유발한다. 가려움증은 피부를 긁게 하여 피부 장벽에 손상을 주고 감염발생을 유도한다.

간경화증과 간기능부전의 영향은 그림 11-26에 요약되어 있다.

(3) 치료

피로와 감염 노출을 피하는 것 등 지지적 또는 증상에 따른 치료가 필요하다. 식이 제한에는 단백질과 나트륨 섭취 제한이 포함된다. 고 탄수화물 섭취와 비타민 보충은 필수적이다.

혈청 전해질의 균형을 유지하고, 체액을 감소시키기 위해 이뇨제(예, furosemide)가 필요할 수 있다. 과다한 체액을 줄이기 위해서는 천자술이 필수적이고, 뒤이어 알부민을 투여해야 한다. Neomycin과 같은 항생제는 장내 세균을 감소시키고, 혈청 암모니아 수준을 조절하는 데 유용하다. 식도정맥류가 파열되면 응급처치가 필요하다. 문맥성 고혈압을 경감시키기 위해 문맥대정맥션트(portocaval shunts)를 실시한다.

간이식은 또 하나의 치료방법이다. 이식에 앞서 조직일치와 일반적인 건강상태를 조사하기 위해 많은 검사가 필요하다. 간이식 후 기증자와 수여자의 간조직은 모두 재생되어 완전하게 기능하는 장기가 된다. 간의 부분이식은 어린이들에서 성공적으로 시행되었으며 최근에는 성인에게도 시행한다. 최근의 소아 이식에는 생체간이식(living donor liver transplantation)이 표준 이식방법이며, 또한 성인 대 성인 이식도 주요 이식센터에서 시행되고 있다.

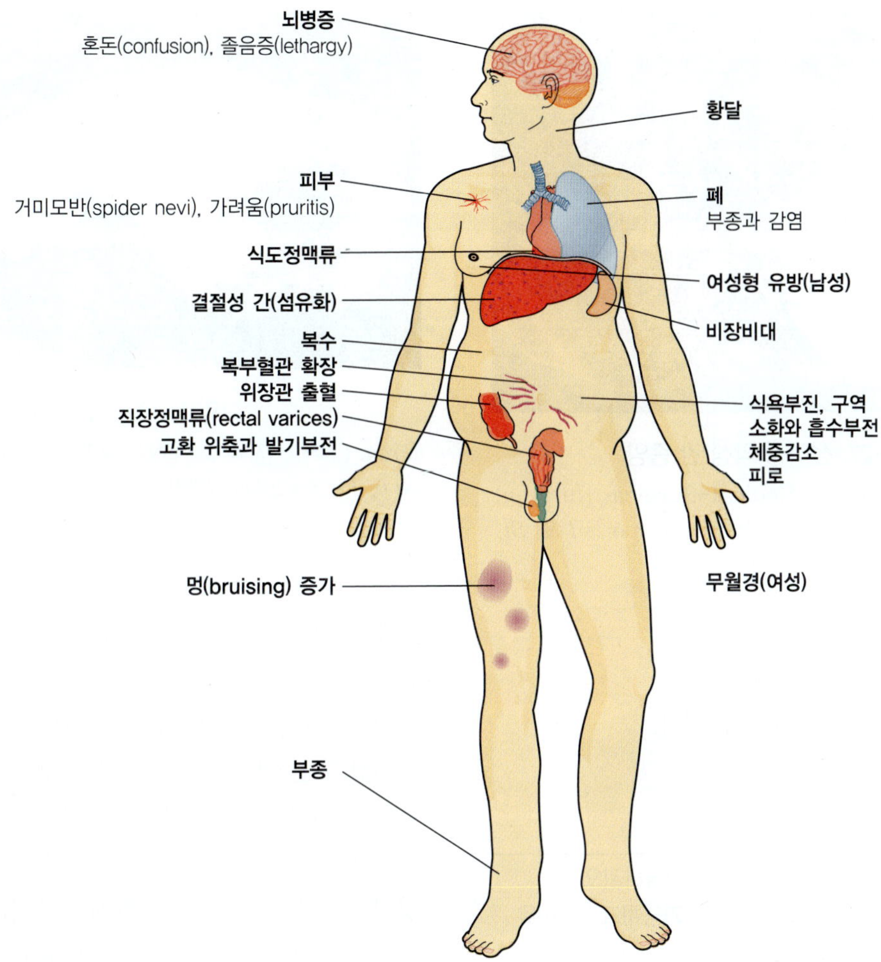

그림 11-26. 진행된 간경화증의 영향

5) 간암(Liver Cancer)

간은 2차 종양이 흔한데 비하여, 1차 악성종양은 상대적으로 드물어 모든 암의 2% 이하를 차지한다. 그러나 간암의 발병과 사망자 수는 알려지지 않은 원인에 의해 증가하고 있다. 통계청 자료에 따르면, 우리나라의 경우 2019년 간암 발생률은 15,605명으로 전체 암 중 7위를 차지하고 있다.

가장 흔한 종양은 간세포 암종(hepatocellular carcinoma)인데, 이는 경화된 간에서 발생한다. 간경화증은 대사장애나 간염에 이어 이차적으로 나타날 수 있다. 또한 종양은 발암물질에 장기간 노출되었을 때 발생한다. 이차적인 혹은 전이된 암은 간문맥이 닿는 부분에서 발생하거나 복막을 따라 퍼진다(그림 11-27).

간암의 초기 증상은 비교적 약하고 전신적이며, 다른 간 질환과 비슷하게 나타난다. 증상은 식욕부진과 구토, 피로, 체중 감소, 간비대 등이다. 문맥성 고혈압과 비장비대는 가장 흔한 증상이다. 적혈구형성인자(erythropoietin), 에스트로젠, 인슐린 유사 물질을 생산하는 종양 세포를 가지는 신생물딸림증후군(paraneoplastic syndrome)은 이 암과 함께 발생한다. 조기 징후가 미약하기 때문에 이 암은 진행이 된 후에 진단된다. 화학요법이 주된 치료방법이다. 만약 종양이 국소적이라면 간엽절제술(lobectomy)이나 고주파절제(radiofrequency

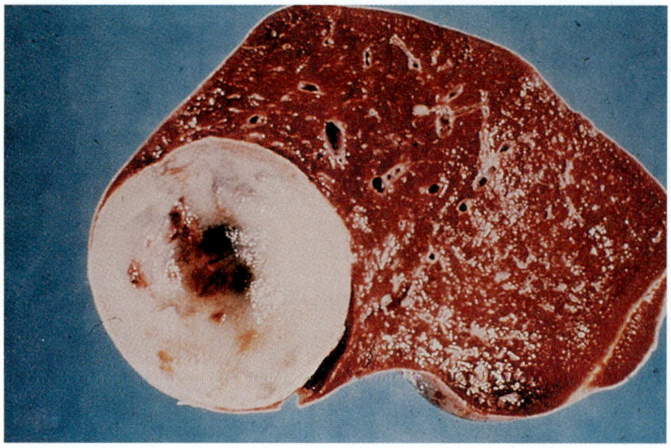

그림 11-27. 전이성 악성 간 종양
(*From Black J, Hawks J*: Medical-Surgical Nursing: Clinical Management for Positive Outcome, *ed 8, St. Louis, 2009, Saunders, Elsevier.*)

ablation, RFA)로 종양을 제거할 수 있다.

생각해보기 11-8

a. 간경화증에 의해 변화하는 간의 구조를 기술하시오.
b. 어떤 단계에서 알코올간경화증이 회복 가능하고, 그 이유는 무엇인지 생각해 보시오.
c. 간경화증의 다음 증상에 대한 이론적 배경을 제시하시오 : 과다 출혈, 복수, 황달, 체중 감소
d. 부분적으로 이식받은 간은 재생되어 기능할 수 있지만 경화가 일어난 간은 그럴 수 없는 이유를 생각해 보시오.

6) 급성 췌장염(Acute Pancreatitis)

(1) 병태생리

췌장염은 조직의 자가소화로부터 비롯되는 췌장(pancreas)의 염증이다. 이는 급성 혹은 만성의 형태로 나타날 수 있으며 급성 췌장염은 응급 상황이다.

자가소화는 췌장 내 췌장의 proenzymes의 미성숙한 활동에 의해 일어난다. Proenzyme trypsinogen이 trypsin으로 활성화되는 것이 원인인 것으로 보이며, 연이어 trypsin이 다른 proenzymes과 화학 물질을 활성화 형태로 전환한다. Trypsin, protease, amylase, lipase 등 활성화된 효소들은 췌장 조직을 소화하는데 이는 다량의 염증과 출혈, 괴사를 유발한다(그림 11-28).

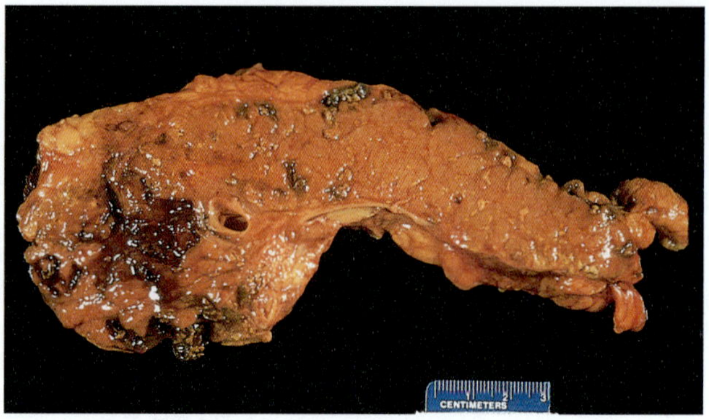

그림 11-28. 급성 췌장염
(*From Cotran R, et al*: Robbins Pathologic Basis of Disease, *ed 6, Philadelphia, 1999, Saunders, Elsevier.*)

췌장은 섬세한 조직으로 구성되어 있고, 자가소화 효과를 억제하는 것으로 알려진 섬유질 캡슐을 가지고 있지 않다. 손상이 국소적으로 국한되는 어떤 경우에 거짓낭(pseudocyst) 혹은 췌장고름집(pancreatic abscess)이 생성될 수 있다. 반면 trypsin이나 다른 효소들에 의한 파괴는 췌장을 둘러싸고 있는 조직으로 진행된다. Lipase는 지방괴사를 일으키고, 칼슘 이온들과 결합한다. 혈관은 elastase (protease)에 의해 파괴되어 출혈이 일어난다.

Cytokines과 prostaglandins과 같은 손상성 물질이 조직 괴사에 의해 방출되면 복막의 넓은 부위에서 염증, 혹은 화학적 복막염(chemical peritonitis)이 일어난다. 혈관확장과 모세혈관 투과성 증가를 포함하는 염증반응은 저혈량증과 순환 허탈을 일으킨다.

신경의 자가소화와 염증에서 비롯되는 심한 통증은 쇼크의 원인이 된다. 화학적 복막염은 투과성이 증가된 막을 통해 탈출한 장내 세균에 의한 세균성 복막염을 초래한다(그림 11-42).

염증 과정이 신속하게 통제되지 않는 경우 체순환을 따라 세균과 독소가 이동하여 패혈증 또는 전신 패혈증

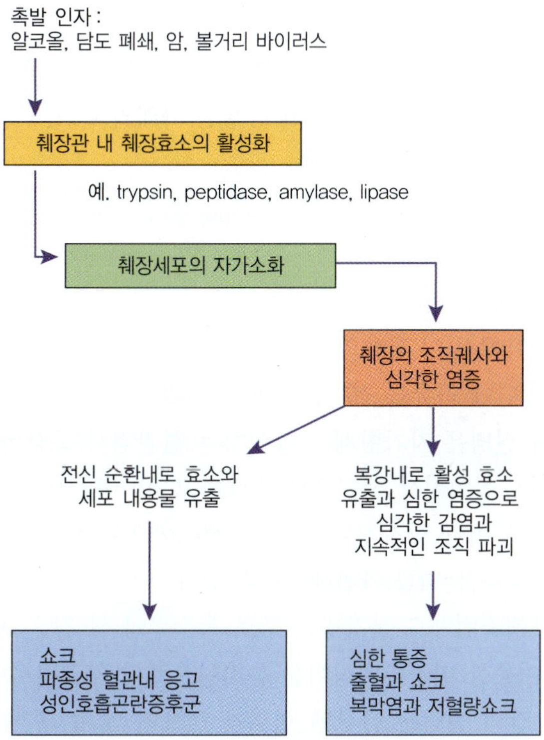

그림 11-29. 급성 췌장염의 병태생리

증상이 일어날 수 있다.

사망을 초래할 수 있는 다른 합병증에는 성인호흡곤란증후군(adult respiratory distress syndrome)과 급성신부전(acute renal failure)이 있다.

이 과정은 그림 11-29에 요약되어 있다.

(2) 병인

많은 요인들이 급성 췌장염을 촉진하지만, 두 가지 주요 원인은 담석과 알코올 남용이다. 담석은 십이지장으로의 담즙과 췌장액 분비의 흐름을 막거나 췌장관으로 담즙을 역류시켜 trypsinogen이 활성화되도록 한다. 알코올은 췌장의 효소 분비를 증가시키고 오디조임근의 수축을 자극하여 흐름이 막히도록 하지만, 다른 기전이 있을 수도 있다. 알코올 중독자는 만성 췌장염을 앓을 수 있고, 급성 췌장염은 개별적인 질병이라기보다는 만성 췌장염이 악화되는 일련의 사건일 수 있다.

(3) 증상 및 징후

급성 췌장염의 갑작스런 발병은 다량의 음식이나 알코올 섭취에 의해 일어날 수 있다.

- 등쪽으로 방사되는 상복부와 복부의 심한 통증은 초기 증상이다. 통증은 누워있을 때 증가한다.
- 쇼크의 징후(저혈압, 창백함, 발한, 빠르지만 약한 맥박)는 염증과 출혈이 저혈량증을 일으킬 때 발생할 수 있다.
- 감염이 진행되어 체온이 뚜렷하게 상승할 때까지는 흔히 미열이 발생한다.
- 복부 팽창과 장음의 감소는 복막염이 연동운동을 감소시키고 마비장폐색증(paralytic ileus)을 일으킬 때 나타난다.

(4) 진단검사

혈청 amylase의 양은 처음 12~24시간 내에 증가되고, 48시간 후에 감소된다. 혈청 lipase의 양도 높아져 약 일주일 동안 지속된다.

저칼슘혈증은 지방 괴사 부위에서 칼슘이온이 지방산과 결합된 후 흔히 나타난다. 백혈구증가증은 염증과 감염의 지표가 된다.

(5) 치료

췌장의 자극을 감소시키기 위해 모든 경구 섭취를 중단시키고, 장 팽창이 완화되어야 한다. 쇼크와 전해질 불균형을 치료해야 한다. Meperidine과 같은 진통제는 통증을 경감시키기 위해 투여한다. 그러나 오디조임근의 경련을 일으키는 모르핀은 투여해서는 안 된다. 사망률은 20% 정도이고 다른 질병을 가지고 있는 사람 또는 노인은 더 높다.

7) 췌장암(Pancreatic Cancer)

2019년 국가암정보센터 자료에 의하면 췌장암 발생률은 남자에서 8위, 여자에서 7위, 남녀 전체적으로는 8위로, 발생자수는 8,099명, 전체 암의 3.2%에 해당한다. 주요 위험 요인은 흡연인 것으로 생각된다. 췌장염과 식이 역시 췌장암과 관련이 있다. 흔한 형태는 췌장관의 상피에서 생기는 악성종양이다.

췌장의 머리부분에 생기는 종양은 대개 담즙과 췌장액의 흐름을 방해하고, 초기 증상으로 저체중과 황달을 일으킨다. 체부와 꼬리부의 암은 상당히 진행되어 간, 위, 림프절 또는 후복벽과 신경을 침범할 때까지 증상이 나타나지 않는 경우가 흔하다. 통증은 암이 진행되어 조직이 파괴되면서 매우 심해진다.

종양이 조기에 진단되어 외과적으로 제거되지 않으면 종종 질병의 말기에 이르러서야 진단된다. 전이는 초기에 발생하고, 효과적인 치료법은 아직 개발되지 않았다. 사망률은 거의 95%에 가깝다. 간담도계의 폐쇄로 발생하는 간부전이 흔히 사망의 원인이 된다.

생각해보기 11-9

a. 간에 이차 암이 흔히 발생하는 이유를 설명하시오.
b. 자가소화(autodigestion)의 개념과 췌장에서 이 과정이 일어날 때 발생하는 두 가지 특징적인 영향을 기술하시오.

6. 하부 위장관 질환 (Lower Gastrointestinal Tract Disorders)

1) 복강병(Celiac Disease)

복강스프루(celiac sprue) 또는 글루텐 장병증(gluten enteropathy)으로도 불리는 복강병은 주로 아동기 장애로 여겨지는 흡수장애증후군이다. 그러나 성인에게도 발생할 수 있으며, 일반적으로 중년기에 발생한다. 관련 장애인 열대성 스프루(tropical sprue)는 세균이 그 원인이고 열대지방에서 종종 전염병으로 발생한다.

복강병은 유전적인 요소와 관련이 있고, 장효소 결핍으로 글루텐이 분해되어 생긴 gliadin의 소화에 장애가 온다. 글루텐은 밀, 보리, 호밀, 귀리 등의 곡물의 구성요소이다. 면역반응과 함께 소화가 이루어지지 못하여 장내 융모에 대한 독성효과를 나타낸다. 융모의 위축은 효소 생산을 감소시키고 영양분이 흡수 가능한 표면을 감소시킨다(그림 11-30). 따라서 복강병은 흡수장애와 영양실조를 유발한다. 주요 증상은 아래와 같다.

- 지방변(steatorrhea)
- 근육소모
- 체중증가의 실패
- 과민성 병감

유아에서 이 장애의 초기증상은 보통 약 4~6개월 쯤에 식단에 곡류를 첨가할 때 나타난다.

이 질병은 자가항체를 확인하는 혈관검사(복강 혈관패널), 십이지장 생검으로 진단하고, 마지막으로 글루텐이 들어가 있지 않은 식이를 섭취함으로써 건강상태가 좋아지는지를 확인해 볼 수 있다.

다행스럽게도 복강병은 주로 옥수수와 쌀 같은 곡물을 이용한 비글루텐식이를 유지함으로써 치료될 수 있다. 장의 점막은 글루텐 섭취가 없으면 몇 주 후에 정상으로 돌아온다. 장 림프종의 발생률이 높으므로 잘 관찰하여야 한다.

2) 만성 염증장질환 (Chronic Inflammatory Bowel Disease)

크론병(Crohn disease)과 궤양대장염(ulcerative colitis)은 만성 염증장질환이고, 그 원인은 알려져 있지 않다. 미국에서는 30만에서 50만 건 정도 발생하는 것으로 추정되고, 그 범위는 가벼운 정도에서 심한 정도까지 다양하다. 유전적인 요인이 동반되는 것으로 추측되는데, 이는 높은 가족 발생률을 갖고 있고 염증성 장질환은 특정 집단, 백인, 특히 독일 · 폴란드 지역에 사는 유대인(동유럽의)에서 더 흔히 나타나기 때문이다. 여러 가지 항체 또는 HLA(인간백혈구항원), 혈액 내에 사이토카인과 인터루킨(IL), 점막에 대해 세포독성이 있는 T림프구를 높은 수준으로 가지고 있는 경우가 많으므로 면역학적 비정상에 대한 연구가 계속되고 있다. 크론병과 관련이 있는 두 개의 유전자가 확인되었다. 특히 궤양대장염을 가진 많은 대상자들은 홍채

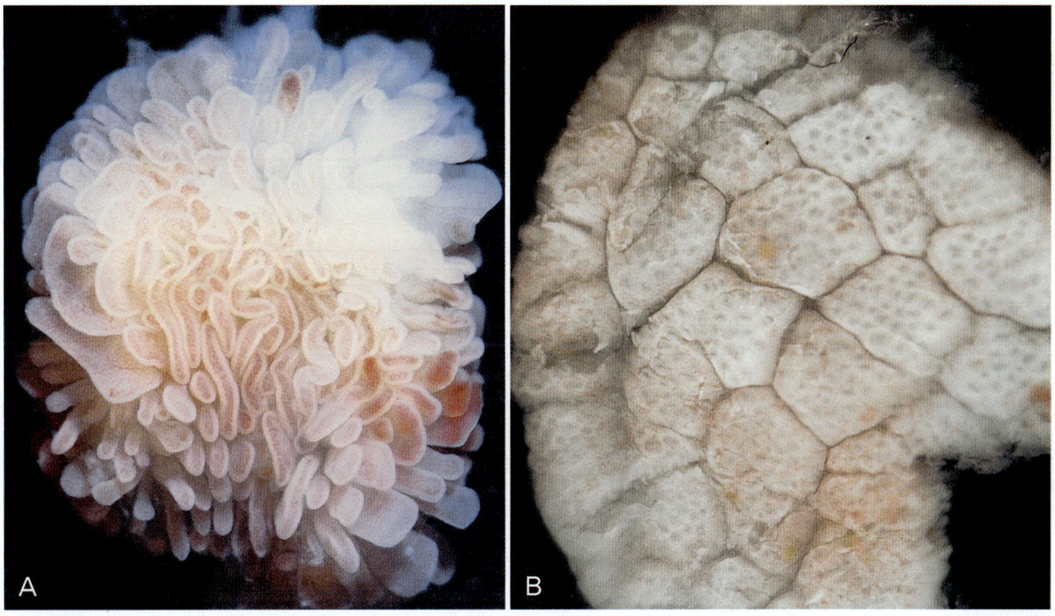

그림 11-30. A. 손가락과 나뭇잎처럼 생긴 융모가 있는 정상적인 소장의 점막 B. 복강병 — 전체적인 융모 위축이 일어난 평평한 소장 점막

(*From Cooke RA, Stewart B* : Colour Atlas of Anatomical Pathology, *ed 3, Sydney, 2004, Churchill Livingstone*.)

염, 강직척추염, 관절염, 신결석증(nephrolithiasis) 같이 신체 다른 부위에 비정상적인 면역반응이 나타난다.

크론병과 궤양대장염에는 비슷한 점이 많으며 각각의 임상적 증상이 겹치는 부분이 있을 수 있다(표 11-5). 두 질병 모두 남성과 여성에게서 발생한다. 궤양대장염이 종종 20대 또는 30대에서 발병하는 것에 비하여 크론병은 보통 사춘기에 발병한다. 이 질병들은 임상적 증상의 정도가 상당히 다양할 뿐 아니라 완화와 악화로 특징지어진다.

(1) 크론병[국소회장염 또는 국소창자염 : Crohn's Disease (Regional Ileitis or Regional Enteritis)]

① 병태생리

크론병은 소화관 어디에나 영향을 미칠 수 있지만 소장, 특히 회장 말단과 때로는 상행결장에서 가장 많이 발병한다. 염증은 "비연속성 병변(skip lesions)"이라고 불리는 특징적인 분포로 나타나는데 영향을 받은 부분은 정상 조직과는 확연히 분리되어 있다(그림 11-31).

초기에는 염증이 점막층에서 얕은 궤양과 함께 발생한다. 궤양은 두꺼워진 융기나 결절로 균열되어 분리되는 형태로 유합하는 경향이 있어 벽이 전형적인 자갈의 모양이 된다. 염증과 섬유증이 진행되어 장관벽 전층에 영향을 주어 장의 모든 층이 고무호스처럼 두껍고 단단하게 된다. 이러한 변화로 내강이 매우 좁아지거나 완전히 폐쇄될 수 있다. 육아종은 만성 염증의 표시로 벽과 국소적인 림프절에서 발견된다. 소장벽이 손상되면 소장의 소화 · 흡수기능을 손상시킨다. 또한 염증은 장의 운동성을 촉진하여 소화와 흡수에 필요한 시간을 감소시킨다.

소장의 소화 · 흡수장애는 저단백혈증, 비타민 결핍증, 영양실조로 이어지고, 지방변으로 이어질 수도 있다.

다른 합병증들도 흔히 나타난다. 그물막하조직에 염증이 있을 때 장내의 굴곡부 사이에서 유착이 생긴다. 궤양이 장관 벽을 뚫고 고름집을 형성한다. 두 굴곡 사

표 11-5. 염증성 장질환

특성	크론병	궤양대장염
영향 부위	회장 말단, 간혹 결장	결장, 직장
병소의 분포	장관벽, 모든 층 비연속성 병변	점막층만 연속적, 광범위
대변의 양상	무른 변, 반정도 고형 변	빈번한 배변, 혈액과 점액이 섞인 물 같은 변
육아종	흔하다	없다
샛길, 틈새, 고름집	흔하다	없다
협착, 폐쇄	흔하다	드물다
흡수불량, 영양부족	있다	흔하지 않다

이에 연결된 샛길(fistula)은 궤양이 장벽을 파괴하면서 발생할 수 있다. 샛길은 장의 두 굴곡부 사이(그림 11-31D), 장과 방광 사이, 또는 장과 피부 사이에서 발견된다. 항문 주위의 틈새(fissure)와 샛길도 일반적으로 나타난다.

② 증상 및 징후

크론병의 진행 과정은 다양하다. 병의 악화는 복부의 경련통과 설사로써 명확하게 나타난다. 대변은 일반적으로 무르거나 반정도 고형이다. 궤양이 혈관을 부식시킬 경우 흑색변이 나타난다. 통증과 압통이 종종 우하복부에 집중된다.

식욕부진, 체중 감소, 빈혈, 피로는 흡수 불량 및 영양실조와 관련이 있다. 어린이는 적절한 단백질과 비타민, 특히 지용성 비타민 A와 D의 부족에서 오는 성장과 성적 성숙의 지연이 나타난다. Glucocorticoids 치료 역시 성장을 방해한다. 이와 같은 만성질환에서는 많은 심리적 증상이 추가로 나타난다.

(2) 궤양대장염(Ulcerative Colitis)

① 병태생리

염증은 직장 내에서 시작되고 계속해서 결장(colon)을 통해 인접한 곳으로 퍼져나간다. 소장은 드물게 영향을 받는다. 리버쿤 장샘(crypts of liberkühn) 〔점액분비 술잔 세포(goblet cell)〕의 바닥에서 시작해 점막과 점막하 조직에 염증이 일어난다. 조직에 부종이 나타나고, 무르게 되며 궤양이 발생한다(그림 11-32). 염증이 치료되면서 육아조직이 형성되나 혈관이나 취약한 부위는 쉽게 출혈을 일으킨다. 궤양이 유착될 때, 점막의 광범위한 부위가 벗겨지지만, 궤양의 위쪽으로는 손상되지 않은 점막 부위가 다리모양을 이룬다. 이 조직이 파괴되면 소장의 수분과 전해질 흡수에 장애가 온다.

급성 증상이 심하게 나타날 때 염증이 연동운동을 방해하며 특히 횡행결장(transverse colon)의 폐쇄와 확장을 일으키면서 심각한 합병증인 독성거대결장증(toxic megacolon)이 발생할 수 있다. 장기간의 궤양대장염은 대장암(Colorectal Carcinoma)의 위험을 증가시킨다.

② 증상 및 징후

경련성 통증을 동반하고 혈액과 점액이 섞인 묽은 대변의 설사가 나타난다. 심각하게 악화되는 동안 혈액과 점액이 밤낮으로 자주 흐르고, 배변 후 뒤무직(tenesmus)(직장의 지속적인 경련과 배설 요구)이 동반된다. 다량의 직장 출혈로 심각한 철결핍성 빈혈을 야기한다. 발열과 체중 감소가 나타날 수 있다.

③ 염증장질환의 치료

• 신체 또는 정서적 스트레스원이 종종 질병을 악화시킨다. 가능하다면, 각 개인에게 영향을 주는 구체적인 요소들을 밝혀내고 제거하는 것이 좋다. 염증장질환 치료에는 팀 접근을 이용하는 것이 효과적이다.

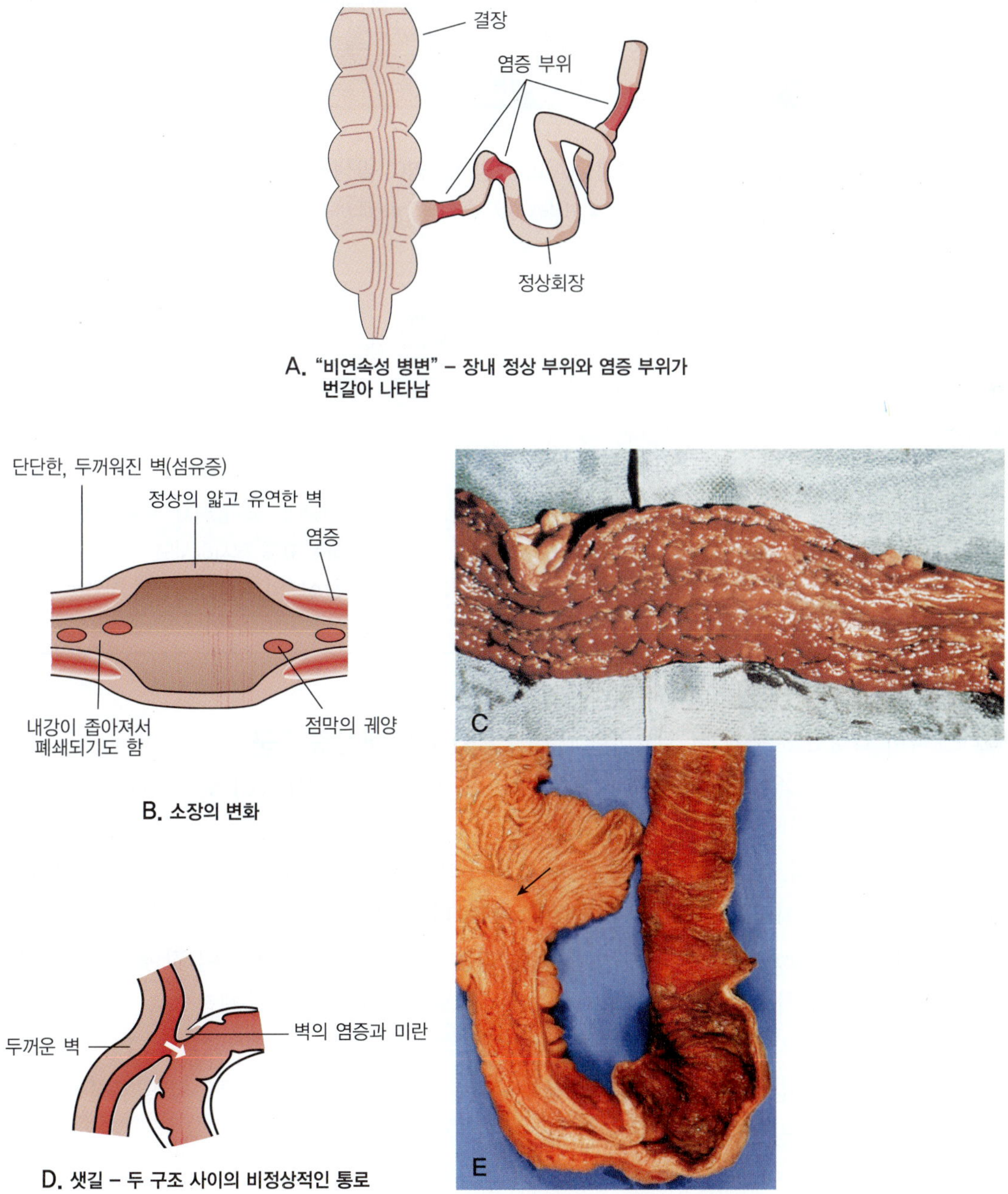

그림 11–31. 크론병

A. "비연속성 병변" B. 좁아짐과 폐쇄 C. 크론병에 의해 염증과 부종이 있는 소화관 부위
D. 샛길 E. 협착과 몸쪽 궤양을 동반한 크론병(화살표: 회맹판막)

(C *From Frazier M, Drzymkowski J*: Essentials of Human Diseases and Conditions, *ed 5, St. Louis, 2013, Elsevier, Saunders. E From Goljan E*: Pathology, *ed 4, Philadelphia, 2014, Elsevier, Saunders.*)

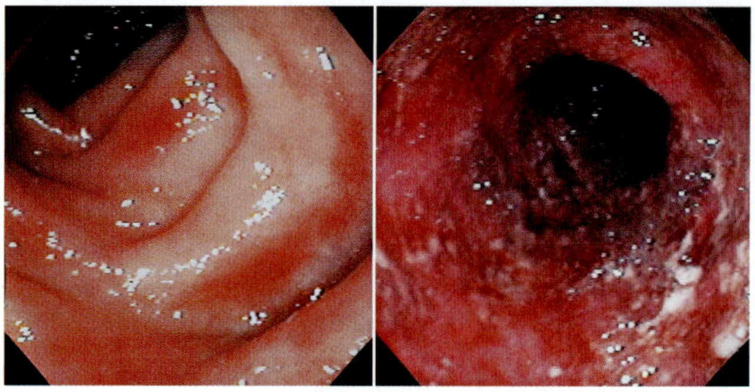

그림 11-32. 정상결장(A)과 궤양대장염이 발생한 결장(B)

(From Forbes C, Jackson W: A color atlas and text of clinical medicine Mosby Ltd, St Louis Mo, 2003.)

- 특별한 방법에는 일반적으로 sulfasalazine (sulfapyridine with 5-aminosalicylic acid)이나 glucocorticoids와 같은 항염증제가 있다. 이 약물들을 경구나 비경구의 방법으로 규칙적으로, 혹은 관장이나 좌약의 방법으로 국소적으로 투약한다. 어떤 경우에는 면역 억제제가 사용된다.
- loperamide 또는 항콜린작용성의 약(표 11-1)과 같은 장운동 억제제(antimotility agents)는 약하거나 보통 정도의 증상을 경감시키는데 사용한다.
- 영양 보충은 특히 급성인 경우에 더 필요하다. 병세가 심각하게 악화되는 동안에 완전 비경구 영양법(정맥)이 필요하다. 추천하는 식이는 보통 고단백질과 고비타민, 고칼로리, 저지방식이이다. 소량(low bulk)의 식이는 장의 자극을 줄여준다.
- Metronidazole이나 ciprofloxacin을 포함하는 항미생물제제는 이차적인 감염치료를 위해 필요하다.
- Azathioprine과 같은 면역치료제들은 장기간의 치료에 효과적이다. 외과적 절제, 일반적으로 회장창냄술(ileostomy) 또는 결장창냄술(colostomy)과 같이 인공적으로 복부의 표면에 항문을 만드는 것은 폐쇄나 샛길 등의 합병증, 혹은 약에 반응하지 않는 심각한 병의 악화를 예방하는데 필요하다. 어떤 경우에는 외과적 중재로 장을 일시적으로 휴식시키면, 이후에 정상적인 구조로 돌아온다.

생각해보기 11-10

a. 지방변의 특성들을 기술하시오.
b. 복강병에서 보이는 병태생리적 변화가 어떻게 흡수장애를 일으키는지 생각해보시오.
c. 크론병과 궤양대장염의 위치, 병변의 특성, 증상, 합병증 등을 비교하는 표를 제시하시오.
d. 크론병이 청소년의 성장과 발달에 미치는 영향에 대해 설명하시오.

3) 과민대장증후군 (Irritable Bowel Syndrome)

과민대장증후군(Irritable Bowel Syndrome)은 복통, 불편감 그리고 정상적인 배변습관의 변화를 징후로 하는 위장관의 장애이다. 이 장애는 전세계적으로 20% 정도에게 나타나며 통계적으로는 젊은 사람이나 중년의 여성에게 흔하게 발병한다. 과민대장증후군의 형태는 설사, 변비 그리고 통증의 일차적인 증상을 기초로 구분된다.

(1) 병태생리

- **비정상적 위장관의 운동이나 분비:** 설사형의 과민대장증후군은 장에서 대변의 빠른 속도의 이동이 일어나는 반면 변비형의 과민대장증후군은 장에서

이동속도가 지연된다. 원인은 과민증 또는 내장 신경계에서 세로토닌의 영향에 기인하는 것으로 보인다.

- **내장 과민성**: 내장통의 감수성을 증가시킨다. 원인은 비정상적 운동과 분비 때문이며 활성화된 비만세포와 T-림프구의 참여, 그리고 정보처리에 대한 자율신경계와 중추신경계의 영향도 포함되어 결과적으로 통증 증가로 이어질 수 있다.
- **후감염성의 과민대장증후군**: 낮은 단계의 염증반응 및 소화관에서의 비정상적인 면역반응을 일으킨다. 종종 세균성 장염과 연관이 된다.
- **상주균의 과성장**: 메탄 가스의 생산으로 변비와 팽만감을 일으킨다. 이 가스의 생산은 소화관 정상 장내 상주균의 과잉성장의 결과이다.
- **음식 알러지나 불내성**: 특정 음식의 항원은 점막의 면역반응을 활성화시킬 수 있고 이는 과민반응과 과민대장증후군의 증상을 일으킬 수 있다.
- **심리사회적 요인**: 이러한 경우 과민대장증후군의 증상은 감정적인 스트레스와 같은 요인에 의해 유발될 수 있고 이는 자율신경계, 신경내분비 전달체계, 통증 반응에 영향을 미칠 수 있다.

(2) 증상 및 징후

과민대장증후군의 징후는 다음을 포함한다.

- 하복부의 통증
- 설사
- 변비
- 설사와 변비의 교대증상
- 가스
- 팽만감
- 구역

또한 대변 절박증이나 불완전한 대변 배출 등의 증상이 나타날 수 있다. 증상은 일반적으로 배변 후에는 완화된다.

(3) 진단

과민대장증후군의 진단은 나타난 증상과 징후에 기반하며, 비슷한 징후가 나타날 수 있는 어떠한 구조적, 생리적 문제가 없는 경우에 가능하다. 음식 알러지 검사, 세균 또는 기생충 감염 그리고 락토오스 불내성과 같은 문제 또한 진단을 확정하기 위해 필요하다. Rome criteria 라고 불리는 프로토콜이 과민대장증후군의 진단을 위한 가이드라인으로 수립되었다.

(4) 치료

과민대장증후군을 위한 단독치료는 없다. 치료는 특정 증상 호소에 따라 개별적으로 접근한다. 이는 완화제의 사용, 식이섬유제, 지사제, 항우울제, 진통제, 항경련제, 세로토닌 수치를 조절하기 위한 약물 등을 포함한다. 최근 과민대장증후군의 치료효과가 증명된 두 가지 종류의 약물이 있다 : 결장을 이완시키고 대장으로의 분비물 이동을 느리게 해주는 alosetron (Lotronex)과 장관으로의 체액 분비를 증가시켜 대변의 통과를 쉽게 해주는 lubiprostone (Amitiza)이다. 이러한 약물의 대부분은 특징적으로 특히 여성들에게 많이 처방된다. 원인이 다양하기 때문에 새로운 치료와 요법들이 계속 연구되고 있다.

4) 충수염(Appendicitis)

젊은 성인의 10% 정도에서 일어나는 흔한 급성 문제인 충수염은 충수(appendix)의 염증과 감염이다.

(1) 병태생리

충수염이 일어나는 위치 및 요인에 따라 염증의 진행과정이 변할 수는 있지만, 충수염의 임상적인 징후는 일정한 형태로 나타난다.

1. 대변결석(fecalith), 담석, 외부 물질, 혹은 뒤틀림이나 경축에 의한 충수 입구의 폐쇄가 보통 첫 번째 요인이다.
2. 충수 안에 액체가 축적되면 미생물들이 증식한다.

3. 충수의 벽은 염증을 일으키고, 화농성 삼출액이 축적된다. 충수는 부어오르고 혈관벽은 압박된다(그림 11–33).
4. 충수에서 울혈과 압력이 증가하면 국소 빈혈과 충수벽의 괴사로 이어지며, 결과적으로 투과성이 증가한다.
5. 세균과 독소는 충수벽을 통하여 주변으로 이동한다. 세균의 이동은 고름집의 형성 또는 국소적인 세균성 복막염을 유발한다.
6. 고름집은 인접한 망이 일시적으로 충수 표면에 부착되어 염증 부위를 둘러쌀 때 형성될 수 있다. 어떤 경우에는 염증과 통증이 일시적으로 가라앉지만, 재발하기도 한다.
7. 국소적 감염 또는 복막염은 충수 주변에서 시작하여 복막을 따라서 퍼질 수 있다.
8. 충수 안쪽에서 압력이 증가함에 따라 벽의 괴사와 괴저(괴사 섬유의 감염)가 야기된다. 충수의 벽은 거무스름한 색으로 변한다.
9. 충수가 파열 혹은 구멍이 난 경우 복막으로 그 내용물이 방출되어 복막염을 일으키며 생명을 위협하기도 한다(그림 11–33C).

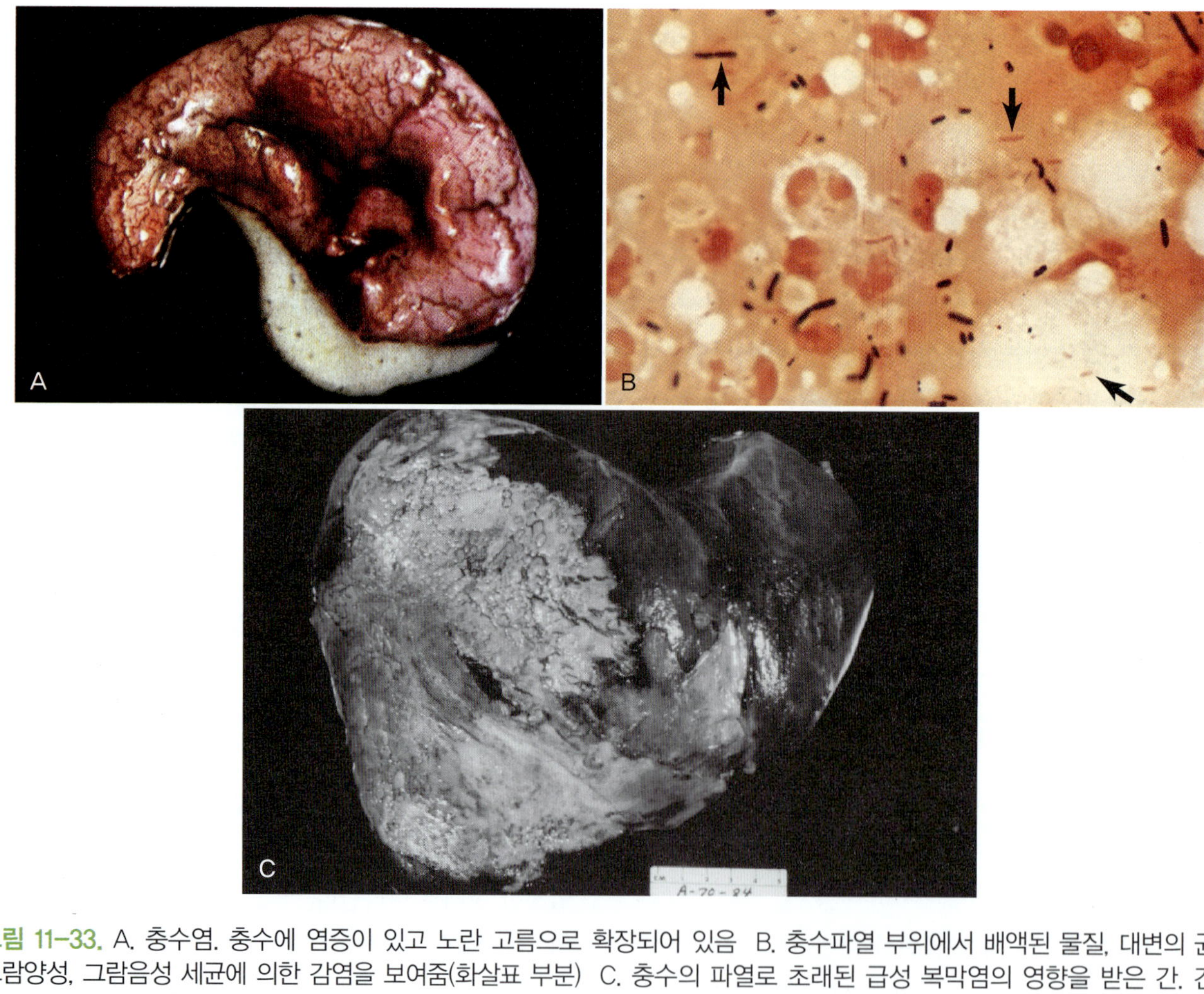

그림 11–33. A. 충수염. 충수에 염증이 있고 노란 고름으로 확장되어 있음 B. 충수파열 부위에서 배액된 물질, 대변의 균과 그람양성, 그람음성 세균에 의한 감염을 보여줌(화살표 부분) C. 충수의 파열로 초래된 급성 복막염의 영향을 받은 간. 간은 화농성의 삼출물로 뒤덮여 있음.

(A From *Black J, Hawks J*: Medical–Surgical Nursing: Clinical Management for Positive Outcome, *ed 8, St. Louis, 2009, Saunders, Elsevier*. B *From Mahon CR, Manuselis G*: Textbook of Diagnostic Microbiology, *ed 2, Philadelphia, 2000, Saunders*. C *Courtesy of RW Shaw, North York General Hospital, Toronto, Ontario, Canada.*)

(2) 증상 및 징후

충수염은 "조용히" 또는 뚜렷한 변화와 함께 나타난다. 일반적인 사례에서는 다음과 같이 일련의 징후가 나타난다 :

- 염증과 충수벽의 팽창으로 인하여 일반적으로 배꼽 주위에 통증이 발생하기 시작한다.
- 구역과 구토가 흔하다.
- 통증은 더 심해지며 우하복부에 국한된다(그림 11-34).
- 우하복부의 압통이 McBurney's point(배꼽부위와 전상장골극(anterior superior iliac spine) 사이에서 아래쪽 1/3 지점)에서 발생한다. 국소통증은 복막체부를 포함한 부분에서부터 충수까지 유발된다. 충수의 위치는 개인마다 다양해서 진단 시 오진될 수도 있다.
- 파열이 일어난 경우, 압력이 경감됨에 따라 통증은 일시적으로 가라앉게 된다.
- 복막염이 진전됨에 따라 통증이 지속적으로, 심하게 다시 나타난다.
- 미열과 백혈구증가증은 염증이 진전됨에 따라 발생한다.
- 복막염의 발생을 알려주는 증상에는 판자같이 단단한 복부, 빈맥, 저혈압이 있다.

(3) 치료

외과적 제거와 항생제 투여가 대표적인 치료법이다.

5) 곁주머니병(Diverticular Disease)

곁주머니병은 곁주머니의 발달과 관련된 다양한 문제들을 말한다. 곁주머니병은 선천적이거나 후천적이다.

- 곁주머니(diverticulum)는 결장벽의 근육층을 통해

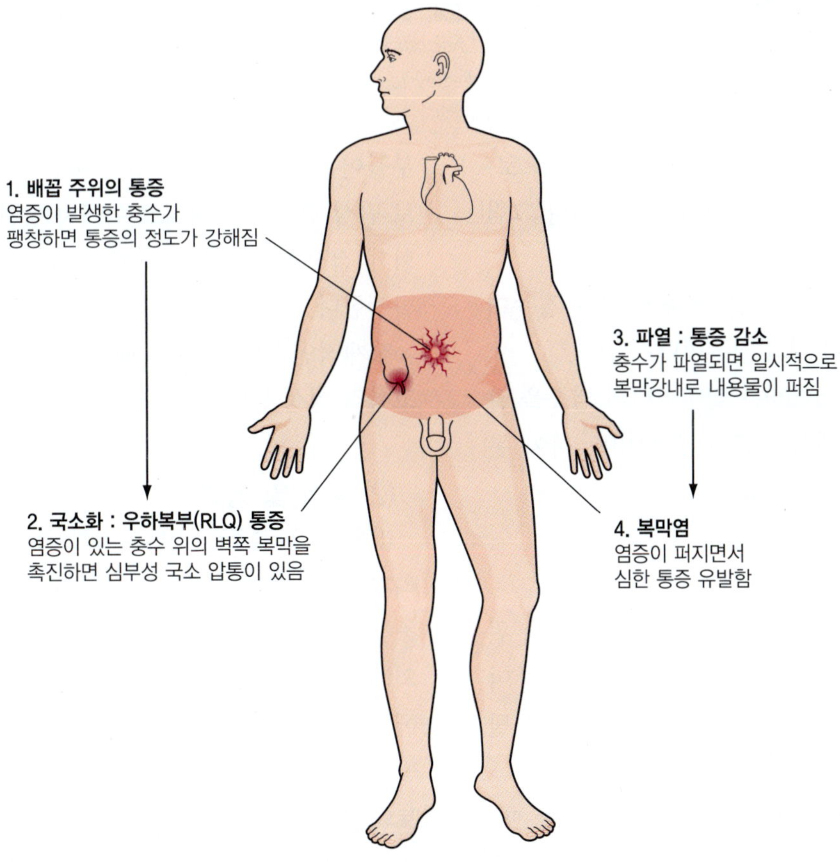

그림 11-34. 급성충수염에서 일어나는 전형적인 통증의 진행.
RLQ: right lower quadrant, 우하복부

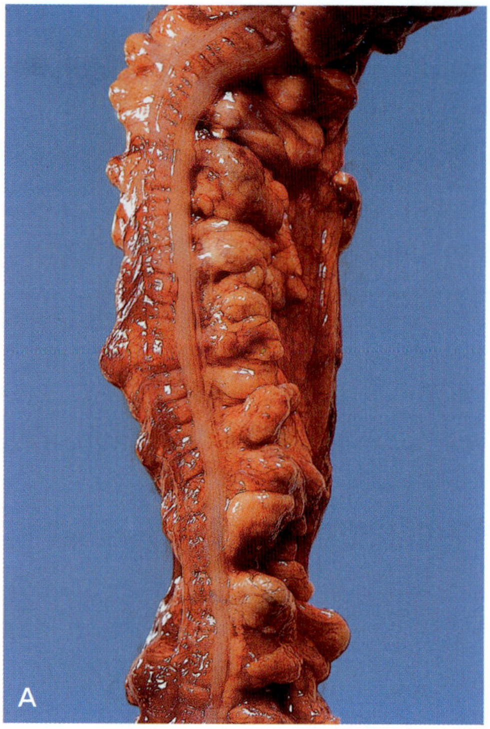

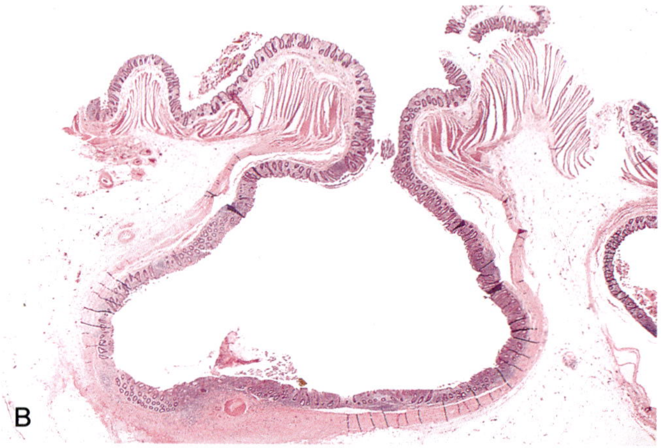

그림 11-35. A. 구불결장의 곁주머니증 B. 근육벽을 통해 점막과 점막 하로 돌출된 결장 곁주머니의 현미경 사진(A *From Cooke RA, Stewart B* : Colour Atlas of Anatomical Pathology, *ed 3, Sydney, 2004, Churchill Livingstone*. B *From Kumar V, et al*: Robbins basic pathology, *ed 8, Philadelphia, 2007, Saunders-Elsevier*.)

점막이 빠져나오거나 주머니를 형성하는 것으로, 종종 구불결장(sigmoid colon)에서 나타난다(그림 11-35).

- 곁주머니증(diverticulosis)은 통증이 없는 곁주머니병이다. 종종 여러 개의 곁주머니가 있다.
- 곁주머니염(diverticulitis)은 곁주머니의 염증을 말한다. 이것은 서양에서는 흔한 질병이며, 나이 든 사람들에게 주로 영향을 미친다.

(1) 병태생리

혈관이 지나가는 윤상근(circular muscle) 연결 부위와 세로근(longitudinal muscle) 사이의 틈에서 곁주머니가 형성된다. 벽이 선천적으로 약한 것도 원인이 될 수 있다.

벽의 취약지역은 주로 장내에서 압력이 증가할 때, 예를 들어 강한 근육 수축 운동이 있을 때, 바깥쪽으로 부풀어 오른다. 저잔여식이, 불규칙한 배변 습관, 노화로 만성 변비가 초래되고 이어서 장관내 압력의 상승과 함께 결장의 비대를 일으키고, 점차적으로 곁주머니가 발생한다.

잠재적인 합병증은 장폐쇄, 복막염으로 인한 천공, 고름집 형성 등이다.

(2) 증상 및 징후

많은 경우 곁주머니병은 자각 증상이 없는 것으로 알려져 있다. 때때로 가벼운 불편감, 설사, 변비, 위장관가스참(flatulence)이 있을 수 있지만 이것들은 다른 원인에 의해서도 발생가능하다. 곁주머니염과 함께, 주머니 속에 정체하고 있는 대변과 관련된 염증이 곁주머니에서 발생한다. 좌하복부 경련이나 지속적인 통증, 구역과 구토와 함께 오는 압통은 염증성 질환을 의미한다. 불편함과 함께 약간의 미열과 백혈구 수치의 증가가 발생한다.

(3) 치료

급성 곁주머니염의 증상이 나타나는 동안 음식 섭취를 줄이고, 항균성 약품은 필요에 따라 사용한다. 곁주머니병은 음식의 양을 늘리고, 씨앗이나 팝콘과 같은 음식은 피하고 변비가 생기지 않도록 정기적인 배변 활동을 촉진하는 것으로 치료한다.

6) 대장암(Colorectal Cancer)

대장암은 미국에서는 50세 이상의 사람들에서 치명적인 암으로서 암 관련 사망 중 2위를 차지하고 있다. 2020년 자료에 따르면 총 147,950명이 진단받고 53,200명이 사망하였다. 우리나라에서도 대장암은 현재 남성, 여성에서 모두 3위를 차지하며 계속적으로 증가하고 있다. 하지만 많은 경우 폴립과 같은 암의 전구증상에 대한 조기치료와 악성종양의 조기발견에 의해 사망률을 낮출 수 있다고 되어 있다. 미국 암협회는 40세 이후에는 매년 잠혈을 발견하기 위한 대변 검사를 할 것을 권장하고, 50세 이후에는 매 3~5년마다 구불결장내시경술을 권장한다. 조사 결과에 따라, 미국 질병관리본부와 암협회는 50세 이후의 모든 사람들에게 조기 발견과 치료를 확실하게 할 수 있도록 잠혈검사(fecal occult blood test, FOBT), 구불결장경, 대장내시경술을 포함한 일련의 검진을 권장하고 있다.

비디오 카메라 캡슐이 위장관계의 용종과 악성종양을 발견하기 위해 사용된다. 이러한 검사는 다른 침습적인 시술과 동일한 장준비가 필요하다. 악성종양은 소장에서는 드물게 발병한다.

(1) 병태생리

대부분의 악성종양은 선종성 용종으로부터 발달되고, 이에는 다양한 종류가 있다. 용종은 관강으로 튀어나오는 큰 덩어리이고, 많은 용종은 유전자 이상을 나타낸다(그림 11-36). 용종의 크기가 증가함에 따라, 이형성증과 악성으로 변화할 위험도 커진다.

이 선암들은 상행결장(ascending colon), 하행결장(descending colon), 구불결장과 직장에 동등하게 분포한다. 최근에는 점점 많은 수의 종양이 바륨관장 또는 CT검사를 통해 상행결장에서 발견되고 있다. 일반적인 직장 수지 검사 또는 직장구불결장경 검사법은 충분하지 않기 때문에, 이 부위의 병소는 조기에 진단하는 것이 더 어렵다. 구불결장과 직장에 있는 종양들은 접근하기가 더 쉽다.

암종들은 다르게 드러날 수도 있다. 예를 들어, 원주 또는 고리 모양이고 수축성인 "냅킨 고리"종양은 왼쪽 결장에서 흔하고, 툭 튀어나온 폴립모양의 큰 덩어리는 오른쪽 결장에서 흔하다. 편평한 궤양성의 병변은 흔하지 않다. 모든 종류의 암종은 벽, 창자간막, 림프절에 침입하고 간으로 전이된다. 암의 단계는 국소 침윤의 정도, 림프절 전이와 전이의 정도를 근거로 결정한다.

대부분의 선암들은 혈액으로 암배아항원(carcinoembryonic antigen, CEA)을 방출한다. 궤양대장염과 같은 다른 병에서도 이 항원의 혈액 수치가 상승하기 때문에 항원을 검출하는 것은 진단 도구로서의 가치는 제한적이다. 그러나 이 항원은 종양제거 후에 종양의 재발을 모니터링하는데 유용하게 활용될 수 있다.

(2) 병인

대장암은 55세 이상에서 주로 발병하며 서양에서 더 흔히 발병한다. 유전질환인 폴립증 혹은 장기 궤양대장염이 있는 경우는 젊은 연령층에서도 암이 발생할 위험을 증가시킨다.

지방, 당, 붉은 고기가 많은 식단을 장기간 섭취하는 환경적 요인 또한 발암에 주요한 역할을 한다. 저섬유질 식이는 발암물질과 점막의 접촉시간을 연장시키기 때문에 암발생 위험을 증가시킨다.

(3) 증상 및 징후

대부분의 암종이 상당히 진행될 때까지 무증상으로 남아있지만, 대장암의 최초 징후는 발생 위치와 결장의 해당 위치에서의 배설물의 특징에 따라 상당히 달라진다(그림 11-37). 예를 들면, 배설물 덩어리가 비교적 고형인 구불결장의 고리형 손상은 몸쪽 결장의 확장과 함께 부분적 폐쇄를 초래한다(그림 11-36). 모호한 경련성의 통증, 작고 편평한 조각이나 리본 같은 변, 변이 완전히 배출되지 않음 등이 흔한 징후이다.

우측 결장암은 배설물이 액체이고 폐색을 일으키지 않지만 종종 피로, 체중 감소, 철 결핍 빈혈과 같은 일반적인 전신적 징후만 나타난다.

특별한 이유없이 변비나 설사가 교대로 나타나는 배변습관의 변화는 악성종양의 징후일 수 있다. 출혈이 몸쪽 결장에서 발생하면 잠혈이나 혈변으로 나타난다. 대변 표면이나 주위에 선홍빛 피와 점액이 있으면 이는 대개 직장의 병변으로부터 출혈이 있다는 것을 암시한다.

(4) 치료

대장암은 대개 관련된 부위의 외과적 제거로 치료되는데, 외과적 치료 후 인공 항문 형성술이 요구된다(그림 11-38). 치료적 수술과 완화적 수술 모두 방사선 요법, 화학요법이 이루어져야 한다. 화학요법은 수술 후에 방사선 치료와 함께 사용하며 최근에는 정맥주사약물 뿐 아니라 경구약을 포함하는 두 가지 약물의 사용

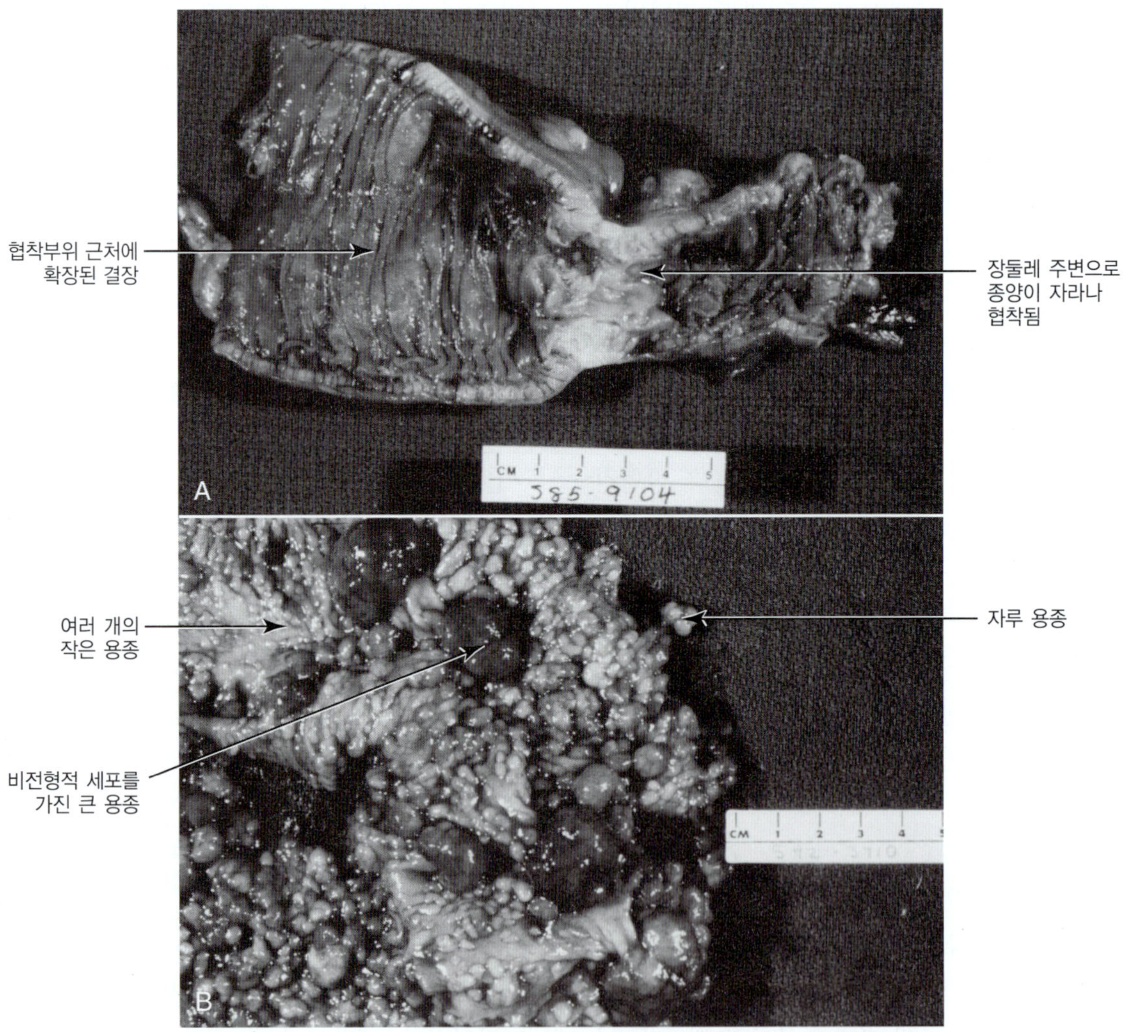

그림 11-36. 대장암

A. 원주형의 악성종양(암)의 발생으로 대변의 흐름을 차단하고 인접한 결장부위는 확장됨. B. 용종과 악성으로의 전이

(*Courtesy of RW Shaw, North York General Hospital, Toronto, Ontario, Canada.*)

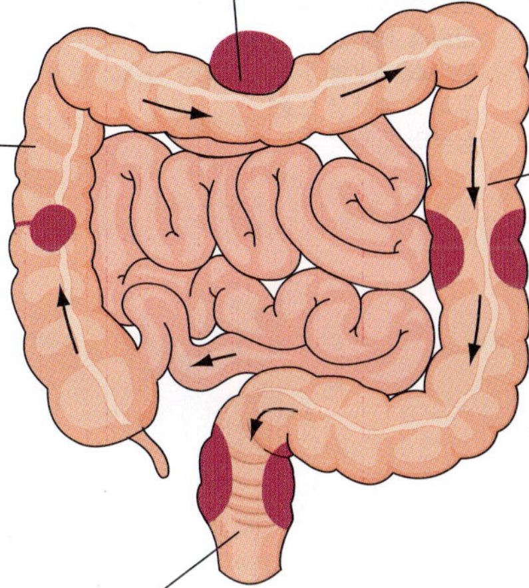

그림 11-37. 대장암의 위치에 따른 흔한 징후와 증상

을 권장하고 있다. 약물 프로토콜의 선택은 암의 병기와 대상자의 전반적인 건강력에 의한다. 새로운 약물인 cetuximab은 세포의 재생을 담당하는 성장인자의 신호를 표적으로 한다.

조기진단은 필수적이다. 병변이 점막에 국소적으로 한정되어 있으면(Dukes stage A or TNM stage Ⅰ) 5년 생존율이 90% 이상이다. 일단 림프절로 전이되면(Dukes stage C or TNM stage Ⅲ) 5년 생존율이 유의하게 감소한다.

생각해보기 11-11

a. 급성충수염에서 나타나는 각 단계의 통증과 통증의 발생 위치, 통증의 종류와 그 이유를 기술하시오.
b. 곁주머니병을 정의하고 곁주머니가 어떻게 발달하고 염증이 생기는지 설명하시오.
c. 대장암을 유발하는 두 가지 요인을 생각해보시오.
d. 종양의 위치에 따라 대장암의 징후가 달라지는 이유를 생각해보시오.

7) 장폐쇄(Intestinal Obstruction)

장폐쇄는 장 내용물들의 움직임이 둔해지는 것을 말한다. 소장의 작은 내강 때문에 폐쇄는 소장에서 더 흔하고 빠르게 일어나지만, 대장에서도 발생할 수 있다. 원인과 위치에 따라 폐쇄는 급성 문제나 점차 진행되는 상황으로 나타날 수 있다. 예를 들어, 장의 뒤틀림은 갑작스러운 폐쇄를 일으킬 수 있는 데 비해, 종양은 진행성의 폐쇄를 유발한다.

장폐쇄는 두 가지 형태로 일어난다. 기계적인 폐쇄증은 종양, 유착, 탈장, 또는 다른 물리적인 폐쇄에 의해 유발된다(그림 11-39). 기능적인, 또는 무력성 폐쇄는 척수 손상과 장의 연동 장애와 같은 신경 장애에 의해 발생하며, 종종 마비장폐색증(paralytic ileus)이라 일컫는다. 기계적인 폐쇄증과 마비장폐색증은 증상들이 다소 차이가 있고 치료 역시 다를 수 있다.

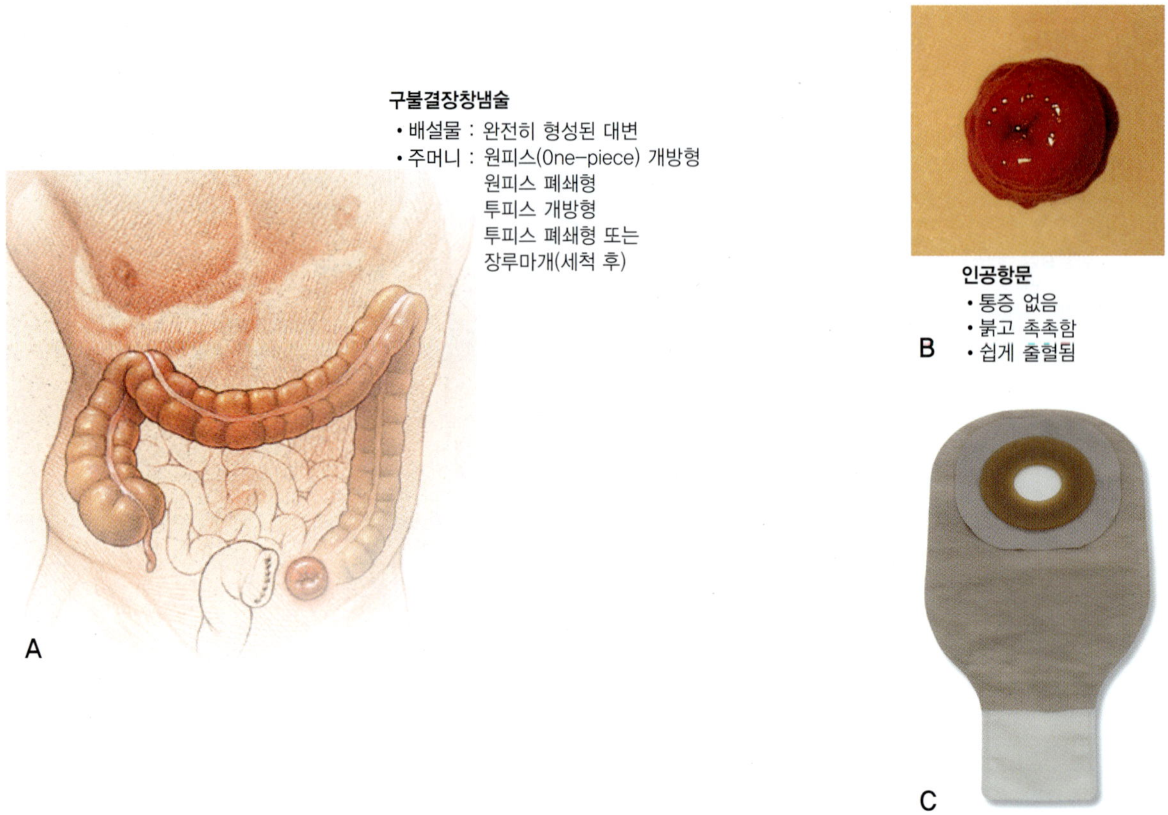

그림 11-38. 인공 항문 형성술

A. 구불결장창냄술 형성 – 외과적으로 복벽에 항문을 만듬 B. 복벽에 만들어진 장루(stoma). 이는 언제나 붉고 촉촉하며, 통증은 없으나 출혈이 쉽게 일어날 수 있음. C. 대변을 모으는 플라스틱 주머니가 장루에 부착됨. (Courtesy of Hollister Incorporated, Patient Education Series.)

(1) 병태생리

장 내용물의 흐름에서 기계적인 폐쇄가 일어났을 때, 다음과 같은 일련의 사건이 일어난다(그림 11–40) :

1. 폐쇄가 일어난 장소와 근접한 곳에 가스와 액체가 축적되어 장을 팽창시킨다. 가스는 주로 삼킨 공기로부터 비롯되지만 장에서 일어나는 세균의 활동에 의해서도 일어난다.
2. 내용물을 이동시키기 위해 주변 장의 수축이 점점 증가한다.
3. 관의 압력이 증가하여 더 많은 분비물이 장으로 들어오게 되며 또한 혈관벽을 압박하여 흡수를 막고, 장관벽에 부종이 생긴다.
4. 장 팽창은 지속적인 구토와 함께 수분과 전해질 손실을 유발한다. 소장에 폐쇄가 발생하면 수분과 전해질 재흡수의 기회가 사라져 빠르게 혈량저하증이 일어난다.
5. 만약 폐쇄가 제거되지 않는다면, 압력으로 인해 동맥으로부터 조직으로의 혈류 공급이 줄어듦에 따라 장관벽에서는 국소 빈혈과 괴저가 일어난다. 만약 장꼬임이 유발되었거나, 폐쇄의 일차적인 원인에 의해 즉각적인 동맥의 압축〔장중첩증(intussusception) 또는 조임탈장(strangulated hernia)〕이 발생하면, 장벽은 급격히 괴사되고 괴저된다.
6. 장벽의 국소 빈혈과 괴사는 결국 신경 분포의 감소와 연동운동의 정지를 일으킨다. 장음의 감소가 이러한 변화를 나타낸다.

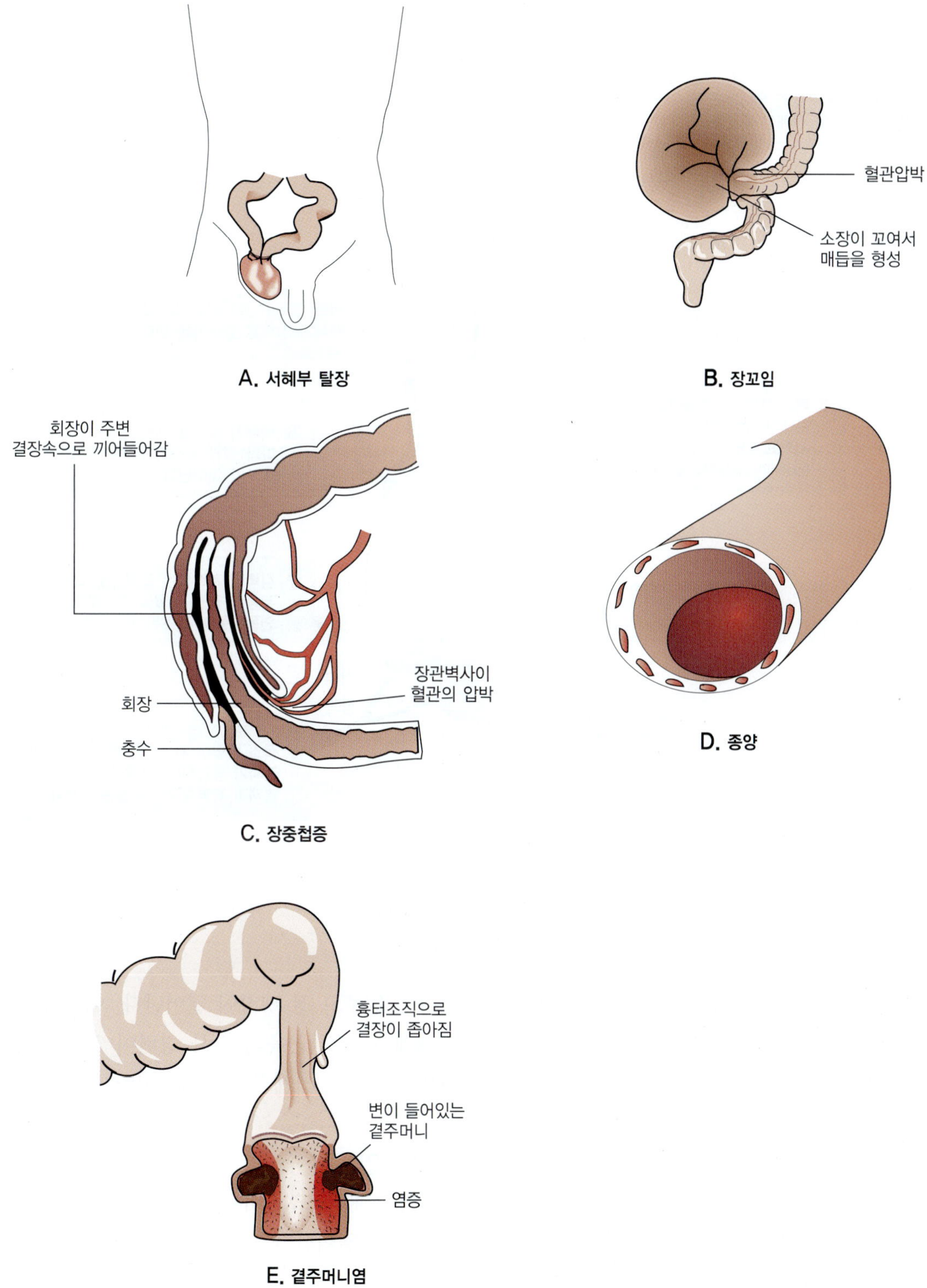

그림 11–39. 장폐쇄의 원인

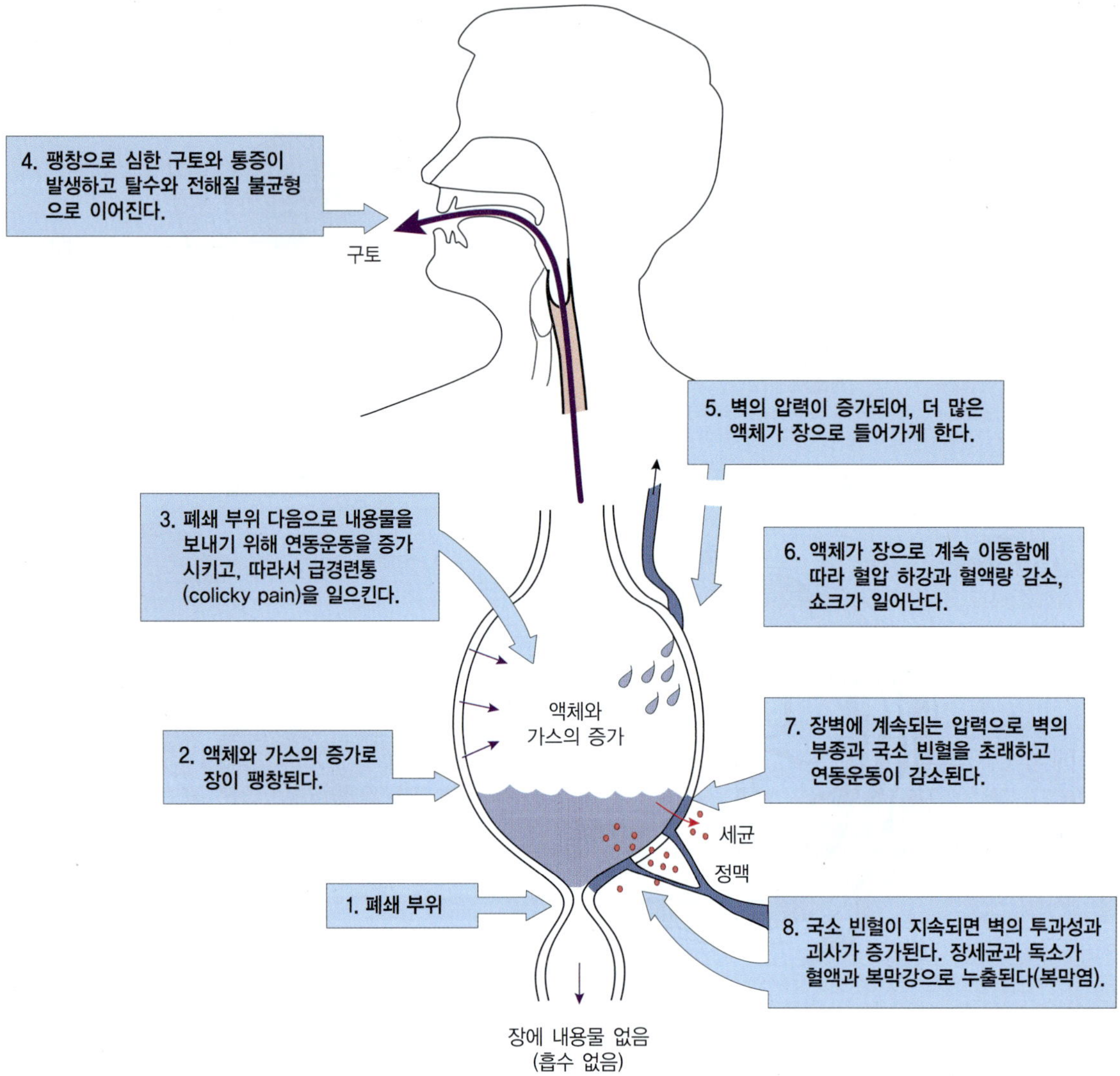

그림 11-40. 장폐쇄의 영향

7. 폐쇄는 장내 세균의 급격한 증식을 촉진하고, 이들 중 일부는 독소를 생산한다. 영향을 받은 장벽에 괴저가 있고 침투성이 증가하면, 장 세균 또는 독소가 복막강 안(복막염) 또는 혈액 속[세균혈증(bacteremia)과 패혈증(septicemia)]으로 새어나갈 수 있다.
8. 추후에는 괴사된 부분에 천공이 일어날 수 있으며, 이는 전체적인 복막염으로 이어진다.

기능성 폐쇄 또는 마비장폐색증은 신경학적 장애로부터 일어난다. 수분과 전해질이 장에 축적되면 연동운동이 멈추고 장 팽창이 일어난다. 이와 같은 종류의 폐쇄에서는 장 근육의 반사 경련이 일어나지 않지만, 나머지 경과는 기계적인 폐쇄와 비슷하다.

(2) 병인

기능성 폐쇄 또는 마비장폐색증은 다음과 같은 상황에서 흔히 일어난다 :

- 복부 수술 후, 마취제의 영향이 수술 부위의 염증 또는 국소 빈혈과 함께 신경 자극의 전도를 방해한다.
- 척수 부상(척수 쇼크)의 초기 상태에서

- 심각한 허혈과 관련된 염증과 함께
- 췌장염, 복막염, 복막강의 감염
- 저칼륨혈증, 장간막의 혈전증이나 독소혈증과 함께

기계적 폐쇄는 다음의 이유로 일어난다 :

- 장의 뒤틀림이나 수축을 일으키는(수술, 감염, 방사선으로부터의) 유착은 폐쇄의 가장 흔한 원인이다.
- 탈장(근육벽의 열린 구멍으로 장의 일부분이 돌출된 것)(그림 11-41).
- 상처 조직에 의한 협착
- 종양이나 이물질과 같은 덩어리
- 장중첩증(intussusception, 장의 부분과 인접한 부분이 겹쳐지는 것) : 용종이나 종양 앞으로 장의 일부가 당겨져서 이차적으로 장중첩증이 발생될 수 있다(그림 11-39C).
- 장꼬임(volvulus, 장의 일부분이 뒤틀림) : 유착과 관련되어 있을 수 있다. 많은 경우 장중첩증과 장꼬임의 원인은 밝혀지지 않았다.
- 히르쉬스프룽 병(Hirschsprung's disease) 혹은 선천적 거대 결장, 결장의 일부분에서 부교감 신경계의 신경 분포가 소실되어 연동성 장애를 일으키고, 변비와 결국 폐쇄를 일으킨다. 그리고 히르쉬스프룽 병은 종종 다른 이상과 함께 발생한다.
- 크론병, 결주머니병과 같이 만성 염증성 장애로부터 점차적으로 일어나는 폐쇄이다.

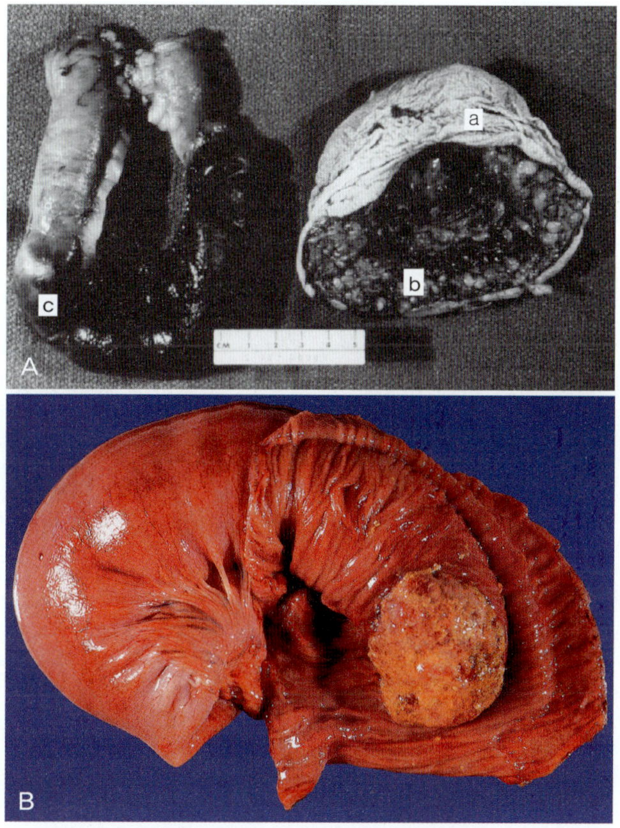

그림 11-41. A. 장 경색이 있는 탈장. 이 주머니는 복벽으로 이루어짐(a). 흉터조직으로 인해 약해진 부위에서는 장이 눌린 상태로 돌출됨(b). 이 돌출은 (검은 경색 부분) 장의 내부에서 배설물의 흐름을 차단할 뿐 아니라 장벽으로의 혈액 흐름을 차단함(c). B. 샘암종으로 인한 장중첩증(밝은 색의 둥그런 덩어리)이 급성 장폐쇄를 일으킴. (B. *From Cooke RA, Stewart B* : Colour Atlas of Anatomical Pathology, *ed 3, Sydney, 2004, Churchill Livingstone.*)

(3) 증상 및 징후

- 소장의 기계적 폐쇄와 함께 심각한 복부의 급경련통은 초기에 연동운동이 증가하면서 발달한다.
- 장근육이 내용물을 앞으로 보내기 위해 힘차게 수축하면서 창자기체소리(borborygmus)(장에서 가스의 움직임으로 인해 발생하는 꾸르륵대는 소리)와 장돌진(intestinal rush)을 들을 수 있다. 마비장폐색증의 징후인 장음의 감소 또는 상실은 기계적 장폐쇄와 주요한 차이점이며, 통증은 지속적으로 나타난다.
- 구토와 복부 팽만은 소장의 폐쇄와 함께 급격히 나타난다. 구토는 재발하고 구토물에 처음에는 위 내용물이 포함되며, 그 다음에는 담즙이 포함된 십이지장 내용물이 포함된다. 대변 또는 가스는 장을 통과하지 못한다.
- 불안, 발한과 함께 오는 빈맥은 초기에 나타난다.
- 저혈량증과 전해질 불균형이 진행됨에 따라 탈수증, 허약감, 혼돈, 쇼크의 징후가 나타난다.

대장의 폐쇄는 천천히 진행되며, 증상이 미약하다. 변비와 약한 하복부의 복통이 흔히 나타나며, 복부 팽만, 식욕부진, 구토와 심한 통증이 따른다.

(4) 치료

근본적인 원인을 치료하고, 체액과 전해질을 보충한다. 모든 장꼬임에서는 수술과 항균제 치료가 가능한 한 빨리 필요하다. 마비장폐색증에서는 흡인에 의한 감압이 필요할 수도 있다.

8) 복막염(Peritonitis)

복막염은 화학적 자극 또는 약한 복막강에 세균이 직접 침입하는 복막의 염증이다. 화학적 자극은 빨리 해결되지 않으면 궁극적으로 세균성 복막염에 이른다. 이는 보통 급성으로 발병하고 근본적 원인에 대한 치료도 필요하다. 복막염으로 인한 패혈증의 발생률은 예방적 항생제 사용으로 감소하고 있다.

(1) 병태생리

복막의 염증은 담즙, 미즙, 복막강 내 이물질 등 화학적 자극으로부터 시작될 수 있다. 이 염증은 장벽의 투과성을 증가시켜 장 세균이 복막강(peritoneal cavity)으로 유출되게 한다(그림 11-42). 장벽의 괴사 또는 천공 또한 장의 미생물로부터 직접 감염이 일어날 수 있는 원인이 된다.

초기에 국소적인 염증이 복강에서 발달할 때, 복막과 그물막(omentum)은 두껍고 끈적끈적한 삼출물을 생성하는 경향을 보이는데, 이는 인접한 조직이 서로 달라붙게 하여 일시적으로 그 부위를 봉인함으로써 문제의 원인을 국소적인 것으로 제한한다. 어떤 경우, 염증이 줄어들고 나중에 재발하는 궤양이 형성된다. 이 국소적인 염증은 그 부위의 연동운동을 감소시킬 수 있으므로 독소나 세균이 퍼지는 위험성을 감소시킨다. 그러나 문제의 근본적인 원인이 제거되지 않으면 염증 혹은 감염이 퍼질 가능성이 크다.

복막은 내장과 복막강 내부를 덮고 있는 멸균 공간으로 혈관이 많은 조직으로 구성되어 있다. 이 복막의 구조는 자극원이나 세균이 복막강 전체에 빠르게 퍼질 수 있도록 한다. 복막염에서는 복부팽만이 뚜렷이 나타나며 벽쪽 복막과 관련된 복부근육의 반사적 경련에 의해 복부가 경직되고 딱딱해진다.

그 이유가 무엇이든, 복막에 급격히 염증반응이 일어나 혈관이 확장되고 투과성이 증가된다. 또한 부어오르고 붉어진다. 막에 있는 많은 혈관들은 많은 양의 액체를 복막강으로 흘려보낼 수 있다. 저혈량성 쇼크가 발생한다. 복막강에 격리된 체액, 단백질, 전해질은 순환하는 혈액으로 이동되지 않아 체액 불균형이 일어난다. 이 격리된 체액에 감염이 퍼지면서 화농성이 된다. 장의 자극과 통증으로 인한 구역과 구토는 체액 소실을 일으킨다. 만약 치료가 지연되면 합병증이 나타난다. 염증이 지속될 때 신경 전도에 장애가 생기고 연동운동이 감소하여 장 폐쇄로 이어진다(마비장폐색증). 감염된 막은 장의 세균과 독성 물질이 혈액과 체순환을 따라 이동할 수 있도록 하여 패혈증을 일으킨다.

(2) 병인

복막염은 다음의 여러 상황 후에 이차적으로 발생한다 :

- 화학복막염은 췌장염에서 방출된 효소, 파열된 방광에서 새어 나오는 소변, 천공성 궤양으로부터 복막강으로 유출된 미즙, 담낭의 천공에서 나온 담즙, 혈액이나 복막강의 다른 이물질로부터 일어날 수 있다.
- 세균복막염은 장관에 영향을 미치는 직접적인 외상(예: 관통된 상처)이나 충수 파열이나 장폐쇄, 특히 혈관이 압박 받고 혈관벽이 괴저될 때 나타난다.
- 이물질이 복부에 남아 있거나 감염이 된다면 어떤 복부 수술이든 복막염을 일으킬 수 있다.
- 여성에서, 골반에 염증이 있으면 이 염증은 자궁을 통해 나팔관으로 퍼지는데, 이것은 직접적으로 복막강으로 연결되어 결과적으로 복막염이 생긴다.

(3) 증상 및 징후

병의 원인이 되는 부위에서 국소적인 압통과 함께 갑작스럽고 심각하고 광범위한 복부의 통증이 일어난다.

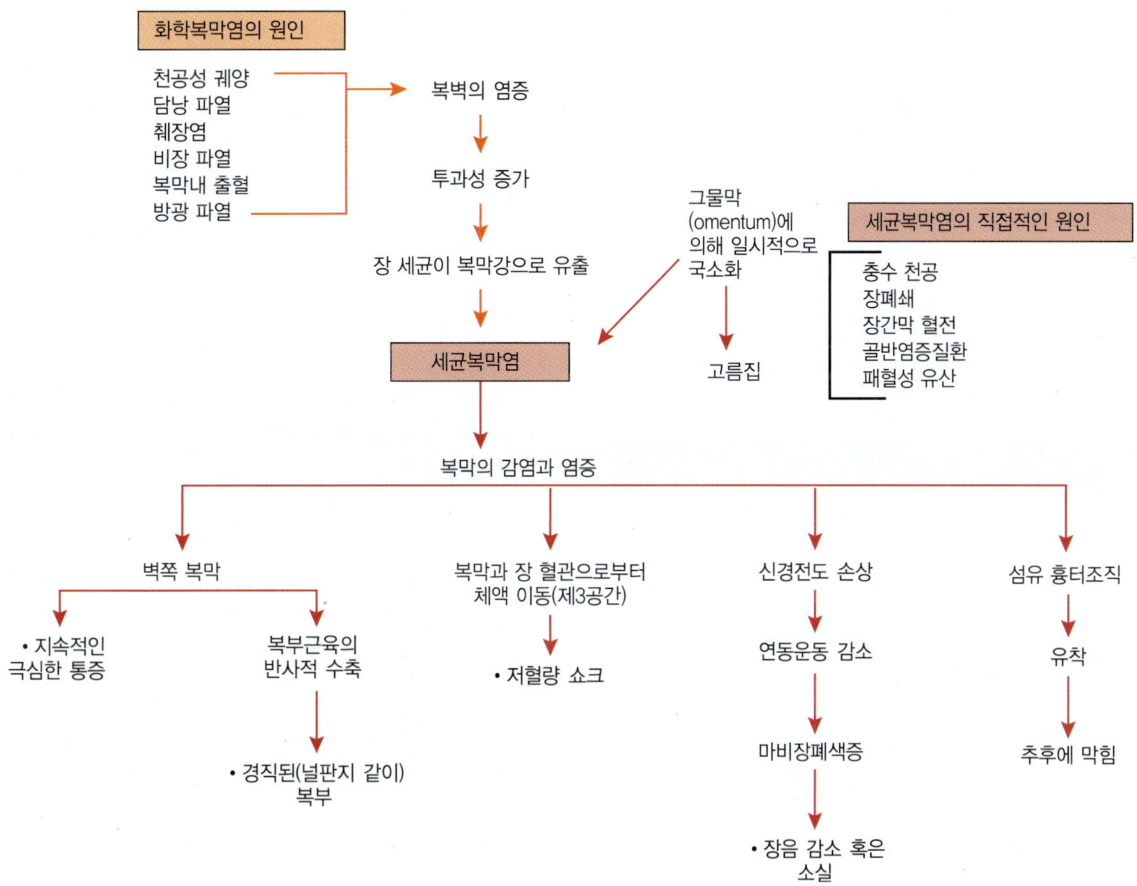

그림 11-42. 복막염의 진행

이 통증은 조금만 움직여도 증가하는 경향을 보이고, 종종 숨쉬기가 힘들어지기도 한다. 이외의 다른 증상들은 아래와 같다.

- 구토
- 탈수와 저혈량증의 증상
- 피부긴장도의 감소
- 건조한 볼 점막(buccal mucosa)
- 창백함
- 저혈압
- 초조와 빈맥
- 염증과 감염의 진행에 따른 발열과 백혈구 증가
- 복부 팽창, 벽복막을 포함하는 경직된 복부
- 마비장폐색증과 이차적인 폐쇄가 나타났음을 의미하는 장음의 감소

(4) 치료

복막염의 근본적 원인에 따라 치료가 달라지는데, 원인을 치료하고 감염된 부위의 고름집을 제거하기 위해 흔히 수술이 필요하다. 체액과 전해질의 보충 뿐 아니라 주요 원인이 되는 미생물, 주로 장 미생물에 대한 항균제의 대량 투여가 필요하다. 적절한 시기에 복부의 팽창을 경감시키기 위한 비위관 흡인이 필요한데, 이는 마비장폐색증에 대한 치료이기도 하다. 예후는 근본적 원인과 치료에 따라 달라진다.

생각해보기 11-12

a. 기계적 폐쇄와 기능적 폐쇄에서 왜 통증의 특징이 다르게 나타나는지 생각해보시오.
b. 다음 상태가 각각 어떻게 장폐쇄를 일으키는지 설명하시오 : (a) 장중첩증 (b) 유착 (c) 서혜탈장
c. (a) 폐쇄가 어떻게 세균성 복막염을 일으키는지 (b) 복막염이 어떻게 폐쇄로 이어지는지 설명하시오.
d. 복막염과 동반되는 저혈량성 쇼크의 원인을 설명하시오.
e. 세균복막염에서 대사산증을 일으키는 요인을 설명하시오.

사례연구 11.1
위장염

14개월 된 K는 심하게 보이는 복통과 함께 계속 구토와 설사를 하면서 울고 있다. 의심되는 원인은 적절하게 보관되지 않았던 우유제품에 의한 *Staphylococcus aureus*이다.

1. 유제품에 들어있던 *S. aureus*가 어떻게 구토와 설사를 일으키는지에 대해 간단히 설명하시오.
2. K에게 생길 수 있는 수분 전해질 불균형에 대해 설명하시오.
3. 위장염이 생긴 아이에게 어떤 ABGA 결과를 예상할 수 있는가?
4. 아이에게 예측되어지는 탈수의 증상을 설명하시오.
5. 만약 아이의 구토와 설사가 심각하다면 어린 아이들에게 빠르게 발생될 수 있는 혈관 붕괴(collapse)와 연관된 요인과 과정을 설명하시오.
6. K를 위한 치료로 물만 공급하는 것이 왜 부적절한지 설명하시오.

사례연구 11.2
소화궤양과 복막염

76세 X는 심한 전신적인 복통과 구토로 응급실에 내원하였다. 원인을 알 수 있는 특별한 사건이나 증거는 발견할 수 없었다. X의 혈압은 떨어지기 시작하였고 맥박은 급격히 빨라지고 있었다. 실험적 개복술에서 위궤양의 천공과 복막염이 발견되었다.

1. 궤양이 발생하는 과정을 설명하시오.
2. 궤양 발생을 가능하게 하는 몇 가지의 요인들을 제시하시오.
3. 소화궤양이 왜 초기 단계에 발견되기 어려운지 설명하시오.
4. 궤양 천공의 과정과 세균성 복막염의 과정을 설명하시오.
5. 왜 X가 쇼크의 증상을 보였는지 설명하시오.

수술 후 X는 장음이 없었고, 복부는 팽만되어 있었다.

6. 마비장폐색증이 어떻게 발생하는지 설명하시오.

X는 항생제와 정맥수액, TPN을 맞고 있었다.

7. 각각의 치료들이 필요한 이유를 설명하시오.
8. X가 회복이 늦어지는 동안 부동의 합병증으로 나타날 수 있는 잠재적인 문제에 대하여 설명하시오.

사례연구 11.3
B형 간염과 간경화증

35세 J는 9년 동안 만성간염을 앓고 있었다. 그의 급성 감염 원인은 확실히 밝혀지지 않았다.

1. 급성 B형 간염 감염에 대한 병태생리를 설명하시오.
2. J가 그의 감염원 노출에 대해 알고 있었다면 당시에 어떤 치료가 미리 시행될 수 있었을까?
3. 급성 B형 간염에서 황달 전 단계의 2가지 증상과 황달 단계의 3가지 증상에 대해 설명하시오.
4. 만성 B형 간염이 존재할 때 혈청 내 어떤 수치가 계속 높게 유지되는가?
5. J가 바이러스를 전파할 수 있는 여러 가지 상황에 대해 설명하시오[(질병의 다양한 단계(황달 전 단계, 황달 단계 등)와 전파의 경로들을 포함)].
6. 어떻게 만성 B형 간염으로부터 간경화증이 발생될 수 있는지 설명하시오.
7. 간경화증의 초기단계에서 상대적으로 무증상인 이유를 설명하시오.

J의 간경변이 상당히 진행되었다. 복수, 다리와 발의 부종, 식도정맥류가 발생하였다. 식욕이 떨어지고 피곤하며, 호흡기 및 피부감염이 자주 발생하고 있다. 황달이 나타났다.

8. J에 있어 앞 단락에서 열거된 각각의 징후들에 영향을 미치는 요인은 무엇인가?
9. 만약 이 시점에서 B형 간염의 완치법이 발견된다면, 이것은 J의 예후에 어떤 영향을 미칠까? J는 식도정맥류의 파열로 인해 토혈과 쇼크로 입원한 환자이다.
10. 아래의 각 사건들이 일어나게 된 이유를 설명하시오.
    (a) 외상으로 인한 과도한 출혈
    (b) 혈청 암모니아 수치의 상승
    (c) 손 떨림증과 혼돈(confusion)

사례연구 11.4
크론병

19세 P는 회장과 공장의 일부에 병변이 있는 크론병을 가지고 있고 5년 동안 악화되어 왔다. 그의 친척 중에 여러 명이 크론병을 앓고 있다.

1. 크론병의 병태생리에 대해 설명하시오.

2. 크론병을 악화시킬 수 있는 여러 요인을 제시하시오.
3. 질병 악화의 일반적인 증상을 설명하시오.
4. 크론병에서 어떻게 영양 결핍이 일어날 수 있는지 설명하시오.
5. P는 성장 지연이 있다(그는 또래 친구들보다 훨씬 작다). 젊은 사람에게서 크론병이 성장의 지연을 일으키는 몇 가지 특별한 요인에 대해 설명하시오.
6. P는 회장과 방광 사이에 샛길이 생기게 되었다. 샛길의 결과를 설명하시오.

가까운 미래에 P에게 장폐쇄의 위험이 상당히 존재한다.

7. 이러한 장폐쇄가 어떻게 점차적으로 발생할 수 있는지 설명하시오.
8. 회장의 급성 폐쇄의 몇 가지 징후를 제시하고 각각에 대한 그 이유를 설명하시오.
9. 제때 치료되지 않는 장폐쇄의 잠재적인 합병증에 대해 설명하시오.

사례연구 11.5
대장암

82세 R은 12년 전에 시작된 자궁암의 병력이 있다. 그 당시 자궁절제술을 시행했으며, 그 후 방사선 치료를 받았다. 이 치료는 성공적이었다. 그 후 2년 뒤에 질출혈이 발생하였고, 질과 방광 사이에 위치한 종양이 방사선으로 치료되었다. 이때까지 그녀는 상당히 건강하고 활기찬 생활을 해오고 있었다.

R은 약간의 복부 불편감과 피로, 그리고 기력이 떨어진 증상이 나타났으나 혈액검사와 초음파 검사에서는 특별한 이상을 발견할 수 없었다. 계속되는 통증과 소화불량으로 3개월 뒤 재검사를 하였으나 역시 특별한 문제를 발견하지 못했다.

1. 결과에서 음성이 나올 수 있었던 가능한 이유를 제시하시오.

통증이 지속되고 간간히 구토와 음식섭취의 어려움이 발생하였다. 13kg의 확연한 체중 감소가 나타났다. 대장내시경에서 위쪽 하행결장에 악성종양이 발견되었고, 작은 공간을 통해 반액체 형태의 대변의 통과가 이루어지고 있었다.

2. 장폐쇄를 나타내는 증상을 나열하시오. 왜 이러한 증상들은 천천히 나타나 발현되는가?

2개월이 지나 수술을 하였고 결장창냄술을 만들게 되었다. 종양은 작은 부분만 제거되었고 방사선 치료는 이전 치료 병력으로 인해 선택이 불가능하며, 항암치료 역시 효과적이지 않을 것이라고 생각되었다.

3. 이 경우에 왜 추가적인 치료가 권유되지 않는지 가능한 이유를 설명하시오.

수술 후에 R은 음식 섭취가 개선되었고 체중도 약간 증가하였다. 그러나 수술 몇 주 후에 폐색전이 발견되어 항응고 치료를 받았다.

4. 이 경우에 폐색전에 기여하는 요인들을 제시하시오.

한 달 후에 장루에서 약간의 출혈이 나타났다. 약간의 직장출혈도 발생했다. 장루는 점점 커지면서 통증이 있었고, 관리에 어려움이 생겼다. 다른 장루를 만들기 위해 다시 수술이 시행되었다. 그럼에도 불구하고 묽은 변이 직장을 통해서도 배출되었고, 이것은 장의 다른 부분에 종양이 침투했음을 나타내는 증상이었다. 수술 후에 R은 기력이 더욱 감소하고 복부통증과 함께 전반적인 건강상태가 악화되었으며, 6개월 뒤에 사망하였다.

5. 악성종양 세포의 전이를 나타내는 근거를 제시하시오.
6. 이 대상자의 병의 진행과정에 대한 본인의 느낌이나 생각을 간단히 이야기하시오.

단원 요약

소화계에서는 심각한 영양실조와 체액과 전해질 불균형을 일으키는 만성 장애 뿐만 아니라 일시적 염증 혹은 감염 증상이 일어난다. 간과 췌장은 소화와 필요한 영양분을 흡수하는 역할 외에 주요한 물질대사의 기능을 수행한다.

상부 위장관

- 단순헤르페스 바이러스, 칸디다균, 치주의 질병을 포함하는 구강의 많은 감염원들은 국소적인 통증을 일으켜 음식의 섭취와 영양분의 섭취를 방해한다.
- 급성 위염 또는 위장염은 유아기와 노인에서 심각한 체액과 전해질 불균형을 일으킬 수 있다. 위장관염은 전형적으로 오염된 물이나 음식 등의 섭취를 통한 미생물의 감염에 의해 일어난다.
- 소화궤양은 점막의 손상으로부터 일어나고, 흔히 *H. pylori*의 감염과 연관되어 있다. 심각한 합병증은 출혈과 위천공을 포함한다.
- 빠른비움증후군은 위절제에 의해 날문조임근 제거 시 발생할 수 있고, 이 증후군에서는 위의 내용물이 농축된 상태로 빠르게 소장으로 들어간다.

간과 췌장

- 담석증은 보통 담즙 내의 콜레스테롤 과다로 인한 담석 형성이 원인이다. 담석이 담낭관을 막을 때 심한 급경련통이 따른다.
- 황달 또는 고빌리루빈혈증은 용혈성 빈혈 또는 간질환과 같은 주요한 문제의 징후이다.
- 간염은 바이러스의 구조, 전이 방법과 잠복기, 만성적인 질병을 일으키는 능력 또는 보균자 상태로 존재하는 능력 등으로 구분되는 여러 종류의 바이러스성 감염을 포함한다.
- 간경화증은 간 섬유증의 마지막 과정으로, 영양분의 저장과 전환, 응고인자와 혈장 단백질 생산, 해독, 담즙의 생산 같은 많은 대사 과정에 장애를 일으킨다.
- 급성 췌장염은 췌장과 주변조직의 자가 분해를 동반하며, 심한 고통, 출혈, 쇼크, 또는 복막염을 일으킨다.

하부 위장관

- 크론병과 궤양대장염은 두 가지 만성적인 염증성 장질환(IBD)으로, 원인은 밝혀져 있지 않고, 재발하는 설사가 특징이다.
- 과민대장증후군(IBS)은 복합적인 위장관계의 장애로 복통과 배변습관의 변화를 특징으로 한다. 원인과 증상에 따라 여러 가지 형태로 구분된다. 치료는 다양한 증상 및 원인에 따라 개별적으로 접근한다.
- 급성충수염은 폐쇄와 감염으로 인해 일어난다. 압력의 증가는 파열과 전체적인 복막염을 일으킬 수 있다.
- 대장암은 흔한 종양으로, 상행결장 또는 횡행결장에 위치한다면 초기에 진단하기 더 어렵다. 직장이나 구불결장의 폐쇄가 발견될 수 있다.
- 협착이나 장꼬임으로 인해 기계적으로 발생한 장폐쇄는 심한 급경련통, 장음, 구토를 일으킨다. 마비장폐색증으로 인한 폐쇄에서는 심각하고 지속적인 통증이 있고 장음은 들리지 않는다.
- 궤양의 천공 혹은 방광의 파열로부터 비롯된 복막염은 처음에는 화학성으로 보이지만, 장내 세균이 장 밖으로 새어나오면서 감염과 세균복막염이 뒤따른다. 전체적인 심한 통증과 복부 경직은 세균성 복막염이 나타나는 뚜렷한 신호이다.

학습문제

1. a. 소장위반사의 목적을 설명하시오.
   b. 소화계를 통한 미즙의 과도하게 빠른 이동이 초래하는 두 가지 결과를 설명하시오.
2. a. 설사로 인해 흔히 손실되는 전해질은 무엇인가?
   b. 소듐의 소실과 포타슘의 소실이 신체에 미치는 주된 결과를 설명하시오.
   c. 심각한 구토가 있을 때 어떤 동맥혈기체분석(ABGA) 결과가 나타날 것으로 예측되는가?
3. 지방변의 정의와 이러한 징후를 일으키는 원인을 몇 가지 설명하시오.
4. 심한 스트레스가 소화계에 어떠한 영향을 일으킬 수 있는지 설명하시오.
5. 히스타민2 수용체 길항제가 위의 기능에 어떻게 작용하는지 설명하시오.
6. 삼킴곤란이 다음의 결과를 어떻게 초래하는지 설명하시오.
   a. 협착
   b. 곁주머니염
7. 식도열공탈장이 아래의 원인들에 의해 악화되는 이유를 설명하시오.
   a. 큰 덩어리의 섭취
   b. 식후에 누워있는 자세

8. a. 장의 감염이 설사를 일으킬 수 있는 여러 가지 기전에 대해 설명하시오.
   b. 수분 균형과 산-염기 균형이 어떻게 설사에 의해 바뀔 수 있는지 설명하시오.
9. a. 소화궤양이 빠르게 잘 치료되지 않고 지속되거나 재발하기 쉬운 이유를 설명하시오.
   b. 위궤양과 위암의 흔한 차이점을 설명하시오.
10. a. 담낭염을 정의하시오.
   b. 담석의 원인이 되는 요인들을 나열하시오.
   c. 담낭관으로부터 십이지장까지 담석의 이동을 추적하고 다양한 위치에서 폐쇄를 일으킬 수 있는 가능한 요인들을 설명하시오.
11. a. 황달 후 단계에서 황달의 흔한 원인과 그와 함께 일어나는 혈청 내 빌리루빈의 중요한 변화를 설명하시오.
   b. 급성 간염의 흔한 징후를 설명하시오.
12. 만성 간염이 어떻게 간 조직에 영향을 미치는지 설명하시오.
13. a. 간경화증의 흔한 세 가지 형태를 설명하고 각각의 원인을 하나씩 나열하시오.
   b. 간경화증의 각 증상의 근거를 설명하시오: 구역, 복통(우상복부), 식도정맥류, 간성혼수
14. 간암에서 발생이 가능한 폐쇄의 결과를 설명하시오.
15. 급성 췌장염에서 나타날 수 있는 쇼크의 두 가지 원인을 설명하시오.
16. a. 크론병에서 왜 영양부족이 발생할 수 있는지 설명하시오.
   b. 어떤 만성 출혈에 의해 빈혈이 발생할 수 있는지 설명하시오.
   c. 크론병 대상자에게 어떻게 샛길이 발생할 수 있는지 한 가지 예를 들어 설명하시오.
   d. 크론병과 궤양대장염에서 설사의 특징을 비교하시오.
17. 과민대장증후군의 다양한 증상과 가능한 원인에 대해 나열하시오.
18. 급성충수염의 다양한 단계에서의 병태생리를 설명하시오.
19. a. 오랜기간 동안 저잔류식사를 하는 것이 어떻게 곁주머니를 유발할 수 있는지 설명하시오.
   b. 만성 곁주머니염이 어떻게 장폐쇄의 원인이 될 수 있는지 설명하시오.
20. 대장암의 위치에 따른 흔한 초기 증상에 대해 나열하시오.
21. 대장암의 예후가 상대적으로 왜 좋지 않은지 설명하시오.
22. 장폐쇄가 어떻게 장꼬임, 마비장폐색증, 종양에 의해 발생될 수 있는지 설명하시오.
23. 저혈량증이 어떻게 장폐쇄와 함께 발생될 수 있는지 설명하시오.
24. a. 복막이 급성충수염의 초기에서 어떻게 방어작용을 하는지 설명하시오.
   b. 충수가 파열된 후에 복막의 구조가 어떻게 불리한 점으로 작용하는지 설명하시오.
   c. 급성 복막염에서 어떻게 쇼크가 발생될 수 있는지 설명하시오.

제 12 장

비뇨계 질환

학습목표

이 장을 학습한 후에, 학생들은 다음을 할 수 있다 :

1. 방광염과 신우신염의 병인, 병태생리, 임상소견을 비교할 수 있다.
2. 사슬알균감염후 사구체신염의 진행과정과 증상 및 징후, 검사방법, 동반될 수 있는 합병증을 설명할 수 있다.
3. 신증후군의 주요 임상소견과 병인을 설명할 수 있다.
4. 요로폐쇄의 일반적인 증상 및 징후를 설명할 수 있다.
5. 신결석의 원인을 열거할 수 있다.
6. 수신증의 진행과정과 신장에 미치는 영향을 설명할 수 있다.
7. 신장의 샘암종, 방광암, 빌름스종양의 발병빈도와 초기 증상을 설명할 수 있다.
8. 신경화증이 신장과 전신의 혈압에 미치는 영향을 설명할 수 있다.
9. 성인 다낭신장병의 병인, 발병 연령, 임상소견과 결과를 설명할 수 있다.
10. 급성신부전과 만성신부전의 원인, 병태생리, 증상 및 징후, 가능한 합병증을 비교할 수 있다.
11. 기능이 상실된 신장을 대체하는 요법으로써 복막투석과 혈액투석을 설명할 수 있다.

주요 용어

전신부종(anasarca)
무뇨증(anuria)
질소혈증(azotemia)
결석(calculi)
투석액(dialysate)
배뇨통(dysuria)
빈뇨(urinary frequency)
혈뇨(hematuria)
배뇨(micturition)
핵(nidus)
야간뇨(nocturia)
소변감소(oliguria)
골형성장애(osteodystrophy)
다뇨(polyuria)
단백뇨(proteinuria)
고름뇨(pyuria)
신장급통증(renal colic)
삼각(trigone)
초미세여과(ultrafiltration)
절박(urgency)

1. 실금과 정체 (Incontinence and Retention)

방광의 수의적 조절능력 상실인 실금에는 다음과 같은 많은 원인이 있다.

- 당뇨병
- 임신 또는 출산
- 과민방광
- 양성전립샘비대
- 조임근/방광 근육 약화
- 요로감염
- 파킨슨병 및 다발경화증을 포함한 질병
- 척수손상
- 심한 변비

어린 아이들은 신경계가 성숙함에 따라 반드시 배뇨의 수의적인 조절방법을 배워야 한다. 유뇨증(enuresis)은 배뇨 조절이 되어야 할 4, 5세 이후 어린이들의 불수의적인 배뇨로 정의되며, 대부분의 아이들은 야간 유뇨증이 있고 많은 사례에서 신체적 결함보다는 발달 지연, 수면 양상, 정신사회적 요인이 관련되어 있는 것으로 보인다. 스트레스 실금(stress incontinence)은 증가된 복압이 소변을 조임근(sphincter)으로 밀어낼 때 일어나게 된다. 이것은 기침을 할 때, 무거운 것을 들 때, 그리고 웃을 때 발생할 수도 있지만 다태임신(multiple pregnancies) 또는 노화에 의해 비뇨생식가로막(urogenital diaphragm)이 약해진 여성에서 발생하는 경우가 더 흔하다. 범람실금(overflow incontinence)은 방광조임근 무력증의 결과로 일어난다. 노인의 경우 배뇨근이 약화되어 방광이 완전히 비워지지 않을 수 있으며 이것이 빈뇨와 실금으로 이어진다. 척수손상이나 뇌손상은 경직 또는 이완의 신경성방광을 초래하며 이것은 방광의 배출을 조절하는 중추신경계와 자율신경계의 간섭(interference)이 원인이다.

정체(retention)는 방광을 비우지 못하는 것으로 범람실금과 동반될 수 있다. 엉치부(sacral level)의 척수 손상은 배뇨반사를 막아 배뇨 실패와 잔뇨를 초래하며, 이는 전신마취나 척수마취 후에도 일어날 수 있다. 소변의 흐름을 조절하지 못할 경우 소변이 새지 않도록 패드나 면으로 된 속옷을 착용할 수 있다.

도뇨관(catheter)은 요도에 삽입된 관으로 방광으로부터 소변을 배출시켜 체외 주머니에 소변을 모으는 관이다. 도뇨관은 조직을 자극하고, 삽입 시 무균술을 사용하지 않을 경우 세균이 방광에 직접적으로 들어갈 수 있기 때문에 요로감염의 흔한 원인이 된다. 도뇨관은 소변 역류로 인해 신장(kidney)이 손상되는 것을 막아주며, 소변을 모으고, 실금 대상자의 피부 손상을 방지한다.

생각해보기 12-1

여성에서 자궁과 직장에 근접한 방광의 위치를 찾아보시오. 방광이 이 위치에 있는 두 가지 가능한 함축적 의미를 간략히 설명하시오.

2. 진단검사(Diagnostic Test)

1) 소변검사(Urinalysis)

소변의 성분과 특징은 식이 섭취, 약물, 검체 취급 방법에 따라 달라질 수 있다. 정상 소변은 맑고 볏짚 색깔이며, 약간의 냄새가 있고 pH는 4.5~8이다. 다음에 열거한 내용은 배뇨한 소변검체에서 관찰할 수 있는 주요 비정상 소견에 대한 설명이다. 오래된 검체에서는 정확한 정보를 얻을 수 없다.

눈에 보이는 특징 :

- 탁함(cloudy) — 다량의 단백질, 혈구, 세균 및 고름(pus)이 있음을 나타낸다.
- 진한 색깔(dark color) — 혈뇨(hematuria), 과량의 빌리루빈이 포함되었거나 매우 농축된 소변을 나타낸다.
- 불쾌하고 특이한 냄새 — 감염을 나타내거나 특정 식이성분이나 약물에 의해 초래된다.

비정상적인 성분(constituents)(다량 포함되어 있을 때) :

- 혈액(혈뇨, hematuria) — 소량의 혈액(현미경혈뇨)은 종종 감염, 염증 또는 요로의 종양과 연관된다. 다량의 적혈구(육안 혈뇨)는 사구체(glomerular) 투과 증가 또는 요로의 출혈을 나타낸다.
- 단백질(단백뇨 proteinuria, 알부민뇨 albuminuria) — 염증과 사구체 투과 증가로 인해 알부민이 유출되거나 혈장 단백질이 여과액에 섞였음을 나타낸다.
- 세균(세균뇨, bacteriuria)과 고름(고름뇨, pyuria) — 요로감염을 나타낸다(그림 12-1A).
- 요원주(urinary cast), (세관에 형성된 미세한 크기의 덩어리, 한 개 혹은 여러 개의 세포, 세균, 단백질 등으로 구성됨) — 신장 세관의 염증을 나타낸다(그림 12-1B).
- 요비중은 세관에서 소변을 농축시킬 수 있는 능력을 나타낸다. 매우 낮은 요비중(희석뇨)은 신부전(체내 수분량이 정상이라고 가정함)과 관계있다.
- 포도당과 케톤(케토산증, ketoacids)은 당뇨병이 잘 조절되지 않을 때 발견된다.

생각해보기 12-2

a. 소변의 비정상 구성성분에 대해 나열하시오.
b. 혈뇨와 단백뇨가 신장 세관의 문제라기보다 사구체에 문제가 있음을 반영하는 이유를 설명하시오.

2) 혈액검사(Blood Tests)

다른 질병과 마찬가지로 요로질환에서도 다양한 혈액검사를 통해 비정상적인 상태를 확인할 수 있다. 흔히 사용되는 검사와 그 결과의 임상적 의미는 다음과 같다.

- 혈장 요소〔혈액요소질소(blood urea nitrogen, BUN)〕 상승과 혈장 크레아티닌(creatinine) 상승 — 사구체여과율(glomerular filtration rate, GFR) 감소로 인해 단백질 대사산물인 질소 노폐물이 배

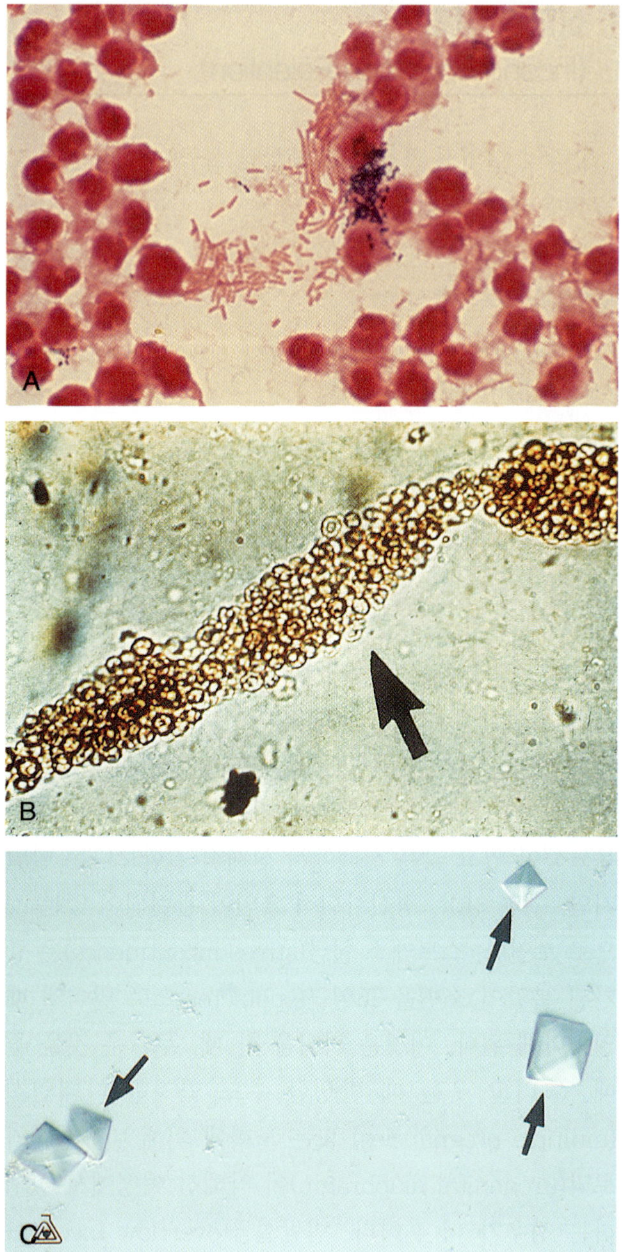

그림 12-1. A. 소변검사 — 심한 화농이 있고 그람 음성균과 그람 양성균(*E. coli*와 *Enterococcus faecalis*)(미생물 농도 10^5/mL 소변)에 의한 감염
B. 소변검사 — 적혈구 원주
C. 소변검사 — 소변에 있는 옥살산칼슘결정

(A *From Mahon CR, Manuselis G* : Textbook of Diagnostic Microbiology, *ed 2, Philadelphia, 2000, Saunders*. B and C *from Stepp CA, Woods M* : Laboratory Procedures for Medical Office Personnel, *Philadelphia, 1998, Saunders*.)

출이 안 됨을 나타낸다.

- 대사산증(혈장 pH 감소와 혈장 탄산수소염의 감소) — 사구체여과율 감소와 산염기 균형을 조절하는 세관의 기능상실을 나타낸다.
- 빈혈(헤모글로빈 수치가 낮음) — 적혈구형성호르몬(erythropoietin) 분비 감소 또는 노폐물 축적으로 인한 골수억제를 나타낸다.
- 전해질 — 체액균형에 의해 좌우된다. 즉 사구체여과율이 감소하면 체액이 정체되고 희석되는 결과를 가져와 검사수치(laboratory values)가 신장기능을 제대로 반영하지 못할 수 있다.
- 항체 수치(antibody level) — antistreptolysin O (ASO) 또는 antistreptokinase (ASK) 역가가 사슬알균감염후 사구체신염(poststreptococcal glomerulonephritis) 진단에 사용된다.
- 레닌(renin) 수치 — 고혈압의 원인임을 나타낸다.

3) 기타 검사

- 요로감염(urinary infection)에서 원인 미생물을 규명하고 적절한 치료제를 선택하기 위해 소변 배양과 감수성 검사를 한다.
- 사구체여과율을 사정하기 위해 크레아티닌 및 이눌린 청소율 또는 방사성 동위원소 검사를 한다.
- 비뇨계통의 구조와 문제점을 시각적으로 파악하기 위해 정맥신우조영(intravenous pyelography, IVP), 혈관조영(angiography), 초음파(ultrasound), 컴퓨터단층촬영(computed tomography, CT), 자기공명영상(magnetic resonance imaging, MRI), 방사성핵종 영상(radionuclide imaging)과 같은 방사선 검사를 한다.
- 방광내시경술(cystoscopy)은 하부 요로를 보면서 생검을 하거나 신결석을 제거하기 위해 사용된다.
- 생검(biopsy)은 방광이나 신장내 의심되는 부위를 현미경으로 검사하기 위해서 조직 표본을 얻을 때 사용된다.

생각해보기 12-3

혈액과 소변의 정상 pH 범위는 무엇인가? 산증이 발생되었다는 것을 나타내는 혈장과 소변의 pH는 얼마인가?

3. 이뇨제(Diuretic Drugs)

이뇨제는 체내에 과다한 소듐 이온과 수분을 제거하기 위해 사용되고, 신장을 통한 수분 배설량과 소변량을 증가시킴으로써, 조직의 체액량(부종)과 혈액량을 줄여준다. 신장병뿐 아니라 고혈압, 부종, 심부전(울혈심부전, congestive heart failure), 간질환, 폐부종과 같은 질환에 이뇨제가 처방된다(9장 참조).

소변량을 증가시키는 기전에는 여러 가지가 있다. 이뇨제의 몇 가지 예가 표 12-1에 제시되어 있다. 가장 흔히 사용되는 약물군은 세관에서 염화소듐의 재흡수를 막는 것으로 이러한 약물군의 예에는, 효과가 약한 이뇨제인 hydrochlorothiazide (Hydro DIURIL)와 더 효과가 강한 furosemide (Lasix)가 있다. hydrochlorothiazide는 부가적으로 항고혈압 효과가 있기 때문에 유용하지만 작용기전은 알려져 있지 않다. 이러한 약물의 주된 부작용은 전해질의 과도한 손실이며 이것은 근육의 약화나 부정맥을 유발할 수 있다. 이러한 약물들은 포타슘 손실을 유발할 수 있기 때문에 대상자는 바나나 같은 식이 보충제나 염화포타슘 보충제가 필요하다. 다른 종류의 이뇨제인 포타슘 보존 이뇨제 [예, spironolactone (Aldactone)]는 고칼륨혈증(hyperkalemia)이나 저칼륨혈증(hypokalemia)의 위험을 최소화하기 위해 thiazides계 약물과 같이 처방된다. 고혈압과 심부전을 치료하기 위해 hydrochlorothiazide/propanolol 또는 hydrochlorothiazide/quinapril 등 이뇨제와 다른 약물을 조합하여 이용이 가능하다.

이러한 약물들은 투여기간 동안 (배뇨욕구가 증가하여) 빈뇨를 유발하기 때문에 보통 아침에 투여한다. 이뇨제를 투여하고 있는 대상자들에게 누운 자세에서 똑

표 12-1. 이뇨제의 예

이뇨제 명	작 용	사 용
hydrochlorothiazide (HydroDIURIL)	먼쪽세관에서 Na^+와 수분의 재흡수 억제함 (thiazide 계열)	고혈압, 울혈심부전, 부종에서 체액의 배출을 증가시킴
furosemide (Lasix)	근위세관, 먼쪽세관, 헨레고리에서 Na^+와 수분의 재흡수를 감소시킴(고리작용 이뇨제)	고혈압, 울혈심부전, 부종, 신장병, 간질환에서 체액을 감소시킴
spironolactone (Aldactone)	aldosterone 길항제로 먼쪽세관에서 Na^+의 재흡수를 저해함(포타슘 보전 이뇨제)	체내 수분과 Na^+를 감소시키는 반면 울혈심부전, 고혈압, 간질환에서 K^+를 보존함
acetazolamide (Diamox)	탄산탈수효소 억제제가 Na^+의 재흡수와 H^+의 분비를 저해함	녹내장, 울혈심부전에서 체액을 감소시킴
mannitol (intravenous)	삼투압과 수분 여과를 증가시키고 Na^+ 재흡수를 감소시킴(삼투이뇨제)	뇌부종, 녹내장

바로 일어섰을 때 현기증이나 체위저혈압(postural hypotension)이 있는지 관찰해야 한다. 또한 많은 대상자들에서 입안마름증(xerostomia)을 유발하고 이는 충치의 위험을 증가시킨다.

4. 투석(Dialysis)

투석은 신부전 발생 후 생명을 연장시킬 수 있는 "인공 신장"의 기능을 한다. 투석은 급성신부전 대상자의 원발성 문제가 교정되기 전까지나 말기신장병 대상자의 신장이식 전까지의 치료를 위해 사용된다. 신장이식 후 거부반응이 일어나거나 이식 대기 중일 때에도 투석이 필요하다. 투석은 대상자와 가족 모두에게 상당한 노력을 요하는 과정으로 특히, 단백질과 전해질, 그리고 수분섭취가 철저하게 제한된다.

투석에는 복막투석과 혈액투석의 두 가지 형태가 있다(그림 12-2). 혈액투석(hemodialysis)은 병원, 투석센터 또는 혈액투석에 필요한 특수 장비를 갖추고 훈련(training)을 받은 경우 가정에서도 가능하다. 투석이 이루어지는 동안 대상자의 혈액은 주로 팔에 있는 동맥에 이식한 동정맥샛길(arteriovenous fistula, AVF)이나 도관(catheter)으로부터 나와 노폐물, 체액, 전해질의 교환이 일어나는 투석기로 들어간다. 투석기의 반투막이 대상자의 혈액과 투석액을 분리하고 두 구획 사이를 혈액 구성 성분이 이동한다. 예를 들면, 노폐물은 혈액에서 나와 투석액으로 움직이는 반면 탄산수소염 이온은 투석액 쪽에서 혈액으로 움직이고 혈구세포와 단백질은 반투막을 통과하지 못하기 때문에 혈액에 남아 있는다. 물질이동은 확산(diffusion), 초미세여과(ultra-filtration), 삼투(osmosis)에 의해 일어난다. 물질교환이 끝나면 혈액은 대상자의 정맥으로 들어간다. 헤파린이나 다른 항응고제가 혈액의 응고를 막기 위해 투여되므로 혈액응고시간을 모니터해야 한다.

혈액투석은 보통 일주일에 세 번 시행하고 매회 3~4시간이 걸린다. 체액과 전해질 균형이 빠르게 변화하기 때문에 대상자는 투석하는 동안 불편함을 느낄 수 있지만 투석이 끝난 후에는 안녕감을 느낀다. 다음 투석을 하기 전까지 노폐물이 축적되기 때문에 안녕감은 점차 감소된다.

투석에는 잠재적인 합병증이 있다. 동정맥샛길이 감염될 수도 있고, 핏덩이(blood clots)가 생길 수도 있다. 동정맥샛길이 경화되거나 손상되면 결국 혈관도 망가지게 되어 새로운 부위를 선정해야 한다. 투석을 받는 대상자들은 B형 또는 C형 간염 바이러스나 사람

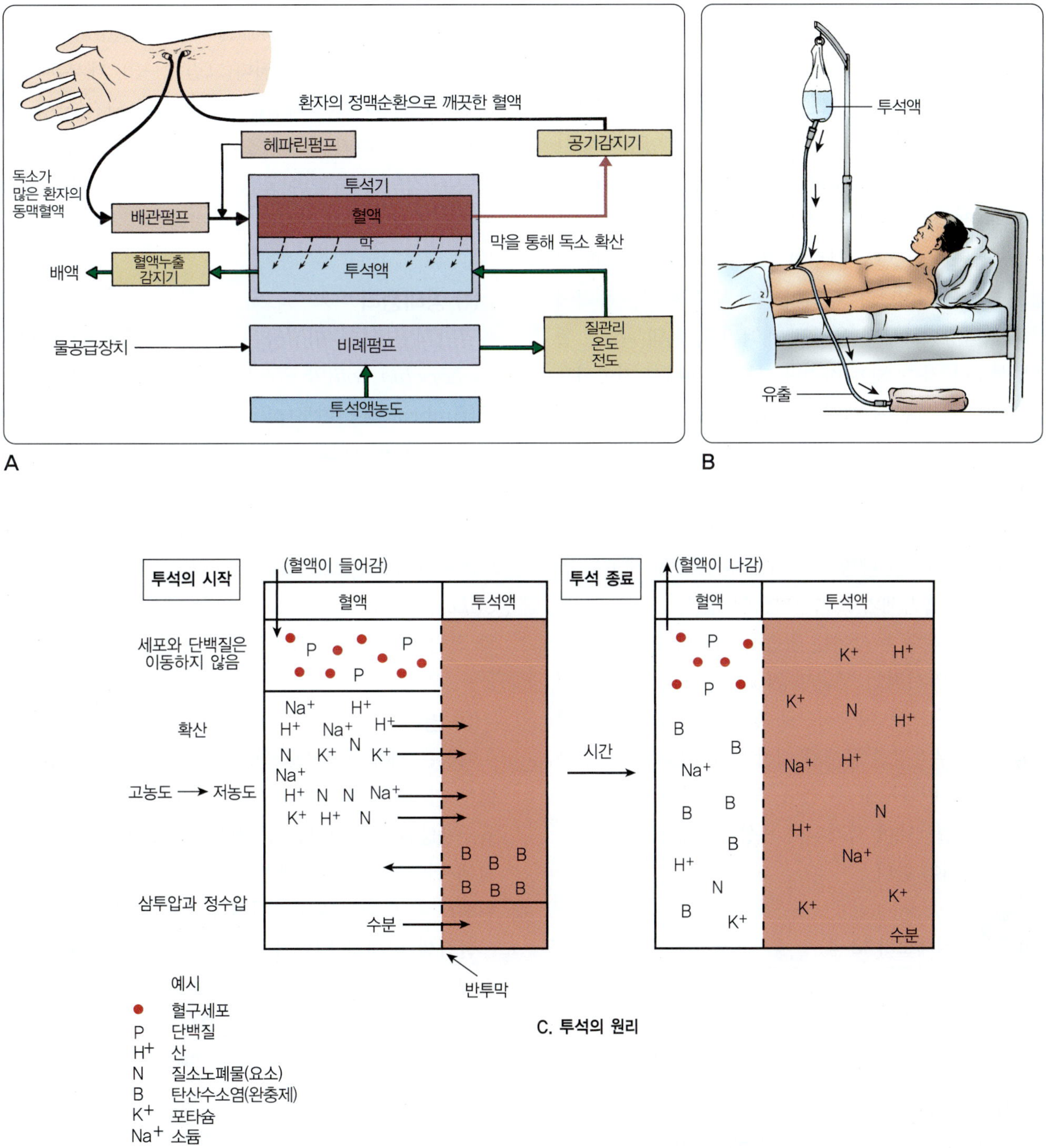

그림 12-2. A. 전형적인 혈액투석 시스템 B. 복막 도관을 통한 복막투석 C. 투석의 원리

면역결핍바이러스에 감염될 위험이 높다.

복막투석(peritoneal dialysis)은 투석 센터나 집에서 시행할 수 있다. 대상자는 수면 중 또는 활동 중에도 (지속외래 복막투석이라고 함, continuous ambulatory peritoneal dialysis) 지속적으로 투석을 할 수 있다. 복막은 반투막으로 매우 넓은 표면적을 가지고 있으며 얇고 혈관이 풍부하다. 복막투석용 도관이 복막강 안에 삽입되면 투석액은 도관을 통해 복막강에 점적 주입되고 복막강에 남아 있으면서 삼투와 확산에 의해 노폐물과 전해질 교환이 일어난다. 투석이 끝난 후 투석액은 중력에 의해 복막강으로부터 용기로 배액된다. 복막투석은 혈액투석보다 자주 해야 하지만, 복막강내에서 지속적으로 진행되기 때문에 체액과 전해질 농도가 갑작스럽고 과도하게 변화하는 것을 막을 수 있으며, 투석액의 성분(components)이 대상자의 요구에 맞게 조절될 수 있다.

복막투석의 주된 합병증은 감염으로 인한 복막염이다. 감염과 염증을 예방하기 위해 연구 중인 새로운 방법으로는 숯흡착제와 초여과기술이 있다.

어떠한 형태의 투석이든 침습적 처치나 조직 외상으로 인하여 일시적인 세균혈증(bacteremia)의 위험이 있을 수 있으므로 예방적으로 항생제를 투여한다. 감염과 같은 부가적인 문제가 대상자에게 일어나는 경우 투석요구를 변화시킬 수 있다. 또한 많은 약물을 사용하게 되면 혈액내에 축적되어 독성수준에 이를 수 있으므로 주의해야 한다.

생각해보기 12-4

투석액이 초기에는 요소농도가 낮고 탄산수소염 농도가 높은 이유를 설명하시오.

5. 비뇨계 질환 (Disorders of the Urinary System)

1) 요로감염(Urinary Tract Infections)

요로감염(urinary tract infection, UTI)은 매우 흔하며 소변은 일반적으로 미생물이 자라기에 훌륭한 배지이다. 신우신염(pyelonephritis)이 상부 요로감염으로 간주되는 반면 방광염(cystitis)과 요도염(urethritis)은 하부 요로감염으로 간주된다(그림 12-3). 대부분의 감염은 회음부에 있는 미생물이 올라가서 생긴 상행감염으로 요로를 따라, 방광, 요관, 신장에 이르기까지 연속되는 점막을 따라 이동한다. 간혹 혈액매개 감염의 결과로 신우신염이 발생하기도 한다.

(1) 병태생리

일반적인 원인 미생물은 장 상주균무리의 하나인 *Escherichia coli*(약 85%)이다. 병독성 대장균은 섬모(fimbriae)나 편모(pili)를 이용하여 방광 점막에 부착함으로써 배뇨중에도 씻겨 내려가지 않는다. 요로 감염과 관련된 다른 균들은 *Klebsiella, Proteus, Enterobacter, Citrobacter, Serratia, Pseudomonas, Enterococcus, coagulase negative Staphylococcus, Chlamydia*와 *Mycoplasma*이다. 남성의 경우, 요도염과 전립샘염이 하부 요로감염과 동반된다.

(2) 병인

여성은 해부학적으로 남성보다 요도가 짧고 넓으며 항문 가까이에 위치하고 있을 뿐만 아니라 성행위, 목욕, 여성위생용품 사용 등 잦은 점막조직 자극으로 감염에 취약하다. 또한 배변이나 월경 시 부적절한 개인위생도 감염 위험을 증가시킨다.

전립샘 비대와 빈뇨가 있는 남성 노인의 경우 자주 감염이 발생한다. 남성생식기계(male reproductive tract)는 요로구조의 일부를 공유하기 때문에 전립샘이나 고환의 감염이 비뇨계통으로 확대될 수 있다.

아동의 선천적 기형은 감염을 일으키는 흔한 원인이며, 특히 요흐름의 폐쇄가 있거나 방광요관역류가 있는 부분에서 발생한다. 노인은 완전히 비워지지 않은 방광, 수분 섭취 감소, 방광으로의 불충분한 혈액 공급, 부동 등으로 인해 감염의 위험이 더 높다.

남성과 여성 모두 요로감염에 걸리기 쉬운 선행요인

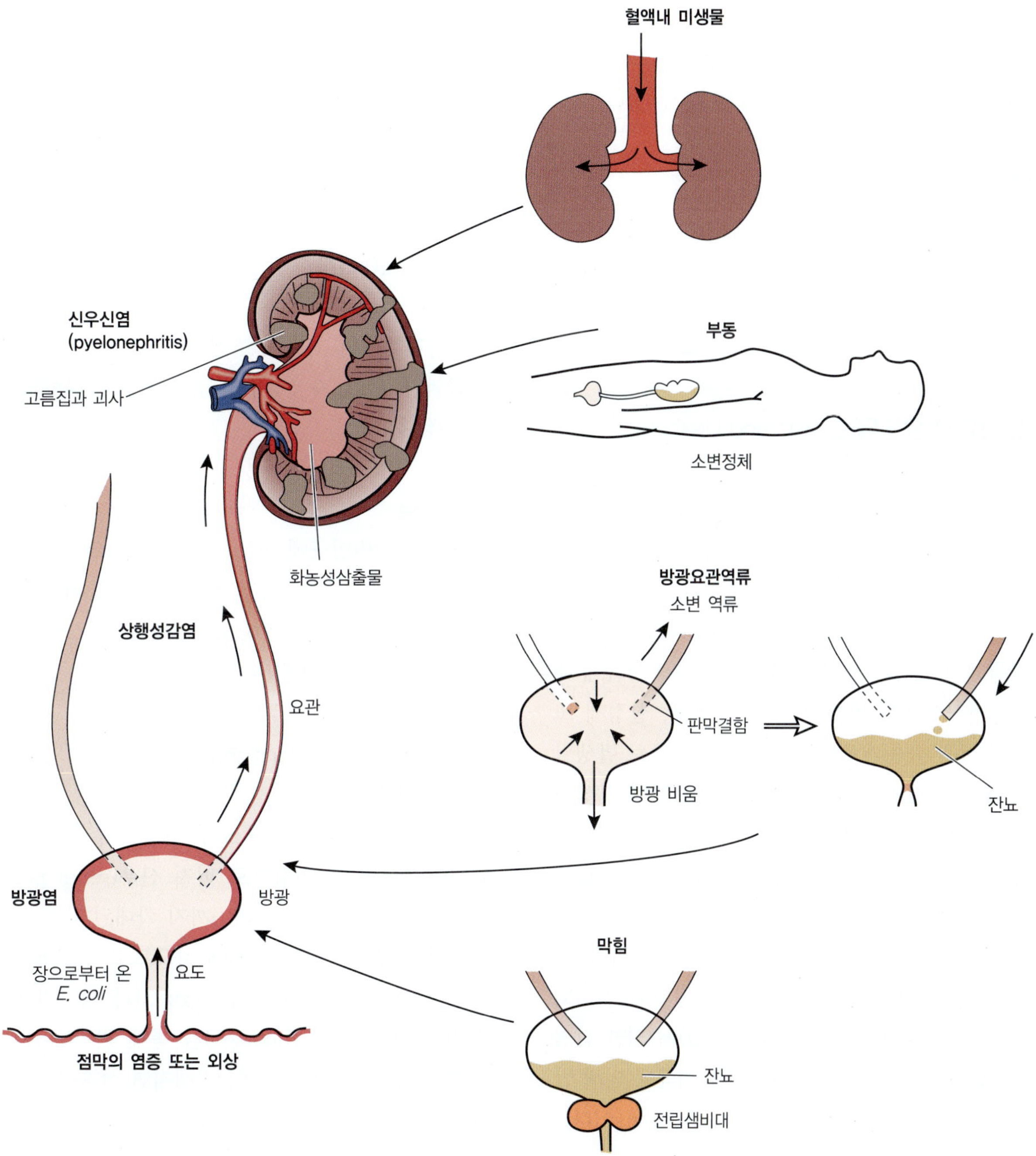

그림 12-3. 요로감염의 원인

은 방광을 완전히 비우지 못해 생기는 실금, 방광에 소변이 정체되는 것, 소변 흐름을 막는 폐쇄가 있는데, 이들은 배뇨를 통해 세균이 방광으로부터 배출되는 것을 방해함으로써 미생물이 번식하는 결과를 가져온다. 임신, 흉터조직(scar tissue), 신결석(renal calculi)은 소변과 모든 오염물질들이 체외로 자유롭게 배출되는 것을 방해하기 때문에 감염의 원인이 된다. 감염은 또한 면역 억제나 당뇨병[(혈관손상과 당뇨(glucosuria)] 등으로 저항력이 감소되어 초래될 수 있다. 대변실금(fecal incontinence)으로 인해 요도와 방광이 직접 오염될 수 있다. 앞서 언급했듯이 기구나 도관은 직접적으로 세균을 방광에 주입하고 방광벽에 잦은 손상을 입힘으로써 감염에 대한 방어벽을 무너뜨릴 수 있다.

생각해보기 12-5

a. 당뇨병이 있는 임신한 여성이 방광염에 걸리기 쉬운 요인을 몇 가지 나열하시오.
b. 남성생식기 구조상 생식기계 감염이 비뇨계로 확장될 가능성이 높은 이유는 무엇인가?

(3) 방광염과 요도염(Cystitis and Urethritis)

① 병태생리 및 병인

방광염에 걸리면 방광벽, 요도염에 걸리면 요도가 염증으로 인해 붓고, 발적되며(redness), 어떤 경우에는 궤양이 생기기도 한다. 방광벽이 자극되고 과민한 상태이며, 방광 용적은 대부분 감소되어 있다. 대부분의 경우 방광염의 원인은 세균 감염이지만 특정 약물에 대한 반응, 방사선요법 또는 여성 위생 용품, 살정제 또는 장기간 도관 사용과 같은 잠재적인 자극으로 발생할 수도 있다. 요도염은 일반적으로 성병에 의해 발생하지만 때때로 요도 도관과 같은 의료기구로 인한 손상이나 방부제 또는 살정제와 같은 자극성 화학 물질에 대한 노출로 인해 발생할 수도 있다.

요도염은 임균 요도염과 비임균 요도염(NGU)의 두 가지 범주로 분류된다. 임균 요도염은 성병에 의해 전염되는 나이세리아임균(*Neisseria gonorrhea*)에 의한 감염이다. NGU는 *N. gonorrhea* 이외의 감염균에 의해 발생하며 가장 흔한 것은 *Chladmydia trachomatis*이다.

② 증상 및 징후

어떤 경우에는 증상이 매우 경미하고 자각하지 못할 때도 있다.

- 하복부 통증이 흔하다.
- 염증이 생긴 방광벽이 소변에 의해 자극되면 배뇨통(dysuria), 절박(urgency), 빈뇨(urinary frequency), 야간뇨(nocturia)가 생긴다.
- 전신적인 감염 징후가 나타날 수 있다〔열, 병감(malaise), 구역(nausea), 백혈구 증가증〕.
- 관절의 부기와 통증을 유발하는 반응관절염
- 결막염–눈 감염
- 소변이 탁하고 특이한 냄새가 난다.
- 소변검사에서 세균뇨(bacteriuria, 소변 1mL 당 세균 100,000개 이상), 고름뇨, 현미경혈뇨가 나타난다(그림 12-1A).

생식기계통의 기관/구조에 영향을 미치는 합병증은 전립샘염, PID, 자궁경부염 및 불임으로 나타날 수 있다(16장 참조).

③ 치료

요도염은 원인균에 맞는 항생제로 치료되고, 부상이나 화학적 자극으로 인한 경우 진통제가 처방될 수 있다. 반응 관절염을 유발하는 요도염은 비스테로이드소염제(NSAIDs)가 처방된다.

(4) 신우신염(Pyelonephritis)

① 병태생리

하나 혹은 두 개의 신장 모두 침범될 수 있다. 감염은 요관에서 시작해 신장으로 퍼져 신우(renal pelvis)와 수질 조직(세관과 간질 조직)까지 확대된다. 화농성 삼출물이 신우와 신배(calyx)에 차오르고 수질에는 염증이 생긴다. 수질에 고름집(abscess)과 괴사가 나타날 수 있으며 이는 피질(cortex)을 통해 피막(capsule)까지 확대될 수 있다. 감염이 심해지면 삼출물은 신동맥과 신정맥을 누르고 요관으로 가는 소변흐름을 막는다. 양쪽 모두 폐쇄되면 급성신부전(acute renal failure)이 초래된다(그림 12-11C).

감염이 재발하거나 만성화되면 신배 위에 섬유화된 흉터조직이 형성되고 세관 기능이 상실되며 수신증(hydronephrosis)이 생긴다. 양쪽 신장 모두 심해지면 결국 만성신부전(chronic renal failure)에 이르게 된다.

② 증상 및 징후

신장 뿐만 아니라 방광까지 감염되면 배뇨통과 같은 방광염의 징후가 나타난다. 신장병과 관련된 통증은 보통 등 아래쪽 또는 옆구리에 둔한 통증양상으로 나타나는데, 이는 염증이 신장피막을 신장(stretch)시켜서 생긴 것이다. 전신적인 징후는 보통 신우신염에서 더 두드러진다.

소변검사 결과는 방광염에서 나타나는 결과와 비슷하다. 단, 신우신염에서는 백혈구나 신장 상피세포로 구성된 요원주가 나타나는데, 이는 신장 세관까지 염증이 침범되었음을 나타낸다.

③ 치료

요로감염은 아래와 같은 항생제로 신속히 치료한다.

- trimethoprim–sulfamethoxazole (Bactrim, Cotrim, Septra)
- nitrofurantoin (Furadantin)
- cephalosporins (Keflex, Duricef)
- carbapenems (Doribax)
- amoxicillin
- 임산부에게 처방되는 fosfomycin

대상자에게 물을 많이 마시도록 권유한다. 어떤 경우에는 방광 내에 농주머니(pocket)가 형성되어 감염이 지속될 수 있기 때문에, 감염이 완전히 치료되었다는 것을 확인하기 위해서는 항생제 투여가 끝난 후 4~6주간 소변검사를 시행하며 추적 관찰하는 것이 필요하다. 만성 방광염은 대개 증상이 없기 때문에 감염이 지속되고 이후 신장까지 퍼져 더 큰 손상을 가져올 수 있다.

감염의 선행요인들이 제거되지 않으면 감염은 재발하기 쉽다. 만성신우신염은 종종 폐쇄성 흉터조직을 동반한 잠행성 손상(insidious damage)을 야기하여 지속적인 감염을 일으키고 결국 만성신부전에 이르게 된다.

예방법으로 크랜베리 주스(cranberry juice)가 권장된다. 이 주스의 탄닌 성분이 *E. coli*가 방광 점막에 붙을 수 있는 능력을 저하시킨다.

생각해보기 12-6

감염이 존재한다는 것을 나타내는 신우신염의 증상과 징후를 나열하고 국소 또는 전신에 신장감염이 존재함을 나타내는 것에 기술하시오.

2) 염증 질환(Inflammatory Disorders)

(1) 사구체신염(Glomerulonephritis)

사구체신염에는 많은 형태가 있다. 사구체 또는 신장과 관련된 질환의 가장 대표적인 형태는 사슬알균감염 후 급성사구체신염(acute poststreptococcal glomerulonephritis, APSGN)이다. 이는 그룹 A 베타 용혈 사슬알균의 특정 균주에 의한 감염 후에 나타난다. 이러한 감염은 보통 상기도 감염, 중이염, 또는 "사슬알균 인두염(strep throat)"에서 비롯된다.

급성사구체신염은 선행 감염 발생 후 10일에서 2주 사이에 진행된다. 사슬알균감염후 급성사구체신염은 주로 3세에서 7세의 아동, 특히 남자 아동에게 많이 발생한다.

① 병태생리

보통 초기 사슬알균감염(streptococcal infection)으로부터 형성되는 항사슬알균 항체는 사구체 모세관에서 항원–항체 복합체를 형성하여(제3형 면역복합체 과민반응) 보체계를 활성화시킴으로써 양쪽 신장의 사구체에서 염증반응을 일으킨다(그림 12–4, 6장 참조). 이것이 모세관투과성과 세포증식을 증가시키고(그림 12–5) 결국 몇몇 단백질과 많은 양의 적혈구가 여과액으로 빠져나가게 된다. 구체적인 손상기전은 분명하지 않지만 면역글로불린 G와 C3(보체)가 사구체에 나타나고 혈장 C3는 감소한다.

염증반응이 심하면, 울혈과 세포증식으로 인해 신장에서의 여과작용이 방해받고 결국 사구체여과율이 감소하여 노폐물과 수분이 정체하게 된다. 혈류의 흐름에 상당한 장애가 생기면 급성신부전에 걸릴 수 있다.

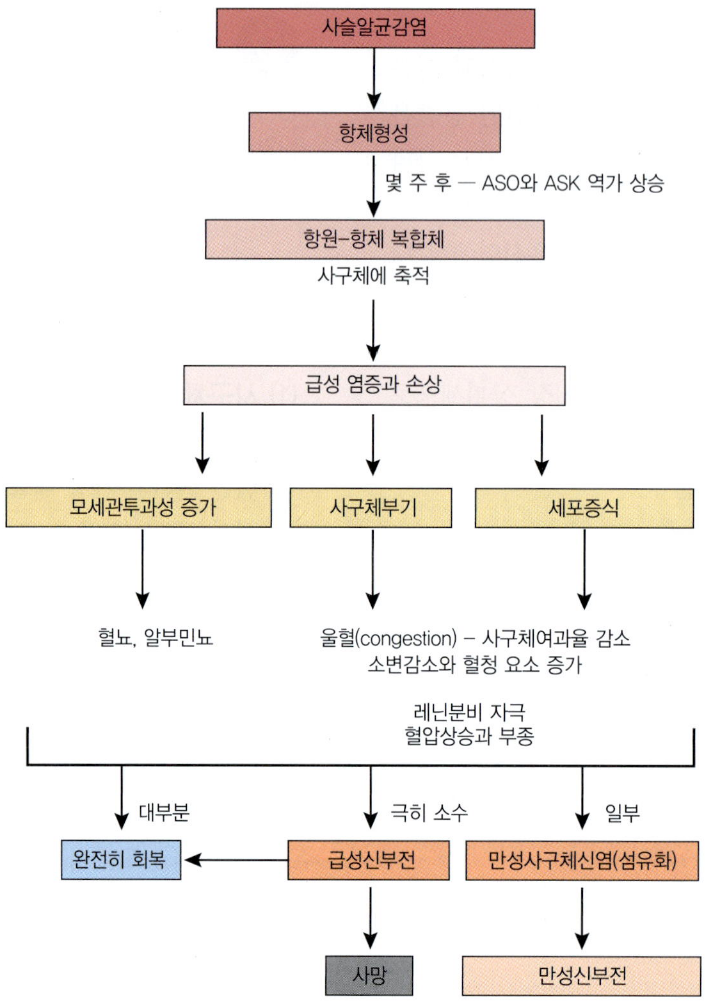

그림 12-4. 사슬알균감염후 사구체신염의 진행과정

신장에서의 혈류 감소는 레닌분비를 자극하고 결국 혈압상승과 부종을 일으킨다. 심한 염증이 지속되면 신장에 흉터를 형성한다.

② 증상 및 징후

- 단백질과 적혈구가 여과액으로 빠져나와 소변은 검고 탁해진다("거무튀튀"하거나, "커피색").
- 처음에 얼굴과 눈주위에 부종이 나타난다. 이어서 혈액의 삼투압이 감소하여 소듐과 물이 보유됨에 따라 전신부종이 나타난다.
- 레닌분비 증가와 사구체여과율 감소로 인해 혈압이 상승한다.
- 신장조직에서 부기(swelling)가 일어나고 신장피막이 신장(stretching)되면서 옆구리와 등의 통증이 발생한다.
- 병감, 피로, 두통, 식욕부진, 구역과 같은 염증의 일반적인 증상이 나타난다.
- 사구체여과율이 감소하여 소변량이 감소한다.

③ 진단검사

- 혈액검사상 혈장 요소와 크레아티닌이 증가하고 사구체여과율이 감소한다.
- 혈액내 Anti DNase B, 사슬알균 항체인 anti-streptolysin-O (ASO)와 세포외 효소인 anti-

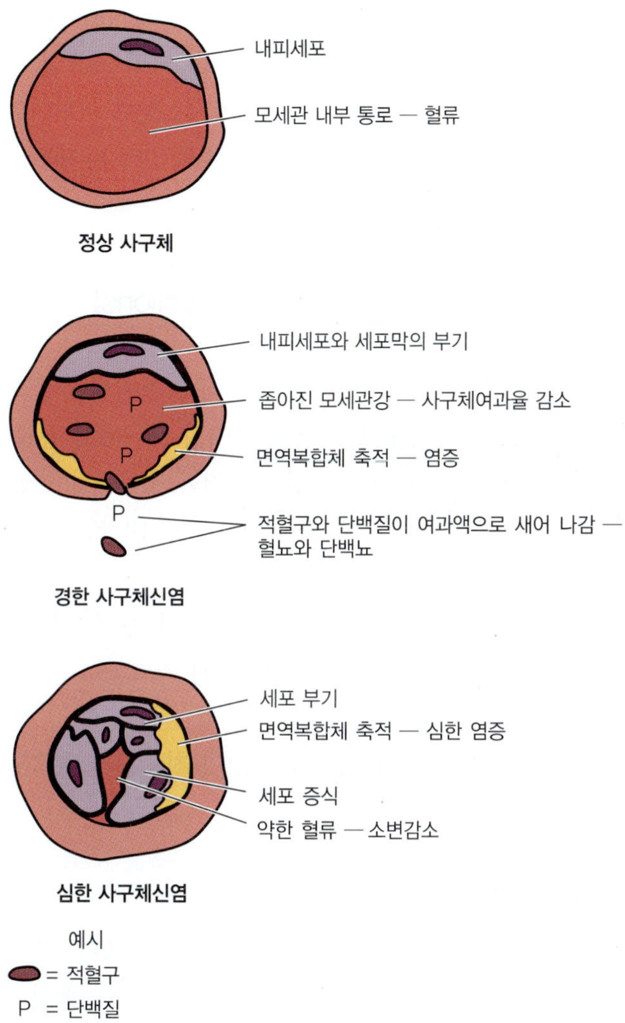

그림 12-5. 사슬알균감염후 급성사구체신염에서 일어나는 변화

streptokinase (ASK)의 수치가 증가한다.

- 보체 수치가 감소한다. 아마도 신장에서 일어나는 염증성 손상이 원인으로 생각된다.
- 대사산증(metabolic acidosis)이 나타난다. 혈장 탄산수소염이 감소되고 혈장 pH가 낮아진다.
- 소변검사로 단백뇨, 육안 혈뇨, 적혈구 원주를 확인할 수 있다(그림 12-1B).

④ 치료

소듐 섭취를 제한해야 하며, 심한 경우에는 단백질과 수분섭취까지 줄이도록 해야 한다. 약물 치료에는 염증을 줄이기 위한 glucocorticoids와 높아진 혈압을 낮추기 위한 항고혈압제가 있다.

대부분의 경우에 큰 손상을 남기지 않고 회복이 되지만, 사슬알균감염에의 재노출과 다른 과민반응에 의한 염증의 재발을 예방하는 것이 중요하다. 아동의 경우 부종은 보통 5일에서 10일 사이에 사라지고 고혈압은 2~3주 내에 감소한다. 단백뇨와 혈뇨도 나아지지만 간혹 얼마간 지속되기도 한다. 예방적 항생제 투여 및 회복 후 만성 염증이 없다는 것을 확진하기 위한 검사가 필요하다.

일부 사례, 특히 성인에서 좀처럼 회복이 어려운 경우도 있다. 급성신부전은 전체 사례의 약 2% 정도에서 나타난다. 만성사구체신염은 약 10%에서 발생하며 점진적으로 신장을 파괴하여 말기신장병이나 요독증에 이른다.

> **생각해보기 12-7**
>
> a. 사슬알균감염후 급성사구체신염 대상자의 신장에서 염증이 진행되는 과정을 설명하시오.
>
> b. (1) 사구체투과성 증가 (2) 사구체여과율 감소와 관련해서 사슬알균감염후 급성사구체신염의 징후를 설명하시오.

(2) 신증후군[Nephrotic Syndrome, 신증(Nephrosis)]

신증후군(nephrotic syndrome)은 다수의 전신질환〔예 : 전신홍반루푸스(systemic lupus erythematosus), 독소와 약물에의 노출〕 뿐만 아니라 많은 신장병에서 이차적으로 나타난다. 그러나 미세변화 질환으로 알려진 지질 신증(lipoid nephrosis)의 경우에는 2~6세 사이의 아동에서 발병하는 원발성 질환이다.

① 병태생리

발병기전은 명확히 알려져 있지 않지만 다음의 순서대로 질병이 진행한다.

1. 사구체 모세관에 문제가 생기면 투과성이 증가하여 다량의 혈장 단백, 주로 알부민이 모세관에서

여과액으로 들어간다.

2. 이는 저알부민혈증을 초래하여 혈장 삼투압이 감소하고 이어서 전신부종이 나타난다.
3. 혈압은 혈량저하로 인해 많은 사례에서 감소하며, 안지오텐신 Ⅱ 수치에 따라 증가하기도 한다.
4. 혈량 감소는 알도스테론 분비를 증가시켜 부종을 심화시킨다.
5. 신증후군의 다른 중요한 특징은 고농도의 혈중 콜레스테롤과 소변에서의 지단백질 증가이다. 고지혈증 및 지질뇨의 원인은 심한 단백질 감소로 인한 간의 반응과 관련되어 있는 것으로 보이지만 명백히 알려져 있지는 않다.

② 증상 및 징후

소변검사 결과 단백뇨, 지질뇨, 원주(지방, 상피세포, 유리질)가 두드러지고, 특정 원발성 질환과 관련있는 세포가 나타날 수도 있으며, 소변에는 보통 거품이 있다.

신증후군의 주요한 징후는 심한 부종(전신부종, anasarca)과 창백함이며 심한 부종으로 체중이 증가한다. 모든 조직에 축적된 과도한 체액은 식욕부진(복수), 호흡곤란(가슴막삼출), 활동감소(다리와 발의 부종)를 일으킨다. 또한 동맥혈류와 모세관 교환이 손상되어 피부손상과 감염이 발생될 수 있다.

생각해보기 12-8

소아 신우신염, 사슬알균감염후 급성사구체신염, 신증후군 대상자의 소변 특징을 비교하시오.

③ 치료

신장내 염증을 감소하기 위해 prednisone과 같은 glucocorticoids가 처방된다. ramipril과 같은 안지오텐신 전환효소 억제제(angiotensin-converting enzyme inhibitor, ACE inhibotor)는 소변으로 단백질이 배출되는 것을 감소시킬 수 있다. 일부 대상자의 경우 항고혈압제와 항고지혈증제 치료가 요구된다. 신증후군은 재발하는 경향이 있기 때문에 지속적인 모니터링과 치료가 필요하다. 재발한 경우에는 cyclophosphamide와 같은 세포독성 요법(cytotoxic therapy)으로 치료할 수 있다. Glucocorticoids는 장기간 사용할 경우 어린이의 성장을 저해하는 효과를 초래한다. 소듐 섭취는 제한해야 하지만 단백질 섭취는 늘려야 한다.

6. 요로폐쇄(Urinary Tract Obstructions)

남성 노인의 경우 양성 전립샘비대나 전립샘암에 의해 요로가 자주 폐쇄된다. 남성과 여성 모두에서 종양, 염증, 흉터, 협착(stenosis), 선천적 결함과 신결석(renal calculi)은 요로폐쇄의 흔한 원인이다(그림 12-6).

1) 요로결석증〔Urolithiasis(결석 또는 신결석, Calculi, or Kidney Stones)〕

신결석은 흔한 문제로, 근본원인이 치료되지 않으면 자주 재발한다.

(1) 병태생리

결석은 요로의 어느 곳에서도 발생할 수 있다. 결석은 작을 수도 매우 클 수도 있다〔예 : 사슴뿔결석(staghorn calculus)은 매우 큰 돌로 신우와 신배에 생기고 사슴의 뿔 모양을 하고 있다〕.

결석은 여과액에 상대적으로 과도한 양의 불용성 염이 존재하거나 부족한 수분섭취로 여과액이 심하게 농축될 때 생기기 쉽다. 일단 단단한 물질이나 파편이 생기면 이를 핵으로 삼아서 침착이 계속 일어나 점점 커지고 결국 거대한 덩어리를 형성한다. 감염원으로부터 온 세포 파편 또한 이러한 핵이 될 수 있다. 부동으로 인해서도 신장에 결석이 형성될 수 있는데, 이는 소변 정체로 인해 소변의 화학적 변화가 생기기 때문이다. 수분섭취 증가(최소 하루 물 8잔)는 요로에서 작은 결석을 빠르게 제거하는데 도움이 된다.

보통 결석(예 : 요관에서)이 소변의 흐름을 막을 때만 증상이 나타난다. 결석이 있는 부위에서 소변의 정체가 생기고 조직을 자극하므로 감염이 생길 수 있다. 이것은 결석 형성을 나타내는 초기 지표이다.

신장이나 요관에 결석이 있으면, 그로 인한 폐쇄로 폐쇄부위 뒷쪽의 소변이 가하는 압력인 후방압력(back pressure)이 증가하여 신조직의 위축, 신배의 확장과 함께 수신증(hydronephrosis)이 진행될 수 있다(그림 12-7).

(2) 병인

약 75%의 결석은 칼슘염으로 구성되어 있다. 나머지는 선행요인에 따라 주로 요산(purine nucleotide의 분해물), 요산염, struvite(암모늄 인산 마그네슘), 그리고 드물지만 cystine(시스틴)으로 구성되어 있다. 결석이 의심되면 반드시 검사해야 하며 결석의 성분과 선행요인을 규명하기 위해 소변검사도 시행되어야 한다.

고칼슘혈증으로 인해 소변의 칼슘수치가 높을 때 칼슘석(인, 옥살산염 또는 탄산)이 생긴다. 부갑상샘 종양이나 다른 대사질환이 고칼슘혈증의 원인이 될 수 있다(그림 12-1C). 칼슘염과 요산의 용해도는 소변의 pH에 따라 달라진다. 소변의 알칼리성이 높으면 칼슘석이 쉽게 형성되며 부적절한 수분섭취는 칼슘석이 형성되는 주요인이다. 소변의 옥살산염(oxalate) 수치를 증가시키는 옥살산염이 많은 채식을 하는 사람들에게서 옥살산칼슘결석이 생길 수 있다.

고요산혈증이 있으면, 특히 소변이 산성일 때 요산석(통풍, 고요산식이 또는 항암화학요법으로 인함)이 생길 수 있다. 감염이 있는 경우에는 무기염이 섞인 결석이 생길 수 있는데, 이는 소변 pH가 알칼리성이고 감염의 결과로 생긴 조직 파편이 결정 침착의 핵으로 작용하기 때문이다.

생각해보기 12-9

수분 섭취 감소나 탈수가 어떻게 요로결석의 소인이 되는지를 설명하시오.

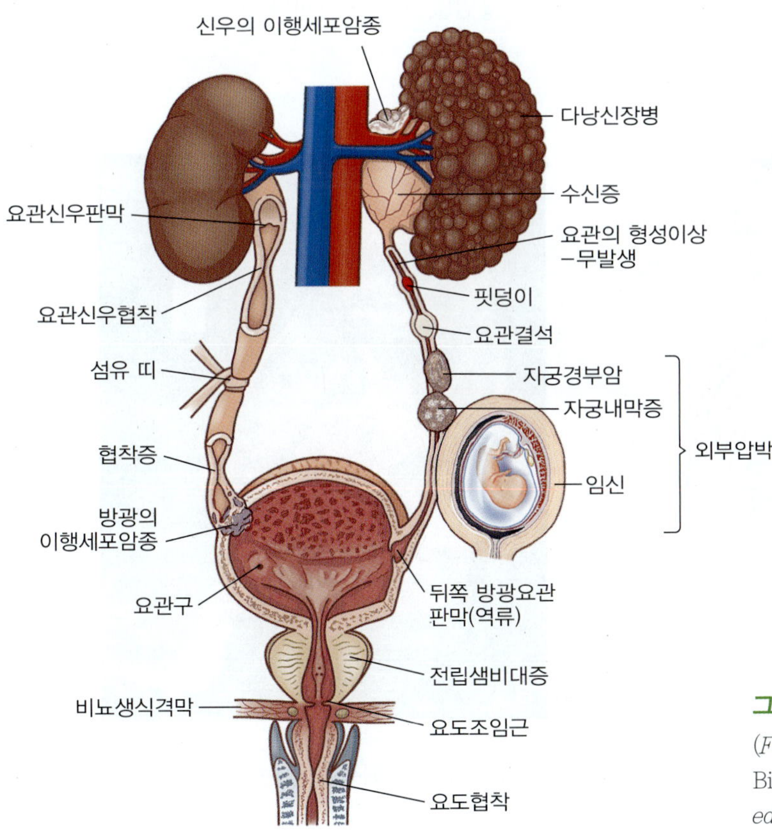

그림 12-6. 주요 요로폐쇄 부위

(*From McCance KL, et al*: Pathophysiolgy: The Biologic Basis for Disease in adults and Children, *ed 6, St. Louis, 2010, Mosby*.)

(3) 증상 및 징후

신장이나 방광의 결석은 잦은 감염으로 검사를 받기 전까지는 대부분의 경우 증상이 없다. 그러나 신장피막이 팽창함에 따라 옆구리 통증이 느껴지기도 한다.

요관 폐쇄는 옆구리부터 고샅부위(groin)까지 방사되는 강한 경련성 통증인 "신장급통증(renal colic)"을 일으키고 이는 결석이 요관에서 씻겨져 내려가거나 제거되지 않는 이상 계속된다. 이 통증은 결석을 내보내려고 요관이 강하게 수축하기 때문에 일어나며, 심한 통증과 함께 구역, 구토, 차고 축축한 피부, 빈맥을 동반한다. 결석의 위치를 찾기 위해서는 방사선 검사를 해야 한다.

(4) 치료

작은 결석은 힘주어 소변을 보면 체외로 배설될 수 있다. 결석을 깨기 위해 음파를 사용하는 체외충격파쇄석(extracorporeal shockwave lithotripsy)과 요관경을 이용하여 결석의 위치를 찾아 요관경에 장착된 레이저로 결석을 깨는 레이저 쇄석은 결석을 분쇄하기 위한 새로운 방법으로, 성공률이 높고 침습적 수술의 필요성을 줄여주는 데, 이 시술을 경피적 신장절개결석제거(percutaneous nephrolithotomy)라 부른다. 어떤 경우, 결석을 부분적으로 용해시키기 위해 약물이 사용되기도 한다.

특정 위험 요인과 관련된 재발의 예방이 가장 중요하다. 기저 질환의 치료, 소변 pH 조절을 위한 부가적인 산성 또는 알칼리성 물질의 섭취, 수분섭취 증가는 재발의 위험을 최소화시켜 준다.

2) 수신증(Hydronephrosis)

수신증은 결석이나 종양의 합병증, 신장이나 요관의 흉터조직, 요관의 협착이나 꼬임, 치료하지 않은 전립샘비대의 이차적인 문제로 발생하며, 요로의 발달 결함은 흔한 원인이다. 태아 초음파검사에 의해 폐쇄요로병증(obstructive uropathy)을 진단할 수 있고, 출생 후 즉각적인 교정수술을 통하여 신장 손상을 막을 수 있다.

소변은 끊임없이 만들어진다. 비뇨계통에 소변 흐름

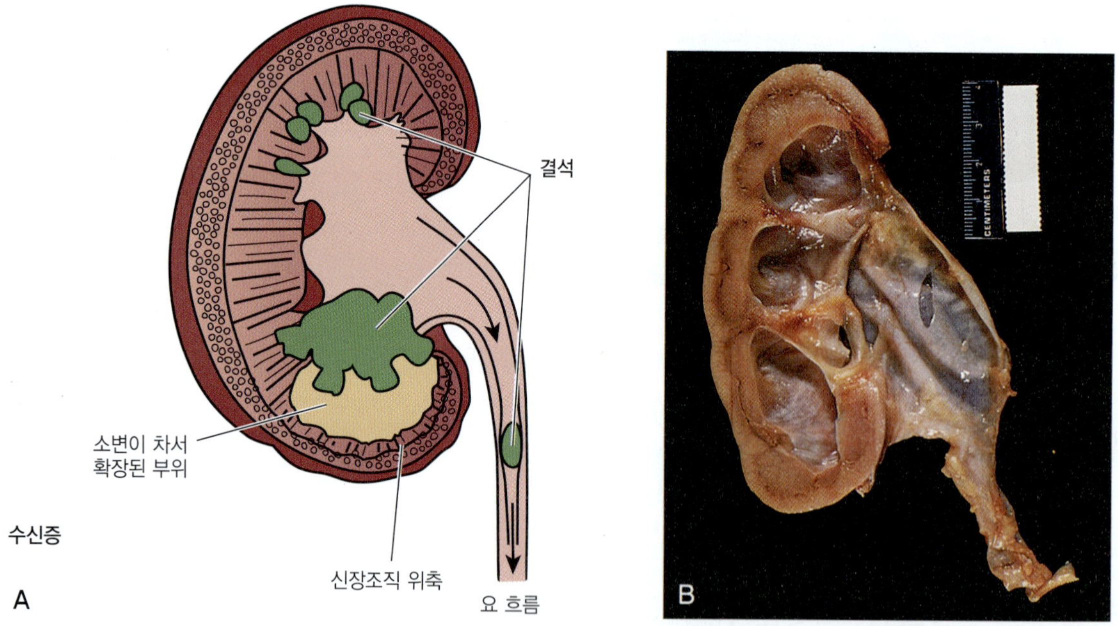

그림 12-7. A. 신결석과 수신증 B. 신우와 신배의 확장 및 신장조직의 위축이 있는 수신증
(*From Kumar V, Abbas AK, Fausto M* : Robbins and Cotran Pathologic Basis of Disease, *ed 7, Philadelphia, 2005, Saunders.*)

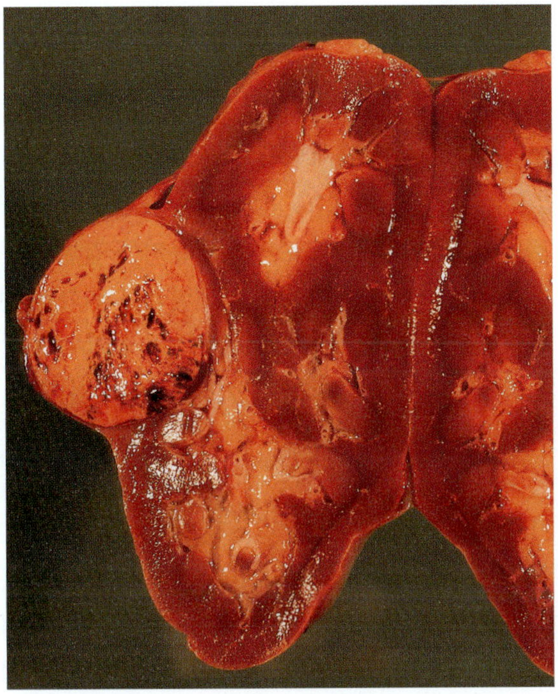

그림 12-8. 신세포암종

경계가 분명한 구형의 종양이 피질 표면으로부터 돌출되어 있음. 종양 안에 출혈부위와 소낭이 보임.

(*From Cooke RA, Stewart B* : Colour Atlas of Anatomical Pathology, *ed 3, Sydney, 2004, Churchill Livingstone*.)

을 막는 어떤 폐쇄요인이 지속되면 정체 부분 뒤쪽에서 가해지는 압력이 증가하여 요관이나 신장이 소변에 의해 팽창한다(그림 12-7B). 특히 일정 시간 이상 신장에 소변이 지속적으로 축적되면 혈관에 대한 직접적인 압력과 압박으로 인하여 조직의 괴사가 일어난다. 수신증은 감염이 동반되거나 신장피막이 팽창되어 경미한 옆구리 통증이 생기는 것 외에는 주증상이 없으나, 초음파검사, 방사성동위원소 영상검사, CT 스캔 또는 정맥신우조영으로 진단할 수 있다. 원인이 제거되지 않는다면 양쪽 신장 모두 수신증으로 이어져 결국 만성 신부전이 된다.

3) 종양(Tumors)

요로의 양성종양은 드물며, 주로 50대 이후 남성에서 원발성 악성종양으로 발생하여 남성은 여성보다 평생 방광암에 걸릴 가능성이 3~5배 높다. 다른 암 또한 신장, 요관 및 요도에서 발생할 수 있지만 방광암보다는 덜 발생한다.

(1) 신세포암종(Renal Cell Carcinoma)

신세포암종(신장의 샘암종, adenocarcinoma of the kidney)은 세관 상피세포, 특히 신장피질에 생기는 원발성 종양이다(그림 12-8). 2023년에 발표된 중앙암등록본부 자료에 의하면 2020년 우리나라에서는 신장암은 남녀를 합쳐서 5,946건으로 전체 암 발생의 2.4%를 차지했고, 남녀의 성비는 2.3:1로 남자에게서 더 많이 발생하였다. 발생건수는 남자가 4,135건으로 남성의 암 중에서 8위를 차지하였고, 여자는 1,811건이었다(보건복지부 중앙암등록본부, 2023). 초기에는 증상이 없는 경우가 많고 진단이 가능한 시기에는 이미 간, 폐, 뼈 또는 중추신경계로 전이되어 있다. 이 암은 남성과 흡연자에게 더 자주 발생하며, 45세 미만에서는 흔하지 않다.

초기 징후는 보통 통증이 없는 혈뇨이며 육안 또는 현미경으로 확인할 수 있다. 다른 증상으로는 둔한 옆구리 통증, 촉진되는 덩어리, 이유를 설명할 수 없는 체중감소, 빈혈 또는 적혈구증가증(적혈구형성호르몬 분비에 영향을 미치는 종양인 경우)이다. 고칼슘혈증(hypercalcemia, 부갑상샘 호르몬의 증가) 또는 쿠싱증후군(Cushing's syndrome, 부신피질자극호르몬 증가)과 같은 신생물딸림증후군(paraneoplastic syndrome)이 흔하다.

이 종양은 증상이 없어 전체 사례의 1/3이 폐, 간, 뼈로 전이된 후에야 진단된다. 종양은 보통 방사선치료나 항암화학요법에 반응하지 않기 때문에 신절제가 치료법이며 5년 생존율은 1기의 96%에서 4기의 23%까지 다양하다.

(2) 방광암(Bladder Cancer)

방광의 악성종양은 흔히 방광삼각에 있는 이행상피

의 내층에서 생긴다. 이 암은 다수의 암으로 진행하고 재발하는 경향이 있다. 소변 세포검사와 생검으로 진단할 수 있다. 종양은 방광벽을 통해 인접한 구조로 침범한다. 그리고 혈액을 통해 골반 림프절, 간, 뼈로 전이된다. 병기는 종양이 제자리(in situ)에서 방광벽을 침범한 정도나 전이여부에 따라 분류한다. 초기 징후는 육안 또는 현미경으로 관찰 가능한 혈뇨이고, 배뇨통이나 빈뇨가 발생할 수 있으며 감염이 흔하다.

방광암은 실험실이나 산업현장에서 화학물질을 다루는 사람, 특히 염료, 고무, 알루미늄을 다루는 사람에서 높은 빈도로 발생한다. 대상자의 50% 이상이 흡연자이며, 다른 선행요인은 재발하는 감염과 진통제 과다복용이다.

치료에는 90%의 경우에서 시행되는 외과적 절제와 화학요법 및 방사선요법이 있다. 수술 후 요로전환술(urinary diversion, 방광 대신 내부 또는 외부에 회장의 일부분을 이용한 소변 저장소를 형성하는 것)이 필요하다. 빛방사요법(photoradiation, 약물과 레이저 치료의 병합)은 몇몇 초기 대상자에서 성공적이다. 종양 절제수술 후 방광내부에 BCG 백신(면역 반응을 강화시키기 위한 생물학적 반응조절제)을 투여하여 표재성 종양의 재발을 줄인다. 재발을 초기에 발견하기 위해서는 지속적인 모니터링이 필요하다. 5년 생존율은 1기의 85%에서 4기의 16%까지 다양하다.

7. 혈관 질환(Vascular Disorders)

1) 신경화증(Nephrosclerosis)

(1) 병태생리

신경화증(nephrosclerosis)은 신장의 동맥경화증과 유사한 신장의 혈관 변화를 포함한다. 약간의 혈관 변화는 노화와 함께 정상적으로 일어나지만 과도한 변화는 세동맥과 소동맥의 벽을 두껍고 딱딱하게 만들며 혈관을 좁히거나 폐쇄시킨다. 이러한 변화는 신장으로의 혈액공급을 감소시키고 허혈과 위축을 일으키며, 레닌(renin)분비를 자극하여 결국 혈압을 증가시킨다(그림 12-9). 지속적인 허혈은 점차 신장조직을 파괴하고 만성신부전에 이르게 한다.

초기 병소가 신장에서부터 진행되었는지 본태성 고혈압(9장 참조), 당뇨병(15장 그림 15-4 참조), 또는 다른 질병에 의해 이차적으로 발생했는지를 감별하는 것은 매우 어렵다. 어떤 경우이든 고혈압성 변화와 신장에 악순환이 발생하며, 이 악순환은 울혈심부전 같은 다른 고혈압 합병증이나 신부전으로 진행되기 전에 차단되어야 한다.

(2) 치료

항고혈압제, 이뇨제, 안지오텐신전환효소 억제제, 베타차단제(레닌 분비를 막음)와 같은 약물은 신장 혈류를 유지하고 혈압을 줄이는 데 도움이 된다. 소듐섭취 또한 제한해야 한다.

생각해보기 12-10

신장병 대상자에서 혈압을 상승시키는 데에 영향을 미치는 요인들을 설명하시오.

8. 선천질환(Congenital Disorders)

영아(infants)의 약 10%가 비뇨계의 선천성 기형을 가지고 태어나는 것으로 추산된다. 다음에 몇 가지 예가 서술되어 있다.

- 방광요관역류(vesicoureteral reflux)는 감염으로 인한 방광의 판막 결함 때문에 발생한다.
- 무발생(agenesis)은 선천적으로 한쪽 신장이 발생되지 않은 것이다. 증상이 없고 대개 우연히 발견된다.
- 형성저하증(hypoplasia) 또는 정상 크기로 발달하지 못한 경우는 주로 한쪽 신장에서 흔히 발생한다. 때때로 발달 결함보다는 신장섬유화의 결과로 나타난다.
- 이소성신장(ectopic kidney)은 신장과 요관이 정

상 위치에서 벗어나 다른 곳에 위치하는 것을 나타낸다. 주로 복부나 골반강 아래에 위치하며, 신장기능은 정상이지만, 이러한 신장위치에서는 요관이 꼬이게 되고 패쇄나 감염이 발생하기 쉽다.

- 두 신장의 융합(fusion)은 발달과정에서 흔히 일어나는 기형으로 한 개의 "말발굽" 모양의 신장을 형성하며, 보통 신장기능은 정상이다.

1) 성인 다낭신장병 (Adult Polycystic Kidney Disease)

이 유전질환의 가장 흔한 형태는 16번 염색체의 보통염색체우성 유전이며, 소아와 젊은 성인에서는 증상이 나타나지 않는다. 첫 번째 증상은 40세 전후에 나타나는데 만성신부전이 발생하여 전신적으로 영향을 미치며 경우에 따라 투석이 요구된다. 말기신장병 대상자의 약 10%가 이 질환으로 인한 것이다. 일부 경우에, 고혈압이 발생하여 조절이 어려운 경우나 적혈구형성호르몬 분비의 증가로 이차적 적혈구증가증이 발생한 경우 조기진단이 가능하다. 복부 CT스캔이나 MRI로 진단할 수 있다.

다수의 낭이 두 개의 신장 모두에 형성되고 몇 년에 걸쳐 서서히 확장되면서 처음에는 신장이 커지고 이어서 만성신부전이 발생할 때까지 신장조직을 압박하고 파괴한다(그림 12-10). 몇몇 사례에서는 간이나 뇌동맥류가 있는 곳에서 낭(cysts)이 발견되기도 한다.

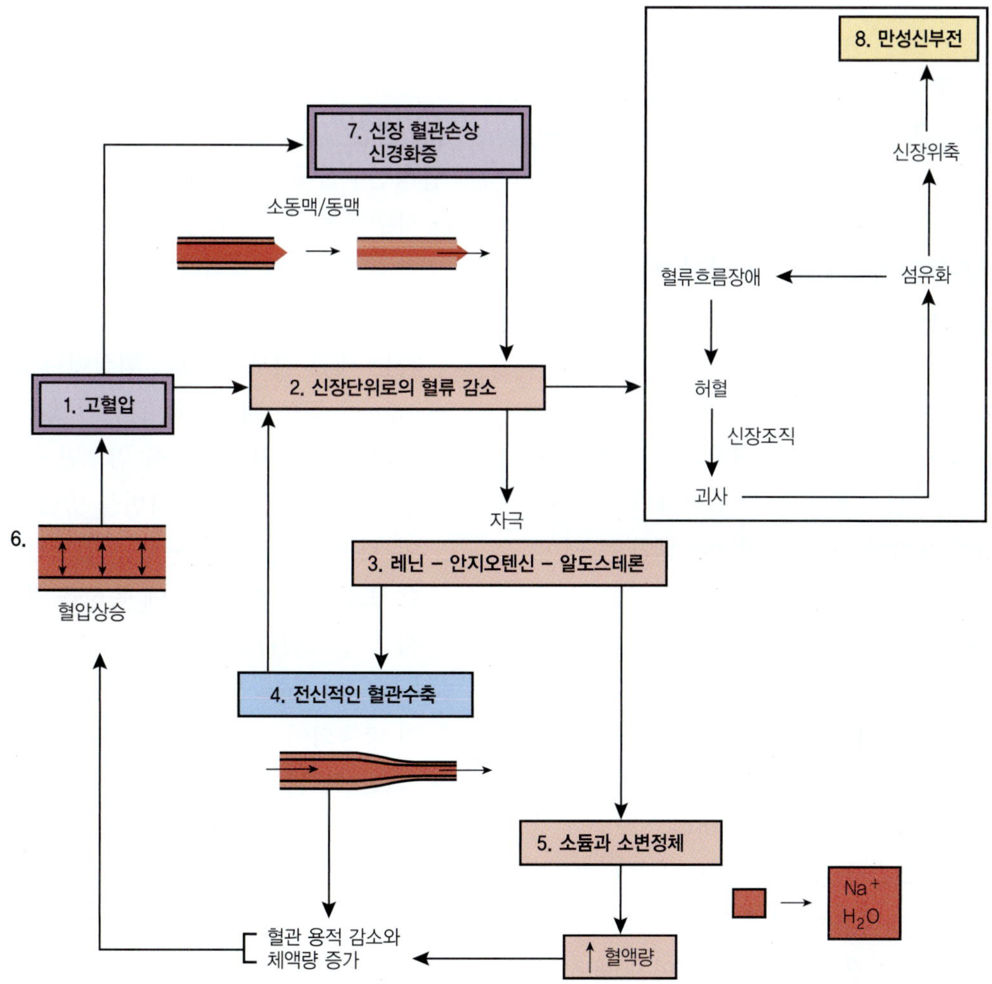

그림 12-9. 고혈압과 신장의 관계

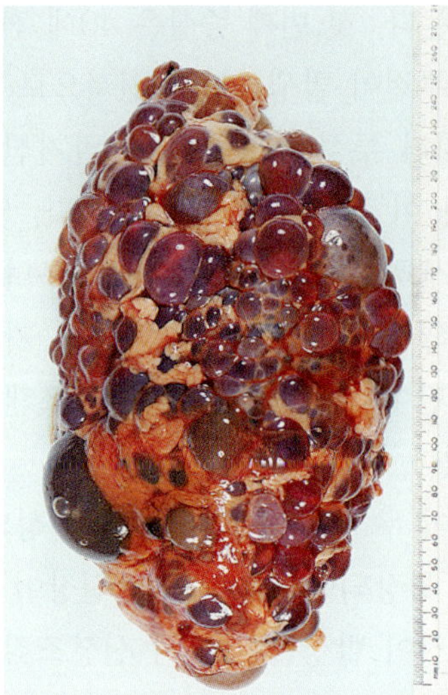

그림 12-10. 성인 다낭신장병(*From Stevens A*: Core Pathology, *ed 3, London, 2010, Mosby*.)

소아 다낭신장병은 열성유전자로 유전되고 출생시 증상이 나타난다. 그러나 이러한 경우 태아는 사산되거나 생후 1개월 이내 사망한다.

2) 빌름스종양〔Wilms' Tumor(신장모세포종, Nephroblastoma)〕

빌름스종양은 소아에게 발생하는 희귀한 종양이다. 11번 염색체에 위치한 종양억제 유전자의 결손과 관련이 있으며 다른 선천성 질환과 함께 일어나기도 한다. 보통 한쪽 신장에 생기며, 종양은 피막에 쌓인 큰 덩어리 형태로 존재한다.

빌름스종양은 보통 3~4세 사이에 복부에 큰 덩어리(주로 옷을 입힐 때 허리끈이 조여지지 않거나 한쪽만 배가 부풀어 오르는 것이 보이는 경우)가 나타나면서 진단된다. 어떤 경우 소아에게서 고혈압이 나타나기도 하며 진단받을 당시 폐 전이가 있기도 하다.

환아의 예후는 조직검사 결과와 진단 시 종양의 병기에 따라 다르다. 조직검사 결과 유리한 조직구조(favorable histology)인 경우 평균 생존율이 90% 정도이다.

9. 신부전(Renal Failure)

1) 급성신부전(Acute Renal Failure)

(1) 병태생리

다양한 원인으로 신장은 기능을 상실할 수 있다. 신장의 직접적인 혈류 감소나 염증, 그리고 세관 괴사는 폐쇄를 일으키고 후방압력(back pressure)을 증가시켜 점차 사구체여과율 감소와 소변감소(oliguria) 또는 무뇨(anuria)에 이르게 한다.

양쪽 신장 모두 침범되며, 일차적인 원인이 성공적으로 치료된다면 기능 상실은 보통 가역적이고, 이 기간 동안 신장 기능을 대체하기 위해 투석이 필요할 수 있다. 몇몇 사례에서는 신장의 영구적인 손상이 지속되기도 한다.

(2) 병인

급성신부전에는 많은 원인이 있다(그림 12-11).

- 사구체여과율 감소를 일으키는 사구체신염과 같이 양측 모두에서 일어나는 급성 신장병
- 지속되는 심한 순환성 쇼크로 인한 심부전 후 발생하는 세관 괴사. 쇼크는 화상이나 으깸손상(crush injury) 또는 패혈증과 관련이 있으며, 빈번히 신부전을 일으킨다. 화상을 입으면 순환계 내의 적혈구가 깨지면서 헤모글로빈을 방출하게 되고, 이것이 세관에 축적되어 폐쇄를 일으킨다. 헤모글로빈은 또한 세관 상피세포에 독성을 가하여 염증과 괴사를 일으킨다(5장 참조). 사고로 인해 뼈대근육(skeletal muscle)이 손상되면 근색소(myoglobin)가 방출되어 비슷한 영향을 끼친다.
- 약물, 화학물질 또는 독소와 같은 신독소는 세관 괴사를 일으키고 혈액흐름을 막는다. 사염화탄소 용매와 같은 산업 화학물질에 강하게 노출되었을 때 급성신부전이 생길 수 있으며 장기간 저용량으로 노출되는 것은 점진적인 손상을 일으켜 결국 만성신부전을 초래한다. 흔히 사용되는 약물 중 세관

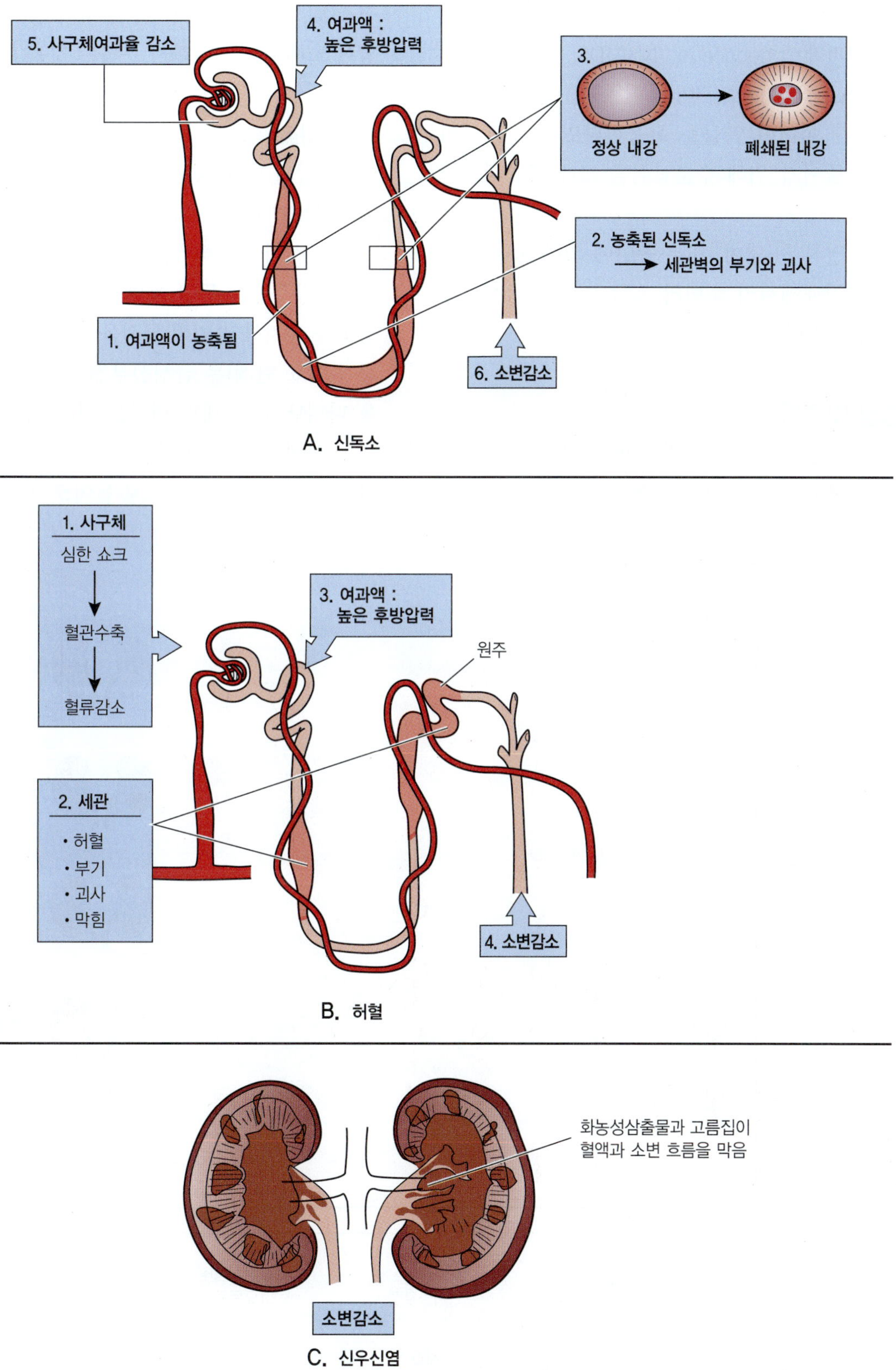

그림 12-11. 급성신부전의 원인

A. 신독소 B. 허혈 C. 신우신염

손상의 원인이 되는 약물의 수가 점차 증가하고 있으며 설파제, phenacetin, NSAIDS, acetaminophen, aspirin, penicillin 등이 이에 속한다. 만약 대상자가 이러한 약물을 복용한다면 신장손상의 위험을 줄이기 위해 수분섭취를 크게 증가시켜야 한다.

- 때때로 결석, 핏덩이, 또는 종양에 의한 물리적 폐쇄가 신장내에서의 소변의 흐름을 막고 급성신부전을 일으킨다.

(3) 증상 및 징후

급성신부전은 보통 빠르게 발생한다. 혈액 검사상 대사산증과 고칼륨혈증이 나타날 뿐만 아니라 혈액요소질소(BUN)와 크레아티닌 수치의 증가를 나타내어 신장이 노폐물을 제거하지 못하는 것을 확인해 준다.

(4) 치료

요독증과 함께 영구적인 신장 손상 및 괴사의 위험을 최소화하기 위하여 가능한 한 빨리 일차적인 문제를 해결하는 것이 중요하다(신부전 참고).

소변감소기간 동안 체액을 정상으로 회복시기고 항상성을 유지하기 위해 투석을 시행한다. 소변 배출량의 증가(이뇨 단계)는 급성신부전으로부터 회복되고 있음을 나타낸다. 신세관 내면을 덮는 상피가 완전히 회복되는 데에는 몇 달이 걸릴 수 있다. 따라서 한동안 수분과 전해질 균형이 정상으로 돌아오지 않을 수 있다.

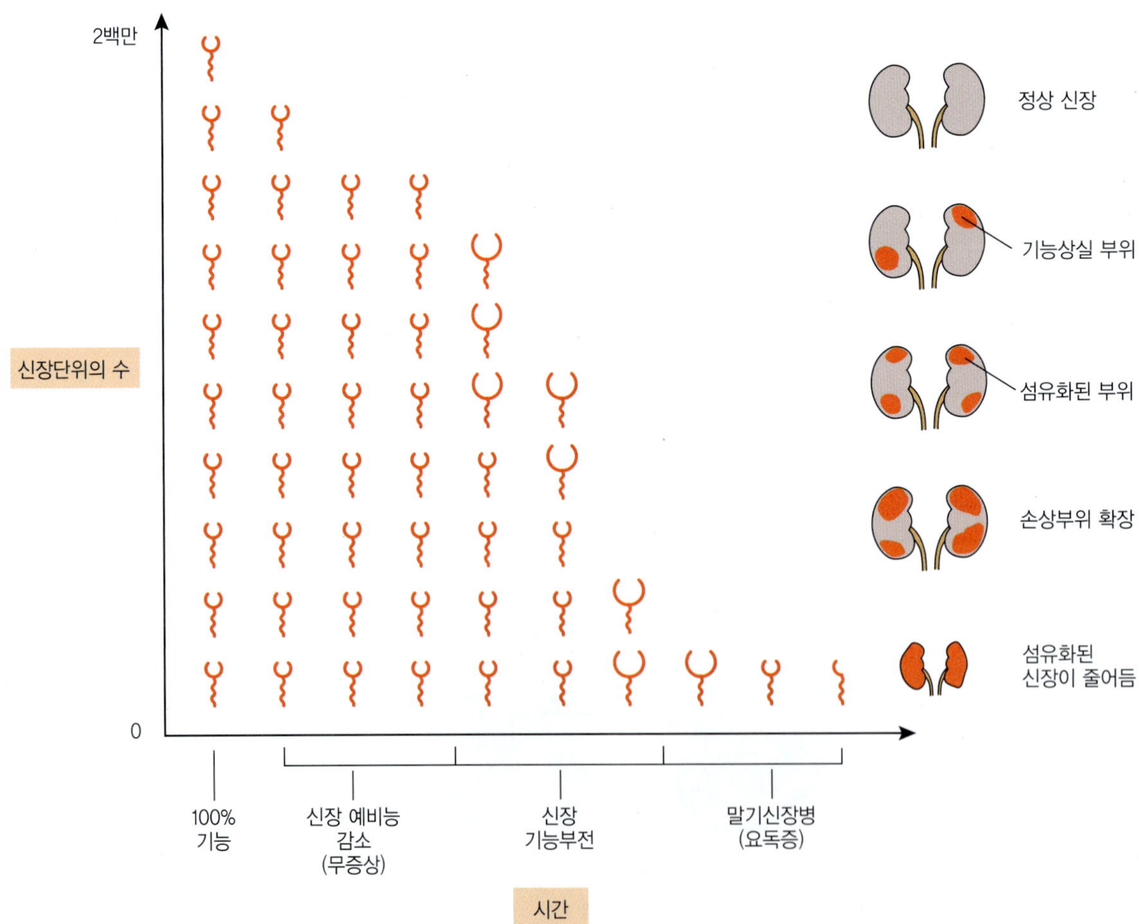

그림 12-12. 만성신부전의 진행

생각해보기 12-11

신장단위내 순환에 초점을 맞추어 들세동맥(afferent arteriole)의 심한 혈류감소가 세관 괴사와 폐쇄를 일으키는 기전을 설명하시오.

2) 만성신부전(Chronic Renal Failure)

만성신부전은 장기간에 걸쳐 점진적으로 일어나는 신장의 비가역적 파괴이다. 양측 신우신염이나 선천 다낭신장병 또는 고혈압이나 당뇨병과 같은 전신 질환으로 인한 만성 신장병의 결과일 수 있다. 앞서 언급하였듯이, 신독소에 장기간 노출되는 것이 원인이 될 수 있다. 신장은 정상적으로 상당한 예비능을 가지고 있기 때문에 신장단위의 점진적 손실은 상당히 진행되기 전까지는 증상이 나타나지 않는다. 만성신부전은 일단 진행이 되면 속도는 느리지만 멈추지 않는다. 흉터조직의 형성과 기능하는 조직이 상실되어 더 심한 퇴행성 변화를 일으키기 때문이다.

(1) 병태생리

만성신부전은 신장 예비능 감소, 기능부전, 말기신장병 또는 요독증에 이르는 몇 가지 단계를 거친다(그림 12-12). 예비능 감소의 초기 단계(신장단위의 약 60% 손실)에서는 사구체여과율이 감소되고, 혈장 요소수치가 정상이며 혈장 크레아티닌 수치가 정상 범위 안에서 비교적 높게 유지되지만 뚜렷한 임상 징후가 나타나지 않는다. 남아있는 신장단위가 적응하고, 여과능력을 증가시키기 때문이다.

두 번째 단계(신장단위의 약 75% 손실), 또는 신장 기능부전(renal insufficiency) 단계에서는 혈액내 화학적 구성 성분의 변화와 증상들이 나타난다. 이 단계에서 사구체여과율은 정상보다 약 20% 감소하고 혈액내에 질소 노폐물(요소와 크레아티닌)이 상당히 축적된다. 세관 기능은 저하되고 소변이 농축되지 않으며 산과 전해질의 교환과 분비가 조절되지 않는다. 남아있는 정상적으로 기능하는 신장단위가 여과시켜야 할 용질이 증가하기 때문에 삼투이뇨가 일어난다. 이 단계는 다량의 희석된 소변(요비중 감소)배출이 특징이다. 적혈구 생성이 감소되고 대상자의 혈압은 상승하며 심혈관계에서 이러한 변화들을 보상하는 기전이 발생하게 된다.

요독증 또는 말기신장병(end-stage renal failure)(신장단위의 약 90% 손실)은 사구체여과율이 매우 낮아졌을 때 일어난다. 체액, 전해질, 노폐물은 체내에 남아있고 모든 인체 계통이 영향을 받는다. 이 단계에

표 12-2. 급성신부전과 만성신부전의 비교

일반적 특징	급성신부전	만성신부전
원인	심한 쇼크 화상 신독소(nephrotoxin)에 심하게 노출 급성 양측 신장 감염 또는 염증	신경화증 당뇨병 신독소에 장기간 노출 만성 양측 신장 염증 또는 감염 다낭신장병
시작	갑작스럽게, 급성으로	느리게, 잠행성으로
초기 증상	소변감소, 혈장 요소 증가	희석된 소변을 동반하는 다뇨 빈혈, 피로, 고혈압
진행되는 징후	회복 – 소변 배출량 증가 지속된 손상 – 요독증	말기신장병 또는 요독증 소변감소, 산증, 질소혈증

서는 소변감소와 무뇨가 발생하는 것이 특징으로, 대상자의 생명을 유지하기 위해서는 규칙적인 투석이나 신장이식이 필요하다. 급성신부전과 만성신부전의 비교가 표 12-2에 제시되어 있다.

(2) 증상 및 징후

만성신부전의 초기 징후는 다음과 같다.

- 소변 배출량의 증가(다뇨, polyuria), 빈뇨와 야뇨가 나타남
- 식욕부진, 구역, 빈혈, 피로, 의도하지 않은 체중감소, 운동 불내성(exercise intolerance)과 같은 전신 징후
- 노폐물 증가와 혈액내 화학 조성 변화에 의한 골수 기능 억제와 세포 기능 손상
- 고혈압

신장이 완전하게 기능상실이 되면(말기신장병), 요독증 징후가 나타난다.

- 소변감소

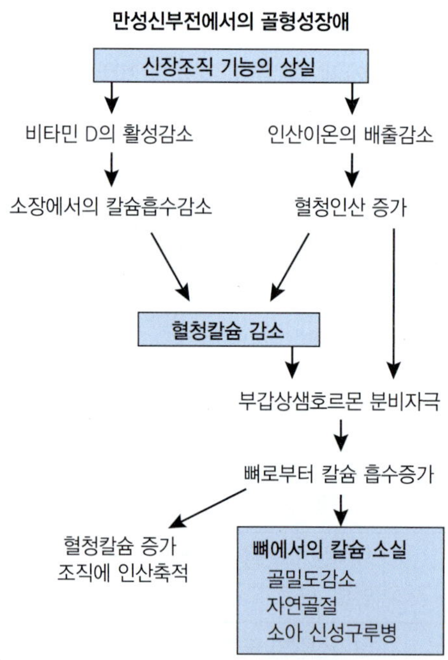

그림 12-13. 만성신부전에서 골형성장애의 진행

- 피부의 건조, 가려움, 과다색소 침착, 쉽게 멍이 듬
- 말초신경병증 – 하지의 비정상적인 감각
- 남성에서 발기부전과 성욕 감소, 여성에서 월경불규칙
- 뇌병증[졸음증, 기억력 감퇴, 발작, 떨림(tremor)]
- 울혈심부전, 부정맥
- 칼슘흡수와 대사에 필요한 비타민 D를 활성화시키는 신장의 기능상실은 인산이온의 소변내 정체와 동반되며 골형성장애(그림 12-13), 골다공증(osteoporosis), 테타니(tetany)가 나타나는 저칼슘혈증과 고인산혈증을 유발한다(17장 참조).
- 말기 단계이거나 현재 감염된 상태라면 피부에 요독서리(uremic frost)가 생기거나 호흡 시 소변냄새가 날 수 있다.
- 빈혈, 체액 정체, 낮은 단백질 수준으로 인한 조직 저항력의 약화로 폐렴(흔함)과 같은 전신적 감염이 나타난다.

(3) 진단검사

빈혈, 산증, 질소혈증은 만성신부전의 주요 지표이다.

1. 말기 단계에서는 사구체여과율이 감소하고 세관 기능이 상실됨에 따라 대사산증(혈장 pH 7.35 이하)에 대한 보상기전이 일어나지 않게 된다.
2. 질소혈증은 혈액내 질소 노폐물이 존재하는 것으로 혈장 크레아티닌과 요소수치가 상승한다.
3. 빈혈이 매우 심하게 나타난다.
4. 체내에 보유된 수분의 양에 따라 혈장 전해질 수치가 다양하게 나타난다. 보통 저칼슘혈증과 고인산염혈증 뿐만 아니라 저소듐혈증과 고칼륨혈증이 나타난다.

(4) 치료

만성신부전은 전신에 영향을 미치며, 체액, 전해질 및 산-염기 균형의 항상성을 유지하기 어렵게 한다. 적혈구 생성을 자극하고 인산수치를 낮추기 위해 약물을 사용할 수 있으며, 고혈압, 부정맥, 심부전, 그리고

다른 합병증을 치료하기 위해 특정한 약물사용이 필요할 수 있다. 요독증 대상자의 경우, 신장이 적절하게 약물을 배설하는 기능이 감소되기 때문에 이에 맞는 약물용량을 조심스럽게 선택하여야 하며 필요한 경우 다시 조정하여야 한다.

대상자는 결국 요독증에 이르게 하는 많은 합병증을 경험한다. 예를 들어 단순한 감염에도 체내 노폐물이 증가하여 전신에 영향을 미친다. 노폐물과 수분을 배출하는 신장의 능력에 한계가 있기 때문에 수분, 전해질, 단백질 섭취는 반드시 제한되어야 한다. 신부전이 있는 아동은 성장지연이 나타나며 신성구루병(renal rickets)에 걸릴 수 있다.

요독증 단계에서는 투석이나 신장이식이 필요하다(6장 참조).

생각해보기 12-12

a. 발병시점에서 원인, 가역성, 소변배출량에 대해 급성신부전과 만성신부전을 비교하시오.
b. 요독증이 치료되지 않거나 합병증이 생기면 대사산증은 교정되지 않는다. 이 시점에서 혈장 pH에 어떤 변화가 일어나는가? 또 전반적으로(overall) 세포대사에 미치는 영향은 무엇인가?
c. 말기신장병 단계에서 약물독성의 위험이 증가하는 이유는 무엇인가?

사례연구 12.1
신경화증 및 만성신부전

68세의 H는 오랜 고혈압 병력이 있다. 그는 최근에 심한 두통, 다리와 발이 붓고, 낮과 밤에 빈뇨가 생긴 것을 알았다. 그는 지속적으로 피곤함을 느끼고 배고픈 느낌은 들지 않았다. H의 혈압은 170/110, 맥박은 94이며 지난 2개월 동안 12파운드의 체중이 증가했다. 혈액 및 소변검사 결과는 혈장 크레아티닌 및 요소 수치 상승, 혈장 탄산수소염 수치 감소, 헤모글로빈과 적혈구용적률 하강, 혈장 소듐 감소가 있었다. 소변에 단백질이 나오고 비중이 매우 낮았다. 진단은 신경화증으로 인한 신장의 기능부전(renal insufficiency)이나 만성신부전이다.

1. 신경화증이 만성신부전을 어떻게 유발하는지 설명하시오.
2. 부종의 원인과 체중증가를 설명하시오.
3. 피로에 기여하는 세 가지 요인을 기술하시오.
4. H가 아래와 같은 증상을 보이는 이유를 설명하시오.
   a. 빈뇨
   b. 매우 희석된 소변
5. H가 아래와 같은 증상을 보이는 이유를 설명하시오.
   a. 고혈압
   b. 빈혈
   c. 대사산증
6. H가 요독증 또는 말기신장병으로 진행되었음을 나타내는 징후를 열거하시오.
7. H가 폐렴 발병 위험이 높은 세 가지 이유를 열거하시오.

사례연구 12.2
사슬알균감염후 급성사구체신염

4세의 D는 편도선염을 앓은지 1개월 후 사슬알균감염후 급성사구체신염(APSGN)으로 진단 받았다. 그의 얼굴, 복부와 다리가 붓고 장난감에는 관심이 없다. 그는 움직일 때 숨이 차고, 소변은 진하고 탁하며, 소변량도 매우 적다.

1. D의 편도선염이 APSGN의 발병과 어떻게 관련이 되는지 설명하시오.
2. 소변이 진한 이유를 설명하시오.
3. 소변에서 발견할 수 있는 두 가지 다른 중요한 특징을 서술하시오.
4. D의 혈액검사에서 발견될 수 있는 세 가지 이상(abnormalities)과 각각의 이유를 기술하시오.
5. D가 소변이 감소한 이유를 설명하시오.
6. 급성신부전이 발생할 수 있는 이유를 설명하시오.

사례연구 12.3
신독성

G는 성공적인 콜라주 아티스트이다. 그는 접착제, 페인트 및 용제로 작업하며, 종종 직물 작품을 만들기 위해 가열해야 한다. 그는 여름철에는 야외에서, 추운 날씨에는 환풍기가 있는 그의 스튜디오에서 일한다. 가끔 매우 추운 날에는 환풍기를 끈다. 그는 다가오는 겨울 쇼를 준비하기 위해 오랜 시간 일해 왔다. 지난 몇 일간 여러 차례 그는 동료에게 자신이 허약하고 구역을 느껴서 작업을 할 수 없다고 말했다. 그는 자신의 소변량이 적은 것이 작업 중 수분 섭취 감소로 인한 것이라고 생각했다. 그의 동료는 의사에게 연락하였고 의사가 지시한 대로 그를 응급실로 데려갔다. 응급실 방문시 그의 혈압은 170/96이었고, 비정상적인 맥박이었으며, 혈액검사 결과 BUN, K^+ 및 크레아티닌 수치 상승을 보였다. 부가적인 검사로 세관 괴사로 인한 급성신부전으로 진단되었다.

1. 이 사례에서 급성신부전의 가능한 원인은 무엇인가?
2. 신장이 어떻게 손상되었는지? 정상적인 기능을 회복할 것인가?
3. 구역과 피로의 원인은 무엇인가?
4. G의 고혈압이 어떻게 발병했는지 설명하시오.
5. 소변감소의 원인을 설명하시오.

G가 입원하여 스테로이드 투약과 응급투석으로 치료받았다. 나흘 후에 그는 많은 양의 소변을 보기 시작했다.

1. 이 사례에서 이뇨제의 중요성은 무엇인가?
2. G가 앞으로 기대할 수 있는 것은 무엇인가? 앞으로 급성신부전의 재발이나 만성신부전의 발병을 예방하기 위해 그의 작업에서 어떤 변화가 필요한가?

단원 요약

신장병은 하나 혹은 그 이상의 사구체, 세관, 신장단위 혈관을 침범하므로, 여과, 재흡수, 분비, 노폐물 배출이 정상적으로 이루어지지 않는다. 흉터조직은 신장 내 신장단위의 구조변화를 가져온다. 신장병은 혈압상승을 포함하여 전신에 많은 영향을 미친다.

- 혈액투석과 복막투석 둘 다 신장기능을 일시적 또는 장기적으로 대체할 수 있다.

요로감염

- 방광내 염증인 방광염은 신장까지 연속되는 점막을 따라 상행하여 신우신염을 일으킬 수 있다. 주된 원인은 *E. coli*이고, 소변검사를 통해 확인한다. 감염이 완전하게 근절되었는지를 확인하기 위해 추적 검사가 필요하다.
- 요도염은 요도의 감염과 염증이다.

염증질환

- 소아염증질환 중 사슬알균감염후 급성사구체신염은 비정상 면역반응에 의해 발생한다. 경미한 사구체 염증의 경우에는 적혈구와 단백질이 여과액으로 빠져나가며, 심한 염증의 경우에는 사구체여과율과 노폐물 배설을 감소시킨다.
- 신증후군은 다양한 질환들과 관계가 있다. 주된 증상 및 징후는 심한 전신부종, 단백뇨, 지질뇨이다.

폐쇄

- 주로 칼슘염으로 형성된 신결석은 소변흐름을 막고 수신증을 일으키며 감염의 소인(predisposition)이 된다.
- 신세포암종과 방광암은 초기에 통증없는 혈뇨가 자주 나타나는 것이 특징이다.

신부전

- 급성신부전은 가역적이며 양측 신장의 염증이나 심한 쇼크, 신독소의 결과로 초래될 수 있다. 갑작스러운 소변감소와 혈장 요소의 증가, 산증이 나타난다.
- 만성신부전은 점진적인 신장단위의 파괴로 발생한다. 과정은 비가역적이며 결국 신체 노폐물의 축적과 항상성 상실이 동반되어 요독증에 이르게 된다. 신장의 기능부전이 일어나기 전까지 증상이 없으며 다량의 희석된 소변 생성, 혈장 요소 증가, 혈압상승, 빈혈과 피로가 특징이다.

학습문제

1. 방광염과 신우신염의 징후/증상을 비교하시오.
2. 급성신우신염, 사슬알균감염후 급성사구체신염(APSGN) 및 신증후군의 원인과 병태생리를 비교하시오.
3. 요로감염으로 결석이 어떻게 형성되는가?
4. 급성 및 만성신부전의 병태생리를 비교하시오.
5. 만성신부전을 가진 사람의 졸음증(lethargy)에 기여하는 모든 요인을 설명하시오.
6. 혈액투석을 받는 만성신부전 대상자가 광범위한 치과수술을 받으려고 한다. 이 경우 어떤 예방조치를

취해야 하는가?

7. 혈액에서 투석액으로 이동해야 할 물질을 열거하시오.
8. 신장병 대상자에서 단백질 섭취를 제한하는 이유는 무엇인가?
9. 폐렴과 같은 호흡기감염이 요독증의 영향(effects)을 어떻게 악화시킬 수 있는지 설명하시오.
10. 만성신증과 신부전이 어린이의 성장 및 발달에 어떤 영향을 줄 수 있는지 설명하시오.
11. 방광염과 신부전으로 인한 빈뇨의 원인을 구분하시오.
12. 정체와 무뇨의 원인을 구분하시오.

제 13 장

신경계 질환

학습목표

이 장을 학습한 후에, 학생들은 다음을 할 수 있다 :

1. 뇌내 특정부위의 손상과 병변의 국소적 영향을 관련지을 수 있다.
2. 두개내압증가에 따른 영향을 의식수준, 운동기능과 감각기능, 활력징후, 시각, 언어적인 측면에서 설명할 수 있다.
3. 뇌탈출증의 영향을 설명할 수 있다.
4. 뇌의 각기 다른 부위에서 발생하는 뇌종양의 영향을 비교할 수 있다.
5. 일과성허혈발작과 뇌혈관사고를 비교할 수 있다.
6. 뇌동맥류의 발생과정과 영향, 합병증을 설명할 수 있다.
7. 세균수막염의 원인, 병태생리, 징후를 설명할 수 있다.
8. 뇌고름집으로 인한 국소적 영향과 전신적 영향을 설명할 수 있다.
9. 혈종의 종류를 구분하고 뇌혈종의 영향을 기술할 수 있다.
10. 발작이 감염 혹은 외상과 어떻게 관련되는지 설명할 수 있다.
11. 다양한 척수손상이 어떻게 일어나는지 기술할 수 있다.
12. 척수손상의 영향이 손상 부위에 따라 어떻게 달라지는지 설명할 수 있다.
13. 척수손상의 영구적 영향과 척수쇼크의 징후를 비교할 수 있다.
14. 수두증의 병태생리, 교통수두증과 무교통수두증의 차이점을 기술할 수 있다.
15. 신생아의 두개내압증가 징후를 기술할 수 있다.
16. 이분척추의 주요 유형과 이분척추가 있는 아동의 증상을 기술할 수 있다.
17. 뇌성마비의 유형과 각 유형의 징후를 기술할 수 있다.
18. 발작 유형을 구별할 수 있다.
19. 다발경화증의 병태생리 진행과정과 일반적인 증상을 기술할 수 있다.
20. 파킨슨병의 병태생리와 징후를 연관시킬 수 있다.
21. 근위축측삭경화증이 운동기능에 미치는 영향과 이러한 변화와 질병의 악화사이의 관련성을 설명할 수 있다.
22. 중증근무력증의 병태생리와 증상을 기술할 수 있다.
23. 헌팅턴병의 유전적 특성과 발병, 초기 징후를 기술할 수 있다.
24. 알츠하이머병으로 인한 뇌의 변화와 기능에 미치는 영향을 기술할 수 있다.
25. 조현병, 우울증, 공황장애의 병태생리와 행동에 미치는 영향을 비교할 수 있다.

주요 용어

들의(afferent)
기억상실(amnesia)
무뇌증(anencephaly)
이상(anomaly)
실어증(aphasia)
느린비틀림운동(athetoid)
폐쇄증(atresia)
조짐(aura)
갈림(bifurcation)
브로카 영역(Broca's area)
무도성(choreiform)
맥락얼기(choroid plexuses)
간대의(clonic)
인지의(cognitive)
혼수(coma)
반대쪽의(contralateral)
지남력장애(disorientation)
날의(efferent)
이완의(flaccid)
전격의(fulminant)
신경절(ganglion)
뇌이랑(gyrus)
반사항진(hyperreflexia)
천막아래의(infratentorial)
같은쪽의(ipsilateral)
불안정(labile)
목경축(nuchal rigidity)
마비(paralysis)
불완전마비(paresis)
감각이상(paresthesia)
눈부심(photophobia)
발작후의(postictal)
전구체(precursor)
전구의(prodromal)
처짐(ptosis)
망막(retina)
암점(scotoma)
경직의(spastic)
혼미(stupor)
고랑(sulcus)
천막위의(supratentorial)
사지마비(tetraplegia)
긴장의(tonic)
투과조명(transillumination)
베르니케 영역(Wernicke's area)

1. 신경기능 장애의 일반적 영향 (General Effects of Neurologic Dysfunction)

뇌와 척수는 특정 부위가 관장하는 고유 기능이 있기 때문에 다양한 원인에 의한 신경 손상이라도 그것이 미치는 영향은 비슷한 점이 많다. 예를 들면, 종양이나 머리손상(head injury)에 의한 특정 부위의 손상은 결과적으로 같은 신경학적 손상과 징후를 보일 수 있다. 또한 중추신경계의 압력증가가 미치는 영향은 원인과 관계없이 기본적으로 비슷하다.

1) 국소적(병소) 영향(Local (Focal) Effects)

국소적 영향은 병변 또는 외상이 위치하는 뇌와 척수의 특정 부위와 관련하여 징후가 나타나는 것이다. 예를 들면 왼쪽 전두엽(frontal lobe) 손상 시 오른쪽 팔의 불완전마비 또는 마비가 나타나고, 후두엽(occipital lobe) 손상 시 시력상실이 나타난다. 종양이 커지거나 출혈로 병변이 확장되면 인접한 부분에 영향을 주어 추가적인 장애가 나타날 수 있다.

2) 천막위(Supratentorial lesion) 병변과 천막아래(Infratentorial lesion) 병변

천막위 병변은 소뇌천막 위의 대뇌반구에 생긴다. 이 위치의 병변은 뚜렷한 부위에 특정한 기능장애(손의 무감각)를 일으킨다. 의식에 영향을 주지 않고 병변은 매우 빨리 확장된다. 천막아래 병변은 뇌줄기(brain stem)에 위치하거나 소뇌천막 아래 위치한다. 이 위치에서는 상대적으로 작은 병변이라도 운동과 감각신경에 많은 영향을 미쳐 광범위한 장애를 일으키게 되는데 이는 신경이 다발을 이뤄 뇌줄기를 통과하기 때문이다. 또한 호흡계와 순환계 기능과 의식수준에도 장애가 발생할 수 있다.

3) 왼쪽 및 오른쪽 대뇌반구 (Left and Right Hemispheres)

뇌손상이 미치는 영향은 대뇌의 왼쪽반구와 오른쪽반구에 각각 독특하게 나타난다. 많은 경우 왼쪽반구의 손상은 논리적 사고능력, 분석적 능력, 지적 능력, 의사소통기술의 손상을 가져온다. 오른쪽반구의 손상은 음악과 예술의 감상능력을 손상시키고 행동의 문제를 일으킨다. 공간 지남력과 관계 인식에 결함이 있을 수 있어 운동능력을 방해하거나 신체 반대쪽이 자기라고 인식되지 않는다.

4) 의식 수준(Level of Consciousness)

일반적으로 사람은 주변에서 일어나는 움직임, 자극, 시간, 공간, 사람에 대한 지남력을 가지고 있다. 또한 사람은 질문, 명령, 사건에 대체로 빠르고 적절하게 반응한다. 사람은 갑작스럽게 변화된 환경에 각기 다른 집중도를 보인다. 대뇌피질(cerebral cortex)과 뇌줄기의 그물체활성계(reticular activating system, RAS)는 의식 수준을 결정한다.

급성 뇌 질환으로 나타나는 초기 변화 중 하나는 의식과 반응 수준의 감소이다. 보통 넓은 천막위 병변이 대뇌반구에 나타나 의식상실을 일으키는 반면에, 상대적으로 작은 뇌줄기의 병변(천막아래 병변)은 그물체활성계에 영향을 줄 수 있다. 소뇌의 공간점유병변은 뇌줄기와 그물체활성계를 누를 수 있다. 중추신경계 병변과 함께 산증(acidosis)이나 저혈당증 같은 전신적 장애는 중추신경계를 억제하여 의식 수준을 저하시킨다.

감소된 의식 수준은 졸음증(lethargy), 혼동(confusion), 지남력장애(disorientation), 기억상실, 언어적 자극에 무반응, 각성곤란으로 다양하게 나타난다. 글래스고혼수척도(Glasgow Coma Scale, 표 13-1)와 같이 진단에 이용되는 표준 분류도구는 의학적 사정 근거가 된다. 가장 심각한 의식상실 단계인 혼수(coma) 상태에서는 일부 반사가 나타날 수도 있으나 통증이나 음

표 13-1. 글래스고혼수척도(Glasgow Coma Scale)

척 도	최고점	예 오전 7시	예 오전 9시	예 오전 11시
눈 뜨기				
자발적 눈뜸	4			
말에 반응	3	X	X	
통증에 반응	2			
없음	1			X
운동 반응				
명령에 반응	6	X		
통증부위 인식 가능	5		X	
정상굽힘(통증에)	4			
비정상 굽힘(피질제거)	3			
비정상 폄(대뇌제거)	2			
없음(이완)	1			X
언어 반응				
시간, 장소에 지남력 있음	5			
혼동됨	4	X		
부적절한 언어	3		X	
이해할 수 없는 중얼거림	2			
없음	1			X
점수	15(정상)	13	11	3

성 자극에 반응하지 않으며 신체가 이완되어 있다. 마지막 단계인 깊은 혼수(deep coma)에서는 모든 반사의 소실, 고정되고 확대된 동공, 느리고 불규칙한 호흡과 맥박이 나타난다.

식물인간상태(vegetative state)는 뇌줄기기능, 호흡, 순환, 자율신경계 기능이 유지되고는 있으나, 광범위한 뇌손상으로 의식과 정신능력이 없는 상태이다. 수면-각성주기가 나타나지만(눈은 뜨거나 감음) 자극에는 반응을 보이지 않는다. 의식을 다시 회복하는 경우도 있으나 종종 심한 신경학적 손상이 남는다.

감금증후군(locked-in syndrome)은 대상자가 인지능력이 있고 생각할 수도 있으나, 마비되어 의사소통을 할 수 없는 상태이다. 일부 대상자는 눈을 움직여 "예", "아니오"라고 반응할 수 있다.

뇌사(brain death)의 기준은 다음과 같다.

- 대뇌피질과 뇌줄기의 기능을 포함한 뇌 기능의 정지(예, 뇌파도(electroencephalogram, EEG)가 편평하거나 나타나지 않음)
- 뇌줄기의 반사와 반응 없음
- 인공호흡기를 중단했을 때 자발적인 호흡이 없음
- 비가역적 뇌손상이 확실함

약물의 과다복용 혹은 저체온증은 일시적으로 뇌 활동의 감소를 일으킬 수 있다. 따라서 이 경우에는 뇌사로 판정하기 전에 장시간에 걸친 추가 검사가 필요하다.

5) 운동 기능장애(Motor Dysfunction)

전두엽 후방에 위치한 대뇌피질의 상부운동신경 혹은 뇌의 피질척수로의 손상은 반대쪽 신체의 쇠약이나 마비를 일으켜 자발적 운동을 방해한다. 이와 같이 손상의 반대쪽에 영향이 나타나는 것은 피질척수로가 숨뇌(medulla)에서 교차되기 때문이다. 손상부위에 따라 다리 혹은 팔과 같이 영향을 받는 부분이 달라진다. 손상되지 않은 척수는 뇌에서 오는 영향을 조절하거나 차단하지 않아(spastic paralysis, 경직마비) 자극이 계속적으로 전달되기 때문에 근육 강도와 반사가 강해질 수도 있다(hyperreflexia, 반사항진). 이 경우에 영향을 받은 팔다리(limb)에 경축이 빈번하게 일어난다.

척추 전각에서의 아래운동신경 손상은 손상된 부위 아래쪽에, 손상된 부위와 같은쪽에 쇠약이나 마비를 가져온다. 손상받은 부분에서 근육은 종종 이완(긴장도 소실)되고 반사가 소실(이완마비, flaccid paralysis)될 수 있다. 손상된 척수의 아래 부위가 정상이면 그 부위의 반사가 있거나 증가될 수도 있다(반사항진). 아래운동신경은 뇌줄기의 뇌신경핵에 위치하므로 운동신경섬유가 있는 모든 뇌신경의 손상시 같은쪽에 쇠약과 이완마비가 나타난다.

심한 뇌외상 대상자에서 피질제거자세(decorticate posturing)와 대뇌제거자세(decerebrate posturing)의 두 가지 불수의적 운동 반응이 나타난다(그림 13-1). 피질제거 반응은 손을 안쪽돌림(internal rotation), 팔(upper limb)을 모으면서 팔에 강직성 굽힘(rigid flexion)이 나타나고 다리는 펴게 된다. 이 반응은 대뇌반구에 심한 손상을 가진 사람에게서 일어난다. 대뇌제거 반응은 전신적 문제에 의해 뇌줄기의 병변과 중추신경계 억제시 나타나는데, 다리(lower limb), 머리가 모두 펴게 되고 몸통은 활모양으로 굽어진다.

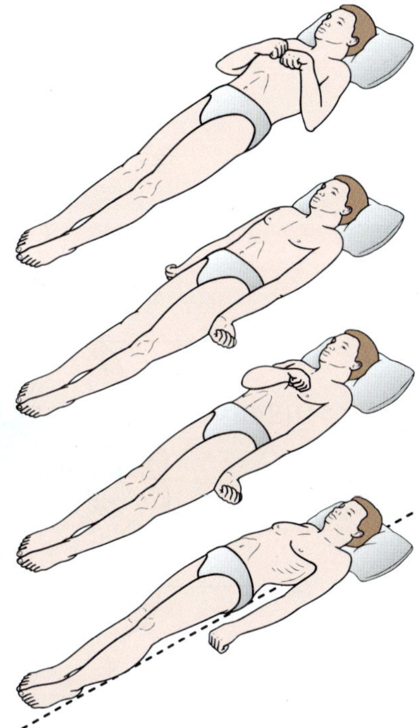

그림 13-1. 피질제거자세와 대뇌제거자세

A. 피질제거 반응. 팔의 모음 상태에서 팔, 손목 및 손가락 굽힘. 다리가 편 상태에서 안쪽돌림되고, 발바닥쪽 굽혀짐 B. 대뇌제거 반응. 팔다리의 강직 폄이 나타나고, 아래팔의 안쪽돌림과 발목의 발바닥쪽 굽힘을 보임 C. 오른쪽의 피질제거 반응, 왼쪽의 대뇌제거 반응 D. 활모양 강직 자세(*From Lewis SM, Heitkemper MM, Dirksen SR*: Medical-Surgical Nursing, *ed 6, St. Louis, 2004, Mosby*.)

6) 감각 결핍(Sensory Deficits)

감각상실은 촉각, 통증, 온도, 체위 및 시각, 청각, 미각, 후각 등 특수감각을 포함한다. 두정엽(parietal lobe)의 체성감각 피질은 신체에서 기본 감각을 받아들이며, 신체 곳곳의 피부와 뼈대근육(skeletal muscle) 수용체에 대응하여 지도화되어 있다. 손상 부위에 따라 결함이 좌우된다. 피부분절(dermatome)과 맞추어 보면(그림 13-17) 척수의 병변을 평가하는데 도움이 된다. 뇌신경, 뇌신경의 핵 혹은 뇌의 특정 부분의 손상은 시력 등의 특수 감각을 방해한다.

7) 시력 상실 : 반맹(Hemianopia)

시각 경로의 독특한 구조 때문에 시야의 손실은 시각 경로의 손상부위에 의해 좌우된다(그림 13-2). 각 안

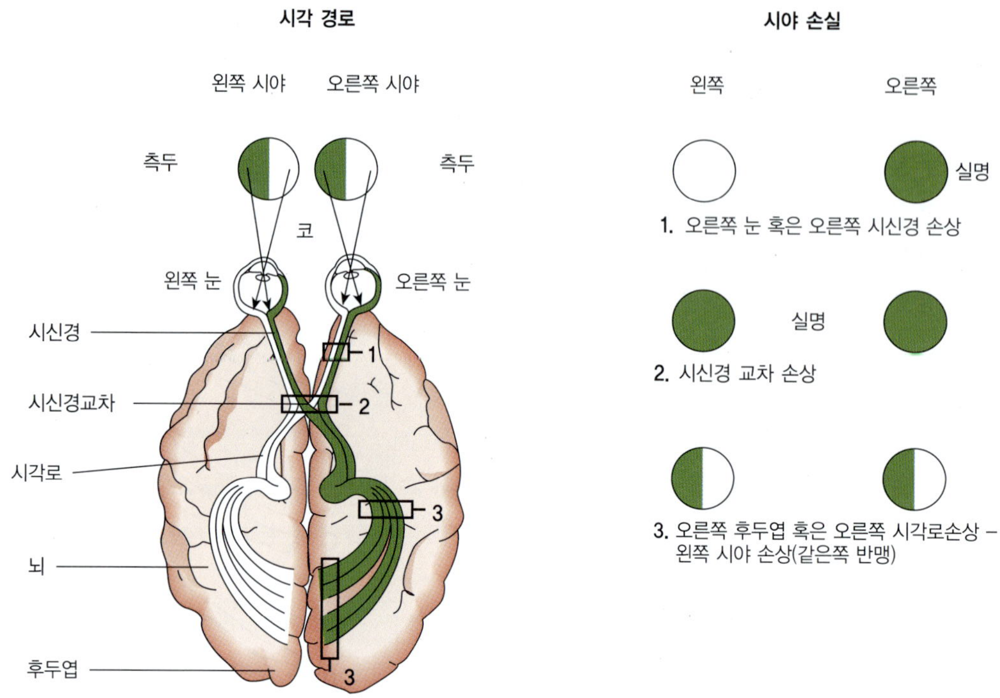

그림 13–2. 시각 경로

구의 시신경 섬유는 합쳐져 진행하다가 시신경교차(optic chiasm)에서 분리된다. 시신경교차가 완전히 손상되었다면(그림 13–2; 2) 양쪽의 시야를 모두 잃게 된다. 부분 손실은 손상된 섬유에 따라 다양하게 나타난다. 세포가 시각적 자극을 받으면, 각 망막(시각자극을 수용하는 세포)의 내측(안쪽) 1/2에서 나오는 섬유는 교차해서 반대쪽 대뇌반구로 들어가는 반면, 망막의 가쪽 1/2에서 나오는 섬유는 같은쪽 대뇌반구로 들어간다. 따라서 시신경교차에서 후두엽까지 진행하는 시각로(optic tract)는 각 안구와 같은 쪽에서 나오는 섬유를 반만 포함한다. 만약 시삭이나 후두엽이 손상을 입을 경우(그림 13–2; 3) 한쪽 눈의 안쪽 반쪽과 다른 눈의 가쪽 반쪽의 시력을 잃게 된다. 이것이 같은쪽 반맹(homonymous hemianopia)이다. 전반적인 영향은 손상된 쪽의 반대쪽 시야의 손실이다. 즉 양쪽 망막의 왼쪽은 눈의 오른쪽 부분으로부터 빛을 받기 때문에 왼쪽 후두엽의 손상은 오른쪽 시야의 손실을 의미한다. 따라서 이러한 대상자를 간호할 때 대상자의 왼쪽에 있는 것이 가장 좋다.

시력손실의 종류는 시각경로의 손상지점에 따라 다르다. 부분 시야결손은 오른쪽과 왼쪽 시야로부터 받아들인 시각정보를 협응하지 못하는 것이다. 이로 인해 복시(diplopia) 뿐만 아니라 깊이 지각상실과 눈–손 협응상실을 초래할 수 있다.

8) 언어장애(Language Disorders)

실어증(aphasia)은 언어를 이해하거나 표현하는 능력이 없는 것이다. 실어증에는 많은 유형이 있다. 주요 유형으로는 표현, 수용, 완전실어증이다(표 13–2). 각 사례에서는 언어장애가 다양하고 복합적으로 나타날 수 있다. 훨씬 흔한 부분적 언어장애를 나타내는 용어가 언어장애(dysphasia)이지만, 일반적으로 부분적, 전체적 의사소통 능력의 손상을 통틀어 실어증이라 부른다.

- 표현실어증 혹은 운동실어증(expressive aphasia 혹은 motor aphasia)은 유창하게 말하고 적절하게

표 13-2. 실어증

종 류	손상 부위	효 과
표현(운동)	브로카(Broca) 영역 왼쪽 전두엽	유창하고 적절하게 말하거나 글로 표현할 수 없음
수용(감각)	베르니케(Wernicke) 영역 왼쪽 측두엽과 전전두엽(prefrontal)	말하거나 글로 표현한 것을 이해할 수 없음
완전	브로카 영역, 베르니케 영역, 교통 섬유	의사를 표현할 수 없고 다른 사람의 언어를 이해할 수 없음

쓰는 능력이 손상되어 이해할 수 있는 단어를 찾거나 의미있는 문장을 만들 수 없다. 이 유형의 실어증은 우세한 쪽의 전두엽(주로 왼쪽엽), 아래 운동피질인 브로카 영역(Broca's area)이 손상을 받았을 때 나타난다.

- 수용실어증 혹은 감각실어증(receptive aphasia 혹은 sensory aphasia)은 쓰여진 단어를 이해하거나 읽을 수 없는 경우로 문제의 원인은 시각이나 청각 손상이 아니라 뇌의 정보처리능력이다. 유창하게 말할 수도 있으나 그것은 대개 의미가 없다. 왼쪽 측두엽(temporal lobe)의 베르니케 영역(Wernicke's area)의 손상으로 초래된다.
- 완전실어증(global aphasia)은 흔히 브로카 영역, 베르니케 영역, 뇌의 많은 교통 섬유를 포함하는 영역이 크게 손상되어 표현실어증과 수용실어증이 결합되어 나타난다.

실어증은 유창실어증(fluent aphasia)과 비달변성 실어(nonfluent aphasia)로 구분된다. 유창실어증에서는 말의 속도가 비교적 정상이나 말 자체는 이치에 맞지 않게 꾸며낸 단어와 문장을 포함하고 있다. 유창실어증은 베르니케 영역의 손상과 관련이 있다. 비달변성 실어는 종종 단어들을 빠뜨린 짧은 문구의 느리고 부자연스러운 말이 특징이다. 비달변성 실어는 브로카 영역의 손상과 관련이 있다.

기타 언어장애의 유형은 다음과 같다.

- 조음장애(Dysarthria)는 단어를 또렷이 발음할 수 없는 장애로 뇌신경 손상 혹은 근육 손상에 의해 나타나는 운동 기능장애이다.
- 실서증(쓰기언어상실증, Agraphia)은 쓰기 능력이 손상된 것이다.
- 실독증(읽기언어상실, Alexia)은 읽을 수 있는 능력이 손상된 것이다.
- 실인증(인식불능증, Agnosia)은 인지 혹은 연합할 수 있는 능력이 손상된 것이다. 예를 들어, 시각 실인증은 사물을 인지하는 능력이 손상된 것이다.

어떠한 장애유형인가를 진단하기 전에 철저한 검사가 필요하다.

생각해보기 13-1

a. 의식 수준의 두 가지 특징을 이용하여 정상 기능과 혼수를 설명하시오.
b. 이완마비를 일으킬 수 있는 중추신경계 손상 중 가능한 두 영역을 설명하시오.
c. 전두엽의 가쪽 표면 손상이 운동기능에 미치는 영향을 설명하시오.
d. 표현실어증의 특징을 기술하고 손상 부위를 말하시오.

9) 발작(Seizures)

발작 혹은 경련(convulsion)은 뇌 신경세포의 자발적이고 과도한 방전(discharge)으로 일어난다. 이 상태는 염증, 저산소증, 뇌의 출혈에 의해 촉진될 수 있다. 발작은 국소적이거나 자극된 부위와 관련이 있으나 보통 전신적으로 일어난다. 발작시 종종 비자발적으로 반복적인 움직임이나 비정상적인 감각이 나타난다.

발작의 증상

증상의 범위는 발작의 종류에 따라 경증에서 중증으로 다양하며 아래 증상을 포함한다.

- 일시적 혼동
- 응시하는 발작
- 통제 불가능한 팔다리의 경련성 움직임
- 의식 소실
- 인지, 감정적 증상: 공포, 불안 등

테크놀로지 13-1
인공지능을 활용한 뇌파도(Electroencephalogram) 분석

수많은 의학 분야와 같이 인공지능과 기계학습(machine learning)이 뇌전증모양파(epileptiform discharge)를 포함한 뇌파 데이터를 해석하는데 이용되고 있다. 이러한 연구는 계속 진행 중이다.

10) 운동 장애 : 지연이상운동증 (Tardive Dyskinesia)

지연이상운동증은 신경이완제(위장관계 장애뿐 아니라 정신장애에 이용되는) 또는 조현병과 같은 정신장애에 흔히 이용되는 항정신병 약물의 장기 사용에 의한 신경계 장애이다. 이러한 증후군은 찡그림, 혀돌출, 입술 부딪치기, 빼끔거리기, 오므리기, 빠른 눈 깜빡임과 같은 반복적이고 비자발운동이 특징적이다. 팔다리와 몸통의 빠른 움직임도 일어난다.

구체적인 치료는 개인에 따라 다양하다. 그러나 일반적으로 졸음증 또는 항정신병 약물의 사용을 최소화하는 것이다. 이러한 치료가 가능하지 않은 경우, 약물을 대체하는 것이 일부 대상자에게 도움이 된다. valbenizine과 tetrabenazine이 일반적으로 효과적인 치료제로 이용된다.

11) 두개내압증가 (Increased Intracranial Pressure)

머리뼈(skull) 안에는 뇌조직, 혈액, 뇌척수액(CSF)이 있다. 일반적으로 이것의 각 부피는 상대적으로 일정하므로 머리뼈안(cranial cavity)은 일정한 압력을 유지할 수 있다. 그러나 기침을 하거나 혹은 몸을 굽히는 동작 시 혈액의 흐름과 혈압이 일시적으로 변동되기도 한다. 체액, 혈액, 뇌척수액은 압축될 수 없다. 뇌는 딱딱하고 확장되지 않는 머리뼈에 둘러싸여 있기 때문에 혈액 혹은 염증성 삼출물 같은 체액이 증가하거나 종양 덩어리의 생성은 뇌의 압력을 증가시킨다. 결과적으로 뇌내 압력이 높은 부분에는 동맥 혈액이 적게 흐르게 되며 뇌

표 13-3. 두개내압증가에 따른 영향

일반적 징후	근 거
의식 수준 감소	그물체활성계(뇌줄기)나 대뇌피질 압박
두통	큰 혈관벽이나 수막의 뒤틀림 혹은 폄
구토	숨뇌의 구토 중추 압박
활력징후	
맥박압의 증가를 동반하는 혈압 증가	쿠싱반사(Cushing reflex); 대뇌 허혈의 반응은 전신 혈관수축을 일으킴
느린맥	혈압 증가에 대한 반응
시각에 영향을 주는 징후	
시신경유두부종	뇌척수액(CSF) 압력 증가는 시신경 원판 주위의 부기를 일으킴
고정되고 확장된 동공	제3뇌신경(눈돌림신경) 압박

CSF, cerebrospinal fluid(뇌척수액)

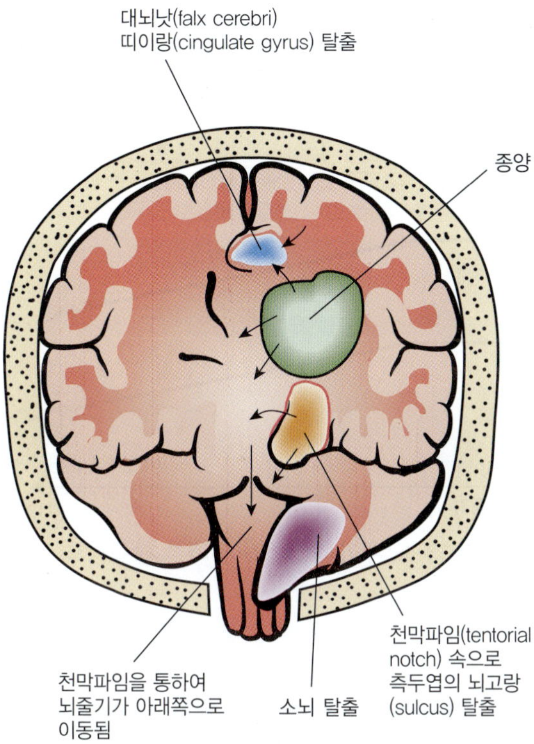

그림 13-3. 두개내압증가로 일어날 수 있는 뇌탈출증(herniation)

조직은 자체적으로 위축된다. 이 두 가지 영향은 신경세포의 기능을 감소시키고 결국 뇌조직을 괴사시킨다. 초기에는 문제가 발생한 부위에만 압력이 증가하지만 점차 뇌척수액과 혈액의 지속적인 흐름에 의해 다른 부위로도 퍼져 나가 광범위하게 기능이 손실되기에 이른다.

직접적으로는 뇌실에 기구를 삽입하여(침습적 절차), 간접적으로는 방사선 촬영, 의식 수준이나 활력징후의 사정으로 두개내압의 변화를 관찰할 수 있다.

두개내압의 증가는 뇌출혈, 외상, 뇌부종, 감염, 종양, 뇌척수액의 과도한 증가를 포함한 많은 신경학적 문제가 있는 경우 발생된다(그림 13-3, 표 13-3).

(1) 초기 증상

두개내압이 증가하면, 신체는 초기에 뇌척수액을 척수강으로 더 많이 이동시키고 뇌로부터 정맥혈복귀를 증가시키는 보상을 시도한다. 이 보상기전은 오직 단기간일 때에만 효과가 있다. 저산소증의 결과로 뇌로 가는 혈액공급량을 증가시키기 위해 국소적 자가 조절 반사를 통해 뇌의 동맥 혈관이 확장된다. 그러나 이 경우 머리뼈안 체액 부피도 함께 증가하고 효과도 단기간에 불과하다. 이 보상기전 때문에 증상이 확실하게 나

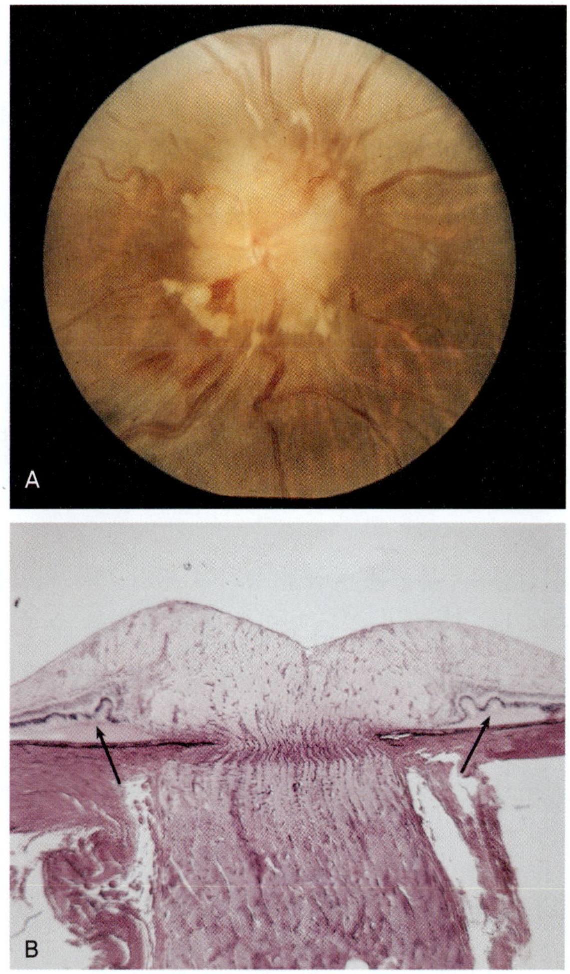

그림 13-4. A. 시신경유두부종. B. 망막의 주름과 전위를 나타내는 시신경유두부종(화살표) 및 시신경유두의 울혈과 부종

(A *Courtesy John W. Payne, MD, The Wilmer Ophthalmological Institute, The Johns Hopkins University and Hospital, Baltimore, MD, from Seidel HM, Ball JW, Dains JE, et al : Mosby's Guide to Physical Examination, ed 5, St Louis, 2003, Mosby.* B *From Cotran RS, Kumar V, Collins T : Robbins Pathologic Basis of Disease, ed 6, Philadelphia, 1999, Saunders.*)

타나기 전에 두개내압이 상당히 증가된다.

두개내압증가의 첫 징후는 흔히 의식의 감소 혹은 반응의 감소(졸음증)이다. 다음은 두개내압증가의 다른 조기징후이다.

- 큰 혈관 벽과 경막(dura mater)이 늘어나면서 심한 두통이 일어난다.
- 구토(흔히 음식섭취와 관련되지 않은 분출구토)는 숨뇌의 구토중추를 자극하여 나타난다.
- 시신경유두부종(papilledema)은 두개내압 상승과 시신경유두(optic disc)의 부기(swelling)에 의하여 나타날 수 있다(그림 13-4).

시신경유두부종은 동공을 통하여 뇌의 "창" 역할을 하는 시신경유두가 있는 망막을 관찰하여 알 수 있다(그림 13-4). 시신경(제2뇌신경)은 수막과 뇌척수액으로 둘러싸인 뇌조직에서 나와 시신경유두를 통해 눈으로 들어가며 이 시신경유두에서 두개내압증가로 인한 변화를 관찰할 수 있다.

(2) 활력징후

만약 두개내압증가가 지속되면, 뇌로 산소를 공급하려는 노력으로 다음과 같은 일련의 사건들이 일어난다.

1. 대뇌허혈이 지속되면 뇌로 동맥혈을 공급하기 위해 혈관운동중추가 쿠싱(Cushing)반사를 자극하여 강력하게 대응한다.
2. 전신적인 혈관수축으로 혈압이 증가하고 혈액이 뇌로 가도록 하여 허혈을 줄인다.
3. 목동맥(carotid artery)에 있는 압력수용기에서 혈압 증가에 대한 반응으로 심박동수가 느려진다.
4. 화학수용체는 이산화탄소 수치 저하에 반응하여 혈액순환을 증가시키고 호흡수를 감소시킨다.
5. 뇌순환이 증가되면 허혈이 감소되고 순간적으로 혈관수축 반사가 멈춘다. 그러나 두개내압증가로 허혈이 매우 짧은 시간 내에 다시 초래되고 이 주기가 반복된다.

두개내압이 점점 증가하면서 혈압도 증가한다(그림 13-5). 맥박압(수축기 혈압과 이완기 혈압의 차)의 증가는 두개내압증가시 중요하다. 맥박압증가는 심박수 감소와 전신 혈관수축을 조절하는 간헐적이고 빠른 쿠싱(Cushing)반사 주기에 의해 발생한다.

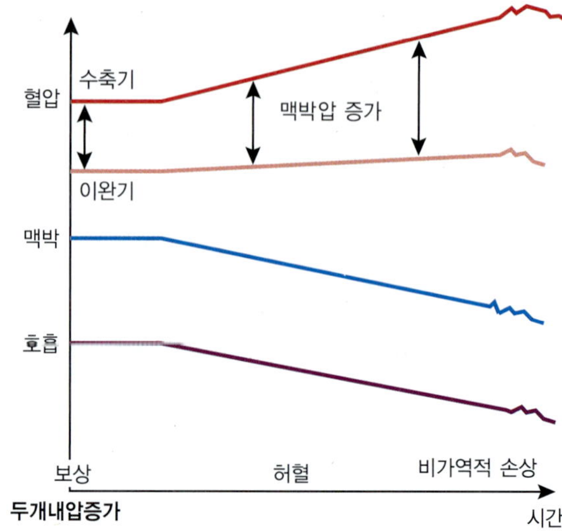

그림 13-5. 두개내압증가에 따른 활력징후

심한 허혈과 신경세포의 괴사로 순환이 조절되지 않아 결국 혈압이 떨어지며, 압력과 허혈은 호흡 조절 장애를 일으킨다. 무호흡과 호흡 주기의 증가와 감소가 교대로 나타나는 Cheyne-Stokes respiration과 같은 이상 호흡 패턴이 손상부위에 따라서 다양하게 나타난다.

(3) 시각징후

시신경유두부종과 특수한 반사 변화에 더하여 두개내압증가로 인한 다른 몇몇 중요한 지표가 눈에 나타난다. 눈돌림신경(제3뇌신경)의 압박이 동공의 크기와 반응에 영향을 준다. 일반적으로 손상부위의 같은쪽 동공이 고정되고(빛 반사 없음) 확장되는데, 이는 눈돌림신경의 손상된 부위보다 말초부위신경섬유가 기능을 잃게 되기 때문이다. 압력이 더 증가하면 양쪽 동공이 고정되고 확장된다.

두개내압증가의 다른 징후는 졸린 눈꺼풀같은 처짐

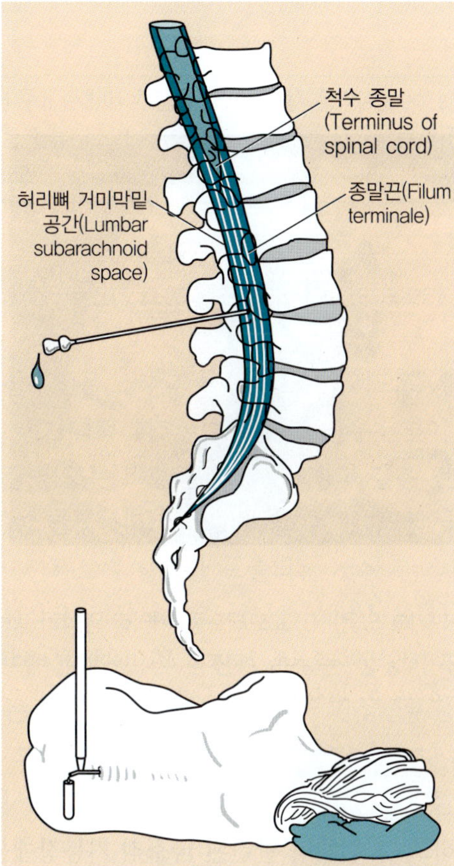

그림 13-6. 허리천자

허리뼈 부위의 거미막밑공간에 바늘을 삽입하여 뇌척수액을 뽑아냄(*From Mahon CR*, Manuselis G: Textbook of Diagnostic Microbiology, *ed 2, Philadelphia, 2000, Saunders*.)

(ptosis)이 나타날 수 있다. 이것은 위눈꺼풀 근육을 지배하는 눈돌림신경에 압력이 가해져서 나타나고, 비정상적이며 과도한 안구움직임인 안진(nystagmus)도 나타날 수 있다.

(4) 뇌척수액의 변화

허리천자(lumbar puncture)로 3~4번 허리뼈 사이에 거미막밑공간(subarachnoid space) 내로 얇은 바늘을 주입한 후 소량의 뇌척수액 샘플을 뽑아 검체를 얻는다(그림 13-6). 압력을 측정하기 위하여 압력계가 주사기에 붙어 있다. 두개내압이 증가된 대상자의 경우 뇌척수액의 압력이 20mmHg 이상 올라간다.

뇌척수액의 구성은 문제의 원인에 따라 매우 다양하다. 출혈이 있으면 뇌척수액은 분홍색이거나 적혈구가 포함되어 있을 수 있다. 많은 백혈구를 포함하는 탁하고 노란색의 뇌척수액은 감염을 의미하는 반면에 뇌척수액의 비정상적인 단백질 수치는 신생물을 의미할 수 있다.

12) 뇌탈출증(Herniation)

핏덩이나 종양 덩어리가 충분히 커지게 되면 이 덩어리는 뇌조직을 이동시켜 뇌탈출을 일으킬 수 있다. 뇌탈출증에는 여러가지 유형이 있다(그림 13-3). 천막경유탈출증(transtentorial 또는 central herniation)은 대뇌반구, 사이뇌(diencephalon), 중뇌(midbrain)가 아래쪽으로 위치하게 된다. 결과적으로 압력은 혈류와 뇌척수액의 흐름, 그물체활성계, 호흡에 영향을 준다. 갈고리이랑탈출(uncal herniation)은 측두엽의 갈고리이랑이 소뇌천막을 지나 아래로 위치하게 되어 제3뇌신경, 뒤대뇌동맥(posterior cerebral artery), 그물체활성계에 압력을 가한다. 소뇌 혹은 편도(천막아래) 탈출증(cerebeller 또는 tonsillar herniation)은 소뇌 편도가 큰구멍(foramen magnum)을 통하여 아래쪽으로 내려가기 때문에 뇌줄기와 생명중추를 눌러 사망을 초래할 수 있다.

생각해보기 13-2

a. 두개내압증가의 조기 증상을 열거하시오.
b. 두개내압증가시 두통이 일어나는 이유를 설명하시오.
c. 두개내압증가로 인한 활력징후의 일반적 변화에 대하여 설명하시오.
d. 뇌줄기 병변이 한쪽 대뇌반구 병변보다 더 위험한 이유를 설명하시오.

13) 진단검사

컴퓨터 단층촬영(CT), 자기공명영상(MRI), 뇌혈관조영술, 도플러 초음파(목부위 및 뇌내 혈관의 개방성 사

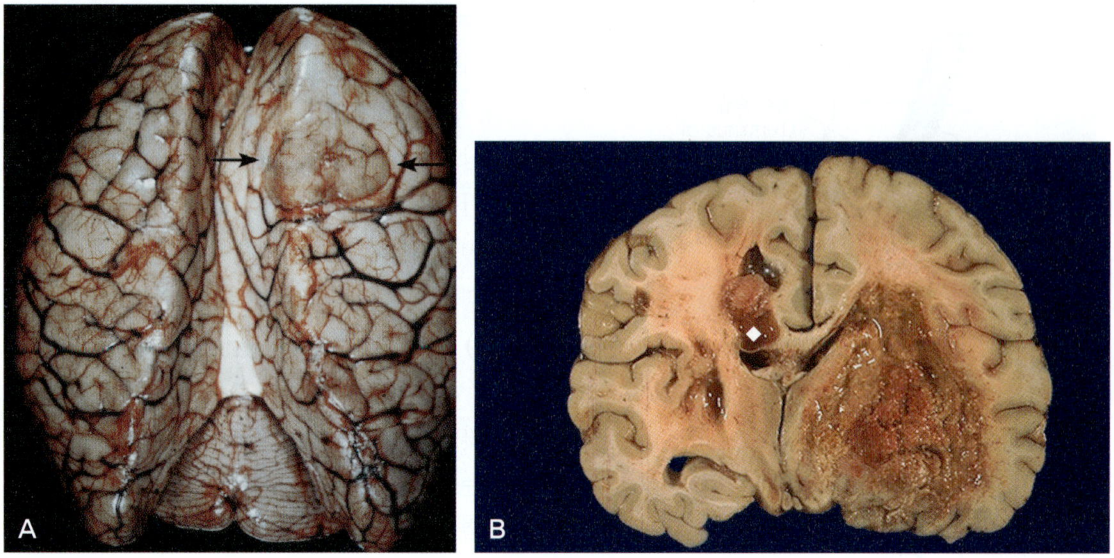

그림 13-7. 뇌종양

A. 오른쪽 전두엽의 별아교세포종이 뇌이랑까지 확장(화살표가 납작해진 부분을 가리키고 있음) B. 교모세포종. 커다란 종양이 광범위하게 괴사되었고 대뇌 중간선을 가로질러 침윤하고 있음(◇표로 된 부분) (A, *From Kumar V, Abbas AK, Fausto M*: Robbins and Cotran Pathologic Basis of Disease, *ed 7, Philadelphia, 2005, Saunders*. B, *From Klatt E*: Robbins and Cotran Atlas of Pathology, *ed 3, Philadelphia, 2015, Elsevier, Saunders*.)

정), 뇌파는 유용한 정보를 제공한다. Technetium같은 방사선 핵종이 중추신경계의 움직임을 추적하는데 이용된다. 허리천자는 뇌척수액을 얻어 뇌척수액 구성물의 변화를 검사하고 압력을 검사하기 위해 실시된다.

의식 수준을 사정하고 정상 반사를 확인하기 위하여 글래스고혼수척도 같은 도구로 임상 사정을 규칙적으로 시행한다.

2. 급성 신경계 질환 (Acute Neurologic Problems)

신경계 질환은 급성 질환과 만성 질환으로 나뉜다. 일부는 중복하여 발생하기도 하지만 이들의 발병, 경과, 관리는 크게 차이가 난다.

1) 뇌종양(Brain Tumors)

종양은 단단한 머리뼈안 공간을 압박하여 두개내압이 증가하고 그 위치와 관련된 국소적 기능장애를 일으키는 공간점유병소(space-occupying lesion)의 좋은 예이다. 따라서 종양이 제거하기 어려운 표면부위에 있을 경우 악성종양 뿐만 아니라 양성종양도 생명을 위협할 수 있다. 신경교종(glioma)은 원발성 악성종양의 가장 큰 범주이다. 신경교종은 중추신경의 실질 세포인 신경교세포(glial cell) 중 하나에서 발생한다. 이 종양들은 파생 세포[별아교세포종(astrocytoma)이 가장 흔함]와 종양 부위에 따라서 세분화된다. 또한, 종양은 수막(수막종)이나 뇌하수체(샘종)에서 발생하여, 뇌내압력이 증가할 때와 유사한 신경학적 결과를 가져올 수 있다. 원발성 악성종양은 중추신경계 밖으로 전이되는 것은 드물지만 중추신경계 내에서는 다발성으로 나타날 수 있다. 속발성 뇌종양은 흔하고 폐나 유방에서 주로 전이되며 원발성 뇌종양과 비슷한 영향을 미친다.

2020년도의 아동과 성인의 악성 뇌 또는 척수 종양의 복합발병률은 23,890건이었고, 사망건수는 18,020건이었다. 뇌종양의 치사율은 상대적으로 높은 편이다. 뇌종양은 MRI 결과로 진단하며, 확진을 위해 정위 생검(stereotactic biopsy)을 한다.

(1) 병태생리

원발성 악성 뇌종양 중 특히 별아교세포종(astrocytoma)은 인접 조직에 불규칙한 돌기를 뻗고 있어 경계가 뚜렷하지 않고 침투적이며 완전히 제거하기 어렵다(그림 13-7). 종양 주변에 염증이 있어 압력을 가중시키고, 뇌척수액의 흐름이나 정맥동을 폐쇄시켜 두개내압이 증가된다. 종양이 커지면서 종양은 그 주변에 있는 뇌조직을 압박하고 뒤틀어 결국에 탈출을 일으킨다. 뇌줄기나 소뇌의 종양은 크기가 상대적으로 작지만 짧은 시간 내에 숨뇌를 압박한다. 그러나 특히 "silent" 부위(명확한 기능이 없는)인 대뇌반구 내부의 종양은 매우 크게 성장하기까지 영향이 나타나지 않는다.

(2) 병인

뇌줄기와 소뇌 종양은 어린 아동들에게 흔하므로 발암 원인, 특히 태아기 때 부모의 발암물질 노출과 배아기 발달에 대하여 연구되고 있다. 종양은 성인 특히 중년기에 가장 흔하고, 대뇌반구에서의 발생이 높고, 선행요인은 확인되지 않았다.

(3) 증상 및 징후

종양의 부위에 따라 징후가 결정된다. 종양이 빠르게 성장한다면 두개내압증가에 대한 증상이 빠르게 나타나며 아침 두통이 두개내압증가의 조기 증상이다. 시간이 지나면 두통 정도와 빈도가 증가하고 구토 증상도 보인다. 졸음증(lethargy)과 신경과민성(irritability)이 성격 및 행동 변화와 함께 나타날 수 있다. 어떤 경우 종양이 주변 조직을 자극하면서 국소 혹은 전신 발작이 첫 징후로 나타난다. 뇌줄기나 소뇌 종양은 여러 뇌신경에 영향을 줄 수 있고 한쪽에 안면 마비나 시각장애를 유발할 수도 있다. 다른 종류의 암과 다르게 뇌종양은 중추신경계 밖으로 전이되지 않아서 일반적인 전신적 징후를 일으키지 않는다. 따라서 종양이 전신적 영향을 일으킬 만큼 크게 자라기 전에 사망에 이를 수 있다.

뇌의 뇌하수체 샘종(pituitary adenoma)은 과도하게 분비되는 호르몬에 따라 내분비적 증상이 흔하게 나타난다. 두통과 시각 징후는 두개내압의 증가로 인해 나타나며 인접한 시신경교차, 시신경, 시삭을 압박하여 시각장애를 일으킨다.

(4) 치료

종양에 무리 없이 접근할 수 있다면 수술을 실시한다. 항암화학요법과 방사선요법을 함께 시행하며 새로운 약물이 개발됨에 따라 예후가 증가되고 있다. 어떤 경우 수술, 방사선요법시 중추신경계의 정상조직에 손상을 유발할 수 있다.

생각해보기 13-3

a. 소뇌 종양이 있는 아동에게 나타날 수 있는 기능부전의 특정 증상을 열거하시오.
b. 한쪽 대뇌반구의 가능한 종양 부위를 선택하고 종양이 커지면서 나타날 수 있는 증상(국소적, 전신적)을 열거하시오.
c. 뇌줄기의 종양은 조기에 증상이 나타나고, 대뇌반구의 종양은 매우 커진 후에 증상이 나타나는데 그 이유를 설명하시오.
d. 뇌종양에서는 체중감소, 빈혈 등의 암의 일반적인 징후가 나타나지 않는데 그 이유를 설명하시오.
e. 폐암이 뇌로 흔히 전이되는 이유를 설명하시오.

2) 혈관 질환(Vascular Disorders)

혈관 질환은 원인에 따라 출혈과 허혈로 구분한다. 특정 뇌 부위로의 혈액 공급이 차단되면 관련된 대뇌동맥에 따라 국소 부위 손상과 증상이 나타난다. 국소출혈로 인한 결손이 있다면 두개내압의 증가로 인한 추가적 영향은 더욱 커질 것이다. 대뇌 전체의 부적절한 관류로 인해 기능 상실과 뇌부종이 초래될 때, 대뇌 전체에 허혈이 발생하고 이는 이차적으로 심한 쇼크나 심장정지로 진전될 수 있다. 중증도가 경한 경우에는 혼동과 신경학적 기능장애가 일시적이고 손상이 회복되면서 사라진다. 만약 심각하거나 지속적으로 허혈이 일어날 때, 괴사 혹은 경색이 심하고 넓은 부위에 나타나면 깊은 혼수상태에 빠진다. 사망하지 않더라도 식물인간 상태가 될 수 있다.

(1) 일과성허혈발작 (Transient Ischemic Attacks ; TIA)

일과성허혈발작은 뇌의 국소적이고 일시적인 혈류감소에 의해 나타난다. 24시간 내에 회복되며 일회성으로 혹은 연속적으로 나타난다.

① 병태생리

일과성허혈발작은 죽상경화증, 작은 색전, 혈관 경련, 부분적 자동조절 상실로 인한 동맥의 부분적 혈관폐색으로 일어난다. 일과성허혈발작은 뇌졸중(CVA 또는 stroke)이 발생하기 전 이를 경고하여 조기진단과 치료를 하게 하는 이점도 있다. 뇌는 일정량의 포도당과 산소를 가지고 있어야 하며 그렇지 못하면 영구적 손상을 입을 수 있다. 그러나 모든 뇌졸중에 일과성허혈발작이 선행하는 것은 아니다.

② 증상 및 징후

일과성허혈발작의 증상은 허혈 부위와 직접적으로 관련되어 있다. 대상자는 의식이 있으며 팔과 다리 근육의 쇠약, 시각 장애, 안면 감각이상(facial paresthesia)이나 저림(numbness)과 같은 증상이 간헐적으로 나타날 수 있으며, 일시적 실어증이나 혼동이 나타날 수 있다. 증상이 몇 분 이상 지속될 수 있지만 1~2시간 동안 지속되는 경우는 드물며 그 이후에는 징후가 사라진다. 증상이 반복된다면 이는 죽상경화증과 관련된 폐쇄가 있음을 경고하는 것이다.

증상이 지속적으로 나타나는 경우 영구적인 뇌손상을 예방하기 위해서 즉시 원인에 따라 치료해야 한다.

(2) 뇌졸중(Cerebrovascular Accidents, CVA)

미국에서는 매 40초마다 한명씩 뇌졸중(stroke)을

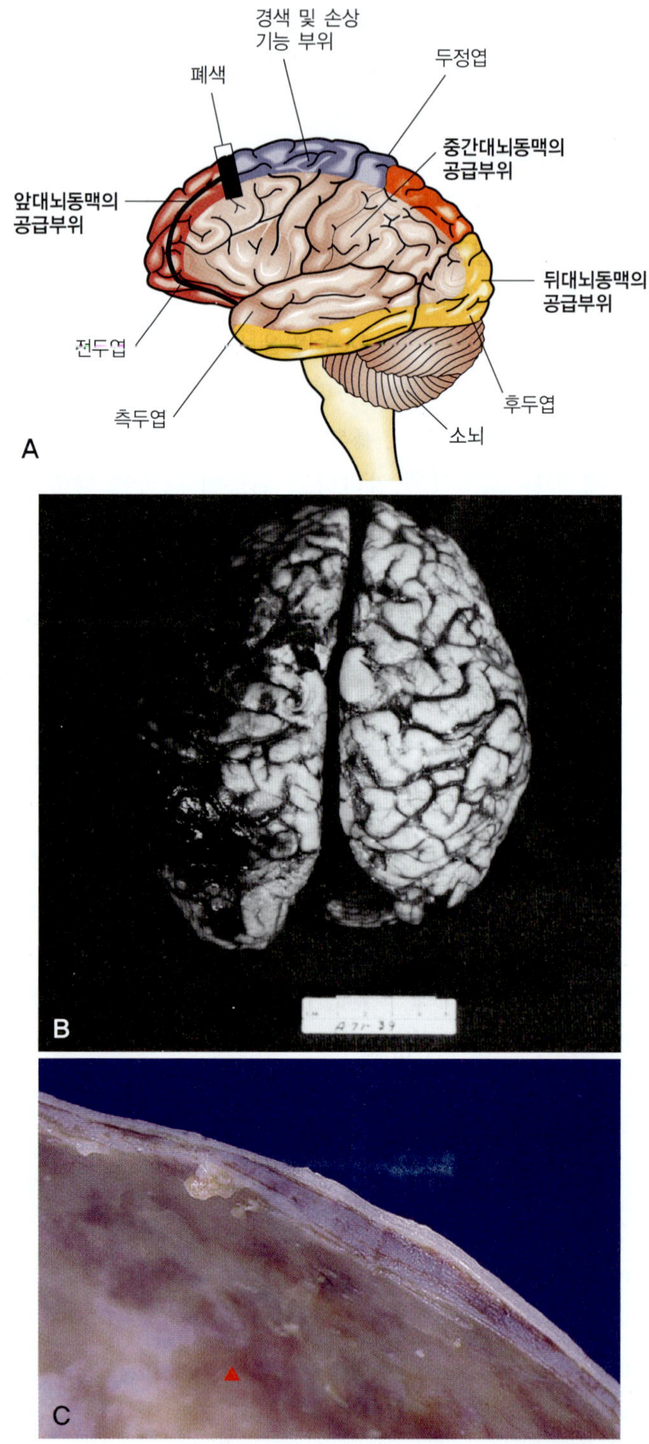

그림 13-8. A. 뇌졸중의 영향. B. 뇌의 가쪽 상부 표면에 급성 출혈 경색이 보임. C. 아급성 뇌경색증. 낭성 공간 형성의 시작과 함께 액화괴사가 일어남(화살표). (B: *Courtesy of R.W. Shaw, MD, North York General Hospital, Toronto, Ontario, Canada*. C: *From Klatt E*: Robbins and Cotran Atlas of Pathology, *ed 3, Philadelphia, 2015, Elsevier, Saunders*.)

표 13-4. 뇌졸중의 종류

	혈전	색전	출혈
위험요인	대뇌동맥의 죽상경화증	죽상경화증(목동맥) 혹은 전신적 원인 (예; 심장)	고혈압 – 죽상경화증
발병	점진적 – 일과성허혈발작 전에 나타날 수도 있음 휴식 중 종종 나타남	갑작스럽게 나타남	갑작스럽게 나타남 – 활동 중 종종 나타남
두개내압증가	최소	최소	나타남; 종종 높음
영향	국소적 – 곁순환이 형성되면 손상이 덜 영구적임	다발적 혈전이 나타나지 않을 경우엔 국소적	넓게 나타나고 심함 – 종종 치명적임

경험하는 것으로 추정된다. 795,000명 이상이 매년 뇌졸중을 경험하고 이중 약 610,000명은 초기 발병이다. 뇌졸중으로 인한 사망은 심혈관계 사망률의 1/6 이상을 차지한다. 뇌졸중 발생빈도는 나이에 따라 증가하고 65세 이상에서 가장 많이 발생하며, 장애의 주요인이다.

① 병태생리

뇌졸중은 혈액 부족으로 인한 뇌조직의 경색이다. 죽종이나 색전에 의해 대뇌혈관이 폐색되거나 뇌혈관이 파열되어 조직괴사가 일어날 수 있다(그림 13-8). 허혈이 5분 동안 지속될 경우 비가역적 세포손상이 일어난다. 염증으로 둘러싸이면서 중심부분에 괴사가 나타나고 이 부분의 기능을 즉시 잃게 된다. 조직은 액화되어 뇌 공간 밖으로 빠져나간다.

뇌졸중의 진행과 영향은 원인에 따라 다양하며, 다음 세 가지 원인이 가장 흔하다(표 13-4).

- 죽종에 의한 동맥 폐색은 뇌졸중의 가장 흔한 원인으로 죽종은 흔히 목동맥 같은 큰 동맥에 나타난다. 이 경우 판과 혈전에 의해 동맥관이 점진적으로 좁아져 일과성허혈발작을 일으키며 결국에는 경색을 유발한다.
- 대뇌동맥에 존재하는 색전에 의한 갑작스런 폐쇄는 뇌졸중의 두 번째 원인이다. 죽종에서부터 혈전이 떨어져 나오거나 심근경색 이후에 심장 내에서 형성된 심장벽의 혈전이 떨어져 나올 수 있다. 색전은 종양, 공기나 감염(예: 심내막염)에 의해 형성될 수 있다.
- 종종 심한 고혈압 대상자에게서 대뇌동맥의 파열로 일어나는 뇌내출혈(intracerebral hemorrhage)은 뇌졸중의 세 번째 원인이다. 출혈뇌졸중(hemorrhagic strokes)은 뇌에 광범위하게 영향을 미치기 때문에 다른 뇌졸중보다 더 심하고 파괴적이다(그림 13-8B). 출혈로 인해 두개내압이 매우 증가하여, 좌우 대뇌반구에 영향을 미치며 출혈의 이차적인 영향으로 합병증이 나타나고 혈액 공급 또한 중단된다. 사이질 부분에 혈액이 존재하여 세포막에 영향을 주고 혈관연축, 전해질 불균형, 산증, 세포부종과 같은 심각한 이차 손상으로 이어진다.

MRI로 뇌졸중의 원인을 진단하거나 기능손상을 유발할 수 있는 다른 원인을 추정할 수 있다.

질병 발생 후 48~72시간 내 대뇌부종과 경색부위가 증가되면 신경학적 결손이 증가할 수 있다. 염증이 진정되면 신경학적 기능이 회복된다. 뇌의 염증과 압력은 가능한 한 빨리 최소화 되어야 하고 영구적 손상 부위를 줄이기 위해 혈전을 용해시켜 적절한 관류를 유지하는 치료를 해야 한다. 점진적인 죽종성 동맥경화증의 영향을 받은 부위에서 이미 곁순환이 이루어질 수 있다. 신경세포는 재생되지 않기 때문에 손상 조직과 낭이 남아 있는 부위의 신경세포는 영구적인 손상을 입는다(그림 13-8C). 특정 기능은 여러 부분이 통합적으로 작용하기 때문에, 집중치료를 통해 뇌졸중 대상자의 뇌에 새로운 신경 전달 경로를 형성하게 하고, 재활을 통해 일부 상실한 기능을 회복시킬 수 있다.

합병증으로는 뇌졸중 재발 및 부동과 관련된 폐렴, 흡인, 변비 등의 이차적인 문제, 마비와 관련된 경축 등이 흔하다.

② 병인

뇌졸중의 위험요소는 당뇨, 고혈압, 전신홍반루푸스, 콜레스테롤 수치 증가, 고지혈증, 죽상경화증, 일과성 허혈발작의 과거력, 연령증가, 심장병이다. 죽상경화증의 위험요소는 뇌졸중과 비슷하고, 구강피임약과 담배의 병용은 원인으로 잘 알려져 있다. 색전은 목동맥 같이 큰 동맥의 죽종, 심근경색증, 심방세동, 심내막염과 같은 좌심실 질환, 혹은 인공판막과 같은 이식조직에 의해 발생한다. 노인에서 심하거나 장기간의 고혈압 및 죽상경화증은 뇌내출혈(intracerebral hemorrhage)의 위험성을 증가시킨다.

! 뇌졸중의 경고 증상

1. 얼굴, 팔, 다리, 신체 한쪽의 갑작스런 일과성 쇠약, 저림이나 무감각
2. 일시적인 언어능력 상실, 이해력 장애 또는 혼동
3. 갑작스런 시력 상실
4. 갑작스럽고 심한 두통
5. 평상시와 다른 현기증 혹은 불안정

즉각적 치료로 영구적인 뇌손상을 예방할 수 있다.

③ 증상 및 징후

미국 국립의료원은 응급상황에서 뇌졸중을 빠르게 진단할 수 있도록 뇌졸중 척도를 개발했다. 뇌졸중 척도는 대화능력, 의식수준, 운동능력, 안구 움직임을 사정하기 위한 명령들로 구성되어 있다. 또한 장애의 결과를 토대로 손상부위를 찾을 수 있도록 구성되어 있다. 증상 및 징후는 폐쇄 부위, 손상동맥의 크기, 영향받는 부위의 기능에 따라 다르다(그림 13-8A 참고). 곁순환은 손상범위를 줄여준다. 뇌의 '무증상(silent)'부위의 경우는 작은 경색으로 유발되는 기능 장애가 명확히 드러나지 않는다. 심각하고 작은 경색이 여러 부위에 생기기 전까지 작은 동맥의 폐쇄는 징후가 명확하게 나타나지 않을 수도 있다. 일부 사례에서는 뇌졸중의 영향이 수 시간에 걸쳐 천천히 진행된다(진행성 뇌졸중).

초기 손상으로부터 신경계가 회복됨에 따라, 처음에는 이완마비가 나타나고 몇 주 후에는 경직마비로 발전한다. 일반적으로 그 자리에 염증이 발생하면서 처음 48시간 동안 기능 결손이 증가하며, 경색부위 주변의 일부 신경세포가 회복되면서 기능 결손이 줄어든다.

속목동맥(internal carotid artery)이나 중간대뇌동맥(middle cerebral artery) 같은 큰 동맥의 폐쇄나 출혈은 혼수, 의식상실, 사망 등의 심하고 광범위한 영향이 거의 즉각적으로 나타난다. 출혈뇌졸중은 보통 갑작스럽게 시야장애를 동반한 두통을 일으키고 점차 심한 신경계 결손을 가져온다.

특정한 국소 징후는 손상 부위에 따라 달라진다. 예를 들어 앞대뇌동맥(anterior cerebral artery)의 폐쇄는 전두엽에 영향을 준다. 흔한 징후는 반대쪽의 근육약화 혹은 마비, 다리의 감각 소실, 혼동, 문제해결능력 상실, 성격변화 등이다.

중간대뇌동맥은 대뇌반구의 광범위한 부분에 혈액을 공급한다. 따라서 이 동맥의 혈액 공급이 부족하면 손상 반대쪽에 마비와 감각 소실이 나타나며 상체와 팔이 먼저 영향을 받는다. 실어증은 대뇌반구 중 우세한 쪽이 손상되었을 때 나타나는 반면, 공간관계(spatial relationship)는 오른쪽반구가 손상되었을 때 더 심한 장애가 나타난다. 뒤대뇌동맥은 후두엽에 혈액을 공급하기 때문에 만약 이 부분에 폐쇄가 일어나면 시각손상이 일어난다.

! 뇌졸중시 응급처치

1. 119에 연락하고, 뇌졸중 증상을 보이는 사람이 있다고 말한다.
2. 대상자가 복용한 의약품 내역 및 진료내역과 함께 최대한 빨리 병원으로 이송하여야 한다.
3. 뇌졸중의 발생시점과 치료까지의 시간은 뇌손상의 정도와 직결되므로 빠르게 조치해야 한다.

④ 치료

조직 플라스미노겐 활성제(tPA) 같은 "혈전 용해제"를 이용한 즉각적인 치료는 일부 대상자에서 뇌졸중의 영향을 감소시키지만, 출혈이나 항응고제에 대한 다른 금기가 의심되는 경우를 선별하는 초기 선별검사가 필수적이다. 목동맥 폐쇄를 완화하기 위해 수술이 필요할 수도 있다.

Glucocorticoids는 뇌부종을 완화한다. 뇌순환과 산소 공급을 최대화하는 지지적 치료는 보통 초기에 시작된다. 활력징후가 안정되자마자 대상자를 다시 앉히거나 일어서도록 도와주는 것은 근육 강도를 유지하고 지각 결손을 최소화하는 데에 도움을 준다.

작업요법사, 물리치료사, 언어치료사가 포함된 팀접근 치료는 기본적인 기능이 많이 손상된 대상자의 회복을 증진시키고, 합병증을 최소화한다. 언어능력, 운동, 삼키기 및 그밖의 기능에 미치는 영향은 개인에 따라 차이가 있다. 근위축, 경축, 피부 손상을 예방하기 위해 올바른 자세유지, 잦은 체위 변경, 수동적 운동이 필요하다. 가능한 빨리 재활 프로그램을 시작하는 것이 좋다.

재발을 예방하기 위해 기저질환(고혈압, 죽상경화증, 혈전)의 치료가 필요하다. 예후는 원인, 손상동맥, 전반적인 건강상태에 따라서 상당히 다르다.

뇌졸중 대상자의 약 20%는 처음 며칠 안에 사망한다. 완벽하게 회복하는 것은 매우 드물지만 질병의 호전과 재활치료 시작이 빠를수록 예후는 더 좋다. 최근 건측억제-환측유도와 같은 치료는 환측 사용을 유도함으로써 뇌졸중 발생 후 수년이 지난 후에도 효과적인 것으로 알려져 있다. 계속적인 사정과 재활은 뇌졸중 대상자에게 매우 중요하다.

(3) 뇌동맥류(Cerebral Aneurysm)

① 병태생리

동맥류는 동맥이 국소적으로 확장된 것이다. 뇌동맥류는 다발성이 많으며 보통 Willis환(the circle of Willis)의 갈림(bifurcation)점에서 생긴다(그림 13-9). 이

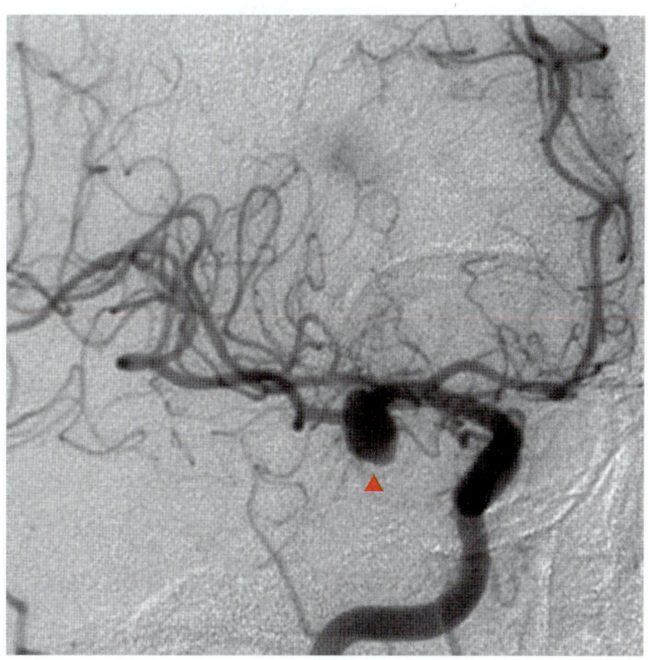

그림 13-9. A. 딸기동맥류의 혈관조영상(회살표)
(*From Klatt E*: Robbins and Cotran Atlas of Pathology, *ed 3, Philadelphia, 2015, Elsevier, Saunders.*)

런 "딸기(berry)" 동맥류는 혈관이 분지하는 부위의 동맥벽이 쇠약해진 부분에서 나타난다. 이 지점에서 혈액의 압력이 동맥벽을 확장시키며 고혈압에 의해 악화되기도 한다. 초기에 뇌동맥류는 작고 징후가 없지만 몇 년에 걸쳐 커지면서 주변 구조(예: 뇌신경)에 압박을 가해 임상적 징후를 나타내거나 혈관이 파열된다.

움직이는 동안의 갑작스런 혈압증가로 파열이 발생하며 출혈은 거미막밑공간(Wilis환이 있는 곳)과 뇌척수액에서 일어난다. 이런 파열은 작거나 혹은 크게 찢어질 수 있다. 혈액은 수막을 자극하고 염증반응을 일으키며 수막을 따라 흐르면서 신경근을 자극하고, 또한 대뇌동맥에 혈관경련을 일으키며 관류를 감소시켜 추가적인 허혈을 초래한다. 파열된 혈관으로부터의 출혈로 두개내압이 증가한다.

② 증상 및 징후

동맥류가 커지면서 시신경교차 혹은 뇌신경 등 주변 조직을 압박하여 시야 손실이나 시각장애를 일으킨다(그림 13-2, 13-9). 또한 혈관벽과 수막을 압박하여 두통을 일으킨다.

작은 유출은 두통, 눈부심(photophobia), 간헐적 기능장애(혼수, 불분명 발음, 쇠약)를 일으킬 수 있다. 유출된 혈액은 척수신경뿌리를 자극하고 목 근육을 수축시키기 때문에 목경축(경직되고 뻗친 목)이 나타난다.

거대한 파열이나 거미막밑출혈은 갑작스럽고 심한 "눈이 보이지 않는" 두통, 구토, 눈부심, 발작 혹은 의식상실을 초래한다. 파열 이후 갑자기 사망할 수도 있다.

③ 치료

뇌동맥류가 파열되기 전에 진단이 되면 가능한 한 빨리 동맥류를 묶거나 제거하여 치료할 수 있다. 대상자가 수술을 기다리는 동안 갑작스러운 혈압의 증가를 예방해야 한다. 동맥류의 외과적 결찰은 파열 후에 실행하기도 한다. 불행하게도 다른 동맥류의 출혈이나 혹은 회복 부위의 재출혈 위험이 있다. 추가적인 치료는 두개내압이 증가되지 않고 뇌혈관경련을 줄이는데 초점을 두어야 한다. 약 35%의 대상자는 초기 파열 시 사망하며 15%는 몇 주 내에 두 번째 파열로 사망한다.

생각해보기 13-4

a. 뇌졸중과 일과성허혈발작을 구별하여 설명하시오.
b. 뇌졸중의 세가지 원인과 각각의 특징적인 증상을 설명하시오.
c. 뇌졸중 후 기능회복정도에 영향을 주는 여러 가지 요인에 대하여 설명하시오.
d. 확장된 동맥류와 동맥류 출혈의 일반적 징후를 나열하시오.
e. 거미막밑출혈시 두통이 일어나는 이유를 설명하시오.
f. 뇌졸중 대상자에게 피부 손상 또는 궤양이 일어나는 이유를 설명하고 이 문제가 흔히 나타나는 부위를 열거하시오.

3) 감염(Infections)

(1) 수막염(Meningitis)

수막염은 일반적으로 바이러스와 세균에 의하거나 기생충이나 진균에 의해 발생하는 중추신경계 수막의 감염성 질환이다. 전 연령에서 호발하나, 학교나 대학과 같이 사람들이 장기간 밀집된 곳에 있는 상황에서 발생률이 증가한다. 결손과 사망 예방을 위해 조기진단과 치료가 필수적이다.

① 병태생리

미생물은 주변 조직으로부터 혈액을 따라 뇌에 들어오거나 직접적으로 상처를 통해 들어온다. *Meningococcus*는 코인두(nasopharyngeal) 세포에 붙어서 점막을 가로질러 들어간 후 맥락얼기에 부착하여 뇌척수액으로 들어간다.

수막은 중추신경계와 거미막밑공간에 있는 뇌척수액 흐름을 전체적으로 감싸고 있기 때문에 수막을 통해 감염이 빠르게 퍼진다. 감염된 부위가 국소적이지 않기 때문에 국소 징후는 없다. 감염으로 염증반응을 일으키고 이로 인해 두개내압이 증가하고 연막과 거미막이 붓게 된다. 세균 감염으로 화농성의 삼출물이 뇌 표면을 덮어 뇌고랑(sulcus)를 메우므로 표면이 편평하게 된다. 이 삼출액은 뇌척수액에 존재하며 뇌 표면의 혈관이 확장된 양상을 보인다(그림 13-10D).

② 병인

연령대별로 수막염을 일으키는 미생물에 대한 감수성이 다르다. 백신으로 수막염의 위험을 감소시킬 수 있다.

- 소아와 성인 초기에는 *Neisseria meningitidis* 또는 meningococcus가 전형적인 수막염 병원균으로 증상이 없는 보균자의 코인두에 있다가 호흡계의

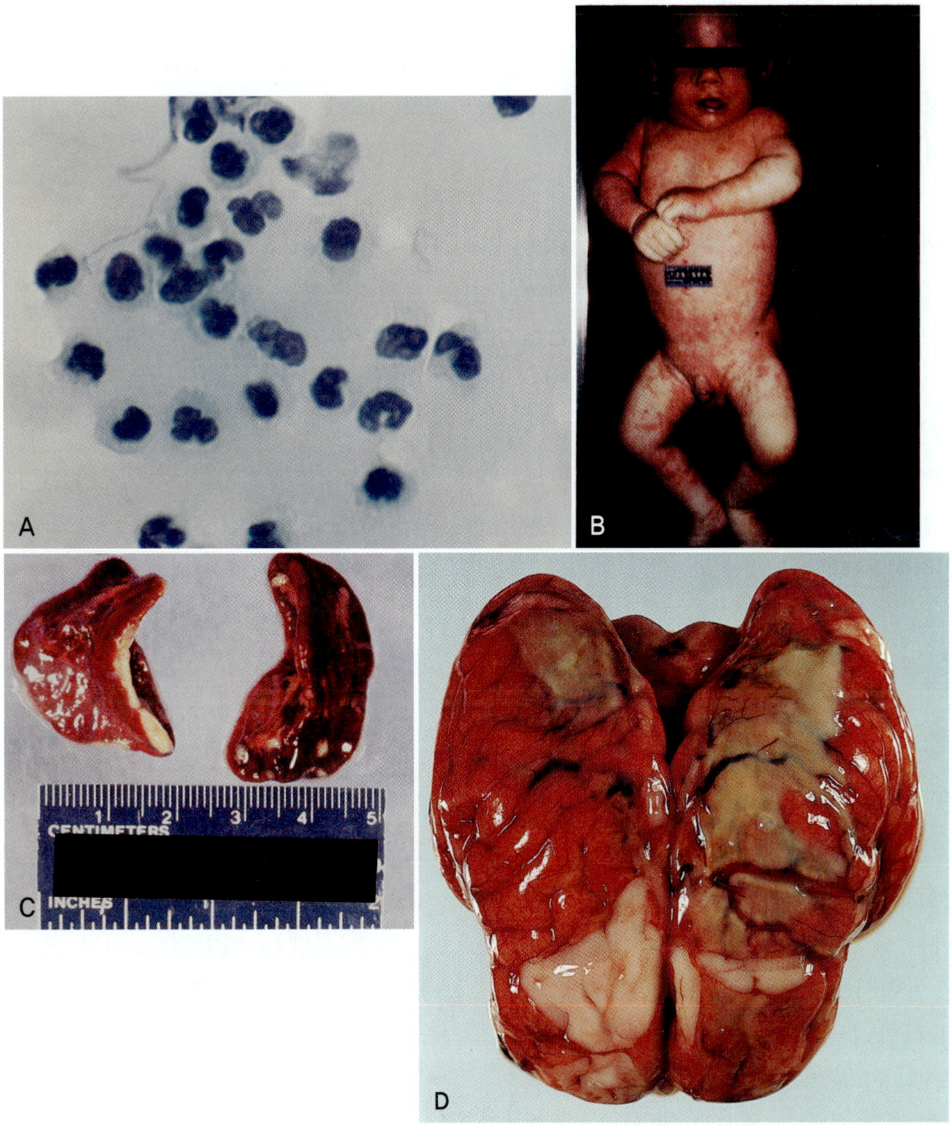

그림 13-10. A. 수막염 - 세균수막염의 뇌척수액에서 다수의 중성구가 관찰됨 B. 수막알균혈증(meningococcemia)과 관련된 점상출혈 C. Waterhouse-Friderichsen 증후군시 부신의 출혈(어두운 부분) D. 대장균에 의한 수막염. 혈관 울혈로 수막이 붉게 보임. 많은 양의 녹색 농이 양 대뇌반구의 거미막밑공간에 들어 있음.

(A *from Stevens ML*: Fundamentals of Clinical Hematology, *Philadelphia, 1997, Saunders*; B and C *from Mahon CR, Manuselis G*: Textbook of Diagnostic Microbiology, *ed 2, Philadelphia, 2000, Saunders*; D *from Cooke RA, Stewart B*: Colour Atlas of Anatomical Pathology, *ed 3, Sydney, 2004, Churchill Livingstone*.)

비말에 의해 전파된다. 아동들에서 가까운 접촉으로 전파되기 쉬운 학교나 학원에서 유행한다. 감염자와 가깝게 접촉한 사람은 예방적 치료를 받아야 한다. 이 수막염은 늦겨울과 초봄에 자주 발생한다.

- 신생아에게는 *Escherichia coli*가 가장 흔한 원인균이다. 이 수막염은 보통 신경관 결손, 조기 양막 파열 혹은 난산과 관련하여 나타난다.
- 영아에게는 *Haemophilus influenzae*에 의한 세균성 감염이 대부분이며 겨울이나 가을에 더 흔하다.
- 노년층과 영아에게는 *Streptococcus pneumoniae*가 수막염의 주요한 원인균이다.

어떤 연령층에서나 수막염은 부비동염(sinusitis)이나 귀염(otitis) 같은 다른 감염의 이차 감염으로 일어나거나 뼈를 통하여 수막으로 전파될 수 있는 고름집(abscess, 예: 잇몸이나 치근부위 고름집)으로부터 감염이 발생할 수도 있다. 머리손상이나 수술로도 다양한 미생물에 의해 수막염이 나타날 수 있다. 무균 또는 바이러스 수막염은 볼거리(mumps)나 홍역(measles) 같은 감염에 의하여 나타난다.

③ 증상 및 징후

수막염은 심한 두통, 등의 통증, 눈부심, 목경축(과다하게 펴진 목강직)과 함께 갑작스럽게 발병하는 경우가 흔하다. 이러한 징후는 수막 자극에 의한 것이다. 이밖에 수막 자극의 임상징후로 케르니크징후(Kernig's sign, 누운 자세로 엉덩관절을 굽힌 상태에서 무릎관절의 폄에 저항하는 증상)와 브루진스키징후(Brudzinski's sign, 목을 굽힘시킬 때 엉덩관절과 무릎관절의 반사적인 굽힘이 나타나는 증상)가 있다. 구토, 과민성 그리고 혼미(stupor)나 발작으로 진행되는 졸음증은 두개내압 증가의 흔한 초기 지표이다. 백혈구증가증과 열, 오한 동반은 감염을 의미한다.

수막알균 감염 시 점상출혈성 발진 혹은 넓은 반상출혈이 온 몸에 나타난다(그림 13-10B). 다른 징후는 섭취장애, 불안정, 졸음증, 큰소리로 울음, 숫구멍(fontanelles) 돌출 등이 신생아에서 나타난다.

뇌신경 손상과 고름 혹은 유착으로 뇌척수액의 흐름이 막히는 경우의 뇌수종 등이 잠재적인 합병증이다. 대뇌피질이 손상되면 정신지체, 발작, 운동부전이 나타난다. 수막알균 같이 독성이 심한 균에 의한 전격(급격히 발병하는, 심한) 수막염에서는 파종혈관내응고(disseminated intravascular coagulation, DIC)가 부신의 출혈과 연관되어 일어나거나, 수막알균의 패혈증이 직접적으로 부신의 출혈을 일으킨다(Waterhouse-Friderichsen syndrome)(그림 13-10C). 이러한 경우 보통 혈관허탈 혹은 쇼크와 사망을 일으킨다.

④ 진단검사

허리천자를 통해 얻어진 뇌척수액을 검사하여 확진한다. 만약 수막염이 있다면 뇌척수액압이 증가하고 뇌척수액이 탁하며 백혈구의 수가 증가된 것을 볼 수 있다. 뇌척수액 또는 혈액의 원인 미생물을 확인하여 적절하고 효과적인 치료를 해야 한다.

⑤ 치료

공격적인 항균치료(예: ampicillin)와 함께 필요 시 두개내압과 발작을 위한 특수 치료를 한다. Glucocorticoids는 뇌염증과 뇌부종을 감소시킨다. 신속한 진단과 치료로 대부분 생존하지만, 신생아 수막염은 사망률이 높고 영아에서 영구적 뇌손상의 위험이 있다. 10~ 20%의 수막염 대상자는 후유증으로 신경학적 결손을 가지고 있다고 추정된다.

유행 시에는 예방적 조치로 *S. pneumoniae, H. influenzae* 수막염 백신을 투여한다.

(2) 뇌고름집(Brain Abscess)

고름집(abscess)은 흔히 전두엽과 측두엽에 생기는 국소 감염이다(그림 13-11). 보통 뇌조직의 괴사와 괴사 주변에 부종이 나타난다. 의학적 병력이 진단을 내리는데 도움을 줄 수 있다. 고름집은 보통 귀, 목, 폐, 부비동 감염으로 미생물이 퍼지거나, 급성 세균심내막염으로 인한 다발성 감염 색전으로, 혹은 상처나 수술 부위에서 발생한다. 흔한 미생물은 staphylococci, streptococci, pneumococci이다.

뇌고름집의 발병은 잠행성으로 나타나는 경향이 있다. 신경학적 결손과 뇌압증가가 있으면 국소 징후가 나타난다. 외과적 배액과 항균치료 모두 필요하다. 사망률은 약 10%이다.

(3) 뇌염(Encephalitis)

뇌염은 뇌와 척수의 실질 혹은 결합조직, 특히 바닥핵(basal ganglia)의 감염을 나타낸다. 이 감염은 수막염도 포함한다. 괴사와 염증이 뇌조직에 발생하며 종종 영구적인 손상을 남기기도 한다. 감염의 조기증상은 심한 두통, 뻣뻣한 목, 졸음증, 구토, 발작, 열이다.

뇌염의 원인은 바이러스가 대부분이지만 다른 미생물과 관련될 수도 있다. 어떤 경우 오래 지난 후에야 징후가 나타나기도 한다. 질병의 예는 다음과 같다.

서부형 말뇌염(western equine encephalitis)은 모기에 의해 전파되는 아르보바이러스성(arboviral) 감염이며 여름철에 영아에게 흔하다.

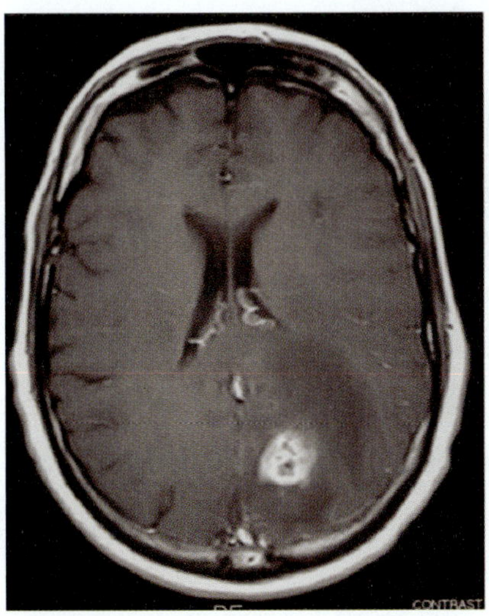

그림 13-11. 초기 뇌고름집

(From Damjanov I, Linder J: Anderson's Pathology, *ed 10, St. Louis, 1996, Mosby.)*

세인트루이스뇌염(St. Louis encephalitis)은 미국 전역에서 발견되며 노년층이 젊은 층보다 더 심각하게 영향을 받는다.

웨스트나일열(West Nile fever)은 미국 북동부에서 시작된 뇌염의 형태이지만 지금은 다른 많은 주와 캐나다에까지 전파되었다. 이것은 모기에 의해 전파되는 flavivirus가 원인이며 새가 중간 매개자 역할을 한다. 질병조절은 전파 경로를 추적하고 유행 지역에서 모기에 물릴 위험성을 최소화하는 것에 초점을 맞춘다. 이 감염은 초기에 감기와 같은 증상을 보이는데 미열과 두통, 때때로 혼수와 떨림이 동반되기도 한다.

신경성 보렐리아증(Neuroborreliosis 또는 Lyme disease)은 여름에 진드기에 물려 전파되는 스피로헤타(spirochete), 그 중에서도 *Borrelia burgdorferi*에 의해 발생한다. 진드기에 물린 부위는 중앙부분이 붉고 점점 크기가 커지면서 "황소의 눈"과 같은 특징적인 병소가 뚜렷하게 나타나며 이것이 꽤 커지거나 한동안 유지되기도 한다. 미생물이 혈액순환을 따라 퍼지면서 초기에는 목 따가움, 마른기침, 열, 두통 등의 증상이 나타나다가 수막뇌염과 관련된 심부정맥과 신경 이상(예 : 얼굴신경마비) 증세가 이어진다. 나중에는 통증과 부기가 큰 관절에서 나타나며 가끔은 만성 관절염으로 진행된다. Doxycycline 같은 항균제로 지속적으로 치료한다.

단순포진 바이러스 수막염(Herpes simplex encephalitis)은 삼차신경절에서 온 단순포진바이러스 1종(HSV-1)이 뇌를 침범한 것으로 흔하지 않지만 위험하다. 이 바이러스는 뇌에 광범위한 괴사와 출혈을 일으키며 종종 전두엽과 측두엽을 침범한다. Acyclovir 같은 항바이러스제제로 조기 치료하여 감염을 조절한다.

아메바수막뇌염(Amoebic meningoencephalitis)은 따뜻한 물에서 잘 번식하고 전형적으로 미국 남부 여름에 나타나는 *Naegleria fowleri*에 의한 것이다. 흔치 않은 감염으로 뇌나 척수의 염증과 부기를 유발한다. 조기진단 및 치료가 이루어지지 않으면 감염은 매우 치명적이다.

생각해보기 13-5

a. 진행된 수막염의 징후를 나열해보시오.
b. 수막염에 의한 뇌척수액의 변화에 대하여 기술하시오.
c. 수막알균 감염으로 인한 사망의 원인은 무엇인가?
d. 고름집은 국소적 징후를 초래하지만 수막염에서는 그렇지 않은 이유를 설명하시오.

(4) 기타 감염증

많은 미생물이 중추신경계 혹은 말초신경계를 표적으로 삼는다.

공수병(Rabies) 또는 물공포증(hydrophobia)은 공수병에 걸린 동물에 물려 전파되는 바이러스에 의한 병이다. 이 바이러스는 말초신경을 따라 중추신경에 도달하여 심한 염증과 괴사를 일으키는데 특히 뇌줄기와 바닥핵을 손상시킨다. 잠복기(종종 1~3개월)는 물린 부위에서 중추신경계에 도달할 때까지의 거리에 영향을 받는다. 발병시 두통과 열, 접촉 민감 같은 신경성 과민, 발작 등의 뚜렷한 증세가 나타난다. 또한 침샘을 침범하며 근경련으로 인한 삼킴곤란(diffuculty swallowing)과 입에 거품을 무는 등의 증상이 전형적으로 나타난다. 호흡곤란으로 사망이 초래된다. 물린 부위를 즉시 세척하고 예방접종 등의 치료가 필수적이다.

파상풍(Tetanus 또는 lockjaw)은 홀씨형성(spore-forming) 막대균(간균)인 *Clostridium tetani*에 의한 병이다. 포자는 흙 속에서 몇 년간 생존할 수 있다. 이것의 증식형태는 혐기성이며 찔린 상처 조직 내에서 깊숙이 성장한다. 외독소는 신경계로 들어가서 긴장 근육 연축을 일으킨다. 감염의 증상으로 턱 강직, 삼킴곤란, 목강직, 두통, 뼈대근육 경련 등이 일어나다가 결국에는 호흡부전으로 이어진다. 사망률은 50%이다. 항독소는 파상풍의 증상을 약화시킬 수 있고, 기계적 호흡(인공호흡기 등)이 필요하기도 하다. 예방접종이 권장되며 상처에 따라 추가 예방접종을 실시한다.

소아마비(Poliomyelitis 또는 infantile paralysis)는 예방접종을 실시하는 북아메리카에서는 발병이 드물지만 다른 나라에서는 여전히 발병하고 있다. 예방접종 프로그램은 유아가 감염되어 마비의 위협을 받고 있는 중서부 아프리카의 유행병을 막기 위하여 시행되고 있다. WHO는 예방접종을 통해 전세계적으로 박멸을 목표로 하고 있다. 소아마비 바이러스는 직접 접촉이나 구강 비말을 통하여 전파되며 감염성이 강하다. 바이러스는 입인두와 소화관의 림프조직에서 번식하여 혈액에 침투하며 결국에는 중추신경계로 침투한다. 많은 사례에서 바이러스가 척수와 숨뇌의 운동신경세포를 공격하여 경미한 감기와 비슷한 증상이 나타나지만, 손상 정도에 따라 호흡곤란과 마비가 나타난 사례도 있다. 열, 두통, 구토 등이 나타나다가 전형적인 목강직, 통증, 이완마비와 같은 증상이 이어진다.

Candida albicans 혹은 *Toxoplasma gondii* 같은 미생물도 뇌에 감염을 일으키며 대부분 면역기능이 억제된 사람에게서 나타난다.

(5) 감염과 관련된 증후군

① 대상포진(Herpes Zoster, Shingles)

대상포진은 수두대상포진바이러스(varicella zoster virus, VZV)에 의해 성인에서 발생한다. varicella 또는 유년기에 주로 발생하는 수두는 최초 감염 후 몇 년 후에 나타난다.

대상포진은 일반적으로 하나의 뇌신경 또는 척수신경에 의해 신경지배를 받는 신체 일측의 피부분절(그림 13-17) 중 하나에 영향을 미친다. 통증, 감각이상, 수포성 발진이 선을 이루며, 한쪽(편측)으로 발생한다. 수포성 발진은 얼굴(삼차신경을 따라) 또는 척수에서 분지한 허리신경을 따라 한쪽 엉덩이 주변에 발생하기도 한다. 대부분의 경우 이러한 병변은 수주 동안 지속된 후 사라진다.

어떤 경우, 특히 노인에서는 병변이 사라진 후에도 통증이 지속되기도 한다. 면역이 억제된 대상자에서는 병변이 국소적으로 퍼지기도 한다. 삼차신경절의 눈신경에 침범한 경우 시력 손상이 생긴다. Acyclovir나 vidarabine과 같은 항바이러스제 투여는 이러한 증상을 완화시키기도 한다. 미국에서 대상포진 백신으로 유일하게 승인받은 Zostavax는 2006년부터 이용되고 있다. 이 백신은 대상포진 발병 위험성을 51%까지 감소시키며 60세 그리고 그 이상의 노인에게 권장된다.

② 폴리오후증후군(Postpolio Syndrome ; PPS)

폴리오후증후군은 초기 폴리오바이러스 감염에서 회복되고 난 10~40년 후에 진행하고, 심한 피로, 쇠약, 통증, 근위축 증상이 나타나는 질병이다. 폴리오에 감염된 사람의 25%~50%가 폴리오후증후군으로 진행될 것으로 추정된다. 1950년대와 그 이전 영아일 때 경증 또는 마비성 폴리오와 당시 잘못 진단되었으나 현재에는 폴리오에 감염되었을 것으로 생각되는 사람에게서 이런 증상이 나타났다. 첫 번째 폴리오 감염이 심할수록 폴리오후증후군도 더 심하다. 이 증후군은 잠복해 있던 바이러스에 의해 감염이 재발한 것은 아니지만 신경계 손상의 정확한 근거는 알 수 없다. 이 병은 손상에 대한 보상으로 새로 추가적인 축삭 가지(axonal branches)를 발달시켜 근육 세포에 분포되기는 하나 오래 유지하지는 못하기 때문에 살아있는 운동신경이 퇴화하고 죽는 것으로 보인다.

③ 라이 증후군(Reye's Syndrome)

㉠ 병태생리

라이 증후군의 원인은 아직 완벽하게 밝혀지지 않았지만 아스피린을 복용하고 있는 영아에게 influenza와 같은 바이러스 감염이 있을 때 나타난다. 특정 바이러스에 따라 감염 3~5일 후에 징후가 나타난다. 이러한 위험 가능성에 대한 인식이 높아지고, 영아에서 열이 날 때 acetaminophen으로 치료하면서 발생 사례가 줄어들고 있다.

주요 병리학적 변화는 뇌와 간에서 일어난다. 비염증성 뇌부종이 나타나며 두개내압의 증가로 이어진다. 대뇌 부종에 의하여 뇌 기능이 심한 장애가 발생하며 간 기능이 저하되어 혈청 암모니아 수치가 높아진다.

간은 비대해지고 지방조직의 변화로 급성 부전으로 진행한다. 황달은 나타나지 않으나 간 효소의 혈청 수치는 증가한다. 결과적으로 대사이상으로 인한 저혈당과 혈액 및 체액 내 젖산증가 등이 나타나며, 급성 뇌병증(acute encephalopathy)으로 진행된다. 몇몇의 사례에서 신장(kidney)이 지방의 퇴행성 변화에 영향을 받아 혈청 요소와 크레아티닌 수치가 증가한다.

㉡ 증상 및 징후

임상증상은 심각한 정도에 따라 다양하다. 뇌병증은 초기에는 졸음증, 두통, 구토 등을 유발하고 곧 지남력 상실, 반사항진, 호흡과다, 발작, 혼미, 혼수의 상태로 이어진다.

㉢ 치료

즉각적인 치료법은 없다. 치료는 지지적이고 증상에 중점을 두어 이루어지게 되며 대사 불균형과 뇌부종을 관리한다. 진단과 치료가 늦다면 사망률은 높다. 평균 사망률은 30%이며 신경학적 손상이 발생할 수 있다.

④ 기앵-바레증후군(Guillain-Barre Syndrome)

기앵-바레증후군은 감염후 다발신경염(polyneuritis), 급성원인불명다발신경병증(acute idiopathic polyneuropathy), 급성감염다발신경뿌리신경염(acute infectious polyradiculoneuritis)으로 알려져 있다. 이 증후군은 말초신경계의 염증성 상태이다.

㉠ 병태생리

기앵-바레증후군의 정확한 원인은 알려지지 않았으나 비정상적인 면역반응 즉, 자가면역반응으로 생각되며 질병이 발생되기 전 바이러스 감염이나 예방접종이 이루어지면 질병이 촉진된다는 증거들이 있다. 림프구 축적, 말이집탈락(demyelination), 축삭 파괴가 동반된 국소 염증이 일어난다. 이러한 변화는 신경전도를 손상시키는데 특히 날신경섬유(운동 섬유)가 들신경섬유(감각 섬유)나 자율신경계 섬유보다 더 많이 손상된다. 만약 급성기를 거치면서 세포체가 살아있다면 축삭은 재생될 수 있다. 다리의 말초신경에 염증 및 퇴화 과정이 발생하는 것을 시작으로 염증이 몸통과 목의 척수신경을 따라 퍼져올라가 뇌신경까지 침범하는 경우도 빈번하다. 가로막(diaphragm)과 호흡근까지 상행마비가 진행되면 위독한 상황에 빠진다. 증상이 발현된 순서의 역순으로 증상이 감소하면서 저절로 회복된다. 즉, 상체의 운동 기능이 먼저 회복된 후에 점차 몸통과 다리도 회복된다.

ⓛ 증상 및 징후

다리에서부터 진행성 근쇠약과 무반사가 나타나고 감각이상을 동반한 상행이완마비, 통증, 전신적인 근육통으로 이어진다. 마비가 상부로 진행되면서 시력과 언어능력에 장애가 올 수도 있다. 이러한 진행은 몇 시간 혹은 몇 일 동안 빠르게 나타난다. 삼키기와 호흡까지 침범되는 경우에는 생명을 위협하는 상황으로 발전한다. 많은 대상자들은 자율신경계의 손상으로 리듬장애, 불안정(변동이 심한) 혈압, 땀흘림능력의 소실을 경험한다.

ⓒ 치료

주된 치료는 지지치료이며, 많은 경우 인공호흡기를 사용한다. 초기 단계에 혈액으로부터 IgG를 분리, 제거하는 혈장분리교환이나 면역요법을 적용하여 많은 대상자의 급성기 기간을 줄이고 회복을 촉진한다. 회복기의 물리요법은 기능의 회복을 최대화하는데 필수적이다. 약 30% 대상자에서 쇠약이 지속된다.

4) 뇌손상(Brain Injury)

뇌손상은 머리뼈 골절, 출혈, 부종, 직접적인 뇌조직의 손상을 포함한다. 손상이 경미하다면 조직에 타박상만 일으키지만, 심하면 생명을 위협하는 뇌의 큰 부기나 뇌조직의 파괴를 가져올 수 있다. 머리뼈는 뇌를 보호하지만 조각난 머리뼈로 인해 뇌조직이 관통되거나 압박받을 수도 있으며, 뇌에 가해지는 압력을 줄일 수 있는 팽창 능력이 없어 뇌를 손상시킬 수 있다.

(1) 뇌손상의 종류

뇌손상은 다음과 같이 다양하나, 중복되는 부분이 있다.

- 뇌진탕(Concussion)은 뇌조직의 가역적인 충격이다. 흔히 머리의 가벼운 타격으로 초래되며 뇌가 갑자기 과도하게 움직이게 되어 신경 기능을 방해하고 의식상실을 초래한다. 기억상실(amnesia)과 두통이 나타나지만 영구적인 손상이 아니고 24시간 내에 회복된다. 재발성 뇌진탕은 진행성, 영구성 뇌손상을 야기하는 것으로 알려져 있기 때문에 위험소인을 가진 사람은 활동을 변경하여 추가 손상을 예방할 필요가 있다.
- 타박상(Contusion)은 머리에 무딘 타격이 가해져 소혈관 파열과 부종이 발생하여 뇌조직에 멍이 든 것이다. 타격의 강도와 조직손상의 정도에 따라 손상이 남게 된다.
- 폐쇄성 머리손상은 손상부위에 머리뼈 골절은 없지만 뇌조직에 손상이 있고 혈관이 머리뼈에 부딪히는 힘에 의해 파열된 것을 말한다(그림 13-12). 광범위한 손상은 머리가 상당한 강도로 회전되었을 때 나타난다.
- 개방성 머리손상은 날카로운 물체에 의해서 뇌가 골절되거나 관통되는 것을 말한다.
- 선골절(Linear fracture)은 뼈에 단순히 금만 있는 상태를 말한다.
- 분쇄골절(Comminuted fracture)은 갈라진 금이 여럿 있으나 그 이상 악화되지 않을 수 있다.
- 복합골절(Compound fracture)은 뇌조직이 외부로 노출된 것으로 뼈 조각이 뇌조직을 관통하고 감염의 위험이 높기 때문에 심한 손상을 입을 수 있다.
- 함몰머리뼈골절(Depressed skull fracture)은 뼈조각이 머리뼈 아래에 놓여 뇌조직을 압박하는 것이다. 이 골절로 외상 부분의 혈액공급이 방해를 받게 되고 상당한 압력이 뇌에 가해지게 된다.

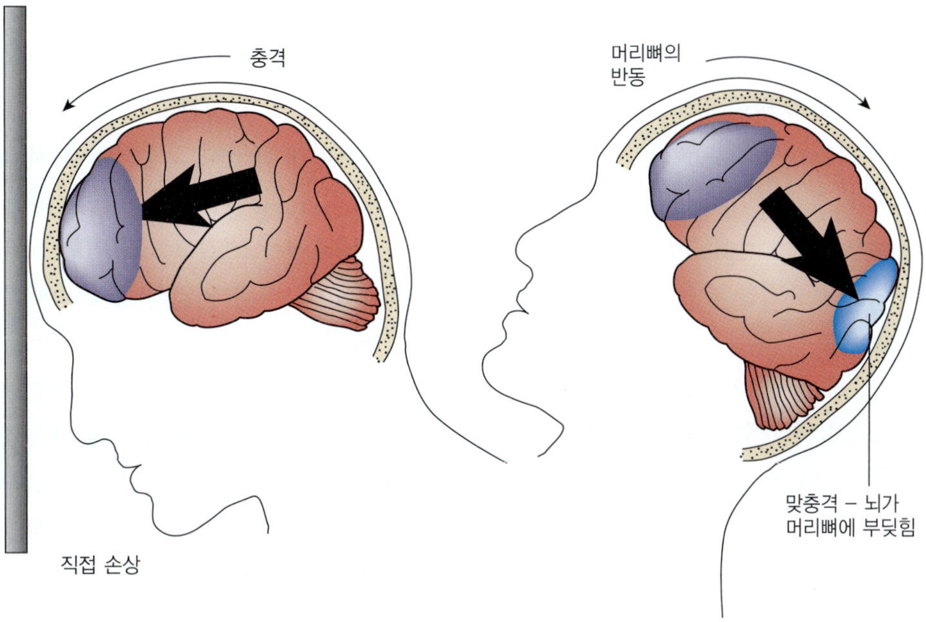

A. 폐쇄손상 — 직접 손상과 맞충격

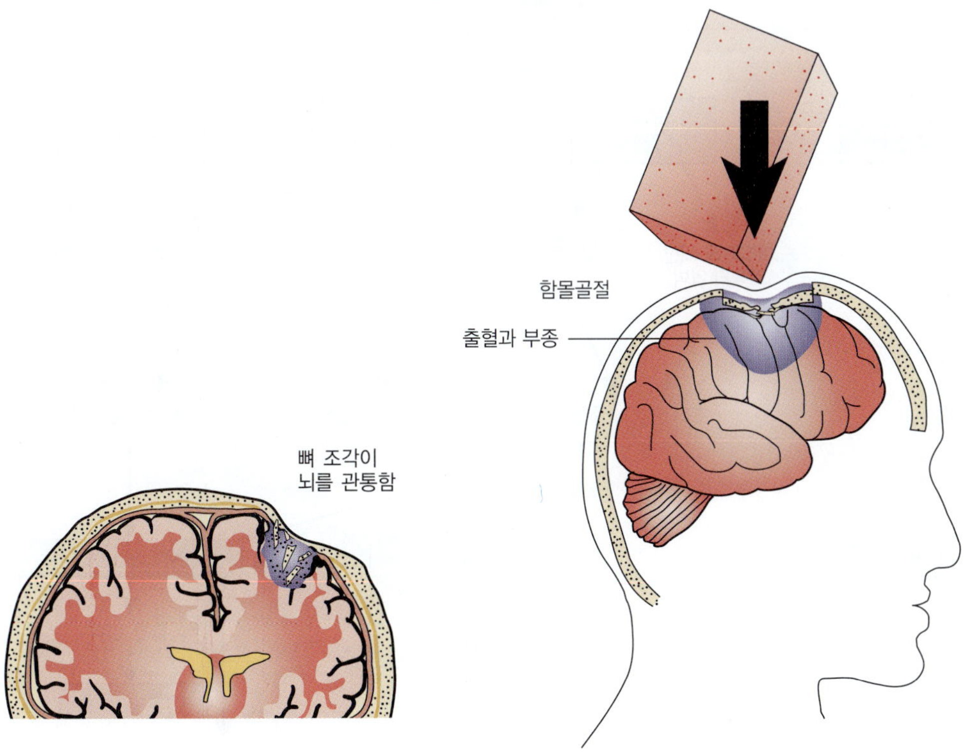

B. 개방손상

그림 13-12. 머리손상의 종류 — 폐쇄손상 및 개방손상

- 머리뼈바닥골절(Basilar fracture)은 머리뼈바닥이 골절되어 귀와 코를 통한 뇌척수액의 유출을 동반한다. 이 골절은 이마를 상당한 강도로 자동차 앞유리에 부딪혔을 때 일어날 수 있다. 보통 뇌신경 손상 및 눈 주위가 어둡게 변색이 되는 증상이 있다.
- 맞충격손상(Contrecoup injury)은 뇌가 머리뼈에 부딪혀 반동되면서 직접 충격을 받은 부위의 반대쪽 뇌가 손상되는 것이다. 이 외상은 머리뼈와 뇌가 딱딱한 물체에 부딪힐 때, 가속 손상 혹은 감속 손상으로 인해 이차적으로 일어날 수 있으며, 머리뼈 맞은편으로 뇌가 튕기게 된다. 대개 경미한 손상이다.

① 병태생리

일차 뇌손상은 신경세포, 신경아교세포, 뇌혈관의 열상과 충돌 같은 직접적인 외상이다.

일차 외상에는 뼈 조각 혹은 이물질에 의한 뇌조직의 압박이나 열상, 뇌혈관의 압박이나 파열 등이 있다. 뇌는 그 자리에 단단히 고정되어 있지 않기 때문에 갑작스런 충격은 머리뼈 안에서 뇌를 회전시키거나 이동시킨다. 뇌조직은 거칠고 불규칙한 머리뼈 내부 표면에 의해 혹은 각각의 뇌엽의 움직임에 의해서 손상될 수 있다(층밀리기손상, shearing injury).

모든 뇌조직의 외상은 뇌의 특정한 부분에 의해 조정되는 신체의 기능상실을 가져온다. 세포손상과 출혈은 손상부분 주변의 염증과 혈관수축, 두개내압증가, 더 나아가 전신허혈과 기능손실을 초래한다(그림 13-13). 출혈과 염증이 가라앉은 후에 손상받은 부위 주변의 신경세포는 회복될 수도 있다. 손상의 중심부는 괴사되

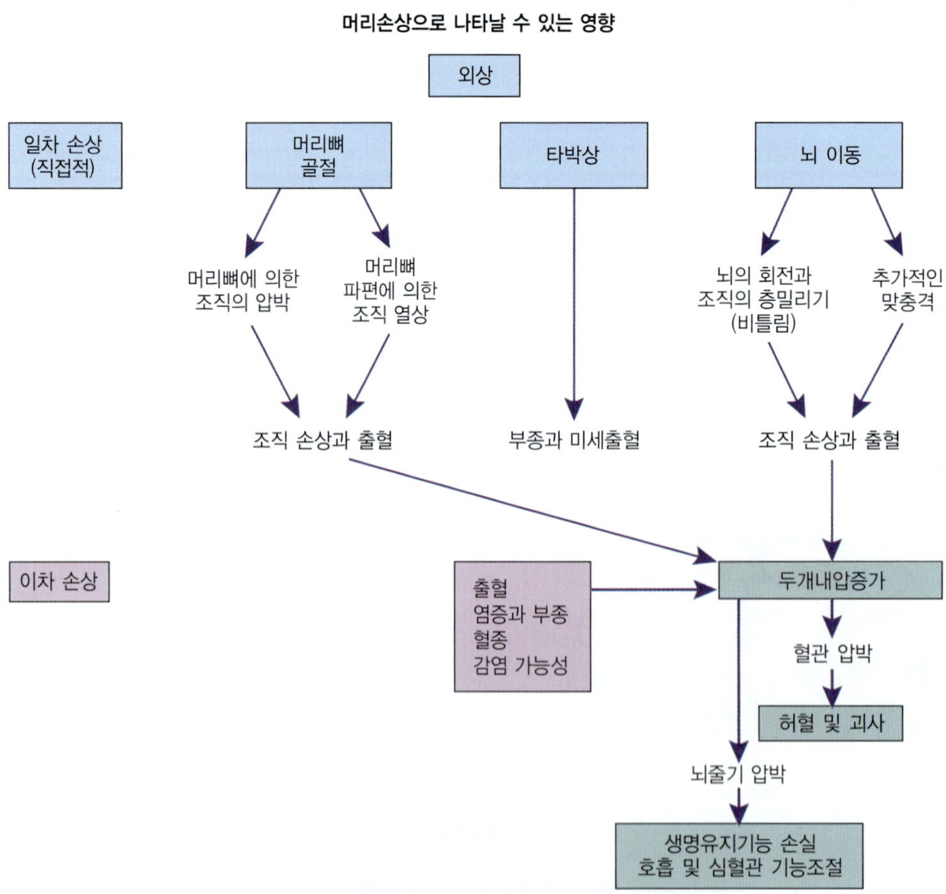

그림 13-13. 머리손상으로 나타날 수 있는 영향

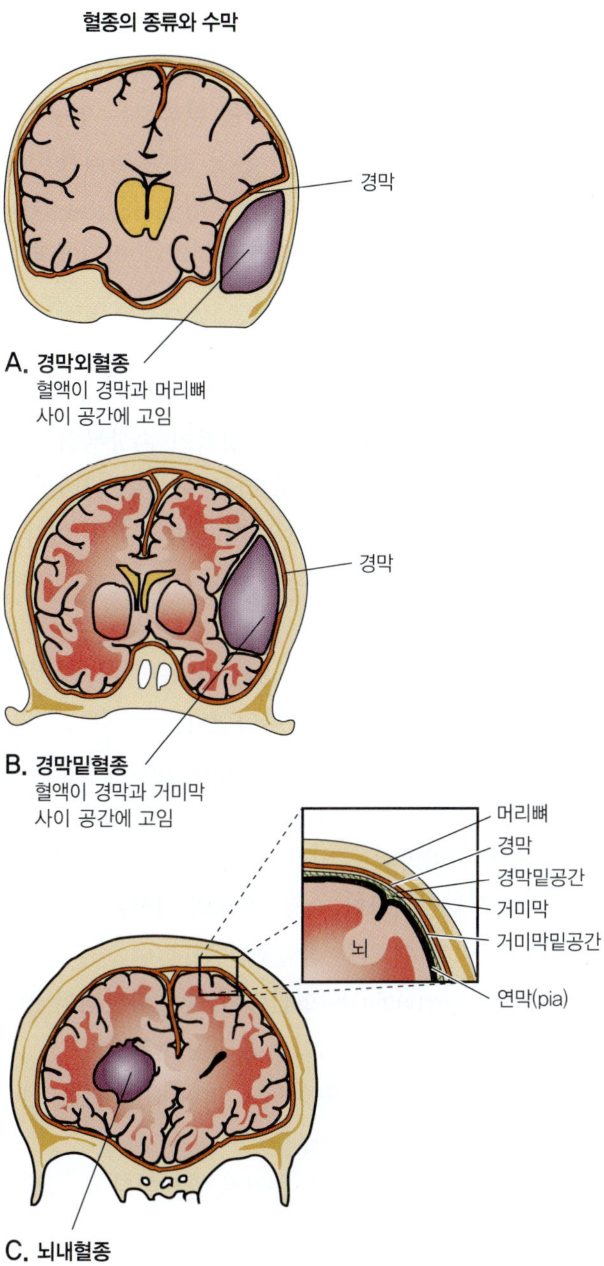

그림 13-14. 혈종의 종류

고 흉터(scar)조직 혹은 낭종으로 대치된다.

이차 뇌손상은 전신질환으로 인한 뇌부종, 출혈, 혈종, 뇌혈관 연축, 감염과 허혈 등에 의하여 발생한다. 이차 뇌손상은 추가적인 손상 요인이 진행되어 나타난다. 혈종(Hematoma)은 손상 즉시 혹은 다소 시간이 경과한 후 파열된 혈관에서 나온 혈액이 조직 내에 고

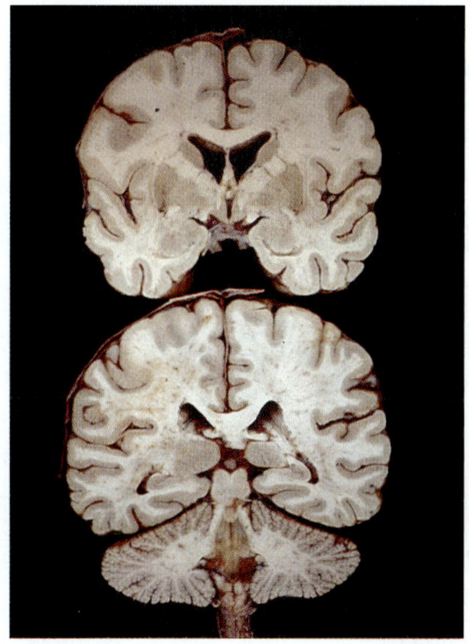

그림 13-15. 만성 경막밑혈종. 뇌와 가쪽뇌실이 압박되고 있음. (*From Perkins GD*, Atlas of Colorful Neurology, *ed 3, Philadelphia, 2011, Saunders.*)

인 것이다(그림 13-14). 혈종은 수술 후 발생할 수도 있다.

혈종과 출혈은 수막과의 위치관계에 의해 다음과 같이 분류된다.

- 경막외혈종(epidural hematoma 또는 extradural hematoma)은 경막과 머리뼈 사이의 출혈로 발생하며 흔히 측두엽의 중간수막동맥(middle meningeal artery)이 파열되면서 발생한다. 외상 후 몇 시간 내에 문제증상들이 나타나는데, 대상자는 잠시 반응을 보이다가 그 후 의식을 잃게 된다.
- 경막밑혈종(Subdural hematoma)은 경막과 거미막(arachonoid) 사이에서 생긴 것이다(그림 13-15). 흔히 정맥의 작은 파열로 생기고 혈액이 천천히 축적된다. 혈종은 급성(증상발현이 약 24시간 내)이나 아급성(일주일에 걸쳐 두개내압이 증가함)으로 나타날 수 있다. 만성경막밑혈종은 노년층에게 흔히 나타나며 뇌위축으로 혈종이 더 넓게 나타난다. 또한 거미막 내의 파열은 뇌척수액을 경막밑 공간(수종)으로 유출되도록 하여 압력을 가중시킨다.

- 거미막밑출혈(Subarachnoid hemorrhage)은 거미막과 연막(pia) 사이 공간에서 일어나며 뇌바닥혈관의 외상성 출혈과 관련된다. 혈액은 뇌척수액과 섞이기 때문에 국소적인 혈종은 나타나지 않는다.
- 뇌내혈종(Intracerebral hematoma)은 타박상 혹은 엇갈림손상에서 나타나고 손상 후 며칠에 걸쳐 진행된다.

모든 종류의 혈종에서 출혈은 두개내압의 증가와 인접한 조직의 국소적 압박을 초래한다. 혈액은 부분적으로 응고되어 덩어리를 만들 수도 있다. 혈액이 천천히 쌓일 때 혈액 세포는 용혈된다. 용혈이 일어난 부위의 삼투압이 증가하여 이곳으로 수분이 더 많이 들어온다. 그러면 덩어리가 더 커지고 압력이 증가하여 두개내압을 증가시킨다. 덩어리를 제거하지 않으면 탈출이 일어날 수 있다. 모든 뇌출혈은 뇌혈관수축(혈관연축)을 촉진시킬 수 있으며 이렇게 되면 허혈이 심해지고 신경세포의 손상을 더욱 가중시킨다.

그 밖에 이차 뇌손상을 가져오는 요인들로는 감염(개방형 머리외상을 입은 대상자에게 흔히 심각한 위험을 가져옴)과 저산소증(전신 외상 혹은 쇼크와 관련)이 있다. 호흡계 혹은 심혈관계 장애는 뇌에 추가적인 허혈을 일으킨다.

② 병인

대부분의 머리외상은 성인 초기에 스포츠 부상과 자동차나 오토바이 사고로 인해 발생한다. 이러한 사고는 대부분 과도한 알코올 섭취가 원인이다. 공교롭게도 높은 혈중 알코올 농도는 신경계 사정을 방해하여 증상을 감출 수 있다. 알코올의 탈수효과 때문에 뇌부종과 두개내압증가가 지연되어 나타나 시간이 지나면서 두개내압이 더욱 증가한다. 흉부 외상 혹은 쇼크 같은 다른 전신적 외상도 같은 효과를 낼 수 있다.

낙상은 모든 연령층에서 머리외상의 흔한 원인이지만 특히 노년층에서 더 흔하다. 권투선수나 신체접촉이 있는 운동선수는 머리외상이 반복되어 더 위험하다. 미식축구 선수들에서 발생하는 뇌손상에 대한 관심이 증가하고 있다. 경기 중 뇌진탕을 경험한 은퇴선수들에서 발생한 신경학적 문제를 분류하는 연구들이 수행되었다. 신생아를 격렬히 흔들 경우 머리가 진동하면서 뇌와 뇌줄기에 심한 손상을 입을 수 있다. 기타 외상으로는 물체가 머리 위로 떨어지거나 머리에 타격을 받는 것 등이 있다.

③ 증상 및 징후

머리외상을 입은 대상자는 특징적인 손상부위 증상과 일반적인 두개내압증가에 따른 증상이 나타난다. 추가적으로 다음의 증상 중 1~2개가 나타날 수 있다.

- 혈액을 방해하여 나타나는 발작. 대부분 국소발작이나, 전신발작이 일어나기도 한다.
- 뇌신경손상이 발생할 수 있으며 특히 머리뼈바닥 골절을 입은 대상자에게 나타난다.
- 귓물(otorrhea)이나 콧물(rhinorrhea)(각각 귀나 코에서 뇌척수액이 유출되는 것)은 골절과 수막의 파열로 거미막밑공간으로부터 뇌척수액이 유출되기 때문에 일어난다. 이런 종류의 외상은 미생물이 뇌로 들어갈 수 있는 침입구가 된다.
- 귀출혈(otorrhagia)은 혈관과 수막이 파열되어 골절 부위를 통해 귀로 혈액이 유출되는 것이다.
- 발열은 시상하부의 손상이나 머리 감염 혹은 전신 감염의 증상일 수 있다.
- 스트레스궤양은 위분비 증가로 발생한다.

장기간 무의식 상태에 있는 대상자는 다른 문제가 발생할 수 있고, 부동은 폐렴 혹은 욕창 같은 합병증을 일으킬 수 있다(23장 참조).

④ 치료

컴퓨터 단층촬영(CT)은 머리외상의 범위를 확인하는 데 유용하다. 부종을 감소시키는 glucocorticoids와 감염의 위험을 줄이는 항생제가 도움이 된다. 수술로 두개내압을 감소시킬 수 있다. 혈액제제와 산소는 남아 있는 뇌조직을 보호하는데 필요하다. 다른 외상들은 특히 호흡과 순환을 방해하는 경우 신속히 치료되어야 한다.

머리외상을 입은 대상자를 검진하여 뇌손상 부위가 없는 것이 명백히 밝혀졌다면 퇴원할 수 있다. 대상자의 가족에게 퇴원 다음날부터 간단한 머리외상 사정을 지속적으로 실시하게 하여 시간이 지난 후 혈종이 형성되는지를 감시하도록 해야 한다. 이것은 의식의 수준을 확인하기 위해서 규칙적으로 대상자를 깨우는 것(질문에 대한 반응과 시간, 공간, 사람에 대한 지남력)과 동공의 반응을 확인, 구토여부 관찰, 움직임, 감각, 행동의 변화를 관찰하는 것을 포함한다. 경미한 손상을 입은 대상자는 며칠 동안 과민성, 두통, 피로를 경험할 수 있다.

수술기술, 감시 장치, 약물요법의 발전으로 머리외상 대상자의 예후는 과거보다 좋다. 뇌의 특정한 부분에 손상이 남아 있을 경우 운동 혹은 감각 장애가 나타날 수 있다. 손상 주변의 조직의 과민성으로 인한 국소 혹은 전신 발작이 흔한 후유증이다. 회복 후 전신적 피로, 잦은 두통, 기억상실이 가끔씩 나타난다.

생각해보기 13-6

a. 폐쇄성 머리손상과 개방성 머리손상을 구분하시오.
b. 경막밑혈종의 부위, 원인, 진전 시간에 대하여 설명하시오.
c. 오른쪽 후두엽외상의 중요한 세 가지 증상 즉, 한 가지 특정 국소 증상과 두 가지 전신 증상을 기술하시오.

5) 척수손상(Spinal Cord Injury)

매년 약 11,000명의 미국인은 척수손상을 경험하고 있고, 약 200,000명의 미국인은 척수손상에 의한 지속적인 장애를 가지고 살고 있다. 척수손상은 척추의 골절 혹은 변위로 척수가 압박되거나 늘어나거나 파열되어 발생한다(그림 13-16). 지지 인대와 추간판(척추원반, intervertebral disc)이 손상을 입을 수도 있다. 대부분의 손상은 지지보다는 기동에 중요한 척추부위(C1~C7과 T12~L2)에서 일어난다. 흔한 손상의 유형은 다음과 같다.

- 목뼈(cervical spine) 외상은 목의 과다폄(hyper-extension) 혹은 과다굽힘(hyperflexion)으로 인해 골절이 초래될 수 있다. 흔히 추간판과 인대의 손상이 일어나며 이로 인해 탈구, 척추 정렬이 흐트러지고, 척수가 압박되거나 늘어난다.
- 척추의 탈구는 척수를 압박하고 혈류를 방해할 수 있다.
- 압박골절은 굉장한 강도의 충격이 머리뼈의 정수리부분 혹은 발에 가해져 척추를 따라 위 또는 아래로 전달되면서 척수에 손상을 입힌다. 빈 수영장에서 다이빙할 때, 높은 곳에서 뛰어 발로 착지하거나, 서있는 사람의 머리로 물건이 떨어졌을 때 이런 손상이 일어난다. 부서진 뼈는 압박되고 뻗쳐 나와서 척수에 압박을 가한다. 뼈 조각의 날카로운 끝부분은 신경섬유와 혈관을 찢는다.
- 척수손상은 또한 찔림 혹은 총상 같은 관통상에 의해 직접적으로 초래된다.

척추 골절은 단순형(한 부위만 골절), 압박형(여러 조각으로 부서진 뼈), 쐐기형(뼈의 모난 부분이 치환된 것) 혹은 탈구형(척추의 정상 위치에서 벗어난 것)으로 분류된다.

척수손상은 종종 불안정하기 때문에 즉각적이고 적절한 부동이 이차 손상을 예방하기 위해서 필수적이다.

(1) 병태생리

척수의 손상은 일시적이거나 영구적일 수 있다. 척수신경은 유사분열(mitosis)하지 않으나 축삭의 재성장(axonal regrowth)은 가능할 수도 있다. 뼈 조각에 의한 신경조직의 열상은 영향받은 신경 경로에 흔히 영구적으로 손상을 입힌다. 척수가 완전 절단되거나 또는 부서지면 손상 부위와 그 아래 부분에 해당하는 모든 기능이 비가역적으로 손상된다. 부분적 손상일 경우 일부 기능 회복이 가능하다.

타박상으로 가벼운 부종과 경미한 출혈이 일어나 일

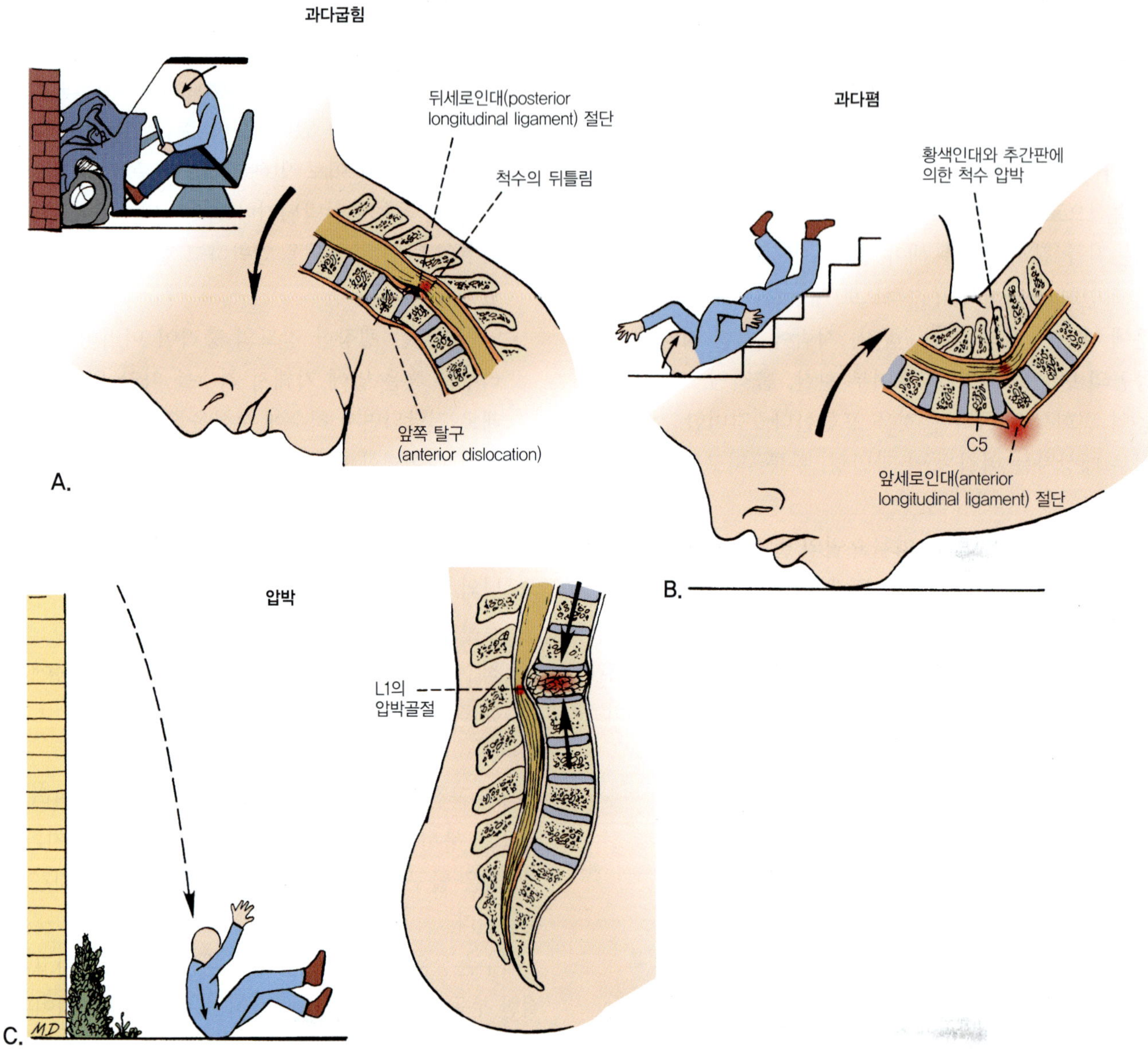

그림 13-16. 척수손상의 종류

(*From Copstead LC* : Perspectives on Pathophysiology. *Philadelphia, 1995, Saunders*.)

시적으로 신경 자극 전도에 손상을 입힐 경우 이것은 가역적인 손상이다. 척수에 가해지는 어떤 압력이든 적절한 혈액 공급의 유지를 위해 신속히 완화되어야 한다. 허혈과 괴사가 지속되면 영구적 손상이 초래된다. 어떤 외상이든 출혈과 염증이 국소적으로 진전되면 추가적인 압박을 초래하고 혈액 공급을 방해한다.

부종과 출혈은 손상 부위보다 몇 분절 위나 아래로 확장된다. 그 외에도 손상된 조직은 norepinephrine, serotonin, histamine 같은 매개물질을 방출한다. 이 물질은 혈관수축을 일으키고 이어서 국소 허혈과 괴사를 초래한다. 또한 파괴효소가 방출되어 염증과 괴사를 더욱 촉진한다.

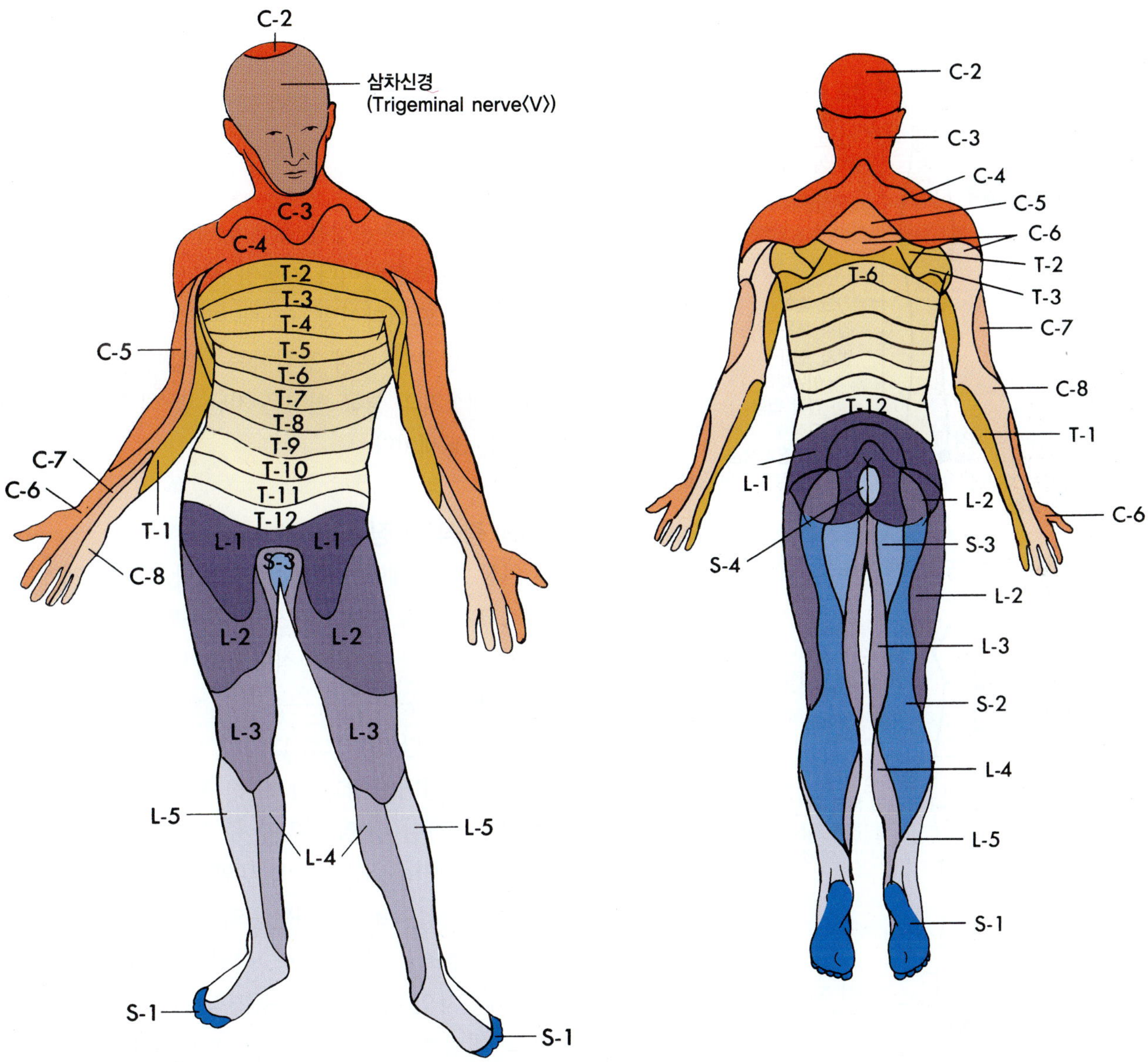

그림 13-17. 피부분절
(*From Thibodeau GA*: Anatomy and Physiology, *St. Louis, 1987, Mosby*.)

초기에 추가적인 압박 때문에 기능의 손실이 광범위하게 나타날 수 있지만 부종이 완화되면서 기능이 부분적으로 회복될 수도 있다. 피부분절 그림(그림 13-17)을 이용한 운동과 감각반응의 규칙적 사정으로 척수의 손상 혹은 회복 정도를 확인할 수 있다.

목뼈부위에 외상이 일어날 때 염증이 C3~C5수준으로 확장되면, 가로막에 분포된 가로막 신경을 방해하므로, 호흡이 영향을 받게 되어 호흡 보조가 필요할 수 있다.

외상 후 초기단계에서는 회색질(gray matter)과 신경전도로의 자극전도가 중단되며 이 단계를 척수쇼크(신경학적 쇼크의 형태)라고 한다. 외상의 정도, 출혈량과 수술의 필요성은 회복률과 회복정도를 결정한다. 염증이 점차로 완화되고 포식세포(phagocyte)가 손상된 조직을 제거하고 흉터조직이 형성되기 시작한다.

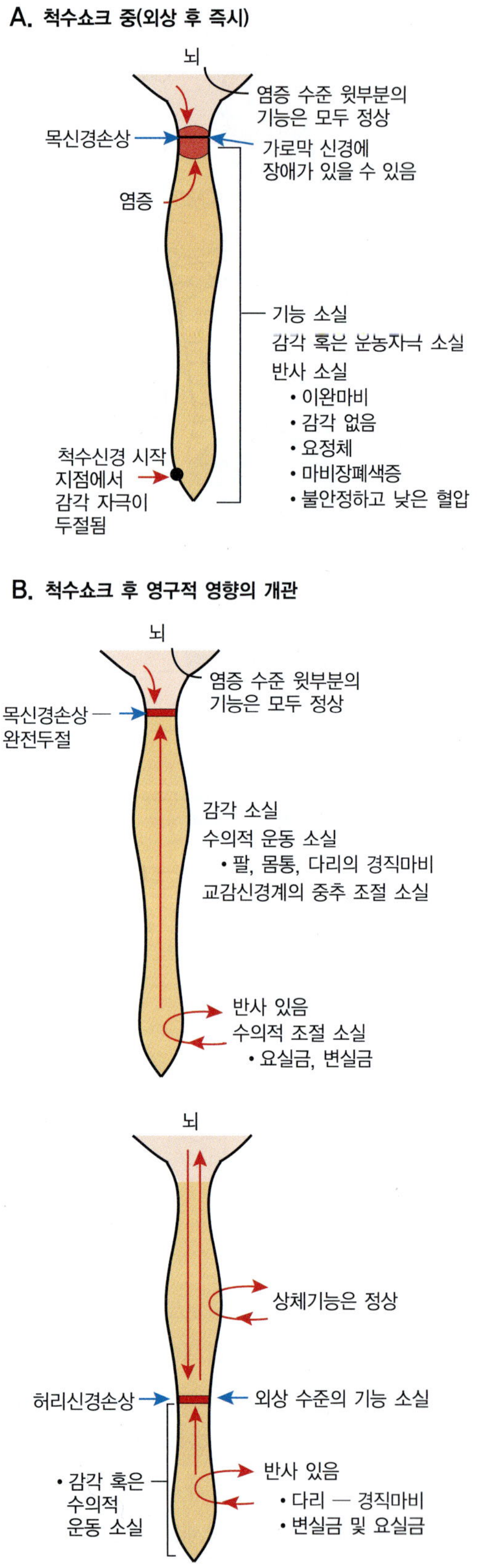

그림 13-18. 척수손상의 영향

이 기간 동안 척수의 반사활동은 손상 수준 아래로는 회복되며, 손상받지 않은 전도로는 손상 수준을 통해 자극을 계속 전달한다(그림 13-18).

(2) 병인

대부분의 척수손상은 젊은 남자에게 많이 나타나며, 약 50%는 오토바이나 자동차 사고가 원인이고 제2의 요인은 스포츠(다이빙, 축구)이다. 다른 주요 외상 원인은 노년층이 흔히 경험하는 낙상이다. 척수손상을 입은 대상자의 평균 연령은 지난 몇 해 동안 증가하여 현재는 38세이다.

(3) 증상 및 징후

외상 후 단계에는 두 단계가 있다. 초기단계에는 척수쇼크가 생겨 손상이 커지고, 회복되면서 기능 손실의 범위를 인지할 수 있다. 척수쇼크의 초기단계에는 모든 신경학적 활동이 손상 수준과 그 아래, 그리고 약간 윗부분까지 중단된다(그림 13-18). 뼈대근육, 감각신경계와 자율신경계(방광과 장 기능) 등의 반사가 사라진다. 이러한 상태는 수 일 혹은 수 주 동안 계속된다. 척수쇼크 단계에서의 증상은 손상 부위와 그 아래의 이완마비와 감각상실, 모든 반사반응의 소실, 자율신경기능에 대한 중추조절의 상실이다. 목신경손상(cervical injury) 대상자의 경우, 혈관운동긴장도, 혈압, 땀남, 체온, 장과 방광조절의 기능 장애가 나타난다. 혈압이 낮고 불안정하며 요정체와 마비장폐색증이 발생한다.

척수쇼크의 회복은 손상 부위 아래의 반사 활동이 점진적으로 돌아오는 것으로 확인된다. 모든 자극은 손상된 신경세포의 특정부위를 통과할 수 없다. 대부분의 경우, 정상적으로 억제하거나 완충하는 자극이 손상 부위 아래의 척수 수준까지 도달되지 못하기 때문에 반사항진(hyperreflexia)이 나타난다. 척수쇼크와 반사가 회복되면 이어서 손상 수준 아래로 경직마비, 감각 결손, 신경성방광, 요실금과 배변반사 저하가 나타난다.

점차적으로 영구적 손상의 범위가 드러난다. 예를 들어 피부분절반응(dermatome response)으로 감각기능

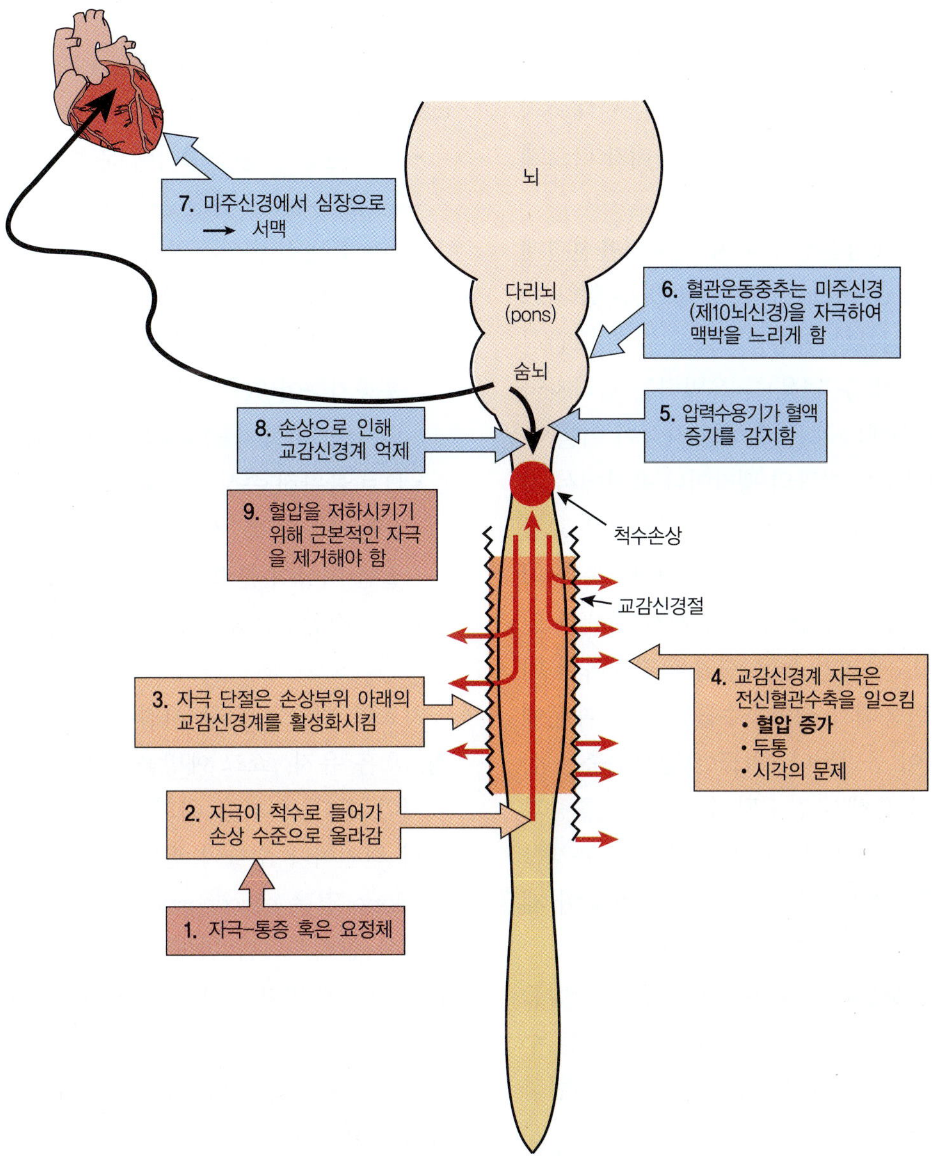

그림 13-19. 척수손상에 따른 자율신경계 반사이상

을 사정한다. 수의적 운동과 감각자극은 손상 부위에서 차단된다. 영구적 손상의 특정한 영향은 척수손상이 일어난 위치에 따라 다르다(그림 13-18). 예를 들어 목신경외상은 팔, 몸통, 다리의 운동과 감각기능, 호흡기능, 교감신경계 기능(T1~L2)과 엉치신경의 부교감신경 섬유에 영향을 준다.

목신경외상을 입은 대상자의 경우 가로막 신경 장애와 갈비사이근의 신경지배의 소실 때문에 호흡기능의 문제가 계속될 수 있다. 혈관운동긴장도와 땀남에 대한 중추 조절이 결핍되어 혈압과 체온이 불안정할 수 있다.

양쪽 팔다리가 모두 마비되는 것을 사지마비(tetraplegia, quadriplegia)라 하며, 하반신마비(paraplegia)는 몸통의 아래 부분과 다리의 마비를 지칭한다. 허리 부분의 외상은 다리와 엉치신경의 부교감신경의 기능을 방해한다.

많은 척수손상은 불완전하며 영구적인 결과는 개인마다 다르다. 부분 척수손상은 교차 지점이나 손상된 신경로의 위치에 따라 손상 같은쪽의 마비, 반대쪽의 통증과 온도감각 소실 등과 같이 장애의 형태가 다르게 나타난다.

목신경의 외상 시 교감신경계의 자극은 자율신경계 반사이상(autonomic dysreflexia)을 초래할 수 있다(그림 13-19). 이것은 심각한 합병증으로서 많은 교감신경 반사(뇌에서 조절할 수 없음)를 유발하는 감각자극에 의해 발생한다. 신체의 모든 유해한 자극이 이를 유발할 수 있지만 대부분은 방광의 팽창이나 욕창에서 기인한다. 손상수준 아래 교감신경계의 감각자극은 교감신경계 신경절 전체를 자극하여 과도한 혈관수축과 더불어 갑작스런 혈압증가, 심한 두통과 시각 장애를 일으킨다. 이 때 압력수용기가 높은 혈압을 감지하여 미주신경을 통하여 반응해서 심박동수를 낮추기 때문에 서맥(bradycardia)이 동반된다. 과도한 혈관수축은 심혈관계 조절 중추를 통해서 감소될 수 없다. 뇌졸중과 심부전(heart failure)을 방지하기 위해서는 이 문제를 즉각적으로 해결해야 한다. 즉, 자극의 원인을 찾아 제거하고, 혈압을 저하시키는 약물을 투여해야 한다.

척수손상 이후의 부동과 기능손상으로 인한 합병증이 흔하다. 근경련으로 구축(contracture)이 진행될 수 있고 욕창이 흔하며, 호흡계와 비뇨계 감염도 빈번하다.

성기능과 생식능력도 영향을 받는다. 척수손상으로 인해 성반응의 감각적 심리적 요소가 차단되기 때문이다. 남성에게는 신경 반사적 발기가 일어날 수 있다. 삽입은 이 반사의 지속 여부에 달려있는데, 어려움이 있을 수 있다. 특히 손상수준이 높은 대다수 남성의 경우 고환에서의 정자 생산력이 손상되므로 불임이 나타난다. 여성은 흔히 급성 외상기에서 회복되면 월경주기가 나타나고 임신이 가능하다. 임신 시 집중 관찰이 필수적이며, 질 분만이 어려울 수도 있다. 척수손상을 입은 대상자는 상담과 배우자의 지지적인 도움을 받아 성관계를 진전시키고 유지시킬 수 있다.

(4) 치료

손상은 일반적으로 American Spinal Injury Association (ASIA)* 척도를 이용하여 사정한다.

- A = 완전 손상 : 엉치뼈 분절 S4-S5에서 운동 또는 감각기능이 완전 손상됨
- B = 불완전 손상 : 엉치뼈 분절 S4-S5의 신경학적 수준 이하에서 운동기능 소실, 감각기능 있음
- C = 불완전 손상 : 손상된 신경학적 수준 이하에서 운동기능이 있음. 신경학적 수준 이하의 주요 근육의 절반 이상의 근력 척도 점수 3점 미만임
- D = 불완전 손상 : 손상된 신경학적 수준 이하에서 운동기능 있음. 신경학적 수준 이하의 주요 근육의 절반 이상이 근력 척도 점수 3점 이상
- E = 정상 : 운동과 감각기능 모두 정상

치료와 재활은 손상 시점부터 이루어진다. 척추 고정, 호흡 유지, 쇼크 예방을 위한 간호가 반드시 이루어져야 한다. 압박을 완화하고 조직을 회복시키기 위해서 견인이나 수술이 필요할 수 있다. Methylprednisolone 같은 glucocorticoids는 부종을 완화하고 혈관계를 안정시키기 위해 투여된다. 산소의 감소나 순환의 감소에 의한 이차 손상을 최소화하기 위한 신속한 치료가 요구된다.

부동과 관련된 합병증을 예방하기 위해 지속적인 간호가 필요하다. 신부전(renal failure)보다는 폐렴이 주요 사망 원인이다. 기능을 유지하고 합병증을 예방하며 독립적인 생활을 극대화하기 위해 조기에 광범위한 재활이 필요하다. 직업치료사, 물리치료사, 호흡기치료사를 포함한(목뼈 분절 4 또는 그 이상의 손상대상자를 위한) 재활 전문가 팀은 일상생활활동 수행 및 호흡과 다른 신체적 욕구를 충족할 수 있도록 도와준다. 기술의 발전으로 대상자 개개인의 욕구에 맞는 많은 보조

*From American Spinal Association : International Standards for Neurological Classification of Spinal Cord Injury, reprint Chicago, Illinois

장비를 제공할 수 있다.

치료법과 재활의 향상으로 척수손상 대상자의 수명이 증가하고 있으나, 노화로 인한 합병증 역시 증가하고 있다. 합병증에는 피부손상, 호흡문제, 소화계와 비뇨계 합병증, 그리고 손목굴증후군(carpal tunnel syndrome)이나 회전근개파열(torn rotator cuff)과 같은 근육뼈대계통 문제가 있다.

현재로서는 척수손상을 회복시키는 방법은 없으나 신경세포를 재생시키거나 척수손상 후 남아있는 신경세포의 기능을 향상시키는 약물의 개발이 진행 중이다.

생각해보기 13-7

a. 허리신경손상이 운동기능에 미치는 즉각적, 영구적 영향을 비교하시오.
b. 손상직후 요정체가 일어나고, 이후 요실금이 나타나는 이유를 설명하시오.
c. 목신경손상이 허리신경손상에 비해 심각한 이유를 나열하시오.
d. 척수쇼크의 원인과 그 영향을 설명하시오.

3. 선천 신경계질환 (Congenital Neurologic Disorders)

1) 수두증(Hydrocephalus)

(1) 병태생리

수두증은 뇌척수액(CSF)이 머리뼈안에 과도하게 축적되어 뇌조직과 혈관을 압박하는 질환이다. 이러한 상태를 “머리에 물이 찬 상태(water on the brain)”라고도 한다. 머리봉합(cranial suture)이 아직 닫히지 않았기 때문에 뇌척수액이 증가함에 따라 영아의 머리도 정상 크기 이상으로 커진다. 뇌척수액이 흡수되는 양보다 생성되는 양이 더 많고, 어떤 지점에서 흐름이 폐쇄되기 때문에 과량의 뇌척수액이 축적된다. 대다수의 경우 뇌척수액의 생성은 정상이지만 흡수되는 양이 적다. 대부분 출생 직후에 뚜렷하게 나타나지만 어떤 경우에는 아동기가 될 때까지 진단받지 못할 수도 있다.

수두증에는 두 가지 종류가 있다. 무교통수두증 혹은 폐쇄수두증(noncommunicating hydrocephalus 또는 obstructive hydrocephalus)은 뇌실계(ventricular system)의 뇌척수액 흐름이 폐쇄된 경우에 나타나고, 보통 중간뇌수도관(aqueduct of Sylvius)이나 큰구멍(foramen magnum)에서 폐쇄가 발생한다(그림 13-20). 일반적으로 협착증(stenosis)이나 신경관결손과 같은 태아의 발달이상으로 이러한 장애가 발생된다. 많은 신생아에서 척수수막탈출증(myelomeningocele)이나 아르놀트-히아리기형(arnold-chiari malforma-

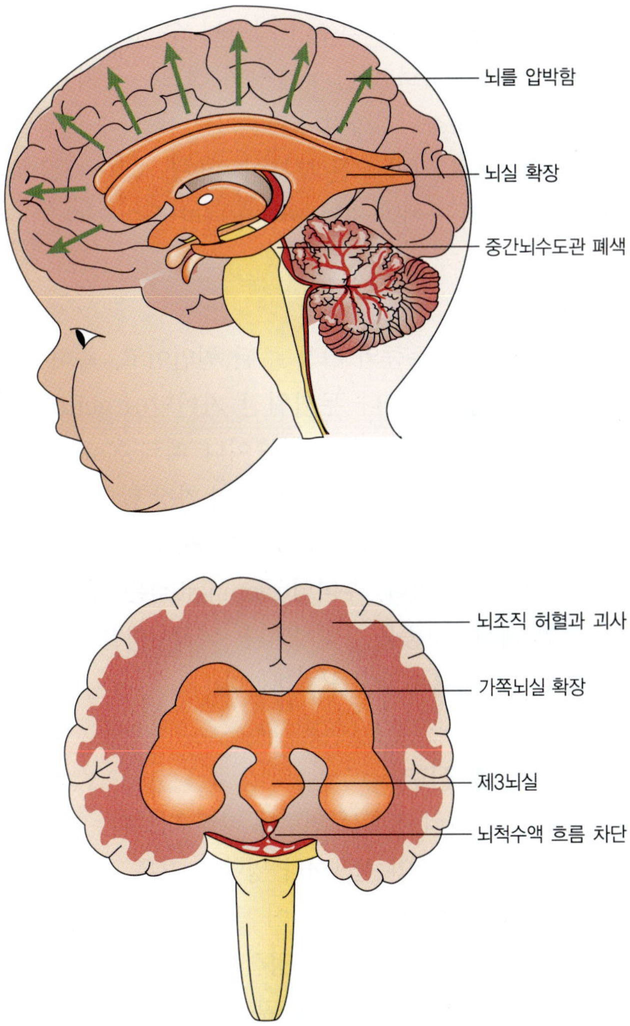

그림 13-20. 수두증

tion)이 동반되어 나타난다. 폐쇄로 인해 뇌척수액이 증가하면 뇌척수액의 압력이 뇌실에 가해져(후방압력, back pressure) 점차 뇌실이 팽창되고, 혈관과 뇌조직을 압박하게 된다.

두 번째 유형인 교통수두증(communicating hydro-cephalus)은 거미막밑융모(subarachnoid villi)를 통한 뇌척수액 흡수에 장애가 생겨 뇌 내의 뇌척수액 압력이 증가하게 된다. 신생아의 경우, 압력을 경감시키기 위해 수두증 초기에는 어느 정도까지 머리뼈를 확장시킬 수 있지만, 증상이 신속히 치료되지 않으면 뇌조직에 영구적인 손상을 입게 된다.

성장한 어린이나 성인은 신생아보다 두개내압이 보다 빠르게 증가한다. 왜냐하면 머리뼈가 융합되어 뇌척수액의 용량증가에 맞추어 확장될 수 없기 때문이다. 두개내압증가로 인한 뇌손상의 정도는 증가된 압력과 압력이 경감되기까지 경과된 시간에 의해 결정된다. 뇌손상으로 뇌의 모든 부분이 영향을 받기 때문에 심각한 신체적 장애와 지적 장애가 나타날 수 있다.

(2) 병인

발달이상이 수두증의 가장 주된 원인이고, 특히 뇌실 사이의 연결통로나 두꺼워진 거미막(arachnoid membrane)에 발생하는 협착증이나 폐쇄증(atresia)(관 혹은 구멍의 결손)으로 인한 것이 가장 많다.

폐쇄는 종양, 감염, 흉터조직 등에 의해 모든 연령층에 발생할 수도 있다. 수막염(meningitis)은 급성감염기 동안 폐쇄수두증을 유발하거나, 뇌척수막을 섬유화시켜 뇌척수액 흡수장애를 초래한다.

(3) 증상 및 징후

뇌척수액증가의 징후는 연령에 따라 다르다. 머리봉합이 아직 진행 중인 신생아나 영아의 경우 수두증 초기에 머리가 커지거나 숫구멍이 팽창할 수 있다. 출생 후 기본적으로 머리크기를 측정하게 되며 종종 정기적인 검사 중에 시행된다. 출생 후 짧은 입원기간 동안 머리크기가 측정되지 않을 수 있으나 머리크기는 문제가 의심될 때 기본적인 기준점이 될 수 있다.

수두증 대상자는 두피정맥(scalp vein)이 팽창되어 보이고 눈에는 동공 위로 흰 공막이 보이는 "해넘이 징후(sunset sign)"가 나타난다. 빛에 대한 동공반응도 느리다. 아기는 졸음 상태이나 과민하고 수유하기가 어렵다. 아기를 옮기거나 안아 올리면 높고 날카로운 소리로 울어댄다. 뇌손상을 최소화하려면 가능한 빨리 진단을 내리고 치료해야 한다. 청소년과 성인들은 머리가 확장되지 못하고 뇌척수액의 양이 증가하면 전형적인 두개내압증가 징후가 나타나서 기억력감소, 조정능력 장애 및 균형감각 장애가 나타나며, 요실금도 흔히 발생한다. 발생 원인에 따라 위에 언급한 이외의 증상이 나타날 수도 있다.

(4) 진단검사

CT 스캔이나 MRI로 폐쇄나 비정상적인 흐름의 위치를 찾아내거나 뇌실의 크기를 측정할 수 있다.

(5) 치료

수술은 일반적으로 폐쇄를 제거하거나 뇌척수액이 뇌실에서 복막강으로 흐르도록 혹은 심장의 우심방과 같은 두개외 다른 공간으로 흐를 수 있도록 션트(shunt)를 만들기 위해 시행된다. 아이가 성장하면 션트를 교체해주어야 한다. 션트는 막히거나 감염되기 쉽기 때문에 더 이상의 뇌손상을 방지하기 위해 면밀한 관찰을 지속해야 한다.

생각해보기 13-8

a. 교통수두증과 무교통수두증을 구별하여 설명하시오.
b. 뇌실확장의 영향을 설명하시오.
c. 신생아에게 수두증의 주요 징후가 나타나지 않는 이유를 설명하시오.

2) 이분척추(Spina Bifida)

이분척추는 중증도가 다양한 선천성 이상으로, 신경

관결손이 나타나는 질병군을 말한다. 이분척추는 흔한 발달상의 결손이며 미국에서 한해 태어나는 4백만명 중 1,500~2,000명 정도에서 척수수막탈출증(myelo-meningocele)이 발생하는 것으로 보고되고 있다. 발생률은 국가에 따라 다양한데, 캐나다가 미국에 비해 약간 더 높은 것으로 알려져 있다.

(1) 병태생리

신경관은 임신(gestation)기간 4주에 발생하고 목신경부위에서 시작해 허리신경부위로 발달해 간다. 근본적인 문제는 척추의 가시돌기가 연결되지 못하는 것으로, 척수막과 척수가 탈출되어 신경계 장애가 발생할 수 있다. 척추의 어떤 위치에서도 발생 가능하나, 허리뼈부위에서 가장 흔하게 발생한다.

이분척추는 다음 세 가지 유형이 일반적이다(그림 13-21).

① 잠재이분척추(spina bifida occulta)는 가시돌기가 연결되지 못했을 때 발생하지만, 척수와 척수막은 탈출되지 않는다. 발생부위 피부에 보조개(dimple)나 털뭉치(tuft of hair)가 종종 나타나긴 하나 외견상으로는 결손상태가 뚜렷하지 않다. 정기적인 X선검사로 진단하고, 성장기인 경우 척수의 긴장으로 경증의 신경학적 징후가 나타나는 것으로 진단할 수도 있다.

② 수막탈출증(meningocele)은 위와 동일한 골결손이지만, 결손 부위로 척수막이 탈출하고, 척수막과 뇌척수액이 등표면에 주머니(sac)를 형성한다. 투과조명(transillumination)으로 주머니속에 신경조직이 있는지의 여부를 확인할 수 있다. 주머니의 감염이나 파열로 신경계 손상이 발생할 수도 있지만, 일반적으로 신경계 장애는 없다.

③ 척수수막탈출증(myelomeningocele)은 이분척추의 가장 심각한 형태이다. 척수막과 뇌척수액을 따라 척수와 신경이 탈출하여 상당한 신경계 장애를 발생시킨다. 탈출의 위치와 정도에 따라 기능 상실 정도가 결정된다. 이러한 결손은 종종 수두증과 함께 나타난다.

(2) 진단검사

결손부위에서 알파태아단백질(alpha-fetoprotein, AFP)이 태아를 둘러싸고 있는 양수로 누출되므로 임신기간 16~18주 때 임부의 혈액검사에서 AFP 증가가 관찰된다. 양막천자(amniocentesis)를 통해 AFP가 증가되었는지 확인할 수 있다. 또한 이분척추는 초음파로 출생 전에 진단할 수 있다.

(3) 병인

이분척추는 유전적, 환경적 요인과 더불어 여러 가지 요인이 관여한다. 이분척추는 가족력이 높고, 무뇌증〔anencephaly, 대뇌반구와 머리덮개뼈(cranial vault)

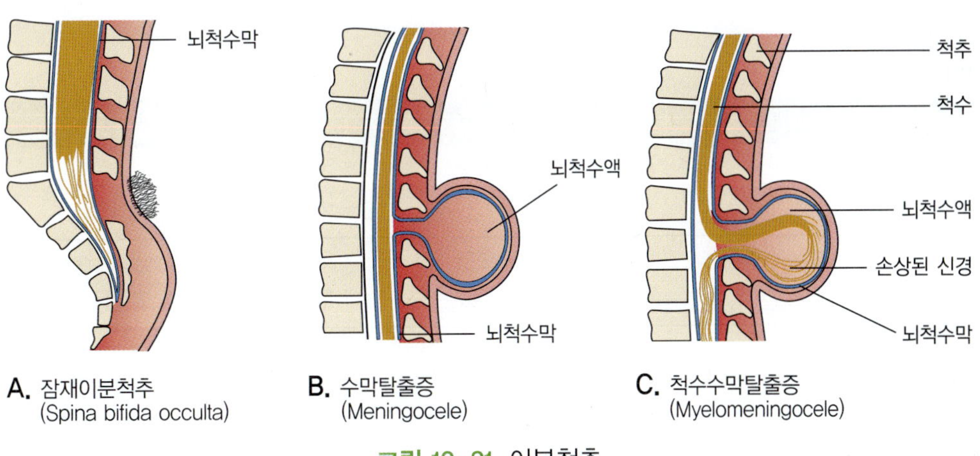

그림 13-21. 이분척추

가 없음)과 같은 장애와 관련이 있다.

환경적 요인에는 방사선 노출, 임신당뇨병, 비타민 A 혹은 엽산의 결핍 등이 있다. 예방법으로 임신 전 및 임신 후 첫 6주간 엽산보충제의 복용이 권장된다. 이러한 보충제는 이분척추의 발생률을 낮춘다는 보고가 있다.

(4) 증상 및 징후

수막탈출증과 척수수막탈출증은 척추 밖으로 돌출된 주머니가 있다. 척수수막탈출증에서 신경계 결손의 정도는 결손의 위치와 신경조직의 상태에 따라 다르다. 탈출된 위치에 따라 그 이하의 감각기능 및 운동기능이 손상된다. 어느 정도의 근쇠약이나 마비도 발생하며 방광과 장 조절기능도 일반적으로 손상된다. 손상 위치와 반사반응 및 조임근 조절 정도에 따라 대소변 실금증상이 동반된다.

(5) 치료

출생 전 자궁 내 접근으로 이분척추의 수술적 교정이 성공적으로 이루어진 사례들이 있으며, 출생 후 탈출된 주머니의 수술 시점을 두고 즉시 치료해야 할지 더 지연시켜야 할지에 대한 논쟁이 계속되고 있다. 치료가 지연되면 파열이나 감염 같은 잠재적 합병증이 발생할 수 있다. 수술과 관련된 결정은 영아에게 나타날 수 있는 다른 이상 증상(구조적 이상)의 발현과도 관계가 있다. 수술 후에는 신경계 결손 관리를 위한 지속적인 보조와 치료가 필요하다. 지역사회 서비스와 많은 지역지부가 있는 이분척추협회(Spina Bifida Association)는 부모와 자녀에게 지속적인 지원을 제공한다.

3) 뇌성마비(Cerebral Palsy, CP)

뇌성마비는 운동기능장애가 특징적으로 나타나며 유전적 변이, 태아단계에서 기능적 뇌 영역의 비정상적 형성, 감염 또는 출생전후기(perinatal period)의 뇌손상으로 발생한다. 일반적으로 손상은 뇌의 다양한 부위에 발생하고, 손상부위와 외상의 중증도에 따라 임상증상이 매우 다양하게 나타난다. 출생 전, 출생 중, 출생 직후에 손상이 생길 수 있으며 손상은 비진행성이다. 미국에는 약 500,000명의 뇌성마비 환자가 있으며 매년 약 10,000명의 어린이가 뇌성마비 진단을 받는 것으로 추정된다. 치료기술의 발전, 재활 및 교육으로 많은 뇌성마비 대상자들이 성인기까지 생존한다.

(1) 병태생리

병리학적으로 기형, 기계적인 외상(mechanical trauma), 저산소증, 출혈, 저혈당, 고빌리루빈혈증, 감염 혹은 다른 요인에 의해 뇌조직에 변화가 발생하고 괴사로 이어진다. 어떤 경우에는 뇌조직의 괴사나 위축이 광범위하게 발생하는 반면, 또 다른 경우에는 한두 곳에만 국소적으로 뇌손상이 나타난다. 대부분의 아이들에게 뇌성마비의 분류 근거가 되는 운동성 장애가 발생하며, 개인마다 각기 다른 종류의 증상들이 동반된다.

표 13-5. 뇌성마비

유 형	발생률	손상 영역	영 향
경직성	65~75%	운동피질 또는 추체로	마비 반사항진 및 근긴장증가
운동장애성	20~25%	바닥핵 또는 추체외로	운동조절 및 조정(coordination) 기능 상실 무정위운동 혹은 무도운동
실조성	5%	소뇌	보행장애 균형상실
혼합성	13%	위의 영역 모두	위의 증상 중 몇 개의 증상

(2) 병인

단일 혹은 복합적인 요인들이 뇌성마비의 발생에 영향을 미친다. 저산소증이나 허혈은 뇌손상의 주요 원인이며 출생전후기나 출생전후기(perinatally)에 나타난다. 저산소증은 태반합병증(placental complication)이나 난산 혹은 혈관폐쇄(vascular occlusion), 출혈, 흡인, 미숙아의 호흡기장애 등으로 발생한다. 미숙아나 Rh형 부적합 등으로 발생되는 빌리루빈증가는 핵황달(kernicterus)의 원인이 될 수 있는데, 핵황달은 축적된 빌리루빈이 혈액뇌장벽(blood brain barrier)을 통과하여 신경세포를 손상시킨다. 뇌성마비의 다른 원인으로 모체나 태아의 감염 또는 저혈당과 같은 대사이상(metabolic abnormalities) 등이 있다.

(3) 증상 및 징후

어떤 경우에는 출생 시 증상이 명확하게 나타나는 반면, 어떤 경우에는 운동기능 발달지연이나 비정상적 근긴장도(muscle tone)가 출생 후 수개월이 지날 때까지 분명하게 나타나지 않는다. 모로반사(moro reflex)와 같은 원시반사가 지속되는 것은 뇌성마비의 징후일 수 있다.

뇌성마비의 분류는 손상부위〔예 : 팔다리마비(quadriplegia), 양측마비(diplegia)〕 혹은 운동기능장애를 근거로 한다(표 13-5). 운동기능장애는 아래와 같이 세 가지 주요 그룹으로 분류된다.

① **경직마비(spastic paralysis)** : 가장 많으며, 추체로(양측마비), 운동피질(반신불완전마비, hemiparesis), 혹은 전반적 피질손상(사지불완전마비, quadriparesis)으로 발생한다. 이름에서 알 수 있듯이, 이러한 형태의 뇌성마비는 반사항진(hyperreflexia)이 특징이다. 예를 들면, 아이가 일어설 때 다리를 꼬거나, 걸을 때 전형적인 가위걸음(발끝으로 다리를 교차하며 걷는 걸음)을 걷는다.

② **이상운동 질환(dyskinetic disease)** : 추체외로(extrapyramidal tract), 바닥핵 혹은 뇌신경(cranial nerve)의 손상으로 발생한다. 이러한 형태의 뇌성마비는 느린비틀림운동(느리고 비자발적인 몸부림) 혹은 무도성(choreiform)의 비자발 운동이 나타나거나 미세운동의 조정기능(coordination)이 상실된다.

③ **실조뇌성마비(ataxic cerebral palsy)** : 일반적으로 소뇌의 손상으로 발생하고 균형 및 조정기능이 상실된다.

경직(spasticity)은 반사항진반응과 함께 근긴장도증가, 수동적 운동에 대한 저항의 증가로 나타난다. 손이나 발을 한쪽만 사용하고 신체운동이 비대칭적인 것은 비정상 징후이다. 비틀기(writhing movements)나 얼굴찡그림(facial grimaces)은 무정위 뇌성마비 징후일 수 있다. 섭취장애(feeding difficulties)와 계속적인 혀내밀기(tongue thrusting)는 운동기능장애의 징후로 영양섭취와 성장을 방해할 수 있다. 휴식을 취하거나 일어설 때 아이의 다리가 종종 비정상적 자세를 보인다(예 : 가위 모양의 다리자세).

뇌성마비는 운동기능장애뿐 아니라 많은 다른 증상들을 동반할 수 있는데, 동반 증상들은 뇌손상 영역에 따라 다양하다. 몇 가지 일반적인 기능장애 영역은 다음과 같다.

- 지적기능
- 의사소통 및 언어능력
- 발작
- 시각장애

인지기능은 뇌성마비대상자의 1/3이 정상이고, 1/3은 약간의 장애가 있으며, 1/3은 심한 장애가 있다.

운동기능장애, 정신장애나 시각 혹은 청각장애로 인해 의사소통 및 언어능력의 발달은 어렵다. 많은 아이들에서 주의력결핍장애(attention deficit disorder), 공간지남력장애(spatial disorientation), 과다활동장애(hyperactivity)와 같은 학습장애와 행동장애가 나타난다.

발작은 흔하며, 주로 전신 강직간대(generalized tonic clonic, grand mal) 발작이 나타난다. 난시(astigmatism)나 사시(strabismus) 같은 시각장애도 종종 발생한다.

(4) 치료

영아들은 각기 다른 증상을 나타내기 때문에 개별적이고 즉각적인 치료가 필요하다. 보건의료팀과 함께하는 조기자극 프로그램(early stimulation program)이 운동기능, 조정능력, 지능 등을 발달시키는데 도움이 된다. 언어치료사들은 섭취장애나 삼킴곤란, 혀 내미는 습관 바로잡기, 의사소통 격려하기 등을 사정하고 치료하는데 도움이 될 수 있다.

물리치료는 신체발달을 최대화하는데 꼭 필요하다. 규칙적인 운동치료와 보조기구를 활용하는 것은 가동성을 증가시키고 변형(deformities)을 감소시킨다. Medek (Cuevas MEDEK Exercise, CME) 프로그램은 훈련된 전문가가 근긴장도저하와 같은 근육뼈대계통 발달장애를 가진 영아나 유아에게 제공하는 치료적 운동이다. 이 프로그램은 장치나 기구를 사용하지 않고, 근력, 기동성 및 독립성을 증진하도록 하는 격렬한 반복 운동 프로그램이다. 프로그램은 의원에서 제공될 수 있고, 더 나이가 든 아이를 위해 필요한 전통적인 치료와 함께 제공될 수 있다. 정기적인 운동을 제공할 수 있도록 가족들이 훈련을 받은 경우 합병증의 발생빈도가 감소할 수 있다.

작업요법은 보조기구를 제공하여 기동력과 독립성을 유지할 뿐 아니라 환아 손의 기능을 최대화하고, 보조기구의 사용을 도우며 정상적 발달이나 학업과 관련된 기술의 습득을 촉진한다. 발달장애 아동에게 조기교육을 하는 전문가들은 아이의 운동기능, 눈-손 조정기능, 반사반응 등을 발달시키고 극대화시키기 위해 환아뿐 아니라 가족도 프로그램에 참여시킨다. 아이가 발달함에 따라 익숙한 물체나 소리를 인지하는 것을 학습하고, 원인과 결과를 연관 지으며, 좋아하는 것과 싫어하는 것을 구별하는 것을 도울 수 있는 간단한 동작을 실시할 수도 있다. 발작을 조절하는 적절한 약물치료로 합병증을 예방하도록 한다.

청각 및 시각은 조기 관찰이 필요하고 가능한 의사소통방법도 가능한 한 빨리 확보해야 한다. 요즘은 의사소통을 증진시킬 수 있도록 많은 새로운 장치와 기술들을 이용할 수 있다. 컴퓨터를 비롯한 기술의 진보는 수많은 어려운 문제의 해결을 돕고, 많은 개인들이 보다 독립적으로 살아가고 개인적인 흥미와 기술을 발전시킬 수 있도록 돕는다. 여러 지역에서 뇌성마비 아동들이 학교에서 일반학급에 속해있고 다른 활동에도 참여하고 있다.

생각해보기 13-9

a. 다운증후군(20장 참조)과 뇌성마비가 운동능력 및 인지능력에 미치는 원인과 결과를 비교하여 설명하시오.
b. 뇌성마비 아동의 의사소통에 장애가 될 수 있는 요인들을 설명하시오.
c. 의사소통 부족을 해결할 수 있는 기술적 방법을 논의하시오.

4. 발작장애(Seizure Disorders)

발작은 두개내 신경세포의 통제되지 않은 과다방전(excessive discharge)에 의해 발생한다. 이러한 활동은 다양한 원인에 의해 국소적이거나 전신적으로 나타날 수 있다. 발작장애는 반복적인 발작이 특징이며, 경련(convulsions)이라고도 한다. 미국에서 300만 내지 600만 명이 발작 장애의 영향을 받는 것으로 추정된다. 대상자의 75%가 20세 이전에 발병한다. 뇌전증(epilepsy)은 반복발작(recurrent seizures)을 이르는 구용어로, 용어에 각인된 부정적인 이미지 때문에 요즘은 거의 사용하지 않는다.

발작장애는 발작을 일으키는 뇌의 위치와 임상증상을 기준으로 분류하며, 발작의 국제분류법은 표 13-6에 제시하였다. 이는 일반적으로 통용되는 분류법으로 현재 사용되고 있는 용어를 포함하고 있으며 발작을 기본적인 두 종류인 전신발작(generalized)과 부분발작(partial)으로 구분한다.

전신발작은 대뇌반구와 뇌줄기의 깊숙한 위치에 다수의 병소(multiple foci)가 있고 의식상실을 일으키는 반면, 부분발작은 단일 병소가 종종 대뇌피질에서 발생하며, 의식변화는 있을 수도 있고 없을 수도 있다. 부분발작이 전신발작으로 진행될 수도 있다.

발작은 원발성(특발성)일 수도 있고, 외상후 스트레스 증후군(posttraumatic stress syndrome)과 같은 원인이 분명한 속발성(후천성)일 수도 있다. 발작은 다른 기준으로 분류할 수도 있는데, 뇌의 이상으로 발작이 생길 수도 있고 저혈당이나 약물의 금단증상과 같은 전신적인 원인으로 발작이 발생할 수도 있기 때문이다. 발작은 영아의 열발작(febrile seizure)처럼 일시적인 증상으로 나타나거나 만성적이며 상습적으로 나타나기도 한다. 한 대상자에서 한 종류 이상의 발작이 발생할 수 있다. 예를 들면, 아이들에게 일반적인 소발작(absence seizure)은 증상이 감소할 수도 있지만 강직간대(tonic-clonic) 발작이나 정신운동(psychomotor) 발작으로 바뀔 수도 있다. 발작의 일반적인 유형은 '증상 및 징후' 부분에서 설명하였다.

표 13-6. 발작의 분류

Ⅰ. 부분발작(국소발작)
- a. 단순발작
  - 1. 운동발작(잭슨 발작 포함)
  - 2. 감각발작(예 : 시각, 청각)
  - 3. 자율신경발작
  - 4. 정신(psychic)발작
- b. 복합발작(의식손상)
  - 1. 측두엽발작 혹은 정신운동발작
- c. 전신발작 유발성 부분발작

Ⅱ. 전신발작(의식상실을 동반하는 양쪽 대뇌반구 손상)
- a. 강직간대(tonic-clonic) 발작 또는 대발작(grand mal)
- b. 소발작(abscence 또는 petit mal)
- c. 근간대발작(myoclonic)
- d. 영아연축(infantile spasms)
- e. 무긴장발작(atonic) 또는 무운동발작(akinetic)
- f. Lennox-Gastaut syndrome(열발작, febrile)

Ⅲ. 미분류(unclassified)

1) 병태생리

발작은 신경세포의 갑작스럽고, 자발적이며, 통제되지 않은 탈분극(depolarization)으로 발생하는데, 비정상적 운동이나 감각을 유발하고 의식상실이 나타난다. 뇌전증유발병소(epileptogenic focus)의 신경세포는 과다흥분상태이며 자극에 대한 역치도 감소되어 있다. 알칼리증이나 다른 감각자극(예 : 번쩍이는 불빛)과 같은 생리적 변화는 "불안정한(irritable)" 신경세포를 쉽게 활성화시킨다. 이러한 병소의 세포들은 주변의 정상세포를 자극하여 전기적 활동을 전파한다. 발작의 기전에 관한 이론들은 신경세포막 투과성의 변화, 신경세포의 억제작용 감소, 신경전달물질 불균형 등 다양하다.

발작은 수초 내지 수분 간 지속되다가 저절로 멈춘다. 발작 동안에 전기적 활동양상이나 뇌파의 변화를 뇌파도에서 확인할 수 있으며 이를 통해 발작유형과 병소를 알 수 있다. 옆에서 발작을 관찰하는 것, 특히 발작 시작 증상에 대한 관찰은 발작의 원인과 병소를 규명하는데 도움이 된다.

심하고 잦은 전신 강직간대발작(대발작)은 합병증을 일으킬 수 있으며, 발작 중에 상해가 발생할 수도 있다.

의식회복 없이 재발되거나 계속되는 발작을 뇌전증지속상태(status epilepticus)라고 한다. 이러한 상태가 즉시 치료되지 않으면 심각한 결과를 초래한다. 전신 강직간대발작 중에는 호흡곤란이 나타나고 뼈대근육의 활동성이 격렬해진다. 뇌전증지속상태에서 이런 증상이 복합적으로 나타나면 심한 저산소증, 저혈당, 산증(acidosis), 혈압감소 등을 발생시킬 수 있으며 잠재적인 뇌손상을 초래한다.

2) 병인

많은 발작장애는 특발성이다. 지금까지 4종류의 유전자가 발작장애에 관여하는 것으로 밝혀졌다. 가족력은 아동의 경우 보다 분명하게 나타난다.

뇌성마비와 같은 선천성 장애가 있는 아동들은 뇌손

상으로 인해 발작이 나타날 수 있다. 머리손상이나 감염으로 발생되는 후천성 발작이 요즘에는 더 흔한데, 후천성 발작의 원인이 되는 질환의 치료법 개발로 생존율이 증가하였기 때문이다. 발작은 뇌종양, 뇌감염, 뇌출혈 등으로 발생할 수도 있고, 영아나 아동의 경우 고열로 인해 발생할 수도 있다(열발작). 신부전이나 저혈당과 같은 일부 전신성 질환은 발작의 과거력이 없는 대상자에게 발작을 촉발할 수 있다. 진정제나 알코올의 갑작스러운 사용중지도 코카인(cocaine) 같은 약물처럼 발작을 촉발할 수 있다.

발작 촉발요인(precipitating factors) 혹은 유발요인(triggers)은 큰 소음이나 밝은 빛과 같은 물리적 자극과 스트레스, 월경 전 과잉 체액 고임(premenstrual fluid retention), 저혈당, 복용약물 변경, 과다호흡(알칼리증) 등이다. 잠재적 촉발요인을 알아내고 피하게 함으로써 발작의 빈도를 감소시킬 수 있다. 촉발요인의 변화와 발작유형의 변화에 주의할 수 있도록 대상자의 건강력을 수시로 최근의 내용으로 갱신해야 한다.

3) 증상 및 징후

(1) 전신발작(Generalized Seizures)

① 소발작(Absence seizure 또는 petit mal seizures)

소발작은 성인보다 아동에서 더 흔히 발생하는 전신발작으로 대략 5세경에 시작된다. 발작은 5~10초간 지속되며 낮에 많이 발생한다. 잠깐 동안 인지기능 상실이 있고 가끔씩 눈꺼풀의 경련이나 입맛 다시기와 같은 일과성 안면운동이 나타난다. 일반적으로 환아는 잠깐 동안 허공을 멍하게 응시하다가 다시 이전에 하던 행동을 계속한다. 발작증상에 대한 기억은 없다.

② 강직간대발작(대발작)(Tonic-clonic seizure 또는 Grand mal seizures)

강직간대발작은 저절로 발생하거나 혹은 단순발작 후에 발생할 수 있는 전신발작이다. 일반적으로 저절로 멈추는 이러한 발작유형의 양상은 다음과 같다.

- 일부 대상자의 경우, 발작 몇 시간 전에 구역(nausea), 과민증, 우울증, 근경련 등 전구징후(prodromal sign)가 나타난다.
- 많은 대상자들이 의식상실 직전에 이상한 시각적 혹은 청각적인 감각을 느끼는 조짐(aura)을 경험한다.
- 의식상실이 발생하며, 대상자는 바닥에 쓰러진다.
- 강한 긴장 근수축으로 잠깐 동안 굽힘이 있고 난 후 팔다리는 펴게되고 몸통의 경축이 나타난다(발작기, ictal phase).
- 복근과 흉근이 수축하여 폐에서 공기가 빠져나오며 울부짖는 듯이 된다. 턱이 단단하게 꽉 물리고, 호흡이 멈춰진다.
- 근육의 수축과 이완을 번갈아 하는 간대기(clonic stage) 단계가 이어지며, 이로 인해 전신에 격심한 경련성 운동이 연속적으로 나타난다. 타액분비가 증가하고(입에 거품을 형성) 변실금과 요실금이 나타날 수 있다.
- 수분내로 수축되었던 근육이 저절로 점차적으로 진정된다. 몸이 늘어지고 의식이 천천히 회복된다.
- 발작 후(postictal period) 대상자는 근육통과 함께 혼란스러움과 피로를 느끼며, 깊은 잠에 빠진다.

발작에 대한 응급대처

1. 가능하다면 주변을 정리하고 대상자를 바닥에 조심스럽게 눕힌 다음 자세를 옆으로 하고, 머리를 받쳐주고, 목 부위를 느슨하게 풀어준다.
2. 다칠 수 있는 물건은 멀리 치운다.
3. 억지로 특정 자세를 취하도록 하거나 대상자를 과도하게 억제하지 않는다. 대상자가 다칠 수 있다.
4. 대상자의 입에 아무 것도 넣지 않는다.
5. 발작이 멈추면 대상자를 안심시키고 호흡과 지남력(orientation)을 확인한다.
6. 발작이 계속되거나 바로 반복되면 의료진의 도움을 구한다.

대상자가 전구 징조나 조짐을 기억할 수도 있지만 발작의 전과정을 기억하지는 못한다(기억상실, amnesia). 발작 시 일반적으로 저산소증이 나타나는데, 발작 중에 호흡곤란이 발생하고 과도한 타액분비 혹은 혀로 인한 기도폐쇄가 있을 수 있기 때문이다. 발작 중 근육수축으로 산소요구량이 증가되기도 한다. 체액 내의 젖산 및 이산화탄소증가는 산증을 유발한다. 완전한 의식회복 없이 재발되는 강직간대발작을 뇌전증지속증(status epilepticus)이라고 하고 이 경우 합병증 발생의 위험성이 증가한다.

(2) 부분발작(Partial Seizures)

① 단순부분발작 또는 단순국소발작(simple partial seizures 또는 focal seizures)

국소발작은 뇌전증유발성병소(epileptogenic focus)에서 발생하고, 대뇌피질 단일 부위의 손상과 관련이 있다. 눈을 한쪽으로 돌리거나 머리를 홱 돌리기, 한쪽 다리의 경련성 수축과 같은 동작이 반복적으로 나타나거나, 한 부위가 저리기(tingling) 시작하여 점차 퍼지게 된다. 시각이나 청각과 관련된 영역에 병소가 있을 경우 귀에서 소리가 울리거나 불빛을 느끼는 것과 같은 청각적 또는 시각적 느낌을 경험할 수도 있다. 인지기능은 감소하지만, 기억력과 의식은 남아있다. 잭슨발작(Jacksonian seizure)은 국소운동발작으로 어떤 한 부위에서 간대성 수축이 시작되어 점차적으로 퍼져나간다. 예를 들면, 수축이 팔을 지나서 얼굴까지 퍼져 올라간다.

② 복합부분발작, 측두엽발작, 정신운동발작(Complex partial seizure, temporal lobe seizure, psychomotor seizure)

아동과 성인 모두 측두엽에서 발생하는 복합부분발작인 측두엽발작 또는 정신운동발작이 나타날 수 있다. 일반적으로 이러한 발작은 측두엽에서 발생하지만 변연계(limbic system)나 전두엽에서 발생할 수도 있다. 가끔씩 이상한 냄새를 맡는 것과 같은 조짐이 나타나기도 한다. 발작증상으로 기괴한 행동을 보이는데 반복적이고 의도적일 수 있지만 부적절한 행동들이다. 예를 들면, 손을 흔들거나 박수를 치는 것이다. 환시나 환청 혹은 데자뷰(déjà vu, 생소한 환경을 익숙하게 느끼는 것)도 자주 나타난다. 발작 시 사람이나 행동에 반응이 없고, 발작 후에는 발작에 대해 기억하지 못하고 졸음을 느낀다.

4) 진단검사

상세한 건강력과 발작에 대한 조사가 필요하다. 뇌파도로 발작의 유형과 발생위치를 판단할 수 있다. MRI로 뇌의 구조적 결함을 진단한다.

5) 치료

가능한 한 원발질환을 치료하고, 발작을 촉발하는 특정 요인들을 찾아내어 피하도록 해야 한다.

신경세포자극에 대한 역치를 증가시켜 발작을 방지할 수 있도록 phenytoin (Dilantin) 같은 항경련제를 사용한다. 항경련제는 다양한 유형의 발작을 치료하고, 대상자 스스로 조절하는데 효과적이다. 많은 경우에 항경련제를 phenobarbital 같은 진정제와 병용하는데, 약의 용량과 부작용을 줄이면서 동시에 발작의 발생도 감소시키기 위해서이다. phenobarbital은 간 효소의 작용을 증가시키기 때문에 다른 약물의 용량에 영향을 줄 수도 있다. phenytoin은 잇몸증식증(gingival hyperplasia)(그림 13-22)을 유발할 수 있는데, 잇몸증식증이 유발

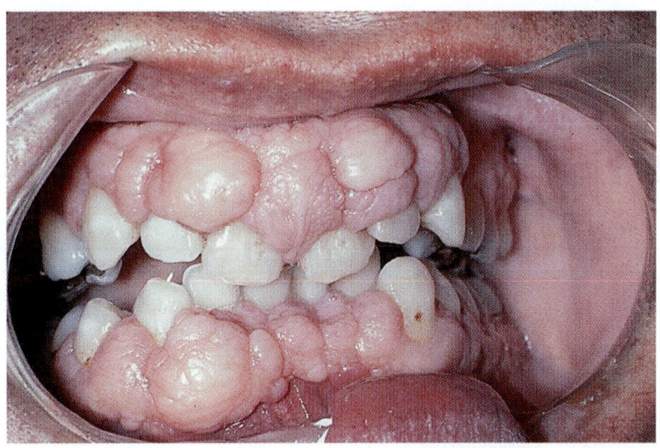

그림 13-22. 발작치료제인 phenytoin (Dilantin) 투약후의 잇몸증식증(gingival hyperplasia)의 예
(Courtesy of Evie Jesin, RRDH, BSe, George Brown College of Applied Arts and Technology, Toronto, Ontario, Canada.)

되면 구강위생이 나빠지고, 미용상의 문제가 발생할 수 있다. 대부분의 항경련제는 백혈구 수치를 감소시켜 감염에 민감하게 한다. 어떤 약물들은 혈액응고능력을 감소시킨다. 반드시 처방된 대로 정해진 시간에 투약을 계속해야 한다. 갑자기 사용을 중단하면 보다 심한 발작이나 뇌전증지속상태(지속적이고 반복적인 발작)가 발생할 수 있고 뇌손상의 위험성도 있다.

한번 발작이 시작되면 멈출 수는 없다. 대상자의 지남력상실이 지속되지 않는 이상 단 한번의 발작으로 부가적인 의학적 치료가 필요하지는 않다. 지속적이거나 반복적인 발작은 생명을 위협할 수 있으므로 diazepam 정맥투여, 산소 공급, 수액 보충 등을 위해 입원치료가 필요하다.

일부 여성에서 임신 시 발작의 횟수가 증가한다. 발작이 있는 임부에서 태어난 아동에서 선천적 이상의 발생빈도가 증가하며, 이는 약물복용과 관련이 있는 것으로 추정된다.

생각해보기 13-10

a. 뇌조직에서 발작이 발생하는 기전을 설명하시오.
b. 부분발작과 전신발작을 구분하여 설명하고 각각의 예를 들어 보시오.
c. 대상자가 발작의 과거력이 있을 경우 피해야 하는 요인들을 설명하시오.
d. 전신 강직간대발작의 발작과정을 열거하시오.

5. 만성퇴행성질환 (Chronic Degenerative Disorders)

1) 다발경화증(Multiple Sclerosis, MS)

다발경화증은 뇌, 척수, 뇌신경의 신경세포에서 점진적인 말이집탈락을 수반하는 질병으로 개인에 따라 질환의 영향, 중증도, 진행정도가 매우 다양한 많은 유형이 존재한다. 다발경화증은 완화와 악화를 반복하면서 점진적인 퇴화가 나타난다. 발생빈도는 100,000명당 30에서 100명으로 추산된다. 미국에서는 두 번째로 흔히 장애를 유발하는 원인이다(첫 번째는 교통사고이다).

(1) 병태생리

말이집(myelin)이 소실되면 신경섬유의 흥분 전도에 문제가 발생한다. 모든 유형의 신경섬유(운동신경, 감각신경, 자율신경)에 말이집탈락이 나타나고, 신경계 전체에 반(patches)이 확산되어 나타난다(그림 13-23). 다발경화증 대상자에서 인지기능 장애, 특히 업무 집중력과 기억력 장애가 나타난다.

초기병변은 세포의 염증반응으로 시작되며, 염증세포가 신경세포를 공격하여 뇌와 척수의 백질(white matter)에서 말이집탈락이 시작된다. 체내 혈액 응고기전의 단백질이 면역반응의 자극요인으로 밝혀졌다. 이후 염증부위와 말이집탈락 부위가 확장되어 뚜렷해지는데, 이를 판(plaque)이라고 하고, 가쪽뇌실(lateral ventricle), 뇌줄기, 시신경 주변에서 주로 발생한다.

초기에는 판 부위가 분홍색을 띠고 부종이 나타나지만, 이후에는 회색으로 변하고 단단해진다. 판의 크기는 다양하고, 여러 개의 판이 하나의 반(patch)으로 융합된다. 다른 악화증상이 나타나기 전까지 초기 염증은 가라앉고 신경기능이 잠시 정상으로 회복될 수 있

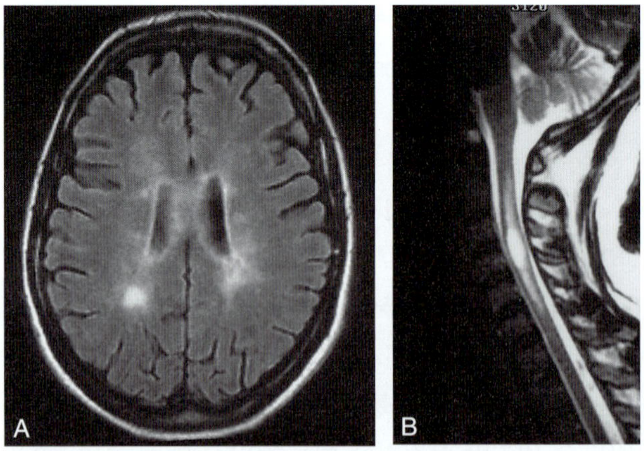

그림 13-23. A. 다발경화증의 뇌실주변 백색질의 전형적인 변화(MRI 사진) B. 다발경화증의 척수변화
(*From Perkin GD* : Mosby's Color Atlas and Text of Neurology, *ed 2, London, 2002, Mosby.*)

다. 시간이 경과되면서 비가역적인 신경퇴행(degeneration)이 발생하고 기능을 영구적으로 상실하게 된다. 증상이 재발될 때마다 중추신경계의 손상이 확대된다. 다발경화증은 중증도가 다양하여, 어떤 대상자에게서는 가벼운 증상으로 느리게 진행되는 양상을 보이고, 어떤 대상자에서는 빠르게 진행되어 나타난다.

(2) 병인

일반적으로 20~40세에 증상이 시작되고 30세에 가장 호발한다. 다발경화증은 여 : 남 = 2 : 1의 비율로 남성보다 여성에서 흔하다. 질병의 명확한 원인은 규명되지 않았지만 자가면역장애가 원인이라고 여겨진다. 하지만 원인이 훨씬 더 복잡하여 유전적, 면역학적, 환경적 요소의 영향을 받는다. 다발경화증은 유럽인에서 자주 발생하고, 가족력이 있다. 환경적인 요인은 아직까지 확인되지 않았지만 기온과 관련 있는 것으로 추정되는데, 온대지역(미국 북부와 캐나다) 사람들에서 호발한다. 하지만 열대에서도 발생한다. 바이러스 감염이나 이상면역반응(abnormal immune response)도 원인으로 추정되고 있다.

(3) 증상 및 징후

다발경화증의 증상은 말이집탈락 부위에 따라 다르다(그림 13-24). 흐릿한 시각은 일반적인 초기 증상이다. 피질척수로(corticospinal tract)의 판으로 인해 초기에 다리가 쇠약해지는 경우도 발생한다. 뇌신경이 침범된 경우 복시, 암점(scotoma, 시야의 반점), 조음장애(dysarthria)가 나타난다. 감각신경섬유가 손상된 경우에는 감각이상(paresthesia), 무감각(numbness), 작열감(burning), 저림(tingling) 증상 등이 나타난다. 증상이 악화될 때마다 판의 수가 증가하여 쇠약과 마비가 점차적으로 팔로 확장되고, 조정기능이 상실되며, 방광, 창자, 성기능 등에서 기능장애가 발생한다. 만성 피로도 흔하다. 감각기능 장애로 감각이상이 나타나고 상체, 얼굴, 다리의 위치감각이 상실된다. 대상자마다 임상양상과 진행이 굉장히 다양하다. 후반기에는 우울증이나 이상행복감(euphoria)이 발생할 수도 있다. 질환이 진행되면서 호흡기감염, 욕창(decubitus ulcer), 구축(contracture) 등과 같은 부동에 의한 합병증이 흔하게 발생한다.

(4) 진단검사

다발경화증을 확진하는 검사는 없으며, 확진하는데 오랜 시간이 걸린다. 악화와 완화의 병력, 다수의 국소 병변, 질병경과, 다른 신경학적 진단기준에 부적합한 것 등이 다발경화증의 초기 진단의 근거가 된다. MRI는 질병을 진단하고 관찰하는데 가장 확실한 방법이며, 다양한 중추신경계 병변을 발견할 수 있다. 뇌척수액내 단백질, 감마글로불린, 림프구의 수치가 증가하는 것도 참고사항이다. 시각유발전위검사(visual evoked potential tests)는 특정 감각 경로의 자극에 대한 반응으로 뇌의 활동을 측정하고 말이집탈락으로 인한 전도 저하를 감지할 수 있다. 빛간섭단층촬영(optical coherence tomography)은 시신경과 망막신경을 포함한 망막 구조를 명확하게 보여줄 수 있는 비교적 새로운 영상 기술이다. 이러한 신경은 종종 다발경화증의 초기 표적이기 때문에 이들의 상태는 다발경화증으로 인해 발생한 손상을 나타낼 수 있다.

(5) 치료

다발경화증 치료법에 대해 개발이 진행 중이지만, 현재로는 특별한 치료방법이 없다. Interferon beta-1b(Betaseron)는 면역계에 영향을 주어 일부 대상자의 악화기 빈도와 중증도를 감소시킨다. Glucocorticoids가 악화기 동안 급성 증상을 조절하는데 효과적이다. 뇌의 비정상적인 응고단백질을 표적으로 하는 약물이 개발 중에 있다. 근육이완제와 같은 약물이 처방될 수도 있고 합병증 조절을 위한 약물이 처방될 수도 있다. 과도한 피로, 스트레스, 상해, 감염 등을 예방하면 악화기의 횟수가 감소된다.

가동성을 유지하기 위해 물리치료와 운동을 한다. 작업요법은 작업을 간편하게 하고 피로를 감소시키기 위해 보조기구의 필요성을 사정하고 제공하는데 필요하다. 변비나 실금과 같은 특수한 문제들은 개별적인 주의가 필요하다. 질환 초기에 시각장애나 언어장애 같은 문제에 대해 알려주어 지속적 의사소통과 관심이 유지되도록 해야 한다. 초기에 언어치료사의 중재로 대상자의 의사소통을 최대로 증가시키고, 섭식장애 해결에도 도움이 될 수 있다. 최대한의 기능을 유지하도록 불구정도에 따라 재활과 심리사회적 지지가 필요하다.

생각해보기 13-11

a. 다음의 다발경화증 조기증상을 판의 위치와 관련시켜 설명하시오. : 복시, 다리의 떨림(tremor), 안면 쇠약(facial weakness)

b. 악화기의 빈도를 질환의 경과와 관련시켜 설명하시오.

2) 파킨슨병, 떨림마비(Parkinson's Disease, Paralysis Agitans)

파킨슨병은 진행성 퇴행성 질병으로 추체외로(extra-pyramidal) 활동이 소실되어 운동기능에 영향을 준다. 미국에서는 매년 6만 여명이 파킨슨병을 진단받고, 백만 여명의 파킨슨병 대상자가 있는 것으로 추정된다.

(1) 병태생리

파킨슨병은 바닥핵(basal nuclei), 주로 흑색질(substantia nigra)의 진행성 퇴행성 변화로 인해 추체외로 운동계(extrapyramidal motor system)에 기능장애가 발생한다. 억제성 신경전달물질인 도파민을 분비하는

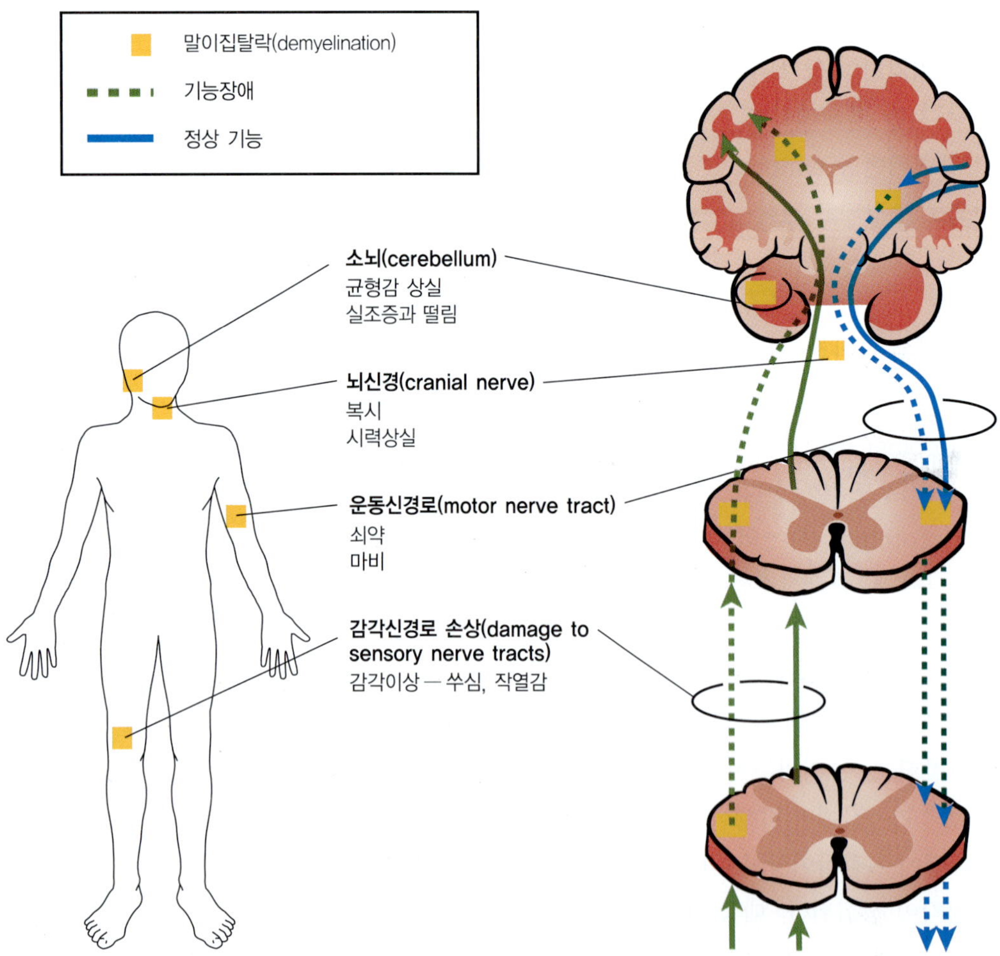

그림 13-24. 다발경화증 – 병변의 분포

흑색질의 신경세포의 수가 감소하여 바닥핵의 자극과 억제에 불균형이 발생한다. 과잉자극으로 근긴장도와 활동성이 증가하여 움직임과 자세에 영향을 미치는데, 휴식 시 떨림(tremor), 근육경축(muscular rigidity), 동작 시작시 어려움, 불안정한 자세(postural instability) 등이 나타난다. 많은 파킨슨병 대상자에서 피질 신경세포수가 감소하는데, 이것은 또한 치매(dementia)의 특징이다. 신체적 증상과 임상 병력에 따라 진단한다.

(2) 병인

원발성 혹은 특발성 파킨슨병은 일반적으로 60세 이후에 발생하고 남성과 여성 모두에서 나타난다. 원인은 가족력 있는 파킨슨병의 경우 몇몇 유전자가 밝혀졌지만, 바이러스나 독소로 인한 세포손상의 영향이 더 관련이 있을 것으로 추정된다. 파킨슨병과 관련 있는 독소로는 망간, 일산화탄소, 이황화탄소 및 살충제 등이 있다. 최근 연구들은 파킨슨병 대상자의 세포내 미토콘드리아의 변화에 초점을 두고 있다. 이러한 변화는 세포내에 자유기의 축적을 유발하는 산화스트레스 기간과 유의한 관계가 있다. 루이소체(Lewy body)라고 하는 뇌세포에 영향을 미치는 특정 물질의 존재에도 초점이 맞추어지고 있다. 이러한 루이소체는 질병의 원인을 찾는데 중요한 단서를 제공할 것으로 여겨지는 alphasynuclein을 함유하고 있다.

속발성 파킨슨병은 뇌염, 외상 또는 혈관질환으로 발생할 수 있다. 약물에 의한 파킨슨병은 phenothiazines(예 : chlorpromazine)의 사용과 특히 관련이 있으며 약물을 중단하면 증상이 비가역적일 수도 있고, 감소할 수도 있다.

(3) 증상 및 징후

초기증상에는 피로, 근쇠약, 근육통, 유연성감소, 자연스러운 표정변화의 감소 등이 있다. 보다 명확한 증상은 휴식 시 손의 떨림과 반복적인 "알약을 굴리는 것 같은(pill-rolling)" 손동작이다. 수의적 운동시와 수면 중에는 떨림이 사라진다. 질환이 진행되면 손과 발, 얼굴, 혀, 입술 등에도 떨림이 발생한다. 운동장애증가, 근육경축증가, 동작을 시작할 때 어려움, 운동완만(bradykinesia), 동반된 비자발운동(예: 걸을 때 팔흔들기 또는 앉을 때 자연스러운 자세 조정)의 결여 등으로 인해 보행시 팔을 흔들지 못하거나 앉을 때 자연스럽게 자세를 조정하지 못한다. 서있는 자세의 특징은 구부정하고, 머리와 목이 굽혀져 앞쪽으로 기울어진 자세를 취한다(그림 13-25). 자세반사(postural reflex)가 손상되면서 걸을 때 무의식적으로 보폭이 작고 질질 끌며 빨라지는 경향을 보여(festination 또는 propulsive

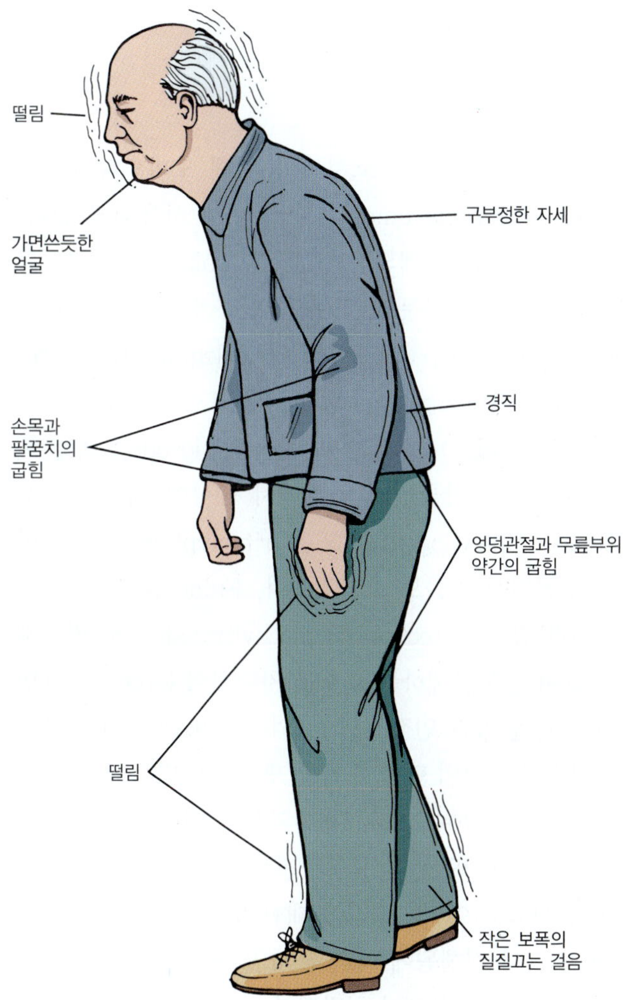

그림 13-25. 파킨슨병

(*From Monahan FD, Drake T, Neighbors M* : Nursing Care of Adults, *Philadelphia, 1994, Saunders.*)

gait), 이로 인해 넘어지기 쉽다. 의자에서 일어나기와 같은 어려운 활동은 점점 느려지고 어려워진다.

다른 증상으로는 목소리가 저음으로 변하고 억양이 없어지며[조용한 단조음(monotone)으로 말하는 것] 조음장애(dysarthria)가 발생한다. 씹고 삼키는 것이 어려워져 식사시간이 길어지고 자꾸 침을 흘리게 된다. 대상자의 얼굴은 마스크처럼 보이고 눈의 깜박임도 감소하여, 무표정으로 응시하는 얼굴이 된다. 질환의 후기에는 소변정체, 변비, 기립저혈압 등의 자율신경계 기능장애가 나타난다. 기립저혈압이 발생하면 낙상 위험성이 증가한다. 요로감염과 호흡기감염은 흔한 합병증이다. 파킨슨병 대상자의 20%에서 질병후기에 치매가 발생한다.

(4) 치료

운동기능장애를 감소시키기 위해 도파민대체요법(dopamine replacement therapy)이 사용되고 있다. 도파민 자체는 혈액뇌장벽(blood brain barrier)을 통과할 수 없기 때문에 도파민 전구체(precursor)인 levodopa (L-dopa)가 투여된다. selegiline (Eldepryl, Zelapar) 및 rasagiline (Azilect)을 포함한 모노아민 산화효소 B (MAO B) 억제제는 뇌에서 levodopa의 분해를 차단하는 약물이며 일부에서 증상이 개선되었다. Benztropine (Cogentin) 또는 trihexyphenidyl을 포함한 항콜린성 약물도 효과적이다. Entacapone (Comtan)과 같은 Catechol-O-methyltransferase 억제제는 도파민을 분해하는 효소를 차단하여 levodopa 요법의 효과를 약간 연장시킨다. 의사는 또한 가벼운 초기 파킨슨병 증상의 단기 완화를 제공하기 위해 amantadine을 처방할 수 있다. 여러 약물에 대한 연구가 진행 중에 있으며 또한 태아 도파민생성세포나 성인줄기세포의 새로운 이식수술법에 대한 연구가 진행 중에 있다. 질병이 진행됨에 따라 흔히 발생하는 우울을 조절하기 위해 항우울제가 처방된다.

삼킴장애와 언어장애가 나타나면 조기에 언어치료사의 관리로 가능한 기능을 오래도록 유지하게 하여야 한다. 물리치료는 전반적인 움직임을 유지하는데 도움이 된다. 팔을 흔들며 힘차게 움직이는 운동도 효과적이다. 작업요법은 균형, 조정능력 및 보조기구의 안전한 활용능력을 향상시킨다.

호흡기감염과 요로감염에 대한 즉각적인 치료와 지속적인 관찰은 관련 장기의 손상위험을 감소시킨다.

생각해보기 13-12

a. 파킨슨병의 병태생리를 설명하시오.
b. 파킨슨병의 일반적인 증상 3가지를 설명하시오.
c. 파킨슨병 대상자가 적절한 영양공급과 수분섭취를 유지하기 어려운 여러 가지 이유를 열거하시오.
d. 적절한 영양공급과 수분섭취가 유지되지 않을 경우 발생할 수 있는 잠재적 합병증은 무엇인가?

3) 근위축측삭경화증 (Amyotrophic Lateral Sclerosis; ALS)

근위축측삭경화증[미국에서는 루게릭병(Lou Gehrig's disease), 영국에서는 운동신경세포병(motor neuron disease)으로도 불린다]이라는 이름은 병리학적 표현이다. 근위축(amyotrophic)은 "근육 소모(muscle wasting)"를 뜻하고 경화증(sclerosis)은 가쪽피질척수로(lateral corticospinal tract)의 퇴행성 "경화(hardening)"를 나타내는 말이다. 수많은 유전자들이 이 질환과 관련이 있지만 정확한 원인은 밝혀지지 않았다. 약 10%의 대상자가 가족력이 있는 것으로 알려져 있다. 발병은 무작위로 발생하며, 인종에 따른 차이는 없다. 이 질환은 시간경과에 따라 점차 치명적이 된다.

근위축측삭경화증은 40~60세 사이의 연령대에서 원발성으로 발생한다. 현재로서는 이 치명적인 질환의 치료법은 없는 상태이다.

(1) 병태생리

근위축측삭경화증은 대뇌피질에 있는 위운동신경세포(upper motor neuron)와 뇌줄기 및 척수에 있는 아래운동신경세포(lower motor neuron) 모두에 침범하는 진행성 퇴행성질환이다. 신경주변의 염증은 나타나지 않는다. 선행 연구에서는 신경세포를 지지하는 신경아교세포인 별아교세포(astrocyte)에서 운동신경세포의 사멸을 유도하는 신경독소를 분비한다고 보고하고 있다. 위운동신경세포의 손상으로 경직마비와 반사항진(hyperreflexia)이 나타나고, 아래운동신경의 손상으로 근긴장도와 반사기능이 감소하여 이완마비가 나타난다. 감각신경과 인지기능, 안구근육에 작용하는 제3, 제4, 제6뇌신경은 손상되지 않는다. 신경세포의 손상은 비대칭적으로 확산된다. 점진적인 근육약화로 결국에는 호흡계 기능도 손상된다. 질환의 발생을 확진할 수 있는 특별한 검사방법은 아직 없지만, 다른 가능한 진단을 배제할 수 있도록 다양한 검사가 이루어져야 한다. 현재 뇌척수액의 특정 생물표지자(biomarker)에 대한 새로운 검사법이 검토되고 있다. 신경전도속도 검사와 전기자극 근육반응 검사 역시 근육신경 기능을 평가하기 위해 실시될 수 있다.

(2) 증상 및 징후

대부분의 경우, 초기에 팔, 특히 손에 쇠약(weakness)과 근위축이 나타나며, 원위 신경에서 시작되는 미세 운동 조정능력(fine motor coordination)이 상실된다. 비틀거리거나 쓰러지는 일도 흔하다. 대항근(antagonistic muscle)의 불균형으로 인해 근경련(muscle cramp)이나 근연축(muscle twitching)이 발생할 수도 있다. 쇠약과 마비가 전신으로 진행된다. 언어기능을 통제하는 뇌신경이 손상되면 조음장애가 발생한다. 결국에는 삼킴기능과 호흡기능이 손상되어 인공호흡기를 사용해야 한다.

(3) 치료

현재 퇴행의 경과를 되돌릴 수 있는 치료법은 없으며, 줄기세포치료법이 연구되고 있다. Rilutek (riluzole)은 추가적인 신경세포 손상을 늦추기 위해 개발되었다. 이는 삼키기와 환기(ventilation) 반사를 유지하도록 도와주고, 근위축측삭경화증 치료제로 승인된 유일한 약이다.

중등도(moderate)의 운동과 휴식의 균형을 잘 맞춘 프로그램이 도움이 된다. 질병의 초기에는 전자 의사소통장치(electronic communication devices)를 사용하는 것이 좋다. 팀접근(team approach)으로 부동으로 인한 합병증을 최소화시키고, 가능한 오래도록 기능을 유지시키며, 가족들을 지지한다. 팀에는 호흡치료사(respiratory therapist), 영양사, 언어치료사, 물리치료사, 심리학자, 사회복지사 등이 포함된다. 일부 대상자는 더 오래 생존하지만, 대부분의 경우 2~5년 안에 호흡부전(respiratory failure)이 발생한다.

4) 중증근무력증(Myasthenia Gravis)

중증근무력증은 자가면역질환으로 신경근육접합부(neuromuscular junction)의 아세틸콜린 수용체를 손상시킨다. 다수의 대상자들에서 가슴샘증식증(thymus hyperplasia)이나 가슴샘의 과형성이나 양성종양과 같은 가슴샘장애가 발생하지만, 정확한 원인은 알려지지 않았다. 남성보다 여성에게 더 자주 발생하며, 발병시기는 여성은 20~30세, 남성은 50세 이후이다.

(1) 병태생리

중증근무력증은 아세틸콜린수용체에 대한 면역글로불린G (IgG) 자가항체가 형성되어 수용체 부위를 차단하고 파괴함으로써 근육을 자극하지 못하는 질환이다. 이러한 변화로 뼈대근육이 쇠약해지고 침범된 근육은 쉽게 피로해진다. 일반적으로 초기에는 안면근육과 안구근육이 침범되고, 이어서 팔근육과 몸통근육이 침범된다.

(2) 진단검사

근전도검사, 근육피로(muscle fatigue)검사, 항체혈청검사 등을 포함해 여러 가지 검사법이 이용된다. 이 중 한 검사법은 근신경접합부의 아세틸콜린 작용을 연장시키기 위해 단기작용 anticholinesterase억제제인 edrophonium chloride (Tensilon)을 활용하는 검사로서 이 검사 중 뼈대근육 기능이 잠시 동안 증가한다.

(3) 증상 및 징후

- 얼굴과 눈의 근육쇠약이 뚜렷하게 나타나고, 근육을 움직이면 곧 피로가 발생한다.
- 복시와 처짐(눈꺼풀처짐)으로 시력이 손상된다.
- 말투가 비음의 단조음(nasal monotone)으로 변한다.
- 자연스러운 얼굴표정이 사라지고 슬픔으로 의기소침해진 것처럼 보인다. 웃으려고 하면 으르렁거리는 것처럼 보일 수도 있다.
- 근육쇠약이 진행될수록 씹기와 삼키기가 어려워지고 흡인의 위험성이 증가한다.
- 목근육이 침범되면 머리가 축 쳐진다.
- 팔이 쇠약해지면 머리를 빗고, 이를 닦고, 음식을 준비해서 먹는 일들이 어렵게 된다. 시간이 경과할수록 근육피로는 보다 뚜렷해진다.
- 상기도감염이 자주 발생하고 오래 지속되는 경향을 보이는데, 이는 분비물 배출이 어려워지기 때문이다.
- 근무력위기(myasthenic crisis)는 감염, 외상, 알코올섭취와 같은 스트레스가 증가할 때 나타나며 이때 쇠약과 피로가 증가하고, 호흡계 장애가 발생할 수도 있다.

(4) 치료

- pyridostigmine (Mestinon)이나 neostigmine (Prostigmin)과 같은 콜린에스터분해효소억제제(anticholinesterase) 약물은 신경근육의 흥분전달(neuromuscular transmission)을 일시적으로 향상시키는데 사용될 수 있다. 이러한 약물은 신경근육접합부의 아세틸콜린 작용을 연장시켜 식사하고 삼키는 것을 쉽게 해준다.
- prednisone과 같은 glucocorticoids는 면역 억제에 효과적이다.
- Azathioprine (Imuran), mycophenolate mofetil (CellCept), cyclosporine (Sandimmune, Neoral), methotrexate (Trexall) 또는 tacrolimus (Prograf)와 같은 면역억제제도 도움이 된다.
- 혈액으로부터 항체를 제거하는 혈장분리교환(plasmapheresis)이 일시적인 도움이 된다.
- 가슴샘증식증이나 샘종(adenoma)이 발생할 경우 가슴샘절제(thymectomy)를 실시한다. 질병이 장기화 되면 호흡근 쇠약과 동반된 전신허약감이 증가된다.

생각해보기 13-13

a. 중증근무력증 대상자가 유동식(soft diet)을 좋아하는데 그 이유를 설명하시오. 유동식을 지속할 경우 발생할 수 있는 여러 가지 잠재적 합병증을 열거하시오.
b. 중증근무력증은 구강위생에 어떤 영향을 미치는지 설명하시오.
c. 근위축측삭경화증, 중증근무력증, 다발경화증, 기앵-바레증후군(Guillain-Barre syndrome)의 병태생리, 중요한 초기 증상과 질병진행 과정을 비교하시오.

5) 헌팅턴병(Huntington's Disease, HD)

헌팅턴병은 헌팅턴무도병(Huntington's chorea)이라고도 하며 유전질환으로 중년이 될 때까지 증상이 나타나지 않는다. 모계유전인 경우가 부계유전의 경우보다 발병시기가 늦다. 10만 명당 5명의 유병률을 보이고 모든 인종에서 발생한다. 미국에서는 15,000명의 헌팅턴병 환자가 있고, 15만명 이상이 50%의 헌팅턴병 유전 가능성을 가지고 있는 것으로 추정된다.

(1) 병태생리

점진적으로 뇌가 위축되면서 신경세포의 퇴행이 나타나는데, 특히 대뇌바닥핵(basal ganglia)과 전두엽의 대뇌피질에서 발생된다. 뇌실이 확장되고(그림 13-26), 바닥핵과 흑색질의 억제성 신경전달물질인 gamma-aminobutyric acid (GABA)가 결핍되며 뇌의 아

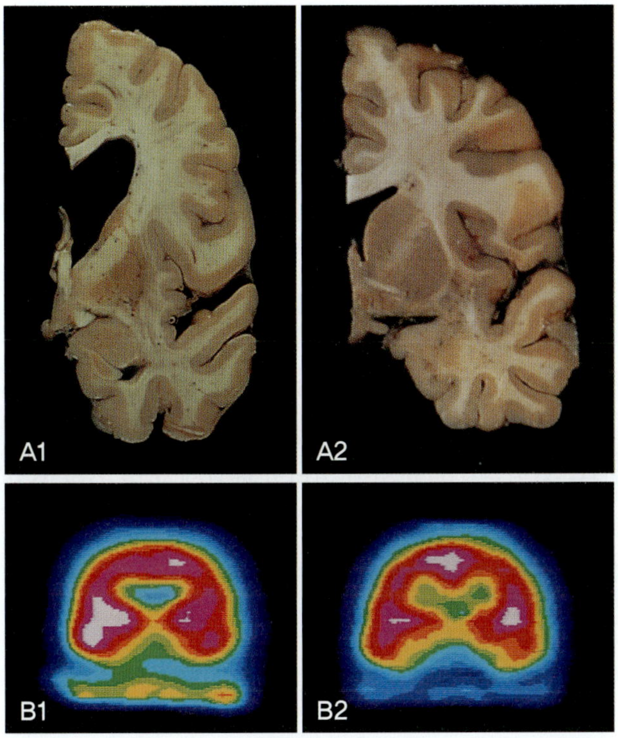

그림 13-26. 헌팅턴병

A. 뇌의 관상면. 오른쪽의 정상 뇌와 비교시 왼쪽은 꼬리핵 및 렌즈핵(lentiform) 위축을 동반한 가쪽뇌실 확장이 있음 B. 단일광자방출컴퓨터단층촬영장치(single-photon emission computed tomography scan) 상 오른쪽 정상 혈류와 비교시 왼쪽 꼬리핵의 혈류가 감소됨(*From Perkin GD*: Mosby's Color Atlas and Text of Neurolory, *ed 2, St Louis, 2002, Mosby*.)

세틸콜린 분비도 감소한다.

(2) 병인

이 질환은 상염색체 우성유전질환(질환을 가진 부모에게서 질환을 가진 아이가 태어날 확률은 약 50%)으로 4번 염색체에 의해 유전된다. 과거에는 증상이 발생하기 전에 질환자를 확인할 수 있는 진단검사법이 없어서, 부모가 대상자로 진단받기 전에 이미 유전 위험이 높은 아이를 출산하고 이러한 요인들로 헌팅턴병의 발생빈도가 증가하였다. 그러나 최근 검사와 유전상담이 가능해지면서 이 같은 추세가 변하고 있다. 하지만 새로 진단되는 3명 중 1명은 가족력이 없다.

(3) 증상 및 징후

발병 시 다음의 증상이 관찰된다.

- 감정변화와 성격변화가 나타난다.
- 팔과 얼굴에 경련성의 빠른 춤추는 듯한 무도운동(choreiform movements)과 안절부절증(restlessness)이 발생하고, 감정변화와 성격변화도 나타난다.
- 초기증상으로 지적장애가 나타날 수도 있는데, 새로운 정보의 습득 장애, 문제해결능력의 상실, 판단력 저하, 집중력 장애, 기억상실 등의 장애가 발생한다.

퇴행이 점진적으로 진행되며 다음과 같은 증상이 나타난다.

- 경축(rigidity)과 운동불능(akinesia)이 발생하여 활동이 더욱 어려워진다.
- 성격변화
- 우울(moodiness)
- 치매가 진행되면서 보다 뚜렷해지는 행동장애가 나타난다.

(4) 진단검사

DNA분석법으로 결손유전자(defective gene)를 확인한다.

(5) 치료

질환의 진행을 느리게 할 수 있는 치료법은 전혀 없다. 물리치료나 2008년 승인된 신약인 tetrabenazine 같은 대증요법으로 춤추는 듯한 무도운동을 감소키시고 좀 더 오랫동안 움직임(mobility)을 유지시킬 수 있다. 행동 변화를 치료하기 위해 다른 약물들을 사용할 수 있다. 질병의 후기에는 신체적 요구를 돕는 지지적 간호가 필요하다.

6. 치매(Dementia)

다음과 같은 특징에 따라 치매에 대한 공식적인 정의는 다양하다.

- 진행성 만성질환으로 대뇌피질 기능이 저하되어 언어, 산술, 논리적 사고 및 판단력, 새로운 정보를 습득하는 능력, 운동 협응력 등의 인지 능력이 저하된다.
- 기억상실은 주로 단기 또는 최근 기억에 영향을 주지만 장기 기억의 사건에 대한 혼란을 포함한다. 기억상실은 종종 진행성이며 장기 및 단기 기억상실로 이어진다.
- 일반적으로 행동 및 성격 변화가 나타난다. 이러한 변화로 인해 업무 및 일상생활 활동을 수행할 수 없게 된다

검사법으로 행동평가법(behavioral assessment)이 있고, "정상적인 건망증(forgetfulness)"과 치매로 인한 기억상실을 구별하는 검사법이 있다. 예를 들면, 건망증이 있는 사람은 실마리가 주어지면 기억해 낼 수 있고, 금전관리를 할 수 있으며, 독립적으로 행동할 수 있다. 치매가 있는 사람은 실마리가 있어도 생각해 내지 못하고, 날짜를 구분하지 못하며, 계산하는 것이 어렵고, 식사와 위생관리를 위해 기억을 상기시켜야 한다.

치매에는 수많은 원인이 있는데, 혈관질환(예 : 동맥경화증), 감염, 독소, 유전적 장애 등이 원인이 될 수 있다. 알츠하이머병은 치매 환자의 50% 이상을 차지하며 혈관치매가 2위를 차지한다.

1) 알츠하이머병(Alzheimer's Disease, AD)

65세 이상 인구의 약 10%가 알츠하이머병을 갖고 있으며, 85세 이상에서는 25% 이상으로 증가한다. 이 질환은 남성보다 여성에게 더 잘 발생된다. 알츠하이머병은 450만~540만 명의 미국인에게 영향을 미치는 것으로 추정된다.

알츠하이머병은 점진적으로 지적기능이 상실되어 결국에는 일, 인간관계, 개인위생관리 등에 지장을 준다. 이 질환의 특징으로 성격의 변화, 주도적 행동결핍, 반복적 행동, 판단력 손상, 추상적 사고장애, 문제해결능력 손상 등이 있다.

(1) 병태생리

알츠하이머병으로 인한 전형적인 변화는 점진적인 피질위축(cortical atrophy)으로 뇌실이 확장되고, 대뇌고랑(sulci) 폭이 넓어지는 것이다(그림 13-27). 뇌의 침범 부위에서 신경세포의 신경원섬유매듭(neurofibrillary tangle)과 노년판(senile plaque)이 대규모로 발견된다. 신경의 자극전도를 방해하는 판은 베타아밀로이드 전구체단백질(beta-amyloid precursor protein, βAPP) 조각을 포함하는데, 이 단백질의 역할에 대한 연구가 주목 받고 있다. 인지기능 손상이 없는 노인들의 뇌에서는 신경섬유와 판이 발견되기 때문에 판의 수와 분포를 중요한 발병요인으로 보고 있다. 침범된 뇌에서는 신경전달물질인 아세틸콜린의 결핍도 나타난다.

확진을 내릴 수 있는 검사법은 없으며, 대상자를 관찰하고 다른 가능한 원인을 배제하여 진단을 내린다. 기억력 점진적 검사는 알츠하이머병의 진단에 매우 도움이 된다. 어떤 경우에는 알츠하이머병으로 분류되었다가 이후에 다른 형태의 치매로 분류되기도 한다.

(2) 병인

정확한 원인은 알려져 있지 않다. 각기 다른 염색체에 존재하는 최소 4개의 결손유전자가 알츠하이머병과 관련이 있다. 1번, 14번 및 21번 염색체의 유전자변이가 상염색체 우성 유전되어 조기에 발병하는 알츠하이머병을 발생시킨다. 다운증후군(21번 염색체가 세개)에서 나이가 증가하면서 알츠하이머 발생률이 높아지는 것 역시 유전적 요인과 관련이 있음을 나타낸다. 늦게 발병하는 알츠하이머병의 한 종류는 19번 염색체의 변이와 관련이 있다. 다른 유형의 알츠하이머병들은 다양한 원인과 관련이 있는 것으로 추정된다. 국립노화연구소(National Institute on Aging)는 중금속과 바이러스 노출, 대사증후군을 포함한 여러 관련요인들에 대한 연구를 지원하고 있다.

(3) 증상 및 징후

조기 발병과 늦은 발병 질환을 비교하여 병태생리와

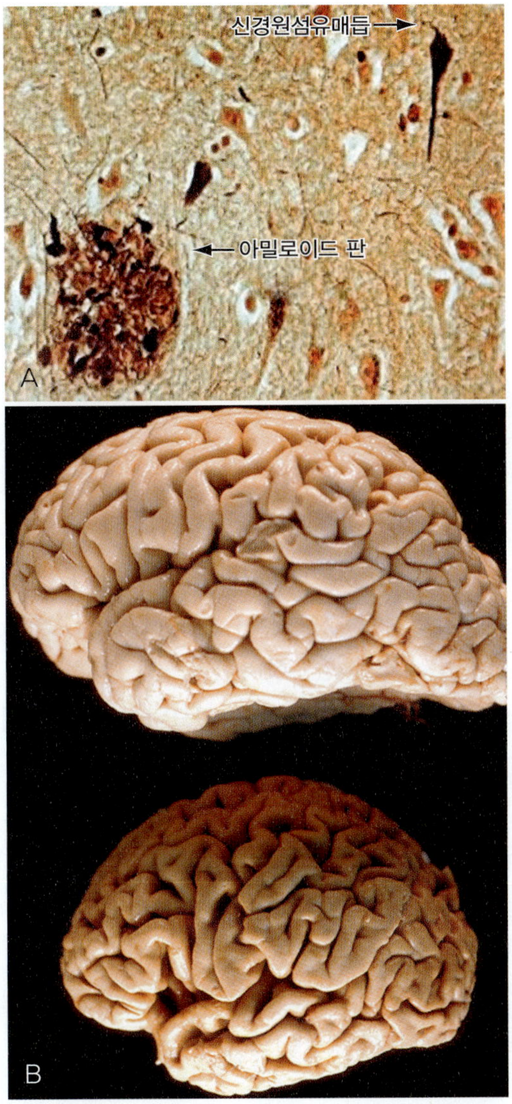

그림 13-27. 알츠하이머병의 병리적 변화

A. 아밀로이드 판 및 신경원섬유매듭 B. 정상뇌(위쪽)와 알츠하이머병에서의 뇌(아래쪽) 비교. 알츠하이머병 뇌에서는 인지 장애가 없는 사람의 뇌에 비해 뇌이랑의 위축 및 고랑이 확장된 것이 보임(*From Naidich TP et al*: Imaging of the Brain, *ed 1, Philadelphia, 2013, Elsevier, Saunders.*)

징후를 구분하는 것은 큰 의미가 없다. 그러나 몇몇 연구 프로젝트는 신경학적 손상의 패턴을 결정하기 위해 발병 시점과 단계를 통해 징후를 정의하는 데 초점을 맞추고 있다.

발병은 잠행성(insidious)으로 서서히 나타나는 경향이 있으며, 질병진행과정은 10~20년 이상 지속될 수 있다.

- 발병초기에는 점진적인 기억력 상실과 집중력 결핍이 점점 심해진다. 새로운 정보 학습능력과 추론능력이 손상되고, 과민성, 적개심, 행동변화, 감정변화 등이 흔하다.
- 인지기능, 기억력, 언어능력이 지속적으로 감소하고, 문제해결능력, 수리력, 판단력 등이 결핍된다.
- 무감정(apathy), 무관심(indifference), 혼동(confusion) 등이 보다 현저해진다.
- 일상생활이 어려워져 식사준비, 옷입기, 개인위생관리 등이 힘들어진다. 배회가 흔하고, 익숙한 지역에서 조차 길을 헤매거나 잃어버릴 수 있다.
- 질환의 말기에는 대상자가 가족을 알아보지 못하고, 주변환경에 대한 인식이나 관심이 결핍되며, 요실금과 변실금이 있고, 어떤 기능도 할 수 없게 된다.
- 퇴행성 변화로 인해 운동기능이 점차적으로 손상된다.

(4) 치료

알츠하이머병을 정상으로 회복시킬 수 있는 특별한 치료법은 없으며, 작업요법은 안전한 환경을 유지하기 위한 보조기구의 평가와 제공을 위해 매우 중요하다. 우울증이나 불안감과 같은 증상들은 대증적으로 치료한다. 금기약물들이 많은데, 이 약물들은 정신혼동을 가중시킨다. donepezil (Aricept) 같은 anticholinesterase 약물들은 콜린성 전달(cholinergic transmission)을 향상시켜 한시적으로 증상을 개선시킨다.

일상활동과 운동프로그램을 유지하면서 주간보호 시설 같은 곳에서 중등도의 자극요법을 받는 것이 도움이 된다. 독립적인 활동을 오래 유지시키고 가족들을 지원하기 위해서는 팀접근법이 효과적이다. 사회복지사와 심리학자, 언어치료사들은 치료의 방향을 제시하고 도움을 줄 수 있다. 일상활동과 안전한 환경은 치료에 도움이 된다. 종종 주 돌봄제공자는 그러한 치료 프로그램에 포함된다. 생존기간은 20년 정도까지 다양하며, 평균 생존기간은 7년 정도이다.

생각해보기 13-14

a. 알츠하이머병의 초기 징후들을 열거하시오.
b. 알츠하이머병이 일상활동을 방해하는 3가지 방식을 설명하시오.
c. 알츠하이머병, 헌팅턴병, 근위축측삭경화증 및 파킨슨병의 영향을 비교하시오.

2) 기타 형태의 치매(Other Forms of Dementia)

(1) 혈관치매(Vascular Dementia)

혈관치매는 뇌혈관질환이 원인으로, 주로 다발성의 작은 뇌경색에 의해 발생한다. 70세 이상의 노인에서 흔하고, 특히 고혈압이 있는 사람에서 잘 발생한다. 발병은 잠행성으로 기억력상실, 무감동, 일상활동장애 등이 나타난다. 뇌경색 및 뇌조직 손상과 관련되어 질환이 악화될 수도 있다. 다른 신경학적 장애도 흔하다.

(2) 크로이츠펠트-야코프병 (Creutzfeldt-Jakob Disease, CJD)

크로이츠펠트-야코프병은 드물지만 빠르게 진행되는 치매로, 프라이온(prion) 감염으로 발생한다. 프라이온은 신경조직을 선호하는 프라이온 단백질(PrP)의 변형된 감염성 형태이다.

① 병태생리/병인

감염성 단백질은 숙주의 정상 PrP의 모양을 변형시키는 것으로 보인다. 일반적으로 감염의 원인은 알려져 있지 않다. 어떤 경우는 가족력을 보이고[인간프라이온단백질유전자(human prion protein gene)의 결핍], 어떤 경우는 의원성(iatrogenic)으로 수술, 각막이식, 혹은 다른 침습적 방법 등이 원인이 되지만, 대부분 산발적인(sporadic) 원인으로 발생한다. 크로이츠펠트-야코프병은 노인에서 흔히 나타난다.

크로이츠펠트-야코프병은 뇌에 침범한 후 긴 잠복기를 갖는데, 그 기간 동안 더 많은 비정상적인 프라이온을 생산한다. 이로 인해 신경세포가 빠르게 파괴되어, 신경세포에 판과 공포(vacuoles)가 형성된다(해면모양뇌병증, spongiform encephalopathy).

② 증상 및 징후

초기 지표는 다음과 같다.

- 기억력 상실
- 행동변화
- 운동기능장애
- 점진적인 치매

뇌파도와 MRI검사가 진단에 도움이 된다. 질병진행 과정은 6~12개월 정도이다. Amantadine, steroids, interferon, acyclovir, 항바이러스제 및 항생제 등의 약물에 대한 연구가 진행되고 있으나 현재까지 치료법이 없다. 현재 치료는 대상자가 가능한 편하도록 증상을 완화시켜 주는 것이다.

프라이온은 일반적인 멸균 및 소독에도 견딜 수 있다. 소해면모양뇌병증(bovine spongiform encephalopathy, BSE 혹은 광우병)과 감염된 소고기를 통해 전파되는 이형 크로이츠펠트-야코프병(variant form of CJD, vCJD) 사이에 연관성이 확립되었다.

(3) 에이즈치매(AIDS Dementia)

AIDS 후기에는 치매가 일반적이다. 바이러스 자체가 뇌조직으로 침입하고, *Candida* 혹은 *Toxoplasma* 등에 의한 감염이나 림프종 같은 종양에 의해 악화될 수 있다. 점진적인 기억력 및 인지능력 상실과 운동기능장애[예 : 실조증(ataxia), 쇠약, 이상반사(abnormal reflex)]가 전형적으로 나타난다. 선천성 사람면역결핍바이러스(human immunodeficiency virus) 감염이 있는 아이들은 주로 뇌가 침범되어, 정신지체와 운동기능발달지연이 나타난다.

7. 정신장애(Mental Disorders)

정신질환은 미국정신의학회(American Psychiatric Association)에서 발행한 정신장애의 진단 및 통계 편람(Diagnostic and Statistical Manual of Mental Disorders, DSM)을 이용해 분류한다. 정신건강문제는 인간의 기능을 방해하는 심각한 행동장애나 성격장애를 포함한다. 뇌의 생화학적 이상 및 구조적 이상이 이러한 병리현상의 원인이 된다. 많은 질환들이 유전적 소인을 갖는다. 스트레스가 질환의 발생에 어떤 역할을 할 수도 있다. 정신병성(psychotic) 질환에는 조현병(schizophrenia), 망상장애(delusional disorder), 정동장애(affective disorder) 혹은 기분장애(mood disorder) 등의 보다 심각한 장애들이 있다. 정신병성 장애가 있는 많은 대상자들이 부작용이 뚜렷이 나타날 정도의 과다 용량의 약물을 복용한다. 다른 일반적인 정신장애로 불안장애와 공황장애(panic disorder)가 있는데, 이 질환들도 장애를 일으키지만 비교적 심각성은 덜하다. 여기에서는 몇 가지 흔한 정신질환의 병태생리학을 간략하게 소개한다. 추가 정보는 정신건강에 초점을 맞춘 문헌들에서 얻을 수 있다.

1) 조현병(Schizophrenia)

(1) 병태생리

조현병은 인구의 약 1%에서 발생하며, 각 개인마다 다르게 나타나는 다양한 증후군을 포함한다. 질환의 원인 및 발병기전이 완전히 밝혀지지는 않았지만, 조현병 대상자의 뇌에서는 어떤 공통적인 변화가 발생하는데, 측두엽의 회색질감소, 제3뇌실 및 가쪽뇌실 확장, 해마(변연계 부분)의 비정상세포, 도파민의 과잉분비, 전두엽의 혈류감소 등이 나타난다. 이러한 변화의 일부는 비정상적 안구운동(응시하기 또는 주기적인 경련성 안구운동)과 같은 조현병 대상자에게 나타나는 신경학적 증상과 연관성이 있는 것으로 보인다.

(2) 병인

조현병의 발병원인에 관한 이론들은 임신기간 중 모체의 출생전후기 합병증이나 바이러스성 감염으로 인한 태아의 뇌손상과 유전적 소인에 초점을 두고 있다. 쌍생아 연구는 일란성 및 이란성 쌍생아에서 높은 조현병 발병의 일치성을 보여주어 조현병 발병에 대한 유전적 요소를 뒷받침한다. 조현병은 일반적으로 남성의 경우 15~25세 사이, 여성의 경우 25~35세 사이에 발병한다. 스트레스성 사건으로 인해 발병과 재발이 된다.

(3) 증상 및 징후

증상은 양성증상(예: 망상, 기괴한 행동) 또는 음성증상〔예 : 감정둔마(flat emotion), 언어능력감소〕으로 분류할 수 있다. 한 대상자에서 양성증상과 음성증상이 모두 나타날 수 있다. 현저한 특징에 근거하여 아형(subtypes)을 분류한다.

- 일반적으로 사고과정의 붕괴가 근본적인 문제가 된다.
- 언어능력결핍으로 의사소통문제가 자주 발생하는데, 생각의 적절한 연상능력 부족, 말이나 생각의 의미 없는 반복, 뜻을 알 수 없는 새로운 언어 생성(신어조작증, neologism) 등의 증상이 나타난다.
- 망상 또는 잘못된 신념이나 생각이 지속된다. 망상으로는 다른 사람으로부터 괴롭힘을 당하고 있다는 믿음, 혹은 자신이 위대하다, 다른 사람들을 지배하고 있다는 생각 등이 있을 수 있다.
- 문제해결능력이 결핍되고, 주의집중기간(attention span)이 짧다.
- 환각(hallucination) 또는 비정상적 감각지각(sensory perception)이 흔하다.
- 대상자는 사람들과의 사회적 관계가 단절되고 감정이 거의 없지만 감정이 변화하고(mood swing) 불안감을 느낄 수도 있다. 보통 자가 간호는 소홀히 한다.

(4) 치료

약물이 주요 치료법이며, 보통 정신치료나 정신사회재활(psychosocial rehabilitation) 및 보완요법과 병행한다.

항정신병약물(주요 신경안정제나 신경이완제)은 다음과 같다.

1세대(정형) 항정신병약물 :

- chlorpromazine (Thorazine)
- fluphenazine (Prolixin, Moditen)
- haloperidol (Haldol)
- loxapine (Loxitane)
- perphenazine (Trilafon)
- thiothixene (Navane)
- trifluoperazine (Stelazine)

이 약들은 심각한 운동장애, 근육굳음 및 다른 부작용을 유발할 수 있다.이 약물들은 추체외로계 과잉활성(혹은 파킨슨 징후)과 관련된 부작용을 자주 발생시킨다. 근긴장이상증(dystonia)과 지연이상운동(tardive dyskinesia)으로 얼굴, 목, 팔, 다리에 비자발 근경련이 발생한다. 이 약물들을 장기간 사용하거나 고용량으로 사용하면 지연이상운동증이 회복되지 않을 수도 있다. 항파킨슨약물(항콜린성제제)로 이러한 부작용을 감소시킬 수 있지만, 항파킨슨약물 또한 흐린 시야나 구강건조 같은 부작용이 나타난다.

2세대(비정형) 항정신병약물 :

- clozapine (Clozaril)
- aripiprazole (Abilify)
- asenapine (Saphris)
- iloperidone (Fanapt)
- lurasidone (Latuda)
- olanzapine (Zyprexa)
- paliperidone (Invega)
- risperidone (Risperdal)
- quetiapine (Seroquel)
- ziprasidone (Geodon)

2세대 약물은 비정형 항정신병 약물로 도파민을 덜 차단하여 운동장애를 적게 유발하나 체중증가와 당뇨병의 위험을 증가시킨다.

2) 우울증(Depression)

우울증은 기분장애(mood disorder)로 분류되며, 기분장애는 다음과 같이 분류된다.

- 주요 우울증(major depression) 혹은 단극성장애(unipolar disorder)는 내인(endogenous) 질환이며, 정확한 진단은 생물학적 요인이나 개인적 특성에 근거한다. 원인은 유전적 요인, 발달상의 요인, 정신심리사회적 스트레스 등이 있다.
- 양극성장애(bipolar disorder)는 우울증과 조증이 번갈아 나타난다.
- 우울증은 외인성 사건 또는 반응적 사건(reactive episode), 즉, 어떤 생활사건에 대한 반응으로 발생할 수 있고, 혹은 암, 당뇨, 심부전, 전신홍반루푸스(systemic lupus erythematosus) 같은 여러 전신성 질환에서 이차적으로 발생할 수도 있다. 우울증은 흔한 질환으로, 증상이 가벼운 다수의 대상자가 제대로 진단과 치료를 받지 못하고 있다.

(1) 병태생리

우울증은 특유의 혼란스러운 감정에 근거해 정동장애 혹은 기분장애로 분류된다. 우울증은 뇌의 흥분성 신경전달물질인 norepinephrine과 serotonin의 작용감소로 발생한다. 정확한 발병기전은 아직 알려져 있지 않지만 쌍생아 연구에서 유전적 요소의 관련성을 제시하였다. 우울증 대상자는 흔히 심각한 심리사회적 외상 경험이 있으며, 이러한 외상이 우울증 발생에 기여한다.

(2) 증상 및 징후

우울증의 증상은 다음과 같다.

- 희망이 없고 어떤 활동에서도 즐거움을 느낄 수 없는 깊은 슬픔에 오랫동안 빠짐

- 에너지의 결핍과 자존감 및 동기 상실은 일상 활동을 방해한다.
- 어떤 사람들은 예민해지거나 초조해질 수도 있고, 무언가에 집중하거나 문제를 해결하는데 어려움이 있다.
- 불면증(insomnia)이나 가끔 있는 과다수면(excessive sleep)과 같은 수면장애는 보통 우울증을 동반한다.
- 식욕상실이나 성욕상실이 일반적으로 나타난다.

질병의 중증도는 시간경과와 개인에 따라 다양하다. 어떤 경우에는 개인이 일상생활 요구를 충족하지 못하여 장애[disability, (법률에서의) 장애]가 발생한다

(3) 치료

norepinephrine의 작용을 증가시키는 항우울제는 우울증을 치료하는데 효과적이지만 정신과 상담을 병행하지 않으면서 항우울제 치료를 받는 아동과 청소년은 자살위험이 증가한다.

일반적으로 사용되는 약물군은 다음과 같다.

- 선택세로토닌재흡수억제제(selective serotonin reuptake inhibitors, SSRIs)에는 fluoxetine (Prozac)이 있으며, 이는 norepinephrine의 흡수를 차단하는 약물보다 심혈관계 부작용이 적다. 이 약물들은 세로토닌 수용체의 활동을 연장시켜 항우울 및 항불안 효과를 나타낸다.
- 세로토닌-노르에피네프린재흡수억제제(serotonin-norepinephrine reuptake inhibitors, SNRIs) [예: venlafaxine (Effexor)]라고 하는 새로운 약물은 수용체에 보다 선택적으로 작용하고 부작용은 더 적다.
- amitriptyline (Elavil)과 같은 삼환계항우울제(tricyclic antidepressants, TCAs)는 신경전달물질, 특히 norepinephrine이 연접전세포로 재흡수되는 것을 차단한다. 이러한 기전은 뇌의 흥분성 신경전달물질을 유지시켜 자극이 생기도록 한다.
- tranylcypromine (Parnate)과 같은 모노아민산화효소(MAO)억제제는 시냅스에서 MAO에 의해 norepinephrine과 serotonin이 파괴되는 것을 차단한다. MAO억제제는 특정 음식이나 다른 약물들과 상호작용하여 고혈압성 위기(혈압의 현저한 증가)를 발생시킬 수 있다. 피해야 하는 음식은 tyramine 함유 식품으로, 초콜릿, 오래된 치즈, 맥주, 적색와인 등이다. MAO억제제는 증가작용의 위험 때문에 SNRIs나 SSRIs 약물과 함께 투여하지 않는다.

기타 심한 우울증의 치료법으로 전기경련요법(electroconvulsive therapy, ECT)이 있는데 이것은 norepinephrine의 작용을 증가시키지만 일부 기억상실을 일으킨다.

3) 공황장애(Panic Disorders)

공황발작(panic attack)은 흔하게 나타나지만 반드시 공황장애로 발전하는 것은 아니다. 공황발작은 갑작스러운 단시간의 불쾌하고 불안한 상황을 말한다. 불안장애(anxiety disorder)의 하나인 공황장애는 공황발작이 자주 나타나거나 오래 지속되는 경우 발생한다. 이러한 발작은 대부분의 개인이 위협으로 느끼지 않는 상황에서 발생한다.

(1) 병태생리

유전적 요인과 관련되며, 측두엽에서 신경세포의 전기적 활동이 증가한다. 신경전달물질인 norepinephrine, serotonin, GABA와 관련된 생화학적 이상도 영향요인이 될 수 있다. 대상자들은 또 다른 공황발작이 나타나는 것을 두려워하며, 변연계의 신경과민성이 증가하게 된다.

(2) 증상 및 징후

몇 분 내지 몇 시간 동안 지속되는, 원인이 없는 격심한 공포 상황이 반복적으로 나타나는 것이 특징이다. 공포를 느끼게 되면 심계항진이나 빈맥(tachycardia),

과다호흡, 땀남, 숨막히는(choking or smothering) 느낌, 메스꺼움 등의 증상이 나타난다. 발작이 예상되는 대상자들은 개방된 공간에 대한 두려움(광장공포증, agoraphobia)이나 도움을 구할 수 없는 장소에 대한 두려움으로 집을 떠나지 않으려고 할 수도 있다.

(3) 치료

치료법으로는 약물요법과 정신치료를 병행하며, 일반적으로 약물은 alprazolam (Xanax)이나 diazepam (Valium) 등의 항불안제를 사용한다. 항불안제나 benzodiazepine 같은 부신경안정제(minor tranquilizer)는 억제성 신경전달물질인 GABA의 작용을 강화한다. 고용량의 약물이 필요할 수도 있는데, 이로 인해 졸음(drowsiness)이나 실조증(ataxia)이 발생할 수 있다. 이러한 약물은 적절하게 사용하면 안전하다. 어떤 대상자들에게는 항우울제가 처방될 수도 있다.

생각해보기 13-15

a. 조현병과 우울증의 세 가지 증상을 비교하시오.
b. 항정신병약물이 정신질환증상을 어떻게 감소시키는지 설명하시오.
c. 항정신병약물로 인한 추체외로계 부작용의 일반적인 증상을 설명하시오.
d. 공황발작에 대해 설명하시오.

8. 척수질환(Spinal Cord Disorder)

1) 탈출추간판(Herniated Intervertebral Disc)

(1) 병태생리

척추는 쿠션 역할을 하고 척추에 약간의 유연성을 제공하는 연골 디스크에 의해 분리된다. 탈출(herniation)은 추간판의 튼튼한 외막인 섬유테(annulus fibrosus)가 파열되면서 내부의 아교질(gelatinous) 성분인 속질핵(nucleus pulposus)이 돌출되는 것이다(그림 13-28). 이와 같이 경막외(extradural) 공간으로 수핵이 돌출되면 일반적으로 돌출부위의 척수신경뿌리(spinal nerve root)나 척수를 가쪽에서 압박하게 되어 신경전도를 방해한다. 섬유테의 파손은 갑자기 발생하거나 점차적으로 일어날 수 있다. 탈출된 위치에 따라 감각기능, 운동기능, 자율신경계 기능 등의 장애가 발생한다. 가장 흔한 탈출 부위는 허리엉치추간판(lumbosacral disc)으로, L4와 L5 사이 또는 L5와 S1 사이에서 나타난다. 어떤 경우에는 C5와 C7 사이의 경추추간판에서 탈출증이 발생한다. 신경조직이나 혈관에 대한 압력이 오래 지속되거나 심한 경우, 신경의 영구적인 손상이 발생할 수도 있다.

(2) 병인

추간판의 퇴행성 변화로 인해 탈출증이 쉽게 발생할 수 있는데, 나이나 대사변화가 원인이 된다. 탈출증은 일반적으로 외상이나 부적절한 신체역학(body mechanics)으로 근육에 과다한 스트레스를 주게 되면 발생한다. 부적절한 신체역학으로는 부적절한 방법으로 대상자를 들어 올리거나 이동하는 것을 예로 들 수 있다. 탈출증의 약 50%는 외상에 의한 것이다.

(3) 증상 및 징후

증상은 탈출위치와 탈출정도에 따라 다르다. 대부분의 경우에 증상이 신체의 한쪽으로 나타나지만 탈출정

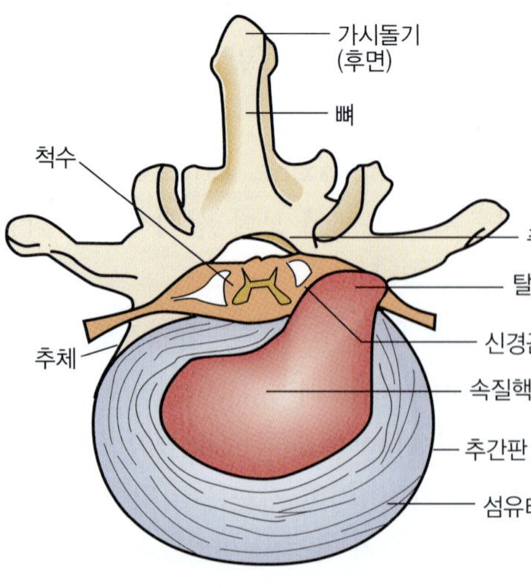

그림 13-28. 탈출추간판

도가 심한 경우에는 양쪽에서 증상이 나타난다. 허리엉치추간판탈출증(lumbosacral herniation)은 뒤뿌리(dorsal root)의 감각신경섬유를 압박하여 허리에 통증을 일으키며, 통증은 한쪽 혹은 양쪽 다리로 방사해 내려간다(궁둥신경통, sciatic nerve pain). 기침을 할 때나 다리를 똑바로 뻗어 올리면 일반적으로 통증이 악화된다. 감각이상이나 무감각, 저림이 나타날 수도 있다. 신경압박 부위가 광범위할 경우 근쇠약(muscle weakness)이 발생하며 배뇨장애가 나타난다.

마찬가지로, 목뼈부위 탈출추간판은 목과 어깨에 통증을 유발하고, 통증은 팔 쪽으로 방사해 내려간다. 통증과 함께 감각손상, 목움직임감소, 쇠약 등이 나타난다. 추간판의 압박으로 목이나 등에 뼈대근육 경련이 발생할 수 있으며, 이때 통증이 더욱 증가된다.

(4) 진단검사

조영제를 이용한 척수조영술(myelography), CT 스캔, MRI로 탈출추간판을 확진한다.

(5) 치료

보존적 치료는 다음과 같다.

- 침상안정
- 온찜질 또는 냉찜질
- 견인
- 진통제, 소염제, 뼈대근육이완제

요통교육프로그램(back education program)은 휴식과 활동시 적절한 체위를 유지하는데 도움이 된다. 좌위시 추간판 압력이 최고로 높음을 인식하는 것이 중요하며 물리치료와 적절한 운동요법을 수행한다. 작업요법사는 일상생활과 직장내 활동의 적절한 수정을 추천할 수 있다.

지속적인 만성 요통이 있는 경우 척추후궁절제(laminectomy)나 추간판절제(discectomy) 등의 수술이 고려된다. 여러 개의 척추에 탈출증이 발생하여 불안정성이 증가된 경우 척추유합술(spinal fusion)이 필요하다.

생각해보기 13-16

탈출추간판이 어떻게 다리에 통증을 유발하는지 설명하시오.

사례연구 13.1

뇌종양

44세의 A는 일하던 중 전신 강직간대발작을 하였다. 그는 발작, 외상, 감염 그 외 질환의 과거력이 없었다. 검사결과 오른쪽 두정엽에 종양이 발견되었다. 수술로 종양을 제거하였으나 악성종양이 확산되어 완전히 제거하지는 못하였다. 추후 방사선 치료를 받기로 하였다.

1. 이 사례에서 필요한 진단검사에 대하여 간단히 기술하시오.
2. 발작성 활동에 대하여 설명하고 어떻게 관리해야 하는지 설명하시오.
3. 전신 강직간대발작의 각 단계, 순서에 대하여 기술하시오.

수술 후 A는 왼쪽의 현저한 쇠약 및 감각소실이 나타났다.

4. 이와 같은 증상을 뇌의 기능적 영역을 비교하여 설명하시오.

수술 며칠 후 A의 수술부위에서 세균감염이 발생하였다.

5. 왜 감염이 운동 및 감각 기능결핍을 증가시키는지 설명하시오.

감염은 빨리 치료되었으나 종양은 방사선과 항암화학요법에 반응하지 않았다. 결국 2달 후 종양의 크기가 비교적 커졌다.

6. 항암치료로 심한 빈혈, 구역 및 구토가 유발되었다. A에게 이러한 부작용이 다른 합병증을 유발시킬 수 있는 이유에 대하여 설명하시오(합병증에 대하여 명확히 기술하시오).
7. 이 시기에 A에게 도움이 될 수 있는 다양한 치료법 또는 지원 등을 추천하시오(가능하다면 당신의 전문분야에 초점을 맞추어 질문을 확장시켜 보시오).

A에게 심한 두통과 복시가 나타났고, 점차 졸음에 빠졌다. 항경련제를 투여하였으나 발작이 증가하였다. 또한 구토를 감소시키기 위한 약물을 투여하였다.

8. 이러한 증상에 대한 구체적인 근거에 대하여 설명하시오.

종양이 커짐에 따라 A의 맥박압(pulse pressure)이 증가하였다.

9. 이러한 징후의 원인을 설명하시오.
10. 혼수상태가 발생함에 따라 A에게서 나타날 수 있는 변화를 기술하시오.

사례연구 13.2

척수손상

17세의 B는 다리에서 다이빙을 하다가 물속에 있는 바위에 부딪혀 C5-C6의 압박골절을 당했다. 다행이 훈련된 안전요원인 동료가 그녀를 구하였고 이차 손상을 막았다. 응급실에서 그녀는 팔다리의 움직임, 감각 및 반사가 없음을 알게 되었다.

1. 척수손상이 발생할 수 있는 대상자를 다룰 때 주의가 필요한 이유를 설명하시오.
2. 압박골절에 대하여 설명하고 어떻게 신경학적 기능에 영향을 미치는지 기술하시오.
3. 초기에 반사가 소실되는 이유를 설명하시오. 어떤 종류의 마비인가?
4. B의 호흡기능에 장애가 언제든지 생길 수 있는 이유를 설명하시오.
5. 초기에 영구적 장애의 범위를 예측하기 어려운 이유를 설명하시오.

골절부위 압력을 줄이고 안정화(stabilize)시키기 위한 수술이 시행되었다.

6. 척수에 이차손상을 유발할 수 있는 추가적인 요인에 대하여 기술하시오.
7. 손상 직후 예상되는 B의 혈압 및 방광기능에 미치는 영향에 대하여 설명하시오.

수주가 지난 후 정규검사에서 다리에서 일부 척수반사가 돌아온 것으로 나타났다.

8. 반사회복의 중요성을 설명하시오.
9. 다음의 합병증이 발생할 수 있는 이유에 대하여 설명하고, 각각의 초기 징후를 기술하시오.
   a. 폐렴
   b. 욕창
   c. 근위축
   d. 구축
10. 위의 합병증의 위험을 최소화할 수 있는 방안에 대하여 간단히 기술하시오.

반사가 점차 돌아왔다. 어깨와 위팔의 근긴장도와 움직임이 확연히 좋아졌으나 다른 기능은 돌아오지 않았다.

11. 피부분절이 기능적 영역을 확인하는데 어떻게 도움이 되는지 설명하시오.
12. 반사가 회복됨에 따라 예상되는 장과 방광 기능의 변화에 대하여 기술하시오.

어느날, B는 감자기 심한 두통과 시야가 흐려짐을 경험하였다. 혈압은 210/120 mmHg였고, 맥박은 62회/분이었다.

13. 이러한 증상은 무엇 때문이고, 어떤 조치를 취해야 하는가?
14. B를 위한 재활프로그램의 구체적인 요소를 제시하시오. 특히 더 우려되는 부분에 대한 의견을 제시하시오.

사례연구 13.3

두개내압증가

16세 소녀인 R은 이제 막 운전면허를 취득하였다. 그녀는 친구들을 태우고 맥주와 술을 마실 수 있는 친구네 농장으로 "Bush party"를 하러갔다. 몇 잔 마신 후 새벽 2시에 파티에서 나왔다. 그녀의 친구들은 그녀가 안전벨트를 매려고 하는 것을 놀렸고, 어떤 친구는 아이라고 하며 놀렸다. 그래서 안전벨트를 매지 않은 채 집으로 운전을 하였다. 그녀의 차가 중앙선 너머로 미끌어지며 정면충돌하고 말았다. 가장 큰 손상은 그녀가 차에서 튀어나오며 심한 머리 부상을 입은 것이었다. 사고 후 즉각적인 치료가 가능한 외상센터로 이송되었다.

1. 검사결과 오른쪽 안구의 시신경유두부종, 측두부위의 경막밑혈종, 의식상실 및 통증자극에 감소된 반응을 보였다. 각 증상 또는 징후가 두개내압증가와 어떻게 관련이 있는지 설명하시오.
2. 경막밑혈종에 대하여 설명하고 혈종의 위치 및 어떻게 두개내압을 증가시키는지 기술하시오.
3. 양쪽 동공이 확대되었고, CT결과 뇌실 전위 소견이 나타났다. 이러한 소견은 무엇을 나타내는가?
4. 두개내 압력을 감소시키기 위한 수술이 시행되었다. R은 회복되었으나 청력, 기억력, 대화의 이해 등에 문제가 남아 재활이 필요한 상태이다. 이러한 장애가 학업에 어떤 영향을 미칠 것인가? 어느 부위의 피질이 손상되었는가?

사고 1년 후 R은 학교로 돌아갔고, 머리손상을 입은 이들을 위한 특별 교육 프로그램의 도움으로 졸업하였다.

사례연구 13.4

다발경화증

36세 여성인 W는 다발경화증 진단을 받았다. 그녀는 왼쪽 시야의 일부 소실과 왼쪽 다리의 쇠약 소견을 보였다. 그녀의 어머니도 다발경화증을 앓았었다.

1. 진단검사와 과거력에서 다발경화증을 의미하는 요소를 설명하시오.
2. 다발경화증의 병태생리에 대하여 기술하시오.
3. 시력과 운동 기능결핍을 유발하는 부위의 위치에 대하여 설명하시오.
4. W가 경험할 수 있는 다발경화증의 전형적인 질병과정에 대하여 기술하시오.
5. 증상 악화를 최소화할 수 있는 방안을 제시하시오.
6. 만성 신경학적 문제를 가진 대상자에서 발생가능한 특정 합병증을 피하는데 적절한 영양과 수분공급이 중요한 이유를 설명하시오.
7. 중등도 활동 프로그램의 중요성을 설명하시오.

사례연구 13.5

알츠하이머병

D는 50세에 알츠하이머병이 발병하였다. 초기 증상은 간간히 판단 실수를 하거나 남을 비판하는 것이 증가하는 등 모호하였고, 돌이켜 생각해봐야 알아차릴 수 있었다. 수년 후 수차례 극도의 분노 발작이 있고 나서 알츠하이머병의 진단을 받았다. 이때 그의 아버지가 알츠하이머병이었다는 것을 추측할 수 있었으나 진단을 받지 않은 채 다른 이유로 이미 사망하였다.

1. 알츠하이머병의 초기에 진단이 어려운 이유는 무엇인가?
2. 가족성 요인이 관련 있는가?
3. 알츠하이머병의 뇌에서 일어나는 병리학적 변화에 대하여 기술하시오.

의사는 콜린에스터분해효소억제제인 galantamine (Reminyl)를 처방하였고, 적절한 활동을 제공하는 그룹센터에 정기적으로 방문하도록 하였다.

4. 이러한 약물이 알츠하이머병 치료에 어떻게 도움이 되는가?

2년 후 퇴행이 급속도로 진행되었다. Galantamine을 최고 용량으로 사용해도 효과가 없었다. 그는 어떠한 변화에도 혼동을 느꼈고, 간단한 활동도 하기 어려웠다. 심지어 가족과의 의사소통에도 장애가 있었다.

5. 알츠하이머병의 말기에 예상되는 변화에 대하여 기술하시오.

단원 요약

뇌와 척수는 기능과 관련된 특정 영역이 지도로 표시되어 있다. 특정부위가 손상되면 정확한 원인에 관계없이 명확한 기능장애와 증상(국소 증상)이 나타난다. 뇌의 오른쪽부분의 손상(운동 혹은 감각피질)은 신체의 반대쪽에 영향을 미친다. 그물체활성계가 눌리거나 대뇌피질의 넓은 부분이 손상 받으면 의식상실이 나타난다. 실어증의 경우 의사소통 장애가 있는데, 표현실어증이나 수용실어증 혹은 두 형태 모두 나타날 수 있으며, 이는 우성 대뇌반구(좌뇌)의 브로카 영역이나 베르니케 영역의 손상과 관련된다. 중추신경계에서는 신경세포의 재생 혹은 대치가 일어나지 않는다. 지연이상운동증과 같은 운동 장애는 신경이완제 및/또는 항정신병 약물의 장기간 사용과 관련된 비자발이고 반복적인 운동으로 나타난다.

두개내압증가

- 모든 형태의 뇌 병변에서 의식저하, 두통, 구토, 맥박압증가, 시신경유두부종, 고정되고 확장된 동공, 뇌척수압증가와 같은 두개내압증가 징후가 흔히 나타난다.
- 뇌의 양성과 악성종양은 모두 국소적 영향을 미치며 두개내압을 증가시키고 생명을 위협한다.

혈관 문제

- 일과성허혈발작은 혈액공급이 일시적으로 감소되면서 나타나며, 언어 혹은 운동기능이 일시적으로 손상된다. 이것은 혈액 흐름의 차단이 임박했음을 경고하는 것일 수 있다.
- 뇌졸중은 죽종이나 색전 또는 출혈로 인해 뇌의 특정 부위의 혈액공급이 모두 차단되고, 결과적으로 경색이 나타나며 발생한다. 초기 48시간 동안 신경학적 결손과 함께 대뇌 부종이 나타난다. 곁순환이 형성되거나 혹은 즉각적인 혈전용해는 영구적인 손상을 최소화할 수 있다.
- 뇌동맥류는 흔히 매우 커지거나 파열이 일어나기 전에는 증상이 없고, 진단되지 않는다.

감염

- 수막염은 흔히 meningococcus에 의해 일어나며 종종 상기도에서 전파되나, 개별 상황에 따라 다른 미생물에 의해서도 감염이 일어난다. 수막의 염증과 부기는 두개내압을 증가시키지만 국소적 증상은 나타나지 않는다. 전형적인 징후는 심한 두통, 목경축, 눈부심, 졸음증, 구토이다.
- 뇌염은 뇌실질 또는 뇌와 척수의 결합조직의 감염이다. 괴사와 염증은 뇌조직에서 발생하고 영구적인 손상을 일으킨다. 뇌염은 바이러스성이지만 다른 미생물에 의해 유발되기도 한다. 초기 증상은 심한 두통, 목강직, 졸음증, 구토, 발작 및 열 등이다.

외상

- 뇌손상은 일과성 기능장애(뇌진탕)처럼 경미하거나, 뇌조직의 심각한 광범위 손상(복합 머리뼈 골절)과 같이 매우 심각할 수 있다. 염증과 출혈은 두개내압을 높이고, 일차적 손상부위와 맞충격으로 국소 증상이 나타날 수 있다. 이차적 뇌손상은 쇼크 혹은 다른 전신적 요인으로 인한 허혈, 감염, 혈종에 의해 일어난다.
- 척수손상은 척추의 탈구 혹은 골절로 굽힘, 과다폄, 압박 혹은 관통 외상시 나타난다. 추가적 신경손상은 출혈, 염증 혹은 혈관경련에 의해 일어난다. 손상 직후, 척수 쇼크단계에서 손상 수준과 그 아래 부위에 해당하는 반사와 모든 기능이 사라진다. 이 단계 이후 손상 수준 아래의 반사기능은 회복되고, 다른 기능은 척수 손상정도와 손상 수준에 따라 돌아올 수 있다. 목신경 손상의 경우 가로막신경 기능 손상과 관련된 호흡부전의 위험 때문에 특히 위험하다.

선천성 신경계 질환

- 수두증은 신생아에게 나타나는 질환으로, 과잉 뇌척수액으로 머리뼈가 분리되고, 머리가 커지며, 뇌조직을 압박하는 증상이 발생한다. 손상이 계속되는 것을 방지하기 위해 뇌척수액의 새로운 통로로 션트(shunt)를 만들어 줄 수 있다.
- 이분척추는 많은 신경관의 발달상의 결함과 관계가 있다. 가장 심각한 형태인 척수수막탈출증은 결손된 척추로 척수막이나 뇌척수액뿐만 아니라 척수와 척수신경까지 탈출되어, 척수 탈출부위와 그 아래 부위의 신경계 기능장애가 발생한다.
- 뇌성마비는 태아발달 과정에서 또는 신생아기에 발생한 뇌손상으로 인한 장애를 말하며, 모두 운동기능장애와 관련이 있다. 손상 받은 뇌의 위치에 따라 다른 이상증상(예 : 발작 또는 인지장애)이 다양하게 나타난다.
- 발작은 다양한 증상으로 나타나는데, 뇌에서 통제할 수 없는 신경세포방전이 가끔씩 과다하게 유발되는 장애이다. 강직간대 유형인 전신발작(대발작)은 조짐, 의식상실, 긴장성 근위축, 비명, 간대–근위축, 정지, 발작 후 회복의 순서로 전형적인 양상이 나타난다.

만성퇴행성질환

- 다발경화증은 중추신경계에서 점진적으로 말이집 탈락 현상이 특징이며, 운동기능, 감각기능, 자율신경계 기능이 손상된다. 임상증상은 침범된 부위와 악화기의 횟수에 따라 개인마다 다양하다.
- 파킨슨병은 바닥핵의 퇴행성 변화로 인한 도파민 결핍과 관련이 있다. 추체외로계 장애로 떨림, 근육경축, 팔 흔들기 같은 비자발운동의 상실이 나타난다.
- 근위축측삭경화증은 위/아래운동신경의 퇴화가 특징으로, 지적기능은 유지되는 반면, 뼈대근육은 점진적으로 약해진다.
- 헌팅턴병은 상염색체 우성유전질환으로 중년이 될 때까지 증상이 분명하게 나타나지 않는 것이 특이하다. 뇌의 위축과 신경전달물질의 감소로 춤추는 듯한 무도운동과 진행성 인지장애가 나타난다.
- 알츠하이머병은 치매의 일종으로, 점진적인 지적기능의 상실과 성격변화가 나타나는 질환이다. 피질위축과 신경세포의 다른 병리적 변화로 신경전도에 장애가 생기며, 뒤이어 모든 기능이 저하된다.

정신장애

- 조현병은 뇌의 특정 화학적, 물리적 이상과 관련이 있으며, 붕괴된 사고과정, 망상, 반응감소 등이 나타난다.
- 우울증은 흥분성 신경전달물질의 결핍과 관련된 수많은 기분장애를 포함한다. 우울증은 여러 전신질환으로 인해 이차적으로 발생할 수도 있다.
- 공황장애는 강한 공포와 불안을 느끼는 공황발작이 자주 발생하고 또한 지속되는 경우에 진단을 내린다. 화학적 불균형이 원인으로 추정된다.

척수질환

- 탈출추간판은 노인 또는 척추외상이나 척추에 과도한 스트레스가 있는 경우에 흔히 발생된다. 섬유테가 파열되면서 내부 속질핵이 돌출되어 척수신경이나 척수신경뿌리를 압박하게 되는데, 이로 인해 통증과 근쇠약이 발생한다.

학습문제

1. a. 깊은 혼수상태의 영향과 정상 의식상태가 어떻게 다른지 기술하시오.
   b. 왼쪽 편마비, 수용실어증, 청력소실을 유발하는 손상 부위를 기술하시오.
2. a. 두개내압증가의 시각적 징후를 기술하시오.
   b. 두개내압증가에서 두통이 발생하는 근거를 설명하시오.
   c. 두개내압증가에서 일어나는 활력징후의 변화를 기술하시오.
3. a. 전두엽 종양에서 나타나는 흔한 증상과 징후를 제시하시오.
   b. 왼쪽 두정엽의 종양에 의한 초기 증상과 진행됨에 따라 나타나는 증상을 예측하시오.
   c. 후두엽 및 뇌줄기에 위치한 비슷한 크기의 종양의 영향을 비교하시오.
   d. 뇌종양 대상자에서 압력 증가에 따른 일반적 징후가 나타나는지 설명하시오.
4. a. 일과성허혈발작과 뇌졸중의 병태생리와 영향을 비교하시오.
   b. 3가지 종류의 뇌졸중에서 손상의 원인 및 손상 정도를 비교하시오.
   c. 뇌졸중으로 인한 영구적 손상을 최소화할 수 있는 주요인을 기술하시오.
5. a. 수막염의 원인 미생물 및 주 이환 연령대를 나열하시오.
   b. 수막염, 뇌고름집을 포함한 뇌감염의 주요 징후와 일반적 감염의 징후를 기술하시오.
6. a. 개방머리손상과 폐쇄머리손상 각각의 정의, 영향 및 잠재적 합병증을 비교하시오.
   b. 경막외혈종의 위치, 일반적 원인 및 기본적 영향을 기술하시오.
7. a. 낙상에서 척수가 손상을 받을 수 있는 두 가지 방법을 기술하시오.
   b. 척수손상 직후 며칠 동안은 영구적 손상의 정도를 예측하기 어려운 이유를 설명하시오.
   c. C4-C5의 척수절단 시 절단 직후의 영향과 척수쇼크로부터 회복된 후의 영향을 기술하시오.
   d. 자율신경 반사이상의 원인과 영향에 대하여 기술하시오. 스트레스 반응에서의 징후와 어떻게 다른가?
8. a. 교통수두증과 무교통수두증의 병태생리를 비교하시오.
   b. 어른에서 수두증이 일어나는 이유를 설명하시오.
9. 척수수막탈출증과 뇌성마비의 병인, 운동기능의 영향, 의사소통을 비교하시오.
10. a. 전신 강직간대발작에서 발생하는 사건의 순서를 기술하시오.
    b. 뇌전증지속상태를 정의하시오.
    c. 국소발작이 머리손상을 유발할 수 있는 이유를 설명하시오.
11. 다발경화증과 파킨슨병의 병태생리 및 초기 징후를 비교하시오.
12. 우울증과 공황장애를 다음에 따라 구분하시오.
    a. 분류
    b. 두 가지 주요 증상 및 징후
    c. 권장되는 약물 치료
13. 탈출추간판을 유발하는 요인을 기술하시오.
14. 통증이 탈출추간판의 흔한 지표인 이유를 설명하시오.

제 14 장

눈, 귀, 기타 감각기관 질환

학습목표

이 장을 학습한 후에, 학생들은 다음을 할 수 있다 :

1. 감각 수용체를 정의할 수 있고 위치와 자극에 따라 분류할 수 있다.
2. 원시, 노안, 근시, 난시, 약시, 안진과 같이 시력에 손상을 주는 일반적인 구조적 결함에 대해 서술할 수 있다.
3. 눈에 흔한 감염과 눈감염이 시력에 미치는 영향을 서술할 수 있다.
4. 안압의 증가 기전과 안압의 증가가 시력에 미치는 영향을 설명할 수 있다.
5. 만성 녹내장, 급성 녹내장, 백내장, 황반변성, 망막박리의 징후와 그 이유를 비교하고 설명할 수 있다.
6. 망막박리의 기전과 망막박리가 시력에 미치는 영향을 서술할 수 있다.
7. 난청의 종류와 각각의 예를 설명할 수 있다.
8. 중이염의 원인과 병태생리, 징후를 서술할 수 있다.
9. 귀경화증과 메니에르증후군의 병태생리와 징후를 서술할 수 있다.
10. 급성 중이염, 만성 중이염, 메니에르증후군, 그리고 뇌의 청각 영역 손상이 영구적인 청력 손실을 유발하는 기전을 설명할 수 있다.

주요 용어

복시(diplopia)
외수용기(exteroceptor)
귀독성의(ototoxic)
눈부심(photophobia)
고유감각기(proprioceptor)
처짐(ptosis)
굴절(refraction)
귀울림(tinnitus)
트라코마(trachoma)
내장수용기(visceroceptors)
시력(visual acuity)

1. 눈(Eye) 질환

1) 구조적 결함

눈에 구조적 결함이 있으면 망막에 뚜렷한 상이 맺히지 못한다.

- 근시(myopia, nearsightedness)는 안구의 전후 길이가 길어서 상이 망막의 앞에서 맺히는 것이다(그림 14-1).
- 원시(hyperopia, farsightedness)는 안구의 전후 길이가 짧아 상이 망막의 뒤에서 맺히는 것이다. 근시와 원시의 경우 흐릿한 상이 렌즈로 교정될 수 있다. 근시의 경우 오목렌즈로, 원시는 볼록렌즈로 망막에 상을 맺히게 할 수 있다.
- 노안(presbyopia)은 나이가 많아 생기는 원시를 의미하며 수정체의 탄력성 소실로 인해 조절능력(accommodation)이 감소되었을 때 나타난다.
- 난시(astigmatism)는 각막이나 수정체의 불규칙한 만곡으로 발생된다.
- 사시(strabismus, squint 또는 cross eye)는 안구의 편향으로 인해 나타나는 것으로, 복시(diplopia)를 일으킨다. 사시는 약하거나 긴장이 과도하고, 짧은 근육에 의해, 또는 신경의 결함에 의해 유발된다. 어린 아이들의 경우 약시(amblyopia)를 예방하기 위해 즉각적으로 사시를 교정해야 한다. 약시는 사시가 있는 눈에서 상이 맺히는 것을 뇌에서

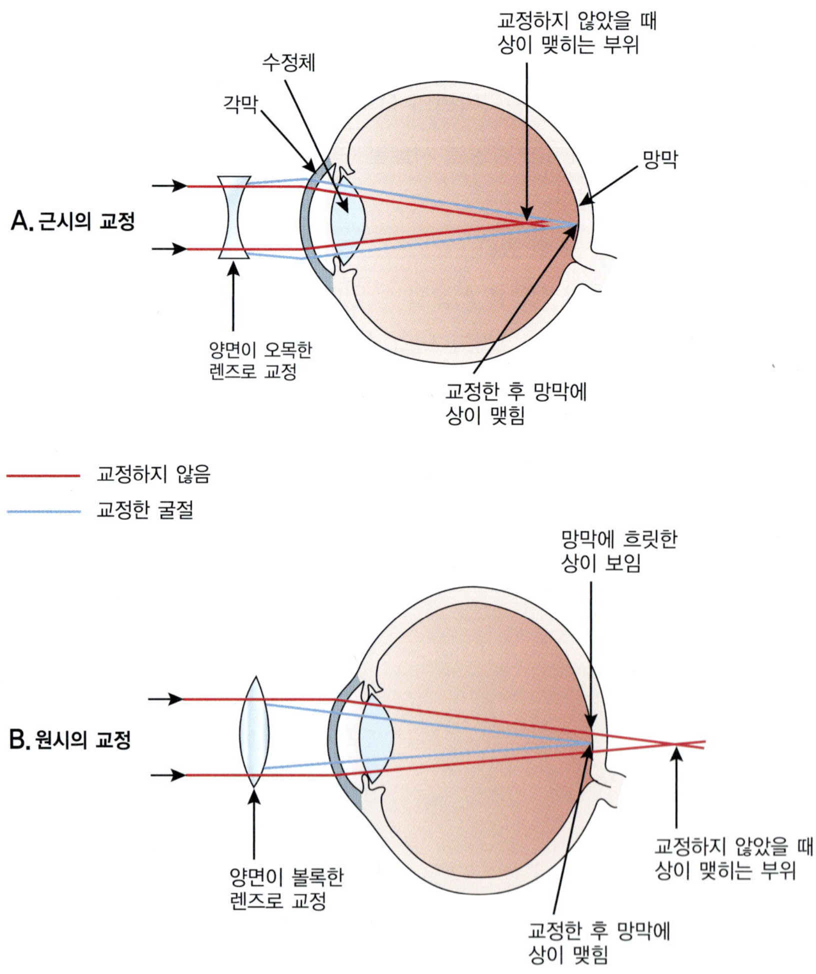

그림 14-1. 눈의 굴절 결함

억제하여 나타난다.

- 안진(nystagmus)은 안구의 불수의적이며 비정상적인 움직임이다. 안구에 앞뒤로 율동적인 움직임, 갑작스러운 경련성 움직임, 또는 원을 그리는(circular) 움직임이 있다. 이러한 비정상적인 움직임은 신경학적 원인, 내이 손상, 소뇌 손상, 또는 약물 독성에 의해 발생한다.
- 복시 또는 위눈꺼풀(upper eyelid)이 마비되어 나타나는 처짐(ptosis)은 뇌신경 손상에 의한 눈바깥근육(extraocular muscle) 마비로 인해 발생한다.

2) 감염과 외상

다래끼(stye, hordeolum)는 눈꺼풀의 모낭 감염으로 일반적으로 staphylococci에 의해 감염된다. 눈꺼풀이 붓고, 붉은 덩어리가 형성되어 눈을 깜박일 때마다 불편하다.

(1) 결막염(Conjunctivitis)

결막염은 눈꺼풀과 공막을 덮고 있는 결막에 표재성 염증이나 감염이 있는 것을 의미한다. 결막염 감염의 주요 원인은 세균 또는 adenovirus이지만, herpes simplex virus, varicella-zoster virus, 코로나19(COVID-19)를 일으킨 바이러스를 포함한 기타 바이

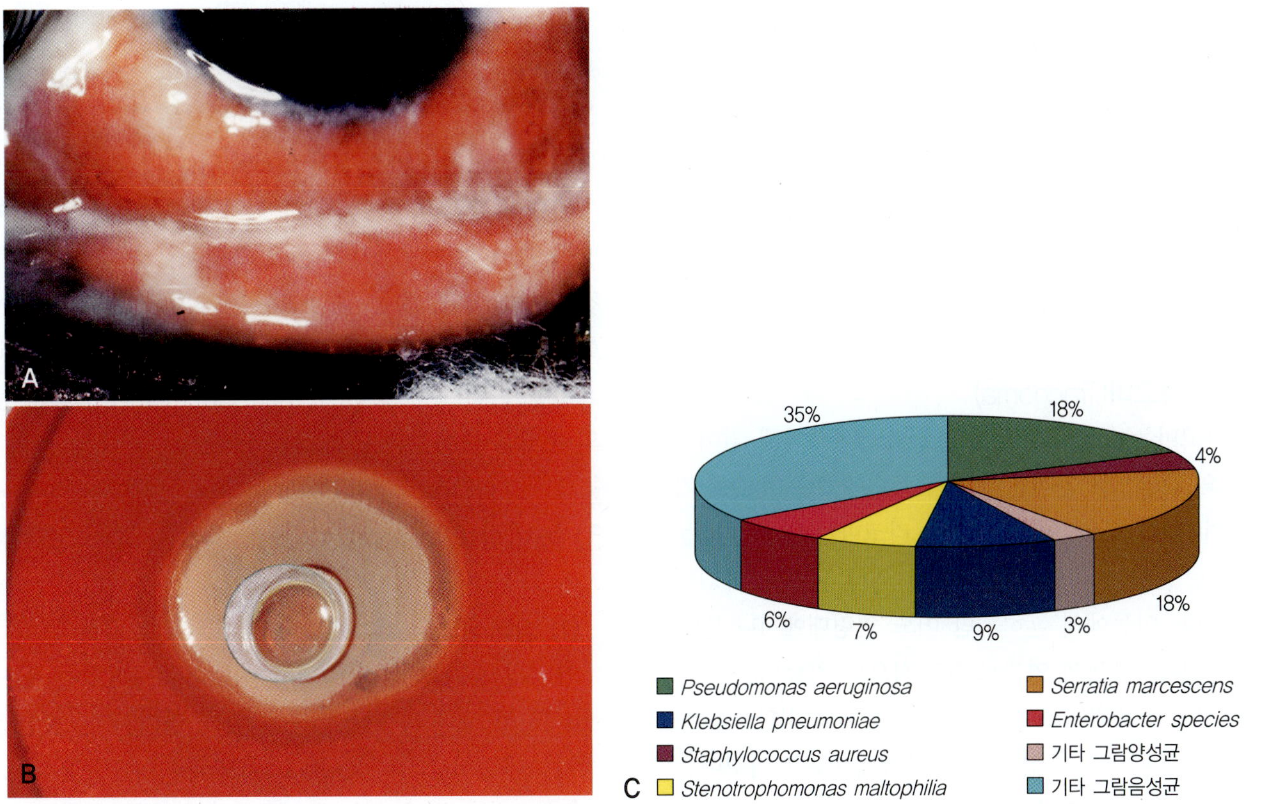

그림 14-2. 눈의 감염

A. 임균결막염(gonococcal conjunctivitis)은 임균(*Neisseria gonorrhoeae*)에 의해 일어나며, 눈이 충혈되고 다량의 분비물이 나타남. B. 궤양성 각막염(ulcerative keratitis) 대상자의 소프트 콘택트 렌즈 주변에서 성장하는 녹농균(*Pseudomonas aeruginosa*) C. 콘택트 렌즈와 용액에서 발견된 세균의 비율.

(*From Mahon CR, Manuselis G* : Textbook of Diagnostic Microbiology, *ed 2, Philadelphia, 2000, Saunders*)

러스에 의해서도 발생할 수 있다. 공기에 있는 알레르기 항원이나 자극적인 화학물질이 염증의 주된 원인이며 발적, 가려움, 다량의 눈물이 생긴다.

*Staphylococcus aureus*는 전염성이 있는 급성접촉결막염(pinkeye)을 일으키며, 특히 아동에서 많이 발생한다. 눈의 공막과 눈꺼풀이 붉어지고 화농성 분비물이 나온다. 급성접촉결막염은 손과 오염된 수건에 의해 전파된다. 감염원을 줄이고, 각막 손상을 방지하기 위해 항생제 치료가 필요하다.

콘택트 렌즈는 결막염과 각막염 같은 감염을 유발하는 세균의 서식처가 된다(그림 14-2B, C). 또 다른 원인으로는 오염된 안약과 화장품이 있다. 유효기간이 지난 안약이나 눈 화장품은 사용하면 안 된다. 감염을 일으키는 균은 다양한 미생물 중 하나일 수 있다.

클라미디아 감염(*Chlamydia trachomatis*)과 임질(gonorrhea)은 생식기를 통해 감염되는 성매개질환(sexually transmitted diseases, STD)으로, 신생아의 눈에 감염을 유발할 수 있다. 이러한 감염을 예방하기 위해 출생 후 신생아에게 정기적인 항생제 투약이 필요하다. 임균(*Neisseria gonorrhoeae*)은 눈에 자주 전파되는 균으로 결막염을 일으킨다(그림 14-2A). 눈의 충혈과 매우 많은 분비물이 전형적인 징후이다.

(2) 트라코마(Trachoma)

트라코마는 *Chlamydia trachomatis*에 의해 일어나는 눈의 감염으로 눈꺼풀의 내측 표면에 소포(follicle)가 생기며 매우 전염성이 강하다. 트라코마는 얼굴이나 눈을 씻는 물이 부족하거나 파리에 의해 균이 전파되어 발생한다. 아동에서 흔하지만 어느 연령대에서나 발생할 수 있다. 항생제 연고로 효과적으로 치료되지 않으면 눈꺼풀에 흉터(scar)가 형성되어 속눈썹이 안쪽을 향하게 되고, 각막을 손상시킨다. 세계적으로 트라코마는 시력상실의 가장 흔한 원인이지만 쉽게 치료되고 예방될 수 있다. 대상자들이 눈이 가렵고 삼출물이 없는 증상을 호소하는 것은 일반적이다. 상안검을 바깥쪽으로 뒤집을 때 진주같은 소포가 보이는 것이 특징이다.

(3) 각막염(Keratitis)

각막염은 보통 심한 통증을 동반하는 각막 염증이다. 각막에는 수많은 통각 수용체(제5 뇌신경인 삼차신경)가 있기 때문에 심한 통증과 눈부심(photophobia)이 일어날 수 있다. 각막염은 전형적으로 각막의 감염이나 손상에 의해 발생한다. Herpes simplex virus는 각막의 염증과 궤양을 일으키는 원인균 중 하나이다. 바이러스는 입 주변의 포진병터(herpes lesion)를 만진 손에 의해 또는 치과 진료시 포진에 오염된 타액이 분무되면서 전파된다. 각막염이 되면 각막의 궤양과 흉터조직 형성에 의한 시력 저하의 위험이 증가하게 된다. 각막 질환은 안과 치료를 받아야 한다.

각막의 손상은 시력상실의 위험을 증가시킨다. 각막은 정교한 구조이며, 빛이 통과하는 통로이다. 눈꺼풀 아래 걸린 이물질이나 손상된 콘택트 렌즈 또는 각막을 직접적으로 긁는 물질에 의해 각막에 찰과상(abrasion)이 생긴다. 찰과상은 각막 염색(fluorescein stain)을 이용하여 확인할 수 있다. 관통상은 내부구조의 손상이나 초자체액의 소실을 일으킨다.

눈은 화학제품, 용액, 연기에 의해 손상받기 쉽다. 이때는 즉시 흐르는 차가운 물에 오랫동안 눈을 씻어내는 것이 중요하다. 씻는 동안에는 눈을 뜬 상태로 있어야 한다. 보호안경 착용, 손으로 눈 만지지 않기, 그리고 적절한 콘택트 렌즈 관리 등과 같은 예방적 방법은 눈의 손상을 줄이는데 큰 도움이 된다.

3) 녹내장(Glaucoma)

(1) 병태생리

안압의 증가로 인해 발생하는 녹내장은 방수(aqueous humor)의 과도한 축적에 의해 일어난다. 좁은전방각녹내장(narrow-angle glaucoma)은 전방 앞에 있는 각막과 홍채 사이의 각이 좁아져서 발생하는데 홍채 전방의 비정상적인 유착과 같은 요인에 의해 생긴다. 노화로 인해 수정체가 커지면 홍채가 앞쪽과 옆쪽으로 밀린다. 이렇게 되면 동공이 산대되고 홍채가 두꺼워

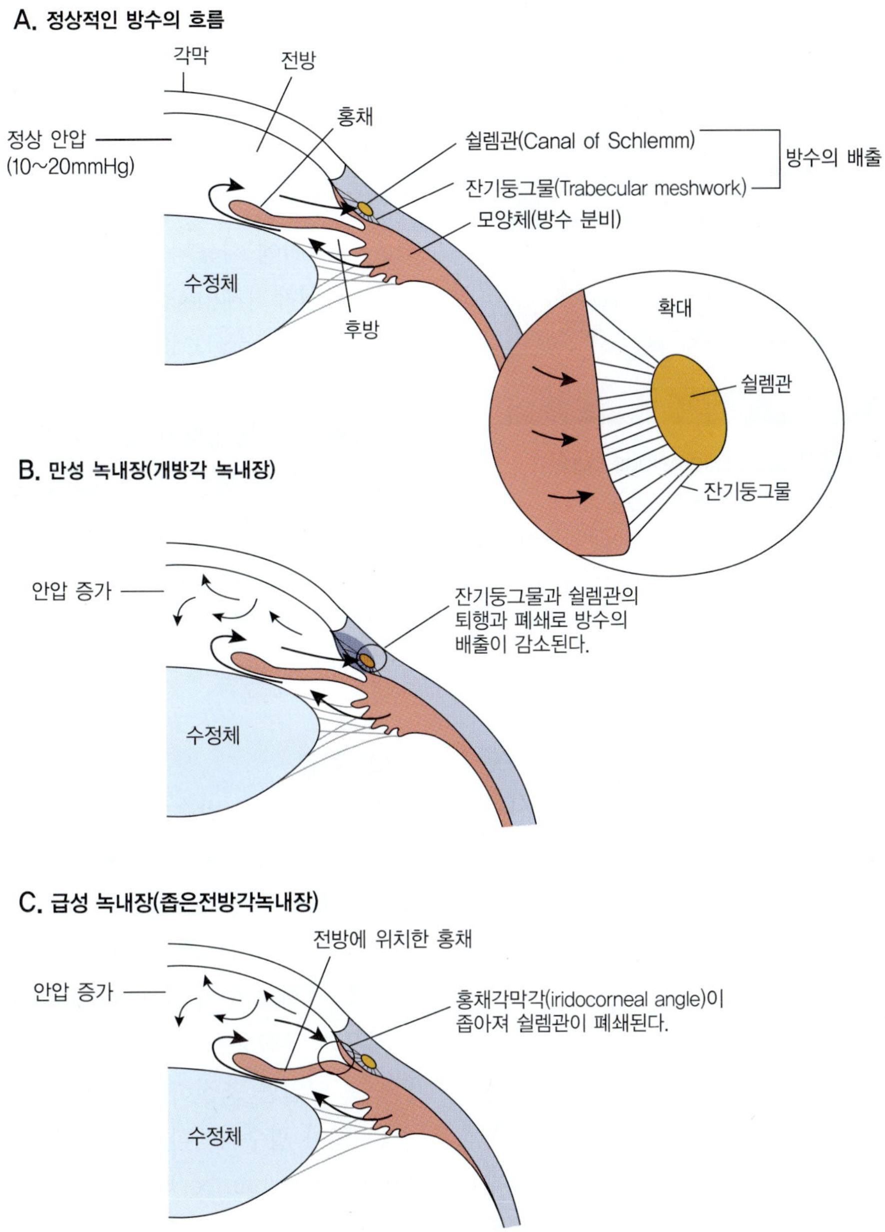

그림 14-3. 녹내장

질 때 각막과 홍채 사이각이 막혀 방수가 배출되는 길이 폐쇄되어 방수가 증가되므로 안구 내 압력이 매우 높아진다(그림 14-3). 이로 인해 급성 녹내장이 발생하며 갑자기 안압이 상승한다.

만성 녹내장은 광우각형 녹내장(wide-angle glaucoma) 또는 개방각 녹내장(open-angle glaucoma)이라고 하며, 노인에게 흔한 퇴행성 질환이다. 잔기둥그물(trabecular meshwork)과 쉴렘관(canal of Schlemm)이 폐쇄되어 방수 배출이 점차적으로 감소된다. 안압은 서서히 증가되며 보통 증상이 없다. 안압이 증가되어 망막세포의 혈류를 압박하게 되면 망막세포의 허혈과 손상이 유발된다. 주변 시야를 담당하는 수용체 세포를 포

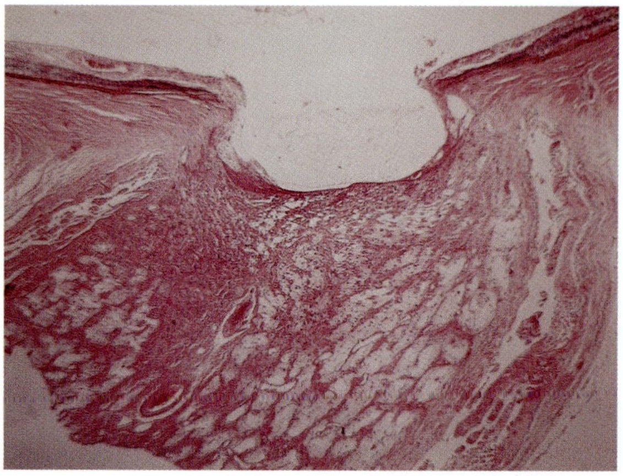

그림 14-4. 녹내장성 컵(glaucomatous cup)
시신경 섬유의 손실로 시신경유두가 함몰되어 있음.
(*From Cotran RS, Kumar V, Collins T* : Robbins Pathologic Basic of Disease, *ed 6, Philadelphia, 1999, Saunders.*)

함한 망막의 전방부가 먼저 영향을 받는다. 안구 내 압력이 계속 증가하면 망막과 시신경이 더욱 손상된다. 동공을 통해 안저(ocular fundus)를 검사해보면 시신경섬유가 압박되어 시신경유두(optic disc)가 부식되거나 컵모양(cupped)으로 나타난다(그림 14-4). 망막과 시신경 손상은 비가역적이므로 결국 시력을 잃게 된다.

(2) 병인

만성 녹내장은 노인에게 빈번하게 일어나며 일반적으로 50세에 시작된다. 좁은전방각녹내장은 발달상의 문제, 노화, 눈의 손상이나 감염으로 인한 흉터조직에 의해 발생한다. 선천성 녹내장은 열성과 우성 유전질환으로 발생한다.

(3) 증상 및 징후

만성 녹내장은 점진적으로 발병하며 초기 지표는 안압 증가이다. 안압 증가가 유일한 징후이기 때문에 노인에게는 정기적인 선별검사가 추천된다. 물체에 초점을 맞추기 위해 눈의 방향이 자동적으로 적응되기 때문에 안압검사 외에는 초기의 주변 시야 상실을 확인하기 어렵다.

시간이 지나면서 압력이 증가하면, 각막 부종과 굴절 변화로 인해 흐려보임(blurred vision)이 생기며 테(halo)가 보인다. 안압 증가로 각막의 통증 수용체가 자극되면 눈에 경미한 불편감이 발생한다.

광우각형 녹내장 대상자에 있어서 감기나 건초열(hay fever)에 사용되는 혈관수축제(vasoconstrictors) 또는 충혈제거제(decongestants)와 같은 아드레날린성 약물(adrenergic drug)의 투여와 스트레스, 또는 어두운 곳에 계속 있는 상태는 동공 산대를 일으키며 이로 인해 급성 녹내장이 시작될 수 있다. 안압이 급격히 상승되면 눈의 통증, 구역(nausea), 그리고 두통이 발생하며, 복시가 나타나고, 각막이 부풀어 오르고 뿌옇게 된다. 동공이 산대되며 빛에 반응하지 않는다. 이러한 상황에서 영구적인 손상을 예방하기 위해서는 즉각적인 치료가 필요하다.

(4) 치료

만성 녹내장은 방수의 분비를 줄이는 안약(예: timidol, betaxolol, beta adrenergic blocking agent) 또는 동공수축제(예: pilocarpine, miotic agent, cholinergic agent)를 규칙적으로 투여한다. 어떤 약들은 탄산탈수소효소 억제를 통해 안구내압을 감소시킨다. 약물의 상호작용과 부작용을 신중히 검토해야 한다. 규칙적인 투약으로 안압을 조절하여 망막 손상의 위험성을 최소화하는 것이 필수적이다. 약물에 반응하지 않는 경우 앞방(anterior chamber)을 깊게 하여 방수의 배액을 증가시키는 레이저 섬유주성형(trabeculoplasty)이나 섬유주절제(trabeculectomy)를 시행할 수 있다.

급성 녹내장(좁은전방각)이 심하다면 홍채의 일부를 제거하여 쉴렘관으로 배액되는 길을 열어주는 홍채절제(iridectomy)가 필요하다. 레이저 홍채절제는 일반적인 비침습적인 시술이다.

4) 백내장(Cataract)

백내장은 정상적으로 투명한 수정체를 혼탁시켜 빛

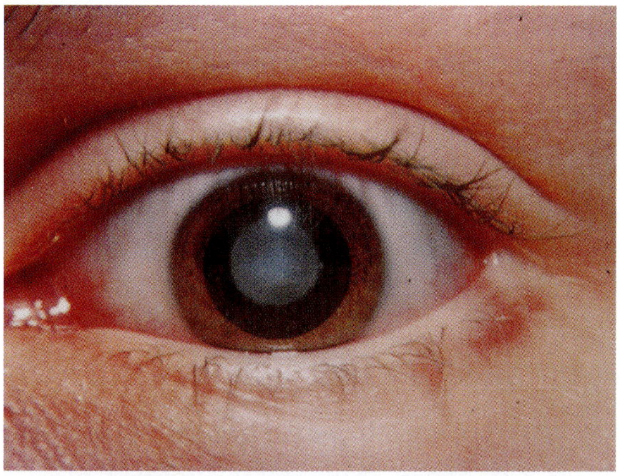

그림 14-5. 백내장이 있는 눈의 모양

(Courtesy of Ophthalmic Photography at the University of Michigan W.K. Kellogg Eye Center, Ann Arbor, from Black JM, Hawks JH : Medical-Surgical Nursing : Management for Positive Outcomes, *ed 7, Philadelphia, 2005, Saunders.)*

의 투과를 방해한다(그림 14-5). 혼탁의 크기, 부위, 불투명도는 개인에 따라 다양하며 두 눈에서 다르게 나타날 수 있다. 이러한 변화는 노화와 관련된 퇴행이나 당뇨병과 같은 대사성 장애, 과도한 태양광선에의 노출에 의해 일어난다. 선천성 백내장은 풍진(rubella)이나 톡소포자충증(toxoplasmosis)에 의한 모체 감염으로 발생한다. 외상성 백내장은 눈에 타격을 받아 발생하며 수정체에 홍채의 색소가 침착된다. 이러한 손상은 격렬한 운동 시 눈을 보호하지 않을 경우 잘 발생한다.

시간이 지남에 따라 흐릿한 시야 범위가 넓어지고 점점 더 어둡게 보이는 것이 유일한 지표이다. 손상의 속도는 상당히 다양하며, 한쪽 눈이 다른 눈에 비해 더 빨리 나빠지기도 한다. 일상생활에 지장을 줄 정도로 심한 경우에는 손상된 수정체를 제거하고 인공 수정체로 대치할 수 있다. 수술 전 검사로 망막 기능, 안압, 종양과 같은 다른 병변의 가능성을 사정하는 것이 필수적이다. 백내장 수술은 일반적으로 통원수술이 가능하다. 수정체 내 퇴행된 부위를 수정체유화로 파괴한 후 흡인으로 제거하고 인공 수정체를 이식한다.

수술 후 녹내장을 예방하기 위해 주변홍채절제(peripheral iridectomy, 홍채의 주변부나 뿌리 부분 절제)를 할 수도 있다.

테크놀로지
백내장과 인공지능

백내장은 전세계적으로 시각장애를 일으키는 주요 원인이다. 최근 안과 영역에서 인공지능 활용이 주목받고 있다. 이 분야의 무궁무진한 데이터는 알고리즘 개발에 유용하다. 인공지능이 당뇨병성 망막병증, 노화 관련 황반변성, 녹내장 등 일부 노화 관련 안질환에서 이미 사용되고 있지만, 백내장 분야의 인공지능 개발은 아직까지는 상대적으로 미흡하다. 그러나, 곧 임상 데이터의 디지털화가 진행됨에 따라 백내장 관련 응용 프로그램(앱, application)은 현저히 진보하게 될 것이다. 인공지능은 가상 현실과 함께 이미 백내장 수술에 대한 전통적인 접근방식을 변화시켰다.

5) 망막박리(Detached Retina)

망막박리는 망막이 심한 근시, 노화에 따른 퇴행, 망막의 흉터조직으로 인해 망막이 찢어질 때 발생하는 급성문제이다. 찢어져서 느슨한 망막 뒤로 초자체액이 흘러들어간다. 초자체액이 계속해서 망막 뒤로 스며들면 망막과 맥락막 사이가 벌어지고, 망막세포가 맥락막의 혈관으로부터 영양소를 공급받지 못하게 되어 기능을 상실하게 된다. 기능이 상실된 망막부위는 시야에서 검게 보인다. 박리가 계속되면 망막은 영양소를 공급하는 맥락막에서 떨어져 사멸한다.

박리로 인한 통증은 없으나, 초기에 혈액이나 삼출액이 박리부위에서 흘러나오면서 시야에 밝은 빛이나 어두운 부유물을 볼 수 있다. 시야에서 어둡고 보이지 않는 부위가 생기게 되며, 시간이 흐르면서 크기가 증가한다. 전형적으로 시야에 어두운 커튼(curtain)이 가로드리워진 것 같이 보인다.

공막죔밀착술(scleral buckling), 레이저 치료와 같은 외과적 수술을 가능한 빨리 수행하여, 비가역적 손상이 발생하기 전에 망막세포에 영양소를 제공하는 맥락막의 적절한 위치에 망막을 다시 붙여야 한다. 망막박리는 재발될 수 있으며 시력상실을 예방하기 위한 즉각적인 조치가 필요하다.

6) 황반변성(Macular Degeneration)

나이관련 황반변성(age-related macular degeneration, AMD)은 노인 시력상실의 흔한 원인이다. 황반변성은 유전적 요인과 환경적 요인(자외선, 약물)에 의해 발생하는 것으로 알려져 있다. 젊은층에서는 유전적 요인이 더 강하게 나타난다.

망막의 중심부이면서 원뿔세포(cone cell)가 밀집되어 있는 황반의 중심오목(fovea centralis) 부위에서 변성이 일어난다. 황반변성에는 두가지 형태가 있다.

- 가장 흔한 형태는 위축성(atrophic) 또는 건성(dry) 황반변성으로 침전물이 망막세포에 형성되어 망막세포를 서서히 파괴한다.
- 또 다른 형태인 삼출성(exudative) 또는 습성(wet) 황반변성은 맥락막에 비정상적인 누출성 신생혈관이 형성되어 망막을 급속히 파괴하는 것이다.

모든 형태의 황반변성에서 맥락막에서 망막으로의 영양소 공급이 더 이상 이루어지지 못하게 된다.

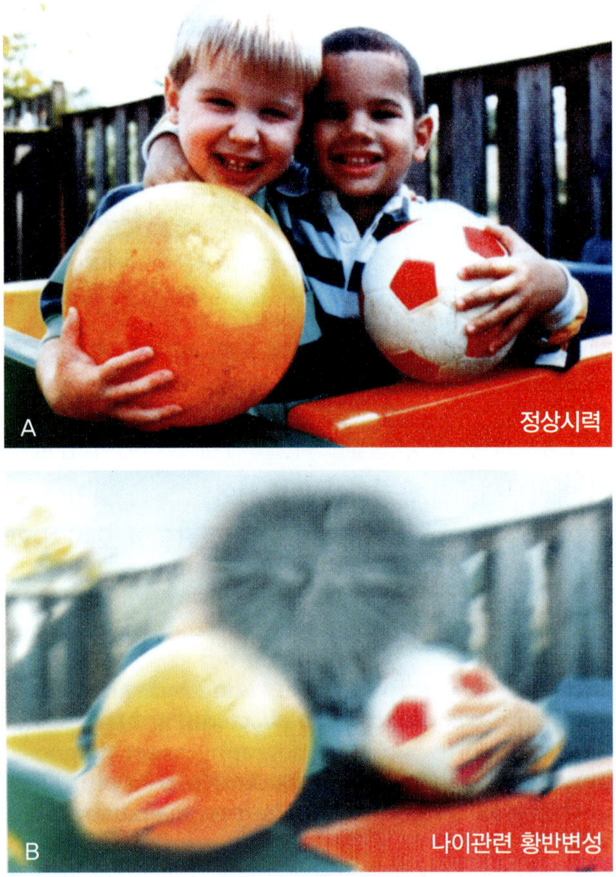

그림 14-6. 황반변성

A. 정상시력 B. 나이관련 황반변성(*From National Eye Institute, National Institutes of Health.*)

고도의 시력(high acuity)을 가진 중심시야가 흐리게 보이다가 보이지 않게 된다. 시력을 되돌리는 치료법은 없다. 깊이 인식(depth perception)도 제대로 못하게 된다. 통증은 없으며 주변 시야에는 영향이 없다(그림 14-6). 시야검사(visual field test)와 혈관조영(angiography)이 진단에 도움이 된다.

치료

건성 황반변성인 경우 비타민, 무기질, 산화방지제가 충분히 보충되었는지 영양상태를 평가한다. 고용량의 항산화제와 아연은 황반변성의 진행과 이와 관련된 시력상실을 예방하는 것으로 알려져 있다.

습성 황반변성의 경우 빛역학요법(photodynamic therapy, 광자극물질과 레이저로 치료)은 누출성 신생혈관을 봉쇄한다. 고전적 방법인 레이저 빛응고는 광활성약물인 Visudyne 없이 혈관을 밀봉하는데 도움이 될 수 있다. 새로운 약물인 pegaptanib (Macugen)은 습성 황반변성의 혈관 성장을 늦추며, 항혈관내피성장인자(antivascular endothelial growth factor, anti-VEGF)를 이용한 치료가 효과적인 것으로 보고되고 있다. 안구내 항혈관내피성장인자 주입은 망막 뒤 혈관 신생을 억제하고 누출로부터 망막을 보호한다.

생각해보기 14-1

a. 감염이나 외상이 결막보다 각막에서 더 심각한 이유를 설명하시오.
b. 백내장 진행의 특징적 징후를 기술하시오.
c. 광우각형과 좁은전방각 녹내장의 병태생리와 징후를 비교하여 설명하시오.
d. 백내장, 녹내장, 망막박리, 시신경교차(optic chiasm) 손상에서 나타나는 시각 상실의 원인을 설명하시오.
e. 두 가지 형태의 황반변성과 그 치료에 대해 설명하시오.

2. 귀(Ear) 질환

1) 난청(Hearing Loss)

난청에는 전도난청(conduction deafness)과 감각신경난청(sensorineural deafness)의 두 가지 형태가 있다. 외이도를 통한 공기전도 검사와 꼭지돌기(mastoid process)를 통한 뼈전도(bone conduction) 검사로 두 가지 형태의 난청을 구별할 수 있다.

전도난청은 외이나 중이를 통한 공기의 전달이 폐쇄되었을 때 나타난다. 예를 들면 다음과 같다.

- 외이도의 이물질이나 귀지 축적은 음파를 막는다.
- 흉터조직이나 유착은 고막이나 소골(ossicle)의 기능을 손상시킨다.
- 감각신경난청은 코르티(Corti) 기관이나 속귀 신경(auditory nerve)의 손상으로 나타난다. 이러한 손상은 감염, 특히 풍진(rubella), 인플루엔자(influenza), 포진(herpes)과 같은 바이러스성 감염, 머리외상에 의한 손상 또는 청신경이나 측두엽에 영향을 주는 다른 신경학적 문제로 인해 발생한다.
- 항생제(streptomycin, neomycin, vancomycin), 진통제(aspirin, ibuprofen), 이뇨제(furosemide), 그리고 일부 항암제와 같은 귀독성(ototoxic) 약물들은 일시적 또는 영구적 난청을 일으킨다. 귀독성의 초기 징후로는 귀에서 윙하는 소리와 울리는 느낌이 나는 귀울림(tinnitus)이 있다. 이러한 상태는 소음억제치료, 증상을 완화시켜 주는 약물, 임상효과를 입증할 대단위 연구는 없었지만 사용되고 있는 lipoflavonoid와 같은 다양한 대체요법에 의해 해결될 수 있다. 아직 완전한 치료법은 없고, 증상 완화를 위한 치료만이 있다.
- 갑작스럽고 매우 큰 소리 또는 큰 소리에 장기간 노출되는 것은 소리에 반응하는 털세포(hair cell)를 손상시킬 수 있다. 작업상 소음이나 큰 음악소리는 이러한 손상과 관련되어 있다.
- 노년난청(presbycusis)은 노인에게 나타나는 감각신경난청으로 털세포나 수용체의 수가 줄거나 달팽이의 퇴행성 변화로 인해 나타난다.
- 선천성 난청은 유전적 원인일 수 있으며, 임신이나 분만 중에 감염이나 손상으로 발생할 수 있다. 대부분의 난청 아동들이 정상 부모에서 태어날 수 있다. 조기진단과 치료는 아동의 발달에 필수적이며 어린 아동의 난청은 언어발달과 사회성 발달, 학습 능력에 영향을 미친다.

많은 지역에서, 신생아를 대상으로 난청 선별검사를 한다. 부가적 검사로 난청의 원인을 규명한다. 청각전문가(audiologist), 이비인후과 의사, 언어치료사에게 정기적인 치료를 받으면 도움이 된다. 독순술(lip reading)과 수화를 배울 수 있으며 현재 의사소통 기술의 증진에 많은 보조 기구가 이용되고 있다.

소리를 확장시키는 보청기는 다양한 형태가 있으며, 청각장애 대상자에게 보청기를 적절하게 이용하게 하는 것은 청각 능력 증진에 도움이 된다.

수년 동안 인공달팽이(cochlear implant)가 시술되어 왔다. 인공달팽이는 선천성 난청을 가진 매우 어린 아동이나 성인의 감각신경난청의 일부 사례에서 성공적으로 시행되었다. 인공달팽이 시술은 소리가 외부송화기로 들어와 귀의 많은 구조를 지나서 속귀신경을 자극한다(그림 14-7). 뇌의 청각 영역은 입력된 소리를 해석한다. 달팽이의 수용체 세포는 기능하지 못하지만, 속귀신경이 정상 기능을 하게 될 때 이러한 기전을 사용할 수 있다. 심각한 난청을 가진 매우 어린 아동의 경우 인공달팽이로 입력된 자극에 뇌가 빨리 적응할 수 있다. 발성(speech)과 언어(language) 병리학자들의 도움을 받아, 짧은 시간에 정상적인 발성과 언어기술을 발달시킬 수 있다. 이전에 정상적으로 듣고 말할 수 있었던 성인도 예전의 소리를 새로운 소리(자극)에 잘 맞추어 인식할 수 있다. 그러나 7세 이상의 난청 아동의 경우 인공달팽이가 성공하기 매우 어렵다. 인공달팽이 치료의 필요성에 대해서는 논란이 있다. 자녀가 난청이 있고 자신도 난청이 있는 부모의 경우 난청을 장애로 생각하지 않는다. 따라서 그들은 인공달팽이를 자녀에게 필요하거나 가치가 높은 치료로 여기지 않는다. 인공달팽이를 치료로 선택할 경우, 성공하기 위해서는 어린 나이에 이식하는 것이 바람직하다.

생각해보기 14-2

a. 다음의 손상이 청력에 미치는 영향을 예측하시오. :
  (1) 오른쪽 달팽이 ; (2) 왼쪽 속귀신경 ; (3) 왼쪽 측두엽
b. 인공달팽이는 소리전달의 어느 경로를 대치하는 것인가?
c. 청각장애가 있는 아동에게 있어 나이가 많을수록 인공달팽이가 성공적이지 못한 이유에 대해 설명하시오.

2) 귀 감염

(1) 중이염(Otitis Media)

중이염은 중이강(middle ear cavity)의 염증이나 감염이다. 미국에서는 70%의 아동이 2세 이전에 한번 또는 그 이상의 급성 중이염을 경험하게 된다. 중이염은 아동에서 더 흔히 발병하나 성인에서도 흔히 발병한다.

① 병태생리

삼출액이 중이강에 차게 되면 고막을 압박하여 고막과 소골의 움직임을 방해한다. 염증에 의해 이관(audi-

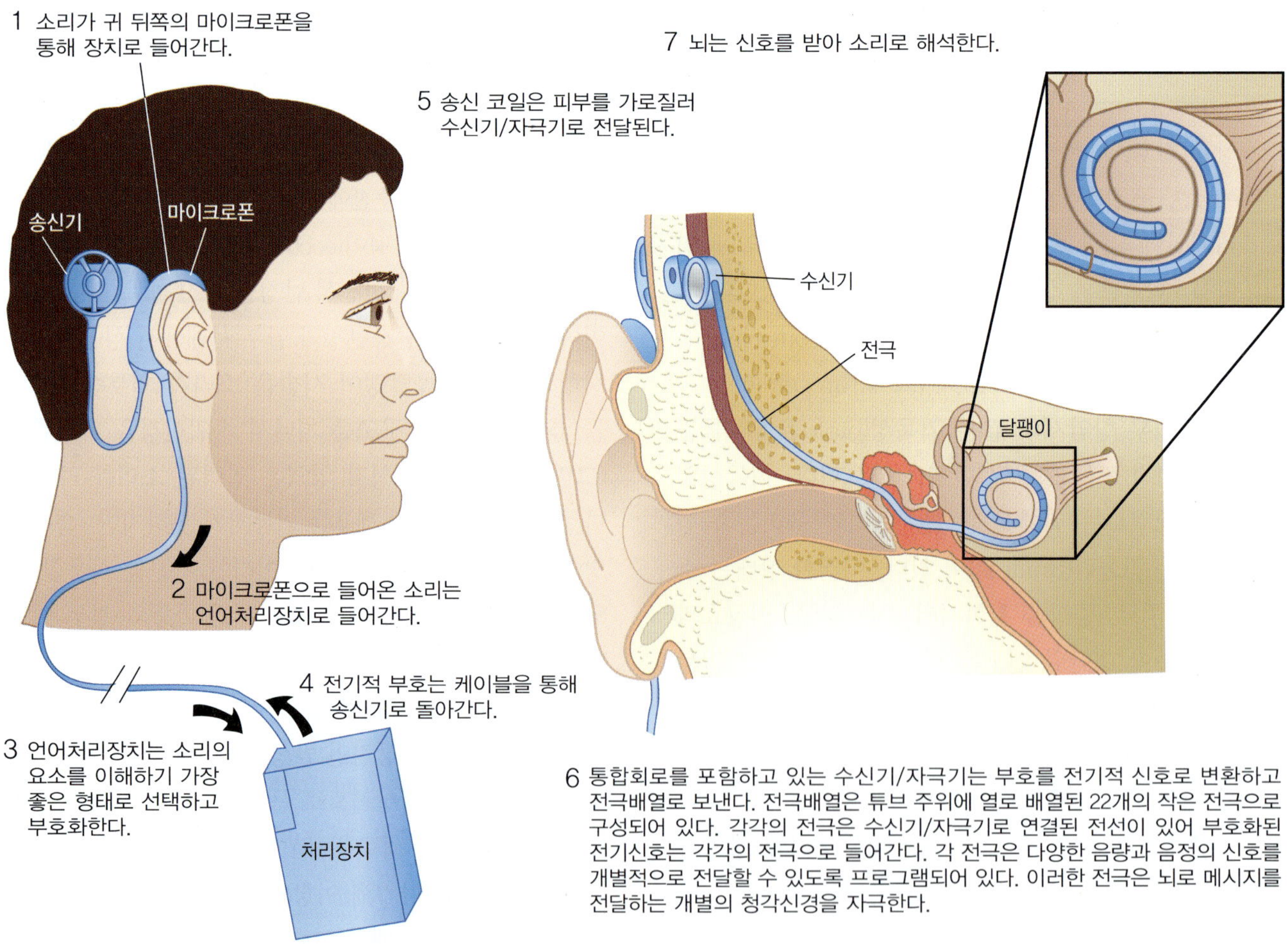

그림 14-7. 청력을 회복하기 위한 인공달팽이(*From Black J, Hawks J*: M edical Surgical Nursing: Clinical Management for Positive Outcome, *ed 8, St. Louis 2009, Saunders, Elsevier*)

tory tube, 유스타키오관)이 막히면 코인두(nasopharynx)로 삼출액이 배출되지 못하게 된다. 아데노이드(adenoid)가 비대해지면 이관을 압박한다. 중이강은 단단한 뼈에 싸여 있으므로 압력이 증가하게 되면 결국 고막파열을 일으키게 된다.

감염이 지연되면 흉터조직과 유착이 생겨 영구적인 전도난청을 일으킨다. 만성 감염은 꼭지돌기염(mastoiditis)을 유발한다.

② 병인

비인두와 호흡기로부터 전달된 알레르기 항원이나 감염으로 인해 중이강 내 점막에 염증이 일어날 수 있다. 유아나 어린 아동들은 이관이 짧고 넓으며 수평으로 되어 있어 호흡기 분비물이 이관으로 더 잘 흐르게 된다. 또한 유아는 누워서 지내는 시간이 많고 누운 상태에서 먹기 때문에 귀 안으로 액체가 유입될 수 있다.

중이염은 상기도 감염이 유행하는 겨울철에 더 빈번하게 발생한다. 일반적으로 원인이 되는 세균으로는 *Haemophilus influenza*(특히 어린이에게 많음), *Pneumococci, beta-hemolytic Streptococci, Staphylococci*가 있다. 중이염은 바이러스 감염으로 초래되기도 하며, 이는 흔히 이차 세균 감염을 일으킨다. 세균 감염으로 화농성 분비물이 생성된다.

③ 증상 및 징후

간혹 중이염이 무증상일 수 있으나, 대부분은 심한 귀통증(otalgia)이 있다. 귀통증은 고막과 중이강내 신경수용체를 압박하여 나타난다. 고막은 붉고 부풀어 오른다(그림 14-8). 유아와 어린 아동들은 귀통증으로 귀를 문지르거나 잡아당긴다. 경미한 난청과 귀에 충만감(fullness)이 흔하게 나타난다. 감염의 징후인 발열과 구역이 있을 수 있다. 고막이 천공되면 고름이 외이도로 흘러나오면서 통증이 경감된다.

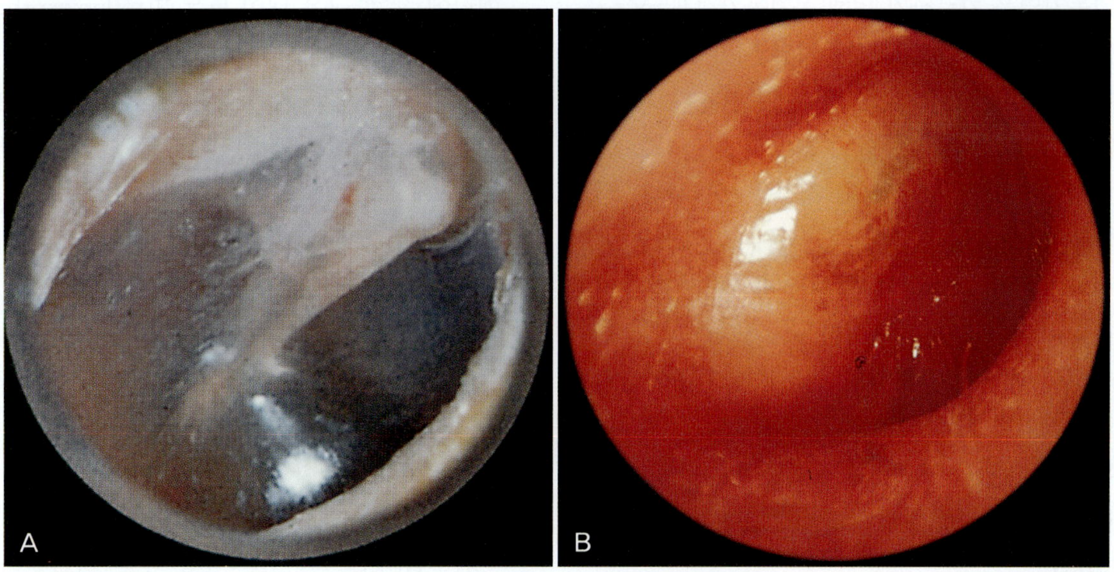

그림 14-8. A. 정상 고막 B. 중이염이 있는 고막

(A, *Courtesy Richard A. Buckingham, Clinlcal Professor, Otolarynology, Abraham Lincoln School of Medicine, University of Illinois, Chicago, from Scidcl HM, Ball JW, Dains JE, et al* : Mosby's Guide to Physical Examination, *ed 5, St. Louis, 2003, Mosby.* B, *Courtesy Michael Hawke, MD, from Zitelli BJ, Davis HD* : Atlas of Pediatric Physical Diagnosis, *ed 4, St. Louis, 2002, Mosby.*)

④ 치료

최근 미국과 캐나다 내과 협회는 중이염 치료를 위해 정기적으로 항생제를 사용하는 것에 대해 문제를 제기했다. 재발성 중이염에는 항생제 치료가 필요하지만, 어떤 의사는 초기 감염의 경우 48시간 까지는 불편감 감소를 위해 ibuprofen (Avil)과 acetaminophen (Tylenol)을 처방한다. 그 후 증상이 해결되지 않으면 항생제를 투여한다. 충혈제거제(decongestant)로 이관의 부종과 폐쇄를 줄일 수 있다. 중이염이 재발되는 어린 아동들의 경우에는 울혈을 완화시키기 위해 고막을 통해 배액관을 삽입할 수 있다. 귀에 감염이 있는 사람이 비행기를 탈 경우, 압력손상(barotrauma)과 같은 부가적 손상을 예방하기 위해 귀의 안과 밖의 압력을 같게 유지할 수 있는 방법을 알아야 한다. 급격한 하강과 상승이 있을 경우 껌을 씹거나 침을 삼키는 것이 도움이 된다. 감염 후 고막의 흉터조직이나 찢어진 상처로 인해 청력이 손상될 수 있다. 감염이 재발되면 소골의 유착과 손상이 일어날 수 있다. 이러한 경우 고막과 소골을 재건하는 고실성형(tympanoplasty)을 할 수 있으며 만성 꼭지돌기염을 치료하기 위해 꼭지돌기절제(mastoidectomy)를 할 수 있다. 꼭지돌기염은 귀 감염에 대한 항생제 치료로 인해 잘 발생되지는 않는다.

진주종(cholesteatoma)은 낭종 모양의 덩어리로 만성 중이염과 함께 발생되며 고막 천공을 동반한다. 상피세포가 귀 안에 쌓여 감염이 되고, 중이강 내에 덩어리를 형성하여 결국 소골과 주변 뼈를 파괴하여 청각이 소실된다. 외과적 수술이 필요하다.

적절한 언어 패턴이 발달하려면 영유아의 중이염의 치료는 필수적이다. 중이염의 병력이 있거나 지연되거나 손상된 언어 발달을 보이는 아동들은 청각 전문가뿐만 아니라 언어치료사에게 의뢰되어야 한다.

(2) 외이도염(Otitis Externa)

외이도염은 수영자 외이도염(swimmer's ear)이라고 불리우며 외이도나 귓바퀴의 감염을 의미한다. 보통 세균성 감염이나 간혹 진균이 원인이 되기도 한다. 외이도염은 수영, 귀지를 제거할 때의 자극이나 세균침입, 이어폰이나 귀마개의 잦은 사용 등과 관련이 있다. 통증, 화농성 분비물, 청력 소실이 주된 징후이다. 보통 귓바퀴를 움직일 때 외이도염의 통증이 증가되기 때문에 중이염과 구분될 수 있다.

3) 귀의 만성 질환

(1) 귀경화증(Otosclerosis)

귀경화증은 뼈의 형성 및 재흡수의 불균형으로 생긴다. 중이강 내에서 과도한 뼈의 발달로 인해 등자뼈(stapes)가 타원창(oval window)에 고정되어 달팽이내로 소리가 전달되지 못한다. 귀경화증은 유전적 요인으로 발생되며 젊은 성인 여성에게 주로 나타난다. 등자뼈를 절제하고(stapedectomy) 보철물로 대치할 수 있다. 초기에 레이저 수술을 하게 되면 등자뼈가 남아 있게 되어 보철물이 요구되지 않는다.

(2) 메니에르증후군(Ménière syndrome)

메니에르증후군은 내이 또는 미로(labyrinth)의 질환으로 30~50세 성인에서 시작되며 보통 한쪽 귀에 나타난다. 내림프액(endolymph)이 간헐적으로 과도하게 생겨서 내이의 막을 팽창시키고 달팽이관과 전정에 있는 유모세포의 기능을 방해한다. 미로막의 파열은 외림프액과 내림프액을 혼합하여 부피를 증가시키고 발작(attack)을 일으킨다. 액체가 과도해지는 것은 혈관에서 기원하는 것으로 보인다. 발작은 수분 또는 수시간 동안 계속되며 다음과 같은 상태를 일으킨다.

- 핑도는 느낌과 허약감을 느끼는 증세인 현기증(vertigo)이 심한 경우 균형감 상실이나 낙상을 동반하기도 한다.
- 귀울림(모터 돌아가는 소리 또는 전화벨이 울리는 것과 같은 과도한 소음)
- 일측성 청력 소실
- 구역 및 발한
- 집중장애

- 안진 : 안구의 불수의적이고 빠른 움직임
- 귀의 압박감

재발될 경우 털세포의 영구적인 손상으로 청각 소실과 현기증이 영구적으로 발생한다.

급성 증후군의 발작은 수개월에 걸쳐 발생하며 짧은 완화기 후 다시 주기가 반복된다. 스트레스는 혈류에 영향을 주는 다른 요인과 함께 발작의 선행요인이 된다. 기압의 변화도 발작을 촉진한다. 스트레스를 경감하고, 담배, 술, 카페인을 피하며, 저염식을 섭취하고 경한 이뇨제를 복용함으로써 완화될 수 있다.

진단검사는 다음과 같다.

- 회전의자검사(rotary-chair test), 비디오 두부충동검사(video head impulse test)와 같은 균형 검사
- 안구 움직임의 균형을 평가하는 전기안진검사(electronystagmography, ENG)
- 내이에 비정상적으로 형성된 구성물을 확인하는 체액검사(fluid test)
- 소리에 대한 반응을 확인하는 전기달팽이관검사(electrocholeography, ECOG)
- 종양이나 다른 비정상 구조를 확인하기 위한 MRI

약물 치료로는 dimenhydrinate, diazepam, 또는 항히스타민제(antihistamine)가 포함된다. 운동프로그램은 움직임에 대한 개인의 민감성을 줄이는데 도움이 된다. 심한 경우에 우회로(shunt) 시술, 과도한 내림프 제거 또는 전정신경을 절제한다.

생각해보기 14-3

a. 유아와 어린 아동에게 중이염이 빈발하는 이유를 설명하시오.
b. 급성 중이염 대상자에게 심한 귀통증이 잦은 이유를 설명하시오.
c. 귀의 감염으로 영구적인 청력 소실이 일어나는 두 가지 기전을 설명하시오.
d. 전도난청과 감각신경난청을 구별하고 각각의 예를 제시하시오.
e. 메니에르증후군이 청력 상실과 현기증을 일으키는 이유를 설명하시오.

사례연구 14.1
녹내장

72세의 A는 6년 전부터 만성 녹내장 치료를 받고 있다. 주변부 시력상실을 느끼고 있으나 심각한 장애를 느끼지는 않고 있다. 2년 전 눈에 불편감이 없고 시력에 변화가 없어 투약하던 안약을 한달 간 끊었다. 그런데 눈의 불편감과 흐린시력이 발생하였다. 검사결과 안압이 상승되어 있으나 부가적 영구적인 손상은 거의 없는 것으로 나타났다. 그때부터 안압조절을 위해 안약의 강도를 증가하여 처방받았다.

1. 만성 녹내장에서의 병태생리적 변화에 대하여 기술하시오.
2. 주변부 시력감소의 원인은 무엇인가?
3. 안압상승에서 눈의 불편감과 흐린시력이 나타나는 원인을 설명하시오.

A는 의사에게 시야 중에 어두운 부분이 있다고 하였다. 몇몇 어두운 부유물이 최근에 생기긴 하였지만 어두운 시야는 갑자기 발생하였음을 알아차렸다. 통증이나 불편감은 없었으나 어두운 부분은 크기가 더 커졌다. 우측 눈에 망막박리가 발생하였음을 진단받았다.

4. 시야에서 (1) 부유물과 (2) 어두운 부위가 발생한 원인을 설명하시오.
5. 망막의 재유착이 즉각적으로 필요한 이유를 설명하시오.

사례연구 14.2
메니에르증후군

42세의 K는 몇차례 구역 및 청력 소실을 동반한 현기증 발작을 경험하였다. 또한 본태성 고혈압이 있어 약물로 관리하고 있다. 다른 원인을 선별하는 추후검사를 통해 메니에르증후군 진단을 받았다.

1. 현기증 발작이 어떻게 유발되는지 설명하시오.
2. 어떻게 고혈압이 발작을 악화시킬 수 있는지 설명하시오.
3. 심한 발작을 감소시키기 위한 3가지 치료방법을 나열하시오.

횟수는 줄었으나 발작이 계속되었다. 우측 귀에 현저한 청력저하가 있고 계단이나 높은 곳에서 균형을 유지하는데 곤란하였다.

4. 영구적인 청력 소실 및 균형감의 소실이 발생하는 이유를 설명하시오.

우측 귀 수술은 K의 현기증 발작을 감소시켜 주었으나 여전히 난청이 있다.

사례연구 14.3

아동의 선천성 난청

O는 생후 2주에 중증 내지 심각한 정도의 감각신경난청을 진단받았다. 임신과 출산은 정상이었고, 다른 선천성 문제 없이 태어났다. 난청의 가족력은 없다.

1. 감각신경난청의 의미를 설명하시오.
2. 심각한 난청이 아동의 성장과 발달에 영향을 미치는 몇 가지 방법을 설명하시오.

그의 부모는 수화 수업을 시작했다. 집에서는 영어와 힌디어(Hindi)를 사용했다. 일정 기간 동안 세 가지 유형의 보청기를 A에게 시도했지만, 모두 성공하지 못했다. A를 지원하기 위한 다른 대안들을 탐색하기 시작했다. 몇 가지를 사정한 후, O는 인공달팽이 대기자가 되어 18개월에 이식을 받았다.

3. 인공달팽이는 일반적인 청각 과정과 어떻게 다른지 설명하시오.
4. 아동의 뇌는 어떻게 언어 능력 개발을 촉진하는지 설명하시오.

그는 언어치료를 받았고 곧 목소리와 소리에 반응했다. 몇 달 후 그는 수화뿐만 아니라 영어와 힌디어 몇 단어를 사용하게 되었다. 3세가 되자 그는 몇 단어를 조합할 수 있었으나 항상 정확한 단어를 쓰는 것은 아니었다. 그의 언어 능력은 계속 발전하고 있으며 현재는 유치원 프로그램에 참여할 수 있게 되었다.

5. 성공적인 의사소통 기술 개발을 위해 가족의 관심과 지원이 필요한 이유를 설명하시오.
6. O의 3개 언어 노출은 의사소통 기술 개발에 어떤 영향을 미칠 수 있는지 설명하시오.

단원 요약

감각기관은 일반 감각기관과 특수 감각기관으로 구분된다.

눈과 귀는 특수 감각기관으로 복잡한 구조를 가지고 있고 신체의 감각 기능의 주요한 부분을 차지한다. 이 기관들은 외상, 감염, 퇴행 과정으로 인한 손상에 민감하다. 시력과 청력이 상실되면 생활양식, 직업 선택, 인간관계에 중요한 변화를 일으킨다.

눈

- 알레르기 항원, 자극물질, 외상, 병원체에 의해 염증이 유발된다. 각막염은 투명한 각막에 영향을 주어 영구적인 시력 상실의 가능성이 있기 때문에 결막염보다 더 심각하다. 각막염으로 심한 통증과 눈부심이 나타난다. 트라코마는 *Chlamydia trachomatis*에 의한 눈감염으로 매우 전염성이 강하고 치료받지 않으면 실명할 수 있다.
- 녹내장은 전방 안의 방수가 과도하게 증가하여 안압이 증가된 것이 특징이다. 만성 광우각형 녹내장은 흔한 형태로 퇴행성 변화에 의해 망막 손상과 주변시야 상실을 일으킨다. 안압을 조절하지 않으면 시신경이 손상된다.
- 백내장은 수정체의 불투명도가 증가되어 흐린시력이 유발되는 퇴행성 질환이다.
- 망막박리 시 망막세포가 영양소를 받지 못해 생기는 영구적인 시각 장애를 예방하기 위해 즉각적인 치료를 해야 한다.
- 황반변성으로 노인의 시력 상실, 중심시야 상실이 특징적으로 나타난다.

귀

- 난청은 외이와 중이에 국한된 원인으로 발생하는 전도난청과, 내이(Corti 기관)와 청신경 손상으로 발생하는 감각신경난청으로 분류된다.
- 중이염은 중이의 염증이나 감염으로 유발되며 흔히 알레르기나 상기도 감염에 의해 이차적으로 유발된다. 고막과 소골이 손상을 받으면 영구적인 청각소실이 될 수도 있다.
- 귀경화증은 과도한 뼈의 형성으로 등자뼈가 타원창에 고정되어 음 전달을 폐쇄한다.
- 메니에르증후군은 내이의 내림프가 증가되어 청력과 균형 모두 손상되며 결국 신경 수용체 세포의 영구적인 손상을 초래한다.

학습문제

1. 만성 녹내장, 급성 녹내장, 백내장, 망막박리, 황반 변성의 징후를 비교하시오.
2. 음파가 뇌에서 인식되기까지의 진행과정을 기술하시오.
3. 중이염이 청력을 영구적으로 손상시키는 두 가지 방법에 대하여 기술하시오.
4. 메니에르증후군이 균형과 청각에 영향을 미치는 이유를 설명하시오.

제 15 장

내분비계 질환

학습목표

이 장을 학습한 후에, 학생들은 다음을 할 수 있다 :

1. 대사증후군과 당뇨병의 관계를 설명할 수 있다.
2. 1형당뇨병과 2형당뇨병을 구분할 수 있다.
3. 저혈당과 고혈당의 원인 및 진행 과정을 비교할 수 있다.
4. 당뇨병으로 흔히 발생하는 퇴행성 변화에 대해 설명할 수 있다.
5. 부갑상샘호르몬과 칼슘의 관계를 설명하고 다양한 질병에서 일어나는 이들의 변화를 설명할 수 있다.
6. 뇌하수체종양의 영향을 설명할 수 있다.
7. 아동과 성인에서 성장호르몬과잉과 결핍의 영향을 비교 설명할 수 있다.
8. 요붕증과 ADH부적절분비증후군의 원인과 영향을 열거할 수 있다.
9. 갑상샘종의 원인을 설명할 수 있다.
10. 갑상샘호르몬과잉과 결핍의 영향을 설명할 수 있다.
11. 쿠싱증후군의 원인을 열거할 수 있다.
12. 쿠싱증후군과 애디슨병의 영향을 비교할 수 있다.

주요 용어

합성대사의(anabolic)
분해대사(catabolism)
이소성의(ectopic)
외분비의(exocrine)
포도당신생성(gluconeogenesis)
당뇨(glucosuria)
고혈당(hyperglycemia)
저혈당(hypoglycemia)
케토산증(ketoacidosis)
케톤(ketone)
케톤뇨(ketonuria)
거대혈관병증(macroangiopathy)
미세혈관병증(microangiopathy)
음성되먹임(negative feedback)
신경병증(neuropathy)
다음증(polydipsia)
다식증(polyphagia)
다뇨(polyuria)
자극호르몬(tropic hormone)

1. 내분비질환(Endocrine Disorders)

내분비질환의 두 가지 유형은 호르몬 과다분비와 호르몬결핍이다. 질환의 증상 및 징후는 호르몬의 작용을 반영하며 대상자의 외모에 뚜렷한 변화를 초래하므로 진단에 도움이 된다.

내분비질환의 가장 흔한 원인은 양성종양 또는 샘종(adenoma)의 발생이다. 샘종은 분비세포에서 생긴 종양으로 과도한 호르몬을 분비하거나 분비샘을 파괴시켜 호르몬결핍을 야기한다. 뇌하수체샘종은 뇌의 아래쪽 표면에 있는 안장(sella turcica)에 위치하므로 뇌압상승과 신경학적 영향을 일으킨다.

어떤 경우에는 표적세포가 호르몬에 저항하거나 무감응하여(insensitive) 호르몬결핍 증상을 일으킨다. 이러한 반응결핍은 유전결함, 자가면역반응 또는 표적세포의 과도한 요구로 나타날 수 있으며, 수용체 무감응의 예는 2형당뇨병환자에서 볼 수 있다.

호르몬불균형의 기타 원인은 분비샘의 선천결함, 증식 또는 감염, 비정상적인 면역반응 및 혈관장애 등이다.

이 장에서 모든 호르몬을 다루지는 않지만 특정 호르몬의 정상 작용에 대한 이해는 그 호르몬의 과다 혹은 결핍으로 인한 결과를 예측하도록 돕는다. 내분비질환의 진단검사와 치료는 유사한 방식으로 이루어진다.

1) 진단검사

표적샘에서 분비되는 호르몬수치뿐만 아니라 뇌하수체에서 분비되어 다른 내분비샘에 대한 자극 효과를 나타내는 자극호르몬수치는 내분비질환의 원인을 알아내기 위해 반드시 평가되어야 한다. 기관지암의 경우, 본래의 분비샘이 아닌 곳(ectopic source)에서 호르몬이 과다분비되는데, 이러한 경우 자극호르몬의 수치가 낮다.

혈청 호르몬수치(level) 측정을 위해 혈액검사를 실시한다. 흔히 방사선면역측정법(radioimmunoassay, RIA), 최근에는 면역화학적 방법(다수의 효소 면역학적 측정기술(enzyme multiplied immunochemical technique, EMIT) 또는 화학발광법)이 사용된다. 혈당 또는 혈중 칼슘수치는 이를 조절하는 호르몬의 활성 정도를 반영한다. 24시간 소변수집검사는 특정 순간에 얻은 검체보다 하루 종일 분비된 호르몬과 호르몬 대사물질의 수치를 확인하는 데 도움이 된다. 기능항진이나 기능저하를 확진하기 위해 자극 또는 억제검사를 한다.

스캔(scan), 초음파(ultrasound), 자기공명영상(MRI)은 병소의 위치와 유형을 검사하는 데 도움이 되며 생검(biopsy)은 악성종양을 확인하는 데 필수적이다.

2) 치료

치료는 원인에 따라 실시한다. 호르몬결핍은 대체요법으로 치료할 수 있는데, 당뇨병치료에 인슐린을 사용하는 것을 예로 들 수 있다.

과도한 호르몬 분비를 일으키는 샘종은 외과적 수술 혹은 방사선요법으로 제거할 수 있다. 종양에 의한 압력으로 부가적인 문제가 생길 경우 제거는 필수적이다. 예를 들면, 뇌하수체종양은 머리뼈(skull) 내부의 압력을 증가시켜 뇌조직을 압박한다.

2. 인슐린과 당뇨병 (Insulin & Diabetes Mellitus)

당뇨병은 랑게르한스섬(islands of langerhans)의 베타세포로부터 인슐린 분비가 상대적으로 결핍되거나 인슐린에 대한 세포 반응결핍(인슐린저항성)으로 발생한다. 즉, 인슐린결핍은 호르몬 분비감소와 인슐린저항 둘 다를 포함한다.

인슐린은 동화호르몬(단순한 분자로부터 복잡한 물질을 생성하거나 합성하는 것)이다. 인슐린 부족으로 단백질과 글리코겐의 합성뿐만 아니라 포도당과 아미노산을 세포 안으로 운반하는 기전이 손상되기 때문에 탄수화물, 단백질, 지방대사(fat metabolism)에 비정상적으로 영향을 미치고, 이러한 대사이상은 지질대사

(lipid metabolism)에 영향을 미친다. 이처럼 당뇨병은 인체의 많은 조직과 기관에 악영향을 미친다.

어떤 유형의 세포들은 인슐린 부족에 의해 직접적으로 영향을 받지 않는다. 예를 들어, 포도당이 신경세포 안으로 이동할 때에는 인슐린을 필요로 하지 않는데 이는 신경세포가 에너지원으로서 포도당의 지속적 공급을 필요로 한다는 점을 감안하면 다행스러운 일이다. 소화기에서도 포도당 흡수를 위해 인슐린이 필요하지 않으며 운동 상태의 뼈대근육 또한 상응하는 인슐린 양 없이도 포도당을 이용할 수 있는데, 이는 과도한 운동이 혈당을 고갈시켜 저혈당을 초래할 수 있기 때문에 중요하다. 반대로 인슐린이 부족한 상황에서 운동은 혈당수치를 조절하는 데 도움이 된다.

1) 1형당뇨병과 2형당뇨병

당뇨병에는 1형당뇨병과 2형당뇨병의 두 가지 기본 유형이 있는데(표 15-1), 병리기전을 더 잘 반영하기 위해 분류체계가 개정되었다.

1형당뇨병은 과거에 1형인슐린의존성당뇨병(insulin dependent diabetes mellitus, IDDM), 혹은 청소년당뇨병으로 불렸으며 더 심한 형태이다. 어린이와 청소년에게 흔히 일어나지만 어떤 연령에서나 발생할 수 있다. 유전적 소인으로 발생하기도 하지만 인슐린 부족은 자가면역반응에 의한 췌장(pancreas) 베타세포의 파괴로 발생하며 체내 인슐린이 절대적으로 부족하게 되어 대체요법이 요구된다. 인슐린 요구량은 식이섭취와 대사작용에 근거한 인체의 대사요구도와 동일하다. 저혈당이나 케토산증 같은 급성합병증이 1형당뇨병에서 흔히 발생한다. 약 400에서 500명의 어린이 중 한 명이 1형당뇨병을 앓고 있으며, 당뇨병으로 진단받은 모든 대상자의 10%에서 발생한다. 당뇨병은 뇌졸중(cerebrovascular accident), 심근경색증(myocardial infarction), 말초혈관질환, 절단, 신부전, 실명의 주요 선행요인이다.

2형당뇨병은 과거 2형, 인슐린비의존성당뇨병(non-insulin dependent diabetes mellitus, NIDDM), 혹은 성인발병당뇨병(adult onset diabetes)으로 불렸는데, 인슐린의 효과감소 혹은 인슐린의 상대적 결핍으로 발생한다. 이러한 문제는 췌장 베타세포의 인슐린 생산부족, 인슐린에 대한 인체세포의 저항성증가, 간에서 포도당 생산증가, 또는 위의 여러 요인이 복합적으로 작용하여 발생한다.

2형당뇨병은 아래에 제시된 사항을 이행하여 체내 인슐린 요구를 조정함으로써 조절될 수 있다.

- 식이섭취 조절
- 운동 등을 통한 포도당 이용증가
- 인슐린저항성감소
- 인슐린 생산을 높이기 위한 췌장 베타세포 자극

2형당뇨병은 1형에 비해 가벼운 형태이고, 보통 나이

표 15-1. 1형과 2형당뇨병의 비교

	1형	2형
발병 시기	아동과 성인	성인, 젊은 성인
발병	급성	완만
원인	자가면역질환, 가족력	가족력, 생활 양식, 환경적 요인, 비만
체중	마름	비만
혈청 인슐린 수준	매우 낮음	감소되거나 정상
치료	인슐린대체요법	식이나 운동 또는 경구혈당강하제 또는 인슐린대체요법
저혈당이나 케토산증의 발생	자주 발생	거의 없음

든 성인에서 서서히 발생하며 대다수의 대상자가 비만이다. 그러나 대사증후군(비만, 심혈관계 변화, 지방조직의 증가로 인한 인슐린저항성증가로 특징지어지는 복잡한 병태생리적 상황)이 있는 청소년과 젊은 성인에서 발생빈도가 증가하고 있다(21장 참고). 대사증후군환자에서는 대사증후군 진단 전 혈관계 혹은 다른 만성합병증이 자주 발생한다. 오늘날 주요 관심은 2형당뇨병 발생이 급격하게 증가하고 있다는 점이다. 20세 이하 인구의 약 9%가 당뇨병인 것으로 추정하는데, 20세 이하 인구에서 비만이 증가하고 있기 때문에 추후 2형당뇨병 환자가 현저히 증가될 것으로 예측된다. 2형당뇨병의 유병률은 연령과 함께 증가하는데 진단대상자 중 절반 이상이 55세 이상이다.

임신당뇨병(gestational diabetes)은 임신기간 동안 발생되었다가 출산 후 사라지는데 임신당뇨병이 있었던 여성의 약 5~10%가 추후 2형당뇨병으로 진행한다. 당뇨병과 당불내성(glucose intolerance)의 다른 많은 유형들은 원인과 중증도가 다양하다. 아래의 설명은 1형과 2형당뇨병에 관한 것이다.

- 당뇨병전단계(prediabetes) : 2형당뇨병의 초기증상 및 징후
- 성인잠복자가면역당뇨병(latent autoimmune diabetes in adults) : 서서히 발생하는 1형자가면역당뇨
- MODY당뇨병(maturity onset diabetes of the young) : 염색체우성(autosomal dominant) 유전자 변이에 의해 발생하는 드문 형태
- 요붕증(diabetes insipidus) : 혈당 수준과 관련 없고 신장(kidney)의 ADH(항이뇨호르몬)에 대한 무감응과 관련된 당뇨

2) 병태생리

인슐린결핍은 다음과 같은 증상 및 징후가 순차적으로 나타난다.

(1) 초기 단계

1. 인슐린결핍으로 체내의 많은 세포에서 포도당의 운반과 이용이 감소된다.
2. 혈당이 상승한다(고혈당, hyperglycemia).
3. 여과된 포도당이 신세뇨관의 재흡수 한계를 초과하면 재흡수되지 못한 포도당은 소변으로 배설된다(당뇨, glucosuria).
4. 소변 내 포도당은 여과액의 삼투압을 상승시켜 신체 조직으로부터 수분과 전해질(예 : 소듐과 포타슘)을 상실시키고 다량의 소변이 배출되게 한다(다뇨, polyuria).
5. 소변을 통한 수분상실과 혈중 포도당 증가는 세포로부터 수분을 끌어들여 결과적으로 탈수를 초래한다(2장 참고).
6. 탈수는 다음증(polydipsia)을 일으킨다.
7. 세포 내로 유입되는 영양분의 부족은 식욕을 자극한다(다식증, polyphagia).

생각해보기 15-1

당뇨병의 징후를 열거하고 각각의 징후에 대해 이론적 근거를 설명하시오.

(2) 진행 단계

인슐린결핍이 심하거나 오래 지속되면 진행 과정이 계속되어 부가적인 결과를 가져오고 궁극적으로 당뇨병케토산증(diabetic ketoacidosis, DKA)을 일으킨다. 이러한 당뇨병케토산증은 1형당뇨병환자에서 흔히 일어난다.

8. 세포에 포도당이 부족하면 지방과 단백질의 분해대사(catabolism)가 일어나고 많은 양의 지방산과 케톤 또는 케토산이라고 알려진 대사산물이 혈액에 축적된다.

케톤은 아세톤과 두 개의 유기산(beta hydrobutyric acid와 acetoacetic acid)으로 구성된다. 간과 그 외 세포에서 주어진 시간 내에 처리할 수 있는 지질, 지방산 또는 케톤의 양은 한정되어 있어 혈액 내 다량의 케톤

은 케토산증을 일으킨다.

케토산은 혈액의 탄산수소염완충제와 결합하여 혈청 탄산수소염의 농도를 떨어뜨리고 결국 체액의 pH를 낮춘다(기아 상태인 사람들에게서 케톤이 축적될 수 있다).

9. 케토산은 소변으로 배설된다(케톤뇨, ketonuria). 따라서 일부 당뇨병환자에서 케톤을 검출하기 위해 소변검사를 하기도 한다.
10. 그러나 탈수가 진행됨에 따라 신장의 사구체(glomerular)여과율이 감소하고 산의 배설이 더욱 제한되며 잠재적으로 생명을 위협하는 보상되지 않는(decompensated) 대사산증(당뇨병케토산증[DKA] 또는 당뇨병혼수)이 초래된다.

생각해보기 15-2

당뇨병환자에서, 케토산증과 케톤뇨가 생기는 이유를 설명하시오.

3) 증상 및 징후

모든 형태의 당뇨병은 다음과 같은 공통된 증상 및 징후를 포함한다.

- 배고픔과 피로
- 갈증
- 다뇨(많은 양의 소변이 배출되면서 빈뇨가 동반되며 대상자는 자주 야간에 소변을 보게 된다, 야간뇨)
- 마른입안
- 가려운 피부
- 흐린 시야

2형당뇨병이 진행됨에 따라, 체중과 복부둘레가 증가하는 반면, 1형당뇨병에서는 체중감소가 흔하게 나타난다. 초기 단계에 혈당이 상승하면서 체액 손실이 두드러지고, 식욕이 증가한다. 전형적으로 3다(3p), 즉, 다뇨(polyuria), 다음증(polydipsia), 다식증(polyphagia)이 당뇨병 초기의 주된 증상이다. 인슐린결핍이 지속되면 당뇨병케토산증 단계로 진행된다.

4) 진단검사

공복혈당수치, 당부하검사(glucose tolerance test)와 당화혈색소검사(glycosylated hemoglobin test, HbA1c test)는 당뇨병환자와 당뇨병무증상대상자를 선별(screen)하기 위해 사용된다. 조직과 장기 손상이 당뇨병의 초기 단계에서 시작되는 것처럼 보여 "당뇨병 전 상태"의 중요성은 덜 강조되고 있고, 현재는 공복혈당이 126mg/dL 또는 그 이상으로 한 번 이상 측정되면 당뇨병을 확진한다. 당화혈색소검사는 장기간의 혈당조절(8주~12주)을 모니터할 때 이용된다. 이 검사는 3개월마다 반복해야 하며 허용 가능한 HbA1c의 수준은 7.0% 이하로 유지해야 하며, 장기간 지속되는 심각한 고혈당의 영향을 줄이기 위해서는 HbA1c를 정상치인 6.0% 이하로 유지해야 한다.

당뇨병환자들은 손가락 끝에서 모세혈관 혈액 샘플을 채취하여 휴대용 혈당측정기로 스스로 혈당을 모니터할 수 있다. 규칙적으로 자가혈당검사를 하는 것은 혈당수치의 변동을 줄이고 합병증의 위험을 줄일 수 있다. 케토산증이 의심되는 대상자는 케톤을 검사하기 위해 소변검사가 도움이 된다. 케토산증이 발생되면 동맥혈기체분석(arterial blood gas analysis, ABGA)이 필요하고 혈청 전해질 또한 검사해야 한다.

5) 치료

당뇨병의 급성과 만성합병증을 최소화하기 위해 정상 혈당수치를 유지하는 것은 중요하다. 포도당 섭취량과 이용량은 균형을 이루어야 한다. 치료는 인슐린결핍이 심한 정도에 따라 다르고 시간이 지남에 따라 치료방법이 달라질 수 있다. 혈당조절의 필수적인 방법 세 가지는 다음과 같다.

1. 식이와 운동
2. 인슐린 분비를 증가시키거나 인슐린저항성을 줄이는 경구용 약물
3. 인슐린주사요법

(1) 식이

치료는 혈당 조절뿐만 아니라 최적의 체중(체중감소가 필요할 수 있음)을 유지하는 것을 기본으로 한다. 당뇨병의 두 유형 모두에서 식이조절은 중요하다. 혈당지수(glycemic index)가 높아 혈당을 빠르게 상승시키는 단순당보다 혈당지수가 낮은 복합 당질과 충분한 단백질을 포함하고, 콜레스테롤과 지질을 낮게 유지하는 식이가 권장된다. 식사에 섬유소 함량을 높이면 음식 섭취와 연관된 혈당 상승이 감소한다.

음식의 구성 성분을 골고루 포함시키는 것 뿐만 아니라 음식 섭취의 총량도 중요하다. 음식 섭취량은 사용가능한 인슐린, 활동 수준을 포함한 대사요구량에 따라 조절되어야 한다. 당뇨병 클리닉에서 개인별로 영양사의 상담을 받을 수 있다.

당뇨협회와 당뇨병 클리닉은 다양한 방법의 식이 계획 정보를 제공하고 있으며 환자들은 이런 정보를 통해 다양한 영양소를 균형있게 섭취하고, 식이조절 목표 내에서 식품의 영양소 교환에 대한 정보를 얻을 수 있다. 또, 많은 당뇨 클리닉에서는 영양사가 식이에 관한 개인 상담도 실시한다.

생각해보기 15-3

음식을 거르는 것이 혈당수치와 인슐린 균형에 어떤 영향을 미치는가?

(2) 운동

규칙적인 중등도의 운동 프로그램은 당뇨병환자에게 유익하다. 운동은 인슐린 사용을 증가시키지 않고서도 근육이 포도당을 흡수하는 것을 상당히 증가시킬 수 있다. 또한 운동은 체중조절, 스트레스감소, 심혈관계 건강유지에 도움이 된다.

하지만 강도가 아주 높은 운동을 하거나 운동을 오래 지속하면 저혈당에 빠질 위험이 있는데, 뼈대근육의 포도당 사용이 증가하는 동안 인슐린주사부위에서 인슐린 흡수가 증가되면 혈당 수준이 급격히 감소될 수 있기 때문이다. 운동으로 인한 저혈당의 위험은 운동량에 대한 보상으로 탄수화물 간식의 섭취를 증가시켜 방지할 수 있다.

(3) 경구용 약물

- metformin (Glucophage)은 일반적으로 식이요법과 운동만으로 효과가 없을 때 2형당뇨병 치료에 처방되는 첫 번째 약물이다. 인슐린저항성과 포도당 생산을 감소시킨다.
- glyburide (DiaBeta, Glynase), glipizide (Glucotrol) 및 glimepiride (Amaryl)와 같은 sulfonylureas는 신체가 더 많은 인슐린을 생성하도록 도와준다.
- repaglinide (Prandin)와 nateglinide (Starlix)가 포함된 meglitinides 또한 인슐린 생산을 자극한다.
- rosiglitazone (Avandia)과 pioglitazone (Actos)과 같은 thiazolidinediones은 metformin과 유사하게 인슐린저항성을 감소시킨다.
- sitagliptin (Januvia), saxagliptin (Onglyza) 및 linagliptin (Tradjenta)과 같은 DPP-4억제제는 혈당수치를 낮추는 데 도움이 된다.
- exenatide (Byetta)와 liraglutide (Victoza)와 같은 GLP-1수용체작용제(agonist)는 소화를 느리게 하고 혈당수치를 낮추는 데 도움이 된다.
- canagliflozin (Invokana)과 dapagliflozin (Farxiga)을 포함한 SGLT2억제제는 신장이 혈당을 혈액으로 재흡수하는 것을 예방한다.

식이, 운동, 경구혈당강하제를 병용하는 방법은 중증도가 낮은 당뇨병의 치료에 효과적이다.

(4) 인슐린대체요법

대체요법(replacement therapy)으로 인슐린을 사용할 수 있다. 인슐린은 단백질로서 경구로 섭취하게 되면 소화관에서 파괴될 수 있기 때문에 피하조직에 주사해야 하는데 몇몇 당뇨병환자는 효과적으로 혈당을 조절할 수 있는 장점을 가진 작은 펌프를 통한 지속적인 주입방법을 선호한다. 현재는 생합성 형태의 인슐린이 가장 많이 사용되는데 이것은 DNA재조합기술을 이용하여 세균에 의해 합성된 것으로 인간의 인슐린(Humulin)과 동일한 형태이다. 피하주사용 인슐린은 주입 단위가 표준화되어 있고 세 가지 형태로 생산되는데, 작용 발현이 빠르고(rapid onset) 단기간 작용하는 인슐린(regular), 중간 작용 인슐린(Lente), 천천히 작용하여 오랜 시간 효과가 지속되는 인슐린(protamine zinc 또는 Ultralente)이 있다. 현재 시중에 유통되는 새로운 인슐린은 작용시간이 매우 빨라 15분 이내에 효과를 나타내고 24시간 효과가 지속되어 혈당이 더 잘 조절된다. 사용하던 인슐린을 다른 유형으로 바꿀 때에는 어떠한 경우든지 내과의사가 주의깊게 모니터해야 하며, 인슐린을 바꾸는 동안 혈당을 더 자주 검사해야 한다.

사용한 인슐린의 종류와 효능은 잠재적 저혈당 위험기간을 예측하는 중요한 요인이 되므로 인슐린수치가 최고에 달하는 시간에 맞추어 음식을 섭취하면 저혈당을 피할 수 있다. 인슐린주사부위는 피부 손상을 최소화하기 위해 대상자 개개인의 개별적인 인슐린주사일정에 따라 순환하며 주사해야 한다. 여러 종류의 인슐린을 섞어서 주사할 수 있고, 하루에 여러 차례 인슐린 주입이 필요하기도 하다.

인슐린 용량은 감염, 고열 또는 구토, 수술과 같은 특정한 환경에 따라 적절히 조절되어야 한다. 혈당을 지속적으로 조절하는 것은 잠재적인 합병증 위험을 최소화시킨다. 자가혈당측정기기의 사용은 혈당조절에 도움이 된다. 혈당측정기기의 소형화 및 컴퓨터화한 기록은 젊은 성인의 순응도를 향상시킨다.

6) 합병증

식이와 신체활동의 변화, 감염, 알코올 섭취와 같은 많은 요인들이 혈청 포도당수치의 변화에 영향을 줄 수 있고 결과적으로 전신의 세포내사에 변화를 초래한나. 합병증은 급성(예 : 저혈당) 또는 만성으로 나타난다. 혈관질환과 같은 장기간에 걸친 합병증은 조직의 퇴행성 변화로부터 초래된다. 안정된 혈당유지는 합병증의 위험을 감소시킨다.

(1) 급성합병증

① 저혈당(인슐린쇼크)

㉠ 병태생리

저혈당은 혈액 내 포도당의 결핍을 초래하는 과량의 인슐린에 의해 촉발된다(그림 15-1). 1형당뇨병환자에서 강도 높은 운동이나 잘못된 용량의 인슐린 주입, 구토, 인슐린주사 후 식사를 하지 않은 경우에 매우 갑작스럽게 나타난다. 많은 대상자들이 자신의 저혈당 증상을 인식할 수 있다. 신경세포는 지방이나 단백질을 에너지원으로 이용할 수 없기 때문에 포도당결핍은 빠르게 신경계에 영향을 미친다.

㉡ 증상 및 징후

저혈당 증상 및 징후는 높은 인슐린수치가 아닌 낮은 혈당수치와 직접적으로 연관된다. 첫 번째 증후군은 혈당 부족으로부터 초래된 신경기능이상, 신경기능장애이며, 다음의 징후를 포함한다.

- 집중력 저하
- 불분명한 발음
- 조정장애, 비틀거리는 걸음걸이; 저혈당이 있는 대상자들은 가끔 알코올에 중독된 것처럼 보인다.

두 번째 증후군은 저혈당 상태가 교감신경계(sympathetic nervous system, SNS)를 자극하는 것과 관련이 있으며 다음의 징후가 나타난다.

- 맥박항진
- 창백, 축축한 피부
- 불안
- 떨림(tremor)

만약 저혈당이 치료되지 않는 상태로 남아 있으면 의식상실, 발작이 나타나며 사망에 이를 수 있다.

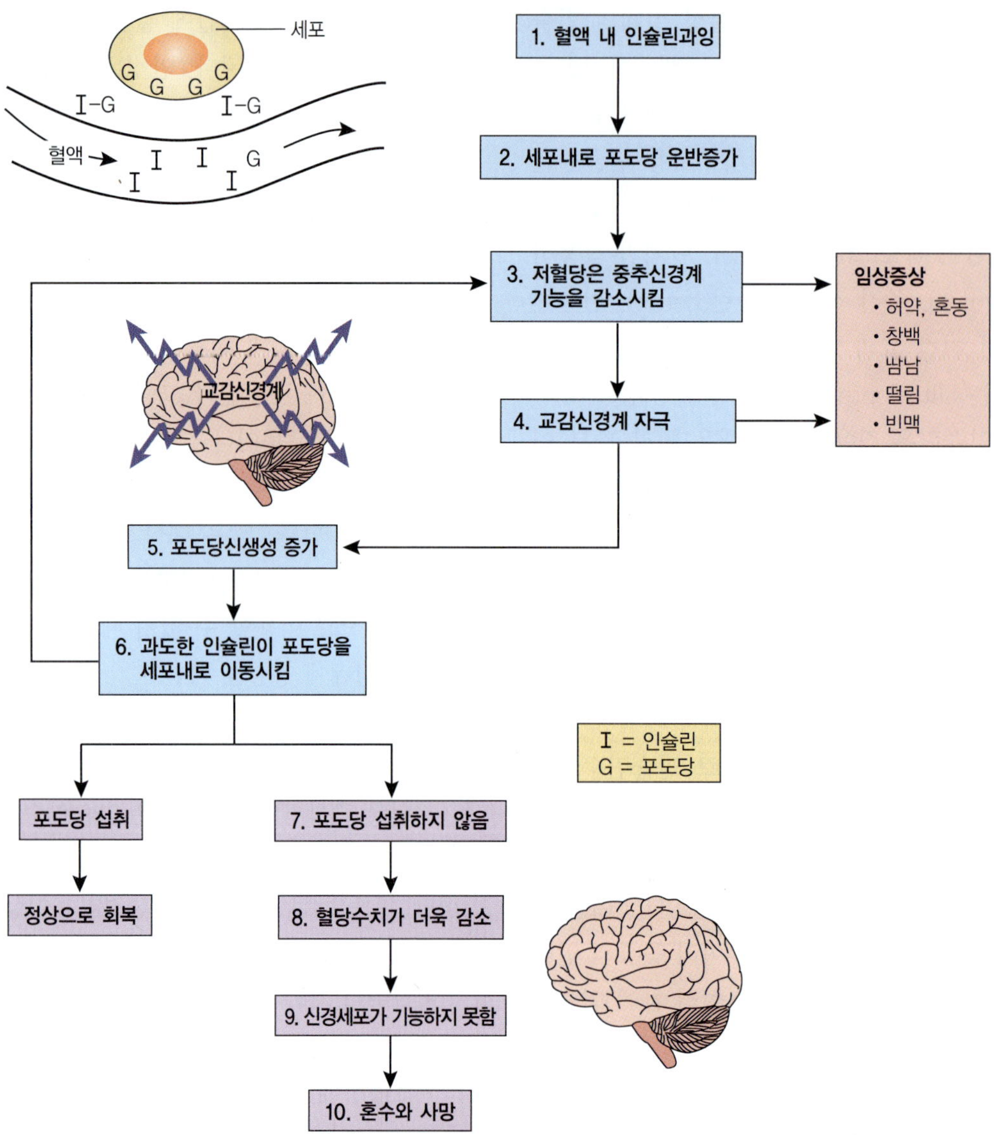

그림 15-1. 저혈당쇼크(인슐린쇼크)

㉢ 치료

치료는 감미료 첨가 과일주스나 사탕과 같은 농축탄수화물을 즉각적으로 투여하는 것이다. 만약 대상자가 의식이 없다면 포도당이나 글루카곤을 비경구적으로(보통 정맥주입) 투여한다. 저혈당이 즉시 치료되지 않는다면 생명에 위협적이거나 뇌손상을 일으킬 수 있다. 다른 치료를 받으러 온 환자가 검진 전에 적절한 약을 복용했는지 확인함으로써 검진 중 저혈당증상이 발생할 위험을 최소화할 수 있다. 검진 일정을 잡을 때에는 식사가 너무 많이 지연되거나 건너뛰지 않도록 유의해야 한다.

저혈당쇼크를 치료하기 위한 응급조치

1. 의식이 있다면 즉시 단맛이 나는 과일주스(액체가 더 빨리 흡수됨), 꿀, 사탕 또는 설탕을 먹인다.
2. 의식이 없다면 입으로 아무것도 먹여서는 안 되며, 50% 포도당을 정맥으로 주입해야 한다.
3. 응급처치로는 인슐린, 수액, 탄산수소소듐(sodium bicar-bonate) 투여 등이 있다. 주의 : 당뇨병케토산증(당뇨병혼수 또는 고혈당) 또한 의식상실을 일으키므로 원인을 감별하기 위한 사정이 반드시 이루어져야 한다.

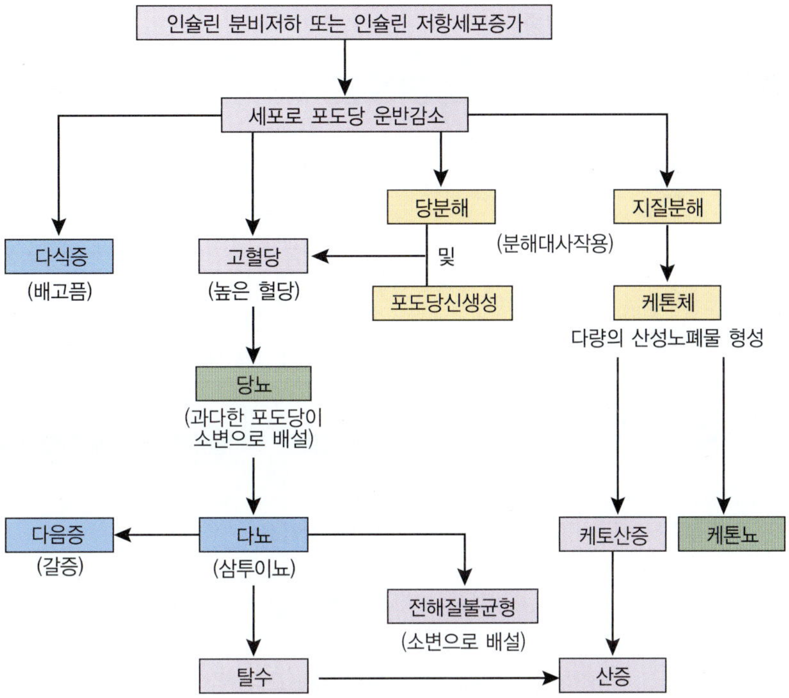

그림 15-2. 당뇨병케토산증의 진행

② 당뇨병케토산증

당뇨병케토산증은 인슐린 부족으로 인한 고혈당과 지질분해로 발생한다. 당뇨병케토산증은 1형당뇨병환자에서 흔하다.

㉠ 병태생리

케토산증은 보통 며칠에 걸쳐 진행되고 인슐린 요구가 증가하는 감염이나 스트레스에 의해 시작될 수 있다. 또한 잘못된 용량의 인슐린 투여나 지나치게 과다한 음식 또는 알코올 섭취로 발생할 수 있다(그림 15-2).

㉡ 증상 및 징후

당뇨병케토산증의 증상과 징후는 탈수, 대사산증, 전해질불균형과 관련이 있다(표 15-2). 탈수의 징후는 다음과 같다.

- 갈증
- 마르고 거친 구강점막
- 따뜻하고 건조한 피부
- 약하고 빠른 맥박
- 혈액량이 감소함에 따라 혈압저하
- 소변감소(소변량 저하, 체액을 보존하려는 보상기전이 일어나고 있음을 시사)

케토산증은 다음과 같은 징후를 나타낸다.

- 빠르고 깊은 호흡(Kussmaul호흡)
- 아세톤호흡(달콤하고, 과일냄새가 남)
- 산증과 혈류 저하로 인한 중추신경계의 기능 억제를 나타내는 졸음증과 반응의 감소

완충계의 탄산수소염과 케토산이 결합하면서 대사산증으로 진행하고 다음과 같은 징후가 나타난다.

- 혈청 탄산수소염수치와 혈청 pH의 감소(2장 참고)
- 탈수가 진행되면 신장 보상기전이 감소하고 산증은 보상되지 않음
- 혈청 pH감소
- 의식 소실

표 15-2. 인슐린결핍의 진행성 영향(당뇨병케토산증)

증상 및 징후	이론적 근거
초기징후	
고혈당	**인슐린결핍**
다식증	세포기아상태의 보상
당뇨	사구체여과액 내의 포도당이 세뇨관 운반 한계를 초과
다뇨	당뇨로 인한 삼투이뇨
다음증	수분손실에 대한 반응
허약과 체중감소	수분손실과 세포 내 포도당 부족
진행성 징후	
고혈당증가	에피네프린, 코티솔, 글루카곤에 의한 반응으로 포도당신생성
탈수	**다뇨**
따뜻하고 건조한 피부 ; 피부긴장도감소	사이질액감소
거칠고 마른 구강점막	사이질액감소
움푹 들어간 눈	사이질액감소
혈압저하	혈액량감소
빠르고 약한 맥박	보상기전–교감신경계
졸음증, 허약, 혼동	저혈량으로 인한 뇌내 산소와 포도당감소 및 산과 전해질불균형
케토산증	**지방과 단백질 이화**
혈청 탄산수소염과 혈청 pH의 감소	산증에 대한 보상기전
빠르고 깊은 호흡(공기 부족 또는 Kussmaul 호흡)	산증에 대한 보상기전
아세톤호흡 – 달콤한 과일향	아세톤 배출
케톤뇨	케토산이 소변으로 배설
구역, 구토, 허약	Na^+, K^+, Cl^-가 소변으로 배설, 케톤혈증
말기징후	
혼수	산증과 탈수로 인한 중추신경계 기능저하

전해질불균형에는 소듐, 포타슘, 염소의 불균형을 포함하며, 다음과 같은 징후를 나타낸다.

- 주로 복부경련
- 구역(nausea)과 구토
- 졸음증과 허약

소변 배출로 인해 전해질이 감소함에도 불구하고 수분량감소가 혈청 수준에 영향을 미쳐 실제 혈청 전해질의 양은 잘못 측정될 수 있다. 산증으로 인해 혈청 소듐은 낮지만 포타슘은 증가할 수 있다(2장 참고). 만약 이러한 상태가 치료되지 않으면 산증과 탈수로 인해 중추신경계 억제가 진행되어 혼수상태에 이르게 된다.

㉢ 치료

당뇨병케토산증은 수분과 전해질을 보충하고 인슐린을 투여하는 것으로 치료한다. 인슐린이 세포안으로 포타슘을 운반하는 것을 촉진하기 때문에 인슐린을 주입하면 혈중 포타슘농도가 감소할 수 있다. 당뇨병케토산증의 원인요소를 해결하는 일련의 특별한 치료와 함께 산증 교정을 위해 탄산수소염 투여가 필수적이다.

생각해보기 15-4

a. 저혈당대상자와 당뇨병케토산증대상자를 감별하기 위한 세 가지 징후를 기술하시오.
b. (1) 저혈당과 (2) 당뇨병케토산증에서 발생하는 의식상실을 설명하시오.

③ 고삼투질고혈당비케토산혼수

고삼투질고혈당비케토산혼수(hyperosmolar hyperglycemic nonketotic coma, HHNC)는 2형당뇨병 환자에서 빈번한데 주로 감염이 있는 노인대상자나 탄수화물 과잉섭취로 인해 인슐린 소모가 높은 대상자에게서 발생한다. 이 경우 상대적 인슐린 부족으로 인해 고혈당과 탈수가 발생하지만, 케토산증 예방을 위한 인슐린 이용이 충분히 가능하다. 그러므로 초기에 진단이 어려울 수 있다. 심한 세포성탈수로 인해 신경장애, 근육 허약, 언어장애, 비정상 반사가 나타난다.

생각해보기 15-5

저혈당, 당뇨병케토산증, 고삼투질고혈당비케토산혼수가 맥박과 호흡에 미치는 영향과 소변의 특징을 비교하시오.

(2) 만성합병증

특히 혈당수치가 잘 조절되지 않을 경우 1형, 2형 당뇨병 모두 많은 조직에서 퇴행성 변화가 일어난다. 인슐린결핍과 포도당과잉은 탄수화물, 지질, 단백질대사에서 많은 변화를 일으킨다.

① 혈관장애

당뇨병과 연관된 대사장애와 관련된 소동맥과 큰 동맥 모두에서 변화가 일어날 수 있다(표 15-3).

미세혈관병증(microangiopathy)은 모세혈관바닥막(basement membrane)이 두껍고 딱딱해짐으로써 모세혈관과 소동맥이 폐쇄되고 파열되어 조직의 괴사가 일어나고 기능을 상실하는 것이다. 망막병증(retinopathy)은 시력상실의 주요인이다(그림 15-3). 망막의 변화는 동공을 통해 관찰할 수 있다. 당뇨병신장병증(diabetic nephropathy) 또는 신장 사구체혈관의 퇴행성 변화는 결국 만성신부전에 이르게 한다(그림 15-4). 말기신부전대상자의 40%는 당뇨병이 원인이다.

거대혈관병증(macroangiopathy)은 동맥경화증같이 큰 혈관에 영향을 미친다(9장 참고). 따라서 당뇨병환자에서 심장마비, 뇌졸중, 말초혈관질환의 유병률이 높다. 다리동맥의 폐쇄로 주로 발과 다리에 궤양이 발

표 15-3. 당뇨병성혈관장애

거대혈관병증	
• 심근경색(심장마비) • 뇌혈관사고(뇌졸중) • 말초혈관질환(허혈, 괴저, 병변부위 다리 절단)	고지혈증, 고혈압, 동맥벽내막층의 퇴행성 변화와 관련된 큰 동맥의 동맥경화증
미세혈관병증	
• 신장 당뇨병신장병증 만성신부전	모세혈관기저막비후는 폐쇄와 파열을 초래한다.
• 눈 망막병증	미세동맥류, 혈관신생, 섬유화는 시력상실을 초래한다.
• 신경계 중추신경계와 말초신경계의 신경병증 감각, 운동, 자율신경계 섬유의 기능감소	허혈에 부가적으로 신경자극전도에 필수적인 역할을 하는 말이집(myelin)의 퇴행과 마이오이노시톨(myo-inositol)의 결핍을 유발하는 대사장애가 있다.

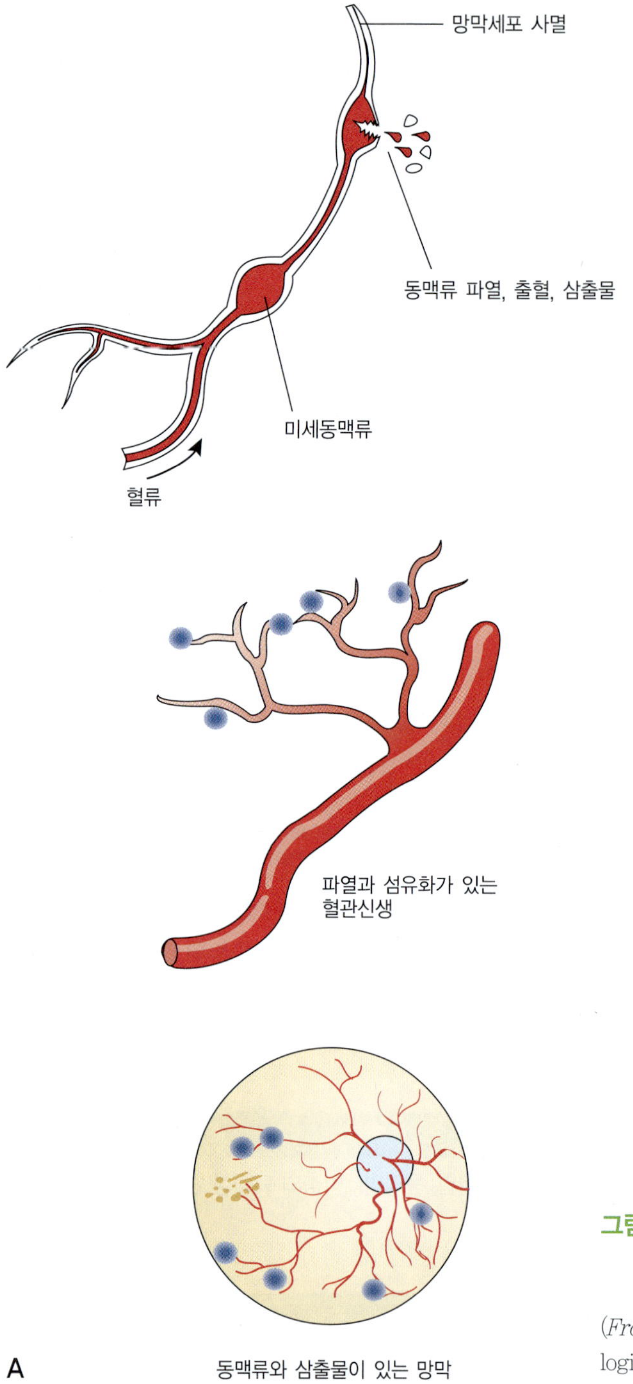

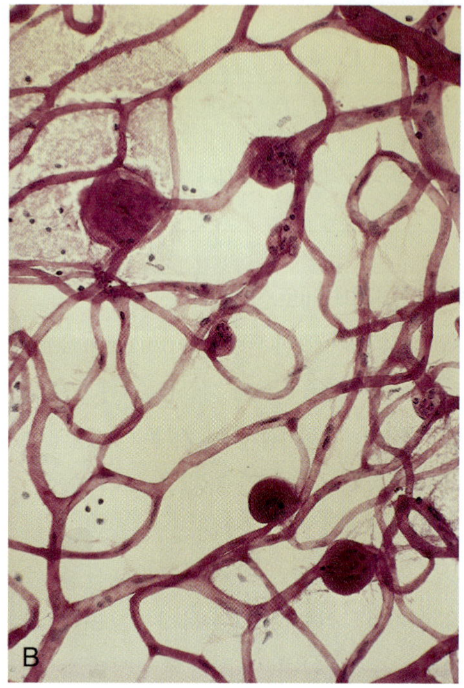

그림 15-3. A. 눈에 생기는 당뇨병망막병증 B. 당뇨병미세혈관병증이 진행된 망막에서 볼 수 있는 몇 가지 동맥류

(*From Cotran RS, Kumar V, Collins T*: Robbins Pathologic Basis of Disease, *ed 6, Philladelphia, 1999, Saunders*.)

생하며, 치유되는데 시간이 걸린다(그림 15-5). 말초신경병증이 있는 경우 통증감각이 감소하여 궤양이 악화된다. 말초혈관질환은 또한 간헐절뚝거림(걸을 때 통증이 있음)을 일으켜 활동을 어렵게 한다. 혈류의 감소는 잦은 감염과 괴저궤양의 선행요인이다. 혈관장애로 괴저가 발생되면 절단이 필요할 수 있다. 폐쇄된 혈관을 제거하는 시술로 새로운 수술법인 혈관내시경우회술(angioscopic bypass surgery)은 침습을 최소화하

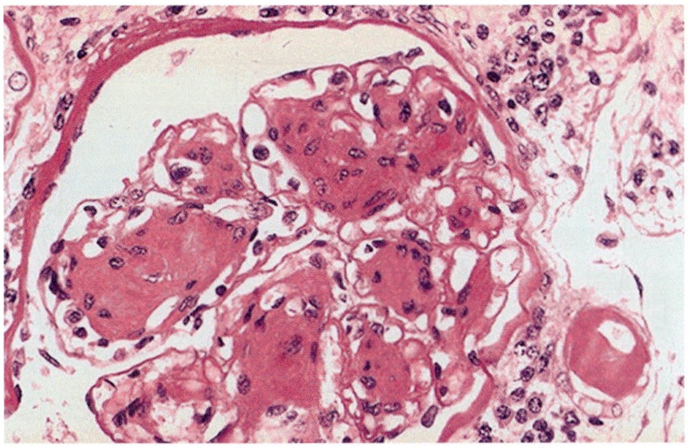

그림 15-4. 사구체경화가 있는 당뇨(*From Klatt E: Robbins and Cotran Atlas of Pathology, ed 3, Philadelphia, 2010, Saunders, Elsevier.*)

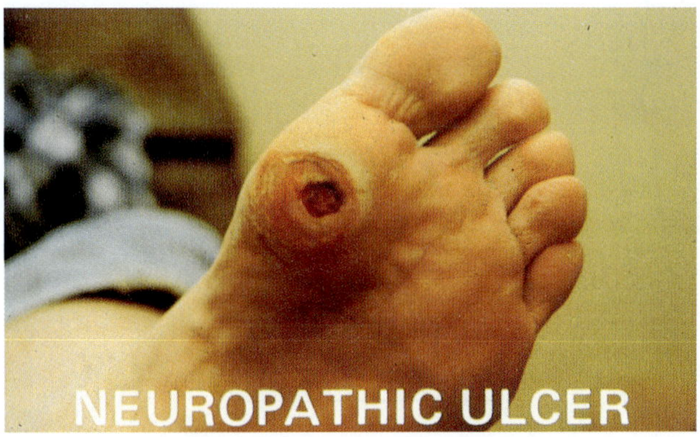

그림 15-5. 전형적인 당뇨병환자의 신경병증성발궤양. 궤양이 굳은살 안에 국한되어 있고, 병소는 통증이 없음(*From the Michigan Diabetes Reserch and Training Center, University of Michigan, Ann Arbor.*)

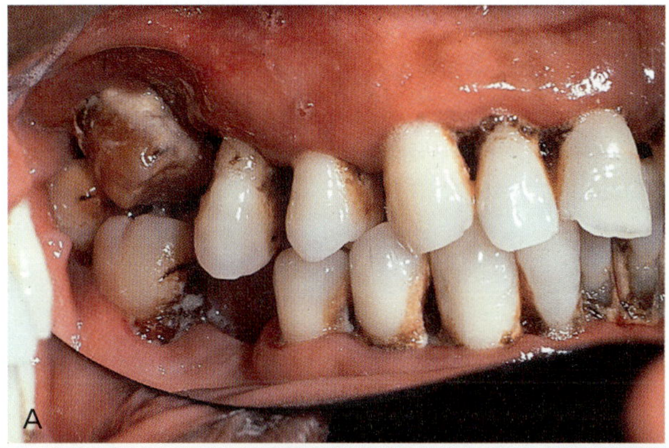

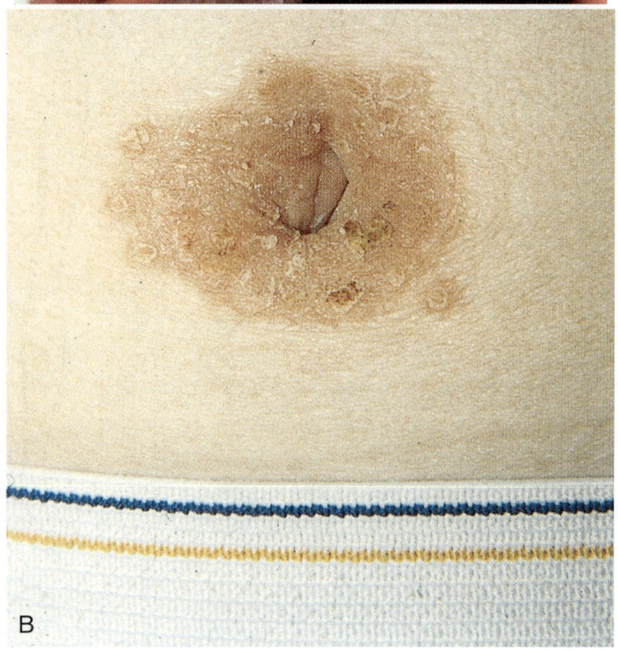

그림 15-6. A. 치주질환이 있는 당뇨병환자 — 염증과 감염이 관찰됨. B. 오른쪽 겨드랑에 위성(satellite) 고름물집이 있는 칸디다증(A *Courtesy of Evie Jesin, RRDH, BSc, George Brown Colledge of Applied Arts and Technology, Toronto, Ontario, Canada.* B *From Stone DR, Gorbach SL : Atlas of Infectious Disease, Philadelphia, 2000, Saunders.*)

고 외상이 적어 회복 지연 경향이 있는 당뇨병환자에게 매우 유용하다.

② 신경병증(Neuropathy)

말초신경병증은 당뇨병의 흔한 문제이다. 증상으로는 감각손상, 무감각, 저림, 허약, 근육 소모 등이 있으며, 이러한 증상은 허혈과 대사과정 변화의 결과이다. 말이집신경섬유와 민말이집신경섬유 모두에서 퇴행성 변화가 일어난다. 혈관손상과 감각손실이 함께 발생할 때 조직외상과 감염위험은 크게 증가한다.

자율신경계 퇴행으로 방광실금, 발기부전, 설사 등이 나타난다. 손상된 혈관운동반사는 앉은 상태에서 일어설 때 나타나는 어지럼증의 원인이 된다.

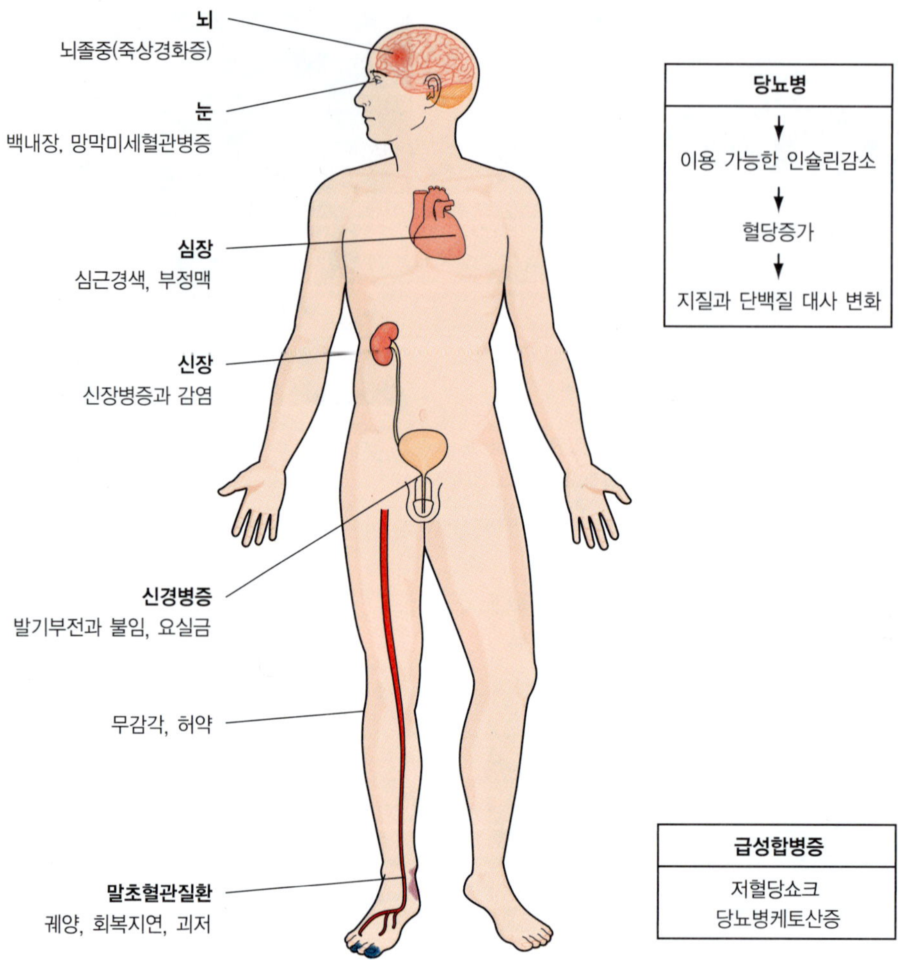

그림 15-7. 당뇨병의 합병증

③ 감염(Infection)

당뇨병환자에서 감염은 흔한 문제이다. 이는 조직저항을 감소시키는 혈관손상에 의한 것이며, 또한 인슐린결핍 때문에 상처치유가 지연되고 혈당치가 증가하여 감염이 쉽게 일어나기 때문이다. 외상이나 수술대상자의 감염은 상처회복을 느리게 한다. 요즘 발생률이 증가하고 있는 결핵에도 당뇨병환자는 취약하다. 다리와 발의 감염은 혈관손상으로 오래 지속되고 치유가 느리며 괴저의 발생 빈도가 높아 결과적으로 절단해야 한다. *Candida*와 같은 진균감염은 피부가 접히는 부위(그림 15-6), 입안(11-3B), 질에 자주 발생하며 오래 지속된다. 특히 방광기능이 저하되거나 방광염과 신우신염(pyelonephritis)이 있는 환자의 경우 요로는 흔한 감염부위이다. 치주질환(치아 주변 조직의 감염)(그림 15-6)과 치아부식(감염과 충치)은 당뇨병환자에서 훨씬 더 흔하다.

생각해보기 15-6

a. 당뇨병환자의 감염된 발에 궤양이 지속적으로 발생하는 모든 소인을 설명하시오.
b. 당뇨병환자가 발궤양 예방을 위해 반드시 지켜야 하는 발 관리 방법을 제시하시오.

④ 백내장(Cataract)

백내장은 비정상적인 포도당대사와 관련된 또 다른 형태의 퇴행성 진행으로 눈의 수정체가 뿌옇게 흐려지는 현상이다. 소르비톨(sorbitol)과 수분이 수정체에 축적되어 투명도를 떨어뜨린다. 백내장은 결국 실명으로 이어지므로 시력이 저하되면 치료해야 한다(14장 참고).

당뇨병의 합병증이 그림 15-7에 요약되어 있다.

⑤ 임신(Pregnancy)

임신기간 동안 산모와 태아 모두 당뇨병으로 인한 합병증이 발생할 수 있다. 임신당뇨병은 임부의 호르몬과 대사 변화를 일으켜 자연유산될 확률이 높고 기형아를 출산할 확률이 높다. 당뇨병이 있는 산모에서 태어난 신생아는 정상산모에서 태어난 신생아의 평균 크기보다 크고 합병증에 걸리기 쉽지만, 산전간호를 잘 하면 이러한 위험성이 줄어든다.

과제 15-1

췌장의 베타세포 이식 연구가 전폭적인 지원을 받는 이유를 설명하시오.

3. 부갑상샘호르몬과 칼슘 (Parathyroid Hormone & Calcium)

부갑상샘저하증(hypoparathyroidism)은 선천적으로 네 개의 부갑상샘이 부족하거나 목부위의 수술 또는 방사선요법 후, 또는 자가면역질환으로 발생한다. 부갑상샘저하증은 저칼슘혈증(hypocalcemia) 또는 혈청 칼슘농도의 감소를 유발한다.

저칼슘혈증은 신경과 근육기능에 다양한 방식으로 영향을 준다. 낮은 혈청 칼슘농도는 심장근육수축력감소를 초래하지만 신경흥분성은 증가하여 자발적인(spontaneous) 뼈대근육 수축으로 이어진다. 흔히 테타니(tetany)라고 알려진 이것은 근육의 연축과 경련(spasm)이 일어나는 것으로 얼굴과 손에서 처음으로 관찰된다. 뼈대근육에 충분한 양의 칼슘이 저장되어 있기 때문에 저칼슘혈증으로 뼈대근육의 수축이 약화되지는 않는다. 반면 심근세포는 칼슘이 충분히 저장되어 있지 않기 때문에 수축하기 위해서 혈액 내의 칼슘이 필요하다.

부갑상샘항진증(hyperparathyroidism)은 샘종(adenoma), 과형성(hyperplasia), 또는 신부전에 의해 이차적으로 발생한다. 부갑상샘항진증은 고칼슘혈증(hypercalcemia) 또는 높은 혈청 칼슘농도를 유발한다. 고칼슘혈증에서는 강한 심장수축이 일어나게 된다(표 2-5에서 칼슘불균형 징후 참고). 부갑상샘항진증의 가장 심각한 영향은 뼈조직에서 일어난다. 부갑상샘호르몬(PTH)의 증가는 뼈로부터 칼슘방출을 일으켜 골다공증(osteoporosis)을 유발하고 뼈를 약화시켜 골절을 쉽게 일으킨다(17장 참고). 또한 고칼슘혈증은 신결석(kidney stone) 형성을 증가시킨다(12장 참고).

칼슘대사는 비타민D와 혈청 인산수치와 같은 다른 요인에 의해 조절될 수 있다. 따라서 칼슘불균형은 호르몬질환에 의해서만 발생하는 것은 아니다. 혈청 PTH와 칼슘농도는 질병의 특정 원인에 따라 다양하다. 예를 들어 부동대상자나 뼈에 암이 있는 환자는 PTH농도가 낮더라도 고칼슘혈증이 나타날 수 있다(그림 15-8). 중증신장질환자에서는 신장의 비타민D활성이 저하되어 있다(12장 참고). 비타민D는 칼슘흡수와 대사에 필수적이다. 신부전은 또한 인산염의 정체와 고인산혈증(hyperphosphatemia)을 일으킬 수 있다. 칼슘과 인산이 상반되는 관계(reciprocal relationship)에 있기 때문에 저칼슘혈증이 일어난다. 이러한 경우 저칼슘혈증은 PTH 분비를 촉진시킨다. 따라서 뼈, 신장, 소화관에서 일어나는 모든 변화는 칼슘, 인산, PTH의 혈청수치에 영향을 미쳐 칼슘불균형을 결정짓는 중요한 요인이 된다.

부갑상샘호르몬불균형의 일반적인 영향은 그림 15-9에 제시되어 있다. 부갑상샘질환의 치료는 발병원인에 따라 다르며 기저질환은 반드시 치료되어야 한다. 만성부갑상샘저하증은 칼슘과 비타민D로 치료할 수 있다. 부갑상샘항진증환자에게는 부갑상샘절제(parathyroidectomy)가 필요할 수 있다.

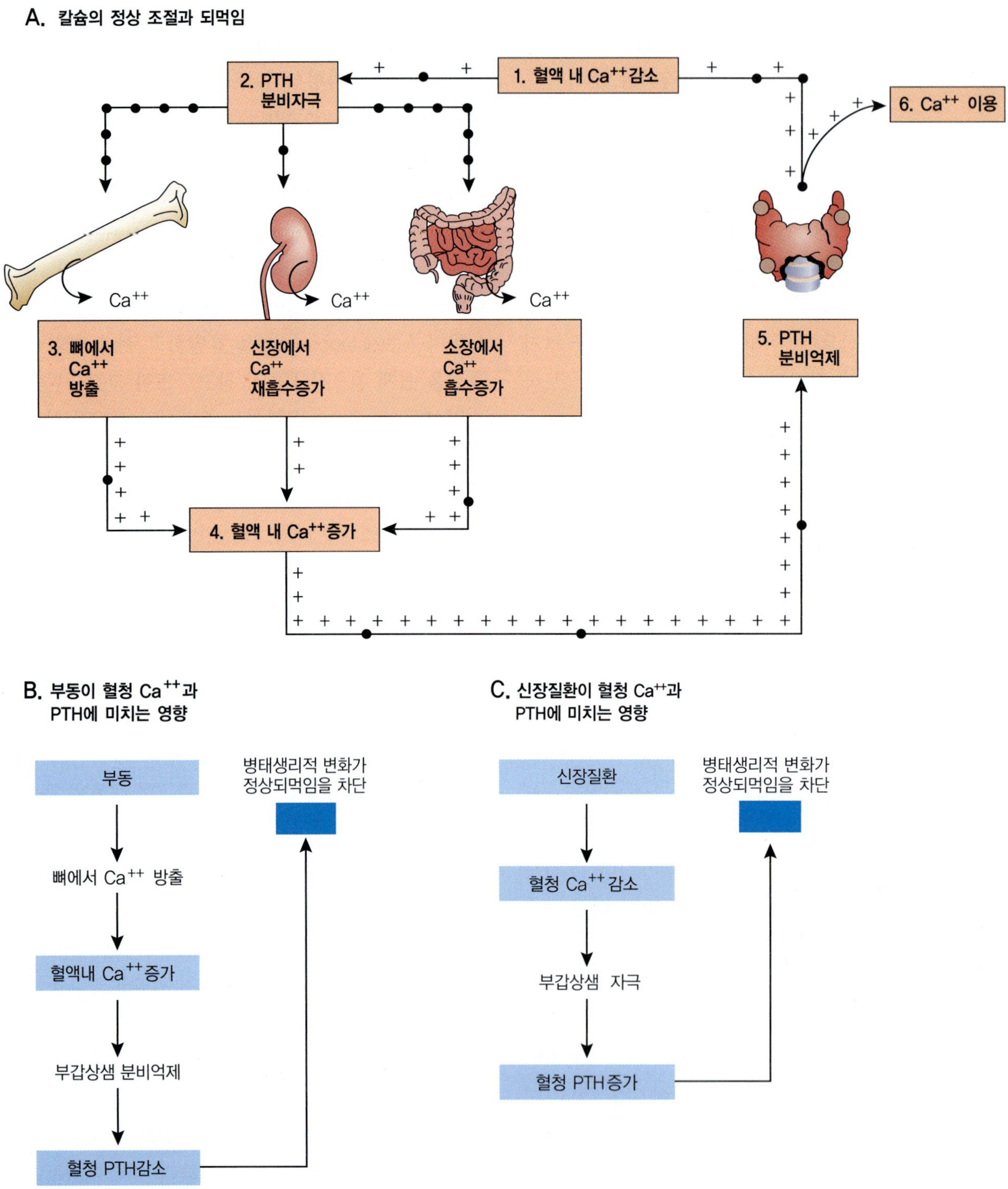

그림 15-8. 칼슘과 PTH의 관계. • PTH, parathyroid hormone ; Ca^{++}, Calcium

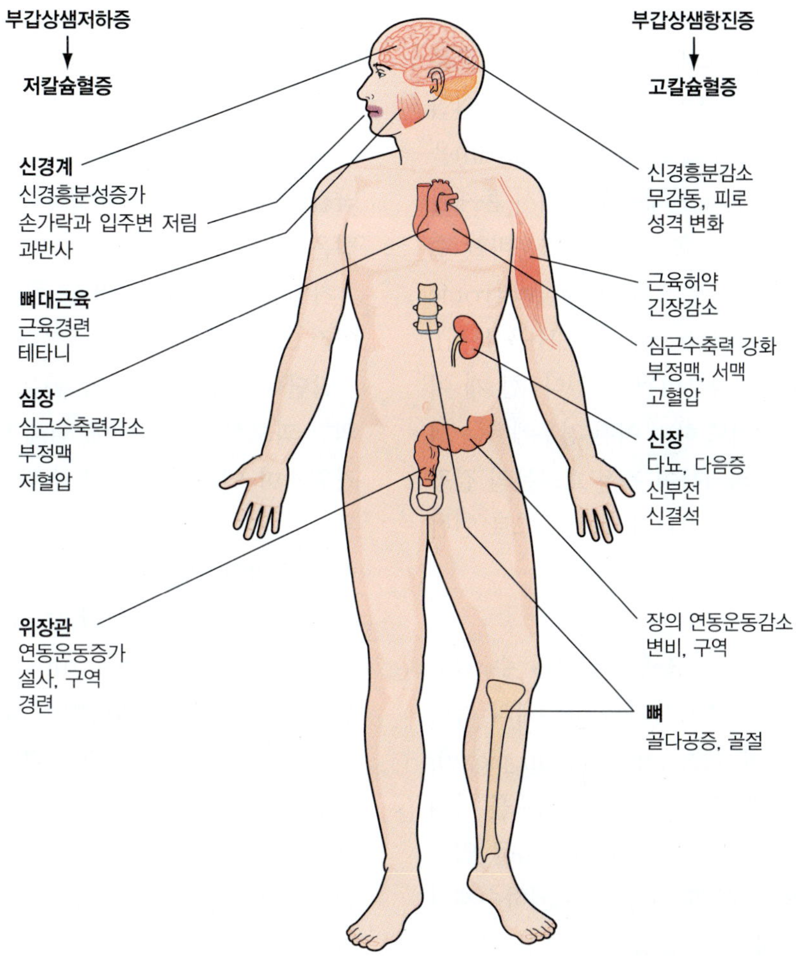

그림 15-9. 부갑상샘호르몬(PTH)불균형의 일반적 영향

생각해보기 15-7

a. PTH 분비증가가 혈액 내 칼슘농도를 상승시키는 세 가지 기전에 대해 설명하시오.
b. 칼시토닌 분비증가가 혈액 내 칼슘수치에 미치는 영향을 설명하시오.
c. 소장의 칼슘 흡수장애가 혈청 칼슘과 혈청 PTH에 미치는 영향을 설명하시오.
d. 저칼슘혈증이 심장근육과 뼈대근육에 미치는 영향을 비교하고 각각에 대한 근거를 제시하시오.

4. 뇌하수체호르몬(Pituitary Hormones)

뇌하수체의 조절을 받는 호르몬의 불균형이 뇌하수체의 문제에서 비롯된 것인지 혹은 시상하부나 표적샘의 문제에서 비롯된 것인지 그 원인을 규명하는 것이 중요하다.

양성샘종(benign adenoma)은 뇌하수체 질환의 가장 흔한 원인이다. 양성샘종은 두 가지 군으로 분류되는 증상과 징후를 초래한다.

- 종양 덩어리가 커지면 두개골 내 압력이 증가한다(두개내압 상승, 14장 참고). 뇌조직에 가해지는 압력의 증가로 두통증가, 발작, 졸음(drowsiness) 등의 증상이 나타난다. 인접한 시신경교차에 압력이 가해지기 때문에 반맹(hemianopsia)과 같은 시야 결손이 흔하다.

- 종양이 호르몬 분비에 영향을 미친다. 뇌하수체샘종의 위치와 침범한 특정세포에 따라 분비되는 호르몬이 다르다. 예를 들어 성장호르몬은 뇌하수체 전엽에 있는 세포에서 생성되고, 프로락틴(prolactin)을 분비하는 세포는 뇌하수체 전체에 흩어져서 존재한다. 일부 종양세포는 특정 호르몬을 과다분비할 수 있다[예, 성장자극호르몬분비세포(somatotropic cell)는 성장호르몬(growth hormone, GH)을 분비]. ACTH나 프로락틴도 과다분비될 수 있다. 한 개 이상의 호르몬이 분비되기도 하며 어떤 경우에서는 샘종이 뇌하수체세포를 파괴하여 특정 호르몬의 결핍을 야기하기도 한다(예, ACTH의 감소와 그로 인한 부신피질 작용감소).

어떤 종양에서는 출혈 또는 경색이 일어날 수 있고 이는 갑작스럽게 뇌내압을 증가시켜 뇌하수체의 특정 부분을 파괴한다(뇌하수체졸중, pituitary apoplexy). 샘종을 치료하지 않으면 결국 모든 유형의 세포를 파괴하여 범뇌하수체저하증(panhypopituitarism)을 일으킨다. 뇌하수체 기능의 저하 또는 중단은 뇌하수체와 생식샘 기능상실을 초래하고, 갑상샘과 부신 기능을 저하시킨다.

뇌하수체샘종은 두개내종양의 약 10% 이상을 차지하며 30세에서 50세 사이의 성인에서 주로 발생한다. 종양은 보통 수술이나 방사선치료로 제거한다. 치료 후 또는 결핍이 있을 경우 하나 또는 그 이상의 호르몬 대체요법이 필요하다.

분만이나 다른 심혈관계질환과 연관된 혈전증과 경색은 뇌하수체를 손상시켜 뇌하수체저하증을 유발한다. 시상하부질환에는 종양이나 감염이 있다.

5. 성장호르몬(Growth Hormone, GH)

왜소증(dwarfism) 또는 작은 키는 다양한 요인에 의해 생길 수 있고 그 중 하나는 성장호르몬(GH, somatotropin)의 결핍 또는 소마토트로핀유리 호르몬의 결핍 때문이다(그림 15-10). 뇌하수체샘종의 몇몇 사례에서 다른 뇌하수체 세포에 영향을 미쳐 복합적인 장애를 초래한다. 보통 뇌하수체왜소증은 정상 지능, 정상 신체비율을 보이지만, 뼈대근육 성숙과 사춘기는 약간 지연된다. 어린이에서 GH결핍 시 호르몬대체요법은 뼈끝(epiphysis)이 닫히기 전에 적용할 수 있다.

거인증(gigantism) 또는 큰 키는 사춘기 뼈끝 융합 이전 GH 과다분비로 발생한다.

말단비대증(acromegaly)은 성인에서 주로 샘종에 의한 과도한 GH 분비에 의해 발생하고, 뼈는 넓고 무거워지며 연조직이 자라 손과 발이 커지고, 두개골이 두꺼워지며 얼굴형태가 변화된다(그림 15-10B). 두개골이 두꺼워지면 두개골의 신경 및 혈관통로를 통과하는 신경과 혈관을 압박할 수 있다. 뼈와 연골의 과성장은 손목굴증후군(carpal tunnel syndrome) 또는 관절염을 일으킨다. 아래턱뼈(mandible) 또는 턱나옴증(prognathia 그림 15-10C)과 혀가 커지는 것이 흔한 증상이다. 환자는 초기에 크기가 큰 구두나 장갑이 필요하다고 인식하게 된다. 또한 GH는 포도당대사와 인슐린 작용에 영향을 미쳐 결국 당뇨병을 유발한다. 말단비대증을 치료하지 않으면 고혈압과 심혈관질환이 발생한다.

생각해보기 15-8

a. 말단비대증대상자에서 장골(longitudinal bone)의 성장이 일어날 수 없는 이유를 설명하시오.
b. 비정상적인 호르몬 분비, 발병연령, 호르몬 변화의 영향에 대해 왜소증, 거인증, 말단비대증을 비교하시오.

6. 항이뇨호르몬 (Antidiuretic Hormone, Vasopressin)

1) 요붕증(Diabetes Insipidus)

(1) 병태생리

요붕증은 항이뇨호르몬(ADH)결핍으로 나타난다. 이

러한 결핍은 뇌하수체후엽 이상으로 발생되며, 머리손상이나 수술로 인해 일시적으로 발생할 수 있다. 요붕증은 신장의 세뇨관이 호르몬에 반응하지 않아 발생하기도 하는데(신장기원, nephrogenic), 이는 유전성 또는 전해질불균형이나 약물과 관련이 있다.

(2) 증상 및 징후

- 희석된 다량의 소변을 보는 다뇨
- 심한 탈수 때문에 갈증을 느낀다(당뇨병환자와 달리 요붕증대상자의 소변에서는 포도당이 섞여 있지 않음).

(3) 치료

치료로는 ADH대체요법이 가능하다.

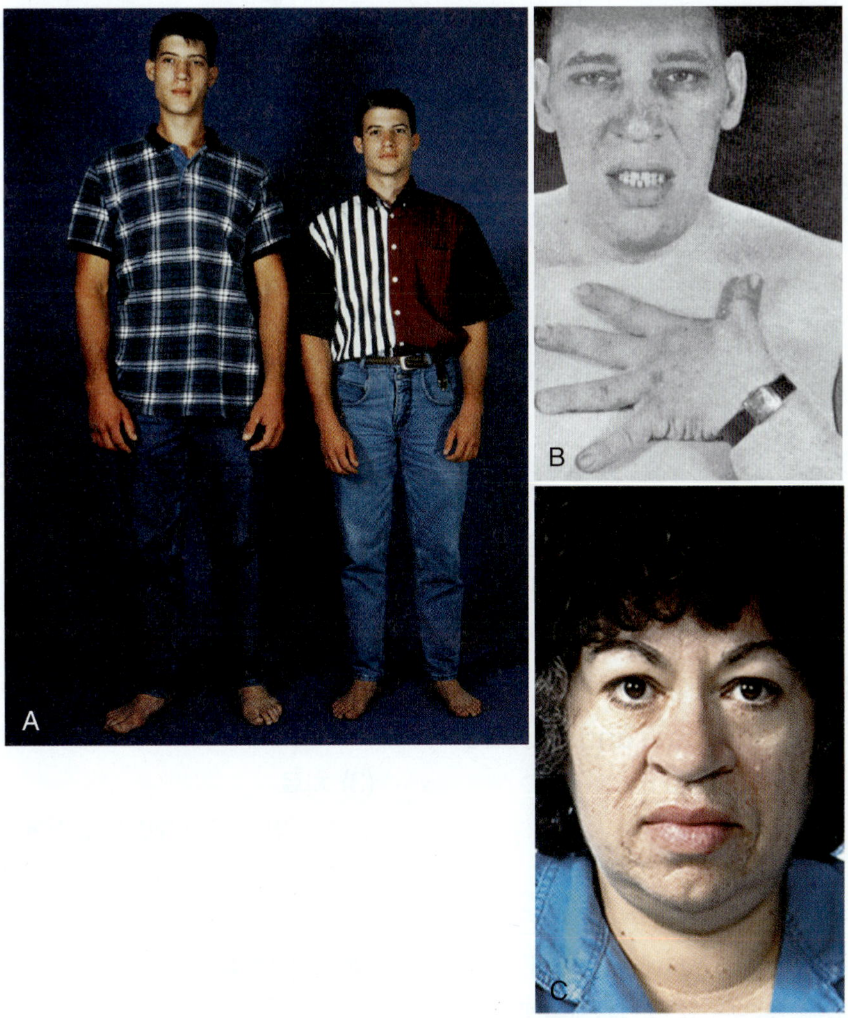

그림 15-10. 성장호르몬의 영향

A. 선천성거인증. 성장호르몬과잉으로 거인증이 있는 22세 남성과 쌍둥이 형제 B. 말단비대증대상자의 손과 얼굴 C. 말단비대와 관련된 점진적인 얼굴의 변화(A *From Black J, Hawks J*: Medical Surgical Nursing: Clinical Management for Positive Outcome, *ed 8, St. Louis, 2009, Saunders, Elsevier*. B *From Jarvis C* : Physical Examination and Health Assessment, *Philadelphia, 1992, Saunders*. C *From Lewis S, et al*: Medical-Surgical Nursing: Assessment and Management of Clinical Problems, *ed 10, St. Louis, 2017, Elsevier*.)

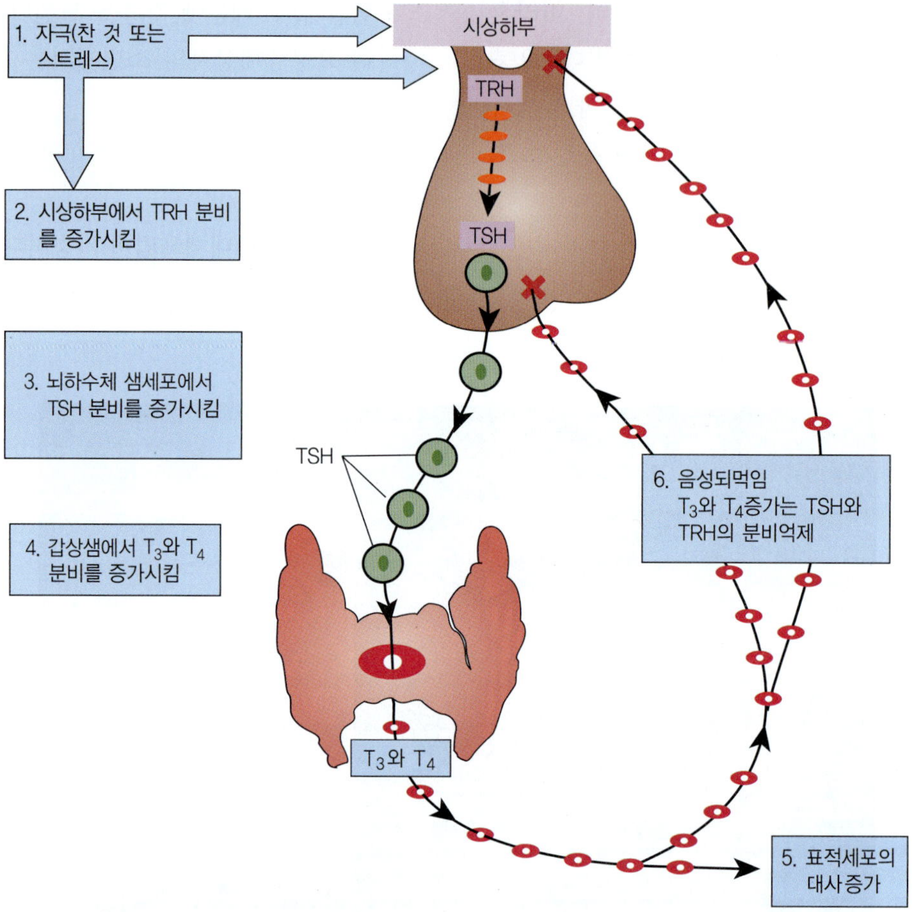

그림 15-11. 갑상샘호르몬의 시상하부–뇌하수체–갑상샘 되먹임기전
TRH, thyrotropin-releasing hormone; TSH, thyroid-stimulating hormone

2) 부적절항이뇨호르몬분비증후군 (syndrome of inappropriate antidiuretic hormone secretion)

(1) 병태생리

항이뇨호르몬부적절분비증후군은 수분 정체를 일으키는 과잉의 ADH가 원인인데, 스트레스에 의해 일시적으로 과량이 분비되는 경우도 있고 기관지유래암종의 경우에서처럼 이소성근원(ectopic source)에 의해 분비되기도 한다.

(2) 증상 및 징후

징후는 심한 저나트륨혈증과 관련되며 정신혼돈과 신경과민성(irritability)이 나타난다.

(3) 치료

근본 원인을 조사하면서 동시에 증상 및 징후를 교정하기 위해 이뇨제와 소듐보충제를 투여한다.

7. 갑상샘질환(Thyroid Disorders)

두 개의 갑상샘호르몬인 타이록신(thyroxine)과 트라이아이오도타이로닌(triiodothyronine)은 시상하부–뇌하수체의 갑상샘자극호르몬에 대한 반응으로 갑상샘에서 분비된다(그림 15-11). 따라서 갑상샘질환은 뇌하수체나 갑상샘기능장애로 발생한다.

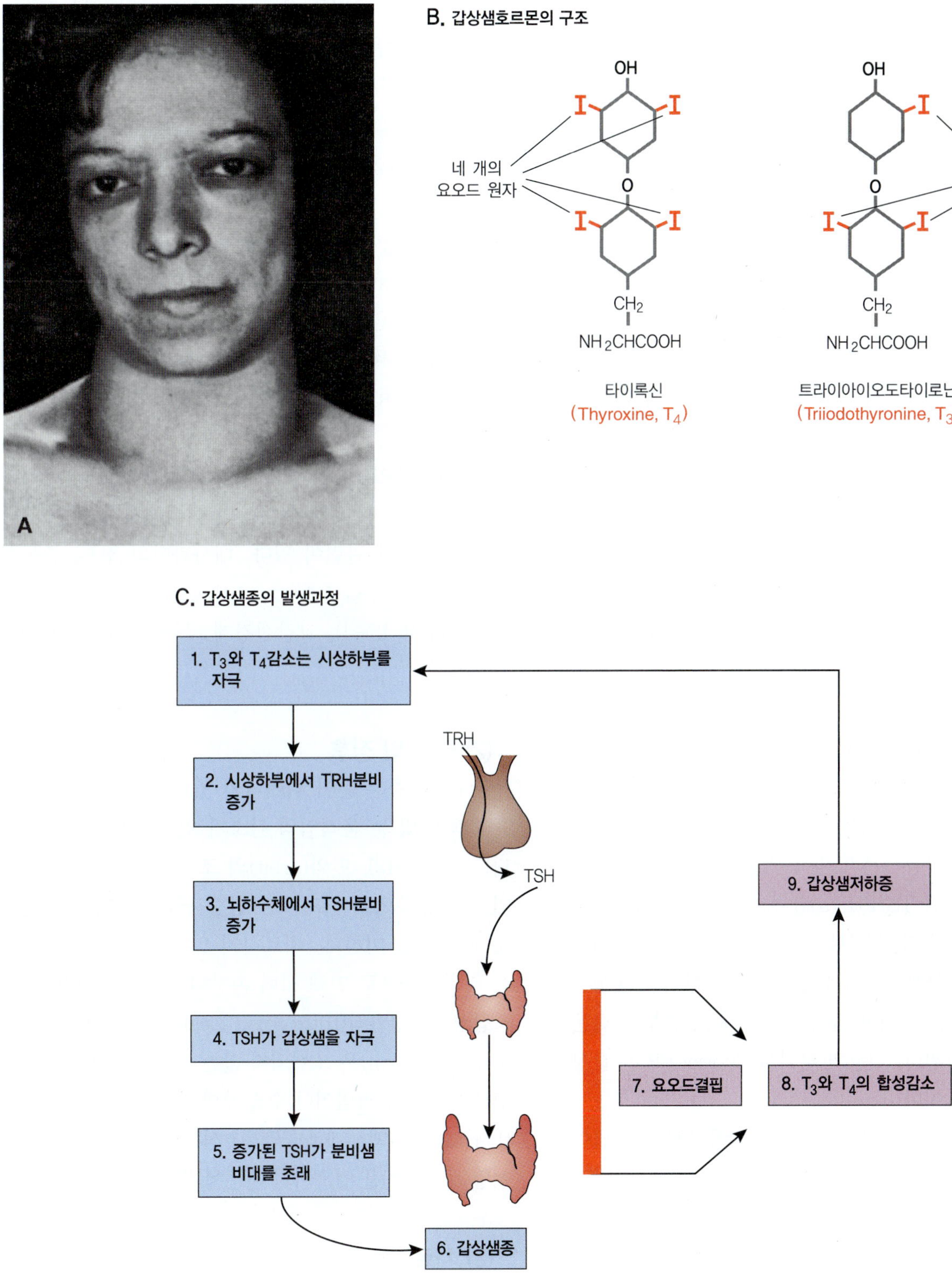

그림 15-12. 풍토갑상샘종과 갑상샘저하증

TRH, thyrotropin-releasing hormone TSH, thyroid-stimulating hormone

(A, *from Wilson JD, Foster DW*: Williams Textbook of Endocrinology, *ed 8, Philadelphia, 1992, Saunders.*)

1) 갑상샘종(Goiter)

갑상샘종은 목의 앞쪽에서 육안으로 관찰할 수 있는 갑상샘의 증대(enlargement)이다. 갑상샘종은 갑상샘 기능저하와 갑상샘 기능항진을 일으키는 다양한 질환에 의해 발생된다. 갑상샘종은 매우 커져 식도를 압박하여 삼킴작용을 방해하거나 기도를 압박할 수도 있다. 또한 미용상의 문제도 발생할 수 있다(그림 15-12A).

(1) 병태생리

풍토갑상샘종(endemic goiter)은 특정 지역에 거주하는 많은 사람에게 영향을 미칠 수 있다. 토양과 음식에 요오드수치가 낮은 지역(예, 산간지역 또는 큰 호수 주변 지역)에서 갑상샘저하증이 발생한다. 정상적으로 혈중 요오드를 갑상샘으로 "끌어들여" 트라이아이오도타이로닌(T_3)과 타이록신(T_4) 합성에 사용한다(그림 15-12B). 섭취하는 음식 내의 요오드 부족은 T_3와 T_4(갑상샘호르몬) 생산을 감소시키고 뇌하수체로부터 갑상샘 자극호르몬이 보상적으로 증가하여 갑상샘의 증식과 비대를 일으킨다(그림 15-12C). 이러한 문제를 해결하기 위해 요오드화염(iodized salt)이 널리 사용된다.

갑상샘종 유발음식은 T_3와 T_4의 합성을 차단하는 성분을 포함하지만 TSH(thyroid stimulating hormone) 분비는 증가시킨다. TSH는 이러한 물질을 다량 섭취하였을 때 분비샘의 증식을 일으키고 갑상샘종 생성을 촉진할 수 있다. 이러한 음식에는 양배추, 순무와 같은 야채들이 포함된다. 리튬과 불화물(fluoride) 또한 갑상샘종 유발물질이다.

중독성갑상샘종은 갑상샘의 과다작용으로 갑상샘이 증식된 상태이다. 이는 TSH의 과잉자극으로 커다란 결절성분비샘이 형성된다.

(2) 치료

갑상샘종 치료는 갑상샘종의 크기, 증상 및 징후 그리고 근본 원인에 따라 다르고, 다양한 치료가 가능하다.

- 레보타이록신(levothyroxine; Levothroid, Synthroid)같은 갑상샘항진증 및 갑상샘저하증 약물
- 수술 – 완전 또는 부분 갑상샘절제
- 방사성 요오드 치료–갑상샘기능저하를 유발할 수 있어서 호르몬대체요법이 필요할 수 있음

2) 갑상샘항진증(Hyperthyroidism, 그레이브스병 Graves Discasc)

T_3와 T_4 분비증가가 나타나는 갑상샘항진증은 여러 형태가 있으며 대표적 예가 그레이브스병이다.

(1) 병태생리

그레이브스병은 30세 이상의 여성에서 흔히 나타나고 자가면역과 관련이 있다. 대사과다의 징후, 중독성 갑상샘종, 안구돌출증(exophthalmos)의 임상증상이 나타난다(표 15-4). 교감신경계 자극증가는 대사를 증가시킨다.

(2) 증상 및 징후

안구돌출증은 눈이 튀어나와 있으며 응시하는 눈빛, 눈깜빡임 및 눈 움직임의 감소가 있어 명백히 알 수 있다(그림 15-13). 안와(orbit)의 조직덩어리가 증가하여 안구를 앞쪽으로 밀고 교감신경자극이 증가하여 눈꺼풀에 영향을 미친다. 치료하지 않으면 시신경손상 또는 각막궤양으로 인해 시력 손상이 일어날 수 있다.

갑상샘독성발작(thyrotoxic crisis) 또는 갑상샘발작(thyroid storm)은 조절되지 않는 갑상샘항진증의 급성상태이며 보통 감염이나 수술 후에 생긴다. 고열(hyperthermia), 빈맥(tachycardia), 심부전(heart failure)과 섬망(delirium)을 일으키기 때문에 생명에 위협적이다.

(3) 치료

그레이브스병은 방사성 요오드, 갑상샘의 외과적 제거, 또는 항갑상샘 약물을 사용하여 치료한다. 치료 후 갑상샘저하증이나 부갑상샘저하증이 발생할 수 있다.

표 15-4. 갑상샘항진증과 갑상샘저하증의 비교

	갑상샘저하증	갑상샘항진증
혈청 T_3와 T_4 수준	낮음	높음
대사율	낮음	높음
갑상샘종	풍토갑상샘종과 함께 나타남	그레이브스병과 함께 나타남
피부	부종, 창백하고 차가운 피부	붉고 따뜻한 피부
온도내성	추위를 못 견딤	더위를 못 견딤
눈	변화 없음	그레이브스병에서 안구돌출
심혈관계	서맥, 심장 비대	빈맥, 혈압증가
신경계	졸음증, 지적기능이 느려짐	안절부절, 신경과민, 떨림
체중	일부는 식욕감소와 함께 체중이 증가함	마름, 식욕증가

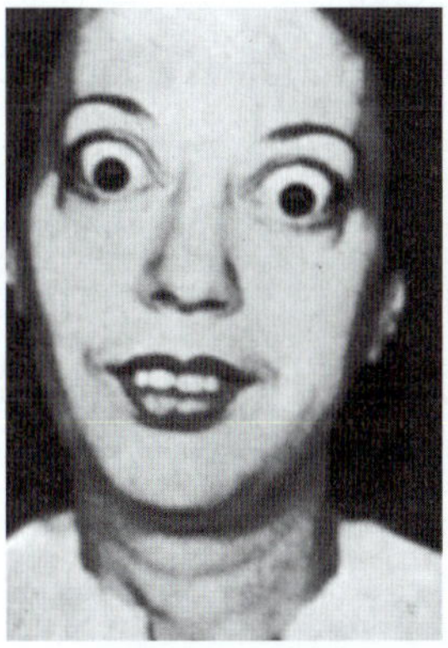

그림 15-13. 안구돌출증을 동반한 갑상샘항진증
(*From Wilson JD, Foster DW*: Williams Textbook of Endocrinology, *ed 8, Philadelphia, 1992, Saunders*.)

3) 갑상샘저하증(Hypothyroidism)

경증 갑상샘저하증은 매우 흔하고 갑상샘호르몬대체요법으로 쉽게 치료된다. 갑상샘저하증의 증상은 표 15-4에 있다.

- 심한 갑상샘저하증은 몇 가지 형태로 나타난다.
- 하시모토갑상샘염은 파괴성 자가면역질환이다.
- 점액부종(myxedema)은 성인에서 나타나는 심한 갑상샘저하증이다("점액부종"은 안면부종과 두꺼운 혀가 나타나는 비함몰부종을 의미한다). 점액부종 혼수는 저혈압, 저혈당, 저체온, 의식소실로 인해 초래되는 급성갑상샘저하증을 의미하고 노인대상자가 진단되지 않거나 치료받지 않는 경우에는 생명을 위협하는 합병증이 발생할 수 있다.
- 크레틴병(cretinism)은 치료되지 않은 선천성 갑상샘저하증으로 임신기간 동안의 요오드결핍이나 발달장애와 관련이 있고, 갑상샘은 기능이 없거나 존재하지 않는다. 많은 나라에서 신생아 선별이 시행되고 있는데, 이것은 초기치료를 돕고 초기 갑상샘저하증과 동반되는 정신지체(mental retardation)를 예방한다. 갑상샘호르몬이 모든 세포의 대사에 영향을 미치기 때문에 치료를 하지 않으면 성장과 발달 모두 심한 손상을 받게 된다. 예를 들어 어린이의 경우 식이섭취에 어려움이 있거나 이돋이(teeth eruption)가 지연되거나, 맞물림장애(mal-occlusion), 크고 돌출된 혀, 부진한 뼈대 성장과 심한 졸음증이 나타난다.

4) 진단검사

현재 시행되고 있는 갑상샘검사로는 혈청 TSH수치 측정, 방사성 요오드 섭취검사(T_3 섭취검사) 뿐만 아니

라 혈중 T_3와 T_4수치 측정 등이 있다. 종양결절을 찾아내기 위해 스캔이 활용되고, 확진을 위해 항체측정법(antibody assays)이 시행된다.

생각해보기 15-10

a. 갑상샘항진증환자가 체중감소와 불면증을 경험하는 이유는 무엇인가?
b. 갑상샘저하증환자가 서맥이 있고 추위에 민감한 이유는 무엇인가?
c. 갑상샘종이란 무엇이며 발생과정은 어떠한가?

8. 부신(Adrenal Glands)

1) 부신수질(Adrenal Medulla)

크롬친화세포종(Pheochromocytoma)은 부신수질에 생기는 양성종양으로 에피네프린, 노르에피네프린을 분비한다. 부신수질에 다수의 종양이 있거나 교감신경절에서 종양이 발생하기도 하며 양측 또는 일측 부신에 생길 수 있다.

크롬친화세포종은 비교적 드문 종양이지만 진단만 받으면 고혈압의 원인을 '치료할 수 있는' 질환이다. 징후로는 두통, 두근거림, 땀남, 간헐적이거나 지속적인 불안이 있고 이들 징후는 혈압 상승과 관련된다. 종종 카테콜아민이 간헐적으로 분비되어 갑작스러운 고혈압과 심한 두통을 일으킨다.

2) 부신피질(Adrenal Cortex)

(1) 쿠싱증후군(Cushing Syndrome)

쿠싱증후군은 당질부신피질호르몬의 과다분비가 원인이다(예: hydrocortisone 또는 cortisol). 호르몬 과다 분비의 기전과 관련된 호르몬에 의한 영향은 원인에 따라 다르다. 당질부신피질호르몬의 과다분비는 다음과 같은 다양한 상황에서 발생한다.

- 부신샘종(adrenal adenoma, 그림 15-14)
- 뇌하수체샘종(pituitary adenoma, 그림 15-15) 또는 쿠싱증후군
- 신생물딸림증후군(paraneoplastic syndrome)을 유발하는 이소성(ectopic)암종(그림 15-15C, 19장)
- 다수의 만성 염증질환에서 당질부신피질호르몬을 치료적으로 투여하여 발생하는 의인(iatrogenic) 상태(그림 15-15D, 4장)

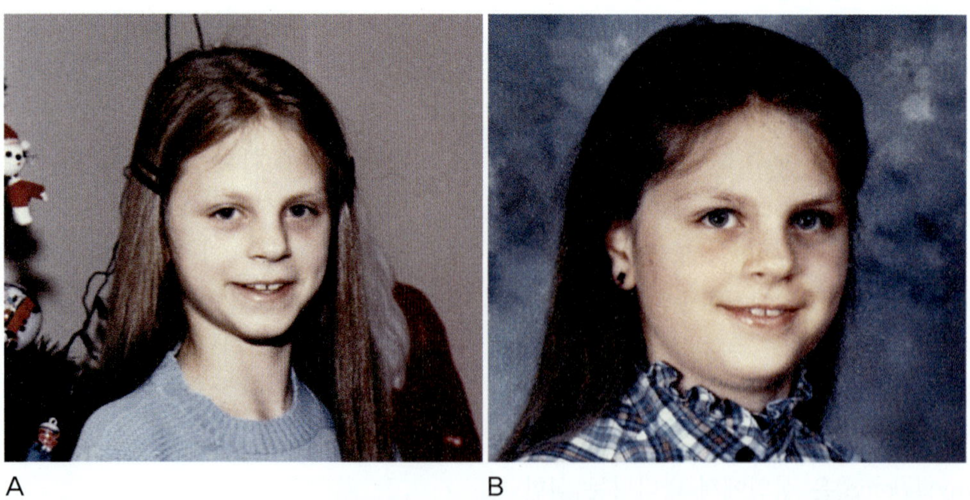

그림 15-14. 쿠싱증후군. A. 질병발생전 모습 B. 진단후 4개월후 모습(같은 사람이며 달덩이 얼굴 나타남)
(*From Zitelli B, Davis H*: Atlas of Pediatric Physical Diagnosis, *ed 5, St. Louis, 2007, Mosby*.)

A. 뇌하수체종양(혈청 ACTH와 코티솔증가)

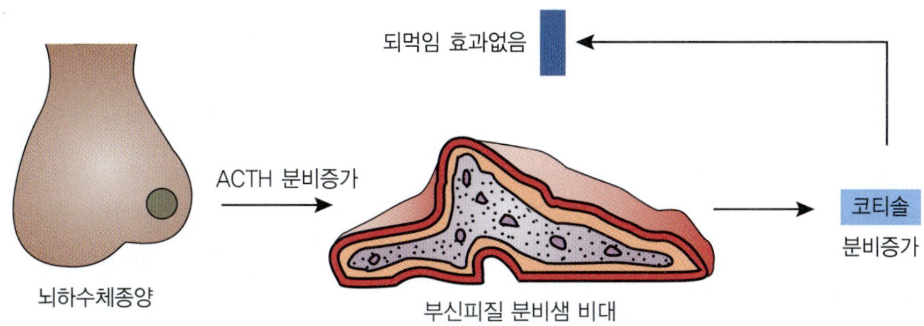

B. 부신피질종양(혈청 코티솔증가, ACTH감소)

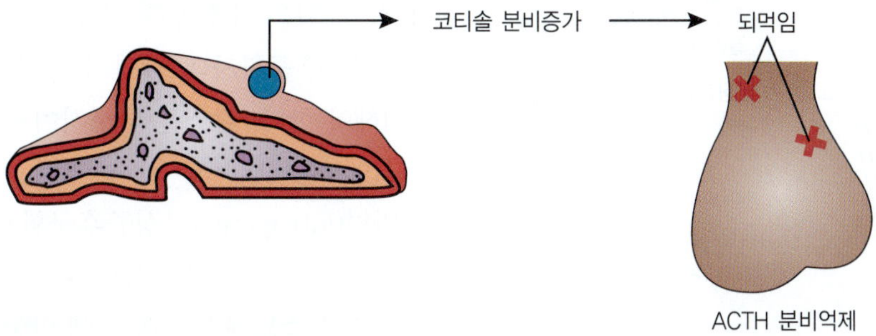

C. 신생물딸림증후군(혈청 ACTH와 코티솔증가)

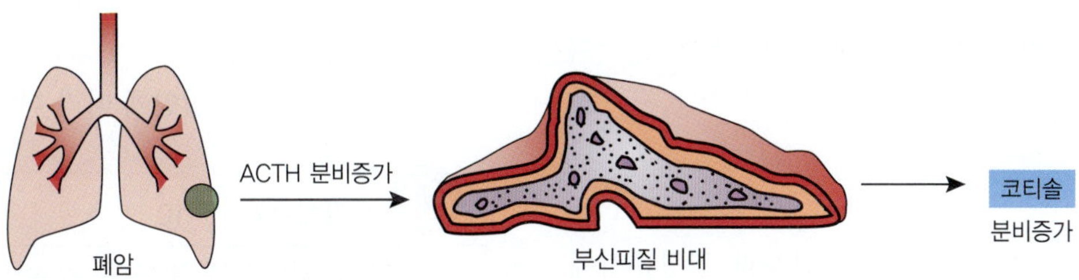

D. 의인(혈청 코티솔증가, ACTH감소)

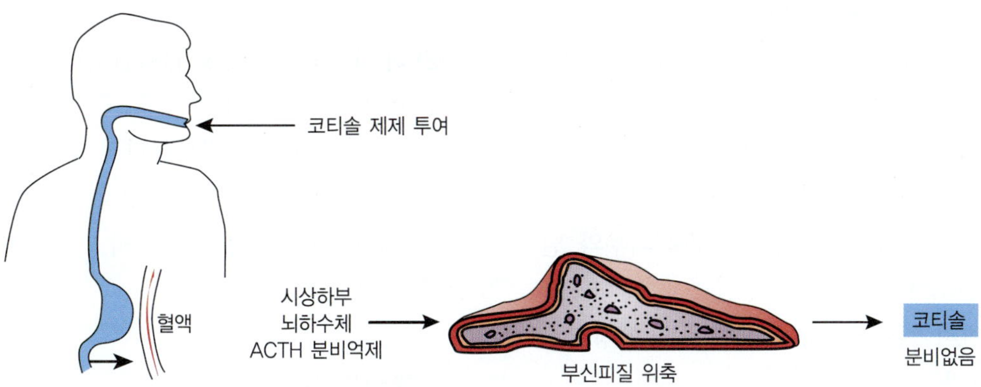

그림 15-15. 쿠싱증후군 — 원인과 되먹임 효과. ACTH, adrenocorticotropic hormone

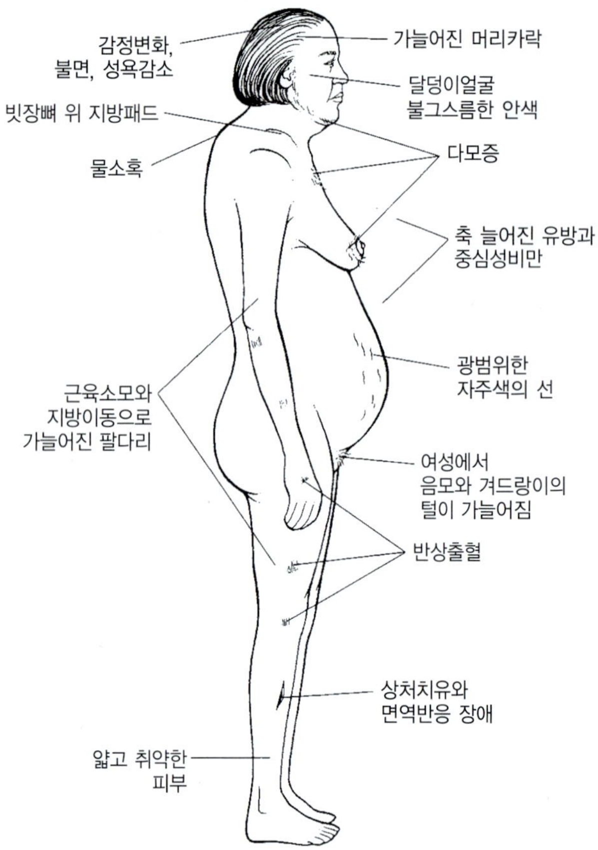

그림 15-16. 쿠싱증후군의 전형적인 외모

(*From Monahan FD, Drake T, Neighbors M*: Nursing Care of Adults, *Philadelphia, 1994, Saunders.*)

당질부신피질호르몬은 스트레스반응과 생명유지에 필수적인 여러 가지 중요한 기능을 수행한다. 그러나 과량의 당질부신피질호르몬은 많은 부작용을 유발하기 때문에 장기간 투여하지 않아야 한다.

쿠싱증후군으로 인한 전형적인 변화는 다음과 같다.

- 외모의 특징적 변화 ; 달덩이얼굴(moon face), 등과 목에 지방이 있는 물소혹(buffalo hump), 팔다리의 근육 소모(그림 15-16)
- 붉은 줄무늬가 나타나는 약한(fragile) 피부와 털 성장증가(다모증)
- 치유를 지연시키는 골다공증과 단백질 합성감소 같은 이화효과
- 포도당불내성을 유발하는 포도당신생성증가와 인슐린저항성증가 같은 대사 변화; 이러한 변화는 당뇨병을 초래하거나 현재 앓고 있는 당뇨병 상태를 악화시킬 수 있다.
- 고혈압, 부종, 저칼륨혈증을 유발하는 소듐과 수분 정체(미네랄코티코이드 효과)
- 감염 위험을 높이는 림프조직 위축을 동반한 염증반응과 면역반응의 억제
- 적혈구 생산 자극
- 정서적불안정과 이상행복감(euphoria)

보건의료인은 아래의 두 가지를 고려해야 한다.

1. 쿠싱증후군환자의 감염 위험과 예방 필요성을 인식해야 한다. 감염은 국소적이거나 전신적일 수 있다(예, 결핵).
2. 의인(iatrogenic)쿠싱증후군환자에서 부신피질의 위축으로 스트레스반응이 감소되므로 스트레스 상황 혹은 스트레스 상황 전에 약물 용량이 증가될 필요가 있다. 또한, 분비샘의 정상 분비 기능이 회복되도록 약물 용량은 일정 기간에 걸쳐 서서히 줄여 나가야 한다.

치료는 기저질환의 원인에 따라 다르다.

생각해보기 15-10

a. 뇌하수체쿠싱증후군과 부신성쿠싱증후군을 구별하는 진단검사를 설명하시오.
b. 과량의 당질부신피질호르몬의 이화작용을 열거하시오.

(2) 애디슨병(Addison Disease)

애디슨병은 부신피질호르몬, 즉 당질부신피질호르몬(glucocorticoid), 무기질부신피질호르몬(mineralocorticoid), 남성호르몬(androgen) 분비의 결핍으로 발생한다. 애디슨병은 남성과 여성의 모든 연령층에서 발생할 수 있다.

① 병태생리

자가면역반응이 흔한 원인이다. 수막알균수막염

표 15-5. 애디슨병과 쿠싱증후군의 비교

애디슨병(부신 기능부전)	쿠싱증후군
부신피질호르몬(당질부신피질호르몬, 무기질부신피질호르몬)	과도한 당질부신피질호르몬(코티솔)
감염 위험성증가	감염 위험성증가
스트레스반응감소	스트레스반응감소
체중감소, 피로	달덩이얼굴, 물소혹, 중심성비만, 사지의 근육 소모, 골다공증
식욕부진, 구역, 설사	선(stria), 멍(bruise), 감염 위험성의 증가
저혈압, 실신	고혈압, 포도당불내성
과다색소침착	피로, 허약, 치유 지연

(meningococcal meningitis)으로 인한 출혈이나 바이러스, 결핵 또는 히스토플라스마증 감염에 의해 분비샘이 파괴되며, 파괴성종양은 분비샘의 활동 저하의 원인이 될 수 있다.

② 증상 및 징후

이러한 호르몬결핍의 주된 영향은 다음과 같다.

- 혈당수치감소
- 스트레스반응감소
- 피로
- 체중감소
- 잦은 감염

무기질부신피질호르몬(알도스테론)결핍으로 혈중 포타슘농도가 상승되면 저나트륨혈증, 저혈량, 저혈압이 동반되며, 결국 부정맥과 심부전에 이르게 된다. 다른 증상 및 징후에는 남성호르몬결핍으로 인한 체모감소, 코티솔 분비감소로 인한 ACTH증가로 팔다리(extremity), 피부주름, 볼 점막 및 혀의 과다색소침착 등이 있다.

쿠싱증후군과 애디슨병의 비교는 표 15-5에 제시되어 있다.

③ 치료

결핍된 호르몬을 제공하는 대체요법으로 질병을 조절할 수 있으며 스트레스가 심한 경우 약물 용량의 증가가 필요하다.

사례연구 15.1

1형당뇨병

M은 15년 동안 1형당뇨병을 앓았다. 그는 신장감염의 일종인, 심한 신우신염으로 입원했다.

1. 1형당뇨병의 병태생리를 설명하시오.
2. 당뇨병환자에게 요로감염이 흔한 이유를 설명하시오. 급성신부전이 어떻게 발생하는지 설명하시오.

M은 1주 동안 감염이 있었고, 감염으로 인해 경증 케토산증이 발생했다. 동맥혈기체분석 결과 혈청 탄산수소염 농도가 낮고, 혈청 pH가 정상 범위보다 약간 낮았다.

3. 감염으로 인해 케토산증이 유발된 이유를 설명하시오.
4. 케토산증이 있는 동안 관찰될 것으로 기대되는 M의 호흡양상을 근거를 제시하여 설명하시오.
5. M의 혈청 pH가 정상 이하로 계속 떨어지면, pH는 세포와 기관의 기능에 어떤 영향을 미치는가?
6. M은 다량의 소변(다뇨)을 배출하고 있다. 다뇨가 나타나는 이유를 설명하시오.
7. 과도한 체액손실의 세 가지 징후를 설명하시오.
8. M의 시력은 망막병증 때문에 지난 3년 동안 악화되었다. 망막병증이 어떻게 시력을 손상시키는지 설명하시오.
9. 시력 저하로 인해 M에게 발생할 수 있는 당뇨병과 관련된 두 가지 문제점을 설명하시오.

사례연구 15.2

2형당뇨병

F는 46세에 2형당뇨병으로 진단받았다. 당시 그는 과체중이었고 탄수화물과 지방 함량이 높은 음식을 즐겼으며 좌식 생활을 했다. 가족력은 어머니와 형제가 당뇨병이 있었다. 체중감소, 적절한 식사 및 운동이 혈당수치를 줄이기 위해 권장되었다.

1. 이 사례에서 당뇨병 발생에 기여한 요인을 열거하시오.

50세에 F는 시력이 흐려지는 것을 느꼈는데 특히 한쪽 눈에 증상이 심했고, 양쪽 눈에 백내장 수술을 하였다.

2. 백내장에 대해 설명하고 당뇨병이 백내장을 어떻게 촉진하는지를 설명하시오.
3. glyburide (DiaBeta)가 이 시기에 처방되었다. 이 약의 작용을 기술하시오.

56세 때, 한쪽 발 뒤꿈치에 물집이 생겼는데 잘 낫지 않고, 궤양이 형성되어 오래 지속되었다. 결국 발궤양의 치유를 촉진하기 위해 13주 동안 석고붕대를 하였다.

4. F의 치유를 지연시키는 몇 가지 요인을 설명하시오.
5. 이 경우 석고붕대를 제거하고 매주 교체해야 하는 이유는 무엇인가?

감각기능을 완전히 상실한 말초신경병증이 양발에서 나타났다. 운동기능은 직접적으로 영향을 받지는 않았다. 정형외과용 신발을 주문하고, 발 전문의에게 정기적으로 발 관리를 제공받도록 예약하였다.

6. F가 매일 신중하게 발을 검사하는 것이 왜 필수적인가?

이때 체중이 다시 크게 증가했으며 혈압도 상승했다. 체중 감소 및 규칙적인 운동을 권장하고, fosinopri (Monopril)이 함께 처방되었다.

7. 고혈압의 일반적인 증상을 기술하시오.

60세에 헬스 클럽에서 운동 중 시행한 심전도에서 심방세동이 나타났다. 심장 전문의는 그의 혈압이 매우 높다는 것에 주목했다.

그 이후로 계속 규칙적인 운동과 식사요법을 시행하여 권장 수준에서 체중을 유지했다. 혈압은 정상 범위 내에 있고, HbA1c는 7 미만이며 심방세동은 조절되고 있다.

8. HbA1c 값은 무엇을 의미하는가?
9. F는 왜 멍이 쉽게 드는가? 이 때 어떤 예방 조치가 권장되는가?
10. 이 사례에서 시간 경과에 따른 당뇨병의 영향을 간략히 검토하시오.

사례연구 15.3

임신당뇨병

두 번째 아이 출산한 후, C의 혈압과 혈당은 상승된 상태를 유지하여 2형당뇨병으로 진단받았다. 정기적인 운동 외에도 metformin이 처방되고 영양사가 적절한 식이를 개발하였다.

1. 2형당뇨병의 병태생리를 기술하시오.
2. 다이어트, 운동 및 약물이 각각 혈당 강하에 어떻게 기여하는지 간단히 설명하시오.
3. 스트레스 요인이 혈당치와 혈압에 미치는 영향을 설명하시오.

Hydrochlorothiazide (Hydro Diuril)와 irbesartan (Avapro)은 혈압을 낮추기 위해 처방되었다.

4. 지속적인 혈압 상승이 대상자에게 심각한 문제인 이유는 무엇인가? (9장 참고)

몇 년 후, C는 심한 통증을 경험하였고, 신진대사 이상과 관련된 신장결석 및 고칼슘혈증으로 진단받았다.

5. 고칼슘혈증은 어떻게 신장결석을 일으키며, 신장결석은 왜 심한 통증을 유발하는가? (12장 참고)

칼슘 섭취에 대한 식이 제한과 수분 섭취증가는 부가적인 신장결석의 위험을 줄이기 위해 권장되었다.

6. 칼슘 섭취감소는 어떻게 C에게 영향을 미치는가?
7. 2년 후 정기적인 검진과 lab검사 후 simvastatin (Zocor)이 처방되었다. 왜 콜레스테롤저하제가 당뇨병 치료에 유용한가?
8. 매일 낮은 용량의 장용해(enteric coated) 아세틸살리실산(ASA)의 복용을 권장했다. 이것이 당뇨병환자에게 도움이 되는 이유는 무엇인가?

최근에 혈당수치가 상승하였다. 약물을 glyburide로 바꾸었지만 부작용이 나타났다. metformin과 rosiglitazone의 병용요법이 규칙적인 운동 그리고 식사요법과 함께 처방되었다.

9. 저혈당을 유지하는 것이 왜 중요한지 설명하시오.
10. 혈당수치가 주기적으로 증가하는 몇 가지 이유를 제시하시오.

사례연구 15.4

뇌하수체샘종과 말단비대증

20세의 D는 심한 두통, 광과민증, 졸음, 경증의 목경직 등 뇌수막염을 의심하면서 응급실에 입원했다. 그녀의 병력은 전신 건강이 좋은 것으로 나타났다. 3년 전에 손목굴증후군(carpal tunnel syndrome)으로 치료 받았고, 그리고 지난 몇 년간 발과 손의 크기가 증가하였다는 것에 주목했다. 지난 주, 구역, 구토와 연관된 심한 두통을 경험했다.

뇌척수액검사에서 뇌수막염을 확인하지 못했고, 혈액검사 결과 thyroxine, cortisol, gonadotropin수치는 낮았지만 성장호르몬 수치가 높았다. 방사선촬영검사에서 안장(sella turcica)에 공간을 차지하고 있는 병변이 나타났다. 말단비대증을 가진 뇌하수체샘종으로 진단되었다. 급성증상은 뇌하수체경색(뇌하수체 뇌졸중)으로 초래되었다. D는 뇌하수체경색에서 회복되어 병원에서 퇴원했다. 뇌하수체경색은 성장호르몬의 분비를 어느 정도 감소시켰다. Thyroxine과 cortisol수치는 정상보다 낮은 수준이었고, 대체요법은 권장되지 않았다.

1. 샘종을 정의하고 뇌하수체의 위치를 기술하시오.
2. 입원에 이르게 하는 신경학적 증상 및 징후에 대한 이론적 근거를 설명하시오.
3. D에서 말단비대증의 효과를 설명하시오. 샘종은 얼마나 오래된 것 같은가?
4. thyroxine, gonadotropin 및 cortisol의 혈중 농도가 낮은 이유를 설명하시오.

2년 후 D는 아침에 양손의 일시적인 감각이상을 경험했다. 또한 두통은 더 빈번해지고 공간왜곡(spatial distortion)과 같은 시각적 징후가 동반되었다. 추위에 대한 민감성과 피로가 계속되었다. 발 크기는 증가하지만 손 크기는 증가하지 않는 것을 느꼈고, 다른 이상 징후는 분명하지 않았다.

5. 이들 증상과 징후가 나타난 이유를 설명하시오.

6개월 과정의 bromocriptine (Parlodel-GH분비를 줄이고 종양을 수축시키는 도파민작용제)이 처방되었고, 이것은 성장호르몬의 수치를 어느 정도 감소시켰다. 그러나 약물 투여가 중단된 후 두통, 구역, 작열감 그리고 감각마비가 재발했다. 몇 달 후, 뇌하수체에 대한 방사선요법 과정이 시작되어 GH수치가 낮아지고 증상이 호전되었다.

6. 방사선요법으로 증상을 어떻게 줄일 수 있는가?

몇 달 후 검사에서 T_4, 코티솔 및 LH수치가 정상수치보다 낮았고, T_4 대체요법이 시작되었다. 질병이나 스트레스가 증가했을 때 투여하는 프레드니손 (prednisone)을 복용하였다.

7. T_4 수준을 유지해야 하는 이유는 무엇인가? 스트레스를 받는 동안 코티솔의 증가가 필요한 이유는 무엇인가?

뇌하수체경색 이후 무월경이 지속되었기 때문에 임신을 원할 때 배란을 유도하기 위해 pergonal (gonadotropin)을 투여 받았고, 건강한 남아를 출산하였다. 임신 기간 동안 hydrocortisone 대체요법이 이루어졌다.

8. 뇌하수체경색이 무월경을 유발한 원인을 설명하시오.

몇 년 후 2형당뇨병이 발생하였고, 식이로 조절하였다.

9. 말단비대증은 왜 2형당뇨병에 걸리기 쉬운가?

더 이상 말단비대증의 징후는 발생하지 않았다. Thyroxine대체요법을 계속하며, 질병이 발생하였을 때는 hydrocortisone을 사용하였다. 호르몬대체요법의 필요량을 모니터하기 위해서, 하루 동안 hydrocortisone의 농도 변화를 포함한 내분비기능의 전체적인 평가를 매년 계속해야 한다.

10. 호르몬수치를 자주 모니터해야 하는 이유를 설명하시오.

단원 요약

신경계와 함께 내분비계는 인체의 항상성을 유지하고 필요한 모든 변화를 조절해야 한다. 내분비샘은 순환하는 혈액으로 호르몬을 분비하여 표적세포로 호르몬을 운반한다. 내분비계질환은 보통 특정 호르몬의 과잉 혹은 결핍에 의해 초래되며 주로 양성샘종에 의해 일어난다.

인슐린

- 당뇨병은 인슐린 분비결핍이나 인슐린작용에 대한 조직저항성이 증가하여 발생하며 탄수화물, 지방, 단백질 대사장애를 일으킨다. 1형 또는 인슐린의존당뇨병은 인슐린대체요법이 필요하며 인슐린 요법은 저혈당쇼크와 같은 급성합병증의 원인이 된다. 2형 또는 인슐린비의존당뇨병은 보다 경미한 형태로 식이, 운동 또는 경구혈당강하제에 의해 조절이 가능하지만 혈관과 신경퇴행 같은 장기간에 걸친 합병증이 흔히 동반된다. 초기 징후에는 다뇨, 다음증, 다식증, 고혈당, 당뇨(glycosuria)가 있다.

부갑상샘호르몬

- 혈중 칼슘농도는 부갑상샘호르몬 뿐만 아니라 신장질환, 부동, 뼈질환, 흡수장애증후군과 같은 많은 요인에 의해서 변화될 수 있다.
- 부갑상샘저하증은 저칼슘혈증을 초래하여 테타니와 심부정맥을 유발한다.
- 부갑상샘항진증은 골다공증과 신결석의 원인이다.

뇌하수체호르몬

- 뇌하수체호르몬은 하나 또는 여러 호르몬에 영향을 미칠 수 있으며, 그들의 분비를 자극하거나 억제시킬 수 있다.
- 뇌하수체질환은 자극호르몬수치를 변화시킬 수 있으며 갑상샘과 같은 분비샘 활성에 영향을 미칠 수 있다.
- 성장호르몬(GH)의 결핍은 왜소증의 한 원인이다.
- GH의 과잉은 아동에서 거인증을 유발하고 성인에서는 말단비대증의 원인이 된다.
- 요붕증은 항이뇨호르몬결핍으로 발생하며 탈수를 일으킨다.

타이록신과 트라이아이오도타이로닌(T_3와 T_4)

- 갑상샘종은 갑상샘의 증대이며 갑상샘 기능저하와 갑상샘 기능항진을 일으키는 질환에 의해 발생될 수 있다.
- 그레이브스병은 갑상샘항진증의 대표적 예이고, 대사항진, 갑상샘종, 안구돌출 징후가 임상증상으로 나타나는 자가면역질환이다.
- 심한 갑상샘저하증은 하시모토병에서 나타나며 염증성 자가면역질환이다. 치료되지 않은 선천성질환인 크레틴병은 신체적, 정신적 발달을 손상시키거나 성인에게 대사저하와 함께 점액부종을 일으킨다.

부신

- 크롬친화세포종은 부신수질의 양성종양이며 이로 인한 고혈압은 치료 가능하다.
- 쿠싱증후군은 뇌하수체나 부신피질종양, 이소성(ectopic)종양 또는 glucocorticoids치료로 유발된 당질부신피질호르몬 과다분비에 의해 발생한다. 주된 영향으로는 뼈, 근육, 피부의 이화작용, 염증과 면역반응감소이다.
- 애디슨병은 당질부신피질호르몬, 무기질부신피질호르몬, 남성호르몬결핍의 결과이며 혈당수치, 수분과 전해질균형, 스트레스반응에 영향을 미친다.

학습문제

1. 부갑상샘항진증을 가진 사람에게서 자발성골절이 일어나는 이유는 무엇인가?
2. 저칼슘혈증이 뼈대근육과 심장근육에 미치는 영향을 비교하시오.
3. 당뇨병이 있는 십대가 왜 노인보다 급성합병증이 발생할 가능성이 더 큰지 설명하시오.
4. 당뇨병케토산증과 고삼투질고혈당비케토산혼수의 징후를 비교하시오.
5. 치료되지 않은 당뇨병과 요붕증은 소변의 특성이 어떻게 다른가?
6. 갑상샘항진증과 갑상샘저하증의 증상 및 징후를 세 가지 비교하시오.
7. 당질부신피질호르몬이 이화호르몬으로 간주되는 이유를 설명하고 두 가지 구체적인 이화작용을 나열하시오.
8. 치료받지 않은 애디슨병이 생명을 위협할 수 있는 이유를 설명하시오.
9. 고알도스테론증의 영향에 대해 설명하시오.
10. 다음 각각에 관련된 호르몬불균형을 기술하고 각 상태의 두 가지 중요한 영향을 열거하시오.
    a. 거인증
    b. 크레틴병
    c. 크롬친화세포종
    d. 점액부종
    e. 말단비대증
    f. 요붕증

제 16 장

생식계 질환

학습목표

이 장을 학습한 후에, 학생들은 다음을 할 수 있다 :

1. 남성과 여성의 불임의 원인을 설명할 수 있다.
2. 남성과 여성의 선천기형을 설명할 수 있다.
3. 전립샘암과 양성전립샘비대를 비교할 수 있다.
4. 고환암의 발병과 병태생리를 설명할 수 있다.
5. 일반적인 월경 장애를 비교할 수 있다.
6. 자궁내막증과 그 합병증을 설명할 수 있다.
7. 골반염증질환의 발생 기전과 그 영향을 설명할 수 있다.
8. 유방의 병터, 유방 섬유낭병과 유방암을 설명할 수 있다.
9. 자궁경부, 자궁과 난소의 양성과 악성종양을 비교할 수 있다.
10. 성매개질환을 설명할 수 있다.

주요 용어

분화(differentiation)
성교통증(dyspareunia)
외인(exogenous)
여성형 유방증(gynecomastia)
젖분비(lactation)
백질분비불(leukorrhea)
길(meatus)
초경(menarche)
정자발생(spermatogenesis)

1. 남성 생식계 질환(Disorders of the Male Reproductive System)

1) 음경의 선천이상과 외상(Congenital Abnormalities of the Penis and Trauma)

(1) 요도상열증과 요도하열증 (Epispadias and Hypospadias)

요도상열증(epispadias)은 귀두(glans)에 가까운 음경 위쪽이며 등쪽에 요도구가 있는 것을 말한다. 요도의 이상이 몸쪽으로 확장되어 요도조임근(urinary sphincter)에 영향을 미치는 경우에는 요실금이 발생할 수 있다. 요도구의 협착은 감염을 일으킬 수 있다. 경우에 따라서는 요도상열증은 복벽 형성부전인 방광의 외번증(exstrophy of the bladder)과 관련이 있을 수 있다.

요도하열증(hypospadias)은 음경 아래쪽이며 배쪽에 요도구가 있는 것을 말한다. 요도구가 음경 몸쪽에 형성되었다면 이는 더 심각한 것이며, 음경이 배쪽(ventral)으로 구부러진 음경굽음(chordee)이 동반될 수 있다. 잠복고환(cryptorchidism)과 같은 다른 이상들은 종종 요도하열증과 동반된다. 단계적으로 시행될 수 있는 외과적 재건술(surgical reconstruction)은 정상적인 소변의 흐름과 성기능을 위해 요도상열증과 요도하열증 모두에서 권장된다.

(2) 페이로니병(Peyronies Disease)

페이로니병은 음경의 섬유흉터조직(fibrous scar tissue) 발달로 인해 발생하는 질환으로, 심한 음경의 구부러짐(bend) 혹은 통증을 유발한다. 또한, 성관계 시 통증과 발기 부전을 초래할 수 있다. 페이로니병의 원인은 완전히 밝혀지지 않았지만 음경의 반복적인 손상이 주요 원인으로 생각된다. 이러한 반복적인 손상은 성교 또는 운동을 포함한 다양한 방식으로 발생할 수 있다. 특정 결합 조직 장애뿐만 아니라 유전요소가 이 질병 발병의 소인이 될 수 있다는 일부 증거도 있다. 페이로니병의 치료는 증상 및 징후가 관찰되는 시기에 달려있다. 초기 또는 급성단계에서 일차치료 방법은 음경 견인 치료(penile traction therapy)이며 약물 및 음경 주사가 추가될 수 있다. 후기 또는 만성 단계에는 주사 치료, 견인 요법 및 수술을 포함한 다양한 치료법이 고려된다.

경구용 약물은 만성의 경우 효과가 없는 것으로 나타났지만, 급성기 치료를 위한 약물에 대한 연구는 현재

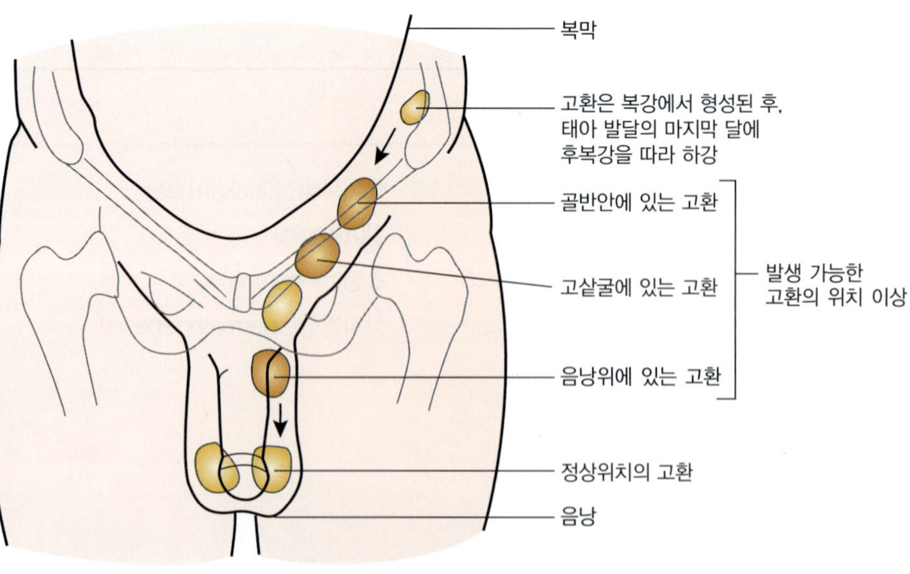

그림 16-1. 잠복고환과 발생가능한 고환의 위치

진행 중이다. 주사 치료에 사용되는 약물로는 collagenase, interferon, verapamil이 있다. 더 심한 경우에는 수술을 고려하게 되지만, 질병이 처음 발현되고 9~12개월이 지나도록 구부러짐이 지속되거나, 3~6개월 동안 구부러짐이 안정되지 않을 때 수술이 권장된다.

2) 고환과 음낭의 질환 (Disorders of the Testes and Scrotum)

(1) 잠복고환(Cryptorchidism)

잠복고환은 임신 후기에 태아의 한쪽 또는 양쪽 고환이 음낭의 정상적인 위치로 내려오지 못했을 때에 발생한다(그림 16-1). 고환이 복강 내에 있거나 고샅굴(inguinal canal)이나 음낭의 어느 부분에서 하강을 멈춘 경우이다. 어떤 경우, 고환이 음낭 밖의 비정상적인 위치에서 촉지되며, 이것을 이소성고환(ectopic testis)이라고 한다. 일반적으로 하강은 생후 1년 동안 일어난다.

잠복고환의 이유는 완전히 밝혀지지 않았다. 가능한 요인은 호르몬의 이상, 짧은 정삭(spermatic cord), 또는 작은 고샅구멍(inguinal ring)이다. 고환이 내려가지 않으면, 정세관이 퇴화되고 정자발생(spermatogenesis)이 되지 않는다.

문제는 잠복고환일 경우 고환암의 위험이 증가한다는 점이다. 그러므로 2세 이전에 고환이 음낭 내에 위치하도록 외과적으로 교정하는 것이 필요하다.

(2) 음낭수종, 정액류, 덩굴정맥류(Hydrocele, Spermatocele, and Varicocele)

음낭수종(hydrocele)은 고환집막(tunica vaginalis) 층 사이의 공간에 과다한 체액이 축적될 때 발생한다(그림 16-2A). 한쪽이나 양쪽 고환에 발생할 수 있으며, 투과조명(transillumination)으로 구별할 수 있다. 음낭수종은 선천적 결함에 의해 복막액이 음낭에 축적될 때 발생한다. 이렇게 축적된 체액은 일정 시간이 지

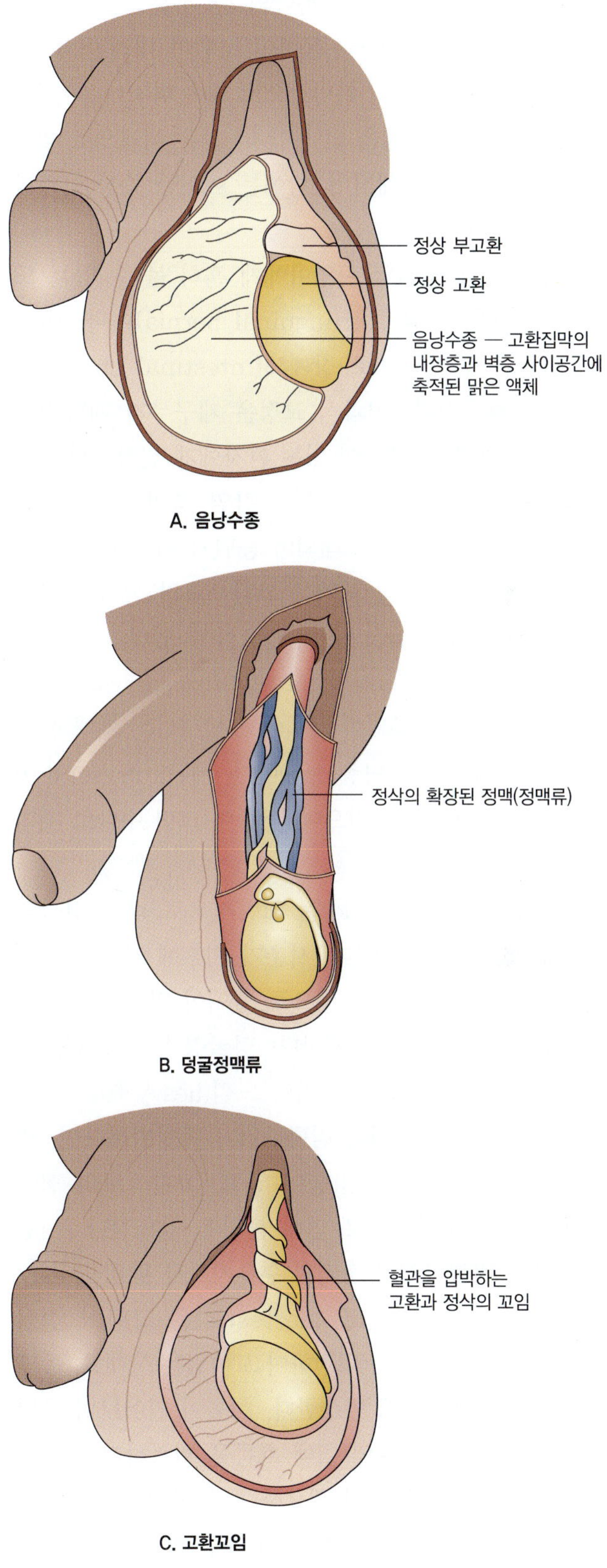

그림 16-2. 음낭의 이상

나면 재흡수될 수 있다. 복막의 한 부분인 초상돌기(processus vaginalis)의 몸쪽이 고환이 내려간 후 폐쇄되지 않으면 체액이 복막강으로 계속 빠져나올 수 있다. 일반적으로 음낭은 낮 동안 더 많은 체액으로 채워져 더 커지고 단단해지며, 밤에는 이러한 증상이 완화(subsides)된다.

초상돌기가 열려있는 영아에게 흔히 볼 수 있는 또 다른 소견은 서혜 탈장(inguinal hernia)이다. 이러한 탈장은 일반적으로 장폐쇄(intestinal obstruction)를 일으킨다. 외과적 교정은 개구부가 개방되어 있거나 지속적인 탈장이 있는 환자에게 권장된다.

후천음낭수종은 음낭의 손상, 감염, 종양이나 알려지지 않은 원인에 의해 초래되며 중년기 이후에 더 흔하게 발생된다. 다량의 체액은 고환으로의 혈액 공급을 방해하여 흡인(aspiration)이 필요할 수 있다.

정액류(spermatocele)는 고환집막(tunica vaginalis) 바깥쪽의 고환과 부고환 사이에서 발생하는 체액과 정자를 포함하고 있는 낭종(cyst)이다. 세관(tubules)의 이상과 관련이 있을 수 있으며, 낭종이 크면 수술로 제거하기도 한다.

덩굴정맥류(varicocele)는 일반적으로 좌측 정삭의 확장된 정맥(정맥류)이다. 사춘기 이후에 자주 발생하며 정맥 판막의 기능 부전으로 혈액이 역류하고 정맥 내 압력이 증가하여 발생한다. 덩굴정맥류는 보통 경증이며, 음낭의 지지로 무거운 느낌(heavy feeling)은 줄어들 수 있다. 그러나 침범부위가 광범위하다면, 덩굴정맥류는 아프거나 압통이 있고, 고환으로의 혈류 장애와 정자형성감소로 인해 불임을 일으킨다. 이런 경우에는 비정상적인 정맥의 수술치료가 필요하다.

고환꼬임(torsion of the testis)은 고환이 정삭(spermatic cord)에서 회전하여 꼬여있는 상태로, 동맥과 정맥을 압박할 때 발생한다. 허혈이 일어나며 음낭이 붓는다. 고환으로의 혈액 흐름을 회복하기 위해서는 즉각적인 수술치료가 필요하다. 고환꼬임은 사춘기 동안 자연적으로 또는 외상 후에 자주 발생한다.

3) 염증과 감염(Inflammation and Infections)

(1) 전립샘염(Prostatitis)

전립샘염은 미국국립보건원(The National Institute of Health, NIH)에 의해 4개의 범주로 분류된다.

- 범주 1. 급성 세균(acute bacterial)
- 범주 2. 만성 세균(chronic bacterial)
- 범주 3. 비세균(nonbacterial)
- 범주 4. 무증상 염증(asymptomatic inflammatory)

전립샘염은 다양한 원인에 의해 발생하는 상행감염 혹은 염증으로 간주된다. 전립샘은 점막으로 덮여 있으며 배뇨작용과 사정에 의해 상행감염으로부터 어느 정도 보호된다. 또한, 전립샘의 분비물은 항균성분(antimicrobial)을 포함한다. 그러나 요관과 남성 생식관이 가까이 있어 전립샘염은 비뇨계 감염과 밀접하게 연관되어 있다.

일반적인 비세균전립샘염과 전립샘통증(prostatodynia)의 원인은 아직 밝혀지지 않았다.

① 병태생리

급성 세균전립샘염(acute bacterial prostatitis)은 전립샘이 붓고 압통이 있으며, 촉진시 부드럽고 축축한 징후를 보인다. 소변에서는 다량의 미생물, 고름과 백혈구가 관찰된다. 배출된 전립샘 분비물은 많은 균을 포함하므로 감염의 원인을 확인할 수 있다. 급성 세균전립샘염은 통증을 유발하며 급성의 경우 세균혈증(bacteremia)을 일으킨다.

비세균전립샘염(nonbacterial prostatitis)은 전립샘이 눈에 띄게 확대되지 않았음에도 불구하고 소변과 전립샘 분비물에 많은 수의 백혈구가 증가한다.

대부분의 전립샘염의 경우 요도가 감염되고 부고환을 포함한 다른 생식관도 역시 감염될 확률이 높다.

② 병인

급성 세균전립샘염은 주로 상행감염이며(보통 요도의 윗부분까지 진행한다) 주로 *Escherichia coli, Pseudomonas, Proteus, Streptococcus faecalis*에 의해 다음과 같은 상황에서 발생한다.

- 장에서 대장균에 의한 침입으로 인한 요로감염(UTI)과 관련된 젊은 남성의 경우
- 양성전립샘비대가 있는 노인의 경우
- 임질과 같은 성매개질환과 연관된 경우
- 도관삽입과 같은 도구 사용의 경우
- 때때로 혈행으로 전파된 경우

만성 전립샘염은 주로 *Escherichia coli*에 의한 반복되는 감염과 관련된다.

③ 증상 및 징후

급성과 만성 감염의 증상과 징후는 다음과 같다.

- 배뇨통
- 방광염과 유사한 빈뇨와 절박뇨
- 발열과 오한(급성 감염)
- 허리 아래 통증과 하복부 불편감
- 전립샘에 심한 염증이 있으면 요도를 통한 소변의 흐름을 감소시키고, 배뇨를 지연시키며, 방광을 비우는 것이 불완전하여 야간뇨 또는 빈뇨를 일으킬 수 있다.
- 열, 병감, 식욕부진 및 근육통 같은 전신증상을 포함한다.

비세균전립샘염에서는 비뇨계의 증상이 종종 간헐적으로 존재하지만, 전신증상은 현저하지 않다.

④ 치료

Ciprofloxacin (Cipro)과 같은 항균제(antibacterial drugs)가 세균감염의 치료에 이용된다. 완전하게 세균이 근절되었는가를 확인하기 위해 추후검사를 실시해야 한다. 비세균전립샘염은 예방적 항균제뿐만 아니라 소염제에 의해 치료될 수 있다.

(2) 귀두염(Balanitis)

귀두염은 음경귀두(glans penis)의 곰팡이 감염으로서 성을 매개로 하여 발생할 수 있다. 포경이 되지 않은 남성에서 *Candida albicans* 곰팡이가 일차 감염원이다. 귀두염은 일차적으로 음경에 소포가 발생되며 이어 심한 작열감과 가려움을 동반한 반점이 나타난다. 진단은 *Candida albicans*의 존재로 확진한다. 치료는 Miconzole, Tolnaftate, Clotrimazole 같은 국소 항진균제를 사용한다.

생각해보기 16-1

a. 요도상열증과 음낭수종에 대해 설명하시오.
b. 급성 세균전립샘염, 만성 세균전립샘염, 급성 비세균전립샘염의 특징적인 징후를 비교하시오.

4) 종양(Tumors)

(1) 양성전립샘비대(Benign Prostatic Hypertrophy)

① 병태생리

양성전립샘비대(benign prostatic hypertrophy, BPH)는 노인들의 일반적인 장애로 65세 이상의 남성 중 약 50%에서 나타나며 경증부터 중증까지 다양한 유형이 있다. 비록 비대로 명명하고 있지만 실질적으로는 요도 주변을 둘러싼 작은 결절을 동반한 전립샘 조직의 과다형성이 일어난다. 이런 변화는 요도의 압박과 다양한 요도 폐쇄를 일으킨다(그림 16-3). 이런 과다형성은 노화에 따른 호르몬의 변화로 인하여 estrogen과 testosterone 사이의 불균형과 관련된 것으로 보인다. 양성전립샘비대와 전립샘암과의 관련성은 밝혀지지 않았다.

직장손가락검사에서 전립샘이 확대된 것을 촉진할 수 있다. 요도 폐쇄로 인해 방광을 완전하게 비우지 못하면 잦은 감염을 일으킬 수 있다(그림 16-4). 지속적인 폐쇄(obstruction)는 방광의 팽만, 요관의 확대, 수

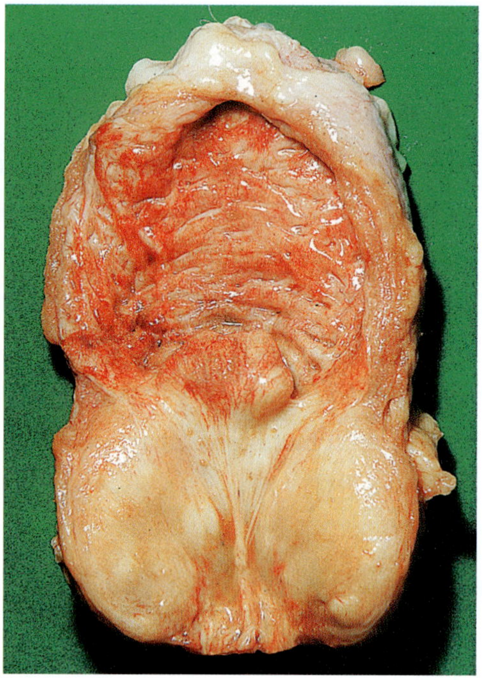

그림 16-3. 양성전립샘비대
(From *Cross S*: Underwood's Pathology: A Clinical Approach, *ed 6. Churcill Livingstone, 2013, Elsvier.*)

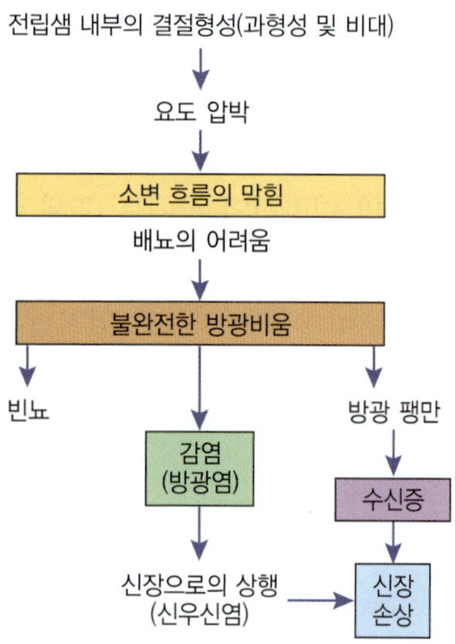

그림 16-4. 양성전립샘비대증의 합병증

신증(hydronephrosis)과 신장의 손상(renal damage)을 일으킨다. 요도 폐쇄와 요정체가 상당히 일어난 경우, 수술치료가 필요하다.

② 증상 및 징후

초기 징후로는 소변 흐름의 폐쇄가 나타난다. 배뇨지연, 찔끔찔끔 보는 소변(dribbling), 소변 흐름의 감소는 좁아진 요도 때문에 발생한다. 방광을 완전하게 비우지 못하기 때문에 빈뇨, 야간뇨와 재발성 비뇨계 감염이 유발된다.

③ 치료

대상자 중 소수의 경우에만 중재가 필요하다. 안드로젠 효과(androgenic effects)를 줄이고, 결절(nodular) 성장을 감소시키기 위한 약물로 dutasteride (Avodart)가 있다. 수술이 바람직하지 않은 경우, tamsulosin (Flomax) 같은 알파아드레날린차단제(alpha-adrenergic blocker)를 사용하여 전립샘, 방광의 민무늬근육을 이완시키고, 소변의 흐름을 증가시킬 수 있다. finasteride (Proscar)와 doxazosin (Cardura)의 혼합사용은 요도의 비대와 폐쇄(obstruction)를 현저하게 감소시킬 수 있다. 폐쇄가 심할 경우 수술이 추천된다. 치료방법은 대상자의 전반적인 건강상태와 폐쇄 정도에 따라 다르다.

(2) 전립샘암(Cancer of the Prostate)

전립샘암은 50세 이상의 남성에게 흔히 발생하며, 남성의 암 관련 사망 원인 중 높은 순위를 차지한다. 2023년 중앙암등록본부 자료에 의하면 2021년에 우리나라에서 발생한 암 중 전립샘암이 전체 암 발생의 6.7%로 6위로 나타났고 남성에게 발생하는 암 중에서는 4번째로 높게 나타났다(표 19-4 참고).

① 병태생리

대부분의 종양은 전립샘 표면 근처의 조직으로부터 발생하는 샘암종(adenocarcinoma)이다(전립샘비대에서는 중앙부위에 발생). 종양세포가 한 부위보다는 여러 곳에 있을 수 있다. 종양은 세포 분화정도가 다양하다. 미분화되었거나 악성종양일수록 더 침습적이고 성장과 전이가 빠르다. 대부분의 종양은 남성호르몬

(androgen)의 영향을 받는다.

전립샘암은 림프절이나 요도와 같은 국소 부위에 침습하며 뼈로 전이 된다(그림 16-5). 50세 이상의 남성에서 전립샘암에 대한 더 나아진 선별검사로 과거보다 더 많은 사람들이 조기단계에 진단받고 있다. 5년 생존율은 다양한데, 국소적인 암은 100% 생존율을 보이고, 주변 조직으로의 전이는 89%, 뼈의 전이 또는 장기의 전이는 37%의 생존율을 보인다.

② 병인

전립샘암의 약 5~10%는 HPC1 유전자의 돌연변이가 원인으로 발생한다. 다른 원인으로는, 높은 남성호르몬(내인성 또는 외인성)을 포함하여 인슐린유사 성장호르몬과 반복되는 전립샘염이다. 전립샘암은 북아메리카와 북유럽에서는 흔하지만 극동(farther east) 국가 일수록 잘 발병하지 않는 경향이 있다. 발병률은 백인보다 아프리카계 미국인에서 더 높은데, 이는 유전적 요인이 있음을 보여준다. 테스토스테론(testosterone) 수용체가 종양세포 표면에서 발견된다. 양성전립샘비대만으로는 전립샘암으로 잘 진행되지는 않는다.

③ 증상 및 징후

직장손가락검사로 종종 전립샘 후엽 주변의 단단한 결절이 촉진된다. 종양은 그 위치 때문에 조기 요도 폐쇄를 일으키지는 않는다. 종양이 커짐에 따라 약간의 폐쇄 증상이 발생하여, 소변배출의 멈춤, 가는 소변 줄기, 빈뇨 또는 방광염을 일으킨다.

④ 진단검사

두 가지 혈청 표지자가 도움이 된다. 전립샘 특이항원(prostate specific antigen, PSA)은 진단 자료일 뿐만 아니라 조기 발견에 유용한 선별검사도구이며, 전립샘산 인산효소(prostatic acid phosphatase)는 전이된 종양이 있을 때 증가한다. 전립샘 특이항원은 양성 전립샘비대나 감염으로도 증가할 수 있어, 전립샘암을 확진하지 못한다. 이러한 혈청 표지자는 치료 효과를 모니터링하는데 유용함으로 50세 이상의 모든 남성들에게 정기적으로 검사할 것을 권장한다. 인종이나 가족력으로 인해 전립샘암 위험이 높은 고위험군은 45세부터 검사를 시작해야 한다.

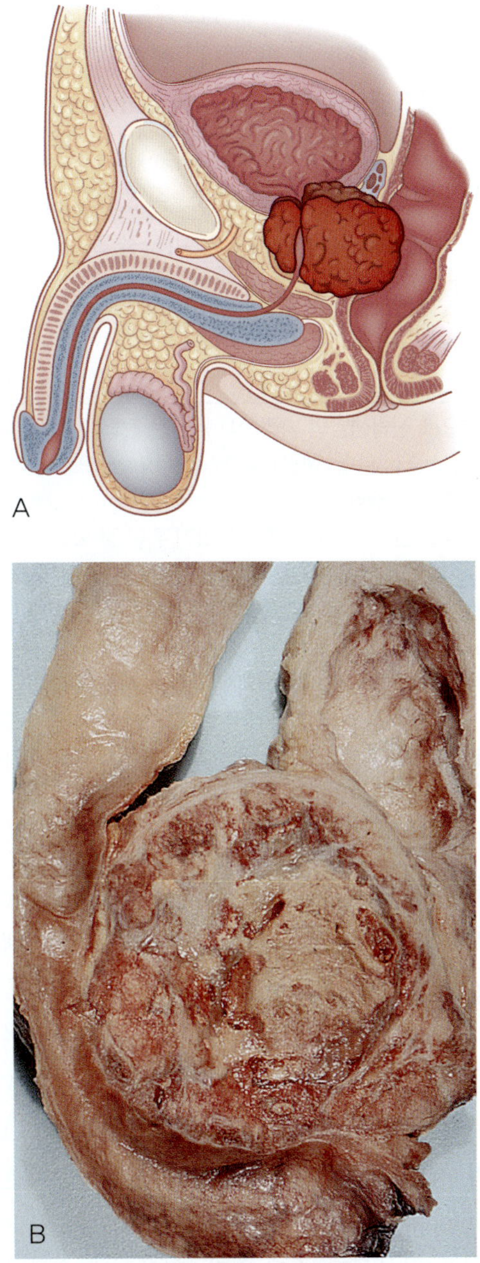

그림 16-5. 전립샘암

A. 전립샘 종양의 모식도 B. 직장과 방광으로 확장된 전립샘암
(B *from Damjanov I, Linder J*: Pathology: A Color Atlas, *St. Louis, 2000, Mosby*.)

작은 초음파 탐침을 이용하는 초음파검사와 생검으로 전립샘암을 확진할 수 있다. 뼈스캔(bone scan)과 단클론항체스캔(mono clonal antibody scans)은 조기 전이를 발견하는 데 유용하다.

진단은 전립샘 특이항원 상승, 직장손가락검사 이상 및 조직검사상의 비정상세포의 비율을 토대로 하는 글리슨척도(Gleason scale)에 기초한다.

테크놀로지 16-1
전립샘암 진단을 위한 인공지능 알고리즘

전통적으로 전립샘암의 병리학적 등급은 전립샘 전체에서 채취한 전신 중심부바늘생검(core needle biopsy)으로 평가된다. 다변량 MRI(multiparametric magnetic imaging)와 함께 이것은 전립샘암을 감지하고 위치를 파악하기 위한 잘 확립된 도구가 되었다. 피츠버그대학의 연구진들은 전립샘암을 인식하는 인공지능(AI) 프로그램을 개발했다. 환자 생검에서 채취한 염색된 조직 슬라이드를 프로그램에 스캔하여, 각 이미지에 전문 병리학자가 라벨을 붙여 AI에게 건강한 조직과 비정상적인 조직을 구별하는 방법을 가르쳐 주었다. 그런 다음 알고리즘을 테스트했고, AI 프로그램은 전립샘암 검출에 98%의 민감도와 97%의 특이성을 보여주었다.

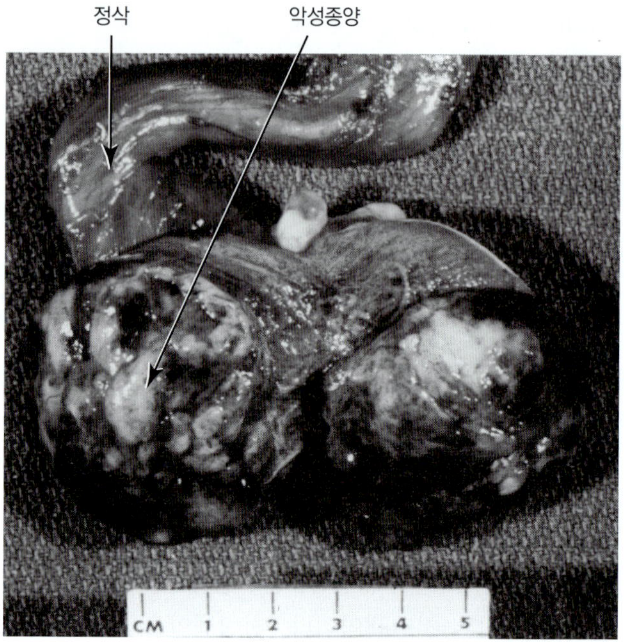

그림 16-6. 고환암 – 정삭과 태아기 기형종과 융모막암이 혼합된 왼쪽 고환

(Courtesy of R. W. Shaw, MD, North York General Hospital, Toronto, Ontario, Canada.)

⑤ 치료

치료방법의 종류로는 외과적 수술(근치전립샘절제, radical prostatectomy)과 방사선요법(체내 삽입, implant)이 있다. 이러한 치료는 불임이나 요실금의 위험이 있다. 종양이 남성호르몬(androgen)에 민감하면 호르몬 영향을 줄이기 위해 고환절제(orchiectomy, 고환의 제거)를 하거나 또는 항테스토스테론제제(flutamide, Euflex)를 투여할 수 있다. 새로운 화학요법이 현재 임상시험 중에 있다. 치유된 것으로 여겨지는 남성의 약 30%에서 5년 후 암이 재발한다.

(3) 고환암(Cancer of the Testes)

고환의 양성종양은 극히 드물며 고환에 발생하는 종양의 대부분은 생식세포에서 발생하는 악성종양이다. 고환암은 남성 263명 중 1명만이 일생동안 영향을 받는 흔하지 않은 질환이다. 그러나 주로 15~35세의 연령층에서 발생하고, 발병률이 증가하고 있기 때문에 고환암에 대한 우려가 커지고 있다. 발생률 증가의 원인은 알려지지 않았으며 최근에는 발생률이 둔화되고 있다. 고환암은 젊은 남성에게 가장 흔한 고형종양(solid tumor)이다. 특정 유형의 고환암은 어린 아동이나 나이 많은 연령층에서 나타난다. 그러므로 연령에 관계없이 매달 정기적인 고환 자가검진(testicular self-examination, TSE)을 통해 비정상적인 단단한 덩어리의 여부를 확인하는 것이 필요하다.

① 병태생리

고환암은 한 종류의 세포, 예를 들어 고환종(seminoma)에서 유래할 수도 있고, 다양한 구조에서 기원한 세포와 다양한 분화 정도의 세포로 구성된 혼합형일 수 있다(그림 16-6). 기형종(teratoma)은 다른 생식세포의 혼합물로 구성되어 있다. 일반적인 혼합형 종양은 하나 이상의 다른 생식세포층에서 기원하며, 분화정도가 미숙한 세포인 배아암종(embryonal carcinoma)과 혼합된 기형종이다. 일부 악성종양은 사람융모생식샘자극호르몬(human chorionic gonadotropin, HCG)이나 알파태아단백(alpha fetoprotein, AFP)을 분비하는데, 이것은 진단과 추후관리에 유용한 혈청 표지자로 이용된다. 일부 고환 신생물은 예를 들어 융모막암종(choriocarcinoma)과 같이 초기 단계에서 퍼질 수 있는 반면, 고환종은 더 오랜 기간 동안 국소화되어 남아 있다. 고환암은 전이될 때 전형적인 유형을 따르는데, 처음 긴뼈와 대동맥곁림프절(paraaortic lymph node)에 나타나며, 그 다음에 세로칸과 쇄골위의 림프절에 나타난다. 후기에 혈액을 따라 폐, 간, 뼈와 뇌까지 전이될 수 있다. 초기 종양의 범위, 림프절의 침범 정도와 원격 전이의 여부에 의해 병기가 결정된다.

② 병인

고환암은 일부 가족에서 12번 염색체의 변화가 있는 유전 패턴이 있으며, 감염이나 손상과 관련이 있다. 그러나 주된 선행요인은 잠복고환이나 고환의 하강부전이다.

③ 증상 및 징후

고환암은 단단하고, 통증이 없으며, 주로 한쪽의 덩어리로 나타난다. 고환은 커지거나 무겁게 느껴질 수 있다. 점차적으로, 하복부에 둔하고 쑤시는 통증이 있을 수 있다. 어떤 경우에는 염증으로 인해 음낭수종이나 부고환염이 발생할 수 있으며, 종양에 의해 호르몬이 분비되면 여성형 유방(gynecomastia)이 확연히 나타난다.

④ 진단검사

고환의 CT 스캔이 림프관조영(lymphangiography)이나 AFP나 HCG와 같은 종양표지자와 함께 검사로써 유용하다. 진단 영상 중에 고형 덩어리가 보이면 덩어리의 국소 생검 대신 전체 고환을 외과적으로 제거한다. 이는 종양세포의 확산 가능성을 줄이기 위해 수행된다.

⑤ 치료

고환암의 치료에 외과적 수술(고환절제, orchiectomy), 방사선 치료와 화학요법을 병행하는 것은 예후에 큰 영향을 준다. 일반적으로 고환절제는 성 기능을 방해하지 않는다. 그러나 방사선 치료는 일시적으로 수개월 동안 생식능력을 감소시킬 수 있으므로, 이러한 치료를 받을 예정인 남성은 절차 전에 정자 은행을 고려할 수 있다. 암세포는 정액으로는 전염되지 않는다.

생각해보기 16-2

a. 종양의 특징적인 위치와 조기 징후의 측면에서 양성전립샘비대와 전립샘암을 비교하시오.
b. 고환암에 걸리기 쉬운 대상자의 예측요인을 열거하시오.
c. 고환암의 징후를 설명하고, 조기 징후와 후기 징후를 구별하시오.
d. 전립샘암의 예후를 결정하는데, 뼈스캔이 중요한 이유를 설명하시오.

2. 여성 생식계 질환(Disorders of the Female Reproductive System)

1) 구조이상(Structural Abnormalities)

자궁의 정상적인 위치는 앞방향경사(anteversion, 약간 앞으로 기울어짐)와 앞굽이(anteflexion, 방광 위 앞쪽으로 굽어짐)이며, 자궁경부(cervix)가 뒤쪽을 향하여 아래에 위치한다. 자궁의 위치는 경미한 선천적인 구조변화, 출산 또는 흉터조직이나 종양 등의 병리적인 상태로 인해 다양할 수 있다. 자궁 위치 이상의 예들이 그림 16-7A에 제시되어 있다. 뒤굽음(retroversion) 자궁은 뒤쪽으로 기울어져 있다. 자궁은 과도하게 뒤쪽으로 구부러져 있거나(retroflexion, 뒤굽이) 또는 앞쪽으로 구부러져 있다(앞굽이). 대부분의 경우, 이러한 위치 변경으로 인한 유해한 영향은 없다. 어떤 경우에는, 자궁경부가 정자가 통과하기 쉽지 않은 위치에 있는 경우 불임이 유발될 수 있다. 대부분의 위치

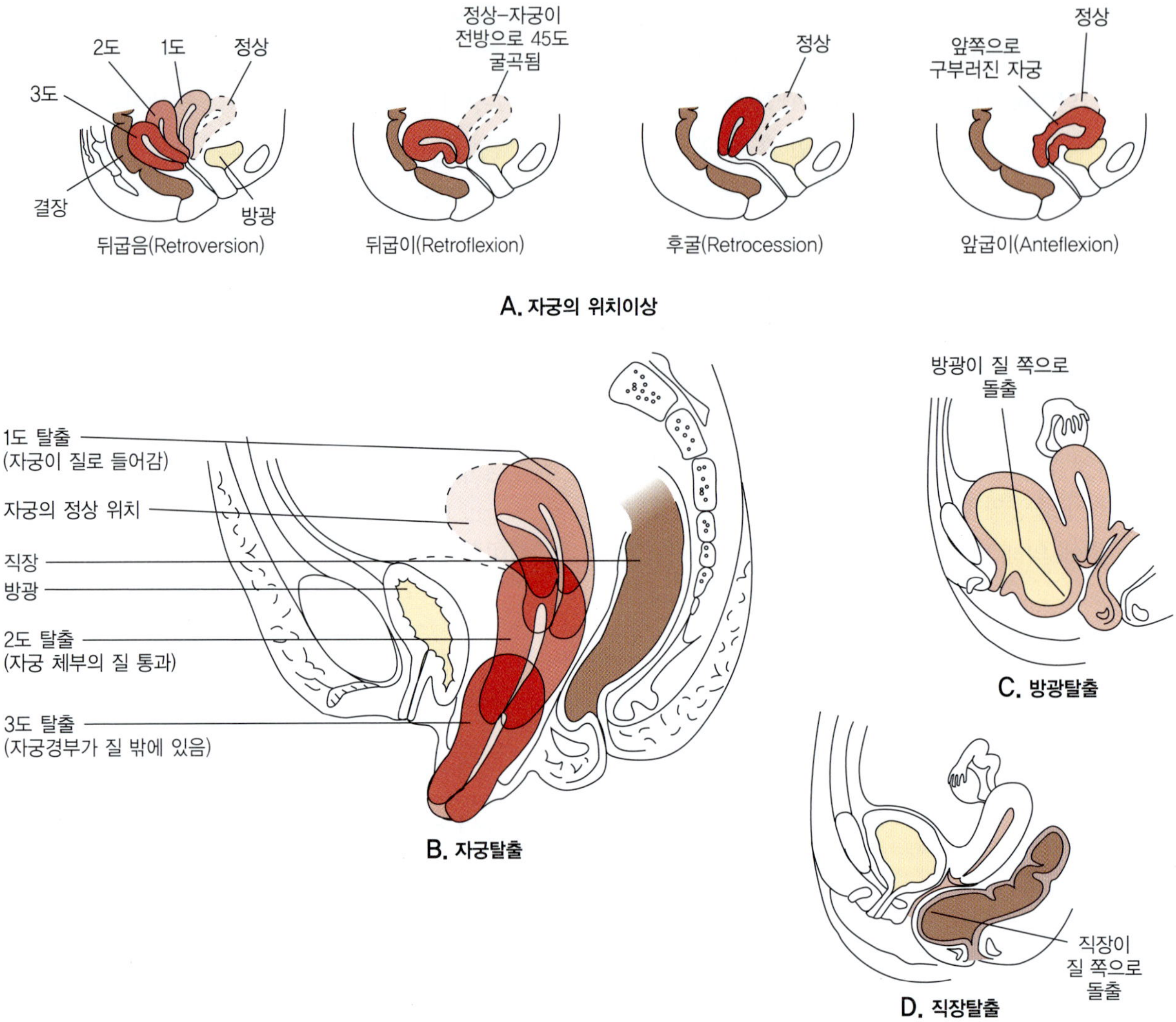

그림 16-7. 자궁의 구조이상

이상(malposition)은 특별한 증상을 일으키지 않는다. 과도한 뒤굽음은 요통(back pain), 월경통(dysmenorrhea)과 성교통증(dyspareunia)을 유발할 수 있다.

노화나 과도한 스트레칭이나 외상으로 인해 자궁, 방광 및 직장(rectum)을 지지하는 인대, 근막 및 근육이 약해질 수 있으며(골반이완, pelvic relaxation), 이에 따라 장기들은 골반 내에서 정상적인 위치를 이탈할 수 있다. 이러한 골반이완의 요인으로 장기간 진통을 포함한 난산, 다산, 거대아 분만이나 단기간의 반복 임신 등이 있다. 유전인자 또한 소인이 될 수 있다. 구조이상은 종종 원래 손상이 발생한 지 몇 년 후, 일반적으로 폐경 전후에 명백해진다. 이는 폐경 전후 감소된 호르몬 수치가 조직 위축을 가속시키기 때문이다. 하나 이상의 구조이상에 영향을 미칠 수 있다.

자궁 위치이상이나 탈출은 자궁경부나 자궁이 질 안으로 내려온 것을 말한다(그림 16-7B).

자궁탈출(prolapse)은 다음과 같이 분류된다.

- 1도 : 자궁경부가 질로 내려온 경우
- 2도 : 자궁경부가 질구에 있고, 자궁체가 질에 있는 경우

- 3도(자궁탈출, procidentia) : 자궁과 자궁경부가 질구를 탈출한 경우

자궁탈출의 초기 단계는 무증상일 수 있지만, 단계가 진행되면서 질의 불편감과 무직한 느낌(heaviness)을 유발한다. 자궁경부의 돌출은 자궁경부의 자극과 감염을 일으킨다. 자궁탈출증의 치료는 외과적인 수술이나 자궁의 위치를 유지하기 위해 페서리(pessary, 자궁의 위치를 바로잡기 위해 질에 삽입하는 장치)를 사용할 수 있다.

방광탈출(cystocele)은 방광이 질의 앞벽으로 돌출된 것을 말한다(그림 16-7C). 방광이 완전히 비워지지 않아, 재발성 방광염이 흔히 발생한다. 직장탈출(rectocele)은 질의 뒤벽으로 직장이 돌출된 것을 말한다(그림 16-7D). 덩이는 작거나 질구로 내려올 만큼 클 수도 있다. 배변장애와 골반 압박감이 일반적인 지표이다. 직장탈출과 방광탈출은 심한 경우 외과적 치료가 필요하다.

2) 월경장애(Menstrual Disorders)

(1) 월경 이상(Menstrual Abnormalities)

무월경증(amenorrhea)은 일차이거나 이차일 수 있다. 일차무월경증의 경우 초경이 나타날 수 없다. 이것은 터너증후군(Turner's syndrome)과 같은 유전 장애로 발생한다. 시상하부, 중추신경계나 뇌하수체에 영향을 주는 선천자궁결손 및 선천자궁형성부전도 정상적인 월경 과정을 방해한다. 이차무월경증은 이전에 월경주기를 경험한 사람의 월경 중단을 말한다. 이것은 흔히 시상하부-뇌하수체 축의 장애로 일어난다. 시상하부는 종양, 스트레스, 갑작스런 체중감소, 섭취 장애 또는 경쟁적인 운동과 같은 상태에 의해 억제되어 체지방 감소로 이어질 수 있다. 빈혈이나 화학요법과 같은 전신적인 요소도 이차무월경을 유발할 수 있다.

월경통(dysmenorrhea)은 통증을 동반한 월경을 말하며, 일차이거나 이차일 수 있다. 일차월경통은 배란이 시작될 때 발생한다. 대부분의 여성들은 약간의 불편감을 경험하지만, 월경통으로 일상적인 활동을 방해받는 경우도 있다. 많은 경우, 월경통은 출산을 통해 완화된다. 심한 경련통(cramping pain)은 자궁내막 배출동안 프로스타글랜딘[prostaglandin (PGE2α)]의 과도한 방출과 관련 있다. 프로스타글랜딘은 강한 자궁근육의 수축과 허혈을 일으킨다. 통증은 월경 시작 전 또는 시작시 24~48시간 동안 발생하며 24~48시간 동안 지속된다. 또한 prostaglandin이 전신순환 내로 유입될 때, 구역과 구토, 요통과 현기증이 동반된다. 발열 패드, 운동 또는 프로스타글랜딘 합성을 억제하는 비스테로이드소염제(NSAID)인 ibuprofen (Adril) 같은 약물을 사용함으로써 월경통이 어느 정도 완화될 수 있다. 대체요법으로는 통증이 없는 무배란 월경주기(anobulatory cycle)를 일으키는 구강 피임약의 사용이 있다. 이차월경통은 자궁내막증, 자궁 용종이나 종양, 골반 염증질환과 같은 골반 장애로 인해 발생한다.

비정상 자궁출혈(abnormal menstrual bleeding)은 흔한 문제이며 비정상 자궁출혈의 유형은 다음과 같다.

- 월경과다(menorrhagia) : 실혈량과 출혈기간의 증가
- 자궁출혈(metrorrhagia) : 월경주기 사이의 출혈
- 잦은월경(polymenorrhea) : 3주 미만의 짧은 월경주기
- 희발월경(oligomenorrhea) : 6주 이상의 긴 월경주기

월경 유형 변화의 일반적인 원인은 배란의 감소이다. 하지만 이런 상태는 또한 갑상샘 기능 이상과 같은 호르몬 장애나 종양과 같은 병리적 상황으로 인해 일어날 수 있다.

월경전 증후군(premenstrual syndrome, PMS)은 월경이 시작되기 약 1주일 전에 시작되어 월경의 시작과 함께 끝난다. 정확한 원인은 밝혀지지 않았지만, 호르몬 요인에 대한 연구가 계속되고 있다. 대부분의 여성에서 월경전 증후군은 유방 압통, 체중증가, 복부 팽만 또는 팽만감, 과민성, 정서적 불안정, 수면장애, 우울증, 두통

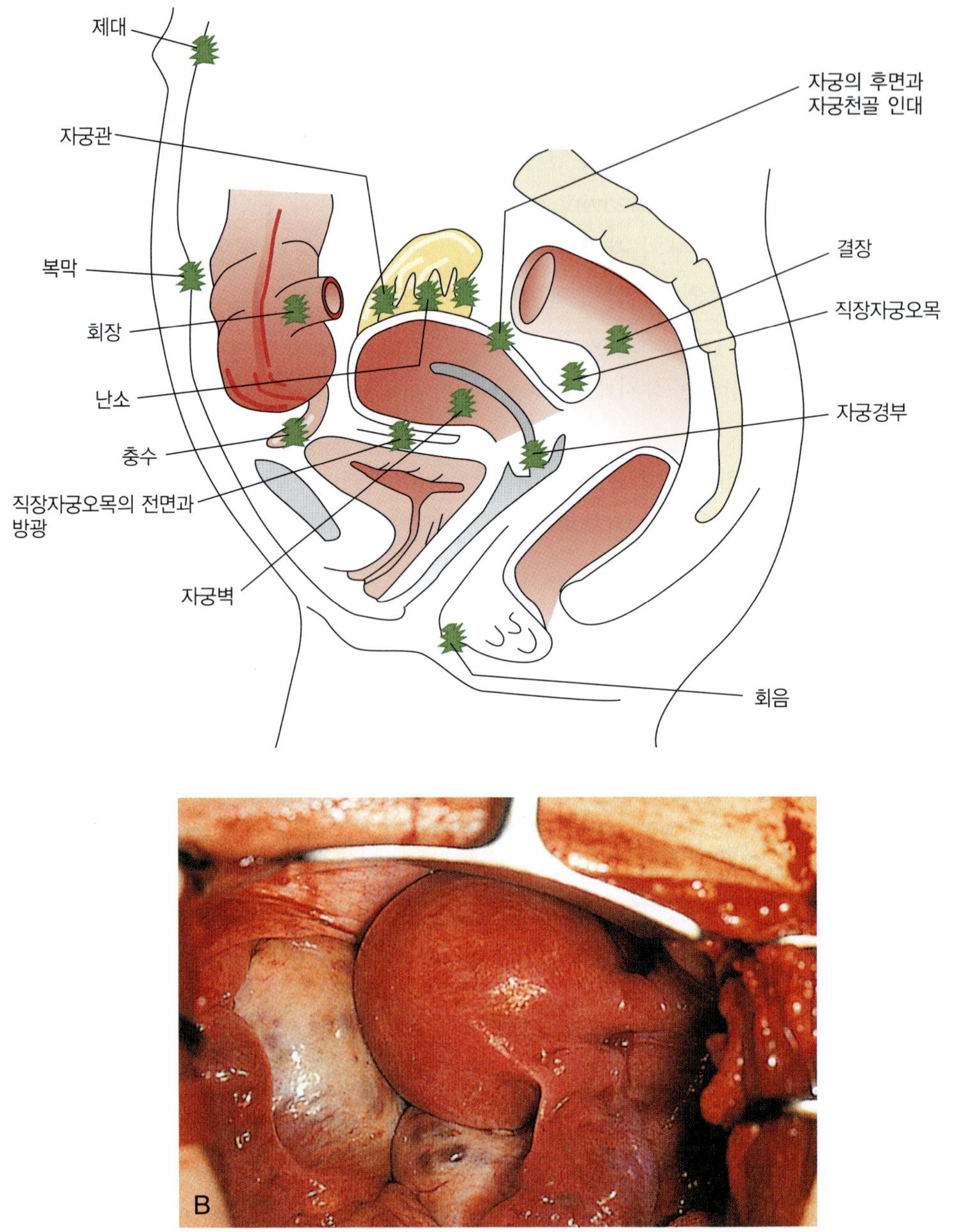

그림 16-8. 자궁내막증
A. 자궁내막증이 발생 가능한 부위 B. 자궁내막증 발달에 따른 자궁의 확대(검푸른 부분)
(B *From Huether S, McCance K*: Understanding pathophysiology, *ed 6, St. Louis, 2017, Elsevier*.)

과 피로 등을 유발한다. 일부 여성은 정신 집중과 활동이 증가한 반면, 다른 여성은 무기력할 수 있다. 월경전 증후군의 증상은 증상이 발현되었다고 보고하는 여성의 3~8%에서는 심각하다. 장애의 더 심각한 형태는 월경전 불쾌 증후군(premenstrual dysphoric syndrome)이다. 치료는 개인에 따라 다르지만 필요에 따라 호르몬 요법, 이뇨제나 항우울제를 사용한다.

(2) 자궁내막증(Endometriosis)

건강보험심사평가원의 통계에 의하면 2021년에 우리

나라에서 진단된 자궁내막증 환자 수는 178,383명으로 2017년에 비하여 60%가량 증가한 것으로 나타났다. 20대와 30대 여성이 전체 환자의 40% 가량을 차지했다. 자궁내막증은 난소, 인대 또는 결장(colon)과 같은 자궁 이외의 장기에 자궁내막 조직이 존재하는 경우를 말한다(그림 16-8). 경우에 따라, 폐와 같은 멀리 떨어진 장기에도 영향을 준다. 자궁 외의 자궁내막 조직은 월경주기의 증식기와 분비기에는 성장하고 이후 조직이 탈락하여 출혈을 일으키는 등 호르몬 변화 주기에 따라 반응한다. 하지만 혈액 배출을 위한 출구가 없기 때문에, 혈액이 주변 조직을 자극하여 국소적 염증과 통증을 유발한다. 염증은 매 주기마다 재발되고 결국 섬유 조직을 발달시킨다. 결절 조직을 촉진하는 것이 가능할 수 있지만 진단은 복강경 검사로 확진한다.

섬유 조직은 방광 또는 결장과 같은 장기의 부착 및 폐쇄를 일으킬 수 있다. 부착에 의해 자궁이 정상적인 위치에서 벗어나면(예: 뒤굽이) 불임이 자주 발생한다. 자궁관이 막히거나 난소가 섬유 조직으로 덮여 난자가 자궁관을 통해 이동하는 것을 방해하여 궁극적으로 불임을 일으킬 수 있다. 자궁내막 조직이 난소에 발생하면, "초콜릿 낭종(chocolate cyst)"이 발생하는 데, 이는 오래된 갈색 혈액을 포함하는 섬유주머니이다(그림 16-8B).

자궁내막증의 주요 증상은 월경통이다. 통증은 월경기간 동안 지속될 수 있으며 일반적으로 매달 더욱 심해진다. 성교통증은 질과 질을 지지하는 인대가 부착의 영향을 받으면서 일어난다.

자궁내막증의 원인은 아직 밝혀지지 않았다. 지지되는 기전에는 월경기간 동안 자궁관을 통해 자궁내막 조직이 복막강으로 이동, 다른 부위에서 배아 조직(em-byonic tissue)으로부터 발생, 혈액이나 림프를 통한 자궁내막의 확산, 제왕절개와 같은 수술을 통한 조직이식 등을 포함한다.

치료 방법에는 자궁내막 조직의 호르몬 억제와 월경주기와 관련된 통증 완화 또는 자궁외 자궁내막 조직의 외과적 제거를 포함한다. 임신과 수유는 무월경과 자궁외 조직의 위축을 초래하므로, 이것이 자궁내막증의 치료는 아니지만 추가적인 손상을 지연시키고 증상을 완화시킬 수 있다.

생각해보기 16-3

a. 2도 자궁탈출, 방광탈출과 자궁의 뒤굽이에 대해 각각 설명하시오. 2도 혹은 3도 자궁탈출과 함께 발생할 수 있는 부가적 문제를 설명하시오.
b. 월경통, 월경전 증후군과 월경과다를 구분하시오.
c. 자궁내막증이 불임을 유발하는 과정을 설명하시오.

3) 감염과 염증(Infections and Inflammation)

질염(vaginitis)은 질의 염증이다. 일반적으로 감염이나 정상적인 세균무리(bacterial flora)의 불균형의 결과이지만, 곰팡이 감염, 기생충에 의한 원생동물 감염(편모충질염), 여성 위생용품이나 비누와 같은 화학 물질에 대한 알레르기 반응 또는 폐경으로 인한 질 위축 등의 원인으로도 발생할 수 있다. 자궁경부염(cervici-tis)은 자궁경부의 염증이며 일반적으로 성매개질환(STD)에 의해 발생하지만, 정상적인 질 세균무리의 불균형, 피임약 및 여성 위생용품에 대한 알레르기 반응으로 인해 발생할 수도 있다.

감염에 의해 흔히 발생하는 여성 생식기의 다른 염증으로는 자궁관염(salpingitis), 요도염(urethritis), 난소염(oophoritis), 유방염(mastitis) 등이 있다. 성적 접촉을 통해 발생하는 감염외에도 독성쇼크 증후군(toxic shock syndrome) 및 유방염을 일으키는 *Staphylo-coccus aureus*과 같은 비 성적 접촉에 의해서 감염이 발생할 수 있다.

(1) 칸디다증(Candidiasis)

칸디다증은 비성매개 질염의 한 유형이다. *Candida albicans*이라 불리는 곰팡이에 의한 감염이며, 주로 점막이나 피부의 얕은기회감염으로 발생한다. 이 감염은 신체내 불확실한 세균 감염과 관련된 항생제 요법(인체의 알칼리성을 야기시키며 정상 상주균무리의 평형을 무너뜨리는)이나 저항력의 감소(면역결핍상태와 같은) 또는 분비물 내 글리코겐이나 포도당 수치의 증가(임신, 구강 피임약 또는 당뇨병)로 인해 발생한다

칸디다증은 가렵고 빨갛게 부은 점막과 두껍고 하얀 우유와 같은 분비물을 유발한다. 흰색 반점이 질벽에 달라 붙을 수 있으며, 배뇨통(dysuria)과 성교통이 나타날 수 있다. 단기 치료는 butocanazole (Gynazole-1), clotrimazole (GyneLotrimin), miconazole (Monistat 3) 및 terconazole (Terazol 3)과 같은 약물이 사용되며, 장기 치료의 경우는 azole 약물이 효과적이다. 재발을 막기 위해서는 선행요인(predisposing factors)이 조사되어야 한다.

(2) 골반염증질환(Pelvic Inflammatory Disease, PID)

골반염증질환은 주로 자궁관이나 난소에 발생하는 감염으로, 자궁경부염, 자궁내막염, 자궁관염과 난소염을 포함하며 급성이거나 만성일 수 있다. 골반염증질환은 흔한 문제이며, 복막염이나 골반고름집(pelvic abscess)과 같은 잠재적인 급성 합병증뿐만 아니라, 불임이나 자궁외 임신의 높은 위험 때문에 우려되는 문제이다.

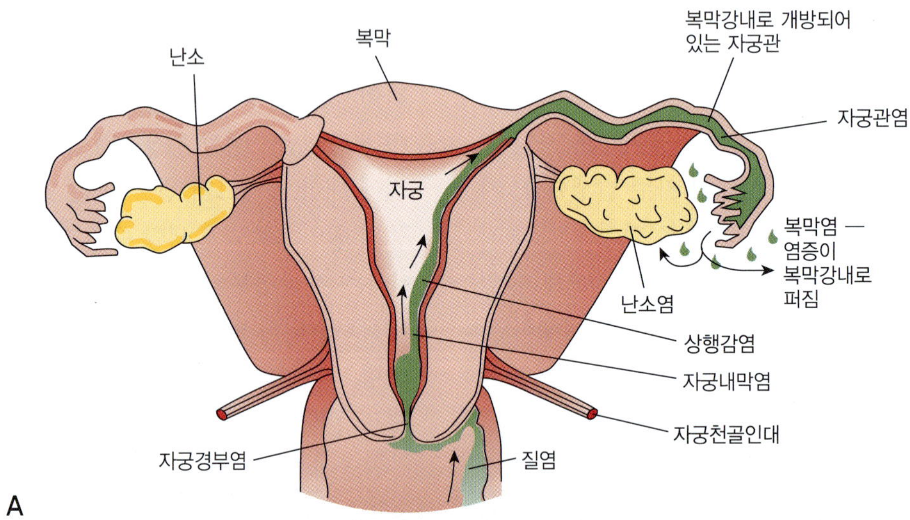

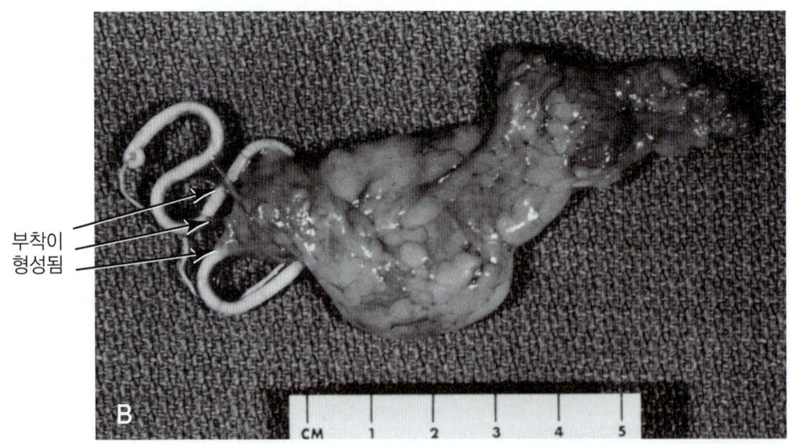

그림 16-9. 골반염증질환

A. 감염의 전파 B. 자궁 내 장치(IUD)에 의해 천공된 자궁은 복막강(peritoneal cavity) 및 그물막(omentum)에 국소 염증을 일으켜 IUD 주위에 부착 형성.(B. *Courtesy of R. W. Shaw, MD, North York General Hospital, Toronto, Ontario, Canada.*)

① 병태생리

감염은 주로 질염이나 자궁경부염으로 발생하며, 종종 여러 원인균이 일으키는 복수미생물 감염이다. 미생물은 자궁을 통해 자궁관까지 올라간다(그림 16-9). 염증의 초기 단계는 점막으로 세균이 침입하여 촉진된다. 자궁관 벽에서는 부종이 발견되며, 내강(lumen)은 고름삼출물로 가득차서, 실제적으로 관을 폐쇄시켜 자궁으로의 배농을 방해한다. 삼출물은 자궁관술(fimbriae)의 가장자리에서 난소 위와 주변 조직으로 흐른다. 초기에 복막은 염증을 국소화하려고 하지만 복막염으로 진행된다. 염증반응이 감염을 억제하거나 막는데 어려움을 겪으면서 고름집이 형성될 수 있다. 골반 고름집은 외과적으로 신속하게 배농되지 않으면 생명을 위협할 수 있다. 감염이 확산되어 패혈증을 일으킬 수 있다. 골반염증질환을 가진 여성의 가장 흔한 사망 원인은 패혈쇼크(septic shock)이다.

부착(adhesions)과 협착(stricture)은 일반적인 후유증으로, 자궁관과 난소에 영향을 미쳐 불임이나 자궁외 임신을 일으킨다. 부착이나 흉터조직은 결장과 같은 주변 장기에도 영향을 줄 수 있다.

② 병인

감염의 대부분은 임질(*Neisseria gonorrhoeae*)과 클라미디아증(*Chlamydia trachomatis*)과 같은 성매개질환으로부터 이환된다. 다양한 세균에 의해 발생되며, *Bacteroides*, *Gardnerella vaginalis*, *group B streptococci*, *E-coli*, *Pseudomonas*, *Haemophilus influenzae*가 있다.

종종 징후가 없는 질염이나 자궁경부염은 골반염증질환의 발생보다 선행한다. 감염은 자궁내막의 저항력이 저하되는 월경 동안이나 직후에 급성화되기 쉽다.

골반염증질환은 오염된 자궁내 장치(intrauterine device, IUD)나 기구의 삽입으로 발생할 수 있다. 어떤 기구나 장치는 조직에 외상을 입히거나 벽에 구멍을 뚫어 염증과 감염을 일으킬 수 있다(그림 16-9B). 감염은 유산(abortion)이나 출산과 관련 있을 수 있다.

경우에 따라 생식계의 감염은 혈액 매개 유기체나 충수염(appendicitis)에 의한 복막강의 감염에 의해 발생할 수 있다.

③ 증상 및 징후

하복부의 통증이 일반적으로 첫 번째 징후이다. 통증은 갑작스럽고 심하거나 점차 강도가 증가될 수 있다. 특징적으로 걸을수록 증가하는 지속적인 통증이다. 압통은 골반 검진 중에 흔히 나타난다. 자궁 경부에서 고름 분비물이 명확하게 나타나며 배뇨장애가 나타날 수 있다. 열(fever)과 백혈구증가(leukocytosis)의 정도는 침범한 균에 따라 달라진다. 복부팽만과 경축증가는 복막염을 의미한다.

④ 치료

Cefoxitin과 doxycycline과 같은 적절한 항균제와 함께 적극적인 치료가 필요하다. 감염의 재발이 흔하기 때문에, 성적 파트너도 함께 항생제 치료를 받도록 권장한다. 감염의 완벽한 근절을 위해 추후 검진을 권장한다.

생각해보기 16-4

a. 질 칸디다증에 걸리기 쉬운 3가지 요인을 제시하고, 원인균을 구별하시오.
b. 질의 감염이 어떻게 골반염증질환을 일으키는지 설명하시오.
c. 골반염증질환의 징후와 그 이유를 설명하시오.
d. 골반염증질환이 심각한 상황으로 고려되어져야 하는 이유를 설명하시오..

4) 양성종양(Benign Tumor)

(1) 평활근종(Leiomyoma, Fibroids)

평활근종은 자궁근층의 양성종양이며, 원인은 알려지지 않았다. 가임기 여성에게 흔하며 여성의 30% 이상, 특히 아시아계 및 아프리카계 미국인 여성에서 발생한다. 폐경 후 종양은 축소되는 경향이 있다. 평활근종은 양성종양으로 전암단계(precancerous)로 간주하

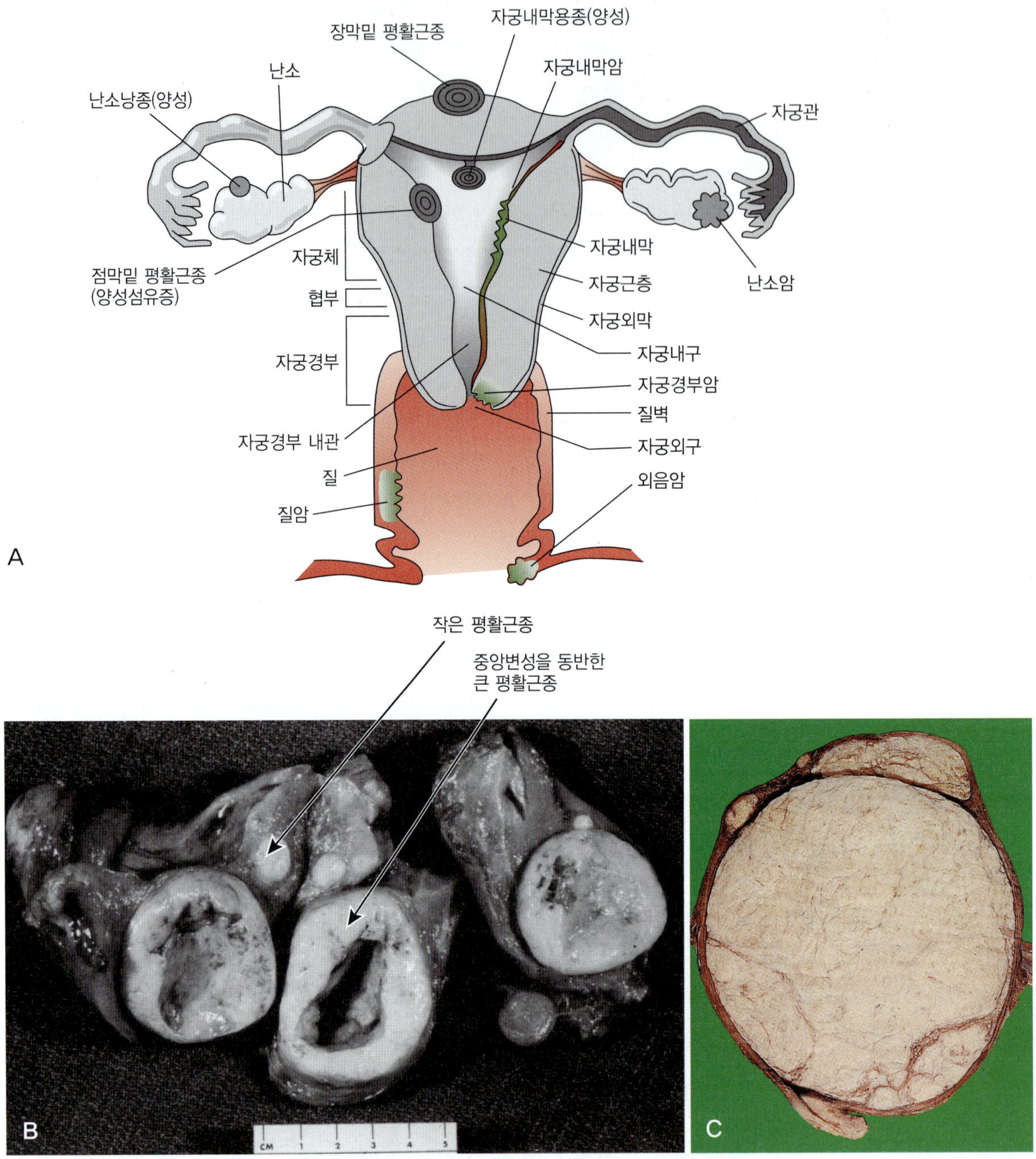

그림 16-10. 양성 자궁 평활근종의 유형

A, B. 양성 자궁 평활근종 C. 자궁 근층에 발생한 평활근종(B, *Courtesy of R.W. Shaw, MD, North York General Hospital, Toronto, Ontario, Canada*. C, *From Cross S*: Underwood's Pathology: A Clinical Approach, *ed 6, Churchill Livingstone, 2013, Elsevier*.)

지 않는다.

평활근종은 위치에 따라 근층내(intramural), 점막밑(submucosal) 또는 장막밑(subserosal) 근종으로 분류된다. 점막밑 근종과 장막밑 근종의 유형은 용종으로 진행될 수 있다. 점막밑 근종은 자궁강 안쪽으로 돌출되어 있고, 장막밑 근종은 골반강 바깥쪽으로 자란다

(그림 16-10).

평활근종은 일반적으로 피막에 쌓여있지 않은 다양한 크기의 덩이(mass)로 발생한다. 크기가 큰 평활근종은 중심부에서 퇴행하여 괴사(necrosis)와 낭종(cyst)을 형성한다. 이런 양성종양은 호르몬 의존적이며 임신 중에 빠르게 성장하고 폐경 후 섬유화(fibrosis)가 증가함에 따라 크기가 감소한다.

평활근종은 촉진이 가능할 만큼 충분히 커질 때까지는 종종 무증상이다. 월경과다와 같은 비정상적인 출혈은 근종 발달의 지표가 될 수 있다. 크기가 큰 종양은 인접한 장기에 압력을 가하여 빈뇨, 변비와 하복부의 무게감을 야기한다. 크기가 큰 자궁근종은 수정란의 착상이나 임신 과정을 방해할 수 있다. 큰 종양의 치료는 호르몬 요법이나 수술 치료가 고려된다.

(2) 난소낭(Ovarian Cysts)

난소에는 다양한 종류의 낭종(cyst)이 자주 발생한다. 난포성(follicula) 또는 황체성(corpus luteal) 낭종은 파열되거나 파열되지 않은 난포에서 한쪽에 발달한다. 이러한 기능난소낭은 약 8~12주간 지속되며 합병증 없이 사라지고, 일반적으로 난소를 싸고 있는 장막 아래 위치하며 여러 개의 작고 액체로 가득 채워진 주머니이다. 때때로 낭종은 커짐에 따라 불편감, 소변 정체 또는 불규칙한 월경을 유발할 수 있다(그림 16-11). 낭종의 파열로 인한 출혈은 복막강에 더 심각한 염증을 일으킬 수 있으며 외과적 중재가 요구된다. 낭종이 크면, 난소의 꼬임(torsion) 위험이 있다. 초음파나 복강경을 통해 낭종을 식별할 수 있다.

(3) 다낭난소증후군(Polycystic Ovarian Syndrome)

다낭난소증후군 또는 스타인-레벤탈증후군(Stein-Levental syndrome)에서는 낭종을 포함한 두꺼운 피막으로 덮인 큰 난소가 발생한다(그림 16-12). 호르몬 불균형이 일어나 남성호르몬, 에스트로젠, 황체형성호르몬(LH)의 수치가 증가하고 난포자극호르몬(FSH)의 수치는 감소한다. 황체형성호르몬과 난포자극호르몬의 주기적인 변화가 정상적으로 이루어지지 않아 배란이 일어나지 않는다. 근본적인 문제는 시상하부-뇌하수체 조절 시스템의 기능 장애이다. 일부 여성의 경우 유전적 소인이 입증되었지만, 정확한 원인은 밝혀지지 않았다. 젊은 여성에서는 다모증(비정상적으로 털이 많음), 무월경, 불임이 나타난다. 항에스트로젠제제인 clomiphene 같은 약물은 배란을 촉진시키며 난소의 외과적 쐐기절제술은 호르몬 수치를 조절하는데 도움이

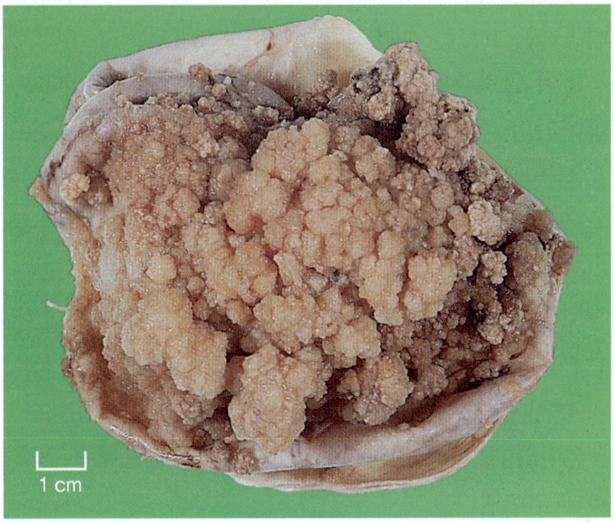

그림 16-11. 경계악성종양의 거대 난소낭
(*From Cross S*: Underwood's Pathology: A Clinical Approach, *ed 6, Churchill Livingstone, 2013, Elsevier.*)

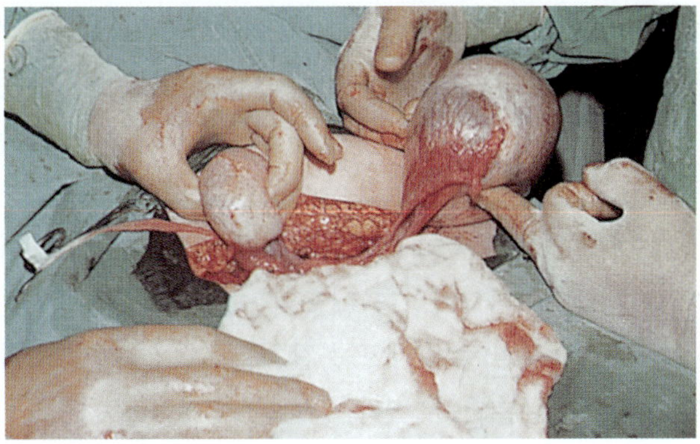

그림 16-12. 다낭난소증후군의 수술
(*From Huether S, McCance K*: Understanding Pathophysiology, *ed 6, St. Louis, 2017, Elsevier.*)

된다. 경구피임약은 남성호르몬 분비와 남성화 영향을 감소시키기 위해 사용된다. 인슐린 저항성이 있는 여성의 경우 metformin과 같은 항고혈당제로 치료하면 배란이 일어날 수 있다.

(4) 유방 섬유낭병(Fibrocystic Breast Disease)

양성유방질환 또는 섬유낭변화라고도 하며 광범위한 유방의 병터를 포함한다. 월경주기 동안 발생하는 유방의 정상적인 기능변화와 비정상적인 혹은 병적인 변화 사이에는 약간의 혼동(confusion)이 있다. 섬유낭병은 변동하는 호르몬 수치, 특히 에스트로젠(estrogen)에 반응하여 월경주기 동안 변화하는 유방 조직의 결절 또는 덩어리의 존재를 말한다. 유방의 결합조직은 점차적으로 치밀한 섬유 조직으로 대체된다. 월경주기의 분비기 동안 유방에 증가하는 체액은 섬유 조직에 의해 둘러싸인 낭종에 축적되어 빠져 나올 수가 없다. 또한, 관(duct)의 상피세포는 호르몬에 반응하여 증식한다. 낭종은 시간이 지남에 따라 성장하여, 종종 정상조직의 더 많은 퇴행(degeneration)을 유발한다.

유방암 발병의 위험성이 있으며 3가지 범주의 병터로 나누어진다.

첫 번째 범주는 작은물혹(microcyst)과 섬유샘종(fibroadenoma)을 포함하는 비증식병터(nonproliferative lesions)이다. 이것은 전암으로 간주되지 않는다. 섬유샘종은 움직일 수 있는 단일덩이로 특이 양성종양이다. 이 종양은 일반적으로 절제한다.

두 번째 범주는 비정형 세포(atypical cells)가 없는 증식적인 병터(관의 상피세포 증식)로서 유방암의 가족력이 있다면 암으로 전환될 위험성이 증가한다.

세 번째 범주는 특히 유방암의 가족력이 있다면 모니터링이 필요하다. 비정형 세포의 증식변화를 보인다. 유방 생검으로 비정형 세포를 감별할 수 있으며 양성과 악성세포로 구분할 수 있다.

낭종 혹은 결절은 단단하고 움직이는 것처럼 느껴지며 월경주기 동안 크기가 다양하다. 증상은 월경 전에 더 두드러지며, 유방은 무겁고, 통증이 있으며 압통이 있다.

치료는 주로 증상에 관한 것이지만 카페인이나 지방 섭취량 감소와 같은 식이 변화와 남성호르몬과 같은 약물(danazol) 투여를 한다. 낭종에서 액체를 흡인할 수도 있다. 낭종은 전암단계로 변화를 나타내는 경우 제거할 수 있다. 종종 폐경 후 호전된다.

5) 악성종양(Malignant Tumors)

(1) 유방암(Carcinoma of the Breast)

유방암은 일반적으로 악성종양으로 여성의 주요 사망원인이다. 드물게 남성에게 유방암이 발생한다. 2023년 발표된 국가암등록통계에 의하면 2021년에 우리나라에서 발생한 유방암은 전체 암 발생의 10.4%로 암 발생 순위 5위로 높게 나타났다. 또한 국가암정보센터의 발표에 따르면 우리나라 유방암은 여자에게서 발생한 전체 암 중 21.5%로 1위이지만, 유방암 환자의 생존율은 계속 증가하는 추세로 5년 상대생존율은 93.8%로 높게 나타났다.

① 병태생리

악성종양은 전체 대상자의 대략 50%에서 유방의 사분면 중 위가쪽(upper outer quadrant)에서 발생하며 그 다음으로 빈번한 위치는 유방의 중앙 부분이다(그림 19-2B). 대부분의 종양은 한쪽에만 발생하지만 경우에 따라 양쪽 일차종양이 발생하기도 한다.

다양한 유형의 유방암이 있지만, 대부분은 관 상피세포(cells of the ductal epithelium)에서 발생한다. 이 암은 주변 조직을 침윤하고 자주 피부에 부착되어 보조개형성(dimpling)을 유발한다. 종양이 가슴벽의 근육이나 근막에 부착되어 고정된다.

악성세포는 초기단계에 인근 림프절로 퍼지며 유방의 사분면 중 위가쪽과 중앙부위의 종양은 액와 림프절을 통해 전파된다. 대부분의 대상자에서 여러 개의 림프절이 진단 당시에 침범되어 있다. 폐, 뇌, 뼈와 간 전이를 포함한 광범위한 부위에 전이가 일어나며 전이속도는 빠른 편이다(그림 19-5).

종양세포의 병적상태는 분화나 퇴행의 정도에 기초하여 분류되며, 일차종양의 크기, 림프절 침범 및 전이 여부에 따라 병기가 결정된다. 종양세포에 있는 에스트로젠 또는 황체호르몬 수용체의 존재는 개별적인 암을 어떻게 치료할 것인지를 결정하는 주요 요인이다. 이러한 종양은 특정 호르몬에 의해 성장이 촉진되기 때문에 호르몬 의존적이다.

② 병인

유방암 환자의 대부분은 50세 이상의 여성이다. 강력한 유전인자는 유방암과 관련된 특정 유전자인 BRCA-1과 BRCA-2임이 밝혀졌다.

유방암 발생의 다른 주요한 요인은 호르몬, 특히 높은 에스트로젠(estrogen)의 노출이다. 장기간의 규칙적인 월경주기(예: 빠른 초경부터 늦은 폐경), 미출산(nulliparity), 지연된 첫 임신과 같은 상황은 모두 에스트로젠에 더 오래 노출되는 것과 암발생과 관련이 있다. 구강 피임약이나 폐경 후 보충제에서 외인성 에스트로젠의 역할은 여전히 논쟁의 여지가 있다. 현재 에스트로젠 함유량을 감소시킨 구강 피임약은 암 발생 위험을 감소시켰다.

유방암에 걸리기 쉬운 다른 요인으로는 비정형의(atypical) 과형성(hyperplasia)을 동반한 섬유낭병, 자궁 또는 다른 쪽 유방의 이전 암종(carcinoma), 방사선 노출(특히 젊은 여성의 경우) 등이 있다. 일부 연구에서는 운동 부족, 흡연 및 고지방 식이가 위험요인으로 확인되었다. 유산 경험이 유방암 발생을 증가시키지는 않는다. 여성의 생애주기 동안 수정될 수 있는 비유전적 위험 요소를 확인하는 연구가 지속되고 있다.

③ 증상 및 징후

일반적인 초기 징후는 하나의 작고 단단하며 통증이 없는 결절이다. 덩이(mass)는 처음에는 자유롭게 움직일 수 있지만 나중에는 고정된다. 종양이 더 진행됨에 따라 나타나는 다른 징후로는 피부의 함몰, 유두뒤당김(retraction) 또는 분비물, 유방 윤곽(contour)의 변화 등이 있다. 생검으로 종양을 확진한다.

테크놀로지 16-2
유방암 검진의 인공 지능

영상 기술과 컴퓨터 과학의 발전으로 인공 지능(AI)이 유방 영상, 진단, 예후, 치료에 대한 반응 및 위험 평가 등 다양한 측면에 도입되었다. AI 기능은 종양 부피의 정확한 계산, 암 표현형(phenotypes)의 특징 표현, 종양 표현형 특징을 임상적 유전자형 의미로 변환, 위험 예측을 포함한 진단 능력을 향상시킬 수 있다. AI와 유방 영상의 통합을 통해 여러 데이터 스트림(다분야 응용 프로그램)의 통합이 가능하여 개별화된 환자 맞춤형 의료로 이어질 수 있다.

④ 치료

방사선과 화학요법을 함께 시행한 수술은 많은 경우에 효과적이다. 덩이절제(lumpectomy)에서와 같이 최소한의 조직 손실을 동반한 외과적인 종양의 제거는 1기 및 2기에서 선호되지만, 더 진행된 경우에는 유방절제(mastectomy)를 포함하는 보다 근본적인 접근이 필요할 수 있다. 외과적 접근법은 수술 후 방사선요법을 시행할 수 있다. 유전적으로 암 재발 위험이 높은 여성의 경우 유방절제와 유방재건을 선택할 수 있다. 어떤 경우에는 호르몬 요법을 사용하기도 한다.

일부 림프절은 기존 림프 경로에 따라 제거된다. 제거되는 림프절의 수는 종양세포의 전이에 따라 달라진다(수술중에 결절(nodes)을 확인). 일부 대상자는 후속 유방재건수술을 원할 수 있다. 림프절의 제거나 방사선을 조사하면 팔의 림프 배액(drainage)이 잘 안되어 부기(swelling)와 강직(stiffness)이 나타난다. 물리치료와 운동은 움직임을 유지하고 부기를 감소시키는데 중요하다.

화학요법과 방사선요법은 고위험 암에 남아 있는 매우 작고 국소적이어서 발견이 안되는 덩이의 미세전이를 근절하는 데 유용하며 또한 완화요법으로도 사용된다. 현재는 매일 치료할 필요없이 국소 방사선을 제공하기 위해 수술 후 주변 조직에 방사성 종자(radioactive seeds)를 이식한다. 종양이 에스트로젠에 반응하는 것으로 판명되면 수술 후 요법에는 호르몬 제거가 포함된다. 폐경 전 여성의 경우 난소를 제거한다. tamoxifen (Nolvadex), raloxifene (Evista) 및 toremifene (Fareston)과 같은 일련의 호르몬 차단제 또는 종양의 에스트로젠 수용체를 표적으로 하는 약물은 폐경 후 여성의 암재발 위험을 감소시킨다. fulvestrant (Faslodex)는 암세포의 에스트로젠 수용체를 차단하고 수용체를 파괴하도록 세포에 신호를 보낸다. 선택적 에스트로젠 수용체 조절제가 유방 세포의 에스트로젠 수용체를 억제하지만 자궁 세포를 활성화하여 자궁내막 증식을 유발할 수 있다는 우려가 있다. 폐경 후에 에스트로젠을 생성하지 못하게 하는 약물들이 있는 데 여기에는 anastrozole (Anastrozole), letrozole (Arimidex), exemestane (Aromasin)이 포함된다. 다른 표적 약물로는 다음 약물이 포함된다.

- trastuzumab (Herceptin)과 pertuzumab (Perjeta)는 성장 인자 단백질 생성을 차단하여 암 세포를 사멸시킨다.
- ado-trastuzumab (Kadcyla)은 trastuzumab과 세포 살해 약물(cell-killing drug)을 결합한다.
- lapatinib (Tykerb)은 성장 인자 단백질을 표적으로 하며 화학요법과 함께 사용할 수 있다.
- palbociclib (Ibrance)은 진행성 호르몬 수용체-양성 유방암 여성에게 사용된다.
- everolimus (Afinitor)는 암세포의 성장에 중요한 역할을 하는 경로를 표적으로 한다. 진행성 유방암 여성에게 exemestane과 병용하여 사용한다.
- Ⅲ기 또는 Ⅳ기 유방암 여성은 이차 종양의 혈관 성장을 감소시키기 위해 bevacizumab (Abastin)을 투여 받을 수 있다.

결절전이가 없는 종양의 경우 예후는 비교적 양호하지만 전이된 림프절의 수가 증가함에 따라 예후는 더욱 나빠진다. 유방암은 수년 후에 재발할 수 있지만 일반적으로 재발 없이 경과된 시간이 길수록 재발위험이 낮다.

유방 자가검진(breast self-examination, BSE)은 사망률을 줄이고 암을 조기에 발견하기 위한 방법으로 20세 이상의 모든 여성에게 권장된다. 실제로 많은 종양은 유방 자가검진으로 발견된다. 최근 연구에서는 유방의 양성 낭종일 때 외과적 생검의 위험성을 언급하면서 이러한 관행에 의문이 제기되었다. 이 연구의 비교그룹은 유방 변화에 숙련된 전문가에게 매년 유방검사를 받은 여성이었다. 많은 여성들은 정기적으로 전문가를 만나지 않는다.

유방 조영술은 병터가 만져지기 전에 또는 유방 조직 깊숙이 덩이가 되기 전에 감지할 수 있기 때문에 일반적인 선별도구로 사용된다(그림 16-13). 초음파와 MRI 또한 덩이를 식별하고 특징을 알아내는데 사용된다. 유방의 삼출물(exudates) 진단 검사 또는 유두를 통한 세침관 생검(fine needle ductal biopsy)도 일부 환경에서 사용된다. 각 진단방법에는 장점과 단점이 있다. 그러므로 선별검사 또는 진단검사에 대해서는 의사와 상의하는 것이 중요하다. 정기적인 검진은 유방암으로 인한 사망률을 감소시키는 것으로 나타났다.

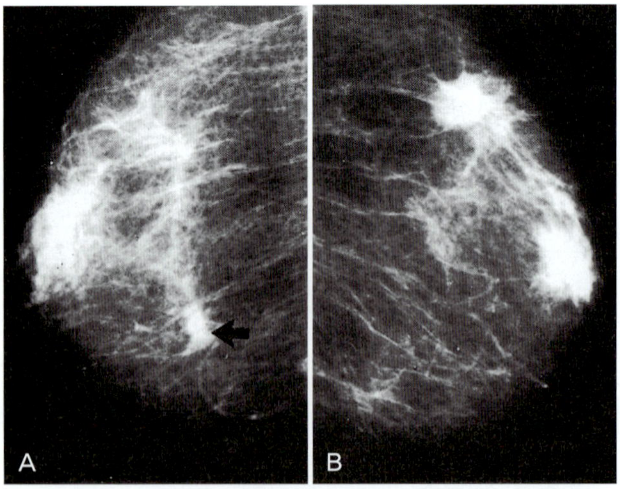

그림 16-13. 양쪽 침습관암종을 보여주는 유방 조영술

A. 좌측 유방. 큰 덩이는 촉진되었으나 작은 덩이는 촉진되지 않음(화살표) B. 우측 유방. 다발성 덩이가 보여짐. (*From Powell DE, Stilling CB*: D iagnosis and Detection of Breast Diseases, *St. Louis, 1993, Mosby*.)

생각해보기 16-5

a. 섬유낭병과 유방암의 징후를 비교하시오.
b. 림프절의 전이가 없음에도 유방암 수술 후 화학요법과 방사선요법이 권장되는 이유를 설명하시오.
c. 폐경 전 및 폐경 후 여성의 에스트로젠 의존성 유방암 환자에게 권장되는 치료법을 설명하시오.
d. 유방암에서 '표적치료'란 무엇을 의미하는지 설명하시오.
e. 유방암 검진과 조기 진단의 중요성에 대해 설명하시오.

(2) 자궁경부암(Carcinoma of the Cervix)

암이 아직 제자리(in situ)에 있는 동안 선별검사 및 조기진단을 위한 파파니콜로펴바른표본(Papanicolaou (Pap) smear)검사가 증가함에 따라 침윤성 암 사례 수와 자궁경부암으로 인한 사망수는 74% 감소했다. 제자리암종(carcinoma in situ)의 발병 평균 연령은 35세인 반면 침습암종(invasive carcinoma)은 약 45세에 발병한다. 암의 1/5은 65세 이후에 진단된다. 따라서 여성은 폐경 후 선별검사를 받아야 한다. 2023년 발표된 국가암등록통계에 따르면 2021년에 우리나라에서 발생한 자궁경부암은 여자 전체 암의 2.4%로 암 발생 순위 11위로 나타났다. 자궁경부암의 발생 연령은 20세에서 70세 로 범위가 넓지만 호발 연령은 45세에서 55세 사이로 40대가 전체 발생의 26.4%, 50대가 22.4%를 차지하고 있다. 자궁경부암의 5년 생존율은 80%로 조기에 발견할수록 생존율이 높다. 비침습암(noninvasive cancer)의 5년 생존율은 90%이지만 침습암(invasive cancer)에서는 70%로 낮아진다.

① 병태생리

자궁경부 상피조직의 초기 변화는 형성이상(dysplasia)으로 처음에는 경미하지만 점차 심각해진다(그림 16-14). 형성이상은 일반적으로 자궁경부 경관외구(external os)의 편평상피세포(squamous epithelial cell)와 원주세포의 접합부에서 발생한다. 대부분의 자궁경부암종은 편평세포에서 발생한다.

자궁경부 상피내 종양(cervical intraepithelia neoplasia, CIN)은 형성이상의 양상과 세포분화의 정도에 따라 Ⅰ단계에서 Ⅲ단계로 분류된다. Ⅲ단계는 조직화되지 않은 미분화 비정상 세포가 많이 존재하는 제자리암종(심각한 형성이상)으로 구성된다. 경미한 형성이상에서 제자리암종까지의 진행 기간은 약 10년이기 때문에 초기단계에 발견할 기회가 많다. Pap Smear는

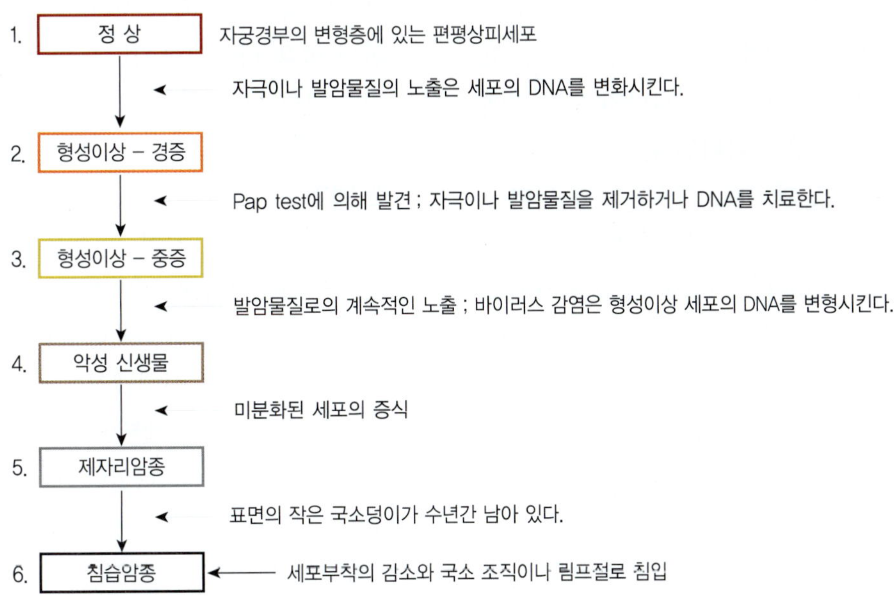

그림 16-14. 자궁 암종의 발달

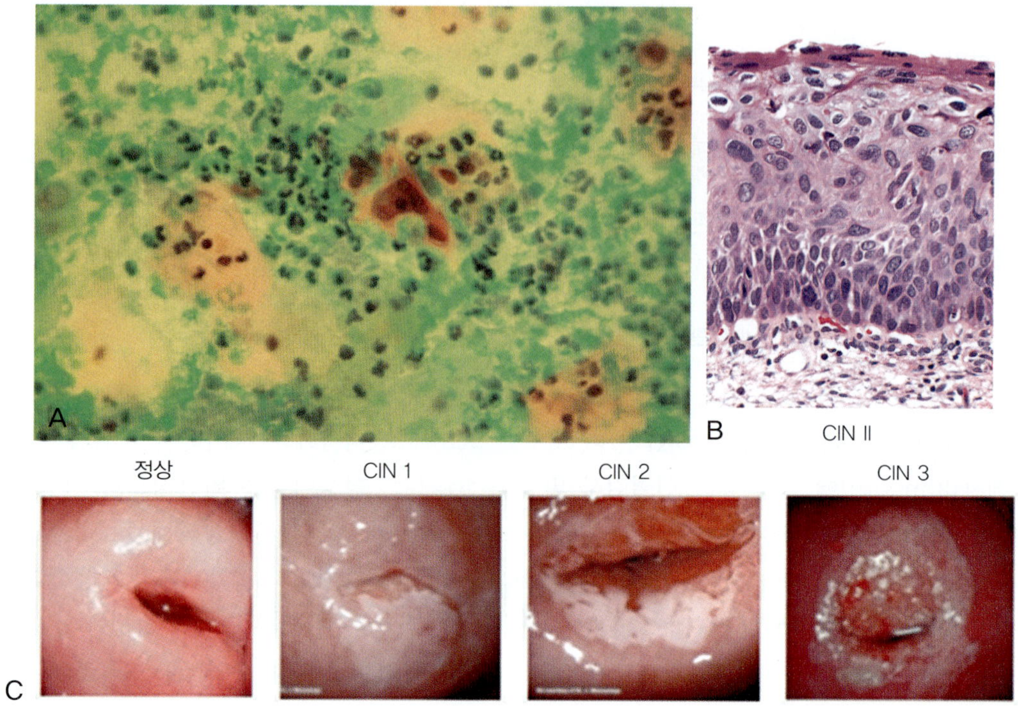

그림 16-15. 자궁경부의 암

A: 자궁경부암의 지표인 Pap smear 양성반응 B: CIN(Cervical intraepithelial neoplasia, 자궁경부의 상피조직내 신생물)병기 II
C: CIN 단계, 병터가 우선적으로 외자궁구 주변에 있음(A *From Christiansen JL, Grzybowski JM*: Biology of Aging, *St Louis, 1993, Mosby*. B *From Huether S, McCance K*: Understanding athophysiology, *ed 6, St. Louis, 2017, Elsevier*. C *From Huether S, McCance K*: Understanding Pathophysiology, *ed 5, St. Louis, 2012, Elsevier*, Mosby.)

자궁경부 세포를 긁어 내고(scrapings) 그 부위에서 탈락되어 국소적 분비물에 존재하는 세포를 검사할 수 있게 한다. 이 세포들은 암의 징후가 나타나기 오래 전에 형성이상(dysplasia)이 있음을 나타낸다.

제자리암종은 비침습단계이며, 침습단계가 뒤따른다. 그림 16-15는 이러한 단계의 변화를 보여준다. 침습암종(Invasive carcinoma)은 다양한 특징을 가지고 있으며 때로는 돌출된 결정덩이 또는 궤양으로 나타나며, 때로는 자궁벽을 침범한다. 결국 모든 특징이 병터에 나타난다. 암종(carcinoma)은 자궁과 질을 포함한 주변 조직의 모든 방향으로 퍼지기 때문에 자궁벽을 침범하여 인대, 방광 또는 직장으로 퍼져나갈 수도 있다. 림프절 또는 멀리 떨어진 부위로의 전이는 드물게 발생하며 매우 후기에 발생한다. 암종의 병기는 제자리암종을 나타내는 0기에서 시작한다. I단계는 자궁경부에 국한된 암을 나타내고, II~IV단계는 주변조직으로 더 퍼짐을 나타낸다.

② 병인

자궁경부암은 제2형 단순포진바이러스(herpes simplex virus type2, HSV-2) 및 사람유두종바이러스(human papilloma virus, HPV) 16, 18, 31, 34 또는 45와 같은 발암 성매개질환과 밀접하게 관련이 있다. 미국질병통제예방센터(CDC)는 자궁경부암을 성매개질환(STD)으로 정의하였다. 바이러스는 숙주세포에 직접적인 영향을 미치거나 항체 반응을 일으킬 수 있다. 증가된 바이러스 항체는 형성이상의 증가와 연관되어 있다. HPV-6, 11, 16 및 18에 대한 백신(Gadasil)

이 개발되어 자궁경부암의 위험을 감소시키는 것으로 나타났다. CDC는 청소년기 이전에 모든 여아를 대상으로 가다실(Gadasil) 예방접종을 권장하고 있다.

2009년 백신 부작용 보고 시스템(Vaccine Adverse Event Reporting System)의 데이터에 따라 미국 식품의약국(FDA)은 백신 사용자가 보고한 위험한 부작용에 대한 보고서를 작성하였다. 2014년 CDC는 초기 연구가 백신의 안전성을 확인했다고 보고했다. 그러나 CDC와 FDA는 안전성 데이터를 지속적으로 모니터링하고 있다. 자궁경부암의 고위험 요인으로는 여러 성 파트너, 문란한 파트너, 10대 초기의 성관계, 그리고 성병 과거력이다. 흡연과 같은 환경인자를 가진 여성이 자궁경부암이 걸리기 쉬운 것으로 여겨진다.

③ 증상 및 징후

자궁경부암은 초기단계에는 증상이 없지만 Pap test로 발견이 가능하다. 침습 단계는 약간의 출혈, 점상출혈 또는 약간의 질분비물이 보인다. 빈혈이나 체중감소는 국소적인 징후와 동반된다.

④ 치료

생검은 진단을 확진하기 위해 시행된다. 방사선치료와 병행하는 수술이 권유되는 치료방법이다. 암이 아직 제자리에 있는 단계일 때 5년 생존율은 100%이다. 침습암종 환자의 예후는 암세포의 전이 정도에 달려있다.

생각해보기 16-6

a. 형성이상, 제자리암종, 발암, 침습 각각의 용어를 설명하고 각각의 예를 제시하시오.
b. 바이러스가 발암인자가 되는 과정을 설명하시오.
c. 질출혈이나 복부의 분비물이 자궁경부암의 진행된 단계임을 나타내는 이유를 설명하시오.

(3) 자궁내막암(Carcinoma of the Uterus, Endometrial Carcinoma)

자궁내막암은 40세 이상의 여성에서 흔한 암이며, 대부분 55~60세에 발생한다. 이 암을 발견하기 위한 간단한 선별검사는 없으며 Pap test도 선별하지 못한다. 그러나 초기 징후는 과도한 질 출혈이며 폐경 후 여성에서의 질 출혈은 조사가 필요한 중요한 징후이다.

① 병태생리

자궁내막암은 결합조직 혹은 근육에서 유래하며 평활근육종(leiomyosarcomas)이라고 한다. 이 종양은 예후가 좋지 않으며 진단이 내려질 때 폐로 전이되는 경우가 많다.

자궁내막암의 대부분은 샘상피(glandular epithelium)에서 발생하는 샘암이다. 악성 변화는 자궁내막증식증에서 발생하며 세포는 점차 비정형화(atypical)된다. 과도한 에스트로젠 자극이 내막증식증의 주된 원인으로 보인다. 이 암은 상대적으로 늦게 성장하는 종양이며, 자궁벽을 침윤하여 두꺼워진 부위로 이어지거나 자궁내막강으로 버섯 모양으로 퍼질 수 있다(그림 16-16). 결국, 종양 덩이는 자궁의 안쪽을 가득 채우고, 자궁벽을 통해 주변 조직으로 확장한다.

자궁내막암은 잘 분화된 세포가 특징인 병기 Ⅰ기에서 분화정도가 낮은 병기 Ⅲ기로 구분된다.

암의 단계는 국소화의 정도에 따라 분류된다. 병기 Ⅰ기에 종양은 자궁의 몸통에 국한되어 있으며, 병기 Ⅱ기에 자궁과 자궁경부에 국한되어 있다. 병기 Ⅲ기에 종양은 자궁 외부에 퍼져 있지만 참골반 내에 남아 있다. 병기 Ⅳ기에는 림프절과 다른 먼쪽 조직까지 퍼져 있다. 병기 Ⅰ기의 5년 생존율은 99%, 병기 Ⅱ기는 80%, 병기 Ⅲ기는 60%, 병기 Ⅳ기는 32% 이다.

② 병인

에스트로젠 수치가 증가한 과거력을 가진 대상자는 자궁내막암이 발생할 가능성이 더 높다. 폐경 후 여성이 복용하는 외인 estrogen은 자궁내막암의 위험 증가와 관련이 있으며, 현재 이러한 위험을 최소화하기 위한 사용지침은 estrogen 용량을 줄였다.

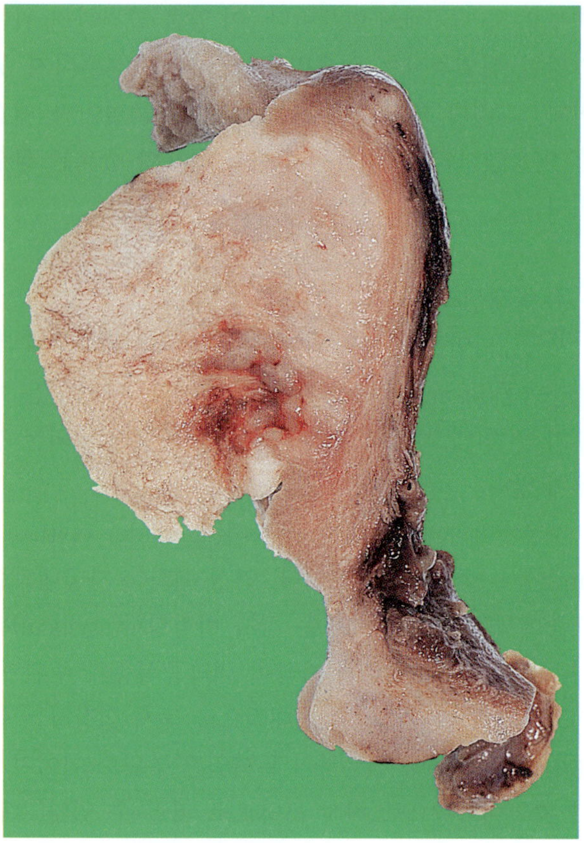

그림 16-16. 암종에 의한 광범위한 자궁근막 침범을 보이는 자궁내막 샘암종

(*From Cross S*: Underwood's Pathology: A Clinical Approach, *ed 6, Churchill Livingstone, 2013, Elsevier.*)

여성호르몬과다증(hyperestrinism)의 다른 원인에는 불임 또는 순차적 구강 피임약(sequential oral contraceptives)의 조기 복용이 포함된다. 최근 estrogen과 progestin을 병용하는 현재의 관행은 자궁의 증식 위험을 감소시켰지만, 여전히 유방암 위험 증가와 관련이 있다. 또한, 비만 여성과 당뇨병이나 고혈압을 가진 여성의 암 발생률이 증가한다.

③ 증상 및 징후

암이 표면 조직을 약화시키기 때문에 무통 질 출혈 또는 점상출혈은 자궁내막암의 주요 징후이다. Pap smear는 비정상적인 자궁내막 세포를 발견하기 위한 신뢰할 수 있는 평가도구가 아니다. 자궁세포의 직접 흡인(direct aspiration)은 보다 정확한 세포 표본을 제공하며, 진단을 확인하기 위해 생검(biopsy)이 필요하다. 악성종양의 후기 징후에는 만져질 수 있는 덩이, 하복부 불편감 또는 압박감, 성교 후의 출혈 등이 있다.

④ 치료

수술이나 방사선요법은 후기 단계에서 화학요법과 함께 적용하는 일반적인 치료이다. 화학요법의 경우 Gemcitabine과 Cisplastin을 병용하여 사용한다.

생각해보기 16-7

a. 자궁근종과 자궁암을 구분하시오.
b. 자궁경부암의 치료율이 난소암보다 더 높은 이유를 설명하시오.
c. 호르몬의 영향을 받아 발달하는 종양의 종류를 열거하고 이를 치료할 수 있는 방법을 설명하시오.

(4) 난소암(Ovarian Cancer)

난소암은 예후가 좋은 초기 단계에서 약 25%만 진단되므로 관심을 기울여야 한다. 남소암은 오랫동안 침묵의 암으로 여겨져 왔으며, 유전인자가 난소암 발달에 관여한다. 우리나라에서 난소암을 진단받은 환자가 매년 증가하고 있으며, 2023년 발표된 국가암등록통계에 따르면 2021년에 우리나라에서 발생한 난소암은 여자 전체 암의 2.4%로 암 발생 순위 10위로 나타났다. 특히 난소암 사망률은 42.7%로 다른 여성암에 비해 매우 높았는데 조기발견이 어렵기 때문이다. 우리나라 난소암 발생 연령은 폐경 이후 여성에게 절반이상 발병하여 가장 높게 나타났지만 최근에는 20대의 비교적 젊은 여성에게서도 발병률이 늘어나는 추세이다. 최근 미국 암협회(ACS), 국립위생연구소(NIH)와 같은 단체들은 탈크(talc)를 여성 위생 제품으로 사용하는 것과 난소암의 발병 사이의 직접적인 연관성에 대한 조사를 해왔다. 법률 및 옹호 단체들은 석면에 오염된 탈크 파우더(talc powder)가 난소암과 자궁암의 원인이라고 주장하고 있다. 석면은 발암물질로 인식된 지 오래지만 석면을 포함하지 않은 탈크는 아직 발암성이 입증되지 않아 탈크 파우더 사용과 난소암의 연관성이 아직 확실하게 규명되지 않았다.

독력(virulence)이 다른 다양한 유형의 난소암 종양이 있다. 이러한 유형에는 장액(serous), 점액(mucinous), 자궁내막모양(endometrioid) 종양을 포함한다. 장액종양은 난소암의 악성 사례의 대부분을 차지한다. 난소암의 초기 징후는 더부룩함, 포만감, 소화불량, 빈뇨, 요통, 성교시 통증 등이 있다.

신뢰할 수 있는 선별검사의 부족과 암의 숨겨진 특성이 조기진단을 방해한다. 골반 검진으로 큰 덩이를 발견할 수 있다. 질내 초음파 CT 스캔(transvaginal ultrasound CT scans), MRI, 골반 검진, CA125(높은 수치가 난소암을 나타내는 단백질) 검사가 현재 진단을 위해 사용된다. 치료는 수술과 화학요법이 포함된다.

6) 불임(Infertility)

부부의 생식능력에 영향을 미치는 불임은 남성 요인, 여성 요인 또는 남성과 여성의 복합적인 요인에 의해 발생할 수 있다. 이러한 각 범주는 거의 동일한 비율로 발생한다. 부부는 1년 동안 피임 없이 성관계를 하여 임신이 되지 않으면 불임으로 간주된다. 2022년 건강보험심사평가원에 따르면 우리나라 불임 환자는 2018년 대비 4.7%(연 평균 1.2%) 증가했다.

남성 문제에는 정자 또는 정액의 변화, 호르몬 이상, 정자 통로의 물리적인 방해가 포함된다. 정액 분석은 정자의 수, 정상도(normality), 운동성(motility)과 같은 특성을 평가한다. 자궁경부의 점액을 통과하는 정자의 능력과 정자 항체의 존재도 고려해야 한다.

호르몬 불균형은 뇌하수체 장애나 고환 문제로 인해 발생할 수 있다. 도관의 폐쇄(ductal obstruction)는 선천문제 또는 흉터조직으로 인해 발생할 수 있다. 현재 발기부전 치료에 사용할 수 있는 많은 약물이 있다.

생식력(fertility)의 감소에는 많은 원인이 있다.

- 불임은 시상하부(hypothalamus), 뇌하수체 전엽(anterior pituitary gland)과 난소/고환(ovaries/testes)의 기능 변화로 인한 호르몬 불균형과 관련될 수 있다. 구강 피임약의 사용 후 여성에서 기능 변화가 발생할 수 있다. 호르몬의 변화를 일으킬 수 있다. 예를 들면, 되먹임 기전이 기능하지 않거나, 스트레스, 극심한 운동 또는 훈련에 의해 억제될 수 있거나 난소가 비정상일 수 있다(예: 스타인-레벤탈증후군, Stein-Leventhal syndrome)
- 임신을 처음 시도할 때의 연령이 높은 것도 불임의 원인이 될 수 있다.
- 구조이상, 예를 들어 크기가 작거나 두뿔자궁(bicornuate uterus) 또는 자궁근종과 같은 구조이상이 임신을 방해할 수 있다.
- 자궁관, 부고환 또는 정관은 감염이나 자궁내막증으로 인한 흉터조직에 의해 막힐 수 있다.
- 고환의 감염은 정자를 생성하는 세포를 소진(burn out)시킬 수 있다.
- 화학요법은 정자 또는 난자의 생존력을 감소시킬 수 있다.
- 작업장의 유해물질과 환경오염이 정자 생존력을 감소시킬 수 있다.
- 생존 가능한 정자의 접근은 감염이나 질세정(douche), 과도하게 걸쭉한 자궁경부 점액 또는 특정 정자에 대한 여성의 항체 발달로 인한 질내 산도(pH)의 변화로 인해 감소할 수 있다.
- 최근 연구에 의하면 남성 또는 여성 파트너의 흡연과 간접흡연이 임신을 방해하는 것으로 나타났다.

수정란의 25%가 착상에 실패하여 생존이 가능한 배아로 발달하지 못하는 것으로 추정된다. 그 이유는 다양하며 염색체 또는 유전이상을 포함할 수 있다. 여성이 수정되었다는 사실을 인지하지 못하기 때문에 착상 실패에 대한 연구는 거의 없다. 점진적으로 더 자세한 방식으로 각 요인에 대한 그룹을 조사하기 위해 광범위한 검사를 시행할 수 있다. 이러한 검사는 침습적이지 않기 때문에 남성을 먼저 검사하는 것이 일반적이다.

전신적인 원인(any systemic causes)을 배제하기 위해 여성의 전반적인 건강상태(general health status)를 조사한다. 여성은 수정을 위한 최적의 시기를 결정하기 위해 기초체온, 성관계 횟수 및 월경주기 등을 기록할 수 있다. 신체이상은 골반 검사와 초음파, CT 스캔, 복강경 검사와 같은 검사를 통해 평가할 수 있다. 자궁경검사(hysteroscopy)는 자궁 이상을 검사하는 또 다른 방법이다. 자궁관통기(tubal insufflation, 가스 이용 및 압력 측정) 또는 자궁자궁관조영상(hysterosalpingogram, 조영제를 이용한 방사선 사진 또는 x-ray)으로 자궁관과 자궁의 개통여부를 확인할 수 있다. 월경주기 전반에 걸쳐 호르몬 수치를 평가하려면 광범위한 검사가 필요하다. 자궁경부 점액 및 정자 항체의 존재와 같은 다른 가능한 요인들은 특정한 검사를 필요로 한다. 대부분 복합적인 요소가 불임에 영향을 주기 때문에, 다양한 검사를 수행하는 것이 바람직하다.

3. 성매개질환(Sexually Transmitted Diseases)

이전에 성병(venereal diseases)으로 불렸던 성매개질환(sexually transmitted diseases, STDs)은 성적 접촉에 의해 전파되는 광범위한 전염병을 포함한다(표 16-1). 여기서 성병은 venereal diseases가 아닌 STDs를 의미한다. 임질의 발병률은 다소 감소한 반면 다른 STDs의 발생률은 증가하여 전반적으로 증가하였다. 많은 사례가 보고되지 않기 때문에 실제 수치는 아마도 명시된 수치보다 훨씬 높을 것이다. 이러한 수치의 증가는 특히 젊은 성인의 혼전 성관계 증가와 같은 요인을 포함하여 많은 국가의 사회적 변화(이혼율의 증가 및 일부 개인의 성적 파트너 수의 증가 등)에 기인한다. 많은 사람들은 특히 임신을 예방하기 위해 호르몬 피임약을 사용하는 경우 성병에 대한 보호 조치를 취하지 않는다. 임질(gonorrhea), 매독(syphilis)과 클라미디아 감염과 같은 대표적인 STDs 외에도 B형 간염과 같은 감염이 성적 접촉에 의해 전파될 수 있다. 사람면역결핍바이러스(human immunodeficiency virus, HIV)는 이성애나 동성애의 체액 교환에 의해 전파된다.

STDs에 대한 많은 우려 사항은 다음과 같다.

1. 다수의 STDs는 최초 감염시 재발감염에 대한 면역이 이루어지지 않아 재발감염이 흔하다.
2. 특정 시점에 한 사람에게 하나 이상의 STDs가 나타날 수 있으므로 이차 감염 여부를 밝히기 위한 세밀한 검사와 진단이 필요하다.
3. STDs는 특히 여성의 겨우 무증상인 경우가 많기 때문에 자신이 미생물을 가지고 있다는 사실을 모르는 사람에 의한 감염 확산을 촉진한다.
4. 감염의 급성기에 도움이 될만한 약물을 사용할 수 있지만, 포진(herpes) 또는 HIV와 같은 바이러스 STDs에 대한 치료법은 없다.
5. 약물 내성 미생물이 점점 보편화되어 STDs와 관련된 위험이 증가하고 있다.
6. 감염은 감염된 산모에 의해 태아 또는 신생아에게 전염될 수 있으며, 종종 선천결함 또는 어린이의 사망이나 장애(disability)를 초래한다.
7. 감염자의 파트너는 추적(trace), 통보(notify) 및 치료(treat)가 어렵다.
8. 콘돔을 사용하지 않거나 고위험상황에서 부적절하게 사용하는 경우가 많다. 알콜 남용과 데이트 강간 약물 사용으로 인해 무방비 성관계의 발생률이 높아졌다.

이 장에서는 일반적인 성매개질환에 대하여 설명하며 표 16-1에 요약되어 있다.

1) 세균감염(Bacterial Infections)

(1) 클라미디아 감염(Chlamydial Infection)

클라미디아 감염은 가장 흔한 STDs 중 하나이자 PID의 주요 원인이다. 미국질병통제예방센터(CDC)는 매년 약 100만건의 클라미디아 감염이 진단되지 않은 것으로 추정하고 있으며, 2018년에는 약 180만 건의

표 16-1. 성매개질환

감 염	원 인	징 후	합병증	치 료
클라미디아 (Chlamydia)	Chlamydia *C. trachomatis*	경증의 배뇨통 분비물 혹은 무증상	관절염 여성 – PID와 불임 신생아 – 결막염과 폐렴	항균제 치료(azithromycin) 근절을 위한 재검사
임질(Gonorrhea)	Bacterium *N. gonorrhoeae*	배뇨통과 분비물 여성에서 경증 또는 무증상	관절염 남성 – 전립샘염과 부고환염 여성 – PID와 불임 신생아 – 결막염	항균제(pinicillin이나 ceftriaxone + doxycycline) 근절을 위한 재검사
매독(Syphilis)	Bacterium *T. pallidum*	일차매독 – 통증 없는 궤양이나 굳은 궤양 이차매독 – 발진, 열, 두통	3기매독 – 고무종, 신경매독이나 심혈관계 손상 아동의 선천매독	Penicillin G 근절을 위한 재검사
생식기 포진 (Genital Herpes)	Virus Herpes simplex 2 (HSV-2)	수포와 궤양	재발 수막염 태아나 신생아의 손상	치료방법 없음 바이러스의 활동을 감소시키거나 바이러스를 파괴하는 항바이러스 제제 구강 acyclovir
생식기 사마귀 (Genital Warts)	Virus Human papillomavirus (HPV)	부드러운 회색 덩어리나 용종	없음	제거될 수 있지만 거의 치료되지 않음 사용 가능한 백신 – Gardasil
질편모충증 (Trichomoniasis)	Protozoa *T. vaginalis*	증상이 없거나 여성에서 분비물이나 배뇨통	없음	항균제(metronidazole)

클라미디아 감염이 진단되었다고 보고하였다. 병원균은 번식을 위해 숙주세포를 필요로 하는 그람 음성균 세포내에 기생하는 기생충인 *Chlamydia trachomatis* 박테리아이다. 임질을 일으키는 감염원과 유사하게 클라미디아 기생충은 비뇨 생식기의 상피 조직을 침범하여 염증을 일으킨다. 최근에 이 박테리아의 변종은 림프절에 들어가 감염되어 성병림프육아종(lymphogranuloma venereum, LGV)을 유발하는 것으로 밝혀졌다. 15년 전까지만 해도 이런 상태는 아프리카에서만 발견되었지만, HIV 양성인 동성애 남성들 사이에서 암스테르담에서 발생한 이 감염이 유럽 의료진의 주의를 끌게 되었다.

대부분의 남성에서 클라미디아 감염은 노출 후 몇 주 내에 요도염(nongonococcal urethritis, 비임균요도염)과 부고환염(epididymitis)이 나타난다. 요도염의 증상은 배뇨곤란, 가려움증, 음경에서 약간의 흰 분비물의 분비다. 부고환염은 통증이 있고, 음낭의 부종이 나타나며 일반적으로 열이 동반된다. 고샅의 림프절이 부어 있다. 직장염(proctitis, 출혈과 분비물이 있는 직장의 염증)은 항문성교를 하는 모든 사람에게 발생할 수 있다.

여성은 PID가 발생할 때까지 무증상이다. 몇몇은 요도염, 바르톨린샘염(bartholinitis), 자궁경부염(cervicitis), 자궁관염(salpingitis)을 경험한다. 요도염의 증상은 배뇨통과 빈뇨가 있다. 바르톨린샘의 감염은 고름분비물과 낭종 형성을 유발한다. 자궁경부염은 무증상이거나 염증이 있는 조직을 동반한 고름분비물을 자궁경부에서 명확하게 관찰할 수 있다. 자궁관으로 퍼지면 PID가 발생한다.

신생아는 자궁경부와 질을 통과하는 동안 감염될 수 있으며, 그 결과 감염된 분비물의 흡인으로 인해 눈(conjunctivitis, 결막염) 또는 폐에 감염(폐렴)될 수 있다. 클라미디아 감염의 일반적인 치료는 감염된 대상자와 성 파트너를 위한 tetracycline이나 azithromycin이다. 클라미디아와 임질은 종종 한 환자에게서 동시에 나타나므로 새로운 프로토콜에서는 doxycycline과 azithromycin을 함께 사용하여 두 감염을 동시에 치료해야 한다.

(2) 임질(Gonorrhea)

임질은 그람 음성 유산소 쌍알균(임균)인 *N. gonorrhoeae*에 의해 발생한다. *N. gonorrhoeae*의 많은 변종은 penicillin과 tetracycline에 내성이 생겼다. 박테리아는 섬모(pili)를 이용하여 상피세포에 부착한 다음 점막을 손상시켜 염증반응을 일으키고 고름삼출물을 형성한다.

남성에게 가장 흔한 염증 부위는 요도이며, 배뇨통과 요도에서 고름분비물을 초래한다. 부고환염이 뒤따를 수 있다(그림 16-17). 일부 남성들은 무증상이다. 여성의 경우 감염은 일반적으로 자궁경관을 포함하며 종종 무증상이다. 또한 스킨샘(Skene's gland)과 바르톨린샘(Bartholin's gland)에 영향을 미쳐, 질 분비물의 양상이 맑고 약간 흰색에서 진하고 녹색, 노란색 또는 크림색(creamy white)으로 변하는 것과 같이 더 눈에 띄는 증상을 유발할 수 있다. 감염이 점막을 따라 올라감에 따라 심각한 합병증인 PID가 자주 발생한다. 여성은 감염된 삼출물이 질에서 퍼지는 경우, 항문과 직장에서 감염을 경험할 수 있다. 여성은 세균혈증(bacteremia) 및 여러 관절에서 염증이 나타나는 임균관절염(gonococcal arthritis)에 걸리기 쉽다.

구강성교는 인두염(pharyngitis), 편도염(tonsillitis)이나 림프절병증(lymphadenopathy)과 같은 인두의 감염을 일으킨다. 신생아는 분만 과정에서 감염되어 신생아눈염증(ophthalmia neonatorum)이라고 불리는 눈의 감염을 일으킬 수 있다.

임질은 일반적으로 항생제로 치료할 수 있으나, 2018년 미국에서 수집된 임질 표본에서 일반적인 항생제(ciprofloxacin, tetracycline, penicillin)에 대한 다양한 수준의 내성을 보여주었다. CDC는 치료지침을 변경했으며 현재 두 가지 다른 항생제를 사용하는 이중요법 접근방식(dual therapy approach)을 권장하여 추가적인 내성 발생 위험을 감소시킨다.

(3) 매독(Syphilis)

매독 유병률은 1990년과 2000년 사이에 감소했다.

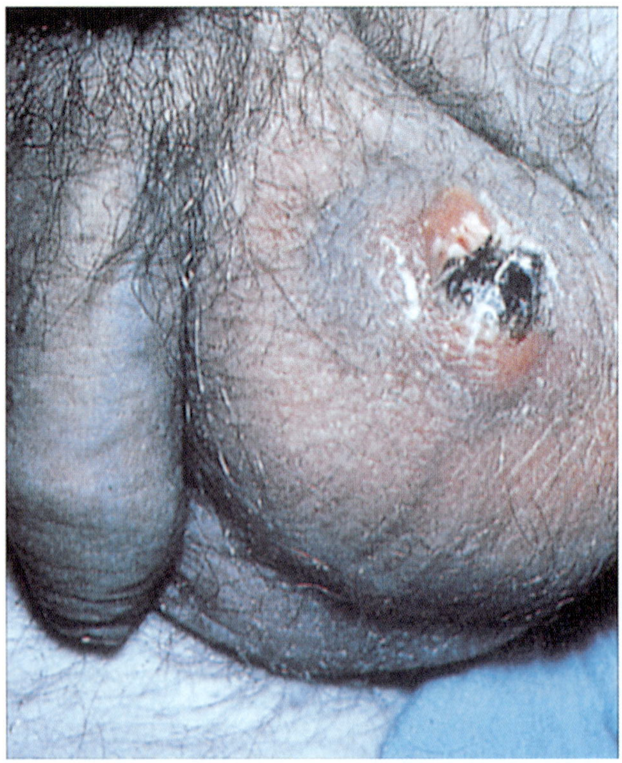

그림 16-17. 임균 또는 비임균 감염에 의한 부고환염
(*From Huether S, McCance K*: Understanding Pathophysiology, *ed 5, St. Louis, 2012, Elsevier, Mosby*.)

유병률은 2001년에서 2009년 사이에 증가했지만 2010년에는 다시 감소했다. 증가 이유는 다양하지만 매독의 항생제 내성 균주가 증가한 것으로도 지적되었다. 매독의 원인균은 무산소 스피로헤타(spirochete, 코르크 마개모양 때문에 이렇게 불림)인 *Treponema pallidum*이다. 식별을 위해 암시야(dark-field) 또는 현미경(microscopy)이 필요하다(그림 16-18A). 혈청 항체(serum antibodies) 또한 진단검사로 이용된다.

매독은 4단계로 구성되는 전신적인 감염이며, 처음 두 단계에서 병터에서 균(organism)을 분리할 수 있다.

1. 1기는 노출 후 약 3주 후에 피부 또는 점막의 접촉 지점에서 발생하는 무통의 단단하고 궤양결절인 굳은 궤양(chancre)의 존재로 식별할 수 있다(그림 16-18B). 균은 굳은궤양에서 번식하고 면역반응을 시작한다. 이 병터는 몇 주 안에 치료 없이 자연적으로 치유된다. 그런 병터는 보이지 않을 수 있고(예: 여성의 경우 자궁경부에 있을 수 있음) 무증상이기 때문에 자주 놓친다. 국소 림프절병증(regional lymphadenopathy)도 이 단계에 나타날 수 있다.
2. 굳은궤양이 치유될 때까지 균은 전신 순환계로 들어가고, 만약 치료하지 않으면 감염의 2기는 피부와 점막, 특히 입천장(palate)에 광범위한 대칭 발진, 일반적으로 반구진(maculopapular) 발진 및 불그스름한 발진으로 시작된다. 이 특징적인 발진은 손바닥과 발바닥에서 발견될 수 있다. 점막의 딱지(느슨하고 흰색의 괴사성 물질)가 혀에 나타날 수 있다. 병감, 미열, 목앓이, 구내염과 식욕부진과 같은 일반적인 감염 징후가 흔하다. 이러한 병터는 자체적으로 억제되어(self-limiting) 몇 주 안에 자연적으로 사라진다.
3. 그런 다음 대상자는 수년 동안 지속될 수 있는 잠복기에 들어간다. 때때로 피부 병터는 재발하지만, 질병의 혈청 증거가 남아 있어도 대상자는 무증상이다.
4. 치료받지 않은 일부 대상자는 3기매독(tertiary syphilis)이 발생하지 않으며, 치료를 통해 3기의 발병률이 감소하였다. 3기의 전형적인 병터는 괴사(necrosis)와 섬유증(fibrosis)의 부위인 고무종(gumma)이다. 뼈 고무종(bone gummas)은 파괴(예: 단단입천장) 및 병적 골절을 유발하는 반면, 간의 고무종은 경화증(cirrhosis)과 유사한 결절로 나타난다. 심혈관계는 고무종에 의해 가장 빈번하게 영향을 받아 동맥벽 손상 및 대동맥류(aortic aneurysms)를 일으킨다. 신경매독(neurosyphilis)은 중추신경계를 손상시켜 치매, 실명, 운동장

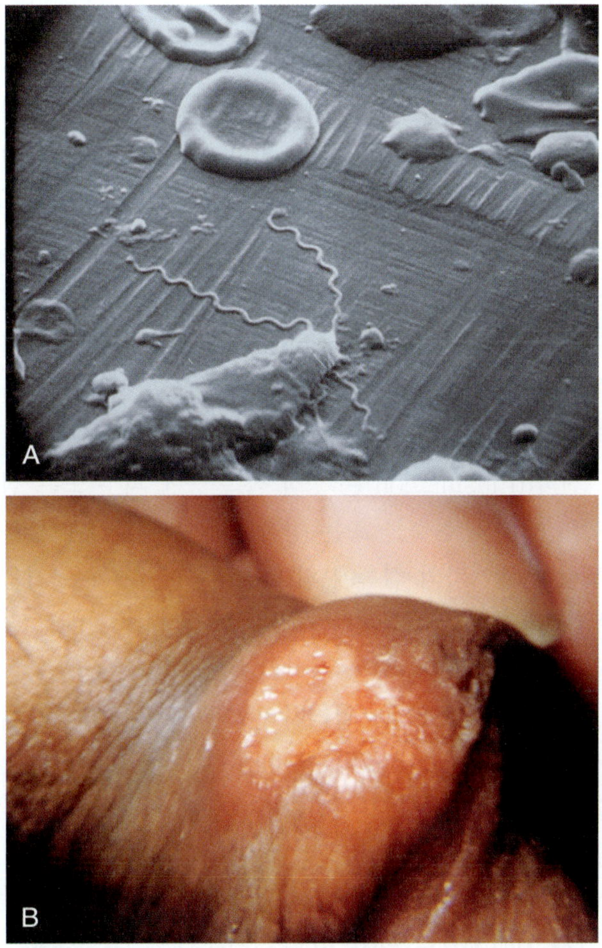

그림 16-18. 매독

A. 전자현미경으로 본 적혈구 근처의 *Treponema pallidum* (얇은 나선체) B. 음경의 매독성 굳은 궤양. 음경 위의 궤양을 동반한 무통성 구진(*From Mahon CR, Manuselis G* : Textbook of Diagnostic Microbiology, *ed 2, Philadelphia, 2000, Saunders.*)

애(척수매독)를 유발한다.

매독에 대한 우려는 태아가 임신 4개월 이후에 감염되면 선천매독(congenital syphilis)이 발생한다는 것이다. 아동은 자궁내에서 사망하거나 활성감염(active infection) 또는 다발기형 특히 뼈(안장코, saddle nose)의 여러 이상을 가지고 생존할 수 있다. 치아의 기형(허친슨 앞니, Hutchinson's incisor), 상실구치(mulberry molars)는 전형적이다. 염증과 섬유증은 간과 폐를 손상시킨다.

전파(transmission)는 성적 접촉 중에 피부 또는 점막의 병터의 삼출물 또는 정액, 혈액 및 질 분비물을 포함한 체액과의 접촉에 의해 발생한다. 매독은 처음 두 단계 뿐만 아니라 잠복기의 처음 몇 년 동안에도 전염될 수 있다.

치료는 penicillin에 알러지 반응을 보이는 대상자에게 지속형 benzathine penicillin G 또는 doxycycline과 tetracycline을 투여한다. 신경매독 감염인 경우 ceftriaxone이 권장된다.

(4) 기타 STDs 원인균(Other Sexually Transmitted Disease Pathogens)

이미 언급된 것들 이외에도 많은 다른 병원체가 STDs를 증가시켰다. CDC는 2015년에 세균 *Mycoplasma genitalium*을 STD로 처음 확인했다. 이 감염 사례는 미국에서 2% 미만이 증가하고 있는 추세이다. 이 세균은 요도와 생식관(genital tract)에 서식하지만 종종 증상을 일으키지 않는다. 그러나 임질이나 클라미디아와 유사한 요도 염증을 유발할 수 있다.

*Shigella flexneri*는 일반적으로 오염된 물의 섭취나 부적절한 손 씻기를 통해 위장 감염을 일으키는 박테리아다. 또한, 항문성교를 통해 전염되는 것으로 나타났다. 1~10개의 박테리아가 전염성이 매우 높은 것으로 입증되었으며, 세균혈증(bacteremia), 독성거대결장증(toxic megacolon), 반응관절염(reactive arthritis) 및 기타 합병증을 유발할 수 있다. 이 박테리아는 최근에 항생제에 대해 내성이 점점 더 높아진다는 것을 보여주었다.

생각해보기 16-8

a. 클라미디아, 임질, 매독의 원인균을 설명하시오.
b. 클라미디아 감염을 가진 여성에게 자궁관염이 어떻게 발생할 수 있는지 설명하시오.
c. 매독과 임질을 초기 징후, 원인균의 분포, 치료하지 않을 경우 잠재적인 장기영향의 측면에서 비교하시오.
d. STDs가 관리하기 어려운 이유 두 가지를 제시하시오(즉, 발병률 감소가 어려운 이유).

2) 바이러스 감염(Viral Infections)

바이러스 STDs는 항바이러스제가 바이러스의 번식을 억제하고 바이러스를 배출함으로써 감염의 급성기에 중증도를 감소시키지만 일반적으로 감염을 근절시키지는 못하기 때문에 심각한 문제를 일으킨다.

(1) 생식기포진(Genital Herpes)

생식기포진은 일반적으로 제2형 단순포진바이러스(HSV-2)에 의해 발생하지만 일부 경우는 제1형 단순포진바이러스(HSV-1)에 의해 발생한다. HSV-1은 입술포진(herpes labialis)을 유발하는 인자이며 구강성교를 하거나 손의 자가 감염(autoinoculation)을 통해 생식기에 병터를 일으킬 수 있다. 병터는 유사하며 부위의 따끔거림과 화끈거림이 보통 실제 병터보다 먼저 나타난다. 포진의 특징적인 병터는 홍반(erythematous)으로 둘러싸인 수포(vesicle)이다(그림 16-19). 수포는 며칠 후 파열되어, 통증이 있는 궤양과 물 같은 삼출물을 남긴다. 결국 궤양 위에 딱지가 형성되고 3~4주 내에 자연 치유된다. 때때로 초기는 매우 경미하고 알아채지 못할 수도 있다. 여성의 경우 병터는 대개 자궁경부, 외음부 또는 요도에서 발견된다. 남성은 음경, 음낭 또는 요도에 병터가 있다. 수포는 엉덩이나 허벅지에도 나타날 수 있다.

발열, 두통과 림프절병증을 포함한 전신 징후가 급성

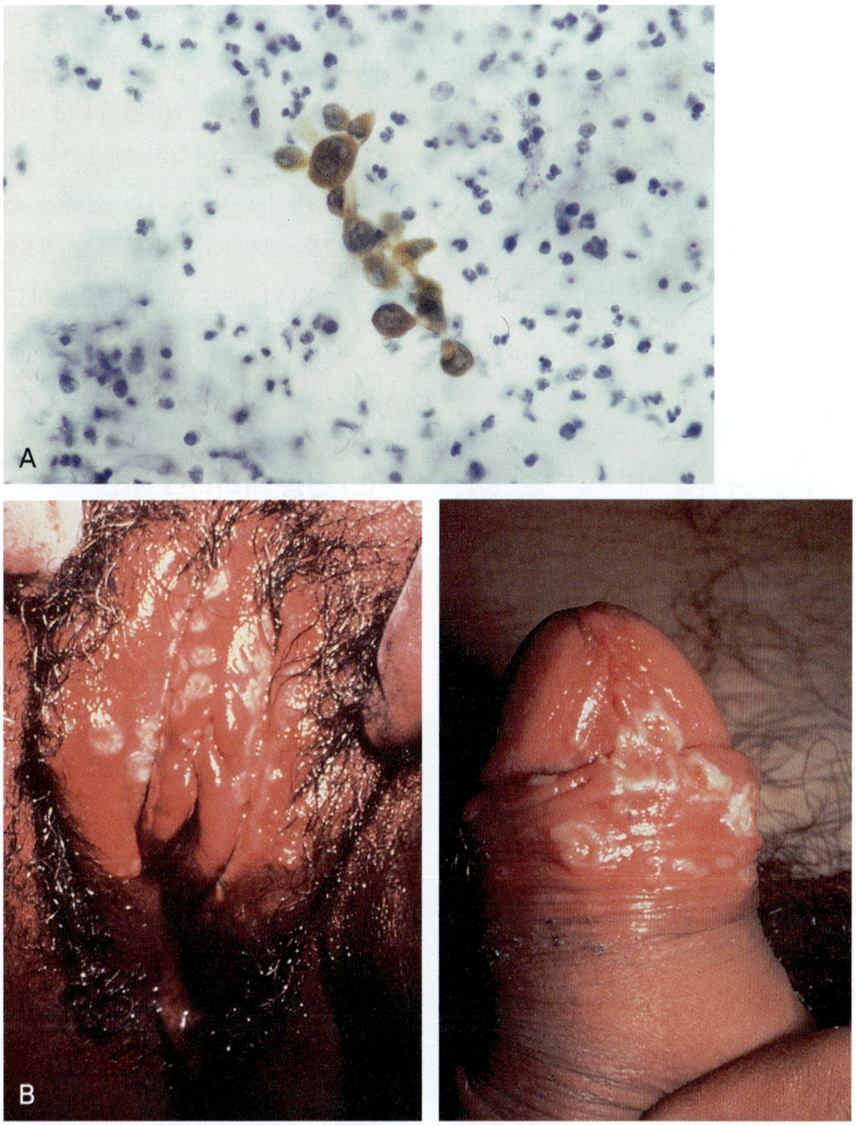

그림 16-19. 생식기포진

A. 자궁경부 표본의 단순포진바이러스. 감염된 자궁경부 세포는 갈색으로 염색됨. B. 여성과 남성의 생식기포진. 물집과 궤양이 관찰됨. (A *From de la Maza, Pezzlo MT, Baron EJ* : Color Atias of Diagnostic Microbiology, *St. Louis, 1997, Mosby*. B *From Behrman RE, Kliegman RM, Arvin AM* : Slide Set, Nelson Textbook of Pediartrics, *ed 15, Philadelphia, 1996, Saunders*.)

기에 나타날 수 있다.

급성기 이후 헤르페스 바이러스는 일반적으로 피부분절을 따라 엉치 후근신경절(dorsal sacral root ganglion)로 이동하여 잠복기에 들어간다. 분비물은 병터가 치료된 후에도 한동안 바이러스를 포함한다.

바이러스가 재활성화되면 바이러스는 막이나 피부로 다시 이동하고 복제를 위해 숙주세포로 들어가 새로운 소포를 형성한다. 재활성화는 호흡기 감염이나 스트레스와 같은 많은 요인에 의해 촉진될 수 있다. 재발 헤르페스는 HSV-1보다 HSV-2에서 흔하다. 따끔거림이나 작열감과 같은 전구증상은 병터가 나타나기 전 재발의 신호이다.

수포의 체액에는 많은 바이러스가 포함되어 있으므로 주의깊게 손을 씻지 않으면 감염이 눈이나 피부의 다른 곳으로 퍼질 수 있다. 질이나 자궁경부의 활성 병터는 질 분만 중에 신생아에게 헤르페스 바이러스를 전파하여 종종 사망이나 심각한 중추신경계 손상을 일으킬 수 있으므로 제왕절개 분만을 권장한다.

자궁경부암은 생식기포진이 있는 여성에게서 자주 발생한다. 조직의 변화를 관찰하기 위해 주기적인 Pap test가 권장된다.

acyclovir (Zovirax)와 같은 항바이러스제는 감염의 활성단계를 줄이고 바이러스 배출을 어느 정도 줄이기 위해 국소적으로 적용하거나 경구로 복용할 수 있다. 이러한 치료는 증상을 완화시킬 수 있지만 감염을 치료하지는 못한다.

(2) 생식기 사마귀 (Condylomata Acuminata, Genital Warts)

특정 유형의 사람유두종바이러스(human papilloma virus, HPV)는 생식기 사마귀(genital warts)를 유발하며, 이 질병은 빈도가 증가하고 있다. HPV는 원형의 이중나선(double strand) DNA 바이러스이다. HPV에는 많은 유형이 있으며 그중 일부는 생식기에 영향을 미친다. 이러한 유형 중 일부는 또한 자궁경부암의 원인으로 간주된다. 이 감염의 잠복기는 최대 6개월이며, 병터의 위치에 따라 무증상일수 있다. 임신은 생식기 사마귀의 성장과 전파를 촉진한다.

콘딜로마(condylomata) 또는 사마귀(warts)는 모양이 부드럽고 다육질의 돌기 또는 콜리플라워(cauliflower)와 같은 덩이에서 편평한 병터, 작고 뾰족한 덩이에 이르기까지 다양하다. 편평 콘딜로마는 관찰하기 전에 아세트산(acetic acid)으로 예비 처리를 해야 한다. 생검은 형성이상(dysplasia)이나 과다각화증(hyperkeratoses)의 다른 원인과 콘딜로마를 감별하는데 유용하다. 여성의 경우 병터가 자궁경부나 질에 나타날 수 있으며, 남성의 경우 음경에서 자주 발견된다.

생식기 사마귀는 수술, 레이져(laser), 냉동요법(cryotherapy)과 국소 부식제(topical caustic) 등 다양한 방법으로 제거될 수 있지만 재발하는 경향이 있다. 2006년에 11세에서 13세 사이의 소녀와 소년 모두에게 강력히 권장되는 백신(Gardasil)이 개발되었다. 이전에 바이러스에 노출된 경우 효과가 감소하므로 이상적으로는 첫 성 접촉 전에 백신을 투여해야 한다. 이 백신은 기존 HPV 감염을 치료하지는 않는다.

(3) 신종 바이러스 STD

CDC는 최근 에볼라(Ebola)와 지카 바이러스(Zika viruses) 모두 성적으로 전염될 수 있음을 확인했다. 에볼라 바이러스는 감염된 남성의 정액에서 최대 565일까지 생존할 수 있는 것으로 나타났다.

3) 원충감염(Protozoan infection)

(1) 질편모충증(Trichomoniasis)

질편모충증은 세포의 기생충인 무산소 편모원충인 *Trichomonas vaginalis*에 의해 발생된다. 일반적으로 남성에서 무증상이며 미생물은 주로 요도에 상주한다. 여성의 경우 무증상일 수 있으며 질(vagina)의 미생물 균형이 깨지면서 악화될 수 있다.

질편모충증은 질 및 요도 점막의 편평 상피와 바르톨린샘(Bartholin's gland)에 부착하는 균에 의해 발생되는 국소감염이다. 활성감염은 점막의 염증과 가려움증뿐만 아니라 다량의 노란색의 악취가 나는 분비물을 유발한다.

치료는 남성과 여성 모두에게 metronidazole (Flagyl) 또는 tinidazole을 투여한다. 드물지만, 남성 생식기 감염은 *Trypanosoma* 종, *Leishmania donovani*, *Entamoeba histolytica*, *Acanthamoeba* 종, Toxoplasma *gondii*, *Plasmodium falciparum*에 기인한다.

생각해보기 16-9

a. 질편모충증과 생식기포진의 원인균 이름과 그것의 분류를 설명하시오.
b. 클라미디아 감염, 매독과 생식기포진의 초기 증상을 비교하시오.
c. 생식기포진이 재발되기 쉬운 이유를 설명하시오.

사례연구 16.1
양성전립샘비대

71세 H는 배뇨통, 빈뇨, 절박뇨로 내원하였다. 소변검사 결과, 방광염으로 진단되었으며 양성전립샘비대증(BPH)이 관찰되었다.

1. 전립샘의 기능은 무엇인가?
2. BPH가 있는 전립샘에서 발생하는 변화와 이러한 변화의 이유를 설명하시오.
3. BPH가 어떻게 방광염을 유발하는지 설명하시오.

감염은 항균제로 치료되었고, H는 추후 검사를 위해 다시 내원하도록 요청받았다.

4. 질병이 계속 진행됨에 따라 H가 경험할 가능성이 있는 BPH의 증상과 원인을 나열하시오.
5. 치료가 지연되면 악성종양이 발생할 위험이 높습니까?

사례연구 16.2
유방암

52세 A는 정기적인 유방자가검진 중에 왼쪽 유방의 위가쪽 사분면에 작고 단단하며 통증이 없는 덩이를 촉진하였다. 그녀의 어머니와 사촌은 유방암에 걸렸다. A는 아이가 없고 현재까지 월경을 하고 있다. 유방 촬영술을 받은 후 조직검사가 예정되어 있었고 결절이 악성임을 확인했다.

1. 유방암 발병 위험을 증가시키는 환자의 병력 요인을 나열하시오.
2. 유방암의 다른 가능한 징후를 설명하시오.
3. 만져진 유방의 덩이가 전형적인 양성 상태가 아닌 이유를 설명하시오.

A는 덩이절제를 시행했고, 액와림프절을 다수 제거하였다.

4. 액와림프절이 제거된 이유를 설명하시오.
5. 종양세포는 에스트로젠 수용체에 대해 양성 반응을 보였다. 이러한 정보가 의미하는 것과 A에게 미치는 영향을 설명하시오.
6. A의 폐와 뼈 스캔 검사 결과는 음성이었다. 이러한 스캔의 목적을 설명하시오

액와 림프절 중 2개만이 종양 세포에 대해 양성이었다. 예후는 좋아 보였지만 종양 전문의는 방사선요법과 화학요법을 권유하였다.

7. 이 경우 추가 치료가 권장되는 이유를 설명하시오.
8. A가 방사선요법과 화학요법을 시작한 후 감염 위험이 증가하는 이유를 설명하시오.
9. 앞으로 몇 년 동안 A가 유방 X선 촬영과 검진을 자주 받아야 하는지 이유를 설명하시오.

사례연구 16.3
임질과 골반염증질환

23세 P는 6개월 전 임질 양성 판정을 받았다. 그녀는 감염 징후가 없었지만 그녀의 파트너는 임질 진단을 받고 치료를 받고 있었다. 이 사례에서 페니실린 분해효소 생성균은 페니실린에 내성이 있는 것으로 판명되었고 치료는 ceftriaxone으로 계속되었다.

1. 여성 임질의 일반적인 징후를 설명하시오.
2. 미생물과 관련하여 약물 내성이라는 용어의 의미와 약물 내성을 결정하는 방법을 설명하시오.

6개월 후 P는 심한 복통과 구토로 응급실에 입원하였다. 자궁의 고름분비물이 분명했고 삼출물에 대한 초기 검사는 임질뿐만 아니라 다른 미생물에 의한 감염을 나타냈다. 골반염증질환(PID)으로 잠정 진단이 내려졌다.

3. 임질이 어떻게 PID로 이어지는지 설명하시오.
4. 복막염이 PID의 잠재적인 합병증인 이유를 설명하시오.
5. 불임이 PID의 합병증이 될 수 있는 몇 가지 이유를 제시하시오.

단원 요약

남성과 여성의 생식계는 생식샘(남성 고환, 여성 난소)과 생식관, 부속선으로 구성된다. 남성의 생식기관은 비뇨계와 일부분을 공유한다. 생식 기능은 내분비계, 심혈관계, 신경계와 밀접한 관계가 있다. 불행히도 생식계는 악성종양과 감염의 주요한 부위이다.

남성 생식계 질환

- 고환의 꼬임(torsion)은 허혈성 손상을 방지하기 위해 신속하게 치료해야 한다.

- 전립샘염은 요로감염(UTI) 및 STDs와 관련이 있을 수 있다.
- BPH는 노년층에서 발생하며 요도폐쇄를 유발하지만 악성종양과 관련이 없다.
- 전립샘암은 남성호르몬(androgen)에 의존적일 수 있으며 일반적으로 초기 단계에서 뼈로 전이된다.
- 고환암의 조기 발견을 위한 고환 자가검진은 젊은 남성에게 권장된다.

여성 생식계 질환

- 자궁내막증은 월경통과 불임의 원인이다.
- 칸디다증은 여성에게 자주 발생하는 질 감염이다.
- PID는 클라미디아 같은 미생물이 자궁관으로 올라가 복강으로 들어가 복막염을 일으키고 나중에는 협착, 부착 및 불임을 일으키는 심각한 세균 감염이다.
- 유방섬유낭병의 몇몇 유형은 악성 세포로의 변화에 대한 모니터링이 필요하다.
- 유방암, 특히 가족력이 있는 여성의 경우 조기 발견을 위해 정기 검진이 권장된다. 종양은 일반적으로 처음에는 단단하고 통증이 없는 단일 결절로 나타난다.
- Pap test를 통한 조기 발견으로 예후가 개선되었지만, 바이러스 STDs로 인해 자궁경부암의 발병률은 증가하고 있다.

불임

원인은 남성 또는 여성에 기반하거나 난자 또는 정자 생성, 구조결함 또는 호르몬 불균형과 관련된 요인에 기반할 수 있다.

성매개질환

클라미디아, 임질, 매독, 생식기포진과 생식기 사마귀, 질편모충증이 포함된다. 이들은 약물 내성균과 바이러스 감염으로 통제가 어려워지면서 수가 증가하였다.

학습문제

1. 다음과 같은 결과로 나타나는 기능의 변화를 설명하시오.
   a. 요도하열증
   b. 잠복고환
2. 양성전립샘비대가 노년 남성에게 나타나는 이유를 설명하시오.
3. 양성전립샘비대의 징후를 열거하시오.
4. 전립샘암과 고환암의 전형적인 전이 부위를 비교하시오.
5. 방광류의 주요한 영향 한 가지를 말하고 설명하시오.
6. 다음으로 인한 통증의 원인을 설명하시오.
   a. 자궁내막증
   b. 일차월경통
7. 자궁관과 난소의 연속성 단절로 인해 발생하는 잠재적인 문제를 설명하시오.
8. 자궁벽 각 층의 구조와 기능을 설명하시오.
9. 여성생식기의 감염에 대한 방어책을 설명하시오.
10. 월경 주기 동안 증가된 에스트로젠 분비의 영향을 설명하시오.
11. 질칸디다증의 원인균과 증상을 기술하시오.
12. 골반염증질환과 함께 고름집이 어떻게 발생할 수 있는지 설명하시오.
13. 대부분의 유방 섬유낭병이 전암성으로 간주되지 않지만 일부 병터는 모니터링이 필요한 이유를 설명하시오.
14. 월경주기와 관련된 통증을 특징으로 하는 질환을 나열하시오.
15. 침습과 전이라는 용어를 정의하고 생식계에서 각각의 예를 제시하시오.
16. 초기 징후와 그 이유를 비교하시오.
   a. 자궁경부암
   b. 자궁암

c. 난소암

17. 호르몬 의존 생식계 질환을 3가지 나열하고 각 사례에서 호르몬의 역할을 설명하시오.

18. 클라미디아 감염을 일으키는 감염균의 특성을 설명하시오.

19. 성매개질환이 발견되지 않을 수 있는 2가지 이유를 구체적인 예를 들어 설명하시오.

20. 매독 2기의 증상을 설명하시오.

21. 항바이러스제가 단순포진바이러스의 전염을 어떻게 줄일 수 있는지 설명하시오.

22. 다음을 유발하는 성매개질환과 원인균을 기술하시오.

a 굳은궤양(chancre)

b. 소포(vesicle)

c. 고무종(gumma)

d. 고름삼출물(purulent exudate)

e. 인두염(pharyngitis)

f. 사마귀(wart)

제 17 장

근골격계 질환

학습목표

이 장을 학습한 후에, 학생들은 다음을 할 수 있다 :

1. 골절의 유형, 뼈의 치유과정 및 합병증을 설명할 수 있다.
2. 탈구, 삠, 긴장을 비교하여 설명할 수 있다.
3. 골다공증의 병태생리, 관련 요인 및 합병증을 설명할 수 있다.
4. 구루병, 골연화증, 패짓병의 원인과 결과를 비교하여 설명할 수 있다.
5. 일반적인 골종양을 설명할 수 있다.
6. 뒤센느근디스트로피의 특징을 설명할 수 있다.
7. 섬유근통의 결과에 대해 설명할 수 있다.
8. 골관절염, 류마티스관절염, 강직척추염의 병태생리, 병인, 증상 및 합병증을 비교하여 설명할 수 있다.
9. 감염관절염의 특징적인 양상을 설명할 수 있다.
10. 통풍의 원인과 일반적 징후를 설명할 수 있다.
11. 주머니염, 활막염 및 힘줄염 같은 관절염증질환의의 차이를 설명할 수 있다.

주요 용어

관절강직(ankylosis)
관절내시경술(arthroscopy)
비빔소리(crepitus)
뼈몸통(diaphysis)
근전도기록(electromyogram)
뼈속막(endosteum)
뼈끝(epiphysis)
근막(fascia)
고요산혈증(hyperuricemia)
척주후만증(kyphosis)
척주전만증(lordosis)
골수공간(medullary cavity)
뼈몸통끝(metaphysis)
운동단위(motor unit)
신경근육접합부(neuromuscular junction)
골모세포(osteoblast)
파골세포(osteoclast)
골세포(osteocyte)
골막(periosteum)
가성비대형의(pseudohypertrophic)
척주측만증(scoliosis)
포도막염(uveitis)

1. 손상(Trauma)

1) 골절(Fracture)

골절은 견고한 뼈의 구조와 연속성이 손상된 것이며(그림 17-1), 여러 가지 방법으로 분류한다.

- **완전골절 - 불완전골절**(complete-incomplete fracture). 완전골절은 뼈가 두 개 또는 그 이상의 골편으로 분리된 것이며 불완전골절은 부분적으로 부러진 것이다. 불완전골절의 예는 생나무골절(greenstick fracture)로, 부드러운 뼈를 가진 아동에서 흔하다. 생나무골절의 경우 피질골(cortical bone, 치밀뼈의 바깥층)의 한면이 부러지고 다른 면은 굴절되어 뼈의 전체가 부러지지는 않은 불완전골절이다.
- **개방골절 - 폐쇄골절**(open-closed fracture). 개방골절 또는 복합골절(compound fracture)은 피부가 손상된 것이다(그림 17-2). 뼛조각이 피부 밖으로 노출된다. 개방골절은 혈관이나 신경과 같은 물렁조직 손상이 더 심해지며 또한 감염의 위험성이 더 높아진다. 폐쇄골절은 골절 부위의 피부가 손상되지 않은 형태이다.

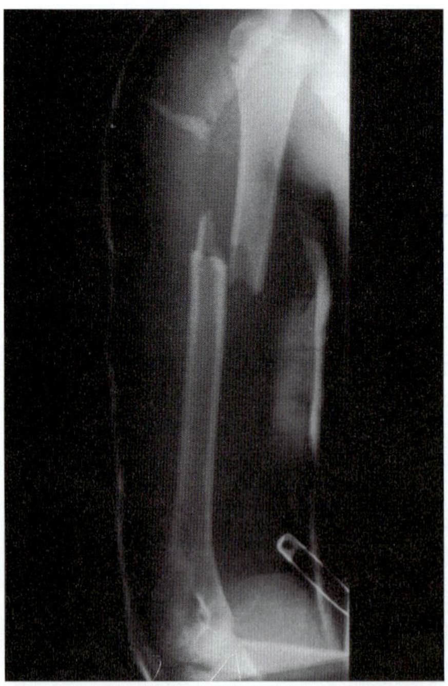

그림 17-1. 위팔뼈(humerus)의 뼈몸통 골절

- **골절선의 수에 따른 분류**
  - 단순골절(simple fracture)은 뼈 한 부분이 부러진 것이며, 뼈의 끝이 원래 위치와 정렬을 유지하고 있는 것이다.
  - 분절골절(segmental fracture)은 골절된 뼈에서 분리된 뼛조각(bone fragment)이 여러 개의 큰 조각으로 나뉘어 있는 것이다.
  - 분쇄골절(comminuted fracture)은 여러 개의 골절선과 뼛조각이 있는 것이다.
  - 압박골절(compression fracture)은 척추에 흔한 골절로, 뼈가 눌려지고 주저앉아 작은 조각으로 뭉개진 것이다.
- **기타 형태**
  - 끼임골절(impacted fracture)은 뼈의 한 쪽 끝이 인접한 뼈를 누르거나 인접한 뼈에 박히는 상태이다. 예를 들어, 넓적다리뼈목이 골반에 박히는 것이다.
  - 병적골절(pathologic fracture)은 종양이나 골다공증(osteoporosis)으로 인해 뼈 조직이 허약해져 발생한 것이다. 골절이 저절로 또는 매우 약한 압력에 의해서 발생된다.
  - 긴장골절(stress fracture) 또는 피로골절(fatigue fracture)은 반복적이고 과도한 스트레스로 유발되며, 주로 정강뼈(tibia), 넓적다리뼈(femur), 2번째 또는 3번째 발허리뼈(metatarsal bone)에서 발생된다.
  - 함몰골절(depressed fracture)은 머리뼈(skull)에서 생기며 부러진 파편이 뇌조직 안으로 들어가게 된다.
- **골절선의 방향에 따른 분류**
  - 가로골절(transverse fracture)은 뼈를 횡단하여 발생한 골절이다.
  - 선골절(linear fracture)은 뼈의 축을 따라 골절

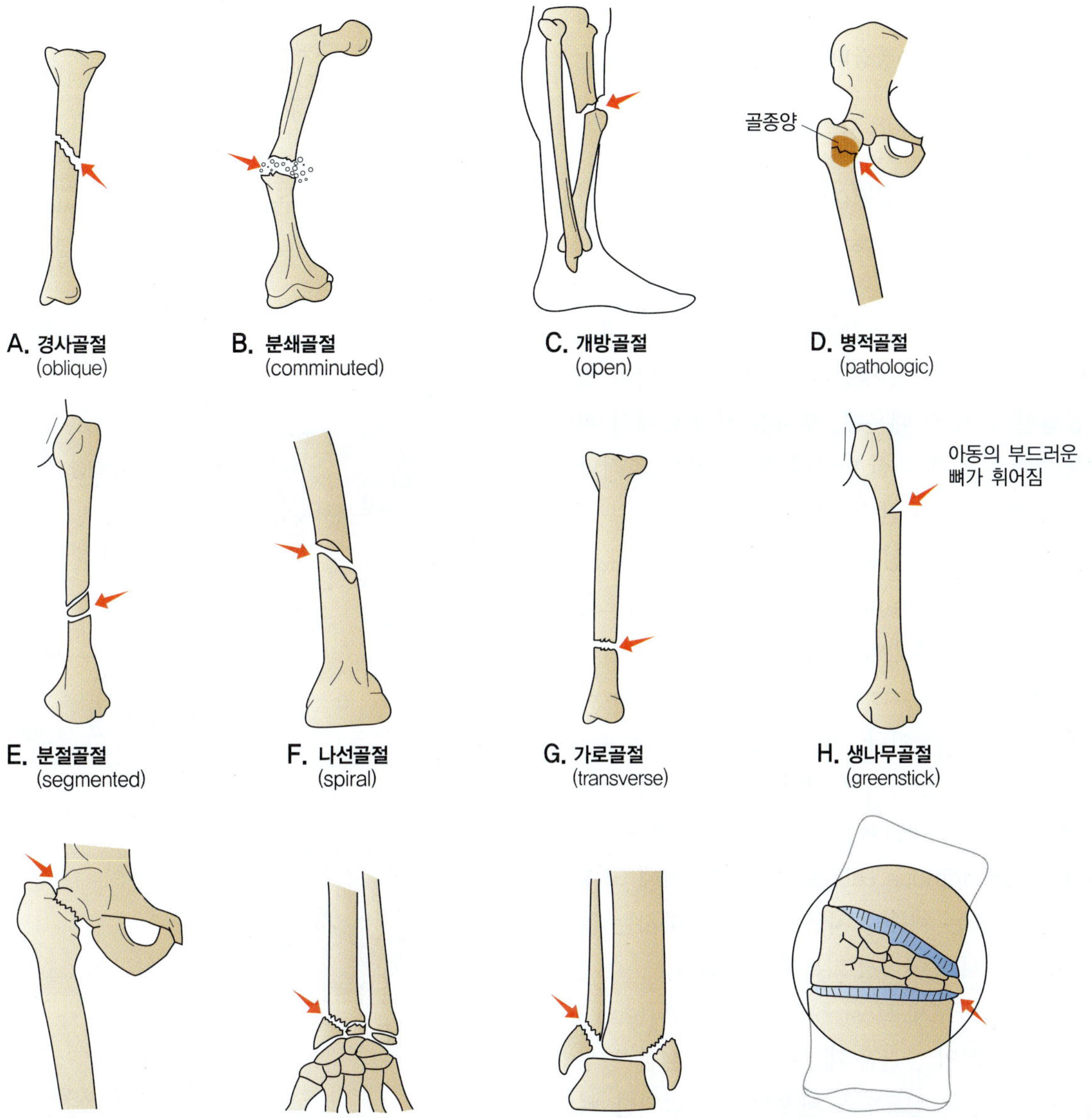

그림 17-2. 골절의 유형

된 것이다.

- 경사골절(oblique fracture)은 일정 각도로 뼈몸통(diaphysis)까지 발생된 골절이다.
- 나선골절(spiral fracture)은 뼈가 나선형으로 돌면서 생긴 골절로, 주로 비틀리는 손상에 의해 잘 발생된다.

- 특정 골절의 형태
  - 콜리스골절(Colles' fracture)은 손목의 노뼈(radius) 말단의 골절이다. 주로 팔을 뻗어 손을 펴면서 넘어질 때 잘 발생하며, 가끔 자뼈(ulna)도 손상될 수 있다.
  - 포트골절(Pott's fracture)은 종아리뼈(fibula) 발단의 골절이다. 힘을 가해 바닥에 발을 내딛을

때와 같이 주로 발목에 과도한 스트레스가 가해져 발생하며, 이때 정강뼈도 손상될 수 있다.

(1) 병태생리

뼈가 부러지면, 뼈와 골막(periosteum)의 혈관에서 출혈이 발생한다. 출혈과 염증은 물렁조직 손상으로 인해 주변의 뼈로 진행된다. 이러한 혈종(hematoma)과 핏덩이(blood clot)는 골수공간(medullary cavity) 내에서, 뼈와 골막 사이에서 형성된다. 혈관이 손상되어 영양분을 공급할 수 없기 때문에, 부서진 뼈의 끝에서 괴사가 발생한다. 손상에 대한 반응과 손상부위의 조직파편으로 인해 염증반응이 진행된다.

골절 부위에서 혈종은 섬유소망(fibrin network)의 토대를 이루어 육아조직(granulation tissue)이 자라도록 한다. 많은 신생 모세혈관이 육아조직 내로 뻗어 들어가고, 포식세포(phagocytic cell)와 섬유모세포(fibroblast)가 이 부위로 이동한다. 또한 연골모세포(chondroblast)는 연골을 형성하기 시작한다. 부러져서 생긴 두 개의 뼈 말단은 풋애벌뼈(procallus) 또는 섬유연골애벌뼈(fibrocartilaginous callus, collar)에 의해 고정된다. 이러한 구조는 체중을 지탱할 만큼 강하지는 않지만 골절부위를 서로 이어서 회복되도록 한다.

골막에서 나온 골모세포(osteoblast)와 뼈속막(endosteum)은 뼈 사이의 공간을 채우는 새로운 뼈를 형성하기 시작한다. 점차 섬유연골 애벌뼈는 광범위한 뼈 형성 활동에 의해 애벌뼈를 형성하고, 이는 뼈로 대치된다. 손상된 뼈는 흉터조직이 아닌 새로운 뼈 형성에 의해 재생된다. 이후 재생된 뼈는 뼈에 가해지는 기계적 스트레스에 대한 반응인 골모세포 활동과 파골세포(osteoclast) 활동에 의해 수개월에 걸쳐 재형성된다. 애벌뼈 내에 있는 과도한 뼈는 제거되고 더 치밀한 뼈가 형성되어 결국 뼈는 정상 모양을 갖게 된다.

요약하면 골절 치유의 5단계는 혈종, 육아조직, 풋애벌뼈, 애벌뼈 및 재형성 과정이라고 할 수 있다(그림 17-3).

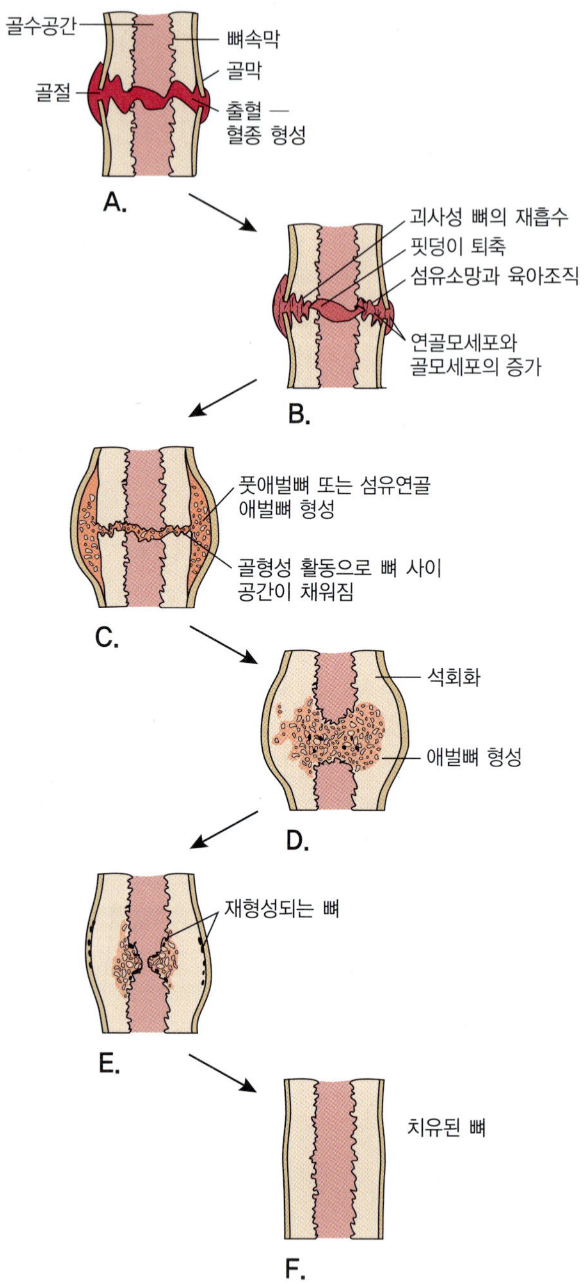

그림 17-3. 골절의 치유 과정

(2) 뼈 치유에 영향을 주는 요인

뼈의 치유과정에는 많은 요인이 관여한다. 아동기의 골절은 대략 1개월 정도 내에 치유되지만, 성인의 치유 과정은 2~3개월 정도 필요하며 노인의 경우 수개월이 필요하다. 부가적 요인은 다음과 같다:

- 물렁조직 및 뼈에 가해지는 국소적 손상의 정도는 뼈가 치유되는데 주요한 요인이 된다. 골막과 혈관의 염증반응 지연이나 광범위한 손상은 뼈의 치유를 방해한다.
- 뼈 말단에 근접할수록, 채워야 할 공간이 작아져서 치유과정이 빨리 이루어진다. 치유를 촉진하고 기형을 예방하기 위해서는 뼈의 치유과정이 시작되기 전에 적절한 위치에서 뼈가 재정렬되어야 한다. 연약한 가교 조직의 손상을 예방하기 위해 뼈의 부동 상태를 유지하는 것이 가장 중요하다.
- 골절 부위의 이물질 또는 감염과 같은 이차적 문제는 뼈의 치유를 지연시킨다.
- 수많은 전신적인 요인도 뼈의 치유과정에 영향을 준다. 예를 들어 노인, 순환기 장애, 빈혈, 당뇨병, 영양결핍, 당질부신피질호르몬(glucocorticoid) 복용 시에 뼈의 치유가 지연된다.

심각한 손상의 합병증은 치유과정에 영향을 미친다.

1. 골절부위의 국소적 통증과 자극은 강한 근육수축을 유발하여 근경련을 일으킨다. 이러한 근경련은 골편이 제 위치에서 벗어나게 하고, 뼈를 회전시켜, 뼈 조각을 부서지게 한다. 이러한 뼈의 비정상적인 움직임은 물렁조직 손상, 출혈, 염증을 더 많이 일으킨다.
2. 파상풍이나 골수염과 같은 감염은 복합골절이나 수술대상자에게는 치명적이다. 이러한 경우 상처의 죽은조직제거(debridement), 창을 낸 석고붕대 적용, 파상풍 예방접종 및 예방적인 항생제 치료 같은 관리가 필요하다.
3. 팔다리(limb) 손상으로 석고붕대 적용 후 첫 48시간 동안 부종이 증가할 때 팔다리에서 허혈이 나타난다. 말초부위(예 : 발가락, 손가락)가 창백해지거나 차고 무감각해지며, 말초 맥박이 약해지거나 사라지면, 석고붕대가 지나치게 조여져 있거나 사지의 순환 장애가 있음을 의미한다. 이때 이차 조직 손상을 예방하기 위해 석고붕대를 빨리 제거해야 한다. 부종이 감소되고 근위축이 진행되면서 석고붕대가 지나치게 헐거워질 수 있는데, 뼈가 움직이게 되면 새로이 형성된 풋애벌뼈가 부서질 수 있다. 그러므로 후기 치유 과정 동안 석고붕대가 지나치게 느슨해지지 않도록 해야 한다.
4. 으깸손상(crush injury)과 같이 광범위한 염증이 동반된 골절 직후에 구획증후군(compartment syndrome)이 나타날 수 있다. 탄성이 없는 근막내에 체액이 증가하여 신경과 혈관을 압박하여 심한 통증과 허혈 또는 근괴사를 일으킨다. 석고붕대로 압력이 증가할 수 있다.
5. 지방색전증(fat emboli)은 손상 후 1주 이내에 황색골수가 정맥으로 유입되어 생기는 합병증이다. 지방색전증은 넓적다리뼈와 같은 긴뼈(long bone)나 볼기뼈(hip bone)에 골절이 있는 대상자에게 더욱 흔한데, 특히 손상 직후 이동 중에 골절부위가 잘 고정되지 않았을 때 발생한다.
   지방색전증은 폐로 이동하여 폐쇄(obstruction), 광범위한 염증, 호흡곤란증후군을 일으킬 수 있으며, 전신순환으로 확대될 수 있다. 지방색전증의 주된 첫 징후로는 호흡부전과 극심한 저산소증, 뇌색전증으로 인한 행동 변화, 혼동, 지남력장애이다.
6. 심한 손상과 골막의 파열로 신경 손상이 생길 수 있다.
7. 뼈의 말단이 정렬이 안 되어 제대로 안정적으로 자리잡지 못하면 치유가 안 되거나(불유합, non-union), 변형될 수 있다(부정유합, malunion).
8. 관절이나 관절 주변 뼈에서 골절이 발생하면 골관절염(osteoarthritis)과 같은 장애를 초래하며, 아동기에 성장판이 손상되는 경우 발육이 지연된다.

(3) 증상 및 징후

골절 부위에 부기(swelling), 압통, 감각변화가 있으며 골절된 팔다리는 움직일 수 없다. 뼛조각의 끝이 서로 부딪히면 비빔소리가 난다(하지만 이 검사를 하고자 절대로 팔다리를 움직이면 안 된다!).

손상 직후 보통 통증이 즉시 발생한다. 그러나 복합 골절이나 다발성 골절의 경우 이 부위의 신경기능이 일시적으로 소실되면 통증이 늦게 나타난다. 손상에 의해 신경이 직접적으로 손상되거나 혈액축적과 염증반응으로 인해 압력과 자극이 있으면 통증이 유발된다. 심한 통증은 쇼크를 일으켜 창백, 땀남(diaphoresis), 저혈압, 빈맥(tachycardia)이 나타나며 때로는 구역(nausea)과 구토도 나타난다.

(4) 진단검사

X선 검사로 골절의 유무를 확진할 수 있다.

(5) 치료

합병증의 위험을 최소화하기 위해 골절부위의 즉각적인 고정과 부동이 필요하다. 필요하다면 뼈가 제 위치에 있도록 골절정복(reduction)이 수행될 수 있다. 폐쇄정복(closed reduction)은 압력과 당김(traction)으로 뼈를 정복하며, 개방정복(open reduction)은 수술을 통해 뼈를 정복한다. 수술하는 동안 핀(pin), 판(plate), 막대(rod), 또는 나사못(screw)으로 뼛조각을 고정할 수 있으며, 괴사물질이나 이물질을 제거하고, 뼈의 양끝이 맞닿도록 정렬한다. 석고붕대, 부목, 또는 당김을 이용하여 부동 상태를 유지할 수 있다.

당김은 골절된 팔다리를 잡아당기기 위해 견인력이나 체중을 이용한다. 이러한 힘은 뼈의 정렬을 돕고, 근경련을 예방하며, 팔다리를 고정시킨다. 치유기간 동안 운동은 부동부위의 근위축을 막고, 혈액순환을 유지하며, 관절굳음(joint stiffness)이나 관절구축을 최소화하는데 도움이 된다.

골절의 응급처치

1. 멸균 드레싱이나 청결 드레싱으로 개방 상처를 덮는다.
2. 지지와 이동 시 고정을 위해 부목(splint)을 적용한다.
3. 팔다리를 조금 높이고 가능하다면 냉요법을 실시한다. 골절 원위부의 맥박과 감각기능을 확인한다.
4. 대상자를 따뜻하게 해주고 쇼크 징후를 확인한다.

2) 탈구(Dislocation)

탈구는 관절에 있는 두 개의 뼈가 분리되어 관절부위 뼈의 표면이 서로 접촉이 되지 않는 것이다(그림 17-4). 일반적으로 하나의 뼈가 이탈되며 다른 하나는 제자리에 있게 된다. 예를 들어 어깨탈구는 위팔뼈(humerus)만 어깨관절(shoulder joint)에서 탈구된다. 뼈가 부분적으로 탈구되어 뼈의 표면이 부분적으로 접촉이 되지 않는 경우를 불완전탈구(subluxation)라고 한다.

낙상과 같은 손상은 종종 탈구의 원인이 된다. 탈구로 인해 골절이 있을 수 있고, 또 다른 경우에는 원래 가지고 있던 근육질환이나 류마티스관절염, 또는 인대 파열과 같은 질환으로 인해 탈구가 촉진될 수 있다.

뼈가 관절 밖으로 탈구될 때 인대, 신경, 혈관과 같은 물렁조직 손상을 유발한다. 출혈과 염증이 초래되고, 심한 통증, 부기, 그리고 압통이 생긴다. 일반적으로 변형이 나타나고 움직임이 제한된다. 탈구는 X선 검사로 확진한다. 치료의 초점은 탈구된 뼈를 정상 위치로 정복하는 것, 치유되는 동안 부동을 유지하는 것, 관절 가동성을 유지하는 것에 둔다. 인대와 물렁조직 손상이 광범위하다면 치유는 지연된다.

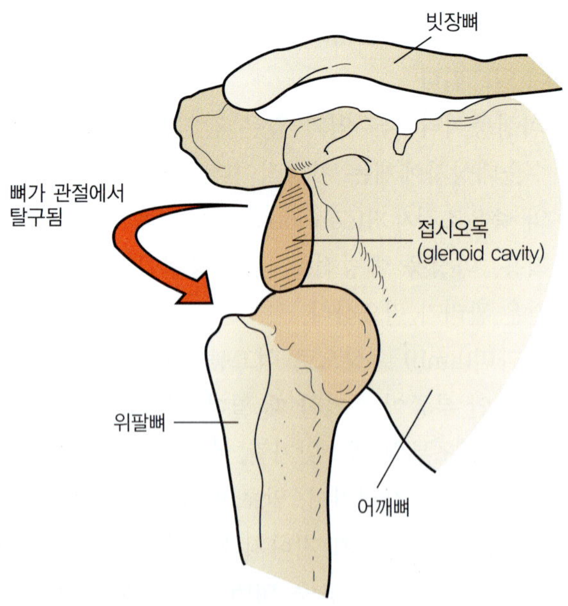

그림 17-4. 탈구

3) 삠과 긴장(Sprain and Strain)

인대(ligament)가 파열되는 경우를 삠(sprain)이라고 하며, 힘줄(tendon)이 파열되는 경우를 긴장(strain)이라고 한다. 인대와 힘줄은 관절 내 뼈를 지지하며 과도한 힘이 관절에 주어지는 경우 쉽게 찢어질 수 있다. 인대나 힘줄이 뼈 부착부위에서 완전히 떨어지는 경우를 박리(avulsion)라고 한다. 삠과 긴장은 상당한 통증을 유발하고, 압통과 심한 부기, 혈종형성에 의한 변색을 동반한다. 관절낭 내의 출혈은 치유를 지연시키고 근력과 관절운동범위를 제한시킨다. X선과 기타 검사를 통해서 골절의 가능성을 배제시킬 수 있고, 손상 정도를 확인할 수 있다.

파열이 생긴 부위에 염증과 육아조직이 생긴다. 아교질섬유는 남아 있는 인대나 힘줄과 연결되어 형성되고, 치유부위가 섬유성 조직과 결합된다. 힘줄이나 인대가 다시 강해지기 위해서는 약 6주가 필요하다. 조기에 힘줄에 압력을 가하면 다시 파열되며 과도한 섬유조직이 생겨서 약해지고 단축되므로 관절의 유연성이 감소된다. 손상이 심하면 수술적 교정이 필요할 수 있다.

4) 기타 손상(Other Injuries)

여가 활동이나 운동을 하는 사람이 많아지면서 과다사용으로 인한 손상과 사고가 증가하고 있다. 관련 요인으로는 부적절한 기구 사용, 훈련, 준비운동, 과격한 스포츠(예 : 스키), 그리고 회복이 덜 된 상태에서 활동하기 등이 포함된다. 아래팔근육(forearm muscle)과 위팔뼈의 접합부에 염증이 생기는 테니스팔꿈치증(tennis elbow)과 같이 관절의 과도한 사용과 잘못된 사용으로 인해 생기는 손상 또한 증가하고 있다. 근육파열은 혈종과 흉터조직을 형성하면서 좀 더 빈번하게 발생한다.

5) 근육파열(Muscle Tears)

근육파열은 근육이나 근육 접합부가 찢긴 상태이며, 직접적 외상이나 근육의 과도한 사용으로 발생한다. 근육파열은 3단계로 나눈다.

- 1단계 – 근육의 작은 부위만 침범된 상태. 약한 통증이 있고 운동범위나 근육의 상실은 거의 발생되지 않는다.
- 2단계 – 근육의 많은 부분이 파열되었지만 완전히 파열되지는 않은 상태. 심한 통증이 있고 운동범위와 근력이 상당히 상실되어 근육이 부분적으로만 수축될 수 있다.
- 3단계 – 근육이 가로방향으로 완전히 파열된 상태. 근육은 수축할 수 없고 심한 내출혈이 발생하며 적절한 치료를 위해 수술이 필요할 수 있다.

근육파열이 발생하면 손상된 근육을 사용하는 활동은 중단해야 하며, 내출혈을 감소시키기 위해 냉요법을 실시하고, 압박붕대를 적용하며, 손상된 부위를 상승시켜야 한다. 3단계 파열인 경우 근육을 복구하기 위해 수술이 필요할 수 있다. 수술을 해야 하는 3단계 파열의 예로는 장딴지근(gastrocnemius)이나 넓적다리뒤인대(hamstring)가 파열된 경우이다. 어떤 경우라도 흉터조직이 형성되면 유연성과 근력이 감소한다.

반복되는 손상으로 정상 구조가 섬유성 흉터조직으로 대치되고, 움직임을 방해하며 영구적인 관절손상과 골관절염으로 진행될 수 있다. 예를 들어 무릎 인대가 자주 파열되면 조기 골관절염이 생길 수 있다. 골프, 테니스, 하키, 페인트칠과 같이 힘을 주어 과도하게 팔을 흔드는 경우, 회전근개(rotator cuff)의 손상과 어깨 통증이 생길 수 있으며 힘줄염(tendinitis)이 발생된다.

6) 반복사용 긴장성 손상 (Repetitive Strain Injury)

반복사용 긴장성 손상(repetitive strain injury, RSI)은 근육, 힘줄, 신경에 영향을 주는 질환을 의미하며 오랜 기간에 거쳐 진행된다. 원인은 반복적으로 힘을 가하는 동작과 관련되어, 골프와 같은 운동 및 반복적인 작업과 연관되어 나타난다. 빠르게 반복되는 특정 동작은 혈액 순환을 방해하며, 물렁조직 손상을 유발한다. 상체에서 많은 손상이 나타나고, 가중되는 스트레스가 높을수록 위험성이 증가한다. 30~50세에 주로 나타나며 사고율이 증가하고 있다. 반복적으로 물건을 들어올리거나, 조립라인에서 선회작업을 하거나, 도서 물품을 회수하거나 선반에 얹는 활동 같은 직업 활동은 반복사용 긴장성 손상의 고위험과 관련된 예이다. 손상에 의한 통증, 허약, 무감각은 장애(disability)나 수면장애를 초래한다. 손상의 예로는 힘줄과 힘줄집(tendon sheath)에 염증이나 손상이 생기는 힘줄염과, 말초 신경 압박으로 생기는 손목굴증후군(carpal tunnel syndrome) 등이 있다. 손목굴증후군의 경우, 손목의 힘줄과 손목가로인대(transverse carpal ligament) 사이의 정중신경(median nerve)에 압박이 가해진다.

진단을 위해 건강력, X선, 관절경 검사를 실시한다. 일반적인 치료로는 휴식, 온냉요법, 비스테로이드성 항염제(nonsteroidal anti-inflammatory drugs, NSAIDs) 투여, 물리치료 등이다. 작업치료는 일할 때 긴장, 통증, 손상을 줄이는 인체공학적 변화를 확인하는데 도움이 된다. 파열을 교정하고, 손상조직을 제거하거나 관절을 대치하기 위해 수술이 필요하다.

생각해보기 17-1

a. 골절의 유형을 정의하시오 : (1) 복합골절, (2) 분쇄골절, (3) 가로골절
b. 근육파열의 3단계를 기술하고, 3단계 근육파열의 치료방법을 설명하시오.
c. 탈구와 삠을 구분하여 설명하시오.

2. 골질환(Bone Disorders)

1) 골다공증(Osteoporosis)

골다공증은 흔한 대사성 골질환으로, 골질량과 골밀도가 감소하는 것이 특징이며 골기질이 감소되고 무기질침착(mineralization)이 되지 않는다. 여성이 골다공증의 고위험 대상이기는 하지만 상당수의 남성도 골다공증으로 진단받고 있다. 우리나라의 경우 2022년 골다공증으로 진료를 받은 환자는 약 118만명으로 2018년 97만명보다 약 20만명이 증가하였고, 이 중 여성이 약 94%를 차지하였다. 50세 이상의 성인에게 정기적인 골질량 검사가 권장된다. 이 검사는 비침습적이며 검사대 위에서 10 ~ 15분간 누워 있으면 된다.

골다공증에는 두 가지 유형이 있다. 일차 골다공증은 폐경후, 노년, 특발 골다공증을 포함한다. 이차 골다공증은 쿠싱증후군(Cushing syndrome)과 같은 특정 질환에서 유래한 골다공증으로 남성과 여성 모두에게 발생한다.

(1) 병태생리

지속적인 뼈 재형성 과정에서, 뼈흡수(bone resorption)가 뼈형성을 초과하면 뼈가 가늘고 약하여 자연골절(spontaneous fracture)이 잘 되며, 특히 척추에서 잘 나타난다.

골다공증은 척추와 넓적다리뼈목과 같은 해면뼈에 영향을 준다. 초기에는 증상이 없으나 다양한 뼈의 변화를 보여주는 골밀도 스캔과 X선을 사용하여 진단을 내릴 수 있다. 골감소증(osteopenia)은 골밀도가 서서히 낮아지면서 발생하며 골다공증 진행의 중간점으로 간주된다. 결국 골다공증으로 이어지는 이 단계에서의 치료는 뼈 손실의 진행을 늦출 수 있다.

(2) 병인

골질량은 정상적으로 젊은 성인에서 최대가 되며, 이후에 점차 감소하게 되는데 유전적 요인(비타민 D 수용체), 영양, 체중부하 활동, 호르몬 수치에 영향을 받는다. 유년기 때의 칼슘섭취는 유년기 이후의 골질량에 결정적 영향을 준다. 골다공증을 유발하는 요인들은 다음과 같다.

- 연령
  - 골다공증은 노인에 흔하며, 특히 에스트로젠

(estrogen)이 결핍된 폐경 후 여성에게 흔하다.
  - 노인에서는 뼈형성 작용이 줄어든다.
- 활동 감소 및 좌식 생활
  - 근육활동으로 뼈에 가해지는 물리적인 스트레스는 뼈형성 작용에 필수적이다. 신체활동의 감소가 주된 요인으로, 연령이 증가하거나 만성질환으로 인해 장기간 침상안정을 하거나 류마티스 관절염으로 인해 활동이 제한되면 골다공증이 발생될 수 있다.
  - 골절로 팔다리나 신체의 일부가 고정되었을 때 골다공증이 나타날 수 있다(불용골다공증, disuse osteoporosis).
- 호르몬 요인 : 부갑상샘항진증, 쿠싱증후군, 이화작용을 하는 당질부신피질호르몬(예, prednisone)
- 식이 내 칼슘, 비타민 D, 단백질 부족 : 유년기에 섭취가 부족했거나 흡수장애가 있음
- 흡연
- 아시아인이나 백인과 같이 작고 가벼운 뼈의 구조
- 과도한 카페인 섭취

(3) 증상과 징후

골다공증의 일반적인 징후는 요통으로, 변화된 척추가 신경을 압박하여 발생한다. 골다공증으로 척추의 만곡이 비정상적으로 변화하여 척주후만증(kyphosis), 척주전만증(lordosis)과 척주측만증(scoliosis)이 나타나고, 이로 인해 키가 줄어들게 된다. 넙다리뼈머리(head of femur)와 골반의 자연골절이 흔히 일어나며, 치유가 지연된다.

(4) 치료

보통의 경우, 뼈는 정상적으로 회복되지 않으나 치료를 통하여 뼈소실이 일어나는 것을 늦출 수 있다. 치료방법은 다음과 같다.

- 칼슘, 비타민 D, 단백질 식이 보충 : 폐경 전 여성에게 적어도 1,000mg의 칼슘섭취가, 폐경 후 여성에게는 1,500mg의 칼슘섭취가 권장된다. 매일 400~ 800IU의 비타민 D를 섭취해야 한다.
- 뼈 침착(deposition)을 증가시키기 위해 불소 보충제를 섭취한다.
- 파골세포활동과 뼈흡수를 억제하기 위해 alendronate (Fosamax)와 같은 bisphosphonate를 투여한다.
- 칼시토닌(calcitonin) ; Miacalcin을 비강으로 분무한다.
- 부갑상샘호르몬(parathyroid hormone)을 주사하는 것은 뼈흡수를 감소시켜 일부 대상자에게 도움이 된다.
- 규칙적인 체중부하 운동을 한다(예 ; 걷기, 역도).
- 자궁과 유방 조직에 미치는 영향이 적은 선택적 에스트로젠 수용체조절제(selective estrogen receptor modulator ; SERM)로 분류된 raloxifene (Evista), tamoxifen과 같은 약물이 권장되는 경우도 있다. 암발생 위험 때문에 에스트로젠요법에 대한 논쟁이 지속되어 왔다.
- 뼈흡수를 감소시키고 뼈형성을 증가시키는 strontium ranelate와 파골세포에 결합하여 뼈흡수를 방지하는 항체 등의 신약이 연구 중에 있다.
- 척주후만증을 줄이고 척주를 재정렬하는 수술이 있다.

2) 구루병과 골연화증 (Rickets and Osteomalacia)

구루병과 골연화증은 뼈의 무기질침착(bone mineralization)에 필요한 비타민 D와 인산염(phosphate)의 부족으로 유발된다. 섭취 부족, 흡수불량, 발작치료제인 phenobarbital의 장기 복용, 태양에의 노출 부족 등으로 인해 발생한다. 아이들의 경우 뼈가 약해지고 구루병이 발생한다. 비타민 D는 칼슘흡수에 필요하며, 뼈끝판(epiphyseal plate)에 형성된 연골의 석회화가 부족하게 되면 뼈가 약해져 활모양다리(bow leg)와 같은 뼈변형을 유발하며 아동의 키가 정상 이하이다. 성

인의 경우 비타민 D나 칼슘 흡수 불량으로 인해 골연화증이 나타나고 압박골절이 유발된다. 신성 구루병(renal rickets)과 같은 골연화증은 심각한 신장질환과 관련되어 있다.

3) 패짓병(Paget disease, Osteitis Deformans)

패짓병은 40세 이상의 성인에게 나타나는 진행성 뼈질환이다. 유년기의 슬로우바이러스(slow virus) 감염, 유전적 요인이 관련되지만 원인은 확실하지 않다. 과도한 뼈파괴가 일어나며, 섬유성 조직이나 비정상적인 뼈로 대치된다.

X선상 뼈변형이 나타나고 뼈비대가 있으며, 주로 긴뼈, 척추, 골반, 머리뼈에 나타나고, 병적골절이 흔하다. 척추에서 나타날 경우 압박골절과 척주후만이 나타나며, 머리뼈에서 나타날 경우 두개내압의 상승으로 두통이 나타나고, 뇌신경을 압박한다. 패짓병은 심혈관질환과 심부전(heart failure)을 유발한다. 치료 목적은 골절의 위험과 변형을 줄이는 것이다.

4) 골수염(Osteomyelitis)

(1) 병태생리와 병인

골수염은 세균이나 진균에 의해 발생하는 뼈의 감염이다. 체내에 침입한 미생물은 혈액으로 유입되어 뼈로 퍼진다. 감염은 수술로도 발생하며, 특히 핀이나 구조물을 삽입할 때 발생하기 쉽다.

(2) 증상과 징후

대부분의 감염은 다음과 같은 국소 및 전신 증상을 나타낸다;

- 국소 감염과 뼈 통증
- 열과 과다한 땀남
- 오한
- 전신병감

(3) 치료

다른 감염과 마찬가지로, 감염을 제거하기 위해 항생제를 투여하는 것이 일차적인 치료방법이다. 감염이 지속되고 뼈 조직에 뚜렷한 손상이 발생하면 손상된 조직을 복구하기 위해 수술이 요구될 수 있다. 수술시에 기계적 구조물을 삽입하면 이 장치를 제거하기 위한 수술이 필요하다.

5) 척추굽이장애 (Abnormal Curvatures of the Spine)

척추굽이는 신체 움직임에 의한 스트레스와 중력의 작용을 흡수하도록 돕는다. 장애가 발생하면 굽이는 어긋나거나 과다해져서 3가지 주요 굽이장애를 일으킨다; 척주전만증, 척주후만증 및 척주측만증(그림 17-5).

(1) 병태생리와 병인

골다공증이나 관절염은 세 가지 굽이장애의 공통적인 원인이지만 다른 특정 원인에 의해서도 발생한다. 이러한 장애는 또한 청소년기에 발생할 수 있다.

척주전만증은 척추앞굽음증(swayback)이라고도 부르며, 등하부가 과도하게 앞쪽으로 굽어 있는 상태이다. 척주전만증의 특정 원인은 다음과 같다;

- 연골무형성증(achondroplasia)
- 비만
- 원반염(discitis)
- 척주의 전방 전위(slipping forward of the vertebrae)

척주후만증은 곱사등(hunchback 또는 humpback)이라고도 부르며, 등상부가 비정상적으로 둥글게 굽은 상태이다. 척주후만증의 특정 원인은 다음과 같다;

- 자세불량
- 이분척추(spina bifida)
- 선천적 결함

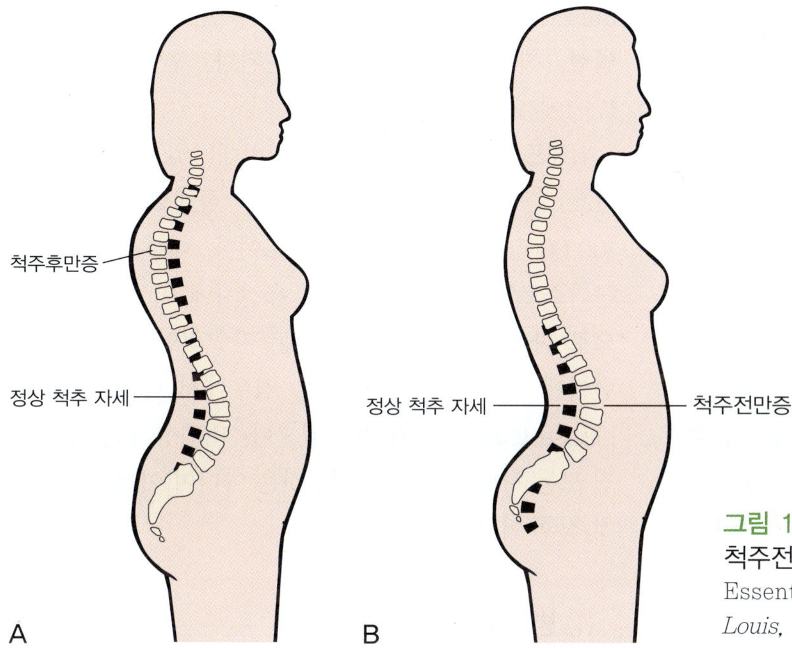

그림 17-5. 정상 척추굽이와 비교한 척주후만증(A)과 척주전만증(B) (*From Frazier M, Drzymkowski J: Essentials of Human Disease and Conditions, St. Louis, 2013, Elsevier.*)

- 척추 종양이나 감염
- 쇼이에르만병(Scheuermann's disease)

척주측만증은 척추가 S자나 C자 모양으로 옆으로 굽은 상태이다. 척주측만증의 특정 원인은 알려져 있지 않지만 가족력 양상이 있고, 질병, 외상 또는 선천적 결함 같은 좀 더 일반적인 원인이 관련된다고 추정된다.

6) 골종양(Bone Tumor)

일차 골종양의 대부분은 악성이다. 또한 뼈는 이차 종양의 주된 부위가 되며, 척추와 골반에 잘 전이된다. 일반적으로 유방암, 폐암, 전립샘암에서 뼈로 전이된다. 골육종(osteosarcoma)은 일차 악성종양으로, 아동이나 청년(특히 남성)의 넓적다리뼈, 정강뼈, 종아리뼈의 뼈몸통끝(metaphysis)에서 발생한다(그림 17-6). 유잉육종(Ewing sarcoma)은 긴뼈의 뼈몸통(diaphysis)에서 발생하는 청소년기에 흔한 악성종양이다.

골육종과 유잉육종 모두 빠르게 자라고 조기에 폐로 전이가 잘 된다. 종양으로 인한 병적골절로 종양이 발견되기도 한다. 뼈의 통증이 흔한 증상이고, 지속적인 통증이 활동뿐 아니라 휴식 시에도 나타나며, 종양이 심해질수록 점차 통증이 심해지며 밤에 통증이 증가되기도 한다. 치료는 화학요법과 함께 외과적 절제나 절단(amputation)을 하는 것이다. 일부 병원에서는 절단까지는 필요 없는 국소적 수술 전에 보조화학요법을

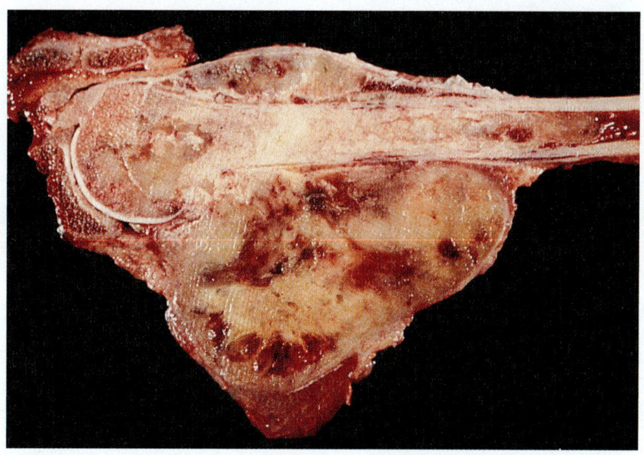

그림 17-6. 골육종
(*From Damjanov I: Pathology for the Health Professions, ed 4, St. Louis, 2012, Elsevier.*)

사용해 왔다. 보조화학요법으로 대부분의 대상자들의 생존율이 증가하였다. 생존율은 암의 병기와 종양의 조직학적 특징에 따라 매우 다양하다. 진단 당시 뼈에 국한된 종양은 70%의 생존율을 나타낸다. 많은 골종양은 진단 시 이미 전이되어 예후가 좋지 않으며 약 30%의 생존율을 보인다. 최근의 수술 방법은 폐에서 전이된 이차종양을 제거하고, 폐조직을 보존하는데 성공적이다.

연골육종(chondrosarcoma)은 연골세포에서 발생되며, 30세 이상의 성인에 흔하다. 골반뼈나 팔이음뼈(shoulder girdle)의 근육 부착 부위에서 많이 진행되며 결국 폐로 전이된다. 말기가 될 때까지 통증이 나타나지 않아 종양이 진행되기 전까지 증상이 없다. 이런 경우 수술이 유일한 치료이다.

생각해보기 17-2

a. 여성 노인에서 골다공증을 유발하는 요인 4가지를 설명하시오.
b. 골다공증이 어떻게 신장(키)을 줄이는지 설명하시오.

3. 근육, 힘줄, 인대 질환(Disorder of Muscle, Tendon, and Ligament)

1) 근디스트로피(Muscular Dystrophy)

근디스트로피는 유전질환으로, 뼈대근육(skeletal muscle)의 퇴행이 특징적이다. 유전, 침범부위, 발병연령, 진행 속도에 따라 구분된다. 흔한 형태는 표 17-1에 요약되어 있다.

뒤셴느(Duchenne) 또는 거짓비대(pseudohypertrophic) 근디스트로피는 가장 흔한 형태로 발생빈도는 100,000명의 남아 중 3명 정도이다. 대부분의 뒤셴느 근디스트로피에서 X 염색체 유전자에 이상이 있는 것으로 나타났다. 일부 경우에는 자연적인 유전자 돌연변이에 의해 나타난다. 많은 경우에서 혈청 creatine kinase (CK)가 증가되어 있으나, 비정상 유전자를 가진 모든 사람에게 나타나는 것은 아니며 이러한 변화는 첫 징후 이전에 나타난다.

(1) 병태생리

모든 형태의 근디스트로피에서 기본적인 병태생리는 유사하다. 대사성 결함 즉, 근육세포막 단백질인 디스트로핀(dystrophin)의 부족으로 세포의 퇴행과 괴사가 일어난다. 뼈대근육 섬유는 지방과 섬유성 결합조직으로 대치되어 근육이 비대된 것처럼 보인다(그림 17-7). 근육의 기능은 점차 소실되며, 심근병증(cardiomyopathy)이 흔하다.

(2) 증상 및 징후

뒤셴느근디스트로피의 초기 징후는 3세 전후에 나타나는데, 운동기능이 약화되고 퇴행이 시작된다. 다리

표 17-1. 근디스트로피의 종류

종 류	유 전	발병 시기	발병부위	진 행
뒤셴느 (Duchenne's, variant becker type)	X염색체 열성 유전 (남성에게 발병)	2~3세	골반, 다리, 팔이음뼈(상행성)	급속히 진행
얼굴어깨위팔 (Facioscapulohumeral, Landouzy)	상염색체 우성 유전	20세 이전	어깨, 목, 얼굴	느리거나 보통으로 진행
근긴장(myotonic)	상염색체 우성 유전 (19번 염색체 이상)	생후~50세	얼굴, 손	느리게 진행
사지대(limb girdle)	상염색체 열성 유전	모든 연령층	어깨, 골반	다양한 형태

이음뼈(pelvic girdle)에서 최초로 근허약이 발생하여 뒤뚱거리며 걷고 계단 오르기가 힘들며, 똑바로 선 자세를 유지하는 것이 힘들다. 가우어 조작(Gower's maneuver)을 할 때 아동은 바로 서기 위해 손으로 다리를 짚으면서 일어나게 되는 것이 특징적 모습이다(그림 17-7). 근육의 허약은 다른 근육군으로 퍼져 결국 팔이음뼈까지 침범하게 된다. 척주측후만증(kypho-scoliosis)과 다양한 형태의 구축(contracture)과 같은 척추 기형이 나타나고, 호흡부전과 감염이 흔하다.

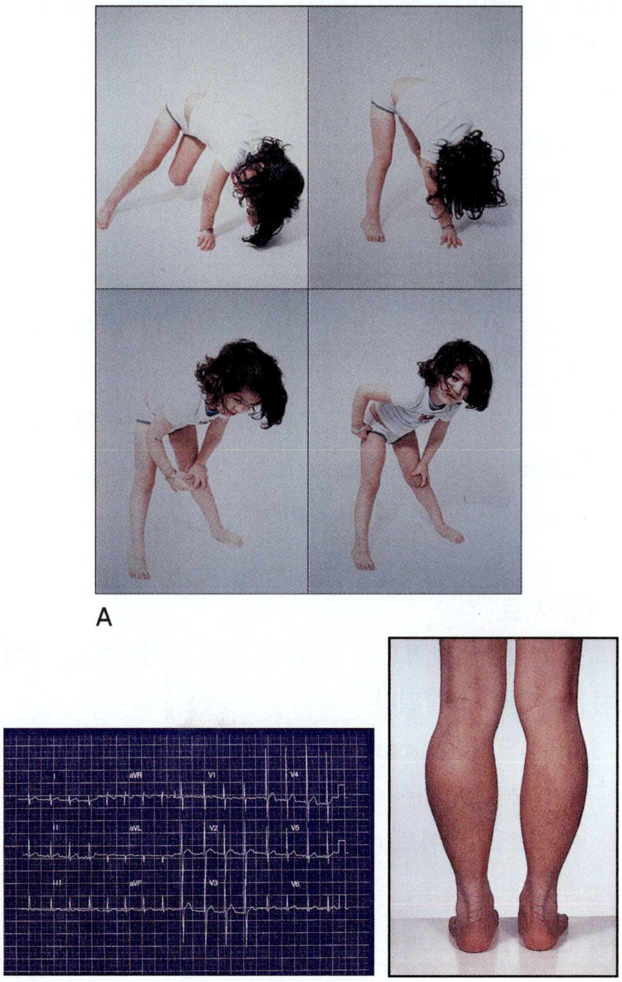

A B C

그림 17-7. A. 가우어 조작(Gower maneuver)
B. 뒤셴느근디스트로피의 심전도
C. 베커근디스트로피(Becker muscular dystrophy)에서 보이는 장딴지 비대

(*From Perkin GD*: Mosby's Color Atlas and Text of Neurology, *ed 2, London, 2002, Mosby*.)

(3) 진단검사

일반적인 유전적 검사, creatine kinase 증가(임상 징후가 나타나기 전에 증가), 근전도, 근생검으로 진단한다. 혈액에서 디스트로핀의 결함을 검사하여 가족 중 여성 보인자를 찾을 수 있다. 임신 12주에 융모막 융모검사(chorionic villus sampling)를 할 수 있다.

(4) 치료

특별한 치료가 없기 때문에 치료 목적은 적절한 운동과 보조기구를 사용하여 가능한 한 운동기능을 유지하는 것이다. 작업치료사는 대상자의 상태와 욕구가 변화할 때 적절한 보조도구들을 지원하고, 평가하며, 지급하는데 중요한 역할을 한다. 보통 20세 정도에 호흡부전이나 심부전으로 사망한다. 호흡부전이 있을 경우 인공호흡기를 사용하면 생명이 연장될 수 있다. 쥐를 대상으로 한 근디스트로피에 대한 연구에서 유전적 치료가 어린 쥐에 있어 근디스트로피 유전자 발현을 변화시키고 퇴행위축성 변화(dystrophic change)를 예방할 수 있음이 규명되었다. 이 연구는 희망적이기는 하지만, 적어도 2020년대 중반까지는 인간에게 적용되기 어려울 것으로 보인다.

생각해보기 17-3

a. 근디스트로피의 병태생리적 변화를 기술하시오.
b. 근디스트로피에서 척추 기형이 어떻게 진행되는지 설명하시오.

2) 일차 섬유근통증후군 (Primary Fibromyalgia Syndrome)

일차 섬유근통증후군은 근육, 힘줄, 주변 물렁조직(관절 제외)의 통증과 강직이 특징적으로 나타나는 질환군이다.

(1) 병태생리

조직 퇴행이나 염증의 확실한 징후는 없다. 원인은 밝혀지지 않았으며 중심 신경전달(central neurotransmission)의 변화로 인해, 통각 신경전달물질인 substance P에 대한 물렁조직의 민감성 증가와 관련된다.

유병률은 20~50세 여성에게 높게 나타나며 과거력에 손상이나 골관절염이 있는 경우가 흔하다. 악화요인은 수면박탈(sleep deprivation), 스트레스 및 피로이다.

(2) 진단검사

목, 어깨, 몸통 및 팔다리의 힘줄과 인대에서 통증과 압통에 의해 자극받는 18개 부위의 압통점 또는 유발점이 확인되었으며, 이 유발점(trigger point)은 진단에도 이용된다.

(3) 증상 및 징후

- 전신이 쑤시는 통증
- 심한 피로
- 수면장애
- 우울
- 일부 대상자에서는 과민대장증후군이나 사이질방광염(interstitial cystitis)으로 인한 요로증상

(4) 치료

치료에는 스트레스 경감, 이른 아침 규칙적 운동, 필요시 휴식, 국소적 열적용, 마사지, 저용량의 항우울제가 포함된다. 항우울제에는 삼환계 항우울제나 선택세로토닌재흡수억제제(selective serotonin reuptake inhibitor, SSRI)가 있다. 신약인 Lyrica (pregabalin)는 섬유근통을 위해 승인 받았으며 통증경로를 조정한다. 비스테로이드소염제(NSAIDs)가 도움이 되기도 한다. 작업요법은 치료전략을 규명하는데 도움이 되며, 마사지는 통증과 피로를 감소시키는데 도움이 된다.

3) 근염(Myositis)

근염은 심각한 염증과 그에 따른 근육의 손상을 가리키는 일반적인 용어이다. 이 그룹에 포함되는 질환은 다근육염, 피부근염, 청소년근염(자가면역질환), 봉입소체근염 및 독성 근염(약물에 의해 유발됨)이다.

(1) 진단검사

혈액 검사, 자기공명영상(magnetic resonance imaging, MRI), 근전도기록(electromyogram, EMG) 및 근육 생검을 실시한다.

(2) 증상 및 징후

- 계단을 오르거나 팔을 들기 어려움
- 서 있거나 걸은 후 피곤함
- 삼킴곤란 또는 호흡곤란
- 몇 주 후에도 해결되지 않는 근육통 및 통증(soreness)
- 혈액 검사상 근육 효소 상승(크레아틴인산화효소, creatine phosphokinase 또는 알돌분해효소, aldolase)

(3) 치료

치료에는 일반적으로 다음과 같은 면역체계를 억제하는 약물이 포함된다.

- 프레드니손(prednisone)
- 아자싸이오프린(azathioprine, Imuran)
- 메토트렉세이트(methotrexate)

4. 관절질환(Joint Disorders)

관절염은 관절 기능을 손상시키는 다양한 형태로 나타나며, 모든 연령대에서 여러 유형의 장애를 일으킨다.

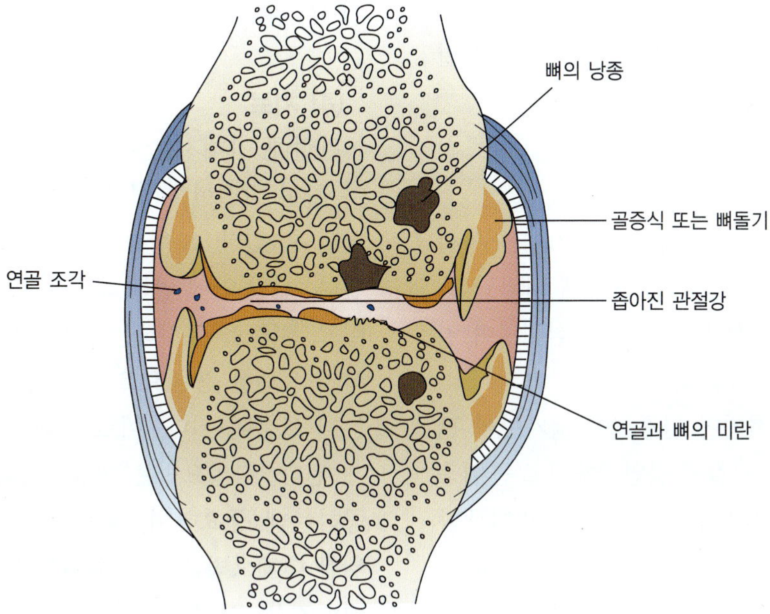

그림 17-8. 골관절염의 병태생리적 변화

1) 골관절염(Osteoarthritis, OA)

골관절염은 관절이 오래 되어 닳은 것으로 퇴행(degenerative) 관절염 또는 마모(wear and tear) 관절질환이라고 한다. 골관절염의 유병률은 증가되고 있으며 남성보다 여성에서 더 많이 발병된다. 골관절염은 신체장애를 유발하고 직장에 결근하는 주요한 원인이 된다.

(1) 병태생리

1. 체중부하가 있는 엉덩관절(hip joint)과 무릎관절(knee joint)의 연골에서 과도한 물리적 스트레스로 인해 구조적인 균열과 미란이 발생하여 점차 연골이 손상된다(그림 17-8).
2. 관절표면이 거칠어지고 찢어지면서 관절운동이 부드럽지 못하다.
3. 조직손상이 나타나 세포에서 효소가 유리되어 연골 분해를 촉진한다.
4. 결국 연골밑뼈(subchondral bone)가 드러나고 손상되며 뼈의 가장자리에서 낭종과 골증식(osteophytes) 또는 새로운 뼈돌기(bony spur)가 형성된다.
5. 골증식과 연골 조각은 관절강 내로 떨어져 나가서 더 심한 자극을 유발한다.
6. 관절강은 더 좁아진다(X선 검사로 쉽게 관찰된다).
7. 관절에 가해지는 스트레스와 움직임의 변화로 주변 조직에 이차적인 염증이 있을 수 있다. 골관절염에서 전신적 징후는 없다.

(2) 병인

일차 골관절염은 비만과 노화와 관련되며, 이차 골관절염은 손상이나 과다한 사용으로 발생한다. 현재 진행중인 연구에서 관절연골의 유전적 변화가 규명되었다. 이러한 유전적 변화는 관절연골 파손을 가속화한다. 골관절염은 종종 특정 관절부위가 손상되거나 낡고 닳으면서 진행된다. 특정 직업이나 스포츠로 인해 흔히 나타나며 선천성 근골격 기형에서도 골관절염이 나타날 수 있다. 연골이 일단 손상되면 관절 배열이 손상되고 마찰로부터 보호하는 연골 부위가 사라진다. 다른 관절부위에 불규칙한 기계적 자극이 가해지면 악순환이 계속된다. 체중부하가 되는 큰 관절(예 : 무릎, 엉덩관절)은 직업적인 스트레스를 받으면 손상이 잘 일어나 골관절염이 흔히 발생한다.

(3) 증상 및 징후

골관절염의 통증은 종종 경한 형태로 초기에는 서서히 나타나며 체중부하와 움직임이 있을 때 나타난다. 퇴행적인 변화가 진행되면서 통증은 더욱 심해지며 일부는 비대칭적으로 나타나기도 한다.

관절의 움직임은 제한적이며 골증식이 생기면서 관절이 커지고 단단해진다. 관절이 불안정해지고 근위축이 있으면 걷기가 힘들어져 노인의 경우 낙상이 발생할 수 있다. 측두하악관절(temporomandibular joint, TMJ)에 생기면 씹기가 어려워지고 입을 열어서 말하거나 하품하기 힘들며, 귓바퀴앞(preauricular)의 통증이 매우 심해진다. 손에 골관절염이 생기면 먼쪽가락뼈사이관절 부위에 골증식(히버든결절)이 생긴다(그림 17-9). 일반적으로 작은 물렁조직 부기가 관찰된다.

연골이 불규칙해져서 서로 부딪히게 되면 비빔소리가 들린다. 손상된 관절을 보호하기 위해 정상 관절에 더 많은 스트레스를 가하게 되면 또 다른 관절이 침범된다.

골관절염은 전신 질환이 아니기 때문에 혈청의 변화나 전신적 징후는 없다. 다른 질환을 배제하면서 진단을 하며, 징후와 일치하는 관절의 변화가 방사선 검사에서 관찰된다. 질병의 임상적 증상보다 방사선 검사의 관절변화가 경미한 경우가 흔하다.

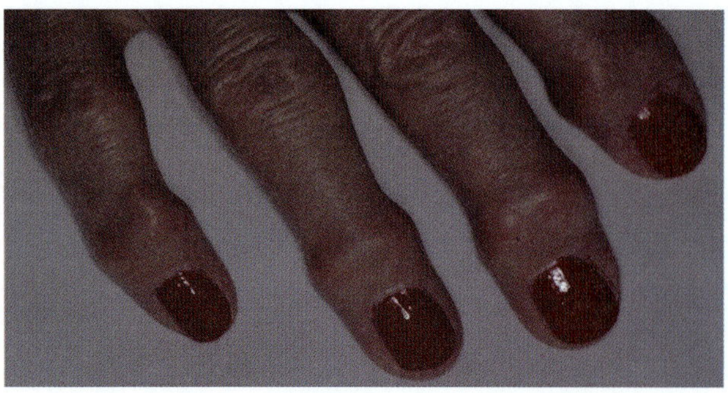

그림 17-9. 히버든결절(Heberden node)
(*From Lemmi FO*, LEmmi CAE : Physical Assessment Findings CD-ROM, *Philadelphia, 2000, Saunders.*)

(4) 치료

관절에 가해지는 부적절한 스트레스는 최소화되어야 하며 적절한 휴식과 부가적인 지지로 움직임을 개선할 수 있다. 보행기와 같은 이동 보조기구가 도움이 된다. 신발 안에 넣는 교정용 깔창은 변형의 위험을 줄이고, 기능을 유지하는데 도움이 된다. 물리치료와 마사지 요법은 통증으로 인한 인접 근육의 경련을 줄이는데 도움이 된다. 이로써 관절기능과 근력을 유지하게 된다. 작업요법은 관절부목과 같은 보조도구를 제공하는데 중요하며, 통증을 줄이고 강직을 조절하기 위한 대체요법을 교육하는데 중요하다. 초기 골관절염 대상자는 적절한 진통제를 찾아야 하며, glucosamine-chondrotin compounds를 사용하여 유연성을 증가시켜야 한다. 통증을 줄이기 위한 정자기(static magnets)의 사용은 엄격한 이중맹검연구(double-blinded study)에서 유의한 결과가 보고되지 않았다. 합성 활액을 관절 내로 주사하는 것은 통증을 줄이고 움직임을 용이하게 한다. 당질부신피질호르몬, 진통제, NSAIDs를 주로 투여한다. 무릎이나 엉덩관절 부위에 보철기구로 관절성형(arthroplasty)을 하거나 관절복원술을 할 수 있다(그림 17-10). 관절성형은 수술 후 재활프로그램의 참여 정도에 따라 성공여부가 결정된다.

2) 류마티스관절염(Rheumatoid Arthritis, RA)

류마티스관절염은 자가면역질환으로 만성 전신 염증 질환을 유발한다. 전 인구에서 1%의 유병률을 보이며 신체장애의 주된 원인이 된다. 남성보다 여성에게 빈발하며, 노인에서 증가되고 있다.

(1) 병태생리

완화와 악화가 반복되면서 관절의 점진적인 손상을 일으킨다. 손가락과 같은 작은 관절의 침범으로 시작

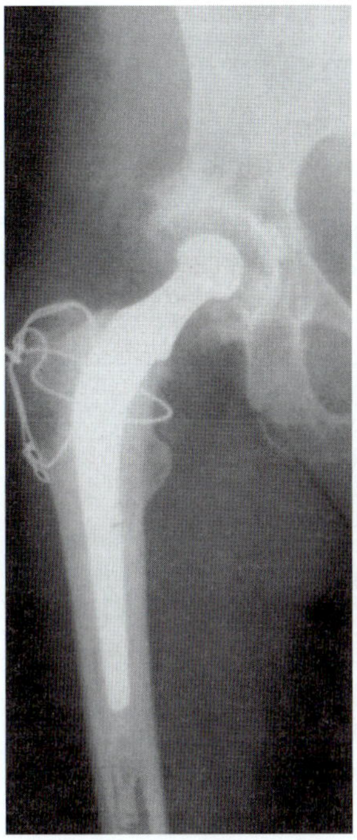

그림 17-10. 엉덩관절성형
Charnley 엉덩관절성형 후 엉덩관절의 방사선사진(보철기구를 대퇴골두와 관골구의 뼈내로 접합하여 대치함).
(*From Petty W* : Total Joint Replacement, *Philadelphia, 1991, Saunders*.)

된 후, 다른 관절(손목, 발목, 무릎)의 염증과 파괴가 이어진다. 많은 대상자에게서 경추관절과 측두하악관절이 침범되며 중증도는 침범된 관절의 수, 염증의 정도, 그리고 진행 속도에 따라 경한 정도에서 심한 정도까지 다양하다.

류마티스관절염 진행의 첫단계는 침범된 관절부위에서 비정상적 면역반응이 일어나 윤활막에 염증이 생기고, 혈관 확장, 투과성 증가, 삼출액 형성 등으로 인해 관절이 붉고 부기가 있으며 통증이 동반된다. 비정상적인 면역기능으로 인해 활막염(synovitis)이 나타난다. 류마티스관절염 대상자 대부분의 혈액에 IgG 항체인 류마티스 인자(rheumatis factor, RF)가 있으며, 활액에서도 류마티스 인자가 나타난다. 급성 염증의 첫 시기가 지나면 관절은 완전히 회복되는 것처럼 보인다.

질병이 악화되면서 다음의 과정이 나타난다.

1. 활막염. 염증이 재발되며, 윤활세포가 증식한다.
2. 파누스(pannus) 형성. 활막에서 형성된 육아조직이 관절 연골로 펴져나간다. 이러한 육아조직을 파누스라고 하며 효소와 염증매개물질을 유리하여 연골을 파괴한다(그림 17-11B).
3. 연골 미란(erosion). 파누스에서 나온 효소에 의해 연골에서 미란이 발생하며, 정상적으로 활액에서 연골로 공급되는 영양분이 파누스에 의해 차단된다. 연골 미란은 불안정한 관절을 형성한다.
4. 섬유증. 뼈끝 사이의 파누스는 섬유성으로 변화되어 움직임을 제한한다. 석회화되고 관절 공간이 사라진다.
5. 관절강직(ankylosis). 관절이 고정되고 변형된다.

악화 또는 급성기 동안 이전에 손상된 관절부위에 염증과 추가적인 손상이 생기며 활막염으로 인해 다른 관절부위도 손상된다.

이러한 과정을 거치면서 관절 주변에 다른 변화도 자주 발견된다.

- 급성 염증은 근육의 불용위축과 힘줄 및 인대의 스트레칭을 유발하며, 따라서 이미 불안정해진 관절의 지지구조를 더욱 감소시킨다.
- 관절부위 뼈의 정렬이 변화되는데, 연골이 침식된 정도와 근육의 균형에 따라 달라진다.
- 염증과 통증은 근경련을 유발하여 뼈가 정상적으로 정렬되지 않게 한다.
- 불완전탈구(subluxation)와 함께 관절구축과 변형이 나타난다. 다양한 구축과 변형의 예로 손에 자뼈편위(ulnar deviation), 백조목 변형(swan neck deformity), 단추구멍변형이 있다(그림 17-12).

여러 관절이 손상되고 변형됨에 따라 움직임이 많이 제한된다. 무릎과 발목 관절이 침범되면 걷기가 매우 힘들어진다.

염증과정은 신체의 다른 부위에도 영향을 준다. 자뼈의 폄근(extensor) 표면에 류마티스 결절 또는 피부밑

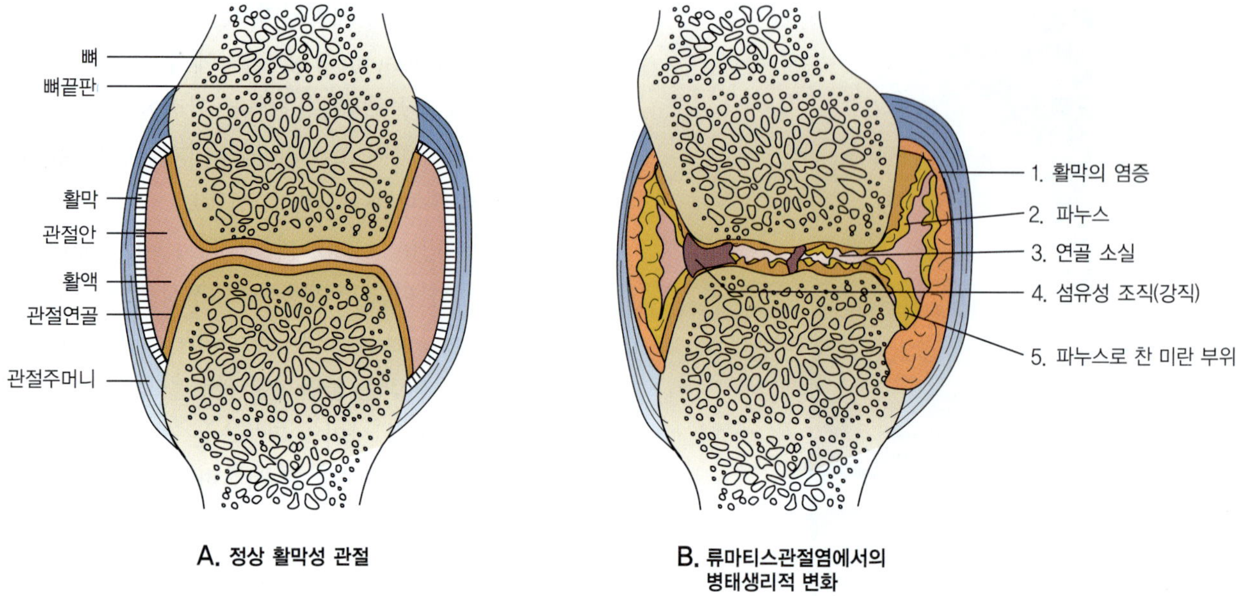

그림 17-11. 류마티스관절염의 병태생리적 변화

결절이 형성된다. 결절은 가슴막(pleura), 심장판막, 또는 눈에도 생길 수 있다. 이것은 혈관에 생기는 매우 작은 육아종(granuloma)이다.

류마티스 인자가 순환하면서 심한 피로, 우울, 병감, 식욕부진(anorexia), 미열 등의 전신적 영향이 동반된다. 혈중 철 수치가 낮은 철결핍빈혈이 흔하며, 류마티스관절염으로 인해 생기는 빈혈은 철분 치료에 내성이 있다.

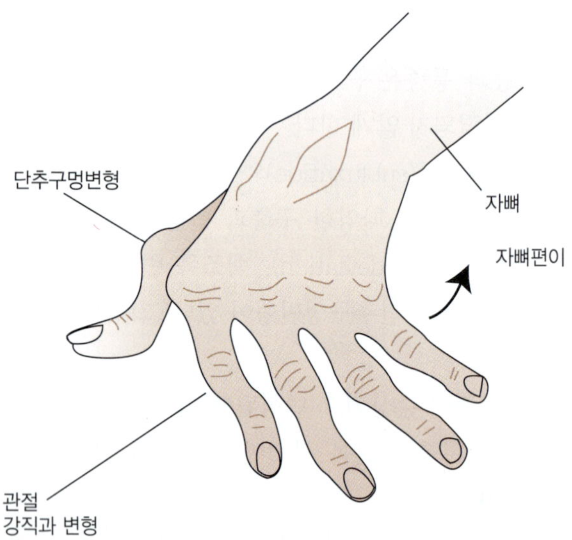

그림 17-12. 류마티스관절염에서 손에 생기는 특징적 변형

(2) 병인

류마티스관절염이 자가면역 질환이기는 하지만, 정확한 원인은 알려져 있지 않다. 유전적 요인이 있어 가족 성향이 있으며 바이러스 감염과도 관련되어 있다. 모든 류마티스 대상자에서 류마티스 인자가 발견되지는 않으며, 다른 일부 질환에서도 류마티스 인자가 발견된다. 류마티스관절염은 남성보다 여성에서 더 자주 발생되며 노화에 따라 증가한다.

(3) 증상 및 징후

류마티스관절염의 발병은 완만하며, 종종 경한 전신 통증과 강직으로 나타난다. 다른 보다 구체적 증상/징후에는 다음 내용이 포함될 수 있다:

- 손가락이나 손목에 염증이 먼저 나타날 수 있다. 대칭적으로 나타나며 보통 한 쌍 이상의 관절이 침범된다.

- 관절에 발적과 부기가 있으며 접촉에 매우 민감하고 통증이 있다.
- 휴식 후 관절강직이 나타나며, 경한 활동으로 관절의 혈액순환이 증진되면 관절강직이 완화된다.
- 부기와 통증으로 인해 관절 운동장애가 발생한다. 흔히 옷 입기, 음식 준비하기, 구강위생 유지 같은 일상적인 활동이 어렵게 된다.
- 측두하악관절이 침범되어 관절융기(condyle)가 손상되면 맞물림장애가 나타날 수 있다.
- 악화기에 전신적 징후가 나타나며, 피로, 식욕부진, 미열, 전신림프절병증, 전신 통증 등이다.

질환이 악화될 때마다 침범된 관절의 기능은 더욱 감소된다. 결국 관절에 더 이상 염증이 나타나지 않고 고정되고 변형된다.

미국 류마티스학회는 질병 양상과 기간에 근거해 진단 기준을 발표하였다(예 : 적어도 6주 이상 계속되는 3개 관절의 부기).

(4) 진단검사

활액분석으로 염증과정을 확인할 수 있다. 류마티스인자가 존재할 수 있으나 진단을 위한 특징적 소견이 되지는 못한다.

(5) 치료

- 관절의 부가적인 손상을 예방하면서 휴식과 적절한 활동의 균형을 유지하면 움직임과 근력을 보존할 수 있다. 물리치료와 작업치료는 주요한 치료방법으로 통증을 경감하고 기능을 유지하도록 돕는다. 작업치료는 힘듦과 피로를 감소시키기 위한 적응방법들을 교육한다.
- 통증을 조절하기 위해 aspirin (acetylsalicylic acid, ASA)과 같은 소염진통제나 NSAIDs를 고용량으로 투여한다. 심한 경우에는 당질부신피질호르몬을 경구나 관절 내로 투여한다. 대상자들은 행복감과 식욕을 증진시키는 당질부신피질호르몬을 선호한다. 그러나 이 약물을 장기 복용하면 합병증 발생 가능성이 있기 때문에 급성기 동안 저용량으로 격일 투여해야 한다. 더 심한 경우에는 금 함유제나 면역억제제(methotrexate)를 사용할 수 있다.

NSAIDs의 새로운 약제로, celecoxib (Celebrex)와 같은 COX-2 (cyclooxygenase-2) 억제제는 염증과정 동안 prostaglandin 합성을 억제한다. 이 약물은 류마티스관절염에 매우 효과적이나, 최근 이 약물의 사용으로 심장마비와 뇌졸중 발생률이 증가되어 이에 대해서 연구 중이다.

금염(gold salt), methotrexate, hydroxychloroquine과 같은 질병완화 항류마티스제가 도움이 되는 경우도 있다.

Infliximab (Remicade)과 같은 새로운 생물제제는 류마티스관절염에서 나타나는 염증성 싸이토카인인 종양괴사인자(tumor necrosis factor, TNF)를 차단한다. 베타세포 고갈제제(Beta cell-depleting agents (rituximab 〔Rituxan〕)와 interleukin-1 대항제(anakinra 〔Kineret〕)는 심한 통증과 관절 기능을 개선하는데 효과적이다.

- 열(heat)과 냉(cold)을 적절하게 적용하면 매우 효과적이다.
- 급성기 동안 과도한 움직임을 방지하고 바른 자세를 유지하도록 관절에 부목을 대어야 할 수도 있다. 걷거나 움직일 때 적절한 체위와 신체 역학을 이용하면 기능을 유지하는데 도움이 된다.
- 손목 지지대(wrist support)나 쿠션손잡이(padded handle)와 같은 보조기구는 대상자가 일상의 활동을 유지하도록 돕고 관절구축을 방지한다.
- 파누스를 제거하고, 손상된 힘줄을 치환하며, 관절구축을 감소시키거나 관절을 치환하기 위한 외과적 중재는 기능을 향상시키기 위해 필요할 수 있다. 외과적 중재는 손에 발생한 류마티스관절염을 치료하는데 특히 중요하다.

대부분의 대상자에서 주기적으로 악화된다. 재발의 횟수와 중증도가 최소화된다면 움직임을 유지할 수 있으나 대상자의 10%가 심각한 장애를 겪는다.

3) 소아류마티스관절염 (Juvenile Rheumatoid Arthritis, JRA)

소아류마티스관절염은 다양한 형태로 발생한다. 소아류마티스관절염은 성인 류마티스관절염과는 다르다. 성인보다 더욱 급성으로 발병하며 전신적 양상이 더 두드러지지만 류마티스 결절은 없다. 보통 큰 관절이 침범된다. 일반적으로 류마티스 인자는 존재하지 않으나 항핵항체(antinuclear antibody, ANA)와 같은 비정상 항체가 있을 수 있다. 전신 소아류마티스관절염은 스틸병(Still disease)이라고 하며 발열, 발진, 림프절병증, 간비대가 나타난다. 여러관절(polyarticular) 소아류마티스관절염은 성인에서 발생하는 류마티스관절염과 유사한 양상을 보인다. 세번째 형태의 소아류마티스관절염은 4개 이하의 관절을 침범하나 홍채(iris), 섬모체(ciliary body), 맥락막(choroid)의 염증인 포도막염(uveitis)을 유발한다.

4) 감염관절염 (Infectious Arthritis, Septic Arthritis)

감염관절염은 일반적으로 하나의 관절을 침범한다. 관절에 발적, 부기 및 통증이 발생하고 관절가동범위가 줄어든다. 활막이 붓고, 고름삼출물이 형성된다. 활액을 흡인하여 배양검사와 민감성검사를 실시하여 확진할 수 있다. 혐기성 세균도 증가하고 있지만 많은 경우에 gonococcus나 staphylococcus와 같은 혈액내 세균이 감염원이 될 수 있다. 손상이나 수술 과거력이 있거나, 골수염과 같은 주변의 염증으로부터 감염될 수도 있다.

진드기가 옮기는 스피로헤타(spirochete)에 의한 라임병(Lyme disease)은 이동관절염(migratory arthritis)의 특성을 나타내며 진드기에 물린 후 수주에서 수개월 후에 발진이 진행된다. 무릎과 기타 큰 관절이 주로 침범되며 현재 예방접종이 가능하다.

감염관절염의 경우, 과도한 연골 파괴와 관절 섬유증을 예방하기 위해 즉각적이고 적극적인 항생제 투여가 필요하다.

5) 관절병건선(Psoriatic Arthritis)

관절병건선은 피부 질환인 건선을 동반하는 자가 면역 형태의 관절염이다. 이 질환에는 주로 영향을 받는 부위 또는 중증도에 따라 다섯 가지 형태로 분류된다: 대칭, 비대칭, 먼쪽가락뼈사이 우성, 척추염 및 단절관절염. 이 질병의 정확한 원인은 완전히 밝혀지지 않았지만 현재 유전적 요인과 환경적 요인이 복합적으로 작용하는 것으로 알려져 있다.

(1) 증상 및 징후

증상 및 징후는 개인과 질병의 특정 형태에 따라 다르지만 일반적인 증상 및 징후는 다음과 같다;

- 몸의 한쪽 또는 양쪽에 부어오른 부드러운 관절
- 아침강직
- 부은 손가락과 발가락
- 근육과 힘줄의 통증
- 관절 통증이 심해지면 악화될 수 있는 비늘 피부(비듬같은 각질이 겹겹이 쌓인 피부)
- 얇게 벗겨지는 두피
- 피로
- 손발톱 오목(nail pitting)
- 손발톱바닥에서 손발톱 분리
- 눈 충혈
- 눈의 통증(포도막염)

(2) 치료

이 질병의 치료 목표는 증상을 완화시키는 것이다. 일반적인 치료 방법은 다음과 같다;

- NSAIDs
- 항류마티스제
- 생물제제
- 스테로이드
- 면역억제제
- 국소 치료
- 빛요법

특정 치료 요법에는 종종 효과적인 치료 방법을 병행하는 것이 포함된다.

6) 통풍, 통풍관절염(Gout, Gouty Arthritis)

통풍은 40세 이상의 남성에게 흔하다. 통풍은 관절에 요산(uric acid)과 요산염결정(urate crystals)이 축적되어 생기며 급성 염증성 반응을 일으킨다(그림 17-13). 요산은 퓨린 대사의 산물로, 정상적으로는 신장(kidney)으로 배설된다. 신장에서 배설이 불충분하거나, 요산분해효소(uricase)의 결핍 같은 유전적 요인에 의한 대사장애로 요산 수치가 증가되면(일차통풍) 고요산혈증(hyperuricemia)이 나타날 수 있다.

보통 혈청 요산 수치가 급격히 증가하면서 통풍발작이 발생한다. 통풍은 엄지발가락과 같은 하나의 관절을 침범하며 요산 침전으로 인해 급성 염증이 진행되고 관절연골이 손상된다. 염증으로 관절부위에 발적이 생기고 부기와 심한 통증이 발생한다. 통풍은 간헐적으로 나타나며 활액검사와 혈액검사를 통해 진단을 내린다.

통풍결절(tophus)은 요산염결정으로 구성된 크고 단단한 결절로 물렁조직과 뼈에 잘 축적되어 국소 염증 반응을 일으킨다. 일반적으로 첫 발병 후 수년 내 통풍결절이 생기며 아래팔 폄근(forearm extensor), 귓바퀴, 관절 윤활주머니로도 진행된다.

치료는 원인이 되는 질환에 따라 약물을 투여하고 식이요법으로 혈청 요산 수치를 낮춘다. 수분 섭취를 늘리고 소변의 pH를 높여 과도한 요산을 배출하도록 한다. 급성기에 colchicine이 사용되며, 예방적 치료를 위해 allopurinol을 사용한다. 만성 고요산혈증 대상자는 신장의 요산결석 위험이 있기 때문에 혈청 요산 수치를 정상으로 유지하는 것이 중요하다. 또한 급성기 동안 염증과 통증을 완화하기 위해 NSAIDs를 되도록 빨리 투여하는 것이 좋다.

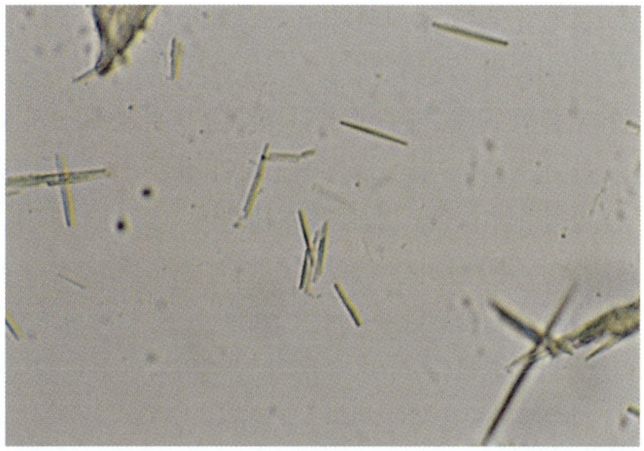

그림 17-13. 통풍
활액 내 요산염결정이 관절 염증을 유발함.
(*From Stevens ML* : Fundamentals of Clinical Hematology. *Philadelphia, 1997, Saunders.*)

7) 강직척추염(Ankylosing Spondylitis)

강직척추염은 만성 진행성 염증성 질환으로 몸통뼈대(axial skeleton)의 엉치엉덩관절(sacroiliac joint), 추간 공간(intervertebral space), 갈비척추관절(costo-vertebral joint)을 침범한다. 이 질환은 남성에서 더 흔하지만, 말초관절의 침범은 남성보다 여성에서 더 많다. 보통 20~30세에서 발생하며 중증도는 다양하고 완화와 악화가 반복된다. 원인은 완전히 알려져 있지 않지만, 유전에 근거한 자가면역질환으로 추정되며 대부분의 대상자 혈청에 HLA-B27 항체가 존재한다.

(1) 병태생리

강직척추염 대상자에서 다음의 과정이 나타난다:

1. 제일 먼저 척추관절에서 염증이 시작된다.
2. 섬유증과 석회화 또는 관절의 융합이 나타난다. 그

결과 관절이 강직되거나 고정되며 움직임이 소실된다(그림 17-14).

3. 염증이 요추 하부에 있는 엉치엉덩관절에서 시작하여 척추를 따라 올라가게 되어 결국 전형적인 강직척추염(poker back)을 유발한다.
4. 정상 척추굽이가 소실되고 경직됨에 따라 척주후만증이 진행된다.
5. 골다공증이 흔하며 척추의 병적압박골절로 인한 척주후만증을 유발한다.
6. 이 단계가 되면 갈비척추의 석회화로 갈비뼈 움직임이 줄어들어 폐확장이 제한된다.

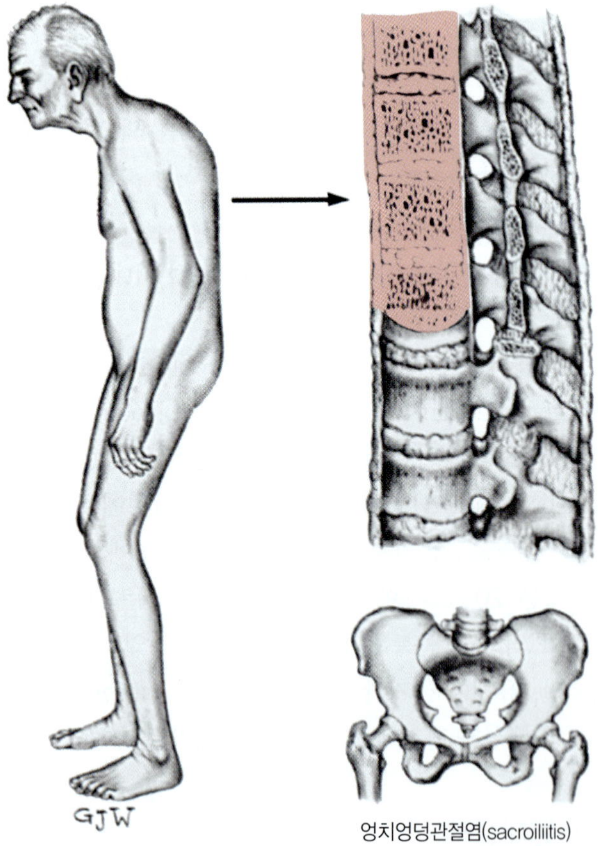

그림 17-14. 강직척추염 대상자의 전형적인 자세와 침범 부위
(*From Mourad L* : Orthopedic disorders, *St Louis, 1991, Mosby*.)

(2) 증상 및 징후

- 먼저 하부 요통과 아침강직(morning stiffness)이 두드러진다. 바로 누울 때 통증은 더욱 심해지며 좌골신경통과 유사하게 통증이 다리로 퍼진다. 걷거나 가벼운 운동을 하면 통증이 경감된다.
- 석회화가 진행되면서 척추는 더욱 뻣뻣해지고, 척추의 굽힘과 폄, 회전운동이 제한된다.
- 대상자의 1/3 정도에서 전신적인 징후로 피로, 발열, 체중감소가 나타난다.
- 포도막염, 특히 홍채염(눈의 염증)이 부가적으로 흔하게 발생한다.

(3) 치료

치료는 통증을 경감시키고 움직임을 유지하는 것이다. 바로누운자세(supine position)로 수면을 취하도록 하여 척추의 굽힘경향을 감소시키고 매일 적절한 운동 프로그램을 수행하여 근육을 지지하고 적절한 자세를 취하도록 한다. 소염제는 질환의 악화기에 유용하다.

생각해보기 17-4

a. 골관절염과 류마티스관절염의 병태생리, 흔히 침범되는 관절, 통증의 양상에 대해 비교하여 설명하시오.
b. 감염관절염의 전형적인 2가지 특성을 설명하시오.
c. 강직척추염과 류마티스관절염의 병태생리적 변화의 차이를 설명하시오.

8) 기타 염증 관절 질환 (Other Inflammatory Joint Disorders)

- 주머니염(bursitis)은 여러 관절의 뼈, 근육, 힘줄 및 인대와 연관된 윤활주머니에 생긴 염증이다. 윤활주머니는 액체가 채워진 작은 주머니로 관절 주변에서 완충 역할을 한다. 이러한 염증의 가장 흔한 원인은 야구에서 반복적으로 공을 던지는 동작이나 엎드려서 걸레질을 하는 것처럼 특정 관절 주변의 윤활주머니를 물리적으로 자극하는 반복적

동작이나 자세를 취하는 것이다. 주머니염은 일차적으로 관절의 부기, 발적, 통증, 강직 및 관절을 움직일 때 발생한 통증을 확인하는 진찰에 의해 진단한다. 또 다른 진단 방법은 초음파나 MRI 같은 영상검사와 감염 같은 선행 문제를 발견하기 위해 윤활액을 분석하는 것이다. 치료의 첫 단계는 휴식, 냉찜질의 적용 및 진통제를 투여하는 것이다. 상태가 지속되거나 악화되면 소염제 투여와 물리치료를 실시하고, 감염이 원인이면 항생제를 투여하며 심각한 경우에는 외과적으로 배액시킨다.

- 활막염(synovitis)은 관절의 활막에 생긴 염증이다. 활막내에 액체가 채워져 부기가 발생하기 때문에 관절의 움직임이 제한되고 통증이 있다. 침범된 관절은 부기, 발적, 온감이 동반되고 감염 징후나 통풍 결정을 확인할 수 있는 활액의 분석을 통해 진단할 수 있다. 치료는 소염제 투여와 감염 같은 선행 원인을 제거하는 것이다.
- 힘줄염(tendinitis)은 힘줄의 염증이나 자극으로, 힘줄 부착부위의 둔통, 압통, 약간의 부기가 동반된다. 힘줄염이 갑작스런 일회성 외상으로 생길 수도 있으나 일반적으로 반복적인 동작이나 활동에 의해 발생한다. 진찰에 의해 진단하며, 일차적 치료는 휴식, 냉요법 및 통증을 완화시키는 것이다. 상태가 지속되거나 악화되면 소염제 투여와 물리치료를 실시한다. 힘줄에 뚜렷한 손상이 생긴 경우에는 수술이 필요할 수도 있다.

사례연구 17.1
골절

117세 J는 넓적다리뼈의 복합골절로 수술을 받았다.

1. 복합골절을 설명하시오.
2. 병원으로 이 남성을 옮기기 전에 넓적다리뼈를 고정하는 것이 중요한 이유들을 설명하시오.
3. 이런 경우에 골수염의 위험이 증가하는 이유를 설명하시오.
4. 이런 유형의 골절에 심한 통증이 동반되는 이유를 설명하시오.
5. 발가락을 차갑고 무감각하게 만드는 원인을 설명하시오.
6. 골절의 치유 동안 적절한 운동이 중요한 이유를 설명하시오.
7. 이 골절의 치유를 촉진하는 4가지 요인을 기술하시오.
8. 회복기 동안 다리를 상승시켜야 하는 이유를 설명하시오.
9. 석고붕대를 제거한 후 다리 허약감과 강직이 발생할 수 있는 이유를 설명하시오.

사례연구 17.2
류마티스관절염

42세 W는 6년 동안 류마티스관절염을 앓고 있다. 손가락이 강직되고 약간의 자뼈편위가 동반되어 있다. 현재 악화기로 손목에 발적과 부기가 있다. 손목 부위 피부에 옷이 스칠 때 통증이 발생한다. 팔꿈치와 무릎 역시 강직되고 통증이 있는데, 특히 휴식 후에 나타난다. 이 여성은 극도로 피로하고 우울하며 잘 먹지도 못하고 있다.

1. 손목의 변형과 통증 발생의 이유를 설명하시오.
2. 손가락의 강직과 변형에 기여하는 요인들을 기술하시오.
3. 약간의 활동이 류마티스관절염의 통증과 강직을 완화하는 이유를 설명하시오.
4. 이 여성이 호소하는 전신 증상에 기여하는 요인들을 기술하시오.
5. 류마티스관절염 치료 약물의 작용기전을 각각 설명하시오 : (a) NSAIDs, (b) 당질부신피질호르몬, (c) 항류마티스제, (d) 생물제제
6. 이 여성에게 발생할 수 있는 질병과정을 예측하여 설명하시오.

단원 요약

근육, 뼈, 그리고 관절은 신체의 틀을 형성하여 지지, 보호, 움직임의 기능을 한다. 근골격계의 손상은 움직임에 영향을 준다.

- 개방, 폐쇄, 또는 분쇄 골절과 같은 골절의 유형은 뼛조각의 특성에 따라 정의된 것이다.
- 골절의 치유는 4단계, 즉 혈종(hematoma), 섬유연골 애벌뼈(fibrocartilaginous callus), 애벌뼈(bony callus), 그리고 재형성(remodeling)의 과정을 거친다.
- 탈구, 삠, 긴장은 관절부위의 물렁조직 손상을 유발할 수 있다.
- 골다공증은 골질량과 골밀도가 감소되어 골절이

잘 생기는 흔한 질환이다.

- 구루병과 골연화증은 비타민 D와 인산염의 부족으로 나타난다.
- 골육종과 유잉육종은 악성종양으로 젊은 성인의 긴뼈에 흔하게 나타나며 지속적인 통증이 특징적이다.
- 뒤셴느근디스트로피는 진행성 퇴행근육질환 중의 하나로 성염색체 열성 유전으로 보통 남아에게 유전된다.
- 일차 섬유근통증후군은 전신적으로 아프고 쑤시는 통증, 심한 피로, 우울을 유발한다.
- 골관절염은 진행성의 퇴행질환으로 주로 체중부하가 되는 큰 관절을 침범한다.
- 류마티스관절염은 진행 전신 염증질환으로 주로 작은 관절을 먼저 침범하고 대칭적으로 진행된다. 침범된 관절 부위의 병태생리적 과정은 활막염, 파누스 형성, 연골 미란, 섬유증, 그리고 관절강직이며, 관절구축과 기능의 소실을 가져온다.
- 감염관절염은 보통 하나의 관절을 침범한다. 영구적인 손상을 방지하기 위해 조기 치료가 필요하다.
- 통풍은 요산과 요산염이 관절에 침착되는 염증 관절염의 한 종류이다.
- 강직척추염은 척추관절의 진행성 염증질환으로 척추의 강직을 초래한다.
- 주머니염, 활막염 및 힘줄염은 3가지 주요한 염증 관절질환이다.

학습문제

1. a. 골절의 각 유형을 설명하시오 : (1) 압박골절, (2) 병적골절, (3) 나선골절
   b. 골절의 치유과정에서 애벌뼈와 풋애벌뼈를 구분하여 설명하시오.
2. 긴장과 불완전탈구의 변화와 그에 따른 영향을 비교하여 설명하시오.
3. 골다공증, 골연화증 및 패짓병의 병태생리를 비교하여 설명하시오.
4. a. 뒤셴느근디스트로피 아동의 다리 근육이 비대해 보이는 이유를 설명하시오.
   b. 뒤셴느근디스트로피가 남아에만 발생하는 이유를 설명하시오.
   c. 근디스트로피 아동이 몸을 끌어서 계단을 오르는 이유를 설명하시오.
5. 다음 질환에서 활액의 양상을 설명하시오:
   a. 류마티스관절염
   b. 통풍
   c. 감염관절염
   d. 골관절염
6. 중증 강직척추염 대상자에서 음식섭취와 기침이 힘든 이유를 설명하시오.

제 18 장

피부 질환

학습목표

이 장을 학습한 후에, 학생들은 다음을 할 수 있다 :

1. 일반적 피부 병터를 설명할 수 있다.
2. 접촉피부염, 두드러기, 아토피피부염의 원인과 병터를 설명할 수 있다.
3. 건선 홍반, 물집증 및 피부경화증의 원인과 병터를 설명할 수 있다.
4. 세균감염인 고름딱지증과 종기를 구분하여 설명할 수 있다.
5. 급성 괴사근막염에서 고름사슬알균(*Streptococcus pyogenes*)이 결합조직에 미치는 영향을 설명할 수 있다.
6. 한센병의 증상과 치료를 설명할 수 있다.
7. 바이러스 감염인 단순포진과 사마귀를 설명할 수 있다.
8. 진균감염인 백선증을 설명할 수 있다.
9. 옴과 이감염증의 징후, 감염, 숙주를 설명할 수 있다.
10. 각 피부 종양, 편평세포암종, 악성 흑색종, 카포시육종의 병터 및 요인을 비교하여 설명할 수 있다.

주요 용어

고름집(abscess)
백색증(albinism)
아토피의(atopic)
자가접종(autoinoculation)
발가벗겨진(denuded)
호산구증가(eosinophilia)
긁은상처(excoriation)
각질(keratin)
애벌레(larvae)
태선화(lichenification)
반(macules)
가려움(pruritus)
피부기름(sebum)

1. 피부 병터(Skin Lesions)

피부 병터의 특징은 일반적으로 진단하는 데 도움이 된다. 피부 병터는 국소적인 요인에 의해서 뿐만 아니라 간 질환과 같은 전신질환, 수두(chickenpox)와 같은 전신 감염 또는 섭취한 음식이나 약물에 대한 알러지에 의해서도 발병한다. 일반적인 병터의 형태는 그림 18-1, 표 18-1과 같다. 병터의 위치, 발생 후 지속 시간, 시간 경과에 따른 변화가 중요하다. 따라서 병터의 색, 융기의 정도, 질감, 삼출액의 양상, 통증의 유무, 가려움(pruritus, itching) 등을 관찰한다. 종양과 같은 어떤 종류의 병터들은 대개 통증도 없고, 가렵지도 않아서 알아차리기가 어렵다. 포진(herpes)과 같은 피부 질환은 통증이 매우 심할 수도 있다.

가려움(pruritus)은 알러지 반응, 벌레가 물어서 생기는 화학적 자극, 또는 옴, 진드기와 같은 기생충 감염과 관련이 있다. 가려움을 일으키는 기전은 완전히 밝혀지지 않았지만 과민 반응에서 히스타민 방출이 가려움의 특징적인 원인으로 알려져 있다. 또한 가려움은 자극물질이 통증 수용체에 경미한 자극을 줌으로써 발생할 수 있다. 가장 흔한 증상은 발적과 가려움이다. 가려움이 있는 부위를 긁는 것은 이차 감염으로 이어질 수 있다. 감염은 피부 방어가 깨어지거나 손가락(손톱 아래)이나 주변부에 있던 미생물이 피부 병터에 침범하여 생긴다. 감염은 그 부위에 흉터조직을 형성할 수 있으며 특정 조건 하에서 신체의 다른 부위에 영향을 미치는 전신성이 될 수 있다.

1) 진단검사

세균 감염을 확진하기 위해서는 검체 배양과 표본 염색을 해야 한다. 곰팡이 또는 기생충 감염을 확인하기 위해 현미경 검사를 하며, 이를 위해 피부 긁기, 검체 배양, 감염부위의 직접 관찰 및 기타 특정 절차(예: 자외선 조사, Wood's 램프)가 필요하다.

생검(biopsy)은 조직의 악성 변화를 확인하기 위해 매우 중요한 시술이며 피부 병터 제거 전과 후에 안전 조치를 해야 한다.

혈액 검사는 알레르기 또는 비정상적인 면역반응을 진단하는 데 도움이 된다. 패치(patch)나 긁음(scratch) 검사는 알레르기 항원을 찾아내기 위해 사용되며 음식 알레르기 항원을 밝히기 위해서는 음식을 제한한 후에 패치 테스트를 시행한다. 약물 반응은 특별한 항원-항체 검사로 사정한다.

표 18-1. 피부 병터 정의

반(Macule)	정상 피부와 다른 색의 작고 편평하며 경계선이 있는 병터
구진(Papule)	작고, 딱딱하며 융기된 병터
결절(Nodule)	만져지는 융기된 병터 ; 다양한 크기
고름물집(Pustule)	융기된 홍반성 병터로 고름삼출액을 포함
소포(Vesicle)	융기된 얇은 막의 병터로 장액삼출물을 포함
판(Plaque)	편평한 표면으로 표면이 비늘형태를 가진 크고 약간 융기된 병터
딱지(Crust)	건조하고 거칠거칠한 표면 또는 건조된 삼출액이나 혈액
태선화(Lichenification)	두껍고, 건조하며 거칠거칠한 표면(가죽과 같은)
흉터종(Keloid)	과도한 흉터조직으로 인해 융기되고 불규칙한 아교질 덩어리
틈새(Fissure)	작고, 깊으며 선형 형태의 갈라짐
궤양(Ulcer)	표피와 진피의 조직 손상으로 생긴 공간, 삼출액이나 출혈 동반함
미란(Erosion)	얕게 벗겨져 습한 표피
면포(Comedone)	모낭구를 막는 피지, 케라틴 조직 등의 덩어리

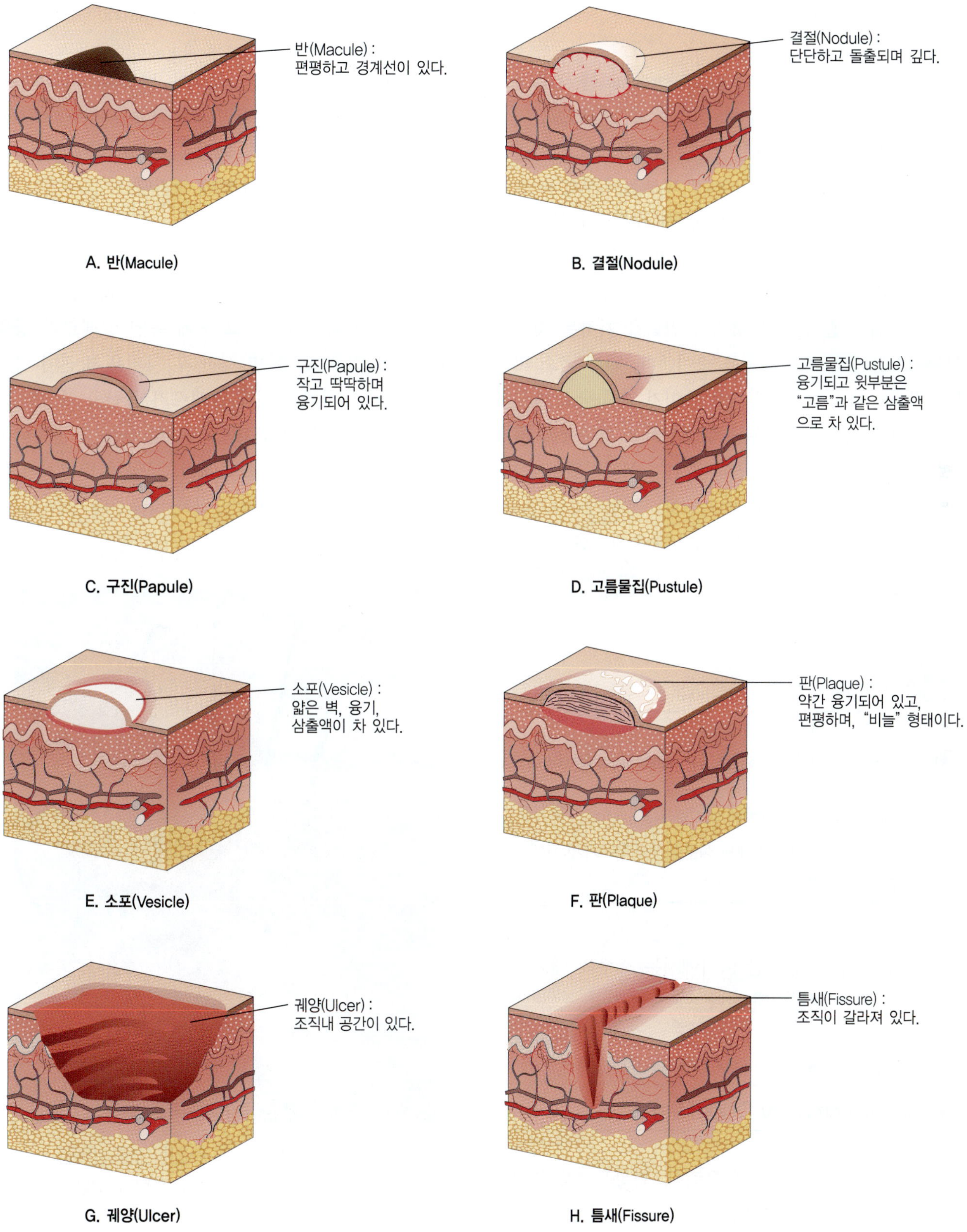

그림 18-1. 일반적인 피부 병터

2) 일반적인 치료 방법

가려움은 항히스타민제나 glucocorticoid를 국소적 또는 경구용으로 사용하여 치료할 수 있다. 재발의 위험을 줄이기 위해서는 알레르기 항원을 확인하고 이를 피하는 것이 필요하다. 여러 가지 피부질환은 매우 뜨겁거나 차가운 물질이나 털실처럼 거칠거칠한 물체와 접촉한 후 피부 병터가 악화될 수 있다. Burow 용액(aluminium acetate)이나 oatmeal (Aveeno)을 사용하여 병터부위를 흠뻑 젖게 하거나 압력을 가하는 것이 피부를 차갑게 하고 가려움을 줄여준다. 일부 국소 피부 제제에는 가려움과 화끈감을 줄이기 위한 국소 마취제가 포함되어 있다. 감염은 적절한 국소 항미생물 치료를 필요로 한다. 그러나 만약 감염이 심각하면, 전신 약물로 치료한다. 전암(precancerous) 병터들은 수술, 레이저 시술, 전기건조 요법(열), 냉동외과수술(cryo-surgery, 예: 액체 질소에 의한 동결) 등으로 제거한다.

생각해보기 18-1

a. 다음 세 가지에 대해 각각 기술하시오. :
(1) 반(macule) ; (2) 소포(vesicle) ; (3) 고름물집(pustule).
b. 가려움의 원인 두 가지에 대해 서술하시오.
c. 피부 병터의 네 가지 잠재적인 원인을 서술하시오.
d. 모든 절제된 피부 병터의 세포 성분을 병리학자가 평가해야 하는 이유를 설명하시오.

많은 피부질환이 있지만 여기에서는 소수의 대표적인 피부질환을 설명하고자 한다.

2. 염증 피부질환 (Skin Inflammatory Disorders)

화상은 급성 염증반응을 일으킨다. 화상은 4장 염증과 치유의 사례에서 설명하였다.

1) 접촉피부염(Contact Dermatitis)

접촉피부염은 알레르기 항원에 노출되거나 피부가 화학 또는 기계 자극에 직접 노출되었을 경우 생긴다. 알레르기 피부염은 금속, 화장품, 비누, 화학물질, 식물 등 매우 다양한 물질에 의해 생긴다.

(1) 병태생리

첫 번째 노출 후 민감화(sensitization)되고(제4형 세포 매개성 과민반응), 그 후에 동일 알레르기 항원에 노출될 경우, 노출 몇 시간 후 가려운 발진이 나타난다. 병터의 위치는 대개 알레르기 항원을 확인할 수 있는 단서가 된다(그림 18-2). 예를 들어 덩굴옻나무(poison ivy)는 발목이나 손에 실 모양의 병터가 발생하고, 목걸이는 목 주변에 발진을 일으킨다.

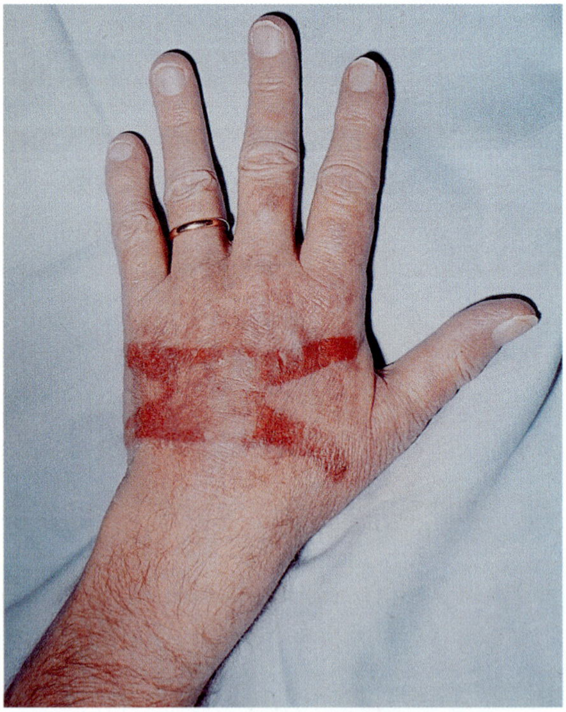

그림 18-2. 접착테이프로 인한 접촉피부염
발진의 위치나 모양으로 원인을 알 수 있음.
(Courtesy of Dr M. McKenzie, Torontao, Canada.)

(2) 증상 및 징후

일반적인 알레르기 피부염 증상은 다음과 같다 :

- 가려움
- 홍반(붉은 부위)
- 부종(부어오른 부위)
- 종종 작은 소포로 둘러싸인 부위

직접적인 화학자극은 면역반응과는 연관이 없지만, 비누, 세척액, 산성액, 살충제 등과 같은 물질에 직접적으로 노출되어 생기는 염증반응이다. 직접적인 화학자극에 의한 피부염 증상은 대개 다음과 같다.

- 부종
- 홍반
- 가렵거나 통증이 있을 수 있음

(3) 치료

가능하면 자극원을 빨리 제거하고 국소적으로 glucocorticoid를 사용하여 염증을 줄이는 것이 좋은 치료 방법이다.

2) 두드러기(Urticaria, Hives)

(1) 병태생리

두드러기는 제1형 과민 반응으로 대개 조개류나 과일 또는 약물에 의한 반응으로 생긴다.

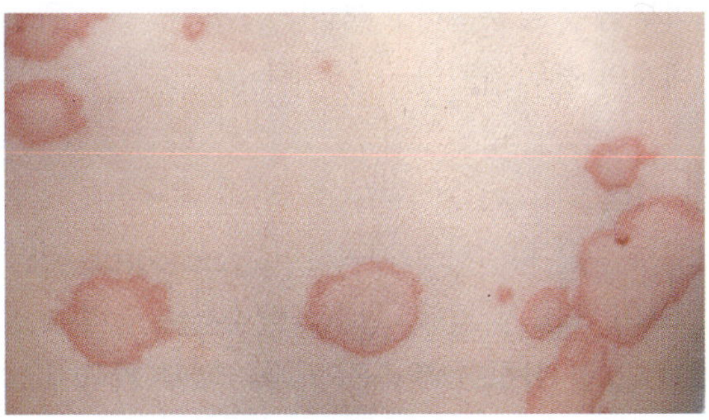

그림 18–3. 두드러기(Urticaria/Hives)

(*From* Dorland's Illustrated Medical Dictionary, *ed 32, St. Louis, 2012, Saunders.*)

(2) 증상 및 징후

히스타민의 방출은 다음의 증상을 유발한다 :

- 단단하고 융기된 홍반성 병터의 발진, 대개의 경우 몸 전체로 번진다(그림 18–3).
- 부위가 매우 심하게 가려움

간혹 두드러기는 인두(pharynx)에서 발생하여 기도를 막을 수 있으며 이런 경우 호흡곤란이 발생하므로 가능한 한 빨리 의학조치를 취해야 한다.

(3) 치료

처방전 없이 구입할 수 있는 항히스타민제를 사용한 치료는 종종 효과적이다. 더 심각한 경우에는 기도에 부작용이 발생하며, 경구용 corticosteroids가 효과적일 수 있지만 일반적으로 더 심한 경우에만 사용한다. 만성적인 경우, 12세 이상의 대상자에게 생물학적 약물인 omalizumab (Xolair)를 처방할 수 있다.

3) 아토피피부염/습진 (Atopic Dermatitis/Eczema)

아토피피부염(습진)은 영아기에 흔히 발생하나 성인기까지 지속되기도 한다. 아토피는 유전되는 경향이 있으므로 가족력 조사에 습진, 알레르기 비염 또는 건초열 및 천식 등 유전적 소인을 나타내는 내용이 포함된다. 영향을 받은 부위는 팔과 다리의 굴곡부위 [(예: 팔꿈치앞(antecubital areas)]와 손과 발이 포함된다.

(1) 병태생리

만성 염증은 알레르기 항원에 대한 반응의 결과이다(그림 18–4). 호산구증가와 혈청 IgE 수치 증가는 아토피피부염이 알레르기 질환이라는 근거이다(제1형 과민성). 잠재적인 합병증으로 긁어서 생기는 이차 감염과 포진과 같은 선염 바이러스감염이 있다. 또한 병터 부위는 비누나 특정한 천(직물) 등 많은 자극원에 훨씬

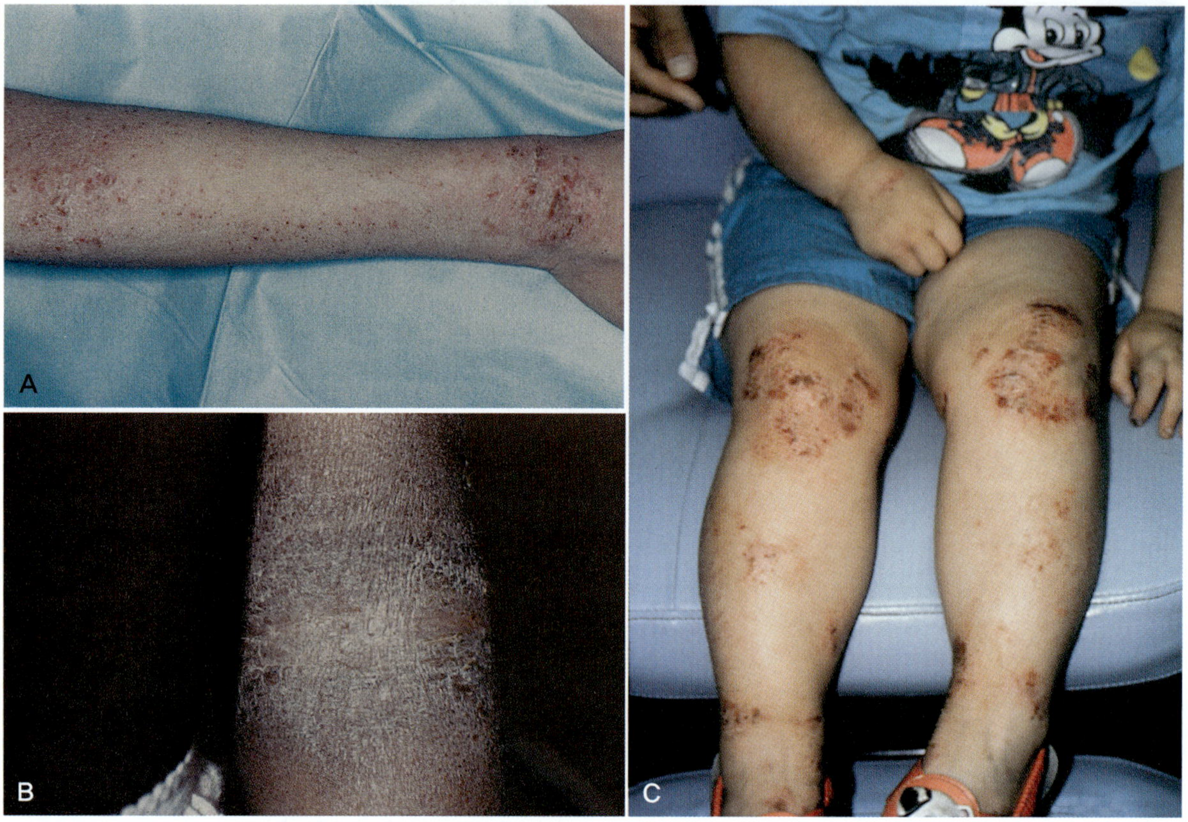

그림 18-4. 아토피피부염(atopic dermatitis) – 심한 가려움

A. 긁어서 생긴 상처, 소포, 뚜렷한 태선화(lichenification) B. 팔꿈치 앞쪽에 태선화로 긁어서 생긴 상처
C. 아토피피부염. 무릎과 발목 주위에 자극과 긁어서 딱딱해진 특징적인 병터

민감해진다. 온도와 습도의 현저한 변화가 피부염을 악화시키고, 건조한 겨울이나 덥고 습한 여름 기후에 훨씬 악화되기 쉽다.

(2) 증상 및 징후

영아의 증상 및 징후는 다음과 같다 :

- 가려움이 나타날 수 있다.
- 병터는 축축하고, 붉고, 소포형태이며, 딱딱한 딱지로 덮여 있다.
- 침범된 부위는 대개 얼굴, 목, 팔과 다리, 엉덩이 부위의 접히는 관절 부분이며 대칭적으로 나타난다.

성인의 증상 및 징후는 다음과 같다 :

- 피부는 건조하고 비늘처럼 껍질이 벗겨진다.
- 두껍고 가죽 같은 태선화(lichenification)가 나타난다.
- 피부 주름은 축축하고 붉다.
- 대개의 경우 가렵다.

(3) 치료

악화 요인을 확인하고 제거하며, glucocorticoid의 국소 도포가 도움이 된다. 항히스타민제로 가려움 감소시키기, 강한 합성세제나 울과 같은 피부 자극제 피하기, 저알레르기 식이로 바꾸기, 적절한 피부 수분 유지하기 등의 방법으로 염증을 줄일 수 있다. 수면이나 식사가 어려울 정도로 심각한 경우, 심한 가려움을 줄이기 위해 glucocorticoid를 국소적으로 적용할 수 있고 특히 영아에서 상태가 불안정하고 스트레스가 심할 때 사용할 수 있다.

4) 건선(Psoriasis)

건선은 인구의 1~3%에 발생하는 만성 염증 피부질환으로 최근 실험 쥐를 이용한 연구에서 유전을 원인으로 보고하였다.

(1) 병태생리

건선은 대개 10대에 발병하고 회복과 악화가 반복된다. 건선의 중증도는 매우 다양하며 어떤 경우에는 관절병건선(psoriatic arthritis)과 관련이 있다. 건선은 T세포의 비정상적인 활동과 사이토카인(cytokines)의 증가와 관련이 있다. 이와 같은 면역 변화로 각질형성세포(keratinocytes)의 과잉 증식과 증상이 발생한다. 동물 실험에서 T세포 활동이 감소하면 짧은 기간에 피부 변화가 없어지는 것으로 나타났다.

건선이 발생하면 세포 증식의 비율이 급격히 늘어나고, 진피와 표피가 두꺼워진다. 정상적인 표피 탈락은 2주일이 소요되는 것에 비해 건선이 있으면 1일 이내에 일어난다. 병소는 붉고 작은 구진(papule)이 커지면서 시작된다. 은색 판(plaque)이 생기고, 바닥은 염증과 혈관 확장으로 인해 홍반이 남는다(그림 18-5). 만약 판이 제거되면, 적은 양의 출혈이 있을 수 있다. 병터는 얼굴, 두피(scalp), 팔꿈치, 무릎에서 흔하게 발견되며 가려움이나 화끈감이 동반되기도 한다. 손톱이 두꺼워지고 함몰될 수 있다.

(2) 증상 및 징후

- 은빛 비늘로 덮인 피부의 붉은 패치
- 작은 피부 각질 반점(일반적으로 어린이에게서 나타남)
- 피가 나기 쉬운 건조하고 균열이 간 피부
- 가려움, 화끈감(burning)이나 통증(soreness)

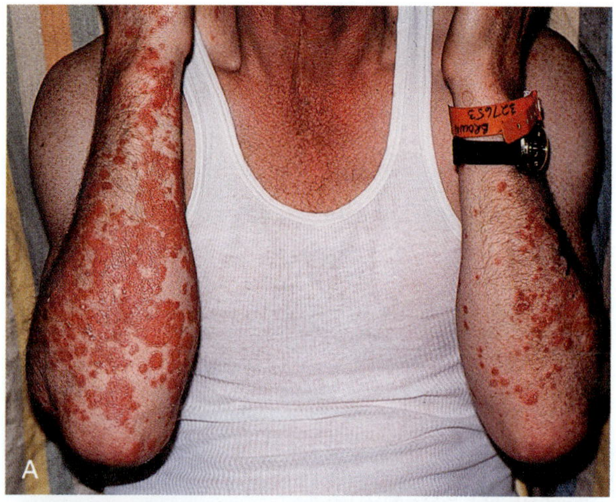

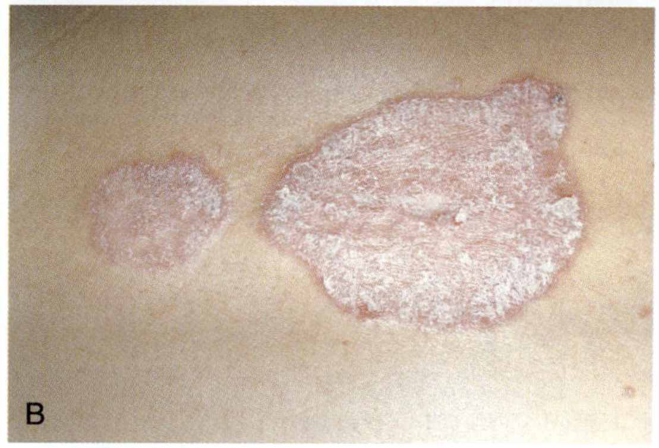

그림 18-5. A. 건선 - 급성 염증 단계 B. 건선
(A *Courtesy of Dr. M. McKenzie, Toronto, Canada*. B *From Lookingbill DP, Marks JG* : Principles of Dermatology, *ed 3, Philadelphia, 2000, Saunders*.)

- 두껍고, 움푹 들어가고 줄이 있는 손발톱
- 부풀어 오르고, 아프고, 뻣뻣한 관절

(3) 치료

건선의 치료는 피부세포가 너무 빨리 자라는 것을 막고, 비늘(scale)을 제거하는 것을 목표로 한다. 치유 유형은 질병의 중증도와 이전 치료반응에 따라 달라진다. 치료 방법에는 국소요법, 빛요법, 경구 또는 주사 약물이 있다.

국소요법

- corticosteroids는 연고, 로션, 젤, 거품, 스프레이

및 샴푸 형태가 있음
- calcipotriene 및 calcitriol과 같은 비타민 D유도체–느린 피부 세포 성장; 단독 또는 corticosteroids와 병용 치료
- 칼시뉴린 억제제– 염증 및 판 축적 억제
- 살리실산 샴푸 및 두피 용액–두피 건선의 비늘 제거
- 콜타르(coal tar)– 비늘, 가려움, 염증 감소

빛요법

단독 또는 다른 약물과 병용하여 중등도에서 중증 건선에 대한 1차 치료제이다.
- 햇빛–매일 햇빛에 짧은 시간 노출
- 자외선 B 광대역(Ultraviolet B broadband)
- 자외선 B 협대역(Ultraviolet B narrowband)
- 소랄렌 플러스 자외선 A(Psoralen plus ultraviolet A, PUVA)
- 엑시머 레이저(Excimer laser)

경구 투여 약물 또는 주사제:
- steroids
- retinoid
- methotrexate
- cyclosporine
- 생물학적 제제

증상 완화에 도움이 되는 여러 대체요법으로 특별 식이요법, 크림, 건강보조식품, 약초(herb)가 있지만, 어느 것도 분명히 효과가 있다고 밝혀지지는 않았다.

5) 물집증(Pemphigus)

물집증은 여러 형태로 발생하는 자가면역 질환이다. 흔한 두 종류는 보통물집증(pemphigus vulgaris), 낙엽물집증(pemphigus foliaceus)이다. 질환의 심각성도 대상자에 따라 다양하다.

(1) 병태생리

자가항체가 표피세포 간의 결합을 방해하고 이로 인해 물집이 생긴다. 가장 흔한 형태인 보통물집증은 상피가 바닥층(basal layer)에서 분리되는 것이다. 수포가 처음 구강점막이나 두피에 생기고 수개월 동안 얼굴과 몸통으로 번져 나간다. 물집은 커지고 파열될 수 있으며 딱지로 덮인 피부 부위에 크게 노출된 채 남는다.

(2) 증상 및 징후

보통물집증의 증상은 다음과 같다.
- 입안에 물집이 생긴다.
- 물집이 피부에 퍼진다.
- 물집이 아프지만 가렵지는 않다.
- 입과 목이 부어 올라 호흡이 곤란하다.

낙엽물집증의 증상은 입에 물집이 없고 일반적으로 물집이 아프다는 것을 제외하고는 보통물집증과 유사하다.

(3) 치료

prednisone이나 다른 면역 억제제와 같은 전신 glucocorticoid가 물집증 치료에 사용된다.

6) 피부경화증(Scleroderma)

피부경화증은 피부질환으로 발생하기도 하며, 내장(viscera)에 영향을 주는 전신성일 수도 있다. 일차원인은 알려져 있지 않으나 아교질 침착은 모든 경우에 나타난다.

(1) 병태생리

동맥과 모세혈관의 아교질 침착은 피부와 내부 장기의 혈액 순환을 감소시킨다. 피부에 아교질 침착, 염증, 모세혈관이 감소된 섬유증이 나타난다.

(2) 증상 및 징후

- 딱딱하고 반짝거리며 단단하게 고정된 듯한 피부가 된다.
- 손가락 끝은 좁아지고 짧아지며 레이노 현상(Raynaud's phenomenon)이 일어나게 되고, 더 심한 대상자에서는 손가락에 궤양과 위축이 생긴다.
- 피부가 조여지면서 얼굴의 표정이 사라지고 입과 눈의 움직임이 손상될 수 있다(그림 18-6).
- 피부의 상태가 다양한 장기의 미세순환에 영향을 미쳐서 결국 신부전(renal failure), 장폐색증(ileus), 폐고혈압으로 인한 호흡부전(respiratory failure)을 유발할 수 있다.

(3) 치료

피부경화증의 사례는 다양하기 때문에 특정 증상, 질병의 정도 및 개별 대상자에 따라 약물을 매우 다르게 사용한다. 심각한 염증이 있는 경우, 면역억제 요법뿐만 아니라 비스테로이드소염제(nonsteroidal antiinflammatory agents, NSAIDs) 또는 corticosteroids와 같은 소염제도 효과가 있다. 피부경화증으로 인한 혈관 질환은 nifedipine과 같은 칼슘통로차단제를 포함하는 혈관 확장 치료법으로 치료한다. 일부 연구는 아교질 생성을 감소시키는 항섬유화제를 사용하고 있으나 결과는 아직 확실하지 않다.

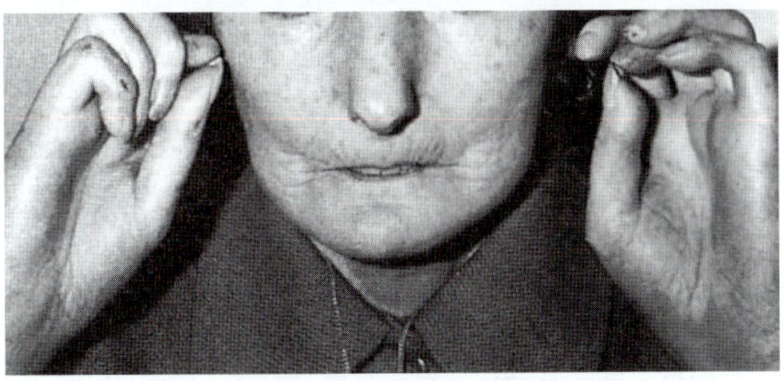

그림 18-6. 피부경화증
(*From Odom RB, James WD, Berger TG* : Andrews' Diseases of the Skin, *ed 9, Philadelphia, 2000, Saunders.*)

7) 뒤퓌트랑구축(Dupuytren's Contracture)

뒤퓌트랑구축은 손바닥 피부 아래 조직에 매듭이 생겨 천천히 손의 기형이 유발되는 질환이다. 결국 손가락이 당겨져 구부러지고 펴지지 않게 된다.

(1) 병태생리

이 구축의 정확한 원인은 알려지지 않았다. 단계적으로 진행되며, 일반적으로 오랜 기간에 걸쳐 손바닥의 피부가 두꺼워지기 시작하여 덩어리가 형성된다. 질병이 진행됨에 따라 손바닥에서 손가락 쪽으로 끈(cord)이 확장되어 손가락이 구축되고 당겨져서 손가락을 구부린 상태가 된다.

(2) 치료

치료는 종종 기형의 중증도에 따라 다르다. 비수술 치료는 다음과 같다.

- 스트레칭
- 스테로이드 또는 효소 주사
- 방사선 치료

심한 경우 수술이 필요할 수 있다.

생각해보기 18-2

a. 영아와 성인에서 아토피피부염의 병터 위치와 특징에 대해 기술하시오.
b. 건선의 병적 변화를 기술하시오.
c. 보통물집증의 피부 병터 발생에 대해 기술하시오.
d. 피부경화증에서 아교질 침착이 조직/기관 손상을 일으키는 과정을 설명하시오.
e. 혈액검사에서 아토피피부염의 근거가 되는 알레르기 지표 두가지에 대해 서술하시오.

3. 피부 감염(Skin Infections)

세균, 바이러스, 곰팡이, 다른 종류의 미생물, 기생충 등 많은 원인에 의해 피부의 감염은 자주 일어난다. 병원균이나 기회 감염 미생물이 염증 부위뿐만 아니라 작은 찰과상이나 찢어진 곳을 통해 피부로 침투할 수 있다. 심각한 감염으로 진행할 경우, 원인균을 파악하고 적절한 치료를 하기 위해 삼출물에 대한 조직 배양이 필수적이다.

1) 세균감염(Bacterial Infection)

피부의 세균감염은 흔하다. 일차감염은 대개 정상 상주균무리(resident flora) 때문이며, 상처나 가려운 병터에서 발전하는 이차 감염도 발생할 수 있다. 어떤 경우는 표면적이고, 또 다른 경우는 훨씬 깊은 조직까지 침범될 수 있다. 심부 감염은 고름집(abscess)이라고도 하며 조직에 고름 덩어리를 형성할 수 있다. 고름은 살아있거나 죽은 백혈구 및 박테리아와 조직 파편 및 혈청으로 구성된다. 포도알균(staphylococcus) 감염인 여드름은 청소년기에 흔하다.

세균 감염은 동일한 기본 병태생리를 가지고 있다. 병원미생물은 피부층 표면 또는 아래에 생존한다. 미생물이 증식함에 따라 병원균에 의해 생성되는 독소 또는 대사 산물에 대한 반응으로 염증/면역 반응이 일어난다. 조직의 심각성과 영향은 감염 위치 및 감염 미생물에 따라 다르다.

(1) 연조직염(Cellulitis 또는 Erysipelas)

연조직염은 진피와 피하조직의 감염으로 대개 상처, 종기 또는 궤양에서 진행되어 생긴다. 원인이 되는 미생물은 대개 황색포도알균(*Staphylococcus aureus*)이거나 간혹 Streptococcus이다. 몸통 아래나 다리에서 자주 생기며, 특히 하지순환장애가 있거나 면역이 억제된 대상자에게서 잘 발생한다.

① 증상 및 징후

- 발적
- 부종(부기)
- 통증
- 감염된 곳에서 가까운 림프절을 따라 붉은 선이 생긴다.

② 치료

전신항생제는 진통제와 함께 감염을 치료하는데 필요하다.

(2) 종기(Furuncle, Boil)

종기는 *Staphylococcus aureus*에 의한 감염으로 모낭(hair follicle)에서 시작되며 모낭염(folliculitis)은 진피 주변으로 퍼져나간다(그림 18-7A). 일반적으로 얼

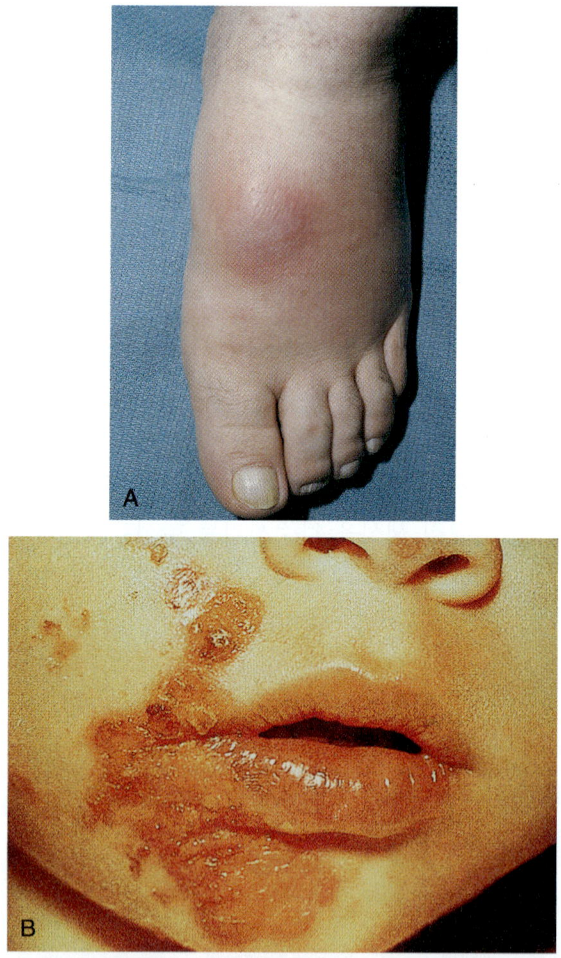

그림 18-7. A. 종기 B. 고름딱지증. 갈색 딱지의 노란 고름수포, 염증, 얼굴로 퍼진 병터들을 볼 수 있음.(A *From Lookingbill D, Marks J* : Princ-iples of Dermatology, *ed 2, Philadelphia, 1993, Saunders*. B *Courtesy of Dr M. McKenzie, Toronto, Canada*.)

굴, 목, 등에 많이 생긴다.

① 증상 및 징후

- 단단하고 붉다.
- 통증이 있는 결절이었다가 고름집(abscess)이라고 불리는 크고 아픈 덩어리가 된다.
- 고름집은 백혈구, 죽은 혈액세포와 세균 파편, 묽고 단백질이 많이 함유된 고름삼출물을 생성한다.

종기를 짜면 자가감염(미생물이 감염된 부위에서 손가락에 의해 다른 부위로 전파)처럼 피부의 다른 부위로 감염을 더 번지게 할 수 있거나 연조직염으로 발전할 수도 있다. 또한 코의 종기를 압박하면 혈전이나 감염이 얼굴뼈(facial bones)의 해면정맥굴(cavernous sinus)(정맥혈이 얼굴과 뇌에서부터 모이는 지점)에 닿게 되어 뇌로 감염이 퍼질 수 있다. 큰종기(carbuncle)는 감염된 종기들이 모여 형성되는 종기의 집합으로 고름이 굴(sinus)을 통해 흐르기도 하고 한 개의 큰 고름집(abscess)으로 발전하기도 한다.

② 치료

종기/큰종기(furuncles/carbuncles)의 배농을 촉진하기 위해 온찜질을 할 수도 있다. ibuprofen이나 acetaminophen과 같은 진통제는 염증에 의한 통증을 완화시킨다. 만약 며칠 안에 배농이 되지 않으면 고름집을 절개하여 배농해야 하며 필요한 경우 항생제를 처방한다.

(3) 고름딱지증(Impetigo)

고름딱지증은 영아와 아이에게서 흔한 감염이지만 성인에게도 발생한다. 고름딱지증은 전염성이 매우 높으며 신생아들은 미성숙하거나 손상된 면역체계를 가지고 있고 감염될 가능성이 있는 의료인 또는 장비와 긴밀하게 접촉하고 있기 때문에 신생아실에 매우 위협적이다.

① 병태생리

감염은 비교적 나이가 많은 아동에서 일차적으로는 *Staphylococcus aureus*에 의해 발생하지만 *Group A beta-hemolytic streptococcus*에 의해 발생하기도 한다. 감염된 손, 식기나 수건으로 인한 직접적인 접촉에 의해 쉽게 전파된다. 밀접한 신체접촉이 있는 활동이나 감염된 매개물에 접촉하는 것은 고름딱지증이 빠르게 전파되는 원인이 된다. 고름딱지증은 매트나 기구를 사용하는 스포츠 팀에서 한 사람에서 다른 사람으로 전파된다.

② 증상 및 징후

병터는 주로 얼굴에서 나타나며 다음과 같은 증상이 있다:

- 작고 붉은 소포가 나타나며 빠르게 커진다.
- 소포가 터지고 노란-갈색의 딱지가 있는 덩어리가 된다(그림 18-7B). 이 특징적인 딱지 아래에서 병터는 붉고 축축하며, 노란색의 액체가 배어 나온다.
- 추가적인 소포가 손, 수건, 옷 등을 통해 일차적으로 생긴 부위 주변에 생기게 된다.
- 가려움이 흔하며, 긁게 되면 감염은 더욱 퍼지게 된다.

③ 치료

초기단계에는 항생제를 국소적으로 바르지만, 만약 병터가 확장되면 약물을 전신적으로 투여해야 한다. 항생제 내성 *Staphylococcus aureus*의 균주의 수가 증가하고 있어 지역에서 유행하기도 한다. *Staphylococcus aureus*이나 Streptococcus로 인한 고름딱지증의 또 다른 문제는 치료해도 즉각적인 효과가 없을 때 사구체신염(glomerulonephritis)으로 발전할 수 있다는 것이다.

(4) 급성 괴사근막염(Acute Necrotizing Fasciitis)

급성 괴사근막염은 조직으로의 혈액 공급의 감소와 조직을 파괴하는 단백질분해효소의 분비로 인해 극도로 빠르게 조직을 침범해서 "살을 파먹는 질환"이라고 불리기도 한다.

① 병태생리

병터에는 유산소, 무산소 미생물이 함께 자주 나타나지만, 심한 염증과 조직 괴사는 독성이 강한 *Group A beta-hemolytic streptococcus pyogenes*로 인해 발생하는데 이것은 사슬알균 인두염(strep throat)의 원인이기도 하다. 이 균주는 독성 쇼크를 일으키는 독소를 생성한다. 과거 몇 년간 급성 괴사근막염이 증가하고 있으며 겨울에 증가하고 있다.

팔다리(extremity)의 피부와 피하 조직에 경미한 외상이나 감염과 관련된 병력이 있는 경우가 많다. 피하 조직 아래의 근막뿐 아니라 근막이 둘러싸고 있는 뼈대 근육과 다른 연조직은 부종과 작은 혈관이 폐쇄되어 괴저에 이르게 된다.

② 증상 및 징후

- 감염된 부위는 현저한 염증반응이 나타난다.
- 매우 통증이 심하다.
- 감염 부위의 크기가 빠르게 커진다.
- 피부 괴저가 나타난다.

전신적으로 독성이 빠르게 진전되면서 다음의 증상/징후가 나타난다:

- 발열
- 빈맥(tachycardia)
- 저혈압
- 혼동, 지남력장애
- 장기 기능 상실

감염 초기에는 연조직염과 증상/징후가 유사하기 때문에 진단이 어렵다. 진단 및 후속 치료가 지연되면 감염이 급속히 진행되어 매우 위험하다.

③ 치료

치료는 적극적인 항생제 요법, 수액 보충, 모든 감염된 조직의 절개, 고압산소 요법 등이 있고 감염이 더 확산되지 않도록 절단 수술이 필요할 수도 있다. 치료가 지연되면 조직 손실이 증가하고 절단 가능성이 있으며 사망률이 높아진다. 미국의 질병관리본부(CDC)는 급성 괴사근막염의 사망률을 20~30%로 추정한다.

(5) 한센병(Leprosy)

한센병(Hansen's disease)은 *Mycobacterium leprae*가 원인균이며 과거 전 세계 수많은 사람에게 영향을 미쳤다. 세계보건기구(WHO)에 따르면 새롭게 발생하는 대상자의 수는 급격하게 감소하고 있으나 아직도 아프리카, 아시아, 남태평양과 미국의 남부지역에서는 여전히 문제가 되고 있다.

① 병태생리

한센병의 병원체는 전염성이 높지 않으며, 감염된 사람과 장기간 밀접하게 접촉할 때 감염된다. *Mycobacterium leprae*는 배양배지에 쉽게 자라지 않기 때문에 실험실 연구가 어려워 거의 발병기전은 알려져 있지 않다.

한센병은 치료법에 따라 2가지로 분류된다 :

- 희균한센병(Paucibacillary leprosy) – 병터가 적으며 병터가 제한된다.
- 다균한센병(Multibacillary leprosy) – 심각한 병터 및 조직 손상으로 훨씬 더 널리 퍼진다.

② 증상 및 징후

증상 및 징후는 다양하지만, 일반적으로 피부, 점액, 세포막 및 말초신경에 영향을 준다. 전형적인 증상은 다음과 같다:

- 뚜렷한 경계가 있을 수도 있고 없을 수도 있는 편평한 피부 병터인 반(macules) 또는 특징적인 피부 병터가 형성된다.
- 말초신경 손상으로 무감각해지기 때문에 감염된 사람은 손상을 빨리 인식하지 못해서 조직이 손상을 받거나 훼손된다. 이런 손상으로 팔다리나 다른

말단부위를 절단할 수도 있다.

진단 방법은 피부 생검을 실시하여 현미경으로 한센 병균을 확인한다.

③ 치료

최근 한센병의 치료는 일차적으로 원인균뿐만 아니라 다른 2차 감염을 통제하기 위해 항생제를 사용하고 있으며 재활과 교육이 필요하다. WHO는 rifampicin, minocycline (Minocin), ofloxacin (Floxin) 등 항생제를 권장하고 있다.

2) 바이러스 감염(Viral Infections)

풍토성 바이러스에 의한 질병 외에도 에볼라(Ebola), 지카(Zika), 웨스트나일열(West Nile fever), 치쿤구니야(Chikungunya), 뎅기열(Dengue fever)과 같은 다른 바이러스성 질병에서도 피부 증상/질병이 확인되었다.

(1) 단순포진(Herpes Simplex, Cold Sores)

단순포진바이러스 제1형(Herpes simplex virus type 1, HSV-1)은 입술 근처 또는 그 위에 발생하는 열성수포나 단순포진의 가장 흔한 원인이다. 단순포진 2형(생식기포진)은 대상포진, 포진입안염을 일으키기도 한다. 두 가지 유형의 단순포진바이러스는 모두 비슷한 증상을 보이고 제2형은 생식기뿐 아니라 구강에서도 감염을 일으킨다.

① 병태생리

1차 감염은 증상이 없을 수도 있지만 바이러스가 잠복기간에 삼차신경절(trigeminal ganglion)의 감각신경에 남아 있다가 재활성화되면 피부병터를 일으킨다(그림 18-8). 재발은 감기, 자외선 노출, 스트레스 등에 의해 촉발된다. 바이러스는 병터의 직접적인 접촉에 의해 전염된다. 바이러스는 병터에서 나온 체액과 직접 접촉함으로써 전파된다. 바이러스 입자는 회복된 후 수 주간 침에 남아 있어서 감염을 다른 사람에게 확산시킬 수 있으며, 바이러스 입자는 손가락으로도 확산될 수 있다. 잠재적인 합병증은 각막염이다. 또 다른 합병증은 포진생인손(herpetic whitlow)으로 손가락의 통증이 매우 심한 감염이고, 치과에서 일하는 직원들에서 발생률이 높다.

② 증상 및 징후

바이러스의 재활성화(reactivation)는 일반적으로 다음과 같은 증상으로 나타난다:

- 처음에는 입술 위나 신경을 따라서 저린감이나 화끈감(타는 듯한 느낌)이 나타난다.
- 다음은 통증이 있는 소포가 생긴다. 시간이 지나면 소포가 파열되고 딱딱한 딱지를 형성하며 2~3주 내에 자연 치유된다.

③ 치료

항바이러스 약물의 국소적 적용으로 급성 단계와 바이러스 복제 및 확산을 줄일 수 있다.

- acyclovir (Zovirax)
- valcyclovir (Valtrex)
- famciclovir
- penciclovir (Denavir)

이러한 약물 중 일부는 알약이나 하루에 여러번 염증에 바르는 크림 제제로 이용가능하다. 일반적으로 경구 약물이 크림보다 더 성공적이며 심한 경우에는 항바이러스제를 주사로 투여한다.

(2) 사마귀(Verrucae, Warts)

사마귀는 사람유두종바이러스(HPV)에 의해 발병한다. 이런 바이러스는 다양한 질환과 관련하여 많은 종류가 있다. 여기서 언급하는 흔한 발바닥 사마귀는 HPV 1~4형에 의해 발병한다. 대개 어린아이나 젊은 성인에서 발병하고 불편하기는 하지만 상대적으로 해는 없다.

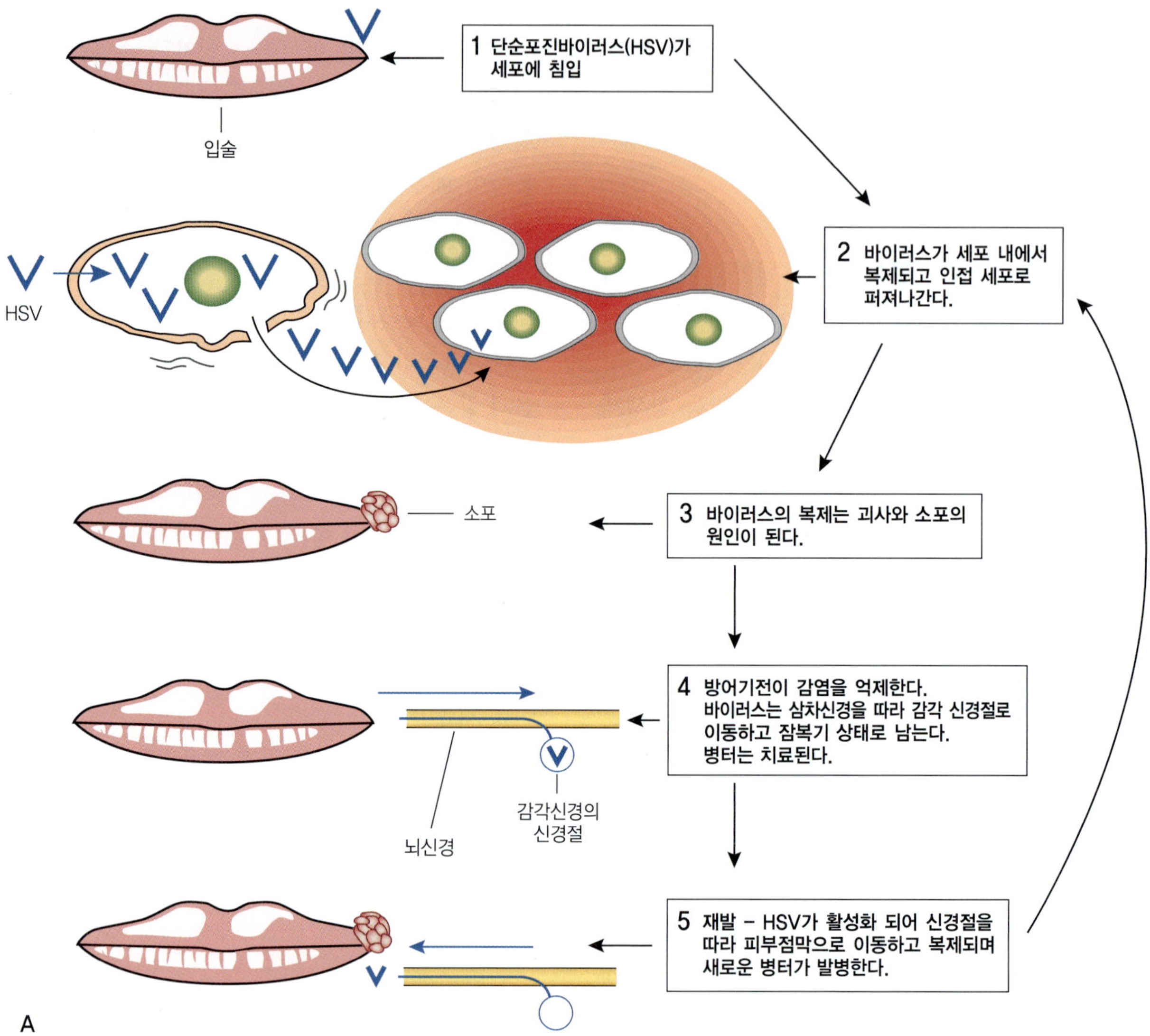

A

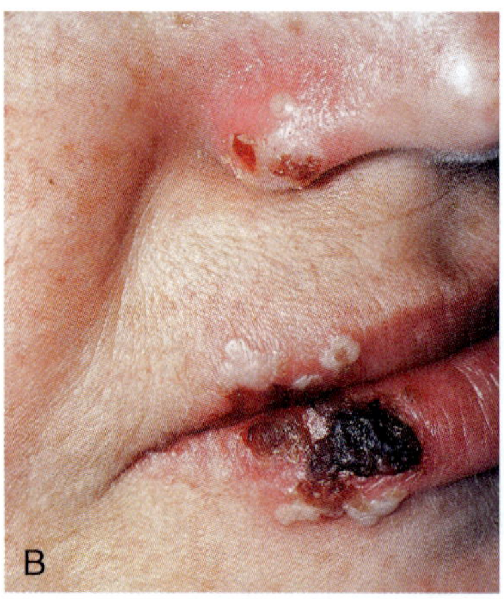

B

그림 18-8. 단순포진

A. 단순포진바이러스에 의해 재발한 감염 B. 얼굴의 단순포진

(Coutesy of Dr M. Mckenzie, Toronto, Canada.)

① 병태생리

사마귀는 흔한 형태의 발바닥 사마귀부터 손, 손가락(등쪽 부분), 얼굴 등 다양한 부위에 비슷한 형태로 발생한다. 감염은 피부 표면의 바이러스 방출에 의해 확산된다. 사마귀는 치료해도 쉽게 사라지지 않는 경향이 있다. 간혹 수 년 내에 저절로 없어지기도 한다.

② 증상

- 처음에는 뚜렷한 경계를 가진 딱딱한 구진을 형성한다.
- 구진의 표면이 거칠거칠하게 변화한다(그림 18-9). 하얗거나 햇빛에 탄 듯한 색이기도 하고 다양한 색깔을 보일 수 있다.
- 압력이 가해지면 아프고 특히 발에서 심하다.

③ 치료

레이저, 액체 질소를 사용한 동결, 아스피린이 함유된 약물의 국소 도포 등 여러 가지 치료를 이용할 수 있다.

3) 곰팡이 감염(Fungal Infections, Mycoses)

곰팡이 감염은 진균의 포자나 균사(필라멘트)가 쌓여

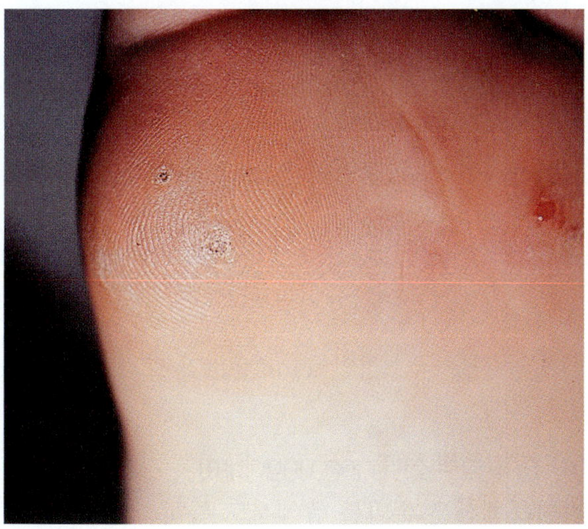

그림 18-9. 발바닥에 생긴 사마귀
(*Courtesy of Dr M. McKenzie, Toronto, Canada.*)

피부에 수산화칼륨이 남게 되며 이를 확인하여 진단한다. 이는 자외선에 노출되면 형광성을 띄게 된다. 진균 확인을 위해 검체의 현미경 검사 및 배양이 도움이 된다. 대부분의 진균증은 균이 표피의 각질 세포에 죽은 상태로 붙어 있어[피부사상균(dermatophytes)] 크게 문제 되지 않는다. 특정한 항진균제가 이런 감염을 치료하는데 이용된다.

(1) 머리백선(Tinea capitis)

백선증(tinea)은 여러 가지 종류의 표재성 피부 감염의 원인이 되며(dermatophytoses 또는 ringworm, 둘 다 백선증을 의미함), 침범된 신체 부위에 따라 증상이 다르다(그림 18-10). 그 중 머리백선(tinea capitis)은 일반적으로 학령기 아동에게 흔한 두피 감염이다.

① 병태생리

머리백선은 *Microsporum canis*에 의해 발생하고 고양이나 개에 의해 전염되거나 또는 *Trichophyton tonsurans*에 의해 발생하기도 하고 사람에 의해 전염된다.

② 증상 및 징후

다음과 같은 증상이 나타난다:

- 머리부위에 원형 탈모가 나타난다.
- 홍반이 생긴다.
- 비늘(scale)이 나타난다.

③ 치료

Griseofulvin과 같은 경구용 항진균제로 치료한다.

(2) 몸백선(Tinea corporis)

몸백선은 특히 체모가 없는 부분의 진균 감염이다.

① 증상 및 징후

- 병터의 중심부는 깨끗하며 둥근 홍반성 소포나 구진이 몸 전체에 걸쳐 산발적으로 나타난다.
- 가려움이나 화끈감이 있다.

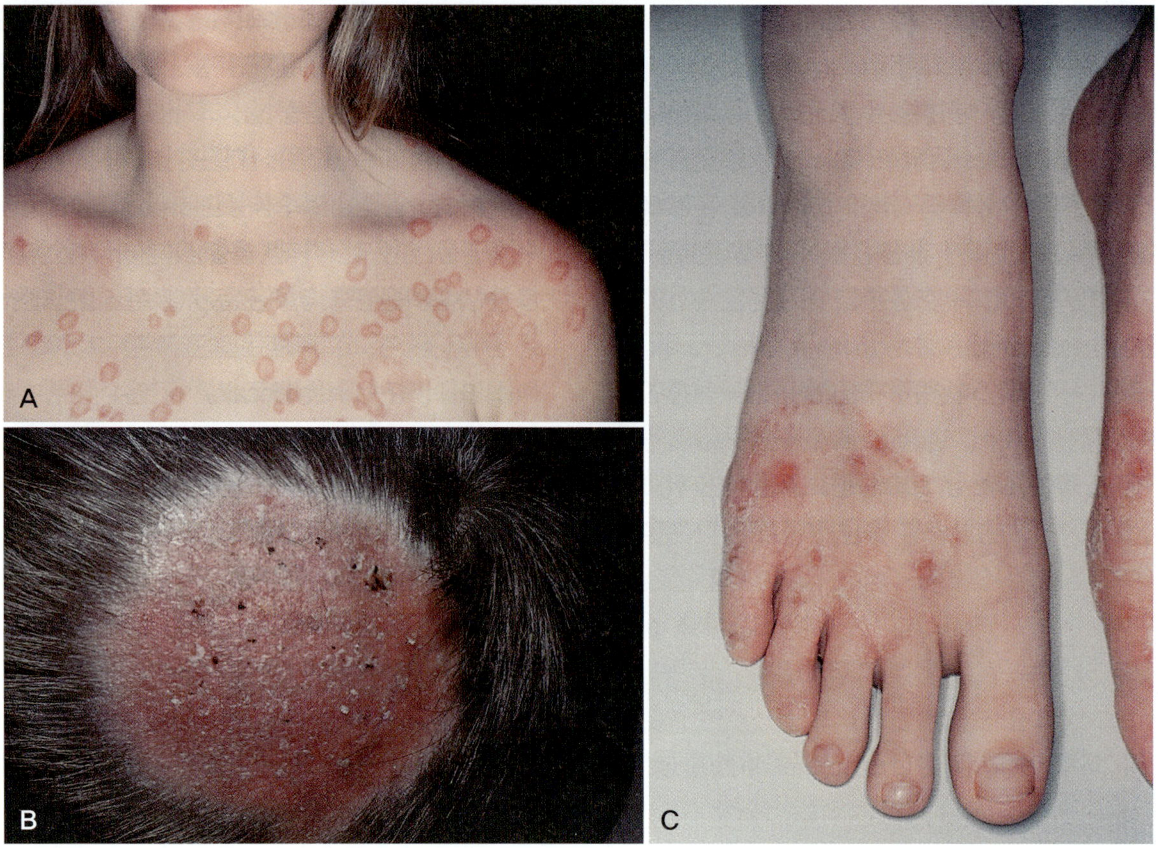

그림 18-10. A. 몸백선. 상피의 바닥세포 표면에 원형의 비늘판 B. 머리백선, 국소부위 C. 무좀

② 치료

Tolnaftate나 Ketoconazole과 같은 국소적인 항진균제가 효과적이다.

(3) 무좀(Tinea pedis)

무좀은 'Athlete's foot'이라고도 불리우며 발, 특히 발가락에 흔하다.

① 병태생리

무좀은 적절한 예방조치(샌들착용, 깨끗하고 마른 양말로 갈아신기)가 없는 수영장이나 체육관에서 걸릴 수 있다. *Trichophyton mentagrophyter* 또는 *Trichophyton rubrum*이 원인균이다. 원인균은 기회감염의 원인이 되거나 따뜻하고 축축한 상황에서 쉽게 병터로부터 전파될 수 있는 정상 상주균무리일 수 있다.

② 증상 및 징후

- 발가락 사이의 피부에 염증이 생기고 짓무른다.
- 통증이 있다.
- 가려움증이 있다.
- 발에서 악취가 난다.
- 이차적인 세균 감염이 흔하고, 추가적인 염증과 괴사가 일어난다.

③ 치료

대개의 경우 국소적인 tolnaftate가 효과적이다.

(4) 손발톱백선(Tinea unguium)

손발톱백선은 손발톱 중에서도 특히 발톱에 흔히 생기는 감염이다.

① 증상 및 징후

감염은 한 개나 두 개의 손발톱 끝에서 시작하고 다른 손발톱으로 번지는 경향이 있다.

다음과 같은 증상이 나타난다:

- 먼저 손발톱이 하얀색으로 변하다가 갈색으로 바뀐다.
- 그 후 두꺼워지고 갈라진다.
- 그 후에 다른 손발톱으로 감염이 전파된다.

4) 기타 감염

(1) 옴(Scabies)

옴은 진드기의 일종인 *Sarcoptes scabiei*에 의해 발생한다.

① 병태생리

암컷 진드기가 표피를 파고들면 수 주간에 걸쳐 각질층을 따라 알을 낳는다(그림 18-11). 수컷은 암컷을 수정시킨 후 죽고 암컷은 알을 낳은 후 죽는다. 알에서 깨어난 유충은 피부 표면을 따라 이동하고 영양분을 찾아 피부 안으로 파고 들어간다. 유충이 다 자라게 되면 이러한 주기가 반복된다.

② 증상 및 징후

- 피부 아래에 매우 작고, 밝은 갈색 선이 있는 구멍이 나타난다.
- 작은 소포가 생긴다.
- 홍반이 생긴다.
- 진드기의 배설물이 피부를 파고들어 생긴 피부 손상으로 염증과 가려움이 생긴다.

흔한 침범 부위는 손가락 사이, 손목, 팔꿈치 안쪽 표면, 허리이다.

③ 치료

Lindane (gamma-hexachlorocyclohexane)과 같은 국소적 치료가 효과적이다. 진드기는 인간 숙주로부터 떨어지게 되면 오래 생존하지 못하기 때문에 대개 가까운 접촉에 의해서만 확산될 수 있다.

(2) 이감염증(Pediculosis, Lice)

이는 인체에서 세 가지 형태로 존재한다. 몸니(body louse, pediculus humanus corporis), 사면발이(pubic louse)와 머릿니(head louse)가 있다. 이는 인간의 혈액을 빨아 먹고 사는(인간은 동물 이가 아닌 인간 이의 유일한 숙주이다) 작은 갈색의 기생충이고, 인간 숙주가 없으면 오래 살아남을 수 없다.

① 병태생리

암컷 이가 알을 낳고, 두피 가까운 머리카락에 알을 단단하게 부착한다(그림 18-12). 서캐(nit, 이가 낳은

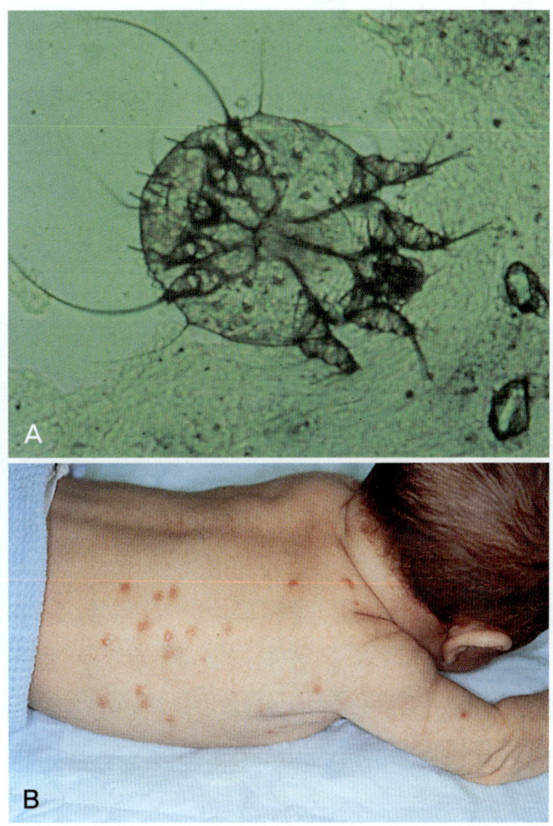

그림 18-11. A. 임상적으로 볼 수 있는 옴진드기
B. 옴에 물렸을 때의 특징

알)는 머리카락에 붙어 있으며 작고 하얀 껍질 형태로 보인다. 알에서 부화되면 살아남기 위해 인간 숙주를 물어서 피를 흡입한다.

② 증상 및 징후

- 구진이나 반이 나타난다.
- 구진은 벌레의 타액으로 인해 매우 가렵다.

긁어서 피부가 벗겨지고 서캐들이 눈에 보이면 이가 있음을 알 수 있다. 다 자란 이는 대개 보이지 않는다.

③ 치료

permethrin, malathion, 또는 pyrethrin에 대한 저항성이 널리 퍼져있지만, 이를 치료하기 위해 상기 약물들을 국소적으로 바른다. 촘촘한 빗으로 머리에서 빈 서캐를 없앨 수 있다. 재감염을 막기 위해 옷, 이불, 그 주변을 깨끗하게 해야 한다.

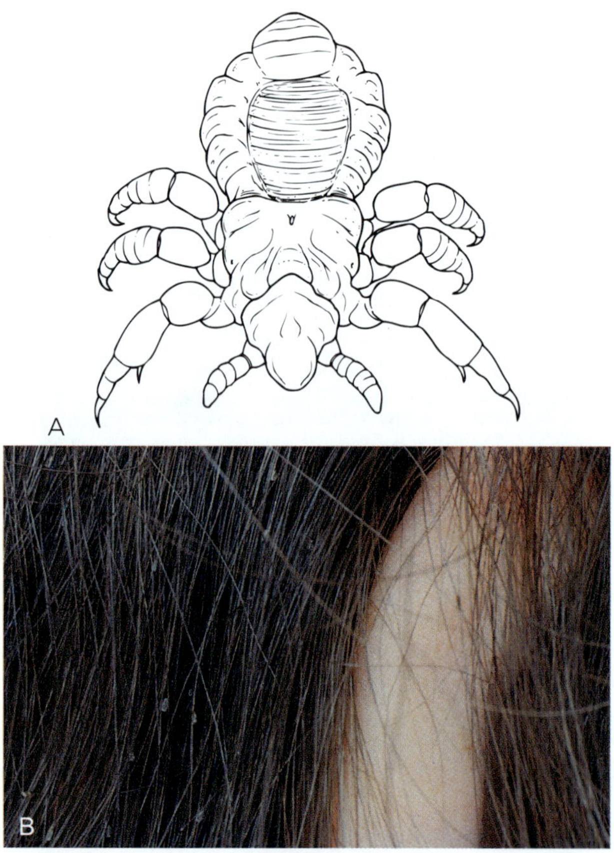

그림 18-12. A. 이. B. 머릿니. (A, *From Frazier M, Dzymkowski J*: Essentials of Human Disease and Conditions, *ed 6, St. Louis, 2016, Elsevier*. B, *From Callen J, et al*: Color Atlas of Dermatology, *ed 1, Philadelphia, 1993, Saunders*.)

생각해보기 18-3

a. 무좀과 머리백선이 발생하는 부위와 병터의 특성을 설명하시오.
b. (1) 고름딱지증과 (2) 단순포진의 중요한 특징에 대해 설명하시오.
c. (1) 옴, (2) 백선증, (3) 이감염증의 원인 미생물에 대해 설명하시오.
d. 단순포진이 재발하는 이유에 대해 설명하시오.

4. 피부 종양(Skin Tumors)

1) 각화증(Keratosis)

각화증은 대개 양성 병터로 노화나 피부 손상과 관련이 있다. 기름흐름각화증(seborrheic keratosis)은 바닥세포의 증식으로 생기며 부드럽거나 거칠고, 대개 어두운 색을 띠는 타원형의 돌출된 형태로 나타난다. 각화증의 이런 형태는 대개 얼굴이나 몸통의 상부에 나타난다. 빛각화증(actinic keratosis)은 자외선에 노출된 피부에 생기고 피부가 흰 사람에게 흔하다. 병터는 착색된 비늘 모양의 조각으로 나타난다. 빛각화증은 편평세포암종(squamous cell carcinoma)으로 진행할 수 있다.

태양에 노출되는 것과 관련된 피부 병터의 지속적인 증가에 대한 우려가 커지고 있다. 최근 연구에서 7명 중 1명이 피부암으로 진행한다고 보고되었다. 최근 몇 년간, 유해한 자외선에 대한 노출 증가는 야외 스포츠 참여 증가, 피부가 많이 드러나는 옷차림, 미용 목적의 피부 태닝 욕구, 태닝살롱(tanning salon)의 사용 증가, 지구 보호막인 오존층의 파괴 등으로 늘어나고 있다. 심한 햇빛화상(sunburn)을 입은 적이 있는 사람, 태양 아래 야외에서 오랜 시간 일하거나 시간을 보내는 사람, 멜라닌이 적은 밝은 피부색과 금발을 가진 사람들에서 종양 발병이 증가하는 것이 그 위험요소다.

피부암의 위험을 줄이기 위한 지침은 다음과 같다 :

- 한낮이나 이른 오후에 태양에 노출되는 것을 피한다.
- 옷으로 가리고 챙이 넓은 모자로 그늘을 만들며 얼굴이나 목을 가린다.
- 최소 SPF-15(sun protection factor) 이상이고 UVA, UVB를 광범위하게 막아 줄 수 있는 썬크림이나 썬블럭을 사용한다.
- 영아나 아동의 피부가 태양에 의해 손상되는 것을 피하는 것이 피부암을 예방하는 방법이다.

! 피부암의 경고 신호

1. 회복되지 않는 상처
2. 병터의 모양, 크기, 색깔, 질감의 변화, 특히 확장되고 불규칙한 표면
3. 새로운 점이나 이상한 형태의 병터
4. 출혈이 반복되거나 진물이 나오거나 또는 가려운 피부 병터

피부, 특히 노출부위, 점, 햇빛 노출로 인한 병터, 검버섯 또는 각화증을 정기적으로 확인하는 것이 좋다. 각화증과 피부암에 대한 빛역학요법은 빛에 민감한 약물을 포함한다. 이 약물이 종양세포에 흡수되면 레이저로 약물이 들어있는 세포를 파괴한다.

자주 햇빛에 노출된 부분, 기태(mole), 태양으로 손상된 병터, 어두운 색의 병터, 각질 등이 있는 피부를 확인하도록 한다. 각화증이나 피부암을 치료하기 위한 빛역학요법은 빛민감성 약물이 함유된 크림을 종양 세포에 흡수시키는 것이다. 그 후에 레이저를 조사하여 화학물질을 포함한 세포를 파괴한다.

2) 편평세포암종(Squamous Cell Carcinoma)

피부암은 쉽게 알 수 있으며 치료가 가능하고 예후가 좋다. 편평세포암종은 여러 측면에서 일반적인 바닥세포암종(basal cell carcinoma)과 비슷하다. 이런 악성 종양들은 모두 병터가 적절한 시간 내에 제거되면 예후가 매우 좋다.

① 병태생리

편평세포암종은 통증이 없는 표피의 악성종양으로 햇빛 노출이 중요한 원인이다. 병터는 대부분 얼굴이나 목과 같은(그림 18-13) 피부가 노출되는 부위에서 발견된다. 흡연자는 구강 점막과 아랫입술의 편평세포암종 고위험군이다. 또한 흉터 조직은 특히 아프리카계 미국인에서 암의 원인이 될 수 있다. 빛각화증은 바로 그 위치나 표피 아래의 편평세포암종의 원인이 되고 대개 오랜 기간 표피에 남아 있다. 침습형 편평세포암종은 백색판(leujoplakia)과 같은 전암 상태에서부터 생긴다.

② 증상 및 징후

- 병터는 비늘모양의 약간 돌출된 붉은 색이다.
- 병터의 가장자리는 불규칙하다.

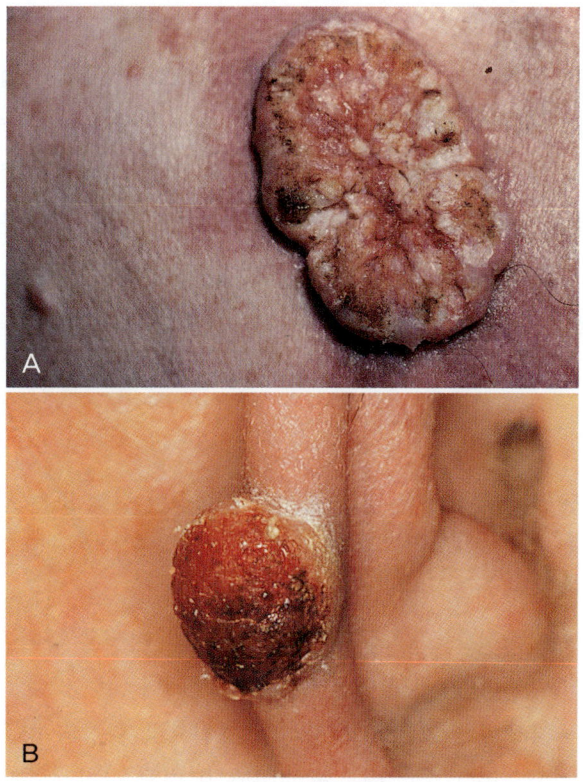

그림 18-13. 편평세포암종

A. 피부암 B. 햇빛에 노출된 귀의 편평세포암종(A *From Callen JP, et al*: Color Atlas of Dermatology, *Philadelphia, 1993, Saunders*. B *From McCance KL et al*: Pathophysiology, *ed 6, St. Louis, 2010, Mosby*.)

• 병터의 중앙부위가 궤양 형태로 발전한다.

종양은 모든 방향으로 상대적으로 느리게 자라고 주변 조직을 침범하며, 이후 림프절로 퍼져나간다. 멀리 떨어진 부위까지 전이되는 경우는 드물다.

3) 악성 흑색종(Malignant Melanoma)

암 중에서도 매우 심각한 형태로 흑색 세포에서 시작하며 발병인구가 점차 증가하고 있다. 그러나, 다른 피부암보다는 훨씬 덜 흔하다. 악성 흑색종은 유전적 요인, 자외선 노출 정도, 호르몬 영향 등에 따라 발병한다.

① 병태생리

흑색종은 표피 바닥층의 흑색세포 또는 흑색세포의 집합체인 모반(nevi)에서 자란다. 모반에는 여러 가지 형태가 있고 대개의 경우 악성이 되지는 않는다. 흑색종은 빠르게 자라고, 조직 아래로 침투하여 빠르게 주변 림프절과 다른 기관으로 전이되며, 많은 경우 예후가 좋지 않다.

② 증상 및 징후

• 모반이 자라면서 모양, 색깔, 크기, 질감(texture)이 변한다.
• 출혈이 있을 수 있다.
• 악성 흑색종은 대개 경계가 불규칙한 갈색 또는 검은색 병터(일부는 분홍색, 황갈색 또는 흰색으로 나타날 수 있음)으로 나타난다(그림 18–14).
• 일반적으로 남성은 가슴이나 등에, 여성은 다리에 발생한다. 목과 얼굴에서도 잘 생긴다.
• 흑색종은 빠르게 성장하여 조직으로 확장된 다음 국소 림프절로 빠르게 전이된 후 다른 장기로 전이되어 많은 경우 예후가 좋지 않다

③ 치료

외과적으로 제거할 때 확실하게 모든 악성 세포를 제거하기 위해 악성 세포뿐만 아니라 병터 아래와 주변까지 광범위한 조직을 절제한다. 추가적인 화학요법과 방사선요법으로 현재 5년 생존율은 국소적 종양의 경우 거의 99%이며 종양이 침습적이거나 전이된 경우 7~70%이다. 미국의 경우 흑색종의 80%는 국소적 종양이다.

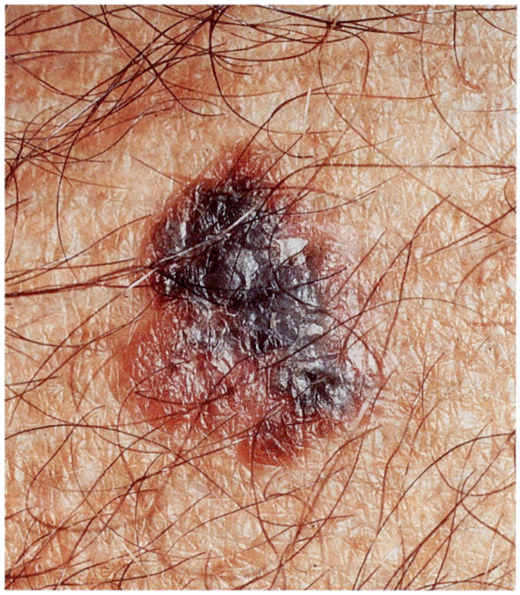

그림 18–14. 악성 흑색종
(Courtesy of Dr M. McKenzie, Toronto, Canada.)

4) 카포시육종(Kaposi's Sarcoma)

카포시육종은 이전에는 매우 드문 형태의 암이었으나 HIV감염이나 AIDS로 인해 최근 몇 년간 현저하게 증가하고 있다. 카포시육종은 HIV가 유행하기 전에는 대개 동부 유럽이나 지중해 지역 노인에게 드물게 발생하였다. 이 질환은 아프리카의 풍토병으로 젊은이들에게 나타나며, HIV 양성이 아닌 사람에게도 카포시육종이 발생하고 있다.

① 병태생리

대체로 면역기능이 저하된 대상자에서 흔하고 피부뿐만 아니라 내장기관에도 영향을 준다. 포진바이러스 8형태(forms)가 카포시육종의 병인이다. 악성 세포는

작은 혈관의 내피 세포층에서 증식한다.

② 증상 및 징후

다발성 피부 병소가 얼굴과 두피, 입안의 점막, 다리에서 자줏빛 반점의 형태로 나타난다. 반점이 생기면서 아래와 같은 증상/징후가 나타난다.

- 병터가 가렵지 않다.
- 통증이 없다.
- 진행될수록 병터가 점점 커지고, 자줏빛이나 갈색을 띠는 어두운색의 판(plaque)과 결절이 불규칙하게 형성된다.
- 면역기능이 저하된 대상자의 경우, 급속도로 상체로 퍼지며 통증이 나타난다.

③ 치료

일반적으로 방사선요법과 화학요법, 수술, 생물학적 요법으로 치료한다.

테크놀로지
피부과와 인공지능(AI) 앱(application)

여러 회사가 머신러닝 및 AI를 사용하여 피부 질환의 발병을 예측하고 이미지를 분석하는 앱과 장치를 개발하고 있다. 예를 들면 네덜란드에 본사를 둔 회사가 2011년에 만든 SkinVision은 모바일 앱이 사진 분석을 통해 피부암 위험에 대한 피부병터(점)를 확인할 수 있다. 2008년 시카고에 본사를 둔 한 회사는 모바일 장치를 사용하여 피부암을 검사하는 딥러닝 기술을 사용한 앱인 SkinIO를 개발했다. 2012년 캐나다에 본사를 둔 한 회사는 MoleScope이라는 앱을 개발했는데, 이 앱은 기계학습을 통해 피부의 점의 변화와 발달을 분석하고 추적한다고 주장한다. 물론 앞으로 더 많은 앱이 개발될 것이다.

생각해보기 18-4

a. 편평세포암종이 악성 흑색종보다 예후가 좋은 이유를 설명하시오.
b. 태양에 노출되는 것이 원인이 되는 피부 질환을 열거하시오.
c. 피부 병터의 가능한 악성 변화의 징후를 열거하시오.
d. 편평세포암종, 흑색종, 카포시육종의 전형적인 특성을 비교하시오.
e. 피부암의 전구증상 4가지를 서술하시오.

사례연구 18.1
아토피피부염

5개월 된 J는 아토피피부염으로 뺨, 가슴 및 팔의 폄근 표면 부위에 축축한 홍반성 발진이 있다. 그녀는 한쪽 뺨에 2차 세균 감염이 있다.

1. 이 유아의 아토피피부염의 유전적 소질을 뒷받침할 수 있는 가족력의 요인들을 기술하시오.
2. 2차 세균 감염이 발병한 이유를 설명하시오.
3. 아토피피부염을 악화시키는 네 가지 요인을 열거하시오.
4. 항히스타민제 투여가 J의 수면에 도움이 되는 두 가지 방법을 설명하시오.

2년 후, 습진제와 hydrocortison 크림의 사용으로 부분적으로 조절되었지만 습진은 지속되고 있다. 일부 부위의 피부는 두껍고 거칠어졌다.

5. hydrocortison 크림이 어떻게 염증과 피부 손상을 줄일 수 있는지 설명하시오.

사례연구 18.2
악성 흑색종

45세 P는 수영을 하고 해변에 앉아 있을 때, 친구가 검붉은 색의 "여드름"이 그의 등의 상부에 있다고 말했다. P는 자신의 몸에 점이 많으며 이를 걱정하지 않았다고 말했다. 그러나 그 후 그는 친구의 의견에 대해 생각하고 병원을 방문하였다. 의사는 그 병터가 의심스러워 검사를 받아야 한다고 말했다. 덩어리의 경계와 표면은 불규칙적이었고 상당히 두꺼운 것처럼 보이며, 주변에 비슷한 작은 병터가 있었다. 병터는 표재성 악성 흑색종으로 진단되어 수술을 할 예정이다. 수술로 흑색종이 진피를 관통하여 국소 림프절로 전이된 것으로 밝혀졌다.

1. 이 병터를 암으로 의심하는 요인을 설명하시오.
2. 이 대상자에서 가능한 선행 요인을 나열하시오.
3. 이 경우 경과와 그 이유를 예측하시오.

단원 요약

피부는 신체를 환경으로부터 보호하는 매우 중요한 기능을 한다. 많은 피부 병터의 이차적인 영향은 감염이나 흉터조직이다. 피부 병터는 병터의 신체적 특징, 위치, 삼출액, 가려움이나 통증의 유무 등에 의해 구별된다.

- 접촉피부염은 병터의 위치에 따라 규명될 수 있는 자극제나 알레르기 항원에 의해 생긴다.
- 두드러기는 섭취한 음식이나 약물에 대한 제1형 과민성 반응의 결과이다.
- 아토피피부염은 영아기에 생기는 가족성 과민성 반응 초기단계이고 대체로 건초열 및 천식과 연관된다.
- 건선은 가속화된 세포 증식을 특징으로 하는 만성 염증성 피부 질환이다. 특징적인 병터는 홍반으로 덮인 은색 판이다.
- *Staphylococcus aureus*는 연조직염(다리와 몸통 아래), 종기(모낭), 고름딱지증(어린 아이들의 얼굴) 등 피부 감염의 흔한 원인이다.
- 급성 괴사근막염은 빠르게 조직을 파괴하고 패혈쇼크를 일으키게 하는 세균 감염이다.
- 제1형 단순포진바이러스는 입 주변에 재발하는 통증성 소포의 원인이다. 침이나 삼출액에 의해 전염되며 악화되기 전 바이러스는 감각신경의 신경절 근처에 잠복한다.
- 곰팡이 감염은 백선증(tinea) 같은 진균 감염으로 발, 두피, 몸통에 영향을 줄 수 있다.
- 이(pedciulosis)는 사람의 혈액을 먹고 자라며, 두피, 몸통에 감염된다.
- 태양으로 인한 손상이 악성종양의 원인이다.
- 편평세포암종은 노출된 부위에서 천천히 자란다.
- 악성 흑색종은 모반에서 발생하고 빠르게 자라며 초기에 전이된다.

학습문제

1. 구진, 궤양 및 틈새를 정의하시오.
2. Glucocorticoid가 어떻게 가려움을 감소시키는지 설명하고, 이들 약물이 도움이 될 수 있는 상태를 예로 제시하시오.
3. 알레르기성 및 자극성 접촉피부염의 기전과 가능한 원인을 비교하시오.
4. 다음 각각의 증상을 기술하고 각각에 대한 원인을 설명하시오.
   a. 대상포진
   b. 종기
   c. 옴
   d. 피부경화증
5. 전염성 피부 질환을 열거하시오.
6. 피부암의 위험을 줄일 수 있는 예방 조치를 제안하시오.
7. 알레르기 반응이 재발하는 경향이 있는 이유를 설명하시오.
8. 종기(furuncle)와 단순포진에서 발견되는 삼출물의 특성을 비교하시오.
9. 카포시육종이 면역 결핍 대상자에서 더 흔한 이유를 설명하시오.
10. 다음의 피부질환에서 가려움의 구체적인 원인을 설명하시오.
    a. 옴
    b. 이감염증(pedciulosis)
    c. 접촉피부염

제 4 부

생물인자와 병태생리

제 19 장

신생물과 암

학습목표

이 장을 학습한 후에, 학생들은 다음을 할 수 있다 :

1. 양성종양과 악성종양의 특성과 관련용어의 차이를 구별할 수 있다.
2. 암의 경계징후를 기술할 수 있다.
3. 암의 국소영향과 전신영향을 설명할 수 있다.
4. 일반진단검사의 종류를 설명할 수 있다.
5. 악성종양의 전이를 설명할 수 있다.
6. 발암과정, 특정위험인자, 가능한 예방을 포함하여 암의 병기를 기술할 수 있다.
7. 암에 대한 숙주의 방어기제를 설명할 수 있다.
8. 방사선요법, 화학요법, 영양 등 치료방법을 논의할 수 있다.
9. 악성종양의 예로 제시된 피부암, 난소암, 악성뇌종양을 설명할 수 있다.

주요 용어

빈혈(anemia)
항신생물의(antineoplastic)
비정형의(atypical)
생검(biopsy)
염색체(chromosome)
세포학적(cytologic)
분화(differentiation)
유전체종양사정(genomic tumor assessment)
침윤물(infiltrate)
전이(metastasis)
미세전이(micrometastasis)
최하점(nadir)
종양학(oncology)
완화의(palliative)
폐렴(pneumonia)
예후(prognosis)
예방의(prophylactic)
고주파절제(radiofrequency ablation)
방사성동위원소(radioisotope)
완화(remission)
재발(recurrence)
파종(seeding)
혈소판감소(thrombocytopenia)
완전비경구영양(total parenteral nutrition)

1. 양성종양과 악성종양 (Benign and Malignant Tumors)

신생물(neoplasm) 또는 종양(tumor)은 인체의 정상적인 조절에 더 이상 반응하지 않고 세포가 성장하는 것이다. 종양세포는 불필요한 복제를 지속하며, 이러한 과잉성장은 다른 정상세포의 영양공급을 방해한다. 많은 종양들은 비정형(atypical)세포나 미성숙한 세포로 이루어져 있기 때문에 정상적인 기능을 수행하지 못한다. 종양의 특성은 종양이 발생되는 세포의 유형에 따라 다양하며, 그에 따라 독특한 외형과 성장방식을 갖는다. 또한 팽창되고 있는 종양은 주변조직을 압박하게 된다.

1) 명명(Nomenclature)

종양은 명명체계에 따라 이름을 붙인다(표 19-1). 접두사는 종양이 시작된 세포를 의미하며, 예로 'chondro'는 연골조직을 가리킨다. 종양이 위치하는 조직의 유형에 따라 악성종양을 나타내는 접미사가 다르다[암종(carcinoma)은 상피조직, 육종(sarcoma)은 결합조직]. 접미사 'oma'가 단독으로 있을 때는 양성종양을 나타낸다[예 : 지방종(lipoma)]. 많은 수의 신생물질환은 독특한 이름으로 명명된다. 호지킨병(Hodgkin's disease), 빌름스종양(Wilms' tumor), 백혈병(leukemia) 등이 그 예이다. 종양학(oncology)은 '암'의 진단, 치료, 예방을 연구하는 학문이다.

생각해보기 19-1

a. 'chondroma', 'neuroma', 'adenocarcinoma'의 의미는 무엇인가?
b. 악성 골종양을 나타내는 용어는 무엇인가?(힌트 : '뼈'는 'osteo')

2) 양성종양과 악성종양의 특성(Characteristics of Benign and Malignant Tumors)

종양의 특성은 종양이 시작된 세포에 따라 매우 다양하다. 각 유형의 일반적 특성을 표 19-2에 요약하였

표 19-1. 종양 명명

접두사	접미사	예
지방조직 : lip– 샘조직 : adeno– 섬유조직 : fibro–	양성 : –oma 악성 상피조직 : –carcinoma 악성 결합조직 : –sarcoma	지방종(Lipoma) : 지방조직의 양성종양 샘암종(Adenocarcinoma) : 샘조직 상피층의 악성종양 섬유육종(Fibrosarcoma) : 섬유조직의 악성종양

표 19-2. 양성종양과 악성종양의 특성

	양성종양	악성종양
세포	정상세포와 유사함 분화됨 정상에 가까운 유사분열	핵이 크고 세포의 크기와 모양이 다양함 다수가 미분화됨 비정형이고 잦은 유사분열
성장	상대적으로 느림 덩이가 커짐 대부분 피막이 있음	빠른 성장 세포들이 붙어 있는 것이 아니라 조직으로 침범 피막이 없음
전이	국소적으로 존재함	주변조직으로 침투하거나, 혈관이나 림프관을 통해 멀리 떨어진 조직으로 전이됨
전신적 영향	드물다	종종 있음
생명위협	특정 위치에 있을 경우(예 : 뇌)에만	조직파괴와 종양의 전이에 의함

다. 양성종양은 일반적으로 정상 속도보다 빠르게 재생되는 분화된 세포로 이루어지며, 대부분 피막으로 쌓여있는 상태로 팽창되지만 전이는 되지 않는다(그림 19-1). 양성종양은 일반적으로 촉진 시 자유롭게 움직인다. 팽창된 양성종양은 혈관과 같은 주변조직을 압박해 조직손상이 발생하기도 하지만, 뇌처럼 압력에 취약한 부위가 아니라면 생명에 위협적이지는 않다.

대조적으로, 악성종양은 보통 미분화되고 기능이 없는 세포로 이루어진다. 악성종양세포는 정상세포보다 빠르게 재생되고 종종 비정상적인 유사분열의 형태를 보인다. 이러한 세포들은 서로 연결되어 있지 않으며, 다른 비슷한 세포들이 존재하여도 증식이 억제되지 않는다. 악성종양세포는 주변조직으로 침윤하거나 퍼져 나가고, 쉽게 떨어져 나가 다른 장기나 조직으로 멀리까지 전이된다(그림 19-2).

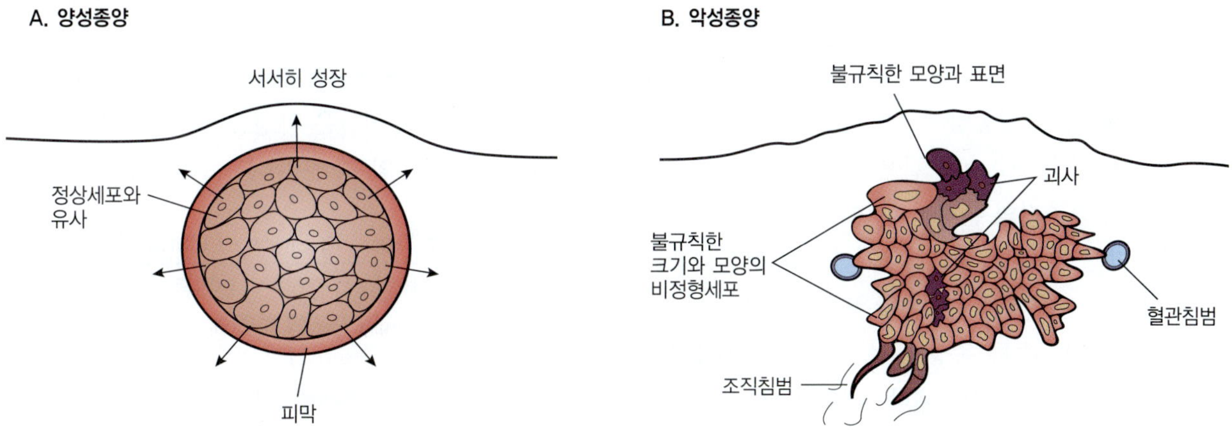

그림 19-1. 양성종양과 악성종양의 특성

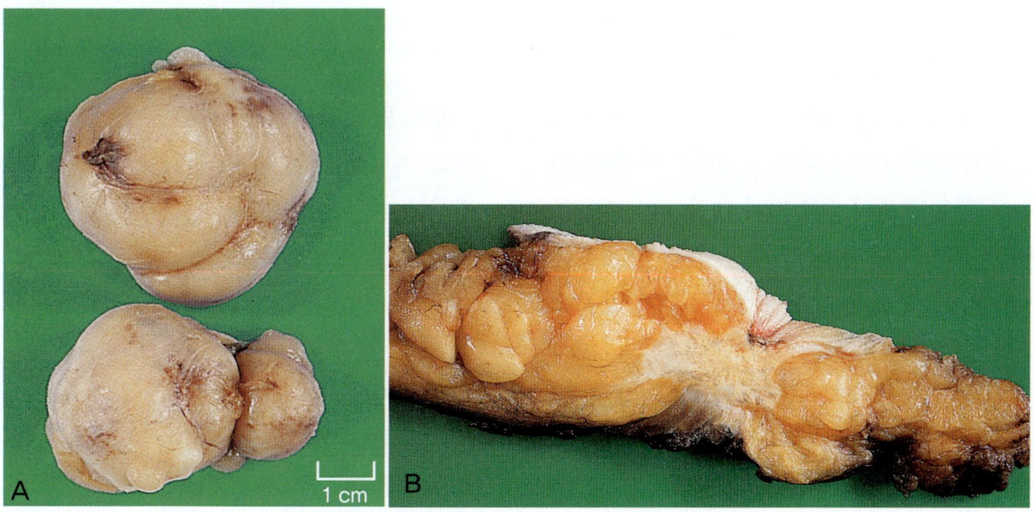

그림 19-2. A. 유방의 양성종양인 섬유샘종 B. 유방의 침윤성암종
(*From Cross S*: Underwood's Pathology: A Clinical Approach, *ed 6, 2013, Elsevier*)

2. 악성종양 – 암 (Malignant Tumors – Cancer)

1) 병태생리

암은 좀 더 원시적이고 이형성(dysplastic) 세포로 이루어지고 공간을 차지하는 덩이로 팽창되며, 정상적인 조직구성(normal organization), 성장억제, 접촉조절, 세포간소통 등이 상실되고 표면항원을 포함한 세포막이 변화된다. 암덩이는 주변 혈관을 압박하고 이로 인해 주변조직이 괴사되거나 염증이 생기며, 주변 구조물에 가해지는 압력이 증가된다. 악성종양세포는 서로간의 결합력이 약해 쉽게 떨어져 나와 인접한 조직에 침범된다. 또한, 악성종양세포는 단백질이나 세포를 파괴하는 아교질분해효소와 같은 효소를 종종 분비하는데, 이는 주변조직의 손상과 주변조직으로 신생물세포가 전이되는 것을 촉진시킨다. 염증과 정상세포의 파괴는 장기의 점진적인 기능손상을 유발한다.

종양덩이가 커질수록 종양 내부 세포는 혈액공급과 영양공급을 받지 못해 사멸된다. 이와 같은 세포괴사는 그 부위에 염증과 감염을 증가시킨다. 어떤 암세포는 성장인자를 분비하여 종양에 혈관발생(angiogenesis)을 자극하므로, 새로운 모세혈관을 발달시켜 종양의 성장을 촉진한다. 체내에는 항혈관발생인자(anti-angiogenesis factor)도 존재하는데 이 인자의 작용에 근거한 여러 신약이 개발되었다. 이러한 약은 항암치료를 받는 환자에게 항암제의 효과를 제한시킬 수도 있는데 그 이유는 혈관발생이 감소되어 항암제가 종양부위로 운반되는 것을 어렵게 하기 때문이다. 암세포는 영양분을 매우 많이 차지하여 정상세포로의 영양공급을 차단하고 조직의 재생을 방해하기도 한다.

어떤 종양은 오랫동안 '제자리(in situ)'에 그대로 있는 반면, 어떤 종양은 매우 빠르게 성장한다. '제자리'라는 것은 종양세포가 몇 달 내지 몇 년 동안 침범 전 암의 단계로 지속되는 것을 뜻한다. 이러한 상태는 자궁경부암이나 구강암의 조기진단에 큰 도움이 된다.

종양의 등급(grading)은 악성종양세포의 분화정도에 근거한다. I 등급 종양은 원래세포와 유사한 잘 분화된 세포이다. 반면 Ⅳ등급 종양은 크기와 모양이 다양한 미분화된 역형성(anaplasia)세포이다. 이러한 유형의 종양은 매우 악성이며 빠르게 진행되는 것으로 알려져 있다.

생각해보기 19-2

a. 종양이 있는 조직에 감염이 발생하기 쉬운 이유는 무엇인가?
b. 미분화세포의 특징을 설명하시오.
c. 종양조직생검 검사물의 세포가 어떻게 악성으로 확인되는가?

(1) 악성종양의 영향(Effects of Malignant Tumors)

모든 보건의료인들은 악성종양의 초기징후를 알아야 한다. 전형적인 암 경계징후는 아래와 같다.

암 경계징후(Warning Signs of Cancer)

1. 신체부위의 비정상적 출혈이나 분비물
2. 배변습관이나 배뇨습관의 변화(예 : 장기간 지속되는 설사나 불편감)
3. 사마귀나 모반의 변화(예 : 색깔, 크기, 모양)
4. 회복되지 않는 상처(피부나 구강 등 어떤 부위든)
5. 설명되지 않는 체중감소
6. 빈혈 혹은 낮은 혈색소 수치, 지속적인 피로
7. 원인없이 지속되는 기침이나 쉰소리
8. 유방이나 고환 혹은 다른 부위의 통증 없는 딱딱한 덩이

암이 발생되지 않았더라도 암 경계징후들은 다른 질환의 진행신호가 될 수 있으므로 검진을 받아야 한다. 세심한 관찰은 생명을 구할 수도 있다. 따라서 환자들이 이러한 경계징후를 살펴보도록 격려할 필요가 있을 것이다.

(2) 종양의 국소영향(Local Effects of Tumors)

- 통증은 일반적으로 암의 초기증상이 아니며 오히려 종양이 상당히 진행되었을 때 통증이 나타난다. 통증은 문제가 있음을 경고하는 것이기 때문에 초기에 나타난다면 도움이 되겠지만 그러한 경우는

드물다. 통증의 심한 정도는 종양의 유형이나 위치에 따라 다르다. 종양덩이가 감각신경에 직접적인 압력을 가함으로써 통증이 발생할 수 있는데, 특히 공간이 제한된 부위에서 그렇다(예: 골암). 둔한 통증은 신장이나 간에서처럼 내장피막(visceral capsule)이 늘어나면서 발생한다. 염증에 의해서도 통증이 발생되는데, 신경에 가해지는 압력이 증가하고 화학매개물질에 의해 신경종말(nerve ending)에 대한 자극이 증가하기 때문이다. 통증의 이차원인으로 감염, 허혈, 출혈 등이 있다. 혈액은 조직에 자극이 될 수 있고, 국소적으로 혈액이 모이면 신경을 압박할 수도 있다.

- 종양이 외부에서 관이나 통로에 압박을 가하거나 통로내부 혹은 구조물 주변에서 성장할 경우에 폐쇄(obstruction)가 발생한다(그림 19-3). 폐쇄는 소화관과 같은 신체의 관(ducts)에서 발생할 수 있으며, 혈액공급이나 림프계의 흐름이 제한되어 궤양이나 부종이 생기기도 한다. 기관지의 공기흐름이나 신경전도가 차단되기도 한다. 폐쇄는 초기 단계라도 심각한 합병증을 야기할 수 있으며, 말기에 이를 예방하는 것이 완화치료를 지속하는 근거가 된다.
- 조직괴사와 궤양은 종양주변의 감염을 발생시킬 수 있는데, 특히 기회감염을 일으킬 수 있는 정상균주가 있는 부위에서 발생한다. 예를 들어, 구강암은 감염을 일으키기 쉽다. 미생물의 침입에 대한 숙주의 저항력은 암으로 인해 쉽게 감소된다.

(3) 악성종양의 전신영향(Systemic Effects of Malignant Tumors)

- 여러 악성종양에서 체중감소와 종말증(cachexia: 심한 조직소모)이 나타난다. 관련요인으로 식욕부진(anorexia), 피로, 통증, 스트레스, 종양세포증식으로 인한 대사요구량증가, 탄수화물 및 단백질 대사변화, 종양에 대응하기 위해 대식세포(macrophage)가 생산하는 종말증 인자(cachectic factors) 등이 있다. 이같은 쇠약은 또다시 피로, 허약, 조직파괴 등을 증가시킨다.
- 빈혈(anemia)이나 혈색소감소는 식욕부진, 음식섭취량감소, 철손실을 야기하는 만성출혈, 골수억제 등으로 인해 나타나는 일반적인 문제이다. 빈혈은 세포에 필요한 산소공급을 감소시켜 피로를 유발하고 조직재생을 방해한다.
- 심한피로는 염증성변화, 종말증, 빈혈, 스트레스 그리고 치료일정에 의해 발생된다. 생명을 위협하는 질병에 직면함으로써 수반되는 심리적인 요인 역시 피로와 우울을 일으킬 수 있다.
- 폐렴과 같은 감염은 숙주저항력이 감소하면서 자주 나타난다. 조직손상이 발생하고 면역체계의 기능이 감소한다. 환자의 부동(immobility)은 폐에 분비물을 정체시키고 기침하려는 노력을 감소시켜

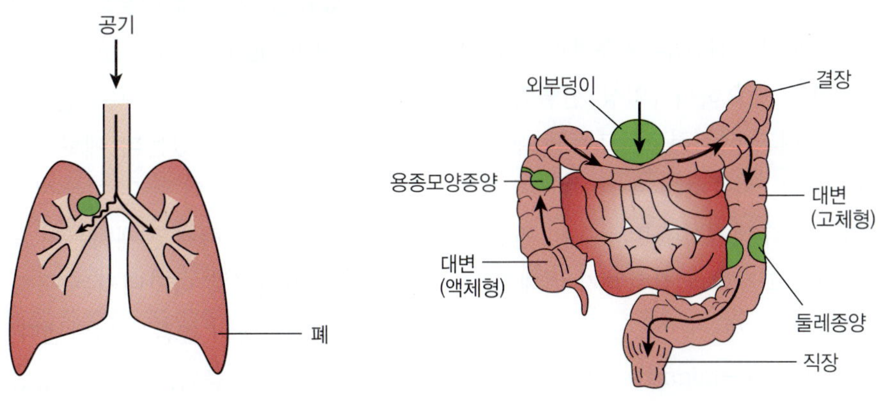

A. 종양이 기관내 공기흐름을 차단

B. 대장폐쇄 종양의 유형

그림 19-3. 종양에 의한 폐쇄

감염을 유발시킨다.

- 종양세포가 혈관을 부식시키거나 조직궤양을 일으키기 때문에 출혈이 발생할 수 있다. 골수억제와 저단백혈증은 혈액응고장애를 일으킬 수 있다. 신속하게 점막재생이 되지 못한 소화관에서 만성출혈이 발생하기 쉽다. 만성적인 실혈은 철결핍빈혈을 초래한다.
- 신생물딸림증후군(paraneoplastic syndromes)은 폐의 기관지암 같은 특정종양과 연관된 부가적인 문제이다. 종양세포는 신경계기능이나 혈액응고에 영향을 주거나 호르몬과 같은 효과를 갖는 물질을 분비한다. 예를 들어, 기관지암세포는 부신피질자극호르몬(adrenocorticotropic hormone, ACTH)을 생산하여 쿠싱증후군(Cushing's syndrome)의 증상을 유발시킬 수 있다. 이러한 증후군은 암을 진단할 때 혼돈시킬 수도 있고, 환자의 치료와 관찰을 복잡하게 하며 신체상을 변화시킬 수도 있다.

생각해보기 19-3

a. 악성종양의 국소징후와 전신징후의 차이를 각각의 예를 들어 설명하시오.
b. 아래에 제시한 악성종양의 전신영향에 대하여 설명하시오.
(1) 통증 (2) 출혈 (3) 체중감소 (4) 피로

(4) 진단검사

암의 조기발견을 위해서나 진단후 후속경과 관찰이 필요한 환자에게 검사는 중요하다. 일상 선별검사나 자가검진프로그램이 장려되어야 하고, 고위험 대상자에게는 특히 더 중요하다. 치료하는 동안이나 치료후의 지속적인 모니터링은 추적검사(follow-up) 만큼이나 치료의 효과를 사정하고 재발을 감지하기 위해 필요한 부분이다.

진단검사는 거짓음성(false-negative) 혹은 거짓양성(false-positive)을 나타낼 수 있기 때문에 일반적으로 100% 신뢰할 수 있는 것은 아니다. 악성종양을 확진하려면 종양세포의 조직검사를 실시해야 하며 관련 자료와 더불어 다른 검사결과들도 참고해야 한다. 다음은 암진단에 이용되는 검사들이다.

1. 혈액검사는 문제에 대한 지표로써 뿐만 아니라 화학요법 및 방사선요법의 효과관찰에 중요하게 이용된다. 암의 일반적인 징후로 혈색소와 적혈구수가 감소한다. 백혈병과 같은 몇몇 유형의 암은 골수검사를 통해 암세포의 특성을 진단할 수 있다. 암치료과정에서 혈소판감소, 적혈구감소, 백혈구감소 등이 종종 발생하며, 만약 혈구수가 너무 낮아지면 치료를 제한할 수도 있다.
2. 종양표지자(tumor marker)는 몇몇 악성종양세포에 의해 생성된 효소, 항원, 호르몬 같은 물질을 말한다. 이러한 종양표지자들은 고위험 대상자를 선별하고 진단을 내리거나, 악성종양의 임상 과정을 관찰하는데 이용될 수 있다. 예로 결장암(colon cancer)에는 암배아항원(carcinoembryonic antigen), 고환암에는 사람융모생식샘자극호르몬(human chorionic gonadotropin), 간세포암에는 알파태아단백(alpha-fetoprotein), 난소암에는 CA125, 전립샘암에는 전립샘특이항원(prostate specific antigen)이 이용된다. 그러나 이러한 물질들은 다른 질환에서도 나타나기 때문에, 이 물질의 검출만으로 종양으로 진단내리기는 충분하지 않다. 만성골수세포백혈병(chronic myelocytic leukemia) 진단에 이용되는 필라델피아염색체(Philadelphia chromosome) 같은 염색체 표지자도 유용하게 이용된다. 특수한 유전자(gene)는 특정암과 연결되어 있는데 예로, BRCA-1은 유방암이나 난소암 발생의 높은 가능성과 연관된다. 유전자검사는 암이 현재 존재하는지 또는 미래에 암이 발생할 것인지를 나타내지는 못하고 단순히 암이 발생할 위험성이 높음을 나타낸다.
3. X-ray, 초음파, 자기공명영상(MRI), 컴퓨터단층촬영(computed tomography, CT) 등은 조직이나 장기의 변화를 검사하는 검사방법들이다. 어떤 경우

에는 대사경로를 추적하고 기능을 사정하기 위해 방사성 동위원소(radioisotopes)가 함께 이용되기도 한다.

4. 세포학적검사(cytologic test)는 고위험대상자를 선별하고, 진단을 내리거나, 치료과정에 따른 변화를 관찰하는데 이용된다. 조직학적(histologic)검사와 세포학적검사는 의심되는 종양부위의 조직을 생검(biopsy)하여 평가하고 특정조직의 탈락세포를 검사(탈락세포진단법)하는데 이용된다. 이러한 검사들은 악성종양의 확진시에 신뢰할 만한 방법이다. 정확한 평가는 좋은 기술과 표본을 잘 보존하는데 달려있다. 예를 들어, 자궁경부세포를 검사하는 표준 파파니콜로검사(Pap test)는 자궁경부암(cervical cancer)의 발생을 나타내는 세포변화를 선별하기 위한 검사법이다. 이 검사법을 이용한 검진증가로 자궁경부암을 조기발견할 수 있게 되었고 자궁경부암대상자의 예후가 매우 향상되었다.
5. 유전체종양사정(genomic tumor assessment)은 유전(heredity)과 무관하거나 오직 그 질병에서만 발생하는 유전돌연변이를 확인하는 방법이다. 더 자세한 정보와 최근 정보에 대하여 http://www.cancercenter.com/cancer-genomics/를 참조하기 바란다.

테크놀로지 19-1
인공지능(AI), 머신러닝(기계학습, machine learning)과 암의 진단 및 치료

놀랄만한 기술의 발달은 의학의 모든 측면에서 이용되고 있다. 암과 연관된 특수한 돌연변이를 규명하는 새로운 알고리즘이 프린스턴대학교 컴퓨터과학자들에 의해 개발되었다. 이러한 기술은 현재의 DNA 염기서열을 알아내는 기술로는 발견되지 않는 암의 여러 형태를 더욱 정확하게 규명하는데 기여하고 있다. 한가지 예로 인공지능과 머신러닝을 병행하면 암 영상을 더욱 정확히 해석하여 암의 선별검사(screening)를 향상시키고 유전체학을 발전시킬 수 있다.

(5) 악성종양의 전이(Spread of Malignant Tumors)

암은 종양세포의 특성에 따라 한 가지 혹은 여러 가지 방법으로 전이된다. 종양은 일차(primary 또는 parent) 종양과 동일한 세포로 이루어진 이차(secondary)종양을 생성한다. 많은 암들이 진단 전에 전이되는데, 치료를 시작하기 전에 전이가 있는지 확인하는 것은 중요하다. 암의 전이에는 세 가지 기본 기전이 있다.

- 침범(invasion)은 국소전이로 종양세포가 인접 조직으로 자라면서 정상세포를 파괴하는 것을 말한다(그림 19-4). 종양세포는 다른 세포와 느슨하게 연결되어 있고 조직을 파괴하는 용해효소도 분비한다. 암을 의미하는 cancer의 어원은 "게모양(crab-like)" 이라는 뜻의 라틴어에서 유래하였는데, 침범하는 종양을 좋은 이미지로 나타낸 것이다.
- 전이(metastasis)는 종양세포가 혈관이나 림프관을 통해 멀리 있는 부위로 퍼지는 것을 뜻한다. 이 같은 경우에 종양세포는 정맥이나 림프관으로 침식해 들어가서 몸통을 순환하다가, 재생하기 적합한 환경에 정착하여 하나 혹은 둘 이상의 이차종양을 생성한다(그림 19-5). 이러한 이동 과정에서 아주 소수의 종양세포만 살아남는데, 새로운 종양이 발생하는 데는 소수의 세포만 이용된다. 첫 전이는 종종 국소림프절(regional lymphnode)에 나타나는데, 종양세포를 일시적으로 국소화 시킨다. 이러한 림프절은 수술 시에 확인되며 몇몇 림프절은 제거된다. 간과될 수 있는 미세전이(micrometastasis)를 근절하기 위해 림프절을 제거하거나 치료하는데, 특히 초기에 전이되는 것으로 알려진 암(예: 유방암)에서 이러한 방법이 이용된다. 많은 암들이 정맥과 림프관을 통해 전이되기 때문에 폐와 간은 많은 종류의 이차종양이 발생하는 일반적인 부위이다(그림 19-6). 하지만 어떤 암은 좀 더 선택적이며 흔하지 않은 부위로도 전이된다.
- 파종(seeding)은 체액이나 피막을 따라 암이 전이되는 것을 말하고, 보통 체강내에서 이루어진다. 종양세포가 떨어져 나와 체액과 조직의 움직임을 따라 쉽게 이동한다. 난소암의 예를 들면, 복막이 넓기 때문에 종양세포가 복막강(peritoneal cavity)

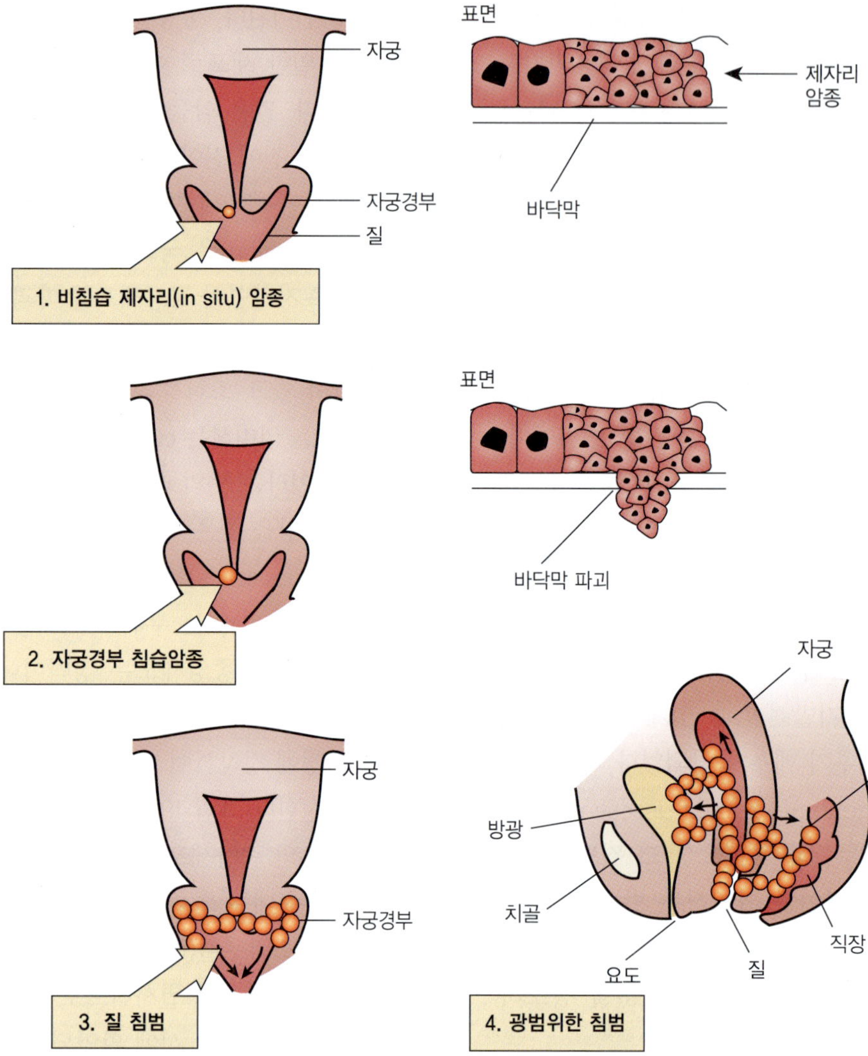

그림 19-4. 자궁경부의 침습암종

을 통해 쉽게 분산된다(그림 19-7). 악성종양세포는 진단과정이나 수술과정에서 종양으로부터 떨어져 나올 수 있고, 이 때문에 전이가 확산될 수 있다.

(6) 암의 병기(Staging of Cancer)

암의 병기는 특정 악성종양의 진단시에 적용되는 분류방법이다. 병기분류는 일정 시점에서의 질병정도를 설명하기 때문에 치료나 예후에 대한 근거를 제공한다.

병기(stage)는 일차종양의 크기(T-Tumor), 국소림프절의 침범정도(N-lymph Node), 종양의 확산(침범 또는 전이) 정도(M-Metastasis)에 따라 분류한다.

BOX 19-1에 병기의 예를 간략히 소개하였다. 각 단계의 TNM 기준은 암의 유형에 따라 다르다. 일반적으로 1기 암은 작고, 국소적이며, 쉽게 치료할 수 있고, 예후가 좋다. 반면 4기 암은 상당히 진행되어 있고, 여러 부위로 전이되어 치료가 어려우며, 예후가 좋지 않다. 몇몇 암은 위의 기준을 이용하여 병기를 분류하며, 특정 암의 자세한 분류에 대한 정보는 우리나라의 국가암정보센터(http://www.cancer.go.kr)에서 찾아 볼 수 있다.

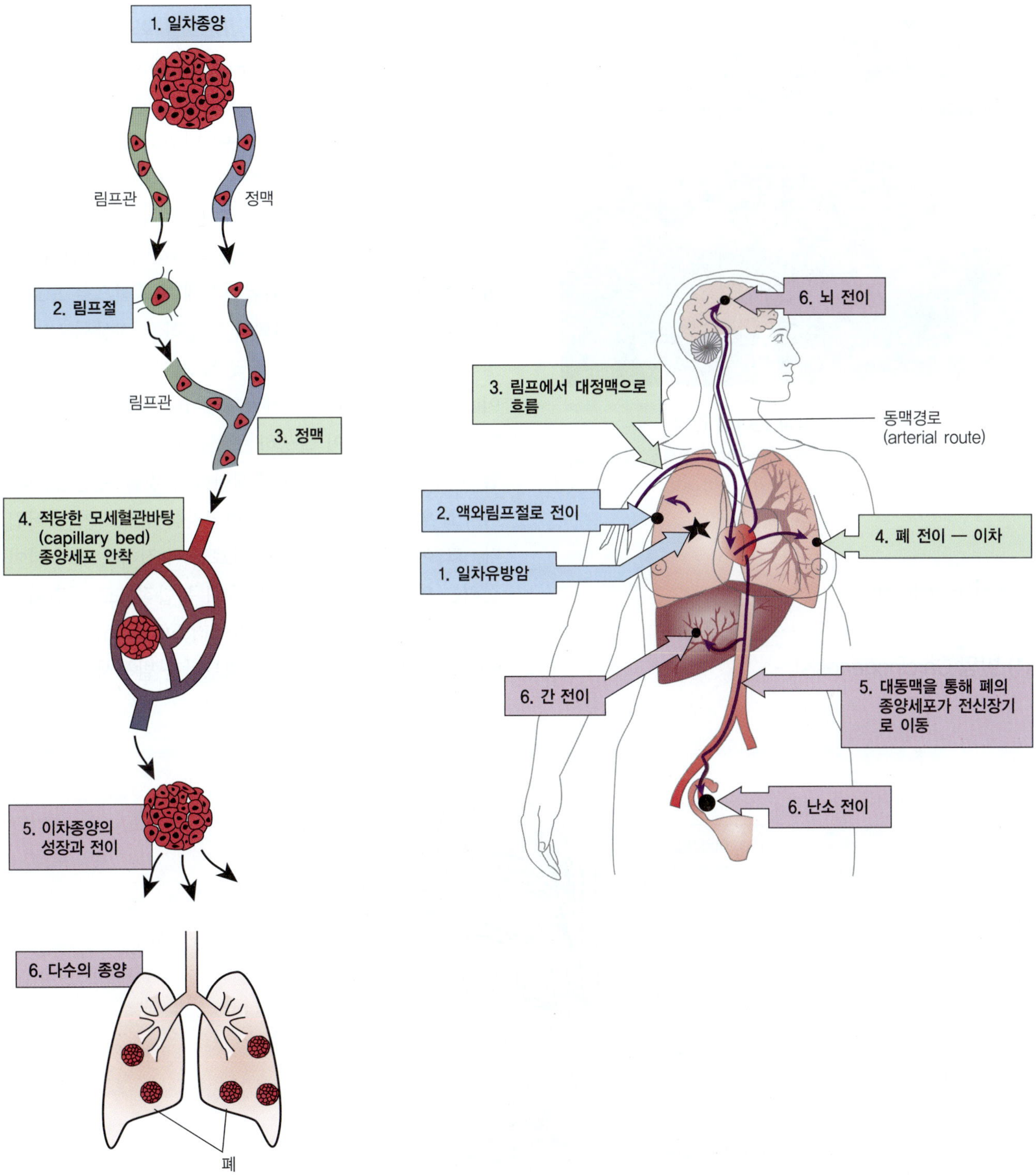

그림 19-5. 전이성 유방암

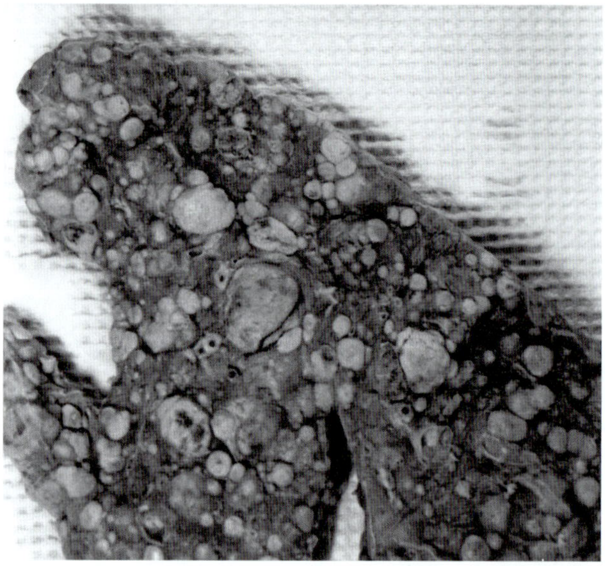

그림 19-6. 다발성 전이성 간암
(From Courtesy of Paul Emmerson, Toronto, Ontario, Canada.)

2) 병인(Etiology)

(1) 발암(Carcinogenesis)

세포성장과 복제에 관여하는 다양한 유전자와 이러한 유전자들의 활동을 활성화하거나 억제하는 기전에 관한 연구가 진행되고 있다. DNA를 회복시키는 유전자, 세포자멸사(apoptosis)를 프로그램하는 유전자, 암을 유발하는 종양유전자(oncogene), 종양억제유전자(tumor suppressor gene) 등이 발견되었다. 악성종양의 발생은 세포 DNA의 변화에서 시작된다.

발암은 정상세포가 암세포로 변화하는 과정으로, 악성종양은 상대적으로 오랫동안 변화하여 발생한다. 복합적인 요인 혹은 특정 위험인자에 반복적으로 노출되어 유전자나 염색체에 변화가 발생하고 정상세포가 악성 종양세포로 변형된다. 몇몇 특정 암들은 위험인자들이 잘 알려져 있다(예 : 기관지암이나 폐암과 흡연). 흡연자라고 모두 암이 발생하는 것은 아니라는 사실은 발암에 다양한 발생단계가 존재한다는 것을 뒷받침한다. 각각의 암에 대해 정확한 발병인자를 규정하기는 어렵다. 그 이유는 충분한 입증자료를 수집하는데 수년이 걸리는 데다 종종 많은 요인들이 복합적으로 관련되어 있기 때문이다. 사람유두종바이러스(human papillomavirus)의 특정균주가 자궁경부암을 발생시킨다는 것

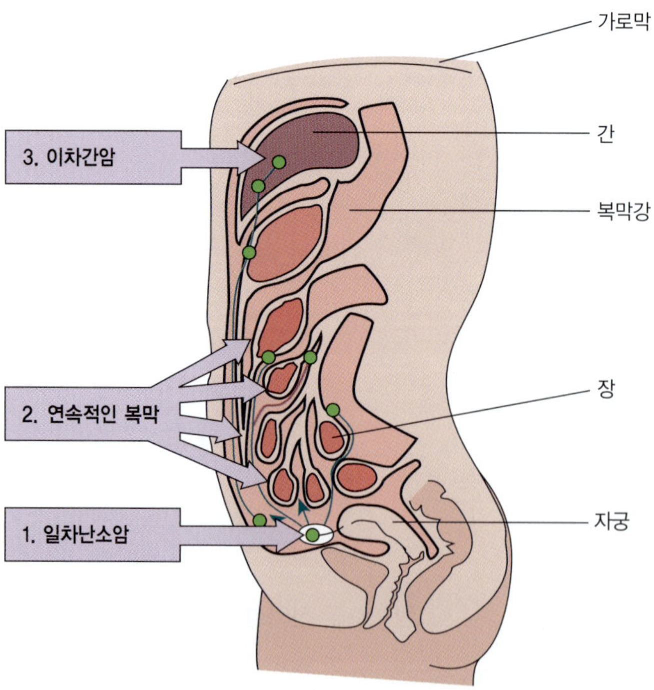

그림 19-7. 복막강을 통해 파종에 의한 난소암 전이

BOX 19-1. 유방암 병기의 예

T 종양의 크기
N 림프절의 침범
M 전이의 존재

유방암

1기 : T_1 — 직경 2cm 이하의 종양 ; N_0 — 림프절 침범 없음 ; M_0 — 전이 없음
2기 : T_0 to T_2 — 직경 5cm 미만의 종양 ; N_1 — 림프절 침범 ; M_0 — 전이 없음
3기 : T_3 — 직경 5cm 이상의 종양 ; N_1 or N_2 — 림프절 침범 ; 종양이 고정 ; M_0 — 전이 없음
4기 : T_4 — 크기 상관없이 가슴벽이나 피부에 고정된 종양 ; N_3 — 빗장림프절 침범(전이) ; M_1 — 전이 있음

이 증명되면서 종양바이러스(oncogenic virus)의 역할이 입증되었다. 방사선에 지속적으로 노출되면 백혈병이 생길 수 있고 자외선은 피부암을 유발한다. 몇몇 암들은 특별한 이유없이 발생률이 변화하였다. 진단기술은 계속 발전하고 있으며 더 많은 자료가 축적되면서 암의 원인이 통계적으로 변화되고 있음을 알 수 있다.

일반적인 발암단계는 다음과 같다.

1. 유발인자(initiating factor)나 전구발암물질(pro-carcinogen)들은 세포 DNA의 비가역적 변화를 일으키는 첫 번째 원인이 된다. 유전자변화 혹은 환경적 위험인자에 노출되는 것이 이러한 첫 번째 돌연변이(mutation)의 원인이 될 수도 있다(그림 19-8). 이러한 초기변화가 활성화된 종양을 발생시키는 것은 아니다.
2. 이후 촉진자(promoter)에 노출되면 DNA에 더 많은 변화가 생기게 되고, 분화가 감소하거나 유사분열 속도가 증가한다. 이 시기에 이형성(dysplasia)이나 역형성(anaplasia)이 뚜렷해진다. 역형성이란 분화된 세포와 조직이 자신 특유의 모양이나 배열, 기능을 잃어버리고, 다시 원시적이고 발생초기의 미분화된 세포형태와 배열을 가지며 특유의 기능을 잃어버리는 것을 말한다. 이러한 과정은 종양을 발생시킨다. 촉진자에는 호르몬이나 화학물질 등이 있다. 오랜 시간이 걸리는 데다 다양한 요인들이 복합적으로 관여하기 때문에 연구자들이 많은 암의 위험인자를 확정하는 것이 어려울 수밖에 없다.
3. DNA의 지속적인 노출과 변화는 악성종양을 유발하고, 종양은 성장하여 국소조직에 침범할 수 있다.
4. 성장조절이 변화되어 세포가 종양에서 떨어져 나와 먼 곳으로 퍼질 수 있다(전이).

발암과정은 시간의 측면에서 매우 다양하다. 어떤 종양은 상대적으로 빨리 성장하고, 반면 다른 종양은 진단이 가능한 시점까지 성장하는 데 몇십 년이 걸릴 수도 있다. 종양세포가 재생되고 퍼지는 속도를 아는 것은 치료결정에 있어 중요하다. 즉시 전이되고 빠르게 재생되는 세포가 있는 종양을 "공격적(aggressive)"이라고 표현한다.

(2) 위험인자와 예방(Risk Factors and Prevention)

표 19-3에 위험인자들을 제시하였다. 지리적위치 혹은 인종집단과 관련된 위험인자들은 유전적 변수 못지않게 환경의 영향이나 식이와 관련되어 있다.

음식과 같은 위험인자는 피할 수 있다. 유전적인 소질 같은 위험인자들은 피할 수는 없지만 자주 선별검사를 받도록 장려함으로써 조기진단이 가능하다.

일반적인 암위험인자를 감소시킬 수 있는 몇 가지 방법을 예를 들면, 햇빛노출제한, 정기적인 건강검진 및 치과검진, 선별검사 혹은 식이조절 등이다. 식이섬유의 섭취를 늘리고 지방섭취를 줄이면 유방암의 위험을

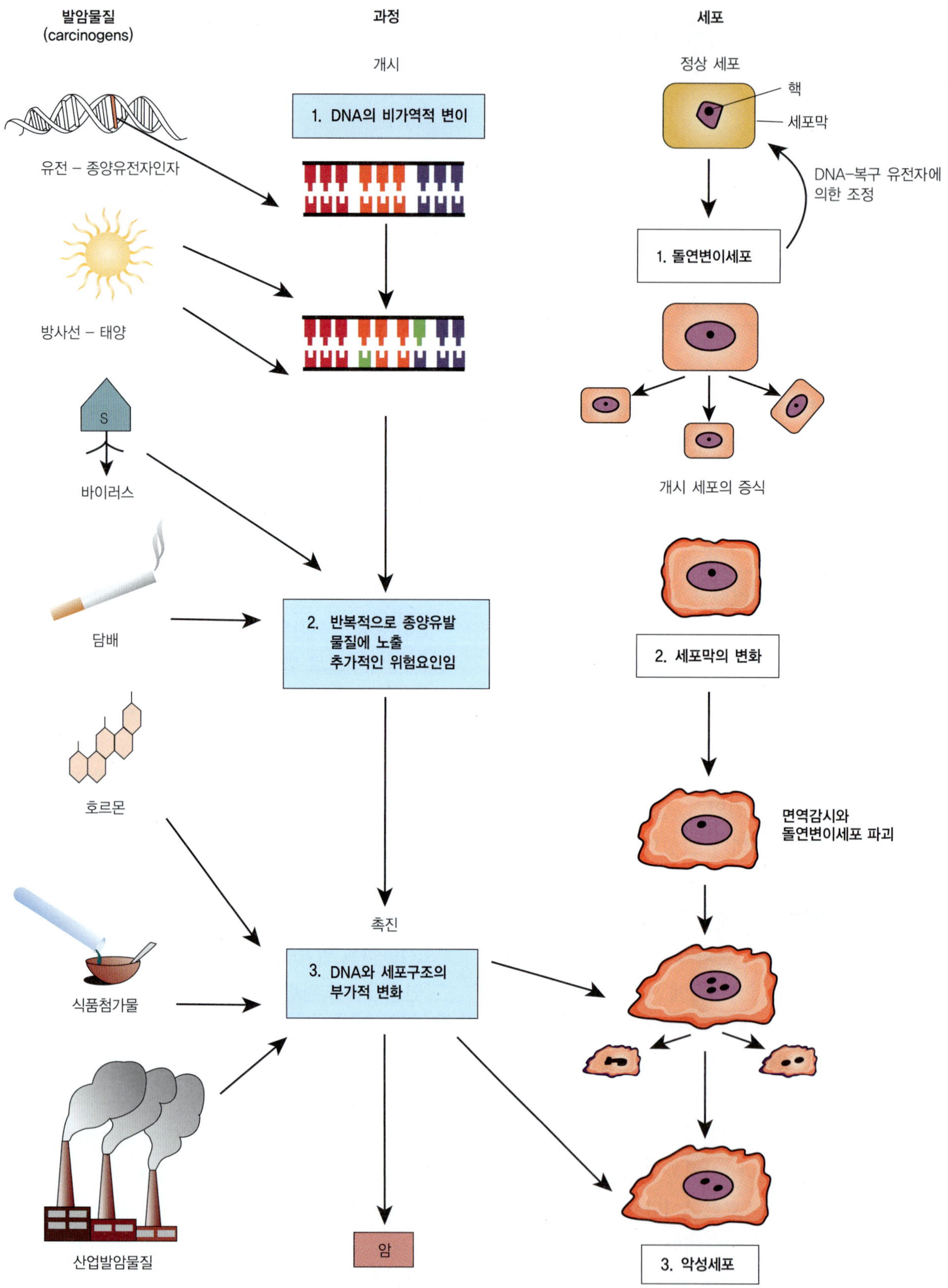

그림 19-8. 발암의 여러 단계

표 19-3. 위험인자

위험인자(발암물질)	예
유전인자 : 성장을 조절하는 종양유전자	유방암 : 가족력 망막모세포종(retinoblastoma) : 유전 백혈병 : 염색체이상
바이러스 : 종양바이러스는 숙주세포의 DNA를 변화시킨다.	간암 : 간염바이러스 자궁경부암 : 사람유두종바이러스(HPV) 혹은 제2형 단순포진바이러스 카포시육종(Kaposi's sarcoma) : 사람면역결핍바이러스(HIV)
방사선 : 자외선(태양광), X선, 감마선, 방사능화학물질 등은 세포의 염색체에 점증적인 손상을 가져온다.	피부암 : 햇빛노출 백혈병 : 방사선노출
화학물질 : 천연물질과 합성물질 모두에 과도하게 노출되면 위험할 수 있다. 발암물질의 영향은 노출기간의 정도에 따라 다르다.	폐암 : 석면, 니켈 백혈병 : 용제(solvents)(예 : 벤젠) 방광암 : 아닐린(aniline) 염료나 고무
생물학적 인자 : 만성적인 자극이나 염증으로 인한 유사분열의 증가	결장암 : 궤양결장염 구강암 : 백색판
연령 : 연령증가	다수의 암이 노인에서 더 흔하게 발생
식이 : 천연물질, 첨가물, 가공방법 등	결장암 : 고지방식이 위암 : 훈제식품
호르몬	자궁내막암 : 에스트로겐

감소시킨다. 진한색의 신선한 과일이나 채소에는 비타민 A와 E 같은 항산화물질이 있는데, 이는 자유라디칼(free radical)로부터 세포가 손상되는 것을 막아준다. 자유라디칼은 방사선에 노출되는 경우나 대사과정에서 생성되는 대사산물에 의해 세포내에서 형성된다. 자유라디칼로 인한 손상을 방지하기 위해 항산화물질이 포함된 식품섭취가 권장되고 있다.

생각해보기 19-4

a. 연령이 증가할수록 암발생률이 증가하는 원인을 설명하시오.
b. 종양표지자 연구를 통해 진단기술과 치료가 개발되는데 왜 수년씩이나 걸리는가?

(3) 숙주방어(Host Defense)

체내의 종양억제유전자(cancer suppressor gene)는 종양의 성장을 억제할 수 있다. 면역계는 이물질로 인식되는 종양세포막의 변화에 반응하여 방어작용을 한다. 면역반응에는 세포매개면역과 체액면역이 있다. 세포독성T림프구, 자연살해세포, 대식세포는 면역감시(immune surveillance)와 이물질(foreign) 혹은 비정상 세포를 파괴하는데 관여한다. 일시적 혹은 장기간의 면역결핍은 암발생위험을 증가시키는 것으로 확인되었다. 예를 들면, 사람면역결핍바이러스(HIV) 감염이나 후천면역결핍증후군(AIDS)은 T림프구의 수치를 감소시킨다. 카포시육종(Kaposi sarcoma)과 림프종(lymphoma) 같은 암들은 AIDS 환자에서 자주 발생한다.

3) 치료(Treatment)

기본적인 치료방법에는 암의 종류에 따라 수술, 화학요법, 면역요법, 방사선요법 등이 있고 여러요법을 병용하여 사용할 수도 있다. 모든 암세포가 방사선이나 화학요법에 민감한 것은 아니다. 백혈병 같은 조혈암(hematopoietic cancers)은 암세포가 혈액 내에 분산되어 있기 때문에 화학요법으로 치료한다. 고형종양(solid tumor)은 종종 수술로 제거하고, 종양세포가 화학요법이나 방사선에 민감할 경우 수술 후 방사선이나 화학요법 중 하나를 적용하며 두 가지를 병용하기도 한다. 면역요법은 대상자의 면역계를 자극하여 암세포를 표적으로 공격한다.

- 종양이 작고 국소적인 경우 완치(curative)치료를 한다.
- 진행암인 경우 완화치료를 한다. 완화치료는 암으로 인한 증상과 합병증을 감소시키고 생명을 연장시키기 위한 것이다. 예를 들어, 종양의 크기를 줄이면 신경에 대한 압박이 감소하여 통증이 경감될 수 있고, 식도나 기관지에 대한 압박이 감소할 수도 있다.

보조요법(adjuvant therapy)은 암발생 초기에 전이되어 발견하기 어려울 정도로 작은 이차종양을 발생(micrometastases, 미세전이)하는 암에 대한 부가적인 예방치료이다. 예를 들어, 전이 소견이 없는 국소유방종양을 아주 완전하게 제거한 후에도, 소량의 암세포가 림프절이나 주변조직으로 떨어져 나간 경우 예방차원에서 화학요법이나 방사선요법을 시행하게 된다.

화학요법과 방사선요법은 간격을 두고 반복적으로 시행되는데, 종양세포사멸은 최대화하고 정상조직에

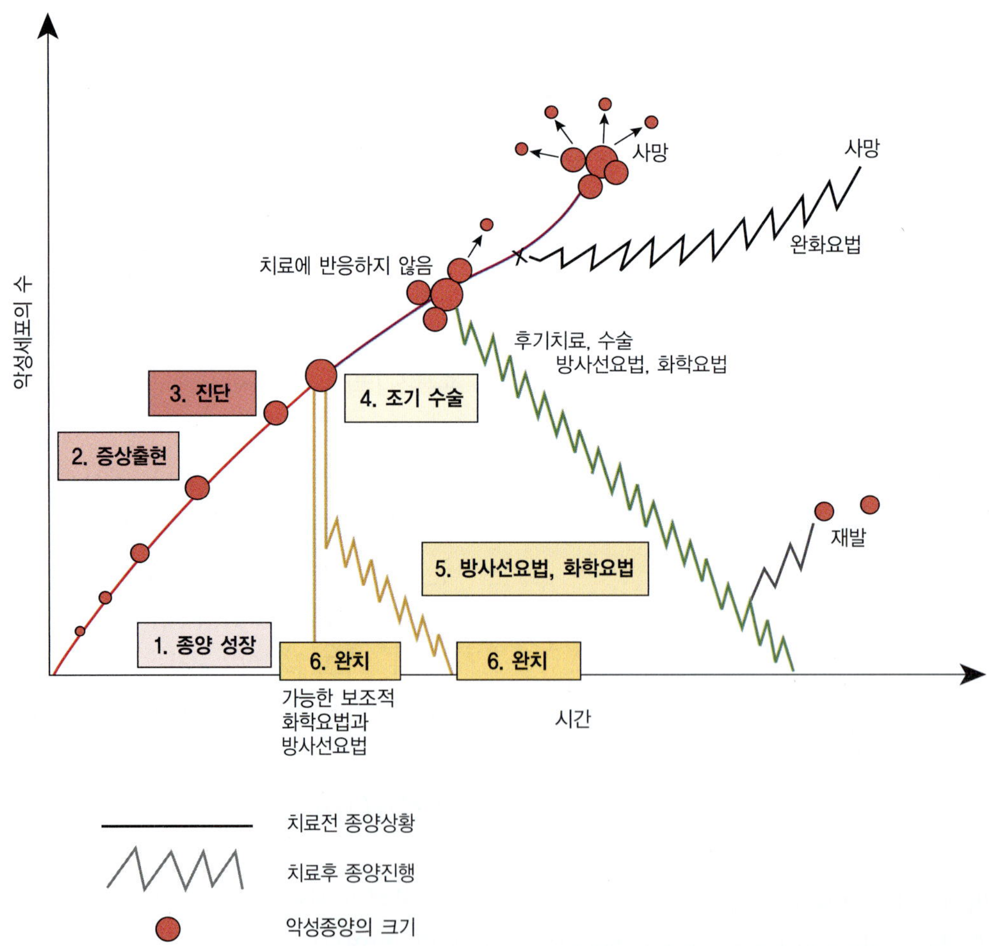

그림 19-9. 고형종양의 치료효과

대한 영향은 최소화하기 위한 것이다. 한 번의 치료로 모든 암세포가 파괴되지는 않으며 고형종양의 경우 매 치료 시 표면층만 영향을 받는다. 치료와 다음 치료 사이에 종양이 조금씩 자랄 수도 있다(그림 19-9). 따라서, 완치나 완화치료는 모두 장기간 지속되어야 한다.

감염이나 치과적 문제, 혹은 다른 잠재적 합병증들은 항암치료가 시작되기 전에 치료하는 것이 중요하다. 예를 들면, 치아가 흔들리거나 광범위하게 손상된 경우 치아를 제거하고 충치와 치주질환을 치료하며, 건강한 구강위생프로그램을 시행하여야 한다. 항암치료 동안에는 면역억제로 인해 출혈경향과 심한 감염가능성이 있고 치유능력도 불충분하기 때문에 중요한 시술을 받는 것은 위험하다.

다른 치료방법으로는 영양상담, 물리요법, 작업요법, 언어치료와 같이 특수한 문제에 대한 지원 등이 있을 수 있다. 신체적 치료와 함께 심리적인 지지도 필요하다. 암에 대한 생각은 죽음에 대한 두려움, 치료와 외모손상에 대한 두려움, 장기간의 장애로 인한 불안 등 수많은 요인들이 관련되어 대상자에게 엄청난 두려움과 불안을 가져온다. 실질적인 지지체계가 있는 대상자도 있고 그렇지 못한 대상자도 있다. 치료는 수개월에서 수년이 걸릴 수도 있고, 일생동안 지속적으로 모니터링을 해야 되는 경우도 있다.

생각해보기 19-5

치유방사선요법보다 방사선요법보다는 완화치료를 선택하는 대상자에게 완화치료의 장점을 제시하시오.

(1) 수술(Surgery)

수술로 종양과 종양주위림프절을 포함한 주변조직을 제거한다(필요시). 진단을 확인하고 종양이 완전히 제거되었는가를 확인하기 위해 종양세포와 종양의 경계영역 확인이 필요하다. 수술시 복강경을 사용하여 여러 개의 작은 절개를 할 수도 있다. 이 방법은 조직의 손상을 최소화하고 대상자의 회복을 증진시킨다.

어떤 경우 주변조직의 제거로 기능에 심각한 영향을 미칠 수 있다. 뇌 또는 뼈대근육(skeletal muscle) 손상이 그 예가 된다. 때로는 종양을 완전하게 제거하는 것이 불가능할 수도 있지만 종양의 크기를 줄이는 것으로 합병증을 예방하고 증상을 완화시킬 수 있다.

간이나 폐의 한 개의 작은 종양수술의 대체방법으로 고주파절제(radiofrequency ablation; RFA)가 있다. 이 방법은 덜 침습적이고 대상자가 견디기 쉬우며, 수술처럼 엽(lobe)전체가 소실되지는 않는다. CT와 초음파를 사용하여 종양 내에 바늘과 전극을 삽입한다. 고주파형태의 열이 악성세포와 주변조직을 파괴한다.

(2) 방사선요법(Radiation Therapy)

방사선요법은 방사선에 민감한 종양을 치료하기 위해 단독으로(예: 몇몇 림프종) 또는 다른 요법과 병용하여 사용할 수도 있다. 방사선요법은 목표가 되는 DNA에 돌연변이(mutation)나 변화를 일으켜 유사분열을 억제하거나 직접적인 세포사멸을 유발한다. 방사선은 또한 혈관을 손상시켜 종양세포에 혈액공급과 영양을 차단한다. 방사선은 DNA합성 중이거나 유사분열 중인 세포에 가장 효과적이다. 따라서 빠르게 분열하는 종양세포와 정상세포(방사선민감세포, radiosensitive cell) 모두를 파괴한다. 어떤 유형의 암은 방사선에 저항하거나 혹은 방사선에 반응하지 않는다. 방사선은 수술전 종양을 축소시키거나 느슨해진 표면세포를 파괴하기 위해 사용될 수 있고, 혹은 수술부위의 회복 후에(대략 6주) 시작할 수도 있다.

이온화방사선(ionizing radiation)은 X선 혹은 감마선(라듐이나 코발트 같은 방사능물질에서 나옴)과 같은 전자기파(electromagnetic waves)나 고에너지의 투과성 미립자{전자(electrons), 양성자(protons)}를 말한다.

방사선요법에는 다음과 같은 몇 가지 방법이 있다.

- cobalt machine처럼 방사선을 외부에서 조사하는 것은 특정부위에 짧은 시간 동안 방사선이 전달된다. 이러한 방법은 대상자가 외래에서 6주간 매일 치료를 받아야 하며 치료를 받아도 신체에 방사능이 전혀 남지 않는다.

- 종양부위에 방사능물질을 삽입하는 방법은 자궁경부암이나 구강암과 같은 암을 치료하는데 사용될 수 있다. 이 방법은 씨앗(seed)이나 바늘에 방사성동위원소(예 : 라듐)를 밀봉하여 종양부위에 장치를 심어 넣는 것으로 근접요법(brachytherapy)이라고 한다. 근접요법은 초기유방암인 경우 유방종양제거 후 주변조직에 방사능물질을 삽입하여 치료하는데 이용된다. 이러한 치료법의 유용성이 입증되면, 현재 고위험 암환자에게 매일 적용되는 방사선요법을 대신하게 될 것이다.
- 또 다른 방법은 가슴막안과 같은 체강 내에 방사성동위원소〔예 : ^{198}Au 혹은 방사능금염(radioactive gold salt)〕를 주입하는 것으로, 종양에서 나오는 과도한 염증삼출물이나 혈액을 조절하기 위한 것이다. 이러한 치료를 받는 대상자들은 방사능물질의 누출이나 손실이 없는지 관찰해야 한다. 어떤 암들은 방사성동위원소를 구강으로 투여할 수 있다〔예 : 갑상샘암에 대한 ^{131}I(방사성요오드) 투여 시 요오드가 갑상샘으로 바로 가기 때문이다〕.

환자가 체내에 방사능물질을 갖고 있을 경우 다른 사람들이 방사능에 노출되는 것을 최소화하기 위한 예방법이 필요하다. 위험이 최소화되려면 방사성동위원소의 반감기(상당량의 방사능이 방출되는 기간)가 짧아야 하고, 방사능에 노출되는 시간이 가능한 적어야 하며, 방사능이 나오는 곳과 사람 사이에 최대한 거리를 두고, 방사선투과를 차단하는 방어막(예 : 납방어복)이 암에 영향을 받지 않은 신체 기관을 보호하기 위해 사용되어야 한다.

방사선의 부작용(adverse effect)은 방사선의 양과 방사선을 투과시키는 범위에 따라 다양하다. 피부와 점막, 골수, 생식샘(gonad) 등 빠르게 재생되는 정상세포도 방사선에 의해 손상된다.

1. 골수억제는 가장 심각한 부작용이므로 혈구수(blood count)를 지속적으로 모니터링해야 한다. 백혈구감소는 감염위험성을 증가시키고, 혈소판감소는 과다출혈을 일으킬 수 있으며, 적혈구감소는 피로와 조직파괴의 원인이 된다. 혈구수가 심각한 수준으로 감소되면 치료를 연기하거나 수혈이 필요할 수도 있다. 신체방어력이 감소하면서 생명을 위협하는 합병증인 폐렴과 패혈증이 흔히 발생한다.
2. 상피세포손상에는 혈관손상(예: 혈관염, vasculitis)과 피부손상이 있다. 피부에 염증이 생기고 탈모(alopecia)가 발생한다. 소화관의 점막이 손상되면 구역(nausea), 구토, 설사가 발생하고 영양실조와 탈수가 수반된다. 소화관의 염증과 궤양은 출혈을 유발할 수 있으며, 흑색변(melena)이나 토혈(hematemesis)이 그 징후이다. 머리나 목 부위의 방사선 조사로 구강점막에 궤양이 발생하거나 입안마름증(xerostomia)이 생길 수 있으며, 이로 인해 환자는 음식을 섭취하는 것이 더욱 어려워지고 치아손상의 위험이 증가하게 된다. 구강점막의 부기(swelling)는 삼킴(swallowing)과 환기(ventilation) 장애를 초래한다.
3. 방사선이 복부에 조사되면 난소나 고환에 손상을 주기 쉬워, 불임이나 기형발생을 유발할 수 있다. 정자은행이나 난자의 재생 및 보관에 대해 치료 시작 전 대상자와 충분히 논의해야 한다.
4. 방사선으로 인해 우울증에 의한 졸음증과 비특이 피로가 종종 발생한다.

방사선의 장기적인 영향은 종양부위와 방사선의 경로를 따라 생기는 염증, 괴사, 흉터조직 등과 관련이 있다. 시간이 흐른 후에, 흉터조직이 부착되거나 폐쇄될 수도 있고 다른 이차적인 문제의 원인이 될 수도 있다.

생각해보기 19-6

a. 암환자가 정상조직을 유지하는데 필요한 영양이 부족한 이유를 설명하시오.
b. 방사선요법이 면역체계, 소화, 생식기능과 선천성 질병에 미치는 부작용을 설명하시오.

(3) 화학요법(Chemotherapy)

어떤 유형의 암세포는 특정 항신생물제(antineoplastic drug)에 잘 반응하는 반면, 어떤 유형의 세포는 이러한 치료에 반응하지 않는다. 화학요법은 단독으로 사용될 수도 있고(백혈병의 경우), 수술이나 방사선요법과 병행할 수도 있다. 화학요법은 아주 빠르게 재생하는 세포와 크기가 작은 종양에 매우 효과적이다. 일반적으로 화학요법은 회복하는 시간을 고려하여 수술 후 약 6주 정도 지나서 시작한다.

대부분의 치료프로토콜에서 종류가 다른 2~4가지 약물을 함께 사용하며, 일정 간격을 두고 반복 투여한다. 약의 종류에는 항유사분열제(antimitotics), 대사억제제(antimetabolites), 알킬화제(alkylating agents), 항생제(antibiotics) 등이 있다. 이 약물들은 종양세포 주기의 각각 다른 시점에서 단백질 합성과 DNA복제를 방해하여 세포를 파괴한다. 세포주기는 본질적으로 성장과 분열의 짧은 주기를 갖는다. 약물의 선택과 치료 간격은 종양세포의 세포주기에 따라 달라질 수 있으며, 암의 유형마다 적합한 약물이 다르다. 각 약물이 세포주기의 각기 다른 시점에 작용할 때 대량의 암세포가 파괴된다.

그림 19-10에서 아래의 약물조합을 설명하고 있다.

- 항종양항생제(antitumor antibiotic)인 Adriamycin (doxorubicin)은 DNA와 결합하여 핵산의 합성을 억제하며 S단계(DNA복제)에서 주로 작용하고 다른 단계에도 작용한다(예: 세포막 변성).

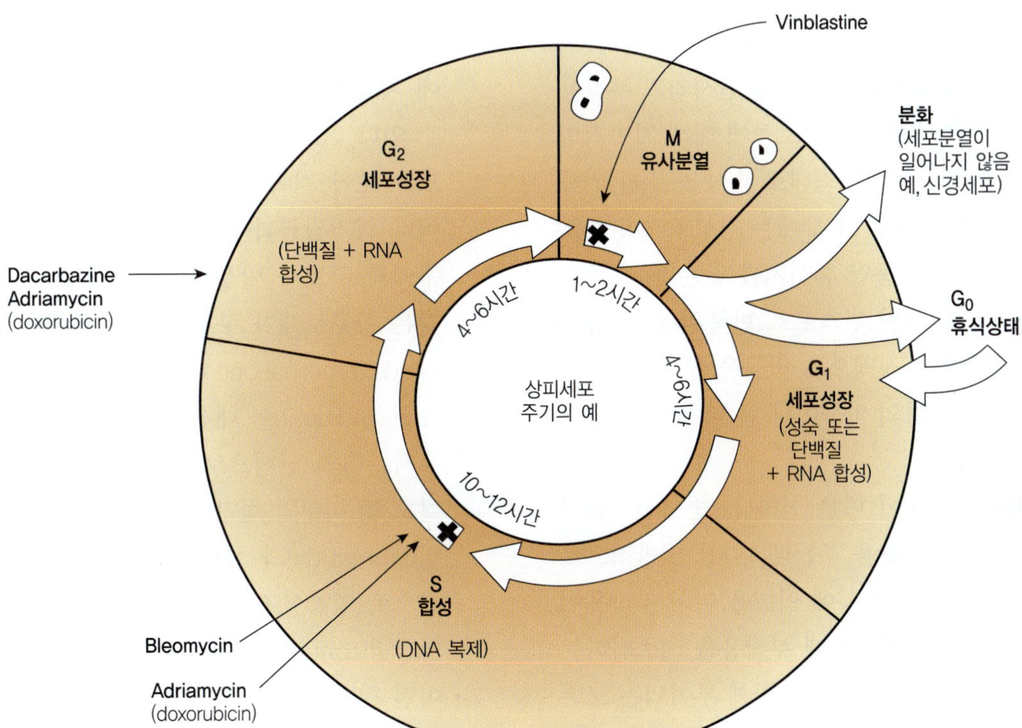

호지킨병의 ABVD 요법

1. Adriamycin	(doxorubicin) S기를 차단, 다른 단계(phase)에도 작용
2. Bleomycin	S기의 DNA 복제를 방해
3. Vinblastine	유사분열을 차단
4. Dacarbazine	모든 단계에 작용

그림 19-10. 세포주기와 화학요법

- Bleomycin 역시 항종양항생제로 DNA의 복제를 억제한다.
- 세포주기 특이성 항유사분열제인 Vinblastine은 M 단계(유사분열)에서 작용한다.
- 세포주기비특이성 알킬화제(alkylating agent, nonspecific)인 Dacarbazine은 세포주기의 여러 단계에 작용한다.

이 약물조합은 호지킨림프종(Hodgkin lymphoma)을 치료하는 "ABVD"요법으로, 많은 다른 약물조합이 시도되고 있음에도 아직까지 가장 효과적인 약물치료이다. 이 약물들은 치료 첫날과 치료 시작 15일째 되는 날 정맥으로 투여하고, 이후부터는 4주에 한 번씩 반복 투여한다. 매 4주마다 hydrocortisone이 항암제와 함께 추가될 수 있다.

많은 프로토콜(protocol)들이 암의 종류에 따라 처방되고 있으며, 프로토콜의 효과는 증진시키고 부작용은 최소화하기 위해 새로운 프로토콜에 대해 지속적인 연구가 진행 중이다. 종양에 최대로 손상을 주기 위해 고용량의 약물을 투여하고 그 후에는 정상조직이 회복될 수 있도록 일정기간 동안 휴식기를 갖는다. 치료주기는 몇 주 혹은 몇 개월 간격으로 반복된다. 상당수의 환자들이 외래에서 정맥으로 약물을 투여 받는다. 완화요법시에는 저용량의 약물이나 좀 더 작용이 약한 약물을 사용한다.

약물치료에는 부작용이 매우 심하다. 방사선요법과 같이 정상 세포에도 손상을 주는데, 가장 일반적으로 피부와 점막, 골수, 생식샘 등에 영향을 미쳐 부작용이 나타난다. 약물병용을 선택할 때 부작용을 최소화하는 것도 고려할 요인이다. 예를 들면, 함께 투여되는 모든 약물이 골수기능을 심각하게 억제하는 것은 아니며, 어떤 한 가지 약물에 의해 구역이나 탈모가 나타나는 것이다.

- 골수억제는 화학요법의 제한요인이며, 위험할 정도로 혈구수가 낮아진 경우에는 수혈이 필요하거나 골수가 회복될 때까지 치료를 중단해야 할 수도 있다. 치료 시마다 치료 전에는 혈구수를 확인하기 위한 혈액검사를 실시한다.
- 약물의 종류에 따라 치료주기의 각기 다른 시점에서 혈구수가 최하점〔중성구감소(neutropenia) 혹은 백혈구감소(leukopenia)〕이 될 수 있다. 혈구수가 너무 낮을 경우, 치료를 연기해야 할 수도 있고 항생제 투여나 입원이 필요할 수도 있다. 혈소판감소(thrombocytopenia)의 경우 출혈이 가장 위험하다. 중성구감소의 경우 감염이 흔하여, 위장관의 종양에서는 패혈증이 나타나고, 폐암에서는 폐렴이 나타난다. 부동(immobility)이나 영양실조로 피부가 손상된 경우에는 피부감염도 쉽게 발생한다. 백혈병과 같이 혈구가 수적인 면에서나 기능적인 면에서 이미 감소한 상태에서는 화학요법의 영향이 심각할 수 있다.
- 약물이 뇌의 구토중추를 화학적으로 자극하기 때문에 치료받는 동안이나 치료직후에 구토가 발생할 수 있다. 소화관의 점막염증과 손상으로 치료 후에도 구토가 지속될 수도 있다. 어떤 경우에는 불안이나 과거경험과 관련되어 화학요법 시행 전에도 구역과 구토가 발생한다. ondansetron (Zofran) 같은 항구토제가 구토를 경감시키는데 도움이 된다. dexamethasone (Decadron)과 prochlorperazine (Stemetil)을 대신 사용할 수도 있다.
- 유사분열의 진행으로 상피세포가 쉽게 손상된다. 탈모 및 피부와 점막의 손상이 쉽게 발생하여 입안염(stomatitis)과 설사가 흔한 문제이며 이러한 영향으로 영양실조가 발생한다. 흔히 입안에는 칸디다감염(candidal infections)이 나타난다.
- 어떤 항신생물제는 특정 부위에 독특한 손상효과를 나타내며, 예를 들면 폐의 섬유화나 심근세포의 손상 등이다.

생각해보기 19-7

화학요법으로 암을 치료할 때, 일시적으로 부가적인 건강문제를 유발할 수 있는 여러 경우를 설명하시오.

(4) 기타 약물(Other Drugs)

기본적인 치료와 함께 종종 호르몬제들이 추가로 처방된다. prednisone과 같은 당질부신피질호르몬은 유사분열을 감소시키고 적혈구수를 증가시키기 위해 사용된다. 이러한 약물들은 식욕과 안녕감을 증진시키며 종양주변의 염증이나 부기를 감소시킨다.

성호르몬은 종양성장이 성호르몬에 의존적일 때 유익하다. 예를 들면, 에스트로젠은 전립샘암의 성장을 느리게 한다. 호르몬차단약물들은 종양의 크기를 줄이고 재발을 방지하는데 효과적이다. Tamoxifen은 에스트로젠의존성유방암 환자에게 쓰이는 에스트로젠 차단약물 중 하나로, 특히 폐경 후 여성에게 효과적이다. Tamoxifen에 효과가 없는 폐경 후 호르몬의존성유방암이 진행성인 경우에는 신약 exemestane (Aromasin)이 부작용 없이 효과적이다. 이 약물은 aromatase 효소에 의해 안드로젠이 에스트로젠으로 전환되는 것을 차단한다.

생물학적반응조절제(biologic response modifiers, BRMs)는 비정상세포에 대한 감시기능과 제거기능을 증진시키기 위해 체내 자연면역반응을 보강하는 약물이다. 인간세포의 자연산물, 인터페론(interferon), BCG백신 등이 이러한 물질에 속한다. 인터페론은 예상만큼 효과가 있는 것은 아니지만, 효과에 대한 연구를 계속하고 있다. BCG백신은 종양 주변에 주사되거나 방광과 같이 종양이 존재하는 체강 내에 주입된다. BCG는 작용부위의 대식세포와 T림프구의 활동을 자극하여 종양세포를 파괴한다. 현재 BCG백신이 방광암에 가장 우선시되는 치료방법이다.

부작용이 적은 신약을 개발하는 방법은 면역반응에서 분자수준의 표적을 밝혀내고 약물이 표적입자에 작용하도록 하는 것이다. 진행성 유방암 치료에 trastuzumab (Herceptin)이 사용된다. 이것은 세포수용체에 결합하여 성장신호를 차단하고 면역계의 방어작용을 자극하는 항체이다. 또 다른 새로운 약물군 중 효과적인 것은 방사성동위원소로 분류되면서 항체역할을 하는 약물들이다. 비호지킨림프종(non-Hodgkin lymphoma)에 사용되는 tositumomab (Bexxar)이 한 예이다. 이 약물은 종양세포의 항원에 항체로 작용하여 세포를 파괴한다. 이 경우 방사성요오드의 반감기는 8일이며 알레르기반응에 대해서도 보고된 바 있다.

혈관발생억제제(angiogenesis inhibitor, angiostatin 혹은 endostatin)에 대한 연구도 진행되고 있다. 혈관발생은 새로운 혈관을 뜻하는데, 종양이 성장하고 전이되는데 새로운 혈관들이 반드시 필요하다. 항혈관발생제(antiangiogenesis drugs)는 다양한 기전으로 내피세포(혈관벽) 성장자극을 차단하여 국소혈류량을 감소시키고 종양세포에 영양공급을 차단한다. 이 약물들이 부작용이 적고 기존의 화학요법과 결합되어, 보다 효과적인 치료제가 될 수 있기를 기대하고 있다. 아직 기대하는 결과를 얻지는 못했지만, 아마도 혈관발생과정이 훨씬 복잡하여 그 과정을 완전히 이해하지 못했기 때문일 것이다. bevacizumab (Avastin)은 대장암 환자의 치료에 효과적이다. 이 약물은 대다수의 종양세포에서 분비하는 혈관발생에 필요한 혈관내피성장인자에 대항하여 항체활동을 한다.

진통제(analgesics)는 치료에 있어 중요한 부분이며, 진행성 암인 경우에 특히 그렇다. 통증의 원인을 파악하는 것은 치료법을 결정하는데 중요하다. 예를 들면, 감염이나 근연축(muscle spasm)과 같은 특정원인이 치료되면 통증이 감소된다. 방사선요법은 신경압박을 경감시킬 수 있다.

진통제는 단계적인 방법으로 적용된다. 초기에는 저용량의 약한 약물을 사용하고 이후 용량을 증가시키며, 그 다음에는 강한 진통제로 바꾸고 최후에는 morphine을 사용한다. 통증이 심해지면 다양한 약물의 "cocktail"요법이 효과적이다. 내성이 생기면 고용량의 마약(narcotic)을 투여한다. 장기간의 통증 조절에는 지속적으로 주입되는 자가투여장치(self-administration unit)나 삽입장치가 유용하다. 최근 의존성에 대한 염려는 감소하였지만, 마약진통제는 수많은 심각한 부작용을 갖고 있다. 부작용에는 구역, 변비, 졸음(drowsiness), 호흡억제 등이 있다. 통증을 악화시킬 수 있는 피로와 불안을 감소시키는 것도 통증 완화에 유용한 방법이다.

일반적 치료방법에 효과가 없는 환자는 대체요법을 시도한다. 대체요법의 유용성이 명확하게 확립되지는 못했지만, 수많은 대체요법에 대한 연구가 지속되고 있다.

(5) 유전자요법(Gene Therapy)

유전자요법은 실험적인 암치료법으로서 다음 경우에 이용된다.

- 유전자의 건강한 부분을 복사하여 돌연변이유전자를 대치한다.
- 돌연변이유전자를 비활성화시킨다.
- 새로운 유전자를 도입한다.

더 자세하거나 새로운 정보는 http://ghr.nlm.nih.gov/primer#therapy를 참조하기 바란다.

(6) 영양(Nutrition)

진행성암환자들은 종종 영양부족상태가 된다. 영양장애의 영향요인은 식욕부진 및 구토, 입안궤양 혹은 치아상실, 통증 및 피로, 소화기관의 염증으로 인한 흡수장애, 대사변화, 종양이 영양분을 차지함으로써 나타나는 영양손실 등이다. 이러한 요인들은 종양 자체로 또는 화학요법과 방사선요법의 영향으로 발생한다.

궤양이나 염증으로 인한 불편감을 경감시키기 위해 얼음을 이용하거나 입을 세척하는 방법이 권장된다. 비자극성의 좋아하는 음식을 조금씩 자주 섭취하는 것이 보다 견딜만하다. 이러한 소량의 음식은 환자가 좋아하면서도 단백질과 비타민 섭취를 적절하게 할 수 있도록 계획한다. 진통제와 구토약은 식욕을 증가시킬 수 있다. 필요할 경우 영양혼합물(nutrient mixture)을 말초혈관으로 직접 투여하는 완전비경구영양(total parenteral nutrition, TPN)을 이용한다.

(7) 보완대체요법(Complementary Therapies)

비의학적치료를 보완대체요법이라고 부르며, 많은 대체요법들이 암을 치료하거나(treat) 완치를(cure) 위해 사용된다. 이 요법의 범위는 조리하지 않은 유기농(macrobiotic) 음식에서 화학요법에 동반되는 인슐린이나 포도당의 사용까지 다양하다. 비록 일부 보완대체요법이 의학적치료와 병행되었을 때 효과를 보였다고 하나, 보완대체요법이 그것 자체로 생명을 연장하고 전이를 줄인다는 연구에 기반한 근거는 없다. 보완대체요법을 선택하는 환자는 이에 대하여 종양치료팀에게 알릴 필요가 있다. 암의 치료는 복합적인 과학이며 사람들은 더 좋은 치료결과를 요구하고 있고, 그래서 보완대체요법이 더 나은 결과를 위한 희망을 제공할지도 모른다. 보건의료인이 보완대체요법을 인식하고 환자에게 적절한 정보를 제공하는 것은 중요하다.

4) 예후(Prognosis)

일반적으로 암으로 진단받고 치료한 후 재발되지 않고 5년 생존할 경우 "완치(cure)"되었다고 정의한다. 어떤 경우에는 암의 말기가 되기 전에 상당 기간 임상증상이 없는 완화(remission) 상태가 나타날 수 있다.

어떤 경우는 조기진단과 치료로 질환이 악화되지 않을 수도 있고, 어떤 경우는 간헐적으로 급성상태가 나타나서 오랫동안 질병이 지속되기도 한다(그림 19-9).

암종류에 따라 사망률은 다양하다. 폐암과 같은 암은 적극적인 치료에도 증상이 개선되지 않는다. 어린이백혈병(childhood leukemias)이나 호지킨림프종 같은 암은 효과적인 치료법이 개발되었고, 생존율이 상당히 증가하였다. 예후는 다양한 요인에 의해 영향을 받기 때문에 개인에 따라 다양하다.

생각해보기 19-8

a. 좋은 영양상태는 어떻게 암과 암치료와 연관된 합병증과 부가적인 문제를 감소시킬 수 있는가?
b. 암환자의 예후나 결과에 영향을 미칠 수 있는 인자 중 임상검사 결과 이외의 몇가지 인자를 제시하시오.

3. 악성종양의 예 (Examples of Malignant Tumors)

암의 일반특성을 설명하기 위해 세가지 예를 제시하였다. 자세한 내용과 다른 유형의 암에 대한 내용은 해당계통의 장에서 설명하였다.

1) 피부암(Skin Cancer)

피부암은 눈에 보이기 때문에 쉽게 진단되고, 수술로 치료되며 느리게 진행된다. 따라서 악성흑색종(malignant melanoma)을 제외한 대부분의 피부암은 예후가 매우 좋다. 피부암은 재발률이 가장 높고, 보통 머리나 목, 등, 햇빛 및 자극의 노출 부위에 발생한다. 피부암은 40대 이상이면서 더운 기후에 거주하는 사람들에게 좀 더 자주 발생한다. 피부암 사례가 증가하고 있어 햇빛에 노출되거나 햇볕에 태우는 것을 감소시키기 위한 보건교육 캠페인을 벌이고 있다.

바닥세포암종(basal cell carcinoma)은 가장 흔한 형태의 피부암으로 종양은 진주모양의 작은 융기처럼 생기고 중앙부에 "잠식궤양(rodent ulcer)"이 발생한다(그림 19-11). 병터(lesion)의 주목할 만한 특징은 통증이나 가려움(pruritus, itching)이 나타나지 않고 병터가 남아 종양이 서서히 성장하여 피하조직속으로 침범한다.

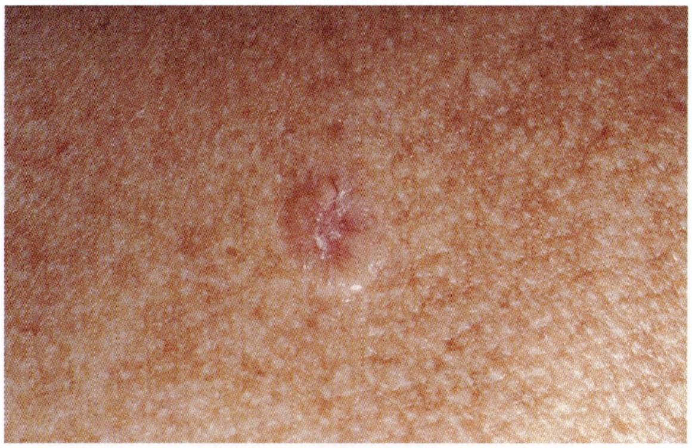

그림 19-11. 바닥세포암종(basal cell carcinoma)
(From Lookingbill D, Marks J : Principles of Dermatology, *ed 3, Philadelphia, 2000, Saunders.)*

생각해보기 19-9

피부암의 예후가 좋은 여러 가지 이유를 설명하시오.

2) 난소암(Ovarian Cancer)

난소암은 예후가 매우 나빠 사망률이 높다. 종양이 복막강 내에 숨어 있어 침묵의(silent) 종양이라고 한다(그림 19-7). 난소암의 조직학적 유형이 많지만, 여기서는 기본적인 개념만 다룬다. 호르몬인자와 유전인자가 난소암 발생에 중요한 역할을 한다.

초기징후는 불분명하며, 종양이 완전히 진행되어 방광이나 장(intestine) 같은 주변 장기에 압박을 줄 정도로 충분히 커지거나 복강 내에 염증삼출물이 발생할 때 징후가 나타난다. 이와 같이 후기에 징후(late signs)가 나타나기 때문에 어느 정도 진행이 되어야 진단이 가능하고 치료가 지연됨을 알 수 있다. 거짓음성이 나타나지만 조기진단과 선별에 도움이 되는 종양표지자가 있다. CA125가 난소암뿐만 아니라 다른 질환에서도 상승하지만, 치료의 효과를 모니터링 하는데 유용하다. 초기징후는 일반적으로 장기능 혹은 방광기능의 변화나 복부둘레의 증가이다. 림프관을 통해 쉽게 전이된다. 암세포가 복막을 통과할 때 파종되거나(seeding) 혹은 탈락되어 복막액으로 들어가 간이나 다른 장기로도 쉽게 전이된다. 암은 자궁과 골반에도 침투한다. 치료에는 수술, 방사선요법, 화학요법 등이 있다.

BOX 19-2. 끝분절효소와 암

끝분절(telomeres)은 염색체 말단의 DNA 염기서열을 보호하는 구조로, 세포가 분열할 때마다 끝분절이 짧아진다. 끝분절 길이가 일정수준 이하로 짧아지면 세포는 분열을 멈추는 세포 노화상태로 들어가게 되므로, 이로 인해 끝분절은 세포생존기간의 결정요인이다. 어떤 세포들은 끝분절을 유지하거나 길게 해주는 효소인 끝분절효소(telomerase)를 이용하여 끝분절의 기능을 유지시키거나 끝분절이 짧아지는 것을 방지한다. 끝분절효소가 노화연구에서 각광받는 주제가 되었고 끝분절효소는 암세포를 죽지않게 하기 때문에 암연구에서도 역시 주목을 받고 있다. 다양한 연구프로젝트들이 암세포에 대한 끝분절효소의 작용을 종양치료에 이용하려고 탐구하고 있다.

3) 악성뇌종양(Brain Cancer)

뇌종양은 양성일 수도 있고 악성일 수도 있다. 두 종류 모두 머리뼈(skull) 내 압력을 증가시키는 공간점유성(space-occupying) 종양이기 때문에 위험하다. 뇌종양은 작더라도 뇌줄기(brain stem)나 소뇌에 발생하게 되면 호흡과 같은 생명기능을 방해하여 사망에 이를 수 있다. 뇌의 표면에 존재하는 종양은 쉽게 제거할 수 있

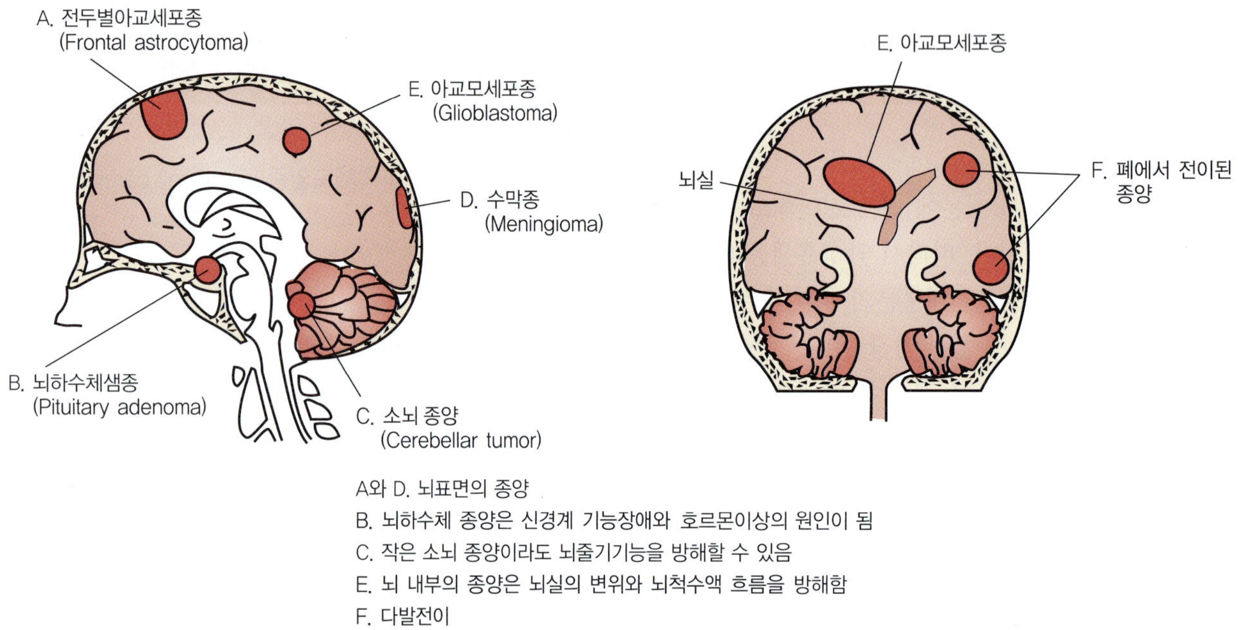

그림 19-12. 위치에 따른 뇌종양의 영향

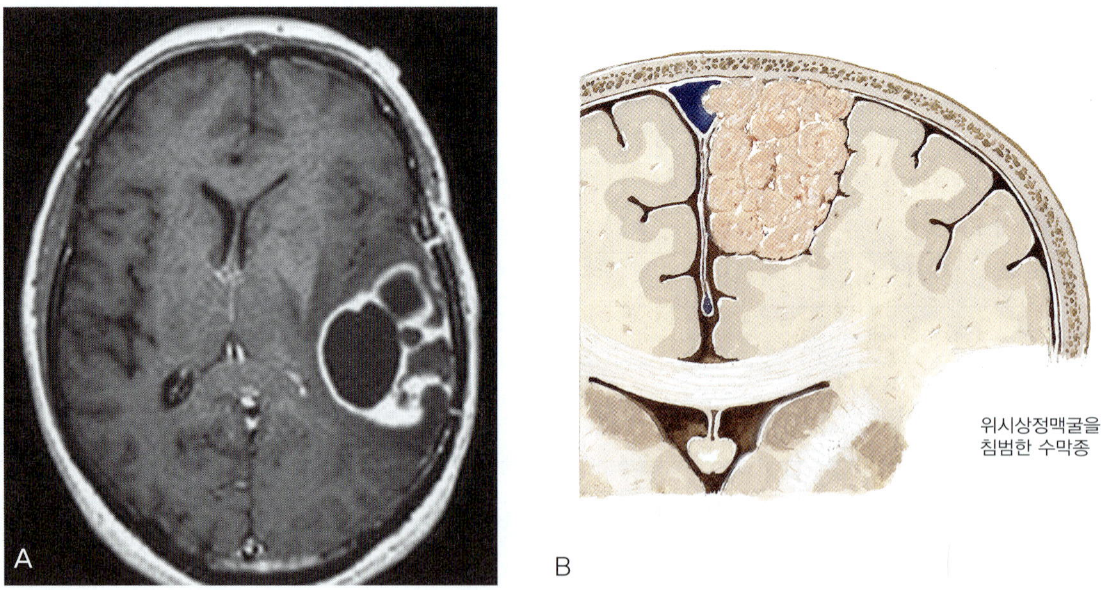

그림 19-13. 뇌종양

A. 왼쪽 측두엽 중심부에 괴사부위가 있는 조영증강 MRI 사진 B. 중심부에 괴사부위가 있는 다형성아교모세포종(glioblastoma multiforme) (A *From Benjamin I, et al*: Cecil Essentials of Medicine, *ed 9, Philadelphia, 2016, Elsevier, Saunders*. B *From Misulis K, Head T*: Netter's Concise Neurology, updated edition, *Philadelphia, 2017, Elsevier*.)

지만 그 밖의 다른 부위에 존재하는 종양은 제거하기가 어렵고 위험하다(그림 19-12). 뇌종양은 조직학적으로 다양한 종류가 있는데, 신경세포(neuron), 신경아교세포(neuroglial cells), 혈관, 결합조직 등에서 발생한다(그림 19-12, 13). 뇌종양은 성인뿐만 아니라 어린이에서도 발생할 수 있다. 뇌종양의 초기징후로 발작, 또는 두통, 졸음, 구토, 시각문제 같은 압박징후, 운동기능장애 등이 있다. 악성뇌종양은 중추신경계 밖으로 전이되지 않는다. 하지만 유방암, 폐암, 골암 등의 종양은 뇌로 전이되어 이차종양을 발생시킨다. 뇌종양은 수술, 방사선요법, 화학요법 등으로 치료할 수 있으며, 부가적인 뇌조직 손실의 원인이 될 수 있다. 치료 후 후유증으로 기능의 상실과 장애를 가져올 수도 있다.

4) 암 발생률

암 발생률은 웹사이트에서 알 수 있다. 미국은 질병관리본부(Center for Disease Control and Prevention, CDC) 웹사이트 https://www.cdc.gov/cancer/dcpc/data/index.htm에서, 우리나라는 국립암센터 중앙암등록본부 웹사이트 https://ncc.re.kr/main.ncc?uri=manage02_2에서 통계를 찾아볼 수 있다. 2021년 국내 암 발생자수는 총 277,523명이며, 남자는 143,723명, 여자는 133,800명으로 나타났다. 2021년 가장 많이 발생한 암은 갑상샘암이었으며, 이어서 대장암, 폐암, 위암, 유방암, 전립샘암, 간암의 순으로 많이 발생하는 것으로 나타났다. 남성의 경우 폐암, 위암, 대장암, 전립샘암, 간암 순으로, 여성은 유방암, 갑상샘암, 대장암, 폐암, 위암 순으로 발생하였다(표 19-4).

사례연구 19.1

폐암

T는 65세 여성으로 매우 건강하였다. 기침이 계속되어 병원에 갔으며 현재는 비흡연자이다. 흉부 X-선 결과 오른쪽 폐에 한 개의 작은 신생물이 보였으며, 혈액검사에서는 폐종양표지자가 음성이었다. 기관지경을 통해 생검한 결과 소장에서 폐로 전이되어 온 이차폐암이었다. T는 치료를 위해 종양전문의에게 의뢰되었다.

1. 질병력에서 어떠한 요인이 T의 암발생에 대한 위험을 나타내는가?

표 19-4. 우리나라 성별 주요 암발생 현황(2021년) (단위: 명, %)

순 위	남자			여자		
	암종('20 순위)	발생자수	분율	암종('20 순위)	발생자수	분율
	모든 악성암	143,723	100.0	모든 악성암	133,800	100.0
	갑상샘암 제외	134,952	93.9	갑상샘암 제외	107,268	80.2
1	폐	21,176	14.7	유방	28,720	21.5
2	위	19,533	13.6	갑상샘	26,532	19.8
3	대장(4)	19,142	13.3	대장	13,609	10.2
4	전립샘(3)	18,697	13.0	폐	10,440	7.8
5	간	11,207	7.8	위	9,828	7.3
6	갑상샘	8,771	6.1	췌장	4,280	3.2
7	신장(8)	4,775	3.3	간	3,924	2.9
8	췌장(7)	4,592	3.2	자궁체부	3,749	2.8
9	방광(10)	4,201	2.9	담낭 및 기타담도	3,532	2.6
10	담낭 및 기타담도(9)	4,085	2.8	난소(11)	2,221	2.4

출처: 보건복지부, 중앙암등록본부, 국립암센터(2023.12.28). 2021년 국가암등록통계 참고자료

2. 이 사례에서 종양표지자 검사결과 음성으로 나타난 것의 중요성은 무엇인가?
3. 소장종양세포가 어떻게 폐로 전이되었는가?
4. 이 사례의 예후는 어떠한가?

사례연구 19.2

유방암

32세 여성인 W는 정기적인 자가검진을 하였는데, 왼쪽 유방에서 작고 단단하며 통증 없는 덩이가 만져졌다. 그 후 며칠 동안 덩이가 사라지지 않아서 검사를 하기 위해 병원을 방문하였다. 조직생검결과 악성종양임이 확인되었고, 종양의 크기는 1.5cm이었으며 이를 제거하였다. 또한 다섯개의 림프절도 제거하였는데, 그 중 두 개는 악성종양세포를 포함하고 있었다. 현재는 다른 전이가 발견되지 않았다. 6주간의 회복기 후 방사선요법과 화학요법을 추천받았고 예후도 좋아보였다.

1. 어떠한 치료가 좋은 예후로 이끌었는가?
2. 왜 림프절을 체크하였는가?
3. 이 사례에서 왜 방사선요법과 화학요법을 추천하였는가? 이들 치료의 가능한 부작용을 세 가지 열거하시오.

단원 요약

체내의 세포형태는 수명주기(life cycle)와 분화(differentiation)방식에 따라 분류된다. 종양은 "새로운 성장(new growth)"이라는 의미로, 해당세포들은 정상적인 성장조절을 따르지 않는다. 생검과 조직학적 검사를 통해 변화를 확인할 수 있다.

- 양성종양은 비정상세포로 이루어진 공간점유성 종양이지만, 다른 곳으로 전이되지 않으며 뇌와 같은 곳에 위치하지 않으면 생명을 위태롭게 하지는 않는다.
- 악성종양(암)은 일반적으로 더 빠르게 복제되는 보다 원시적인 세포로 이루어지고, 침범(invasion)이나 전이(metastasis)에 의해 다른 곳으로 퍼진다. 전신적인 영향이 나타난다.
- 국소영향은 종양의 압박과 관련이 있다(예: 허혈, 괴사, 폐쇄, 통증).
- 악성종양의 전신영향에는 체중감소, 빈혈, 피로, 신생물딸림증후군(paraneoplastic syndrome) 등이 있다.
- 암의 등급은 종양세포의 분화정도와 유사분열 표지자(indicators)가 관찰되는가에 따라 결정된다.
- 진단시 암의 병기는 일차종양의 크기(T-tumor), 주변 림프절의 침범정도(N-lymph node), 원거리 전이 유무(M-metastasis)에 따라 결정한다. 암의 병기는 치료와 예후에 대한 지침으로 이용된다.
- 치료방법에는 수술, 방사선요법, 화학요법 등이 있으며 암은 재발 없이 5년이 지나면 완치된 것으로 간주한다.
- 발암과정은 먼저 유발인자(initiating factors)에 노출되고 이후 촉진자(promoters)에 노출되는 과정을 거치는데, 각각의 과정은 세포 DNA를 변화시켜 악성신생물을 발생시킨다.
- 발암물질이나 위험인자에는 유전소질(predisposition)과 환경적, 생물학적, 식이(dietary)요인 등이 있다.
- 방사선요법은 방사선을 cobalt machine과 같이 외부에서 조사할 수도 있고 방사성라듐(radium)과 같은 물질을 체내로 주입하여 조사할 수도 있다.
- 화학요법은 몇가지 약물을 병용으로 일정한 간격을 두고 시행된다(주로 정맥내로 약물을 투여한다). prednisone 같은 호르몬제가 치료에 추가될 수도 있다. 호르몬의존성종양세포에는 필요에 따라 호르몬을 공급하거나 제거할 수 있다. 여러 가지 새로운 약물요법들이 개발 중에 있다.
- 화학요법과 방사선요법의 부작용에는 백혈구감소, 빈혈, 혈소판감소 등을 유발하는 골수억제, 점막궤양, 탈모 등을 유발하는 상피세포 손상, 구역 및 구토 등이 있다.
- 바닥세포암종은 피부암의 한 종류로 햇빛에 노출과 관련이 있다. 암이 느리게 성장하고, 초기에 명확하게 발견되며, 쉽게 치료되기 때문에 예후가 매우 좋다.
- 난소암은 종양이 크게 성장하거나 전이가 발생하

기 전까지 숨어있거나 증상이 없는 데다 빠르게 성장하고 초기에 전이되기 때문에 예후가 좋지 않다.

- 뇌종양은 양성과 악성 모두 머리뼈 내에 압력을 증가시키며, 부가적인 뇌손상 없이 종양을 제거하는 것이 어려울 수 있다.

학습문제

1. 양성종양과 악성종양의 차이점을 세 가지 설명하시오.
2. 종양주변의 염증부위가 어떻게 통증을 유발하는가?
3. 전이가 되면 어떻게 다른 부위로 여러 이차종양을 일으키는지 설명하시오.
4. 완치가 가능하지 않은 경우 왜 화학요법이 추천되는가?
5. 심한 혈소판감소는 어떻게 생명을 위협하는가?
6. 암에서 감염이 일어나는 이유를 두 가지 설명하시오.
7. 출혈로 인해 초래되는 두 가지 잠재문제는 무엇인가?
8. 방사선요법의 국소효과에 대하여 설명하시오.
9. 양성뇌종양은 왜 심각한가?
10. 바닥세포피부암과 난소암을 징후, 전이, 예후의 세 가지 측면에서 비교하여 설명하시오.

제 20 장

선천질환과 유전질환

학습목표

이 장을 학습한 후에, 학생들은 다음을 할 수 있다 :

1. 선천적, 유전적, 염색체의, 발달적, 다인성 장애 등의 용어를 구별할 수 있다.
2. 보통염색체 열성장애, 보통염색체 우성장애, X염색체 열성장애의 유전유형을 기술할 수 있다.
3. 발달장애의 일반적 원인과 태아발달과의 관계에 대해 설명할 수 있다.
4. 유전질환 치료 시 단백질 유전 정보학의 중요성에 대해 설명할 수 있다.
5. 유전선별검사와 산전검사의 이점과 위험성을 기술할 수 있다.
6. 유전공학의 목적과 주요 과제에 대해 기술할 수 있다.
7. 다운증후군의 원인과 영향을 기술할 수 있다.

주요 용어

맞섬유전자(allele)
양수천자(amniocentesis)
기형(anomaly)
보통염색체(autosome)
발현(expression)
유전자 침투(gene penetration)
유전자형(genotype)
이형접합(heterozygous)
동형접합(homozygous)
불완전 우성(incomplete dominant)
핵형(karyotype)
감수분열(meiosis)
유사분열(mitosis)
돌연변이(mutation)
신생아(neonate)
기관발생(organogenesis)
표현형(phenotype)
다유전자(polygenic)
기형발생의(teratogenic)
삼염색체(trisomy)

1. 선천이상(Congenital Anomalies)

선천이상은 출생 시 나타나는 장애를 말한다. 이와 같은 결함에는 유전장애와 발달장애가 있다.

- 유전장애는 단일유전형질 결함, 염색체 결함, 혹은 다인성 요인에 의해 발생한다. 표 20-1에 몇몇의 예들을 제시하였다.
- 단일유전자장애는 생식세포(난자 혹은 정자)내의 유전자 하나의 변화에 의하여 발생한다. 이러한 돌연변이 유전자는 특유의 유전패턴에 따라 다음 세대로 염색체를 전달한다. 생식세포가 아닌 일반 세포의 돌연변이는 기능의 이상을 가져올 수는 있으나 자식 세대로 전달되지는 않는다. 어떤 경우에는 변성유전자의 표현형(phenotype)에 따라 임상적 증상이 나타나는데, 유전자의 침투(penetration) 정도나 작용에 따라 중증도가 다양하다. 유전장애의 임상증상은 출생 시 나타나지 않고 성인에서의 헌팅턴무도병(Huntington's chorea)처럼 몇 개월 혹은 몇 년 후에 발생할 수도 있다. 유전장애 아동 중 입원이나 지역사회 도움이 필요한 비율이 상당히 높다.
- 염색체 이상은 일반적으로 감수분열 중의 오류로

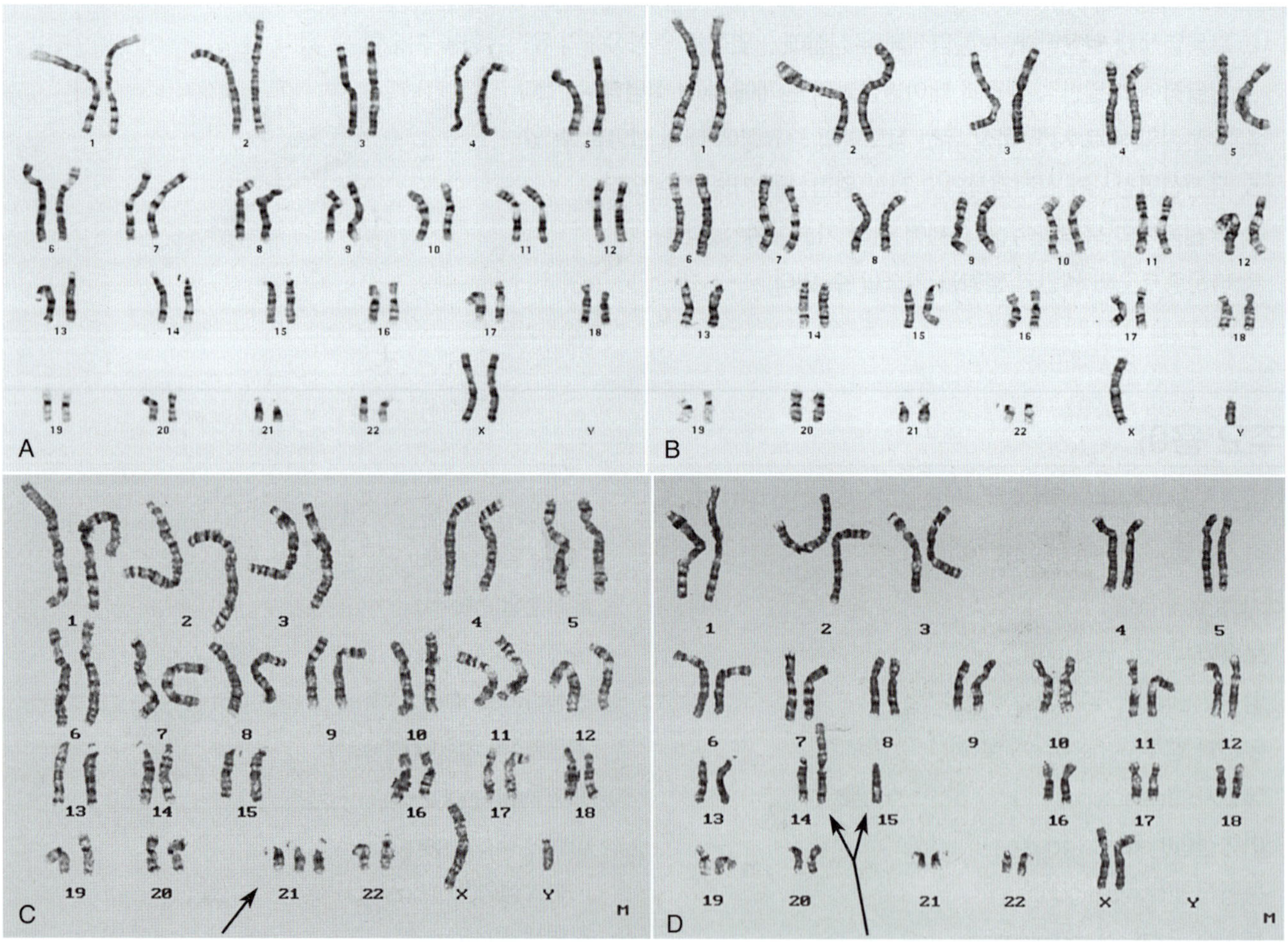

그림 20-1. 핵형(karyotypes)의 예

A. 정상 여성(46, XX) B. 정상 남성(46, XY) C. 다운증후군 또는 21번 삼염색체(trisomy)의 남성
D. 14번과 15번 염색체가 전위되어 있는 여성(45, XX, t(14q15q))
(Courtesy of Cytogenetics Laboratory, North York General Hospital, Toronto, Ontario, Canada.)

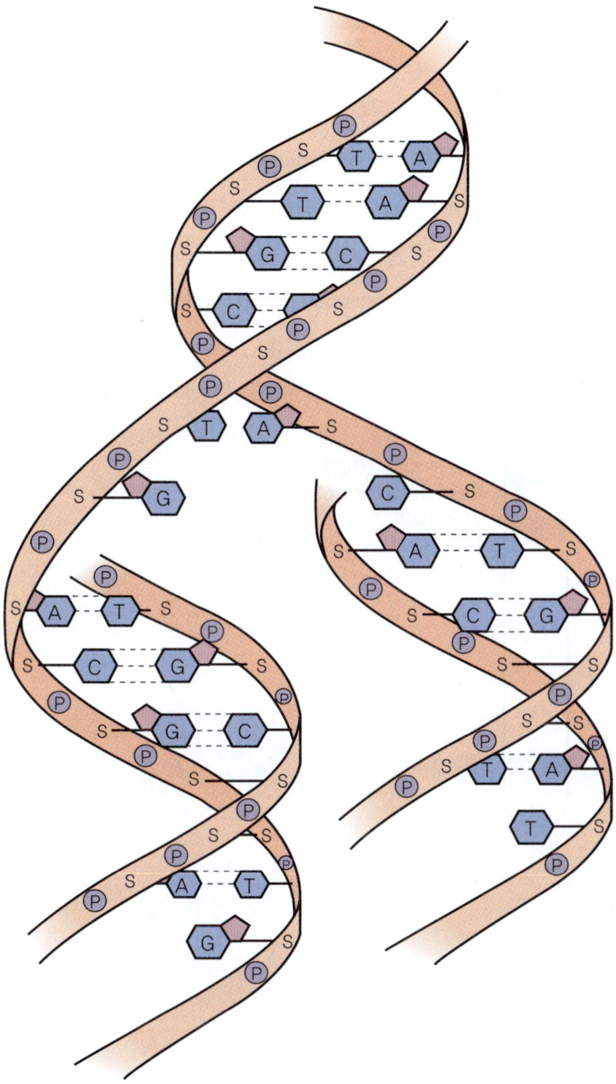

그림 20-2. DNA 복제
(*From Applegate E* : The Anatomy and Physiology Learning System, *ed 2, Philadelphia, 2000, Saunders.*)

표 20-1. 유전장애와 유전의 예

단일유전자장애(single-gene disorders)
보통염색체 우성장애(autosomal dominant disorder)
성인 다낭콩팥병(adult polycystic kidney disease)
헌팅턴무도병(Huntington chorea)
가족성 고콜레스테롤혈증(familial hypercholesterolemia)
마르팡증후군(Marfan syndrome)
보통염색체 열성장애(autosomal recessive disorder)
낭성섬유증(cystic fibrosis)
페닐케톤뇨증(phenylketonuria)
낫적혈구빈혈(sickle cell anemia)
테이-삭스병(Tay-Sachs disease)
X연관성 우성장애(X-linked dominant disorder)
취약X증후군
X연관성 열성장애(X-linked recessive disorder)
색맹(color blindness)
뒤셴느근디스트로피(Duchenne muscular dystrophy)
A형혈우병(Hemophilia A)
다인성 유전장애(multifactorial disorder)
무뇌증(anencephaly)
입술입천장갈림증(cleft lip and palate)
휜발(clubfoot)
선천심장병(congenital heart disease)
척수막탈출증(myelomenigocele)
조현병(schizophrenia)
염색체 장애(chromosomal disorder)
다운증후군(Down syndrome)
Monosomy X(터너증후군, Turner syndrome)
Polysomy X(클라인펠터증후군[Klinefelter syndrome])
18 삼염색체증후군(Trisomy 18, 에드워즈증후군[Edwards syndrome])

발생하는데, DNA (Deoxyribo-Nucleic Acid)가 치환되거나 상실되어 다운증후군에서처럼 유전정보가 변화된다. 이러한 현상은 자연적으로 또는 유해물질에 노출되어 발생할 수도 있다. 유사분열 과정에서 유전자는 일반적으로 염색체의 일부분이 교환되는 교차(crossover) 과정을 통하여 재분배된다. 염색체 복제나 재조립(reassembly) 과정의 오류로 염색체의 일부가 비정상적으로 배치되거나〔전위(translocation)〕, 구조가 변화되며〔결손(deletion)〕, 비정상적인 수의 염색체가 나타날 수 있다. 이러한 변화는 자녀의 유전자 표현에 반영된다. 이와 같은 결함의 발생은 모체가 35세 이상인 경우 좀 더 흔하게 나타난다. 아버지의 나이가 많은 아동의 경우 더 높은 위험을 보인다는 최근 연구도 있다. 이와 같은 오류는 임신 첫 3개월 내에 발생하는 자연유산의 일반적인 원인이다. 염색체 결함은 출생아 1,000명 중 약 7명꼴로 발견된다.

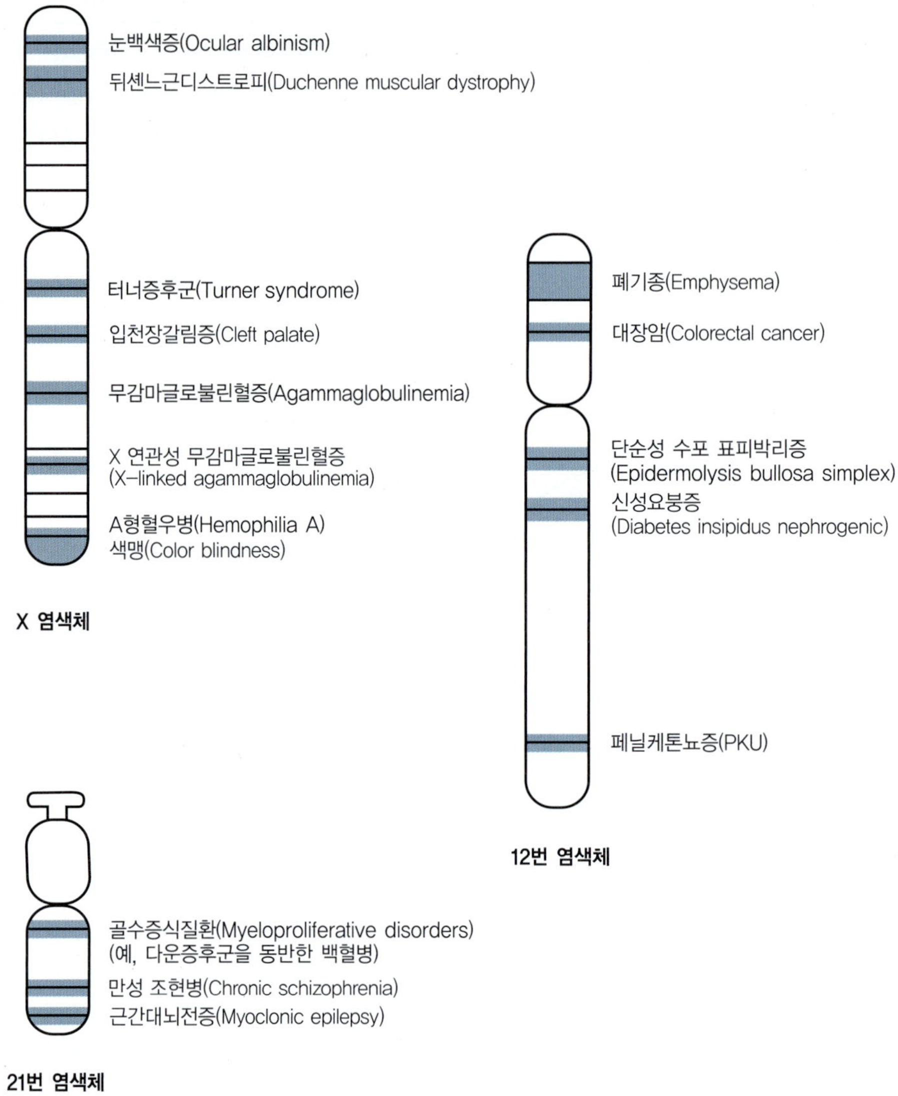

그림 20-3. 염색체상의 유전자 위치의 예

- 선천성 또는 발달장애는 조기분만, 난산, 태아발달 중 유해인자에의 노출 등으로 발생할 수 있다. 하나의 장기에 국한된 결함이 될 수도 있고, 여러 장기의 기능에 영향을 미칠 수도 있다. 이러한 선천적 질환은 유전적인 요인을 가지고 있지는 않으며 출생 시 나타나기 때문에 선천성 또는 발달성이라고 명명한다.

발달상 결함은 자연적인 오류이거나 자궁 내 환경 요인에 노출되어 발생할 수 있다. 배아 발생의 처음 몇 개월 동안 감수분열과 분화(differentiation)가 빠르게 진행되기 때문에 배아세포의 DNA가 쉽게 변화된다. 이 기간동안 DNA의 복제가 빈번하게 발생하고 손상될 가능성이 높다. 모체의 영양상태도 발달에 영향을 미칠 수 있다. 예를 들면, 모체에 엽산이 부족하면 태아에게 이분척추(spina bifida)가 발생할 수 있다.

- 배아 또는 태아발달 중 기형을 유발하는 요인을 확인하는 것은 일반적으로 어렵다. 어떤 요인을 확인

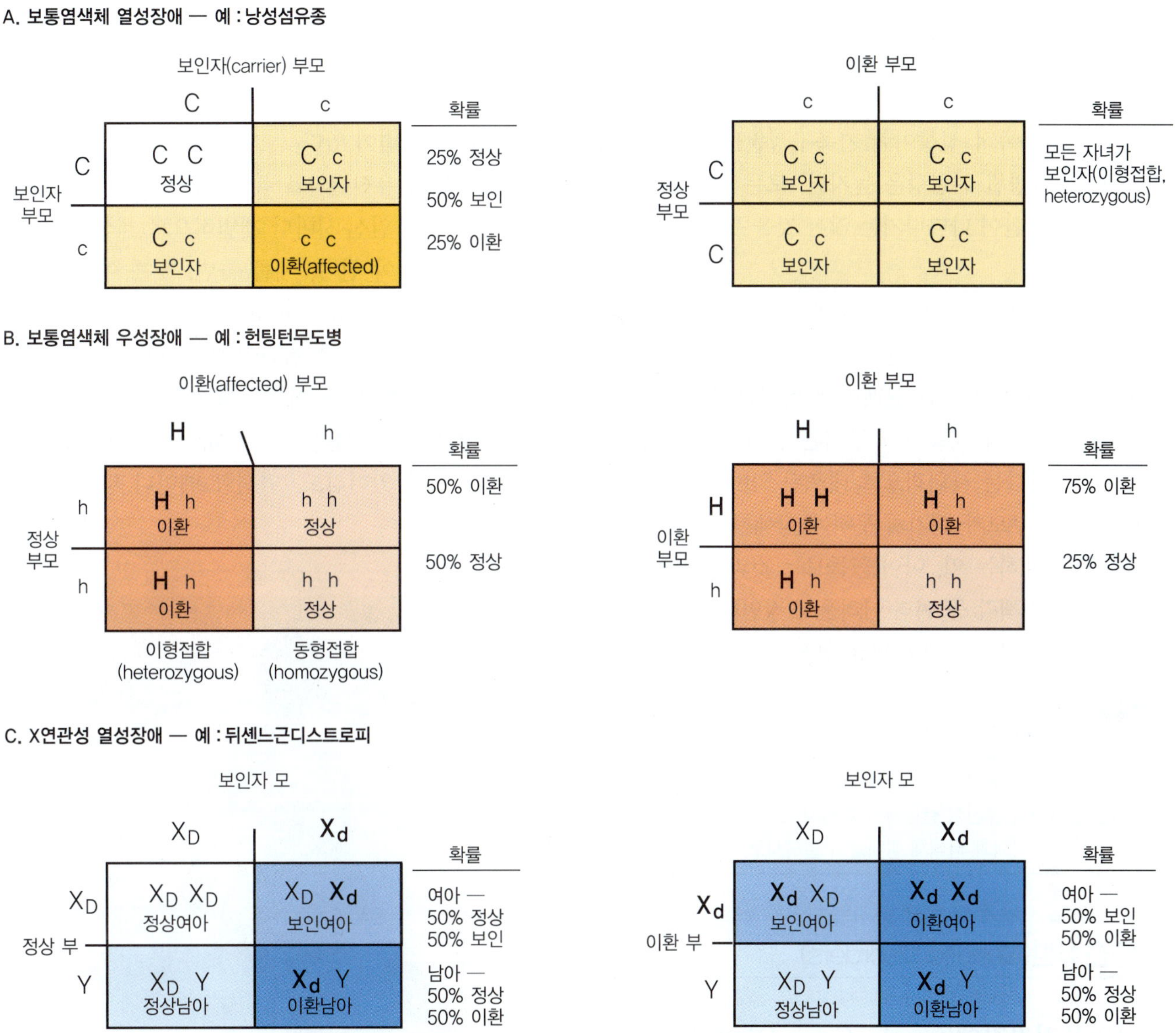

그림 20-4. Punnett square를 이용한 유전 양상

하기 전에 수많은 보고 자료들을 검토해야 한다. 연구결과에서 많은 요인들이 관련되어 있음을 제시하나, 이를 입증하기 위해 인간을 대상으로 실험연구를 하는 것은 윤리적으로 불가능하다. 예를 들면, 탈리도마이드(thalidomide)는 오랫동안 부작용이 알려지지 않았는데, 이 약물을 주로 사용했던 시기에 팔다리기형 신생아 출산이 증가하였다. 이후 의사들의 처방이 없으면 임신 중에 어떤 약이나 화학제제도 복용하지 않도록 하고 있다. 기형을 유발하는 요인이 직장에서도 발견될 수 있으므로 임신기 동안의 여성은 직장 내 건강 및 안전 지침에 따라 주의해야 한다.

- 인구의 약 10%에서 발생하는 다인성 유전질환(multifactorial disorders)은 좀 더 복잡하다. 다인성 유전장애는 다유전성(polygenic; 여러 유전자에 의한 것)일 수도 있고, 특정 환경요인에 노출되어 나타나는 장애에 대한 유전적 경향일 수도 있다. 요인들이 복합적으로 작용하여 출생 시나 그 이후

에 증상이 나타난다. 죽상경화증(atherosclerosis)(심혈관질환), 특정 암(예 : 유방암), 조현병(정신질환) 등의 질환에 대한 선행요인으로는 가족 성향이 흔하다. 가족적 성향이란 가족구성원들에게 특정 질환이 발병될 위험성은 높지만, 모든 가족구성원에게 그 질환이 나타나지는 않는 것을 뜻한다.

유전장애는 사회적, 심리적으로 영향을 미친다. 장애의 위험성이 높은 태아의 출산을 결정할 때 가족뿐만 아니라 사회도 윤리적인 딜레마에 빠지는 일이 흔하다. 특별한 간호와 치료가 요구되는 유전질환을 지닌 아이가 출생한다는 사회적으로 내포된 의미 역시 고려되어야 한다. 부모가 예기치 못하게 장애를 가진 아이의 출산을 결정하는 일, 아이를 돌보는 것과 아이의 장애와 관련된 죄책감 등 여러 어려움에 직면하므로 가족과 사회의 지속적인 지원이 필요하다.

생각해보기 20-1

a. 출생 시에 유전질환을 알아낼 수 있는가?
b. 선천성 결함과 유전성 결함을 구별하시오.
c. 다인성 유전장애와 염색체 장애를 구별하시오.

2. 유전질환(Genetic Disorders)

1) 단일유전자장애(Single-Gene Disorders)

단일유전자장애는 6,000개가 넘는 이상증상이 알려져 있고, 생존출생아 200명 중 1명의 비율로 발생한다. 많은 장애들이 증상이 거의 없거나 진단되지 않을 수도 있다. 중증장애는 보통 자연유산을 일으킨다. 단일유전자장애는 일반적으로 유전양상(pattern)에 의해 분류되는데, 주요 분류그룹은 열성, 우성, X염색체 열성이다. 표 20-1에 예시를 제시하였다.

단일유전자장애는 색맹과 같은 제한된 기능에 영향을 주거나 낭성섬유증(cystic fibrosis)이나 마르팡증후군(Marfan syndrome)과 같이 전반적으로 영향을 줄 수 있다(그림 20-5). 청각과 같은 특정 기능이 다수의 다른 유전자에 의해 영향을 받을 수 있다는 것을 인지하는 것이 중요하다. 예를 들어 아동에서의 난청은 16번 유전자와 관련이 있다.

어떤 아동이 유전질환을 갖게 될 확률을 고려할 때, 그 위험성은 매 임신 시마다 개별적으로 계산된다는 것을 염두에 두어야 한다. 예를 들면, 첫째 아이가 뒤셴느근디스트로피(Duchenne muscular dystrophy)를 갖고 있을 경우, 그 이상 형질이 이미 나타났다고 해서 다음에 태어나는 모든 아이들이 반드시 정상은 아니다. 매 상황마다 확률은 비슷해서, 부모에게 이미 4명의 남자아이가 있더라도, 임신할 때마다 남자아이 혹

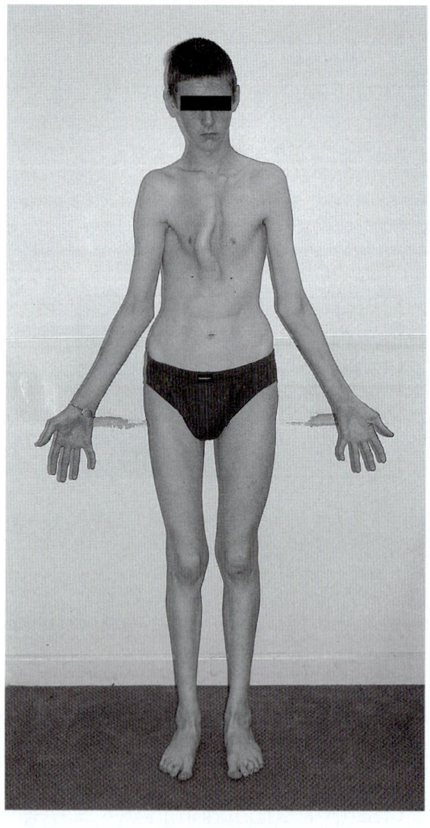

그림 20-5. 마르팡증후군의 임상 증상

오목가슴(pectus excavatum)과 흉추의 비정상적 만곡 같은 골격계 이상이 흔한 소견임.(*From Turnpenny P*: Emory's Elements of Medical Genetics, *ed 14, Philadelphia, 2012, Churchill Livingstone.*)

은 여자아이를 갖게 될 확률이 약 50%인 것과 같다.

(1) 보통염색체 열성장애 (Autosomal Recessive Disorders)

보통염색체 열성장애에는 다양한 증상들이 있는데, 주로 폐(lung)와 췌장(pancreas)의 외분비샘에 영향을 미치는 낭성섬유증, 헤모글로빈의 결함과 관련이 있는 낫적혈구병(sickle cell disease), 대사효소(metabolic enzyme)가 없는 페닐케톤뇨증(PKU) 등이다. 열성유전에서 증상이 있는(homozygous, 동형접합) 아이가 태어나려면 부모 모두가 결함유전자(그림 20-4A)를 가지고 있어야 하며 남아와 여아가 똑같이 영향을 받는다. 만약 아이가 이형접합(heterozygous)이라면[즉, 맞섬유전자(allele) 또는 유전자쌍(pair)에서 하나는 정상 유전자이고 다른 하나는 결함유전자라면], 아이는 보인자이며 질환의 임상증상은 보이지 않는다. 따라서 부모의 유전자형(genotypes)이 아이에 대한 결함유전의 위험성을 결정한다.

임신할 때마다 각각의 부모가 열성 질환에 이형접합인 경우 유전 확률은 다음과 같다.

- 유전형에 영향을 받은 아이가 태어날 확률은 25%이다.
- 보인자인 아이가 태어날 확률은 50%이다.
- 이환되거나(affected) 장애 유전자를 지닌 아이가 태어날 확률은 25%이다.
- 부모 중 한 명이 열성 유전자를 지닌 경우, 아이가 보인자일 확률이 50%, 아닌 경우가 50%이다.

흥미롭게도 이들 질환을 유발하는 유전자 중 일부는 어떤 질환에 대한 저항력을 증가시킨다. 예를 들면, 아프리카의 낫적혈구(sickle cell) 유전자 보인자들은 말라리아에 대한 저항력이 높은 것으로 알려져 있다.

많은 수의 열성유전자장애가 효소 결함과 관련이 있다. 효소의 결함은 세포내부나 혈액에 독성대사산물이 축적되도록 하여 세포기능을 방해하고 세포사멸의 원인이 될 수도 있다. 이러한 질환을 축적병(storage disease) 또는 선천성 대사이상(inborn error of metabolism)이라고도 한다. 예를 들면, 페닐케톤뇨증(phenylketonuria)은 phenylalanine을 tyrosine으로 전환시키는 phenylalanine hydroxylase 효소의 결핍으로 정의하며, 이로 인해 phenylalanine이 유독한 수준으로 증가하여 phenylalanine이 식이에 존재하는 경우에는 뇌손상이 발생한다.

어떤 유전자는 완전히 열성양상도 아니고 우성양상도 아니다. 예를 들면, 낫적혈구병은 열성으로 유전되지만, 불완전 우성(incomplete dominant)이라고도 할 수 있다. 그 이유는 동형접합체(homozygotes)도 완전하게 표현형(낫적혈구빈혈)을 나타내는 반면, 이형접합체(heterozygotes)도 약간의 임상증상(낫적혈구 성향, sickle cell trait)을 나타내기 때문이다.

생각해보기 20-2

a. 부모 모두 테이-삭스병(Tay-Sachs disease)의 보인자인 경우, 아이에게 질환이 나타날 확률을 설명하시오.
b. 어머니가 보인자이고 아버지는 정상일 경우, 아이가 열성 유전자의 보인자가 될 확률을 설명하시오.

(2) 보통염색체 우성장애 (Autosomal Dominant Disorders)

보통염색체 우성장애에서는 맞섬유전자 중 하나에만 결함이 있어도 임상증상이 나타난다. 질환이 있는 부모의 자녀가 질환에 걸릴 확률은 성별에 상관없이 50%이다(그림 20-4B). 보인자는 없으며, 유전질환에 이환되지 않은 사람은 이 장애를 유전시키지 않는다.

이러한 질환 중 일부는 중년까지 분명한 임상증상이 없으며, 진단 가능한 검사가 없기 때문에, 진단 전에 이미 결함유전자가 다음 세대로 유전될 수 있다. 유전선별검사(screening program)는 중년기까지 뇌의 퇴행이 나타나지 않는 질환인 헌팅턴무도병(Huntington disease)의 유전자를 찾아내는데 효과적이다.

(3) X연관성 우성장애 (X-linked Dominant Disorders)

북아메리카에서 취약 X 증후군은 정신지체, 인지장애, 학습장애의 가장 흔한 원인이다. 4,000명의 남자 아이 중 한 명, 8,000명의 여자 아이 중 한 명이 이 질환으로 확인되고 있다. 사회적인 또는 행동(behavioral)과 관련된 문제들이 자주 나타나며, 남자 아이에서 더 많이 확인된다. 이환된 남자의 1/3에서 자폐적 행동을 보이며, 1/6에서 발작을 경험한다. 취약 X 증후군과 관련된 돌연변이는 X염색체와 함께 이동하는 우세한 맞섬유전자(allele)에 의해 유전되며 이로 인하여 남성과 여성이 영향을 받는다. 돌연변이는 이환된 X염색체가 협착되거나(constricted) 깨진(broken) 것처럼 보이게 한다.

(4) X연관성 열성장애 (X-linked Recessive Disorders)

성염색체 열성장애는 일반적으로 X염색체에 의해 유전된다. 성염색체 열성장애이지만, 이형접합 유전자쌍을 가진 남성은 Y염색체에 매칭할 수 있는 정상 유전자가 부족하여 증상이 나타난다. 여성은 이형접합 유전자쌍을 가진 경우 보인자(임상적 증상이 없는)가 된다. 성염색체 열성장애의 예로 A형혈우병과 뒤셴느근디스트로피가 있다.

보인자인 여성은 임신할 때마다 X염색체 열성장애 남아를 낳을 확률이 50%이고, 보인자인 여아를 낳을 확률도 똑같이 50%이다. 질환이 있는 남성은 결함유전자를 자신의 딸 모두에게 유전시켜 딸들은 모두 보인자가 되는 반면, 아들들은 질환도 없고 보인자가 되지도 않는다(남성은 자신의 아들에게 정상 Y염색체만 물려준다).

생각해보기 20-3

a. 마르팡증후군(Marfan syndrome)은 우성유전자에 의해 유전된다. 부모 중 한 명에게 이 질환이 있는 경우, 자녀에게 질환이 나타날 확률을 설명하시오.
b. 부모 중 한 명이 X연관성 열성장애의 보인자인 경우, 남자 아이가 질환을 갖게 될 확률과 여자 아이가 질환을 갖게 될 확률을 설명하시오.
c. A형혈우병은 X연관성 열성유전자에 의해 유전된다. 아버지가 질환이 있는 경우, 자녀가 질환을 갖게 될 확률은 무엇인가? 질환이 있는 아버지와 보인자인 어머니의 경우, 자녀가 질환을 갖게 될 확률은 얼마인가?

2) 염색체 장애(Chromosomal Disorders)

다운증후군(Down syndrome)은 삼염색체(trisomy)의 한 예인데, 21 염색체가 2개가 아닌 3개라서 21 삼염색체(trisomy 21)라고도 한다(그림 20-1C). 따라서 다운증후군 대상자는 47개의 염색체를 갖는다. 특이한 형태의 다운증후군으로 염색체의 위치가 다른 자리로 바뀌는 경우가 있다(전위). 21 삼염색체(trisomy 21)는 신체전반에 뚜렷한 영향을 미친다. 구체적인 내용은 이 장의 마지막 부분에서 다룬다.

터너증후군(Turner syndrome)이라고 하는 monosomy X는 성염색체가 X염색체 단 하나만 있을 때 나타난다(그림 20-6). 터너증후군 대상자는 염색체가 45개 밖에 되지 않아 다양한 신체적 이상과 난소의 결손이 생긴다. 반면 클라인펠터증후군(Klinefelter syndrome) 혹은 polysomy X에서는 여분의 X염색체가 존재한다(XXY)(그림 20-7). 대상 남성 모두가 증상이 나타나거나 진단을 받는 것은 아니며, 전형적으로 고환이 작고 정자를 생산하지 못한다. 다른 일반적인 염색체 이상은 복제과정 중에 염색체의 일부가 재배열되거나 상실되는 경우에 발생한다.

생각해보기 20-4

염색체 장애와 단일유전자장애를 구별하시오.

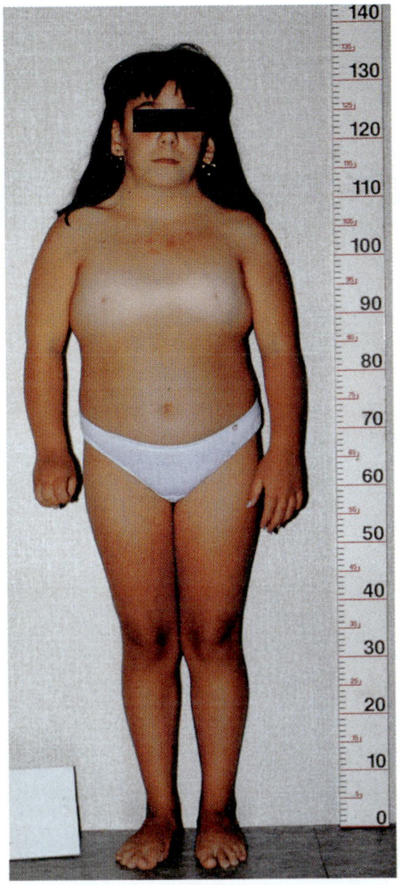

그림 20-6. 저신장과 두껍고 짧은 목을 특징으로 하는 14세 터너증후군 소녀
(*From Moore K, et al*: Developing Human: Clinically Oriented Embryology, *ed 10, Philadelphia, 2016, Elsevier.*)

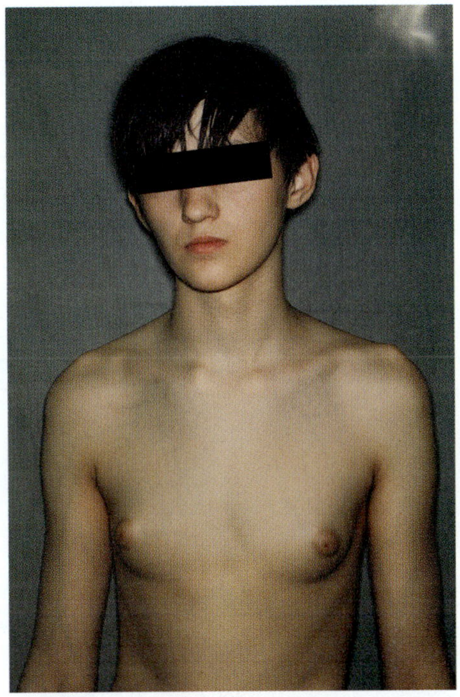

그림 20-7. 전형적인 클라인펠터증후군의 임상 증상
(*From Moore KL, Persuad TVN*: The Developing Human: Clinically Oriented Embryology, *ed 8, Philadelphia, 2007, Saunders, pp 466.*)

3) 다인성 유전장애(Multifactorial Disorders)

다인성 유전장애는 환경적인 요인과 결합된 수많은 유전자 또는 유전적 영향과 관련된 질환이다. 흔한 예로 입천장갈림증(cleft palate), 선천엉덩관절탈구(congenital dislocation of hip), 선천심장병(congenital heart disease), 2형당뇨병, 무뇌증(anencephaly), 수두증(hydrocephalus) 등이 있다. 이러한 질환들은 단일 국소영역에 국한되어 나타나는 경향이 있다. 같은 질환이 형제들 사이에 재발되기 쉽지만, 다른 질환의 발병 위험성이 증가하지는 않는다.

유전적 요인과의 관련성이 확실한 경우, 특정 환경요인을 피하거나 대상자를 면밀히 관찰함으로써 질환발생의 위험성을 최소화할 수 있다. 예를 들면, 일부 유형의 유방암은 유전적 돌연변이가 원인이라고 알려져 있으며, 이와 같은 가족성향이 있는 집안의 여성들은 주기적으로 유방검사를 해야 한다. 가족발병률은 가계도를 이용하거나 여러 세대에 걸친 질환의 발병률을 조사하여 판단할 수 있다(그림 20-8). 결장암(colon cancer) 또한 가족성향이 있는데, 식이변화와 조기 대장내시경은 결장암의 발병 위험성을 줄일 수 있다. 다인성 유전장애의 유전자가 있는 경우 질환이 진행될 위험성이 있으나 유전자의 침투도가 다르기 때문에 개개인이 암으로 진행될 것이라는 예측은 불가능하다.

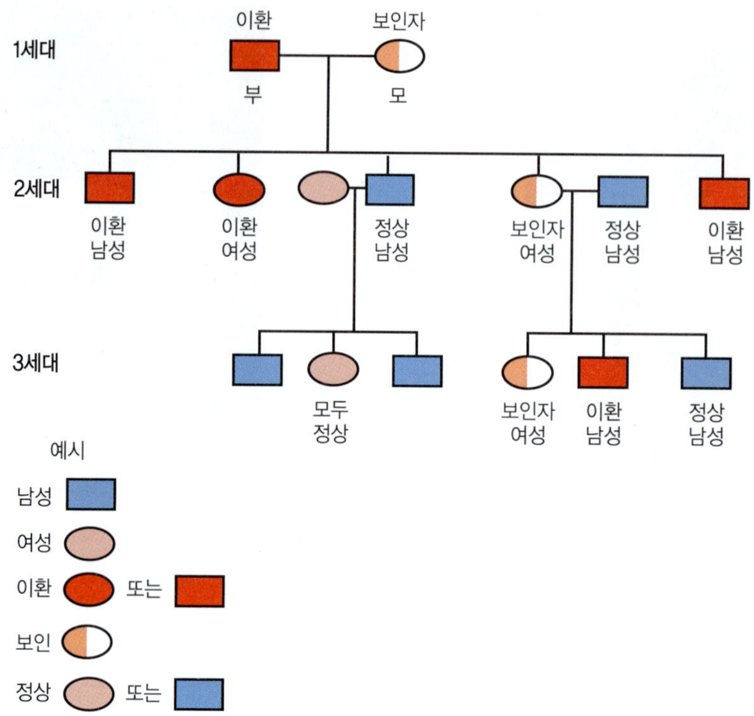

그림 20-8. X염색체 열성 형질의 가계도

3. 발달장애(Developmental Disorders)

임신 중 혹은 임신 전에 방사선과 같은 유해 환경 인자에 노출되면 정자나 난자에 변화를 유발할 수 있다. 알코올(태아알코올증후군(fetal alcohol syndrome)), 흡연(출생 시 저체중), 방사선, 약물, cocaine 중독, 모체감염 등이 태아에게 해로운 영향을 준다는 많은 증거들이 있다. 음식이나 물에 존재하는 수은과 같은 화학물질들은 태반장벽(placental barrier)을 통과하여, 빠르게 분열하는 배아세포나 태아에게 손상을 입힐 수 있다. TORCH는 위험성이 높은 모체감염에 대한 기본적인 출생 전 선별검사(routine prenatal screening tests)로, Toxoplasmosis, Other(B형간염, 볼거리(mumps), 홍역, 수두, 임질, 매독), 풍진(Rubella), 거대세포바이러스(Cytomegalovirus), 대상포진(Herpes)의 줄임말이다.

많은 화학물질과 약물들이 기형을 발생시키거나 위험하다고 인식되지만, 현실적으로 해로움을 밝혀내는 것이 어렵기 때문에, 가임기의 여성들에게 약물이나 화학물질, 방사선 등에의 노출을 피하도록 권장한다. 대부분의 경우, 배아의 손상은 임신사실을 확인하기 전에 발생하며, 특정 영양소의 결핍 또는 과다로 인하여 발달 이상이 유발되기도 한다. 기형의 대부분은 그 원인을 알 수가 없다.

배아기의 첫 2주 내에 유해한 요인에 노출되면 일반적으로 배아는 죽는다. 가장 중요한 시기는 발생 첫 2개월로, 세포가 빠르게 분열, 분화하고, 기관발생(organogenesis)이 시작되며, 기본적인 신체구조가 형성된다(그림 20-9). 이 시기의 세포 변화는 광범위한 영향을 미친다. 어느 발달단계에서 유해 요인에 노출되었는지에 따라 정도가 달라진다. 발달이상(developmental abnormality)과 더불어 cocaine과 같은 유해물질에 노출되면 조기분만이 될 수 있고, 영아의 질환발생 위험성이 매우 높으며(출생 시 저체중 또는 호흡기계장애의 증가), 영아돌연사증후군(sudden infant death syndrome)의 위험성이 커진다.

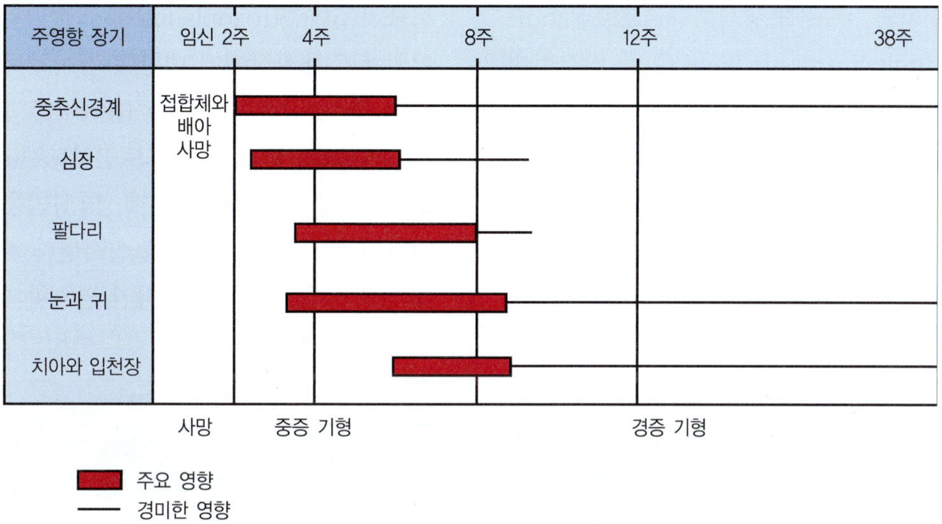

그림 20-9. 임신 중 기형유발물질(teratogen)의 영향

뇌성마비는 출생 전이나 출생 중, 또는 출생 직후에 발생할 수 있는 뇌손상의 한 예이다. 산소 부족, 혈액 내 과잉 빌리루빈의 독성효과(황달), 외상 등이 원인이 될 수 있다. 손상의 영향은 국소적일 수도 있고 뇌의 여러 영역이 관련될 수도 있다.

생각해보기 20-5

a. 임신기간 중 중추신경계 손상이 발생할 위험성이 가장 높은 시기는 언제인가?
b. 기형유발물질이라고 생각되는 다섯 가지 물질은 무엇인가?

4. 진단도구(Diagnostic Tools)

아이 출생 전후에 질환이 의심되는 경우 보인자의 이상상태를 확인할 수 있는 진단검사들이 있지만, 유효한 검사법이 없는 질환들도 많다. 이는 이상의 원인이나 검사절차가 아직 확인되지 않았기 때문이다. 일부 질환의 경우 발생률이 낮아 검사를 위한 기술 개발이 어렵다. 유전자 검사는 고가여서 검사의 시행이 일반적이지 않다. 진단검사는 특정 질환의 가족력이 있는 사람들이나(그림 20-8), 과거에 이상이 있는 아이를 출산했던 사람, 35세 이상의 여성들에게 권장된다.

보인자 선별프로그램(screening program)은 여러 질환에서 이용할 수 있는데, 특히 인종 특이적 질환에서 명확하게 위험집단으로 알려진 인구를 대상으로 주로 이용한다. 예를 들면, 테이-삭스병(Tay-Sachs disease)은 중동부유럽 출신 유대인에게 흔한 질환이므로 유대인에 대한 특수선별검사는 보인자 인구를 확인하고, 많은 대상자에게 심리적 안정과 지침을 제공하여 질환 발병률을 줄이는데 성공했다. 낫적혈구병의 보인자는 간단한 혈액검사로 확인이 가능하다. 선별프로그램은 개인이나 가족이 결과를 고려하여 결정을 내리는 것을 돕기 위해 유전상담도 가능하기 때문에 유용하다.

출생 전 진단은 유산을 결정하거나 장애아의 출산을 준비하는 것을 도와서 고위험군 가족에게 심리적 안정을 제공할 수 있다. 경증 또는 중증의 선천적 결함은 1 : 28의 출생률로 발생한다. 진단검사는 가능성 있는 모든 결함을 제거하는 것이 아니라 특정 결함을 찾아내는 것이기 때문에, 출생 전 진단으로 건강한 아이의 출생이 보장되는 것은 아니다. 출생 전 검사에는 구조적 이상을 눈으로 확인하는 초음파진단법이 있다. 모체혈액검사로는 16~18주에 실시하는 삼중지표검사법(triple screen)이 있다. 이 검사법은 알파태아단백질(alpha-fetoprotein, AFP)의 수치와, β-융모생식샘자극호르몬(human chorionic gonadotropin, β-hCG)과 비결합형 estriol (uE3) 수치를 측정한다. 어떤 지역에서는 사중지표검사법(quadruple screen)을 이용하는데, 이 검사법은 inhibin-A의 수치도 확인한다. 비정상 수치는 이분척추나 다운증후군과 같은 고위험 상태를 의미한다. 양수천자나 융모막검사(chorionic villus sampling)를 추가적으로 실시하여 비정상 상태를 확진할 수 있다.

출생 전 진단검사법에는 양수천자법이나 자궁을 통한 양수 채취법 및 태아조직의 표본을 검사하기 위한 태아의 융모막 표본 채취법 등이 있다. 염색체 이상은 태아세포가 성장함에 따라 세포내 염색체나 핵형을 검사하여 확인할 수 있다(그림 20-1). 이 같은 방법으로 DNA 검사를 할 수도 있고, 효소결핍, AFP와 같은 이상 요소의 유무도 확인할 수 있다. 이러한 침습적 방법들은 태아와 모체에 위험할 수 있다. 출생 전 진단의 다른 단점으로 어떤 검사방법들은 임신 약 16~18주차가 되기 전까지는 확실한 결과가 나오지 않기 때문에 오랜 기간 불확실한 상태로 있어야 한다. 초음파검사와 혈액검사에 이용되는 장비와 기술이 개선되어 진단이 보다 명확해져서 양수천자의 필요성이 줄어들고 있다.

선천성 대사이상은 신생아가 출생한 지 약 48시간 후에 발뒤꿈치를 천자하여 얻은 혈액으로 검사한다. 대부분의 아기들은 모체의 신장과 간이 출생 시까지 영향을 마치므로 출생 시에는 대사장애 증상을 보이지 않지만, 이후 영구적인 조직손상이 빠르게 나타날 수 있다. 페닐케톤뇨증(phenylketonuria, PKU)이나 갑상샘저하증(hypothyroidism) 등의 선천성 대사장애를 확인하기 위해 출생 후 다양한 영역의 필수 검사가 필요하다. 검사 후 즉각적인 치료를 하면 대사장애 아동의 정신지체(mental retardation)를 예방할 수 있다. 질환에 따라 필요한 검사의 수가 다양하지만, 일반적으로 낫적혈구빈혈, 단풍시럽뇨병(maple syrup urine disease), 갈락토오스혈증(galactosemia), 선천부신과다형성(adrenal hyperplasia), 비오티니다제(biotinidase)결핍, 호모시스틴뇨증(homocystinuria) 등의 대사장애와 선천성 톡소플라즈마증(toxoplasmosis) 감염검사를 실시한다. 이외에도 대사장애에 대한 추가적인 검사를 실시할 수 있다. 낭성섬유증(cystic fibrosis) 검사에서는 췌장(pancreatic) 면역반응성 트립시노겐(immunoreactive trypsinogen)을 확인하는데, 양성반응이 나오면 DNA 검사와 부가적인 검사들을 실시한다. 이외에 영아가 퇴원하기 전에 청력손상 검사가 필요할 수도 있다.

테크놀로지 20-1
유전질환 진단에서의 인공지능

대상자의 유전적 변이와 표현형을 과학적 정보와 연결시킬 때 유전 데이터의 해석은 복잡하다. 인공지능을 임상적 해석에 적용하려는 대단위 연구가 진행중이고, 이것은 임상의가 대상자 데이터를 정확하고 일관성 있게 해석하는데 기여할 것이다. 국립보건원(National Institutes of Health)은 단시간 내에 신생아의 희귀 유전질환을 진단하기 위해 전장 유전체 서열분석(whole-genome sequencing)과 머신러닝을 결합한 연구에 재정적 지원을 하고 있다. 일부 유전질환들은 빠르게 진행되기 때문에 시기 적절한 진단이 치료를 결정할 때 중요하다.

5. 유전자 기술(Genetic Technology)

1) 유전공학과 유전자요법 (Genetic Engineering and Gene Therapy)

유전공학은 실험실에서 미생물, 식물, 동물, 인간의 유전자를 조작하는 방법을 말한다. 유전자는 재배열(rearrangement), 결손(deletion), 대체(substitution)에 의해 DNA서열(DNA sequence)을 바꿈에 따라 조작될 수 있다. 유전자 조작(gene manipulation)의 궁극적인 목적은 유전적 결함을 없애기 위해 결함유전자를 제거하고 정상유전자를 공급하는 것이다. 유전자 조작시 DNA사슬을 분할하여 일부 구성요소의 위치를 바꾸거나 새로운 조각을 편입시킨 후에 다시 결합한다. 이와 같이 변화된 DNA는 인슐린이나 적혈구형성호르몬(erythropoietin)과 같은 동일한 분자를 생산한다.

유전자요법의 효과가 입증되고 있는데, 특히 낭성섬유증, 다낭신장, 헌팅턴무도병 등의 단일유전자 질환을 가진 사람들에서 효과적인 것으로 나타났다. 유전자치료는 살아있는 표적세포에 정상유전자를 삽입하는 것으로 때때로 무해한 바이러스나 세균을 이용하기도 한다. 정상유전자 삽입은 세포의 활동성을 변화시키거나 결손유전자(missing gene)를 대신하게 된다. 예로, 중증복합면역결핍병(severe combined immunodeficiency disease) 아동에게 결손된 효소를 공급하는 유전자 삽입술이 시술되고 있다. 일부 유전자요법은 예측할 수 없는 사망으로 인해 임상시험이 제한되어 왔고, 안전하고 효과적인 유전자치료의 과정은 느리고 어렵게 진행되어 왔다. 정신질환, 암, 물질남용(substance abuse), 범죄행동 등의 영역에서도 유전자를 기반으로 한 새로운 치료법이 개발될 것으로 예상된다. 일부 사례에서는 치료의 목적으로 할 수 있는 정확한 유전자 요소나 요인이 명확하지 않다.

2) 유전자 진단 및 DNA 검사 (Genetic Diagnosis and DNA Testing)

DNA 검사는 태아나 신생아의 유전장애를 밝히기 위해 이용된다. 백혈병 아동의 조직적합성항원(histocompatibility antigen)과 일치하는 아이가 태어나도록 수많은 태아(체외수정으로 얻은) 유전자검사를 실시하며 그렇게 태어난 아이는 백혈병 환아에게 줄기세포를 제공하여 백혈병 치료를 돕게 된다. 태아에게 시행하는 착상 전 유전자 진단(Preimplantation Genetic Diagnosis)은 심각한 선천성 장애아가 태어나는 것을 막기 위해 이용되기도 한다.

유전자검사는 결장암 발생 위험이 높은 유전자(예 : 가족성용종증(familial polyposis))를 가진 대상자를 식별하는데도 이용되므로 이러한 대상자들은 주기적 검사를 받을 수 있다. 유방암 여성은 암의 재발을 쉽게 하는 유전자가 없으면 일차암(primary cancer) 수술 후에 광범위한 화학요법이나 방사선요법이 필요하지 않을 수도 있다.

유전자검사와 유전자치료법의 남용 가능성과 유전자 발현(expression of genes)시의 예기치 못한 변화 위험성에 대한 문제 역시 제기되고 있다. 인간에게 변성 유전자를 사용할 때 치료가 아닌 다른 질환을 유발할 수 있을까? 관련 정보는 얼마나 신뢰할 수 있는가? 유전자정보에의 접근권한을 누가 가질 것인지에 대한 염려도 있다. DNA는 지문처럼 독특한 특징이 있기 때문에 개인을 확인하는데 이용할 수 있어서 법의학자들이 혈액이나 체액의 유전적 표지자(genetic marker)를 이용하고 있다. 또 다른 법의학적 적용은 범죄현장의 DNA를 분석하는 것으로, 예를 들어 대상자가 남성인지 여성인지를 확인할 수 있다. 유전자사용의 적정성, 합병증 발생, 남용 가능성 등과 같은 많은 문제들이 앞으로 해결해야 할 과제들이다.

3) 단백체학 연구 및 변조약물 (Proteomic Research and Designer Drugs)

유전자가 활성화되었을 때 만들어진 단백질에서 특정 유전자의 DNA내 염기 쌍을 확인하는 연구를 단백체학이라고 하며, 이는 대사과정 중 특정 맞섬유전자의 표현에 중요한 단백질을 특성화하는 것이다. 단백체학 연구는 이러한 중요한 단백질의 모양과 화학적 활동을 조사하여 대사과정에 특이적인 약물을 개발하게 된다. 이러한 연구물은 언론에서 "변조약물(designer drugs)"이라고 불린다. 변조약물의 예로 난소암의 단백질 성장에 특이적인 imatinib mesylate (Gleevec), 유방암의 단백질 성장에 특이적인 trastuzumab (Herceptin)이 있다. 일부 약물은 유전적으로 다른 개인에게 상이하게 반응하므로 단백체학 연구는 개인의 유전자형에 맞는 약물을 개발하고 일반적인 약물 사용과 관련된 부작용을 줄이는 데 도움이 될 것이다. 그러나 이러한 연구는 인간유전체프로그램(Human Genome Program, HGP)보다 복잡하고 경과를 즉각적으로 예측할 수 없다. 인간유전체프로그램 내에서 DNA염기쌍 서열의 발견은 유전학적 요소를 지닌 일반적인 질환을 이해하고 치료하는 첫걸음이 되었다.

생각해보기 20-6

a. 어떤 사람이 결함유전자 보인자임을 확인하는 것이 도움이 되는 이유를 설명하시오.
b. 두 가지의 출생 전 진단법과 각각의 목적을 간략하게 기술하시오.

6. 다운증후군(Down Syndrome)

Trisomy 21이라고도 하는 다운증후군은 염색체질환으로, 신체 및 정신발달에 수많은 결함이 나타난다. 이전에는 다운증후군 또는 몽고증(mongolism)이라고 불렀는데, 현재는 다운증후군이라고 한다. 다운증후군 아동이 태어날 위험성은 산모의 연령 증가에 따라서 증가한다. 예를 들면, 30세 여성이 다운증후군 아동을 출

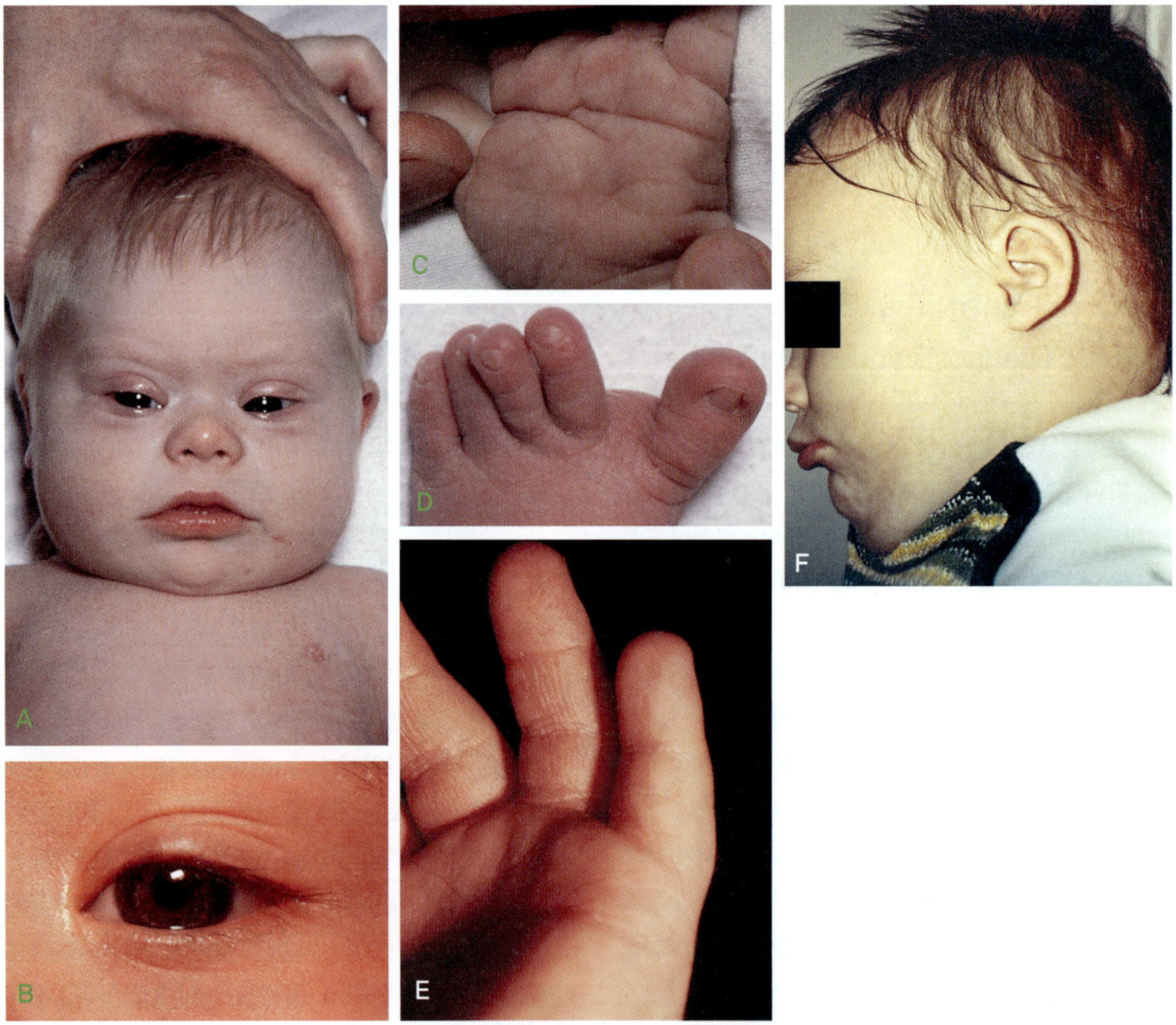

그림 20-10. 다운증후군

A. 위쪽으로 올라간 눈꺼풀틈새(palpebral fissure), 눈구석주름(epicanthal fold), 납작한 콧등의 특징적인 얼굴모양. B. 브러시필드 반점(Brushfield spots). C. 몇몇의 다운증후군 신생아에게서 볼 수 있는 손바닥 주름(palmar crease). 두 개의 가로손바닥 주름이 대각선으로 연결됨. D. 첫 번째와 두 번째 발가락사이의 간격이 넓음. E. 다섯 번째 손가락이 짧음. F. 작은 귀와 편평한 뒤통수. (*From Zitelli BJ, Davis HW*: Atlas of Pediatric Physical Diagnosis, *ed 4, St. Louis, 2002, Mosby.*)

산할 가능성은 약 1/1,000인 반면, 35세 여성은 약 1/500로, 40세 여성은 약 1/100로 위험성이 증가한다. 이러한 증가가 노화로 인한 퇴화로 난모세포가 손상되기 때문인지, 환경적인 요인에 의한 손상인지, 아니면 다른 요인 때문인지는 밝혀지지 않았다. 모체혈액의 삼중선별검사에서 양성으로 판정되면 양수천자를 하여 다운증후군을 발견할 수 있다.

다운증후군을 가진 아동의 특성은 아래와 같다(그림 20-10).

- 머리가 작고 얼굴 옆모습이 편평하다.
- 눈은 경사지고, 홍채에 브러시필드 반점(brushfield spots)이 있다.
- 입을 벌린 채로 큰 혀를 내밀고 있는 경향이 있으며 입천장의 아치가 높다.
- 손이 작고, 손바닥 가로손금이 한줄(원숭이손금, simian crease)만 있다.
- 근육긴장이 저하되고, 관절은 느슨하며, 목이 짧고 불안정성(instability)이 나타나고, 키가 작다.
- 발달이 지연된다.
- 모든 다운증후군 아동들이 인지장애를 보이지만, 장애의 중증도는 개인에 따라 다르며, 조기 자극프로그램(stimulation programs)이 도움이 된다.
- 성적발달(sexual development)은 일반적으로 지연되거나 불완전하다.
- 많은 아동들이 시각장애(백내장, 사시), 청각장애, 소화관 폐쇄(obstruction), 복강병(celiac disease), 선천심장병, 감염에 대한 저항력 감소(면역력 결핍), 백혈병 발생의 고위험성 등 여러 가지 장애를 갖고 있다. 의료 환경의 개선으로 이러한 아동들의 생명이 연장되면서, 40세 이후의 알츠하이머병 발생이 뚜렷하게 증가하고 있다.

생각해보기 20-7

a. Trisomy 21의 의미를 설명하시오.
b. 다운증후군의 출생 전 진단은 어떻게 이루어지는가?
c. 출생 시에 시행하는 진단검사가 다운증후군의 영향에 대한 모든 정보를 제공할 수 있는가?

사례연구 20.1
망막모세포종

A는 정상적인 주산기 과거력이 있는 건강한 유아이다. A의 부모는 한쪽 눈동자의 흰 반점을 발견하고 소아 안과를 방문했다. 시력 검사 결과 망막모세포종으로 진단되었다. 이 암은 1,500명 출생 당 약 1명 정도로 발생하며 미국에서는 매년 약 250명의 어린이가 진단된다. 환아의 가족에게는 유전자 검사 및 상담이 추천된다. 망막모세포종은 13번 염색체가 변화하거나, 정상 상태에서는 비정상적 유사분열을 예방하는 RB1 유전자에 돌연변이가 나타나 발생한다. A의 종양은 RB1 유전자의 돌연변이가 원인으로 밝혀졌지만, 부모에게서는 돌연변이가 보이지 않았다.

1. 특정 유전자의 돌연변이 유전과 비교하여 염색체 변화의 원인과 유전의 차이점은 무엇인가?
2. A의 종양세포의 유전자에서 돌연변이가 어떻게 일어났는가?
3. A의 혈액검사에서는 RB1 돌연변이가 있다는 근거는 보이지 않는다. A가 돌연변이 유전자를 자신의 자녀에게 전할 수 있는 가능성은 얼마나 되는가?
4. 돌연변이가 A의 눈에서 어떻게 종양의 성장을 야기하였는가?
5. 종양이 안구 내 조직에만 국한된 경우, 예후는 어떠한가?

단원 요약

선천성 질환은 출생 시에 가지고 태어나는 질환으로, 나이가 들 때까지 증상이 나타나지 않는 경우도 있다. 선천성 질환에는 유전질환과 자궁 내에서 혹은 출생 시의 손상으로 인해 나타나는 발달장애가 있다. 유전질환은 23쌍의 염색체를 구성하는 유전자가 변화되어 발생한다. 각각의 유전자는 하나 혹은 그 이상의 세포활동을 조절하는 DNA파일(file)이다.

- 인간유전체프로그램(Human Genome Program)은 다국적 연구로서 그 목표가 모든 유전자의 위치, DNA 서열, 목적을 파악하여 결함이 있는 유전자를 조작하거나 대체하여 유전적 질환의 발생을 줄이는 것이다.
- 단백체학(Proteomics)은 특정 유전자 표현형과 관련된 단백질을 확인하는 과학으로, 손실 단백질을

대체하거나 손상된 단백질을 예방하기 위한 약물을 개발한다.
- 단일유전자장애의 일반적인 유형은 열성유전장애(예, 낭성섬유증), X연관성 열성유전장애(예, A형 혈우병), 우성유전장애(예, 헌팅턴무도병), X연관성 우성유전장애(예, 취약X증후군)로 분류된다.
- 유전확률은 Punnett squares를 이용하여 예측할 수 있다. 임신할 때마다 동일한 확률이 존재한다.
- 다운증후군(trisomy 21)과 같은 염색체질환은 염색체의 비정상적 분포나 염색체 상실 또는 염색체 일부분이 잘못 위치하는 것과 관련이 있다. 핵형(karyotype)은 어떤 개체의 세포에 대한 염색체 배열을 나타낸다.
- 발달장애는 태아의 발달과정이나 출산과정, 혹은 출생 직후에 하나 또는 그 이상의 신체구조 손상으로 발생한다. 기관발생(organogenesis)시기인 배아기가 가장 취약한 시기이다. 가능한 영향인자로 저산소증, 바이러스, 방사선, 약물 또는 다른 기형유발물질에의 노출 등이 있다.
- 다인성 유전장애는 유전적 소인과 특정 환경 요인에 노출되는 것이 복합적으로 작용하여 발생한다.
- 선별검사는 특정 유전질환의 보인자를 선별하는데 효과적이며 초음파검사와 양수천자로 태아의 발달 결함을 확인할 수 있다. 가계도는 발병의 위험성을 판단하는데 도움이 되고, 진단검사와 유전상담의 근거가 된다.
- 다운증후군은 여러 신체 부위에 장애가 발생하는 질환의 한 예이다. 신체외모(physical appearance), 골격구조, 지능발달 등 대부분의 신체계통에서 장애를 발견할 수 있다.

학습문제

1. 동형접합과 이형접합을 정의하시오.
2. 가계도의 목적은 무엇인가?
3. 기형 발생 원인을 밝히기가 왜 어려운지 설명하시오.
4. 혈우병 유전자를 가지고 있는 여성과 정상 남성 사이에서 왜 혈우병 아들이 태어날 수 있는지 설명하시오.
5. 여성은 어떤 조건에서 X연관성 열성장애를 가지게 되는가?
6. 왜 X연관성 열성장애가 아버지에게서 아들에게 넘어 가지 않는가?
7. A형혈우병 보인자인 영국의 빅토리아 여왕의 가계도는 러시아와 스페인과 같은 유럽의 많은 왕족 구성원을 포함해 일부 자손에게 전파됨을 보여 주지만 독일에서는 나타나지 않았다. A형혈우병은 현재의 영국 왕실에는 영향을 미치지 않는다. A형혈우병이 어떤 가족에게서는 왜 사라지고 다른 이들에게는 왜 나타나는지 설명할 수 있는가?
8. 우성형질을 가진 부모가 그 형질을 각 어린이에게 전달할 확률은 얼마인가?
9. 산전 진단은 어떻게 태어나지 않은 아이의 성을 나타낼 수 있나?
10. 양수천자와 그 목적을 설명하시오.
11. 비정상 핵형으로 다음 중 어느 것이 식별될 수 있는가?
    a. 낫적혈구병
    b. 낭성섬유증
    c. Monosomy X
    d. 테이-삭스병(Tay-Sachs disease)
    e. 헌팅턴무도병

제 21 장

청소년기와 관련된 질환

학습목표

이 장을 학습한 후에, 학생들은 다음을 할 수 있다 :

1. 체질량지수, 대사증후군의 위험요인 및 비만과 관련된 문제들을 설명할 수 있다.
2. 자세이상인 척주후만증, 척주전만증, 척주측만증의 변화를 기술할 수 있다.
3. 골수염과 골수염 조기치료의 중요성을 설명할 수 있다.
4. 소아류마티스관절염의 영향을 기술할 수 있다.
5. 식사장애인 신경성식욕부진과 신경성폭식증을 비교하여 설명할 수 있다.
6. 여드름의 원인과 잠재적 영향을 설명할 수 있다.
7. 감염단핵구증을 설명할 수 있다.
8. 생식계 질환인 염색체이상, 고환암, 월경이상을 설명할 수 있다.

주요 용어

남성호르몬(androgen)
체질량지수(body mass index; BMI)
삼출(effusion)
여윈(emaciated)
뼈끝판(epiphyseal plate)
엡스타인-바바이러스(Epstein-Barr virus)
식도염(esophagitis)
포도당대사(glucose metabolism)
인슐린저항성(insulin resistance)
지단백대사(lipoprotein metabolism)
대사증후군(metabolic syndrome)
사춘기(puberty)
고름물집(pustule)
피부기름의(sebaceous)
굴(sinus)

1. 비만과 대사증후군 (Obesity & Metabolic Syndrome)

연구에서 사춘기 이후에는 운동할 때 지방연소력이 감소하는 것으로 밝혀졌다. 활동과 식이변화와 동반된 이러한 대사변화는 청소년기에 비만을 초래한다. 비만은 청소년기의 자아상에 중요한 영향을 끼칠 뿐 아니라 건강을 저해하는 주된 원인으로 당뇨와 심혈관계 질환이나 영구적인 관절손상 같은 병태생리적인 변화를 일으킬 수 있다.

과체중과 비만은 열량불균형의 결과로 나타난다. 이러한 불균형은 섭취된 열량이 소비된 열량보다 많을 때 발생하고, 또한 유전, 행동, 환경인자에 의해 다양하게 영향을 받을 수 있다.

비만은 체질량지수(body mass index; BMI)를 계산하여 평가한다. 체질량지수는 국제표준으로, 나이 뿐 아니라 신장과 체중에 기초하여 산출된다. 청소년은 같은 연령대의 체질량지수보다 95%나 그 이상인 경우 임상적인 비만으로 간주된다. 85%에서 94% 사이의 체질량지수를 가지는 청소년은 임상적으로 "비만 위험군"이다. 정상적으로 지방량은 20세 후에야 비로소 성별과 나이에 따라 달라진다. 그러므로 성인의 체질량지수표는 청소년에게 적용하기 부적합하다.

주목할 만한 것은 최근에 아동과 십대 청소년에서 비만이 증가되었다는 것이다. 2022년 교육부 학생건강검사 표본통계에 따르면 우리나라 아동과 청소년의 비만율은 2017년 13.6%에서 2021년 19.0%로 지속적으로 증가하는 추세이다(그림 21-1). 특히 초등학생 비만율은 2017년 12.0%에서 2021년 18.7%로 증가되었고, 중.고등학생 비만율은 14.9%(2017년)에서 19.3%(2021년)로 증가한 것으로 나타났다. 이러한 비만율 증가는 아동이나 청소년기에 2형당뇨병, 혈중콜레스테롤과 지질증가 및 혈압증가를 동반한다. 심리적 문제의 유병률도 비만아동에서 높다. 비만아동이 주로 비만성인이 되기 때문에, 심장질환, 뇌졸중 및 골다공증(osteoporosis)과 같은 근골격계문제가 발생할 가능성이 높다. 아동과 청소년 비만은 고지방, 고탄수화물 스낵, 단음료와 패스트푸드 섭취와 함께 TV시청이나 컴퓨터 게임, 특히 최근에는 SNS에 과도한 시간을 보냄으로써 신체활동과 운동이 감소된 것과 관련이 있다. 영양이 풍부하고 건강에 도움을 주는 스낵과 음식물 섭취뿐 아니라 규칙적인 신체활동을 격려해야 한다. 이를 통해 신체건강과 성장 및 발달을 촉진시킬 수 있으며, 아동의 체질량지수가 확연히 증가되었다면 관리가 필요하다.

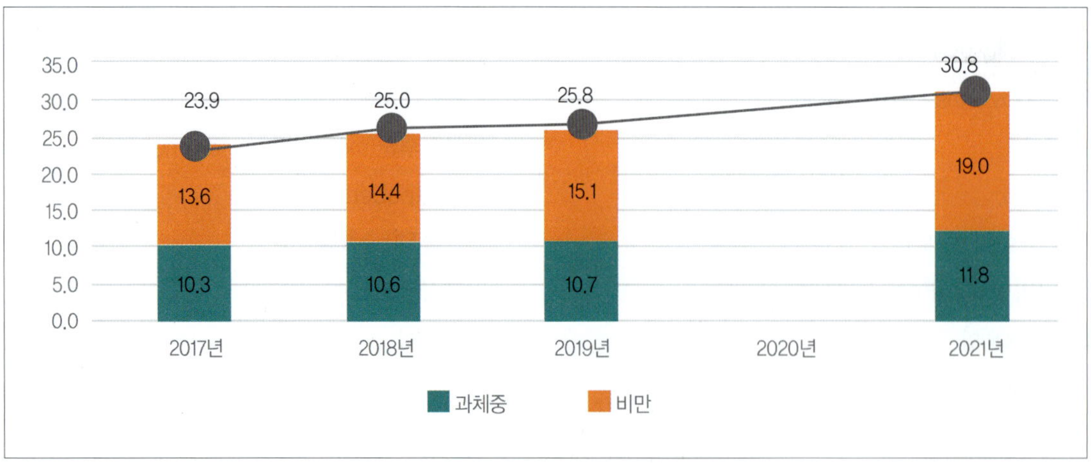

그림 21-1. 최근 아동 · 청소년 비만율 추이(%)
출처: 교육부(2022). 2021년 학생 건강검사 표본통계 결과 발표

대사증후군(metabolic syndrome)은 다양하게 정의되나, 일반적으로 모든 정의에서 공통적으로 사용되는 세 가지 요소가 있다: 허리둘레를 증가시키는 지나친 복부지방, 포도당대사의 변화와 지단백대사의 변화, 그리고 심박출량의 변화이다. 고혈압이나 2형당뇨병이 발생할 수도 있다. 대사증후군은 아동과 청소년의 1-4%에서 발생되며, 특이하게도 비만 청소년의 49%에서 발견된다. 비만은 대사증후군의 주된 원인이며, 체중 감소는 합병증을 예방할 수 있는 확실한 방법이다.

대사증후군의 원인은 지방조직에 의해 인슐린길항제가 방출되기 때문이다. 즉, 체지방이 증가하면 결과적으로 인슐린저항성이 초래된다. 인슐린저항성으로부터 초래되는 변화는 15장에 설명되어 있다. 이러한 변화는 심혈관계질환과 2형당뇨병을 일으키는 주된 위험요인이다. 고혈압과 울혈심부전(congestive heart failure) 같은 심혈관계질환의 이환율은 대사증후군 대상자에서 높으며, 십대의 어린 나이에도 발병된다. 2형당뇨병도 이와 동일하다. 심혈관계질환이나 2형당뇨병이 조기에 발병하면 합병증도 빨리 나타나게 되고 기대수명도 확연히 짧아진다. 현재 청소년들이 그들의 부모 세대보다 기대수명이 짧아지는 첫 번째일 수 있다.

2. 근골격계의 이상 (Musculoskeletal Abnormalities)

급성장기 동안에는 골격의 성장 후에 근육이 발달한다. 급성장으로 체중이 부하되는 부위에 근육의 지지가 충분히 이루어지지 않기 때문에 신체의 조정능력(coordination)이 제대로 발휘되지 못하여 운동전 또는 운동시합전에는 적절한 준비운동이 손상을 감소시키기 위하여 필수적이다. 또한 이러한 급성장기 동안 자세이상이 생기기 쉽다. 다운증후군(Down syndrome)이나 뇌성마비와 같은 발달이상이 있는 아동의 경우 이 시기에 더욱 악화될 수 있다. 만약 자세 이상이 초기에 교정되지 않으면 성인기 동안 더 진행될 것이고 합병증으로 이어질 것이다.

1) 척주후만증(Kyphosis)과 척주전만증(Lordosis)

척주후만증은 등뼈가 뒤로 많이 볼록하게 굽은 것으로 곱사등이(hunchback 또는 humpback)라고도 한다. 성인의 경우는 결핵이나 골다공증 등의 질병으로 인해 이차적으로 발생하기도 하지만, 급성장기에 발생하는 청소년기 척주후만증은 자세가 원인이며, 경미하고 가역적인 형태이다. 십대들은 흔히 자신이 또래보다 키가 크거나 가슴이 발달한 것을 감추기 위하여 구부정한 자세를 취한다. 또한, 골격의 발달에 근육발달이 따라오지 못해 일시적으로 뼈대근육(skeletal muscle)의 지지가 부적절할 수 있다. 심한 척주후만증은 폐확장과 환기를 방해할 수 있다. 심하지 않은 변형은 대체로 운동과 자세교정으로 바로잡을 수 있지만, 심각한 경우에는 교정을 위한 보정기나 수술이 필요하다.

척주전만증은 허리가 앞으로 많이 굽어 나온 것이다(swayback). 이것 역시 근골격계질환에 동반되기도 하지만, 주로 청소년기의 급성장기 동안 좋지 않은 자세가 원인이 되어 발생한다. 비만으로 몸에 작용하는 중력의 중심이 바뀌어 그에 맞추어 자세를 취하게 되면 척추뼈의 정렬이 바뀌면서 더욱 악화될 수 있다.

2) 척주측만증(Scoliosis)

척주측만증은 등뼈나 허리뼈 중 한부위 또는 등뼈와 허리뼈 모두의 가쪽굽이로 척주의 회전(rotation)을 동반하기도 하며 급성장기 동안 더욱 심해진다. 학교에서 선별검사로 조기에 진단할 수 있다. 옷이 잘 맞지 않는 경우나 상반신을 앞으로 굽혔을 때 한쪽 어깨가 높으면 확실하게 알 수 있다.

척주측만증은 구조척주측만증, 기능척주측만증으로 분류된다. 구조척주측만증(structural scoliosis)은 일차적인 척추기형이다. 유전적 요소가 중요한 소인으로 고려되고 있지만, 이 병의 80%가 특발성(원인을 알 수 없는)이다. 특발성형태는 남자보다 여자에게 흔히 발생한다(1:5). 선천척주측만증(congenital scoliosis)은 척추정렬의 변형을 일으키는 반척추뼈증(hemivertebra) 같은 발달결함이 원인이다. 선천척주측만증의 60% 정도가 청소년기 여자아이에서 발생하고, 이 중에는 요로이상과 같은 다른 선천성 결함이 있는 경우도 있다. 또 다른 형태인 퇴행척주측만증(degenerative scoliosis)은 척주의 불안정을 가져오는 골다공증이나 골관절염 등을 앓고 있는 노인에게서 발생한다.

기능척주측만증(functional scoliosis)은 비구조 또는 자세척주측만증(nonstructural 또는 postural scoliosis)이라고도 하며, 두 다리의 길이가 똑같지 않거나 척수신경을 압박하는 등의 상황에서 이차적으로 발생한다. 부분마비, 근육위축, 외상, 뇌성마비, 척추종양 등의 원인으로 척추 근육의 지지가 대칭적으로 균등하게 이루어지지 않으면 비정상적인 만곡이 되기 쉽다.

비정상적인 척주만곡의 초기 증상은 다음과 같다.

- 엉덩이와 어깨가 똑바르지 않다.
- 척추가 회전되어 골반과 가슴(thorax)에 영향을 준다. 갈비뼈(rib)는 비정상적인 위치로 굳어지고, 심한 경우 환기(호흡)를 제한할 수 있다.

경한 자세척주측만증이 있는 십대들은 정상만곡을 회복하기 위해 운동과 교정기 착용이 도움이 될 수 있다. 그러나 오랜 기간 활동을 제한하는 기구를 사용하거나 척추융합 같은 수술에 의한 교정이 필요할 수도 있다. 교정이 되었다 할지라도, 추후에 비정상만곡과 같은 합병증이 발생할 수 있다.

생각해보기 21-1

a. 척주후만증, 척주전만증, 척주측만증의 비정상적인 척주만곡을 각각 도표(간단한 그림과 설명)를 만들어 비교하시오.
b. 만약 척주측만증이 초기에 치료되지 않을 경우 나타날 수 있는 잠재적 합병증을 설명하시오.

3) 골수염(Osteomyelitis)

골절과 같은 외상의 합병증으로 뼈의 감염은 나이에 상관없이 발생할 수 있다. 그러나 골수염은 청소년기에 특히 남자에게서 경미한 외상에 의해 흔하게 발생한다. 경미한 외상의 과거력, 연조직의 상처가 대개 원인이 된다. 멍이나 삠(sprain)은 그 부위를 취약하게 만드므로 피부종기, 고름집(abscess) 또는 부비동염(sinusitis) 부위에서 혈액을 타고 온 미생물에 의해 쉽게 감염된다. 청소년기에 흔한 원인균은 황색포도알균(*Staphylococcus aureus*)이지만 어떤 병원균도 원인이 될 수 있다. 청소년기에 감염이 가장 흔한 부분은 다리의 넓적다리뼈(femur)나 정강뼈(tibia)의 뼈몸통끝(metaphysis-긴뼈의 뼈몸통과 뼈끝 사이)이다. 개방손상이나 골절뿐 아니라 낫적혈구빈혈(sickle cell anemia)과 같은 상태가 청소년기에 뼈의 감염이 잘 생기게 한다.

골수염의 경과는 다음과 같다.

- 고름삼출물(purulent exudate)이나 고름(pus)이 부분적으로 축적되면서 그 부분의 뼈를 파괴한다(그림 21-2). 이 삼출물은 단단한 뼈 속의 압력을 증가시키고 결과적으로 신경을 압박하여 심한 통증의 원인이 된다. 골막(periosteum)은 압력이 과도해지면 박리되거나 찢어질 수 있다.
- 자극이 주어지면 감염부위 주변으로 새로운 뼈를 자라나게 하여 감염부위와 괴사된 뼈를 차단함으로써 효과적인 치료를 더 어렵게 한다.
- 만일 뼈의 표면위 골막이 삼출물의 압력으로 찢어지게 되면 굴(sinus)이나 연조직을 통한 통로가 생겨서 감염이 주위조직으로 퍼질 수 있다.
- 감염이 관절을 침범할 수도 있다. 감염이 관절주머니를 통해 퍼지면서 감염관절염을 유발할 수 있지만, 대개는 뼈끝판이 관절감염을 막는 장벽 역할을 한다. 만약 뼈끝판이나 골막이 손상되었다면, 추후 아동의 성장에 영향을 줄 수 있다.

골수염의 징후는 염증의 국소징후인 부기, 발적, 염증 부위의 온감, 움직일 때 증가하는 통증을 포함한다. 발열, 백혈구증가, 병감(malaise), 과민성(irritability)

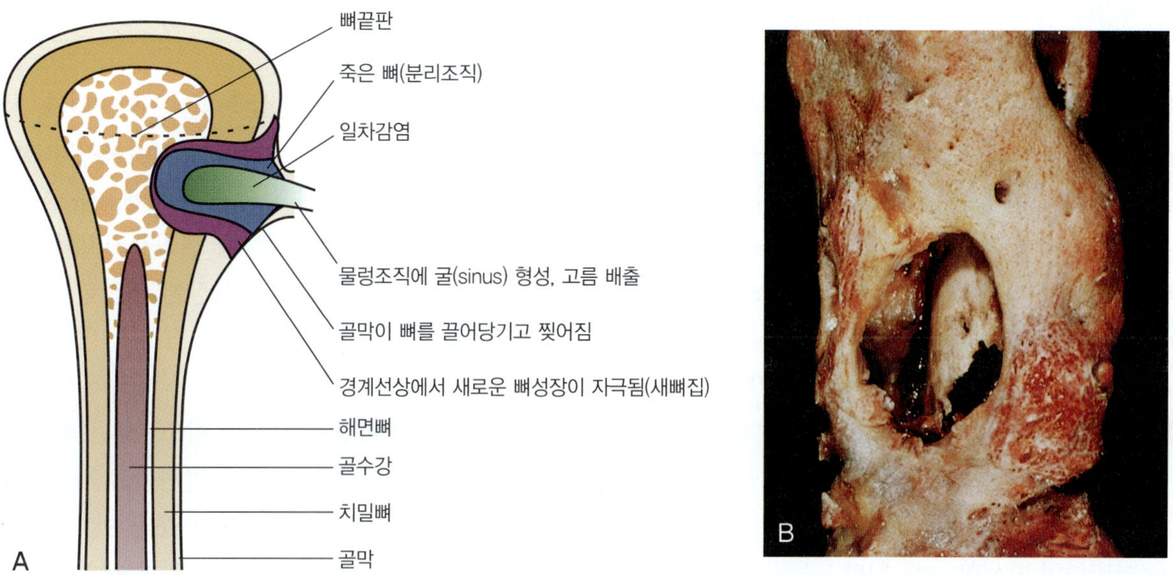

그림 21-2. A. 골수염. B. 골수염이 있는 대퇴골. 뼈의 구멍은 배농이 된 곳임. 새로운뼈(새뼈집)의 골막밑외피에 배농통로(굴)가 형성되고 이를 통해 괴사된 피질(분리조직)을 관찰할 수 있음.

(B. *From Kumar V, abbas AK, Fausto M* : Robbins and Cotran Pathologic basis of Disease. *ed 7. Philadelphia, 2005, Saunders.*)

을 포함한 감염의 전신징후도 있을 수 있다.

치료에는 원인이 되는 미생물에 적합하고, 뼈를 침투할 수 있는 강력한 항균제(antimicrobials)가 필요하다. 만약 만성감염으로 진행된다면, 괴사되거나 감염된 조직을 제거하는 수술이 필요하다.

감염의 초기단계에 치료가 이루어질 때 예후가 좋다.

생각해보기 21-2

a. 골수염의 모든 증상을 열거하시오.
b. 골수염이 초기에 진단되기 어려운 이유를 제시하시오.
c. 골수염의 초기치료가 중요한 몇가지 이유를 제시하시오.

4) 소아류마티스관절염 (Juvenile Rheumatoid Arthritis, JRA)

소아류마티스관절염은 관절부위 결합조직에 만성적인 염증을 초래하는 자가면역질환이다. 성인류마티스관절염과 다소 비슷하지만, 명확한 차이가 있다. 예를 들면, 어른보다 발병이 뚜렷하고 무릎, 손목, 팔꿈치와 같은 큰관절을 자주 침범하며, 감염의 영향이 전신적으로 나타난다. 소아류마티스관절염은 이환된 관절에 따라, 혈액에서 발견되는 항체의 종류에 따라, 기타 영향에 따라 세 가지 하위그룹으로 나뉜다. 스틸병(Still's disease)으로 불리는 형태는 비장(spleen)비대, 피부발진, 고열을 동반한 급성발병과 전신영향이 특징이다.

소아류마티스관절염은 유전인자와 환경인자 또는 감염원과 연관되어 있는 것으로 생각되지만 구체적인 원인은 밝혀지지 않았다. 형제간의 발생사례를 기록하여 이를 파악하는 연구가 진행 중에 있다. 1,000명 중 1명꼴로 발생하고 있고, 2~5세 아동과 9~12세 아동의 두 집단에서 발생률이 높다. 대부분의 경우는 증상이 경미하고 간혹 진단되지 않을 수도 있다. 소아류마티스관절염의 유형에 따라 하나 이상의 관절이 영향을 받는다.

연골에 미란(erosion)이 형성되며 관절이 붓고, 삼출액이 생기면서, 관절의 윤활막에 염증이 생긴다. 초기나 급성기에 이환된 관절은 붉게 부어오른다. 만지면 아프고 휴식 후에는 강직된다. 관절 통증이 심하지는 않지만 지속적인 부기, 강직, 간헐적인 근연축으로 움직임이 어렵다. 만약 염증이 지속되면, 관절에 부착이 일어나 기형과 고정(fixation)이 초래될 수 있다.

특수진단검사가 유용하지만, 류마티스인자가 일반적으로 아동의 혈액에서는 발견되지 않기 때문에 소아류마티스관절염은 진단하기 어렵다. 6주 이상 지속되는 관절 부기나 불편감이 하나의 지표이다. 백혈구증가와 같은 염증의 일반적인 징후가 있고, 항핵항체(antinuclear antibodies, ANA)가 혈액에서 자주 발견된다. 감염이나 외상과 같은 다른조건들은 반드시 배제해야만 한다.

완화(remission)와 악화과정이 반복되고 징후들이 지속될 수도 있다. 질병은 몇 개월에서 수년 동안 지속될 수 있다. 엉덩관절염증이나 홍채섬모체염(iridocyclitis)과 같은 합병증이 발생할 수도 있다.

치료는 비스테로이드소염제(nonsteroidal antiinflammatory drugs ; NSAIDs)와 당질부신피질호르몬(glucocorticoid)을 사용한다. 당질부신피질호르몬은 심각한 염증이 있거나 심장과 같은 기관에 염증이 생겼을 때 사용된다. Methotrexate와 같은 항류마티스제(antirheumatic drugs, DMARDs)는 질병의 진행을 늦추고 관절의 손상을 막기 위해 적은 용량으로 사용한다. 물리요법과 운동, 특히 수영은 관절의 적절한 유연성, 정렬, 기능을 유지하는데 매우 중요하다. 질병의 악화기 동안 부동이나 당질부신피질호르몬 치료로 인해 성장이 방해받을 수 있으나, 회복기 후에 급성장하게 된다. 간혹 관절침범과 연관되어 팔다리(limb)의 비대칭적 성장이 일어날 수 있고, 개인이 가지고 있는 성장 잠재력에 도달하지 못하기도 한다.

대부분의 청소년에서 예후는 긍정적이며 50% 이상이 정상으로 회복되고, 심각한 관절기형과 운동장애로 진행되는 경우는 매우 드물다.

생각해보기 21-3

a. 관절염이 움직임에 영향을 미치는 몇 가지 기전을 설명하시오.
b. 다리에 장기간 지속되는 관절염이 있는 경우, 어린이의 성장에 미치는 영향에 대해 설명하시오.

3. 식사장애(Eating Disorders)

신경성식욕부진과 신경성폭식증은 청소년기, 특히 여성에게 흔한 문제이다. 요즈음 초기아동기와 청소년기 비만이 점점 더 증가하고 있기 때문에, 자신의 신체에 관심을 가지고 자신의 신체를 변화시키기를 열망하는 십대들이 증가하고 있다. 식사장애와 관련하여 주요한 의학적 관심은 부적절한 영양이 성장기 청소년의 발달과 건강상태에 미치는 영향이다. 식사장애 발생은 증가하고 있으나 식사장애를 가진 청소년들은 문제를 숨기는데 급급하여, 문제를 초기에 발견하고 치료하는 것이 어렵다. 이런 장애의 신체적 문제뿐만 아니라, 심리적, 행동적 요인 또한 생각해 볼 필요가 있다. 두 가지 중요한 식사장애는 신경성식욕부진과 신경성폭식증이다. 이들은 따로 발생하기도 하고 동시에 발생하기도 한다.

1) 신경성식욕부진(Anorexia Nervosa)

신경성식욕부진은 다른 질환 없이 스스로 먹지 않아 생기는 극단적인 체중감소이다. 신경성식욕부진의 발병이 빈번한 시기는, 십대초기(12~14세)와 후기(16~17세)이며, 여성에게 많이 생긴다. 완벽주의자나 높은 성취욕을 가진 젊은 여성에게 전형적으로 나타나고 있어 심리적 요소가 강하게 작용하고 있음을 알 수 있다. 가족 갈등, 신체상이나 성과 관련된 혼돈된 인식, "뚱뚱함"에 대한 병적인 두려움과 같은 심리적 요소들이 신경성식욕부진의 원인이 된다. 배고픔과 관련된 시상하부의 이상이나 다른 생리적기능이상의 가능성에 초점을 맞춘 연구들도 있다.

신경성식욕부진의 기본적인 문제는 먹는 것에 대한 거부로, 결과적으로 단백질과 비타민이 결핍된 심각한 영양불량을 초래한다. 이런 대상자들은 또한 구토를 유발하고, 과다한 용량의 설사제(laxatives)를 복용하고, 더 많은 체중감량을 위해 격렬한 운동을 한다. 신경성식욕부진 대상자는 전형적으로 마르고 쇠약한 외모를 보이며 그 외 무월경, 저체온, 추위에 대한 민감성, 저혈압과 느린심장박동수, 건조한 피부와 부서지기쉬운 손톱, 가는체모 등이 나타난다. 이 시기에 칼슘 섭취가 부족하면 노년기에 골다공증이 생기기 쉽다는 사실이 입증되었다.

경우에 따라서 신경성식욕부진은 생명을 위협할 수 있다. 심한 탈수는 신장과 심혈관계기능에 심각하게 영향을 미칠 수 있다. 저칼륨혈증과 저나트륨혈증과 같은 전해질불균형은 심장부정맥(불규칙한 심박동)이나 심장정지와 같은 합병증을 야기한다. 체중감소를 막고 체중의 회복을 위해서는 입원과 장기간의 행동교정 심리치료가 필수적이다.

2) 신경성폭식증(Bulimia Nervosa)

신경성폭식증 또한 후기청소년기의 여성에게 흔하게 발생한다. 신경성폭식증은 폭식(특히 탄수화물)을 한 후에 폭식한 음식을 제거하려는 것이다. 폭식(binge eating)으로 단시간에 고열량의 엄청난 양의 음식을 섭취하게 되고 그 후 섭취한 음식을 제거하기 위하여 스스로 구토를 유도하고 설사제와 이뇨제를 과도하게 사용하는 과정이 뒤따른다. 이런 충동은 질병으로 하루에 여러 번 반복해서 일어난다. 앞서 언급했듯이, 신경성식욕부진과 신경성폭식증은 동시에 일어나기도 한다.

부적절한 영양섭취로 빈혈과 불규칙한 월경과 같은 문제를 초래하더라도, 신경성폭식증은 비교적 정상체중을 유지하기도 한다. 잦은 구토로 수분과 전해질불균형을 유발하여 이로 인해 부정맥(arrhythmia), 테타니(tetany)나 심한 복통을 일으킨다. 반복된 구토로 치아에나멜(대개 윗니 표면)의 미란, 충치의 증가, 구강점막의 열상이나 궤양, 귀밑샘(parotid gland)과 턱밑샘(submandibular gland)의 비대, 인후염을 동반한 만성식도염 등으로 음식을 삼키기 어려울 수 있다. 구토유발은 구토반사를 자극하기 위해 사용한 손가락이나 손등에 흉터를 남길 수 있다.

폭식장애(binge eating disorder)는 과도한 양의 음식을 섭취하기는 하나 신경성폭식증과는 다르게 음식을 제거하려는 과정이 없는 장애이다. 이것은 비만과 연관되기도 하며 우울과 죄책감이 나타난다.

생각해보기 21-4

도표를 이용하여 신경성식욕부진과 신경성폭식증의 식이 패턴, 체중, 합병증에 대해 비교하여 보시오.

4. 피부장애(Skin Disorders)

1) 여드름(Acne Vulgaris)

여드름은 청소년기에 특히 남자에게 매우 흔한 피부감염으로 경증에서 매우 심한 경우까지 다양하다. 심한 경우는 영구적인 흉터를 남길 수 있다. 여드름의 병소는 기름샘(sebaceous gland)과 얼굴, 목, 몸통상부의 모낭(hair follicle)에 영향을 준다(그림 21-3). 사춘기에 기름샘의 활동이 활발해지면서 모공이 막히거나 감염이 초래된다.

여드름 병터에는 두 가지 종류가 있다. 첫번째는 면포(comedone)라고 하며 감염이 되지 않은 상태의 피부

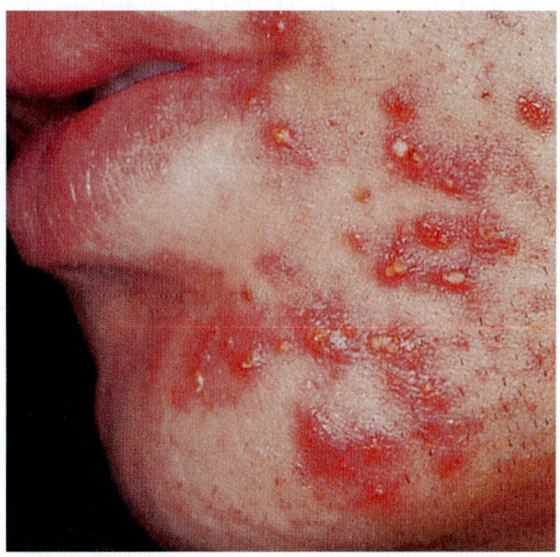

그림 21-3. 고름물집, 농포 및 결절을 포함한 심한 여드름
(*From Jarvis C*: Physical Examination and Health Assessment, *ed 7, St. Louis, 2016, Elsevier.*)

기름(sebum), 상피세포, 세균이 뭉쳐 있어 기름샘을 막고 피부기름의 분비와 배출을 방해한다. 이러한 병터들은 대개 흉터없이 해결되고 색에 따라 백두(white head) 또는 흑두(black head)라고도 한다. 두 번째 종류는 심각한 염증반응과 감염이 나타나는 병터이다. 모낭이 붓고 파열되며, *Propionibacterium acnes*(정상 상주균무리 중의 한가지)는 피지를 분해하여 자극적인 지방산으로 만들고 그 결과 염증을 초래한다. *Staphylococcus*가 침범하고 고름물집(pustule)을 형성하게 된다. 고름물집을 콕콕 찌르거나 짜는 등 자극을 주면 악화되기도 한다. 결국 이 병터는 터지게 되고, 국소부위의 조직이 파괴되며 주위로 퍼지게 된다. 피부가 손상되고 흉터가 남는다.

여드름을 촉진하는 선행요인을 규명하고 감소시킴으로써 새로운 병터를 억제할 수 있다. 유전적인 성향, 남성호르몬의 증가, 월경전 호르몬변화, 유분함유 크림과 약물의 사용, 자극이 되는 옷, 배낭과 헬멧 사용, 과도한 열과 수분에 노출되는 것 등이 이러한 요인들이다. 더 자주 머리를 감고 씻기(그러나 자극적인 비누나 문지름은 피한다), 영양분을 골고루 섭취하는 것, 유분이 많은 화장품을 피하는 것 등이 예방에 도움이 된다. 박피제(benzoyl peroxide, tretinoin, isotretinoin)와 항균제(tetracycline)가 심한 여드름 부위를 조절하고 미용상의 문제를 줄이는데 도움이 된다. 피부박피술(dermabrasion)이 흉터를 제거하는데 도움이 되기도 한다.

생각해보기 21-5

a. 여드름 병터가 어떻게 발생되는지 설명하시오.
b. 여드름의 심한 정도를 감소시킬 수 있는 방법을 제안하시오.

5. 감염(Infection)

1) 감염단핵구증(Infectious Mononucleosis)

감염단핵구증은 Epstein-Barr virus (EBV)에 의해 림프구가 영향을 받는 급성감염이다. 청소년기와 젊은 성인에게 많이 발생한다. 감염은 대개 경미하거나 저절로 치료되지만, 경우에 따라 합병증이 생기기도 한다. 감염된 침과의 직접적인 접촉(kissing disease라고 불린다), 공기 중의 비말, 혈액에 의해 전파된다. EBV는 입인두와 코인두의 상피세포를 침범하고, B림프구를 표적으로 하여 림프조직에 침투하고 특정항체를 생산한다. 잠복기는 대략 4~6주이다.

증상은 다음과 같다.

- 목앓이, 두통, 열, 피로, 병감
- 림프절병증(lymphadenopathy)과 비장비대(splenomegaly)
- 몸통의 발진(rash)
- 혈액 내 림프구와 단핵구의 증가, 비정형(atypical) T림프구(그림 21-4)
- 이종친화항체검사(monospot test)의 양성 반응

간염, 비장파열, 수막염이 합병증이다. 바이러스감염에 대한 효과적인 치료가 없기 때문에 침상안정과 같은 지지적 방법이 사용된다. 대부분의 바이러스감염의 경우, 회복은 지연되고, 피로와 병감이 지속된다. 운동지도자는 감염단핵구증 환자들이 격렬한 운동프로그램이

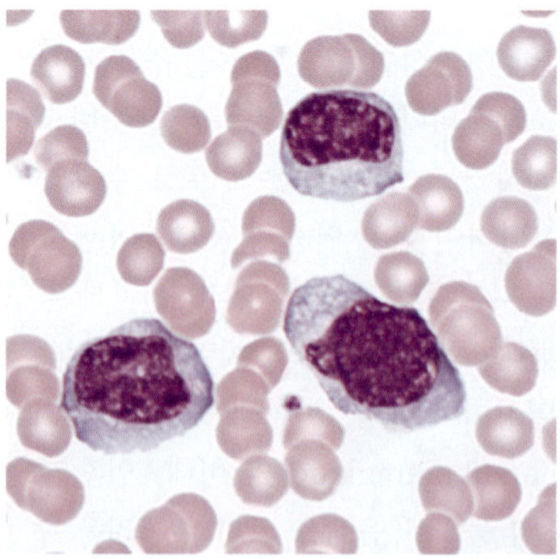

그림 21-4. 감염단핵구증에서의 반응성 림프구
(*From Rodak, B, Carr J*: C linical Hematology Atlas, *ed 5, St. Louis, 2017, Elsevier*.)

나 스포츠에 참가하기 전에 비장이 정상크기로 회복되었는지를 확인하고 비장이 파열되지 않도록 보호해야 함을 알아야 한다.

6. 성적발달에 영향을 미치는 장애(Disorders Affecting Sexual Development)

1) 염색체장애(Chromosomal Disorders)

증상에 따라 어떤 유전질환은 초기에 진단이 되기도 하지만 어떤 경우는 성적발달의 영향이 분명해지는 청소년기까지 진단되지 않을 수 있다. 예를 들면 X염색체를 하나 더 가진(XY가 아닌 XXY) 클라인펠터증후군(Klinefelter syndrome)이 있다. 정신지체가 일반적으로 나타나며, 남자아이들 대부분은 고환이 작고, 정자가 생성되지 않아 남성의 이차성징이 발달하지 않음으로써 청소년기에 질병이 진단된다. X염색체를 하나만 가진(XX가 아닌 X) 터너증후군(Turner syndrome)은 다른 비정상적인 상태 뿐 아니라 여성의 성적발달에 영향을 준다. 대개는 심장이나 비뇨생식계통에 이상이나 기형이 발생하고, 이차성징이 발달하는 사춘기에 성장이 지체되며, 월경주기가 시작되지 않는다. 호르몬 대체치료가 이러한 여아들에게 효과적이다.

2) 종양(Tumor)

고환종양(testicular tumor)은 흔하지는 않지만 20대와 30대 젊은 성인남성에게 영향을 미친다. 청소년기에 발생하는 종양은 거의 악성이다. 일반적으로 고환이 음낭으로 하강하지 않는 것(잠복고환)이 소인이기 때문에, 가능한 한 청소년기 초기에 고환하강을 확인하고 치료를 해야 한다. 고환암의 증상은 한쪽 고환에 크고 딱딱한 덩이가 발견되며 종종 통증이 없다. 종양의 종류에 따라 혈청표지자가 있을 수 있다. 규칙적인 고환 자가검사(routine testicular self examination)가 조기진단과 치료에 도움이 된다. 암이 생긴 고환은 반드시 수술로 제거해야 한다. 한쪽 고환만 제거 시 성적기능이나 생식에 영향을 주지는 않는다. 그러나 만약 수술 후에 방사선요법이나 화학요법이 필요하다면, 불임이 될 수도 있기 때문에 미래를 위해 정자를 정자은행에 보관해야 한다.

3) 월경이상(Menstrual Abnormalities)

지연초경(delsyed menarche) 또는 일차무월경(primary amenorrhea)은 17세까지 월경이 시작되지 않는 것으로 대개 생식기관의 구조이상 또는 호르몬 분비의 이상, 뇌하수체나 시상하부의 이상으로 초래된다. 스포츠시합을 위한 훈련 등의 격렬하고 지속적인 신체활동과 당뇨병이나 갑상샘기능저하 같은 질병으로 초경이 지연될 수 있다.

월경통(dysmenorrhea)은 월경기간 첫째 또는 둘째 날에 경험하는 다양한 정도의 불편감이다. 어떤 경우 참을 수 없을 정도의 통증이 있기도 하고 구토나 실신이 발생하기도 한다. 경련통은 근육을 수축시키고 신경말단을 직접 자극하는 자궁의 프로스타글랜딘의 증가, 자궁내막 박리와 관련된 자궁벽의 혈관변화와 허혈 때문에 초래된다. 월경통은 호르몬이나 ibuprofen(Advil)과 같은 비스테로이드소염제로 치료된다. 월경통 완화에 널리 이용되고 있는 비처방 약물인 Midol에는 aspirin, caffeine, cinnamedrine, 자궁이완제 등이 포함되어 있다. 이차월경통은 대개 감염이나 다른 병변과 연관되어 발생한다.

사례연구 21.1

비만

체중 62kg, 신장 150cm인 12세 여아 M은 체중에 대해 우려하고 있었지만, TV를 보면서 끊임없이 간식을 먹기 때문에 다이어트가 어려웠다. 그녀는 친구들에게 문자메시지를 보냈고, 컴퓨터를 이용하여 채팅했고 최신 음악그룹을 서핑했다. 아버지는 딸에게 체중에 대해 걱정하지 말라고 했으며, 남자들이 살집이 있는 여자들을 좋아한다고 말했다. M은 수영을 좋아하지만 몸무게가 증가한 이후로 수영장에 가는 것을 그만두었다.

1. 왜 어린이나 청소년의 BMI를 계산할 때 성인에서 사용되는 체중을 키로 나누어서 계산하는 수식보다 특정한 표가 사용되는가?
2. M의 체중과 관련된 가족요인은 무엇인가?
3. M의 체중과 관련된 개인적인 요인은 무엇인가?
4. M은 체중때문에 대사증후군이 발생될 위험이 높다. 대사증후군이 발생된다면 생명을 위협할 수 있는 건강문제는 무엇인가?
5. 이러한 건강문제가 언제 발생하겠는가?
6. 대사증후군에서 신체기능의 변화는 어떻게 모니터하는가?
7. 합병증을 줄이기 위해 M의 생활방식을 어떻게 바꿀 수 있는가? 어떤 지원이 도움이 되겠는가?

단원 요약

청소년기는 일반적으로 18세 전후 이차성징의 발달과 신체성장이 완료되는 사이의 기간이다. 생식샘자극호르몬과 성호르몬의 증가에 의해 근골격계변화와 성적성숙이 나타난다.

- 비만은 일반적으로 청소년에서 증가되고 있으며, 대사증후군을 일으키는 지질대사와 포도당대사의 변화가 동반되는 경우가 많다. 대사증후군은 심혈관계질환과 2형당뇨병을 초래한다. 어린 나이에 합병증이 발생하여 기대수명이 제한된다.
- 척주전만증과 척주측만증과 같은 비정상적인 척주만곡은 성장이 급속하게 이루어지는 청소년기에 발생한다. 척주의 측면만곡인 척주측만증은 엉덩이, 어깨 및 갈비뼈의 정렬에 영향을 미치므로 신속한 치료가 필요하다.
- 골수염은 뼈의 심각한 감염이다. 성장에 영향을 주는 관절이나 골막의 손상위험이 있다.
- 소아류마티스관절염은 많은 부분에서 성인류마티스관절염과 흡사하지만, 성인보다 큰 관절에 자주 발생하고 전신증상이 나타난다. 대개의 경우 완전히 회복된다.
- 먹는 것을 거부하는 신경성식욕부진과 폭식 후 스스로 구토하여 음식을 제거하는 신경성폭식증은 따로 또는 동시에 발생한다. 흔히 심리적요소가 원인이 되며 합병증이 흔하게 일어난다.
- 여드름은 얼굴과 목의 모낭감염이고 심각한 흉터가 남을 수 있다.
- 감염단핵구증은 Epstein-Barr virus에 의한 감염성 질환이고, 대개 경미한 증상 및 징후를 나타내지만 회복기간은 길다.
- 클라인펠터증후군과 같이 성적 발달에 영향을 주는 염색체장애는 사춘기에 명확하게 드러난다.
- 남자청소년들은 고환암의 선행요인이 되는 잠복고환이 있는지를 사정하기 위해 고환하강을 확인해야 한다. 고환암은 30세 이전 젊은 남성에게 발병한다.

학습문제

1. 구조척주측만증을 구분하고, 각 유형의 원인을 예를 들어 설명하시오.
2. 골수염의 징후가 소아류마티스관절염의 징후와 어떻게 다른지 설명하시오.
3. 신경성식욕부진과 신경성폭식증은 어떻게 다른가?
4. 신경성식욕부진과 신경성폭식증이 심각한 결과를 초래할 수 있는 이유를 설명하시오.
5. 여드름으로 흉터가 생길 수 있음을 설명하시오.
6. 감염단핵구증의 원인과 전파경로를 설명하시오.
7. 왜 음낭으로 하강하지 않은 고환(잠복고환)을 치료하지 않으면 안 되는가?
8. 대사증후군의 원인과 중요성을 설명하시오.

제 22 장

노화와 관련된 질환

학습목표

이 장을 학습한 후에, 학생들은 다음을 할 수 있다 :

1. 신체조직내 대사변화와 구조변화를 기술할 수 있다.
2. 노화가 진행되면서 여성과 남성의 호르몬변화가 인체에 미치는 영향을 설명할 수 있다.
3. 심장과 동맥의 일반적인 변화를 기술할 수 있다.
4. 노인의 골다공증과 골관절염의 원인 및 그로 인한 영향을 설명할 수 있다.
5. 신경계의 기능변화를 설명할 수 있다.
6. 소화계와 비뇨계의 변화를 기술할 수 있다.
7. 노인에서 염증, 감염과 암의 발생빈도증가를 설명할 수 있다.
8. 여러계통의 장애들이 어떻게 상호작용하며 합병증을 야기하는지 설명할 수 있다.

주요 용어

콜레스테롤(cholesterol)
빈뇨(frequency)
신경원섬유(neurofibril)
신경전달물질(neurotransmitter)
판(plaque)
좌위의(sedentary)
노화(senescence)

1. 노화과정(The Aging Process)

노화(aging)는 출생이후부터 시작되지만 30세를 전후로 뚜렷하게 나타난다. 노화과정은 비가역적으로 나타나며, 노화의 속도와 노화가 미치는 영향은 개인에 따라 큰 차이를 보이기 때문에 실제나이(chronologic age)와 반드시 일치하여 나타나지는 않는다. 노화와 관련된 변화가 여러 기관에서 동시에 일정한 순서대로 일어나는 것은 아니며, 변화의 범위 또한 개인의 유전적 특징, 생활방식, 건강상태에 따라 달라진다. 노화과정에서의 기능변화와 관련하여, 이 변화를 늦추거나 되돌리는 것을 목적으로 연구가 다양하게 진행되고 있다. 이 중 많은 연구는 정상적인 발달에서 밝혀진 다양한 유전자의 발현에 대한 연구로 발달생물학(developmental biology) 분야이다. 노화를 포함하는 많은 의학적 문제의 치료방법으로서의 줄기세포와 줄기세포의 잠재성에 대한 연구가 진행되고 있다.

노년기는 노년부터 죽음까지의 기간을 말하며 대체로 여성이 남성보다 오래 산다. 평균수명이 증가함에 따라 노인인구의 비율도 높아지고 있으며 이는 전반적인 생활수준과 영양상태의 향상, 의료의 발전에 의해 나타나는 현상이다. 일반적으로 심박출량과 환기량을 증진시키는 신체활동은 조직으로 영양분과 산소공급을 증진시키기 때문에 노화와 관련된 조직의 변화를 느리게 한다. 카드게임, 퍼즐, 독서와 같이 문제를 해결하기 위한 인지활동은 중추신경계의 노화를 감소시킨다. 운동이나 게임을 하는 동안의 사회적 상호작용 역시 기능을 유지하는데 중요하다.

노화가 진행되면서 전반적으로 세포와 기관의 기능이 감소되고, 인체가 변화에 적응하는 능력도 감소된다. 노화는 자연적인 과정이지만 많은 병적과정에 의하여 영향을 받는다. 노화와 관련된 퇴행변화로 인하여 특정한 질병에 걸리기 쉽고, 질병이 노화를 촉진할 수도 있다. 특히 뇌와 심장근육 등 재생이 불가능한 기관과 조직의 노화에 많은 관심이 모아지고 있다. 이 장에서는 병태생리적 문제와 관련된 노화의 중요한 영향만을 설명하고자 한다.

노화의 원인에 대한 많은 이론들이 있다. 그 중 한 이론은 노화가 이미 세포에 유전적으로 프로그램되어 있고, 이것이 세포의 재생산능력을 직접적으로 제한한다는 이론이다. 이렇게 미리 결정된 세포죽음을 세포자멸사(apoptosis)라고 한다. 다른 이론으로는 '닳고 찢어짐(wear-and-tear)' 이론으로, 노폐물의 축적과 변성된 단백질인 아밀로이드(amyloid), 변성된 지질인 지방갈색소(lipofuscin), 아교질(collagen)의 증가, 탄력섬유의 퇴행변화가 증가되어 세포손상이 초래된다는 이론이다. 또한 세포의 유사분열 동안에도 무작위적인 오류들이 발생할 수 있다. 세포분열 후에 끝분절(telomeres)이 짧아지는 현상이 노화과정과 관련이 있으며, 끝분절이 짧아질수록 노화의 징후가 더욱 뚜렷해진다(박스 22-1). 몇몇 이론은 노화가 잠재되어 있는 바이러스, 자기자신의 조직에 대해 거부반응을 일으키는 자가면역반응 또는 세포에 영향을 미치는 환경인자들과 관련이 있다고 제안한다. 노화의 한 이론은 세포의 대사과정에서 생성되는 반응성 화학물질인 자유라디칼(free radical)(예 : 과산화물, peroxides)과 노화가 관련이 있다고 설명한다. 자유라디칼은 핵산이나 세포에 손상을 입혀 암이나 다른 질병을 유발한다고 알려져 있다. 위의 설명과 같이 노화과정에는 많은 인자들이 영향을 주고 개개인에게 영향을 주는 인자 또한 다양하다.

BOX 22-1. 끝분절(telomeres)

끝분절은 DNA 끝에 있으며 염색체를 보호하는 기능이 있다. 끝분절은 인간의 노화에 필수적인 역할을 하는데, 모든 세포에서 세포분열 후 끝분절이 짧아진다. 끝분절 없이는 DNA가 더 이상 정상적으로 복제되지 못하여 세포의 기능에 영향을 미친다.

조직의 변화는 명확하게 나타난다. 나이가 들면 세포들이 조직 내에서 규칙적으로 배열되는 양상이 줄어든다. 탄력섬유의 수가 저하되거나 거의 완전하게 소실되고, 아교질섬유의 수나 여러 조직과 기관 내의 비정상적인 구조가 증가한다. 유사분열과 세포의 재생이 점차 느려지고, 부분적으로는 대사율이 느려짐에 따라 조직의 재생이 감소한다. 신경세포(neuron)와 근세포 같은 세포들은 복제될 수 없으므로 세포사가 일어나면 그 조직의 기능이 저하된다. 어떤 세포들은 복제되는 횟수가 제한되어 노화가 진행되면 대체되지 않는다. 다른 세포들은 노폐물의 축적이나 환경인자로 인하여 변화되면서 그 기능이 감소되거나 세포사가 일어나며 궁극적으로는 기관의 기능이 소실된다. 방사선, 바이러스 감염, 화학물질 같은 유해한 환경인자에 오래 노출되면 나이가 들었을 때 암이나 다른 질병에 걸릴 위험성이 증가한다는 것은 분명해졌다.

생각해보기 22-1

a. 노화와 함께 나타나는 신체조직의 변화를 열거하시오.
b. 30대, 50대, 80대의 노화 징후를 열거하시오.

2. 노화에 따른 생리적 변화 (Physiological Changes with Aging)

1) 호르몬의 변화(Hormonal Changes)

호르몬분비는 나이가 들어감에 따라 비교적 일정하게 유지된다. 하지만 조직의 수용체수가 감소함에 따라 호르몬에 대한 신체반응이 감소하게 된다. 이러한 현상은 노인에게 2형당뇨병(type 2 diabetes mellitus)이 잘 발생한다는 사실에서도 알 수 있다. 2형당뇨병의 경우 인슐린은 충분히 분비되지만 세포의 인슐린수용체가 감소하기 때문에 포도당이 세포 내로 들어가지 못한다. 어떤 특정한 질환이 없는 상태에서는 뇌하수체(pituitary gland), 갑상샘(thyroid gland), 부갑상샘(parathyroid glands), 부신(adrenal gland), 췌장(pancreas)은 적절한 양의 호르몬을 생산하면서 비교적 정상적인 기능을 유지하는 것으로 보인다.

주요한 호르몬 변화는 50세 전후의 여성에게서 나타나는데, 난소에서 에스트로젠과 황체호르몬분비가 중단되면서 음성되먹임(negative feedback) 기전에 의하여 뇌하수체에서 분비되는 난포자극호르몬(follicle-stimulating hormone, FSH)과 황체형성호르몬(luteinizing hormone, LH)의 농도가 증가하게 된다. 에스트로젠과 황체호르몬농도의 감소로 유발되는 영향은 생식계의 변화에서 설명하고자 한다. 남성의 테스토스테론농도는 십대에서 성인초기에 가장 높으며 30대부터는 1년에 1%씩 감소하지만 노년기에도 고환의 기능은 지속된다.

2) 생식계의 변화 (Reproductive System Changes)

폐경(menopause)은 주로 50세 전후의 여성에게 일어나는 변화로, 이 때 난소는 난포자극호르몬과 황체형성호르몬에 반응하지 못하여 배란이 줄어들게 되고 그 결과로 월경주기가 멈추며, 에스트로젠과 황체호르몬농도가 감소한다. 성호르몬의 감소로 질과 자궁경부(cervical) 점막이 얇아지고, 탄력성이 소실되며, 분비물의 감소가 초래된다. 이러한 변화는 염증과 성교통증(dyspareunia)을 일으킬 수 있고, 이는 에스트로젠크림을 사용하면 줄어들 수 있다. 먹는 호르몬대체요법은 위험이 있으므로 개인별 사정(assessment)이 필요하다. 질분비물은 더욱 알칼리화되므로 여성들은 나이가 들수록 질감염이 재발될 위험에 놓이게 된다. 유방의 크기 또한 감소한다. 폐경초기의 이러한 호르몬변화는 간헐적인 발한 또는 혈관장애를 동반하는 "일과성 열감(hot flashes)"과 같은 전신징후를 유발한다. 또한 두통, 과민성(irritability), 불면증은 폐경의 공통된 증상이다. 이러한 폐경의 영향은 일시적 혹은 장기적으로(몇 년일 수도 있음) 나타나기도 하고, 다른 사람들 보다 더 심하게 폐경증상을 경험하는 여성들도 있다. 대략 25%의 여성들이 상당한 증상을 경험한다. 만약 폐경 전에 난소를 외과적으로 절제하게 되면, 폐경과 유사한 결과가 나타날 것이다.

남성의 경우, 테스토스테론의 분비가 점차 감소되고, 고환의 크기, 생성되는 정자의 수, 전립샘(prostate)의 분비가 감소하지만, 나이가 들어도 생식능력은 지속된다. 나이든 남성의 공통적인 문제는 양성전립샘비대(benign prostatic hypertrophy, BPH)이며, 전립샘은 요도를 둘러싸고 있으므로 전립샘이 비대해지면 어느 정도의 요도폐쇄(obstruction)가 나타난다. 만약 소변 흐름의 정체가 심해지면 수술이 필요할 수도 있다.

노인의 생식계암은 남성(전립샘암)과 여성(유방암, 자궁암) 모두에게서 흔히 나타나며, 이것은 호르몬 농도변화와 관련이 있는 것으로 보인다. 건강검진과 정기적인 자가검진과 검사[예를 들어, 유방영상(mammogram)]는 악성종양이 진행되는 위험을 감소시키는데 필수적이다.

생각해보기 22-2

a. 남성노인과 여성노인에게서 일어나는 성호르몬의 변화와 구조적 변화를 비교하시오.
b. 성호르몬의 정상적인 기능에 대하여 알고 있는 지식을 활용하여 성호르몬의 분비감소가 여러 신체조직과 구조에 미치는 영향들을 열거하시오.

3) 피부와 점막의 변화 (Changes in the Skin and Mucosa)

피부의 변화는 유전인자와 관련이 있고, 대부분은 햇빛에 노출과 날씨 때문에 초래된다. 노화가 진행되면서, 피부와 점막이 얇아지고 약해진다. 진피는 더 얇아지고 피부밑조직(hypoderm)은 줄어든다. 모세혈관의 수가 감소하고 세포증식이 줄어들어 이 결과로 상처치유가 더디게 되고, 샘조직의 위축이 일어난다. 피부와 점막의 감각수용체수가 줄어든다. 이러한 인자들로 인해 손상에 대한 민감도가 증가되고, 피부가 자주 멍들며, 점막에 궤양과 염증이 발생한다.

피부는 건조해지고, 탄력섬유가 줄어들며 아교질섬유의 유연성이 감소되기 때문에 주름이 나타난다. 피부에 뚜렷하게 나타나는 병변으로는 목과 겨드랑이 주변의 작은 돌출(쥐젖, skin tag), 몸 전체적으로 일어나는 각화증(keratoses, 대량으로 나타나며 검은 빛을 띰), 종종 손과 얼굴에 나타나는 흑색점(lentigines)과 간반점(liver spot, 어둡고 평평한 반점)이 있다. 멜라닌 세포수의 감소로 머리카락이 희어지고 얇아지며, 모낭(hair follicle)의 수가 감소된다.

4) 심혈관계의 변화 (Cardiovascular System Changes)

나이와 관련된 변화는 심장의 심장근육섬유와 결합조직에서 발생한다. 노화가 진행되면서 지방조직과 아교질섬유가 심장근육에 축적되는데, 이는 궁극적으로 자극전도와 심장근육수축을 방해하게 된다. 심장근육세포의 숫자와 크기가 줄어들어 심장의 수축력이 감소한다. 병적변화가 없는 경우에도 혈액요구량 또한 감소하기 때문에 좌심실이 작아진다. 심장근육섬유는 유사분열을 하지 못하므로 재생되지 못한다. 심장판막이 두꺼워짐에 따라 판막의 유연성이 감소한다. 어떤 경우에는 혈관의 퇴행(degeneration)으로 심장근육에 산소 공급이 감소하고 이로 인해 산소를 이용하는 심장근육의 능력도 더불어 감소한다. 따라서 심박출량과 심장예비력, 최대심박출량이 감소한다. 노인에서 신체 내 체액이 차지하는 비율이 감소하기 때문에 적절한 수분섭취는 심혈관기능을 유지하는데 중요하다. 또한 규칙적인 운동은 심장의 기능을 유지하는데 가장 도움이 된다.

심혈관계의 가장 흔한 질병은 심장 및 전신의 동맥에서 일어나는 퇴행적인 변화와 관련이 있다. 동맥벽의 아교질축적과 탄력성 상실은 동맥벽을 두껍게 만들어, 큰 동맥이 확장되는 것을 제한하고 작은 동맥의 속공간(lumen)을 막히게 한다. 이것이 동맥경화증(arteriosclerosis)을 야기하고 혈압을 상승시킨다. 또한 퇴행변화는 큰동맥벽에 콜레스테롤과 지질의 축적을 촉진하여 죽상경화증(atherosclerosis)을 유발하며 이는 특히 혈중지질농도가 높을 때 발생한다. 이런 지질판(lipid plaque)들은 혈액의 흐름을 방해하여 쉽게 혈전이 생성되게 한다. 죽상경화증은 협심증(angina), 심근경색증(myocardial infarction), 심장발작(heart attack), 다리의 말초혈관질환(peripheral vascular disease), 뇌졸중(stroke)의 흔한 원인이다. 식이변화(콜레스테롤 섭취감소 등)와 규칙적인 운동은 혈중지질과 콜레스테롤 수치를 낮추고 혈관퇴행과 고혈압의 위험을 줄인다.

생각해보기 22-3

a. 일반적인 지식에 근거하여, 심혈관질환의 위험을 감소시키기 위한 식이요법을 제안하시오.
b. 노인에게 적절한 운동을 제시하고 규칙적인 운동이 어떻게 퇴행변화의 시작을 지연할 수 있는지 설명하시오.
c. 혈액공급의 감소가 피부와 점막에 어떠한 영향을 미치는지 설명하시오.
d. 동맥혈류가 차단되었을 때 어떤 결과가 초래되는지를 기술하시오.

5) 근골격계의 변화 (Musculoskeletal System Changes)

(1) 골다공증(Osteoporosis)

노화가 진행됨에 따라 뼈에서 일어나는 중요한 변화는 칼슘과 뼈질량의 감소이고 이는 골다공증을 유발한다. 골다공증은 다양한 원인에 의해 발생하지만, 특히 폐경 후 여성에게서 높은 발병빈도를 보이면서 심각한 영향을 초래하기 때문에 큰 관심사가 된다. 척추, 골반 및 팔다리의 골절이 흔하게 발생하기 때문에 입원이 필요하거나 활동을 제한해야 한다. 증상없이 나타나는 골다공증을 확인할 수 있도록 여성노인에게는 정기적 골밀도검사가 필요하다. 남성도 8명 중 한명 정도는 뼈질량이 소실하는 것으로 밝혀졌다.

노인의 골다공증 관련 위험요인들은 다음과 같다.

- 유전소질(hereditary predisposition)

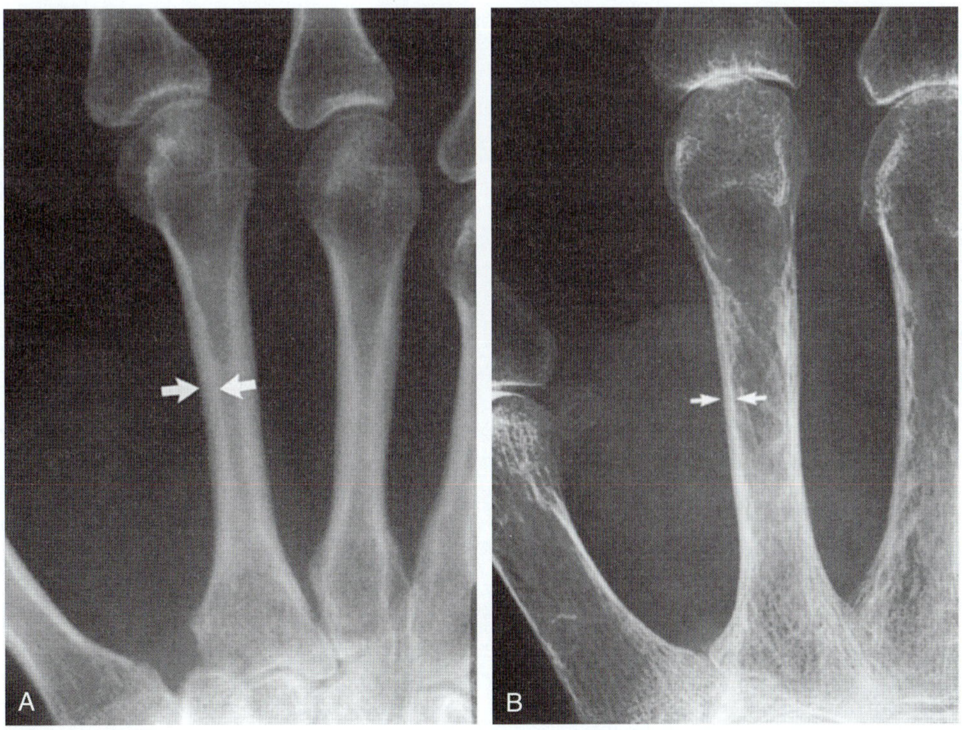

그림 22-1. A. 정상적인 손허리뼈 B. 골다공증이 있는 손허리뼈
(*From Helms CA* : Fundamentals of Skeletal Radiology, *ed 3, Philadelphia, 2005, Saunders.*)

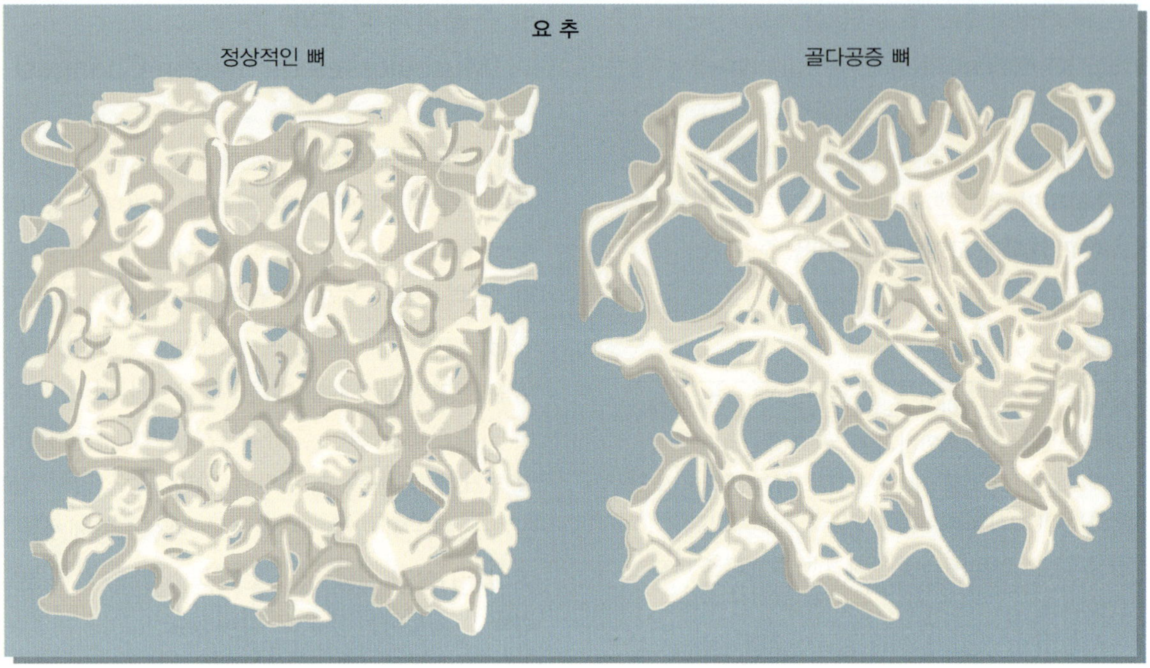

그림 22-2. 요추의 삼차원 재구성. 왼쪽-젊은 성인 여성, 오른쪽-폐경후의 골다공증이 있는 여성
(*From Benjamin E. et al.*, Cecil Essentials of Medicine, *ed 9, Philadelphia, 2016, Elsevier, Saunders*)

- 에스트로젠 농도 저하
- 체중부하활동 또는 뼈에 대한 스트레스의 감소(좌식 또는 비활동적인 생활양식, 부동)
- 어린시절을 포함한 모든 연령에서 칼슘, 비타민C와 D 섭취의 감소
- 장관에서 칼슘 흡수의 감소
- 당질부신피질호르몬/코티솔 사용으로 인한 골모세포(osteoblast)의 작용 감소

새로운 뼈의 침착이 줄어들어 뼈질량과 골밀도도 감소한다. 그림 22-1에서 보는 바와 같이 손허리뼈(metacarpal bone)의 바깥층이 현저하게 감소되어 있다. 이러한 뼈들은 구멍이 많고(그림 22-2) 깨지기 쉬워 척추와 골반에서 골절이 빈번하게 일어난다. 나이가 증가하면서 자연(spontaneous)척추골절에 의해 키가 줄어들고, 척주후만증(kyphosis)이 나타난다. 등굽이(thoracic curvature)가 증가함에 따라 이를 상쇄하기 위해 목굽이(cervical curvature)가 증가하고 머리가 기울어져 전형적인 곱추자세와 질질끄는걸음이 나타난다. 이것은 또한 호흡과 움직임에 장애를 초래한다.

다음은 노화에 따른 골다공증의 위험과 진행을 감소시키기 위한 권고사항이다.

- 모든 연령대에서 칼슘섭취증가와 적당한 비타민D 섭취(50세 이상의 성인에서 일일 칼슘권장량은 1500 mg + 800 IU의 비타민D)
- 걷기, 체중부하운동, 물리치료 또는 재활프로그램 실시
- 뼈흡수(resorption)억제제인 bisphosphonate[예 : alendronate sodium (Fosamax)]와 같은 약물복용
- 개인차를 고려한 호르몬요법 : 선택적인 에스트로젠수용체조절인자[예 : raloxifene (Evista)], 에스트로젠/황체호르몬 대체요법, 합성칼시토닌(Miacalcin) 혹은 부갑상샘호르몬

테크놀로지 22-1
골다공증과 인공지능(AI)

인공지능은 질병을 진단하는데 점점 더 많이 활용되고 있다. 또한 인공지능과 머신러닝(기계학습)은 골다공증의 진단과 치료에서 골절의 위험성에 대해 예측하고, 영상해석과 분할에 도움이 된다. 자동영상분할을 위한 새로운 방법과 골절위험성 예측은 임상적으로 매우 가치가 있는 일이다.

(2) 골관절염(Osteoarthritis)

관절연골(articular cartilage)의 퇴행으로 골관절염이 유발된다. 골관절염이 있을 경우 관절연골은 얇아지고 미란(erosions)이 발생되며, 특히 무릎, 엉덩이와 같이 체중부하를 크게 받는 관절이 운동장애를 일으키기 때문에 통증이 유발된다. 어떤 경우에는 자극을 받는 부분의 뼈가 돌출되거나(뼈돌기, bony spurs) 비정상적으로 자라서 관절의 움직임이 더욱 제한된다. 통증은 걸을 때나 움직일 때에 더 심해진다. 때에 따라서는 관절교체수술이 필요할 수 있다.

(3) 탈출추간판(Herniated Intervertebral Disc)

추간판의 섬유연골은 나이가 들어감에 따라 퇴행하며, 등부위에 갑작스러운 자극이 가해지면 추간판의 탈출을 일으킬 수 있다. 추간판의 탈출은 척수신경을 압박하여 등에 심한 통증을 유발한다. 신경에 가해지는 압박이 줄어들지 않는다면 신경은 영구히 손상될 수 있다. 또한 추간판이 얇아지면 키가 줄어들게 된다.

(4) 기타 변화들(Other Changes)

- 나이가 들어감에 따라 근섬유의 위축과 근섬유수의 감소로 뼈대근육(skeletal muscle)의 질량이 줄어든다. 뼈대근육의 섬유는 재생될 수 없다. 근육과 피부밑조직의 소실로 피부와 뼈 사이의 완충역할이 줄어들면서 피부손상 및 압박과 관련된 궤양이 잘 생기게 한다. 또한 몸의 열을 보유하기 위한 절연(insulation)작용이 줄어들고 넘어지거나 압력이 가해졌을 때 완충작용이 잘 되지 않는다.
- 근육의 수축력이 줄어들며 이는 또한 개인의 활동수준에 의해 좌우된다.
- 전반적으로 탄력섬유가 퇴행되면서 유연성이 줄어든다.
- 움직임이 느려지고, 경직이 뚜렷하게 나타나며 조정(coordination)과 균형이 잘 되지 않는다. 이러한 변화들은 신경계의 변화 뿐 아니라 근골격구조의 변화와도 관련이 있다. 옷입기, 걷기, 음식준비를 비롯한 일상생활동작을 하는데 더 오랜 시간이 걸린다.

수영과 타이치와 같이 중정도 또는 낮은 강도(impact)의 운동은 근육과 뼈의 활동 및 효율(efficiency)을 증진시키고 조직으로의 혈액순환을 증진시킴으로써 기동성과 유연성을 유지하는 데 도움이 된다. 충분한 영양공급, 특히 단백질, 무기질, 비타민 등의 충분한 섭취는 노인의 기본구조 통합성을 유지하는데 중요하다.

생각해보기 22-4

a. 운동으로 인한 혈액순환 증진이 근 · 골격계의 퇴행변화가 시작되는 것을 어떻게 늦출 수 있는지 설명하시오.
b. 골관절염의 통증이 운동능력에 주는 영향과 적당한 체질량(body mass)을 유지하기 위한 방법을 설명하시오.
c. 으깸손상(crush injury)과 같이 뼈대근육에 가해지는 심한 외상이 영구적인 장애를 초래하는 이유를 설명하시오.

6) 호흡계의 변화 (Respiratory System Changes)

노화가 진행되는 노인에서는 아래와 같은 여러 가지 이유에 의해 들숨(inspiration)과 날숨(expiration) 모두가 제한된다.

- 폐(lung) 조직의 탄력성이 줄어든다.
- 갈비뼈(rib)와 복장뼈(sternum) 사이의 갈비연골(costal cartilage)이 석회화되어 갈비뼈의 운동이 줄어든다.
- 뼈대근육[예를 들어 갈비사이근(intercostal mus-

cle)]이 위축되고 약해진다.

- 골격의 변화 예를 들어 갈비뼈모양이 변화되면 가슴(thorax)의 움직임을 제한할 수 있다.

날숨이 줄어들고, 잔기량이 늘어난다. 폐의 운동이 더욱 제한되어 심호흡과 기침시 폐의 팽창이 감소되며, 뼈대근육이 약해져 기침을 해도 가래배출이 잘 안된다. 기침을 효과적으로 할 수 없으면 분비물들이 폐나 기도에 축적되고 폐렴(pneumonia)에 걸릴 위험이 높아진다.

폐에 분포된 혈관의 퇴행으로 관류가 감소하고 폐포의 가스교환이 감소한다. 이산화탄소 농도의 증가보다는 주로 산소농도가 감소하는 경향이 있다. 규칙적인 신체운동은 환기와 순환을 최대화하는 데 효과적이다. 호흡운동과 산소요법은 호흡계질병이 있는 사람들의 호흡기능과 신체활동지지에 도움이 될 수 있다.

7) 신경계의 변화(Nervous System Changes)

신경세포(neuron)는 출생 후에 재생되지 않기 때문에 노화가 진행되면서 뇌질량의 자연적인 감소가 일어난다. 그러나 충분한 양의 신경세포가 남아 있기 때문에 대부분의 경우 인지기능에 영향을 주지는 않는다. 신경세포의 감소는 뇌의 각각 다른 부위에서, 다른 시간에, 다양한 정도로 일어난다. 노년기에 활동을 많이 하고 신경계에 자극이 가해지면 뇌 기능을 유지하는 데 도움이 된다. 납과 같은 독성물질에 노출되는 것은 뇌 기능퇴행을 촉진할 수 있다.

뇌조직에서 관찰되는 퇴행변화 중 일부는 신경세포에 지방축적, 말이집(myelin)의 손실, 비정상적인 신경원섬유(neurofibril, 작고 뒤얽힌 섬유 덩어리)와 판(plaques) 발생을 포함한다. 동맥경화증과 같은 혈관손상은 퇴행과정을 촉진한다. 노년치매와 알츠하이머병(Alzheimer's disease)과 같은 기질성뇌증후군(organic brain syndrome)으로 정신장애가 있는 사람에게는 신경원섬유와 판이 많이 존재한다. 또한 노르에피네프린과 같은 신경전달물질(neurotransmitter)에 대한 뇌세포의 반응이 감소하는 것으로 보이며, 이로 인해 시냅스에서의 전도가 지연된다.

노인에게 흔히 나타나는 일반적인 기능의 변화에는 반응시간 지연, 반사의 감소, 단기기억상실증(short-term memory lapses) 등이 있다. 그러나 과거의 경험은 의사결정과 학습과정을 매우 용이하게 할 수 있다. 노인도 새로운 정보와 기술을 느리게나마 배울 수 있다는 것이 증명되어 왔다. 노인의 학습과정이 느린 이유는 암기를 통해 학습하기보다는 더 많은 정보를 결합하고 더 많은 뇌의 기능을 이용하여 학습하기 때문이다.

자율신경계가 항상 적절하게 순응을 하는 것은 아니므로 심하게 뜨겁거나 차가운 온도에서 버틸 수 있는 능력이 감소한다. 노인의 경우 혈액순환, 대사, 활동수준이 모두 감소되기 때문에 추위를 잘 느낀다. 종종 뜨겁거나 차가운 것을 만졌을 때 온도에 대한 피부의 감수성이 감소한다.

특수감각에서도 변화가 나타난다. 눈에서는 홍채와 홍채관련 근육의 퇴행으로, 빛에 대한 동공의 순응이 감소되고 방수(aqueous humor)의 흐름이 막혀 안구내압이 증가하여 녹내장(glaucoma)이 초래된다. 수정체(lens)는 노랗고 불투명하게 변하는 경향을 보이는데 색깔, 특히 파란색을 인지하는 데 방해가 된다. 밤에는 시각이 떨어져 많은 노인들이 어두울 때는 운전에 어려움을 느끼게 된다. 수정체는 결국 혼탁해져 백내장(cataract)이 된다. 시력을 잃게 되면 백내장제거수술을 해야 될 수도 있다. 또한 수정체가 커지고 탄력성이 없어지게 되면 노안(presbyopia)이 생기고 백내장이 발생할 수 있다. 혈관퇴행은 물체의 상을 받아들이는 신경세포가 위치한 망막(retina)에 영향을 주고, 이러한 상태는 영구시각상실을 초래한다.

노화로 인한 청력손실은 보통 달팽이관(cochlea)의 신경수용체세포나 귀에 분포된 신경섬유에서 나타나는 퇴행변화가 원인이다. 주변이 소란스러운 경우 소리를 구별하기 어려워져 대화를 제대로 하지 못하게 되고, 결국 사회화(socialization)가 어렵게 된다.

미각과 후각도 노화에 의해 감소된다. 미각은 침분비

의 감소나 중추신경계의 인지력감소에 의해 변할 수 있다. 냄새를 구별하는 능력도 감소하며 미각과 후각능력 저하는 식욕을 떨어뜨리고 영양상태를 악화시킨다.

생각해보기 22-5

노인에게 일어날 수 있는 네 가지 신경계변화를 서술하시오.

8) 소화계의 변화와 영양 (Digestive System Changes and Nutrition)

영양상태를 양호하게 유지하는 것은 많은 노인들에게 쉽지 않은 문제이다. 어떤 노인들은 소식이 필요하고 고기(단백질)는 필요하지 않다고 생각한다. 치주병(periodontal disease)으로 인한 치아의 손실과 침 분비의 감소로 음식을 씹기 어렵게 된다. 따라서 음식먹기가 어렵다. 잇몸과 뼈가 움푹 들어가게 되므로 씹는데 틀니가 그다지 도움이 되지 못할 때가 있다. 위에서 언급되었듯이 점막은 얇아지고, 혈류는 감소한다. 입안의 약해진 조직들은 잘 맞지 않는 틀니나 축적된 음식물에 의해 자극을 받기 쉽다. 노인에게 입안마름증(xerostomia or dry mouth)이 흔한데 이는 침의 양이 감소하기 때문이다. 침의 양이 감소하는 것은 특정 약물의 사용이나 호흡계의 문제로 입으로 숨을 쉬기 때문에 초래될 수도 있다. 신경계의 문제나 흉터조직, 틈새탈장(hiatal hernia)과 같은 기계적 막힘으로 인해 삼킴(swallowing)이 힘들어질 수 있다. 연질식사(soft diet)의 필요, 사회화의 부족, 피로, 움직임의 제한, 재정걱정 등의 요인들은 음식선택을 제한하고 영양상태를 저해한다. 좌식생활(sedentary lives)을 하는 노인들에게는 비만(obesity)이 흔하게 나타난다. 나이 들어감에 따라 기초대사율(BMR)이 유의하게 감소한다. 기초대사율이 감소하면 적절한 체중을 유지하기 위해서 지방과 탄수화물의 섭취를 줄여야 한다. 어떤 경우에는 지나친 탄수화물과 지방섭취로 인해 단백질, 섬유질, 비타민결핍징후(sign)가 가려지기도 한다. 비만은 죽상경화증과 고혈압에 걸릴 위험은 물론 심장부담도 증가시킨다. 체중부하를 받는 관절의 골관절염과 담석(gallstone) 또한 비만의 합병증이다. 비만으로 인한 인슐린저항성은 포도당과 지질대사를 변화시키는 대사증후군뿐만 아니라 2형당뇨병의 주요한 요인이다.

소화관의 점막과 샘의 위축으로 소화액의 분비가 감소되고 영양분의 흡수도 줄어든다. 비타민B_{12}, 칼슘, 철분의 흡수장애가 일어날 수 있지만, 이는 비타민B_{12} 주사로 대체하고 칼슘과 철분의 경우 흡수가 잘 되는 형태로 섭취하면 도움이 된다. 점액분비가 감소하고 점막이 얇아지면서 노인은 소화성 위궤양에 걸릴 위험이 커지나 궤양의 징후가 분명하지 않고 초기에 자가투약으로 발견이 어려울 수 있다.

노인들은 소화관 특히 위와 결장에 악성종양이 발생할 위험성이 크며, 이는 영양섭취뿐 아니라, 유전과도 관련된다. 음식물에 포함된 발암물질들은 변비(constipation)가 있을 때 더 위험한데, 변비가 발생하면 음식물이 장을 통해 이동하는 과정에서 장조직과 접촉하는 시간이 길어지기 때문이다. 하지만, 노인에게 변비는 흔하며, 활동의 감소, 섬유질과 수분섭취감소, 변비약(laxatives)의 지나친 사용 등과 같은 많은 요인들이 이에 영향을 준다. 만성변비는 흔히 치질로 진행된다.

생각해보기 22-6

a. 노인에서 변비를 유발하는 요인들을 열거하시오.
b. 노인에서 소화관에 나타날 수 있는 몇가지 질병을 기술하시오.
c. 노인의 비만이 바람직하지 않은 이유를 설명하시오.

9) 비뇨계의 변화(Urinary System Changes)

노화가 진행됨에 따라 사구체(glomerulus)의 손실과 세뇨관 및 혈관의 퇴행으로 신장(kidney) 기능이 감소된다. 전해질농도와 pH의 급격한 변화에 대한 신장의 보상능력이 감소하며, 소변으로 약물을 배설하는 능력이 감소하여 혈중의 약물농도가 매우 높아진다.

노화의 주요합병증은 요도와 방광의 근육이 약해지면서 방광기능의 조절이 잘 이루어지지 않는 것이다. 방광용량이 감소하고 방광을 완전히 비우지 못하여 소변을 자주 보게되며(빈뇨, frequency), 야간뇨(nocturia, 밤중에 자주 소변을 보게되는 것), 감염이 발생한다. 여성의 경우 출산 후 골반바닥근육(pelvic floor muscles)이 늘어나고 약해져서 소변의 배출을 막는 외요도조임근(external urethral sphincter)의 기능이 감소한다. 또한, 에스트로젠농도의 감소로 민무늬근육(smooth muscle)의 긴장도(tone)가 줄어든다. 방광에 소변이 차 있음을 느끼는 신경계의 기능과 요도조임근의 약화로 자주 요실금(incontinence, 무의식으로 소변을 지림)이 발생한다. 요실금은 보통 방광을 완전히 비우지 못하여 잔뇨(residual urine)가 생기고 요관, 방광, 요도에 염증을 일으킨다.

3. 기타 인자들(Other Factors)

감염(infection)은 혈액순환이 좋지 않아 방어기전이 정상적으로 기능하지 않는 노인과, 세포의 유사분열 속도가 줄어 조직의 회복이 지연되는 노인에게서 흔하게 발생한다. 면역계에 대한 노화의 영향은 T세포와 B세포 생성감소와 림프조직에서 성숙림프구의 효율감소를 포함하여 많은 수준에서 나타난다. 이러한 인자들 때문에 면역체계가 건강할 때는 정상적으로 싸워 이길 수 있는 정도의 감염도 노인은 물리칠 수 없다. 인체에서 생성되는 항체가 많음에도 불구하고 새로운 미생물에 대한 면역반응은 덜 효과적이다. 이는 노년기에 이르러 림프구가 항원에 느리게 반응하고 활동이 감소하기 때문이다. 피부에 생긴 손상과 궤양은 면역이 저하된 노인들에게 감염의 위험성을 높인다.

노인장기요양기관에 대한 조사에서 요로(urinary tract)감염의 발생률이 높은 것으로 나타났다. 남성은 전립샘의 폐쇄, 여성은 방광의 탈출(prolapse), 요실금, 방광 점막이 얇아져 요로감염의 위험에 놓이게 된다. 남성, 여성 모두 카테터삽입이나 기구사용을 더 많이 할수록 감염의 위험이 높아지는 경향을 보였다.

노인들에게 암(cancer)은 매우 흔하게 발생하는데, 이는 면역계의 활동이 감소하고, 노인들은 발암물질(carcinogen)에 더 많이 누적적으로 노출되어 왔기 때문이다. 연령이 증가함에 따라 여성은 유방암발병률이, 남성은 전립샘암발병률이 급격히 증가한다.

노인은 자가면역질환 및 퇴행질환에 걸릴 가능성이 높아지는데, 이 중 대부분은 만성적으로 진행되는 장애이다. 노인의 경우 스트레스원에 대한 적응은 느리게 일어나며, 신체계통이 증가된 요구에 반응을 할 수 없기 때문에 더 어렵다.

4. 다발장애(Multiple Disorders)

노인은 일반적으로 다발장애를 가지고 있다. 골관절염은 비만과 당뇨병을 유발할 수도 있다. 심혈관질환은 성기능변화와 인지결핍, 또는 호흡문제를 유발할 수 있다. 노인이 여러 계통에 질환이 있는 경우 모든 문제를 치료하는 것이 중요하다. 왜냐하면 만약 하나의 문제가 무시되면 다른 문제를 악화시키거나 합병증을 유발할 수 있기 때문이다.

노인들은 다양한 종류의 약을 복용하는데 처방된 약이나 처방전 없이 살 수 있는 약 모두를 복용한다. 특히 여러 병원에서 처방을 받을 경우 의도치 않게 약물의 상호작용이 증가할 수 있다. 가끔씩 노인이 약물용량을 혼돈할 수 있으므로, 약복용을 빠트리거나 과잉복용을 예방하기 위해 서면으로 된 설명서와 복용시간을 모니터할 수 있는 시스템이 필수적이다. 그 외 노인의 투약과 관련된 문제는 특이약물반응이나 예기치 않은 반응에 의한 위험증가, 예상치 못했던 약물의 흡수, 분포, 배설 등에 의한 독성효과, 졸음증(lethargy)과 조정력의 감소와 같은 기능장애이다. 약을 복용하지 않는 불이행(noncompliance)도 문제가 될 수 있다. 노인의 경우 조직내 수용체와 체질량(body mass)이 변화함에 따라 약물의 용량과 약물병용을 조정할 필요가 있다.

생각해보기 22-7

노화에 의해 흔하게 일어나는 변화를 지연시킬 수 있는 방법을 세 가지 제시하시오.

사례연구 22.1
노화의 합병증

85세 여성인 H는 6년 전 남편이 사망한 후 혼자 살고 있다. 최근에 무릎과 엉덩이관절이 뻣뻣해져서 걸을 때 지팡이를 짚고 다녔다. 그 전에는 동네를 매일 1-2시간씩 걸었는데, 요즘은 걷는 것이 너무 피곤하고 통증도 느끼게 되었다. 체중이 10Kg 줄었고 혼자 장을 보거나 요리하는 것이 너무 어려워졌다. 매일 비타민 한 알을 복용하였고 배고플 때는 차와 쿠키 또는 토스트를 먹었다. 혈액검사결과 혈색소(Hb)가 9g%(9g/dl), 전해질과 적혈구용적률은 증가하였다. 빈혈(anemia), 탈수(dehydration), 몇몇 관절의 골관절염(osteoarthritis)으로 진단이 내려졌고 의사가 현재는 관절대체수술을 받을 수 있을 만큼 건강이 좋은 상태가 아니라고 하였다.

1. H의 빈혈의 가능한 원인은 무엇인가? 빈혈이 건강에 어떻게 영향을 미치는가?
2. 영양실조가 감염에 저항하고 조직통합을 유지시키는 능력에 어떻게 영향을 미치는가?
3. 통증이 영양실조 발생에 어떠한 역할을 했는가?
4. 왜 H의 전해질과 적혈구용적률이 증가하였는가?
5. H는 "나는 늙어서 통증은 당연해"라고 말하며 관절통증을 조절할 수 있는 약물복용을 원하지 않았다. 앞으로의 영양실조예방과 관련되는 관절통증을 어떻게 조절할 수 있겠는가?

사례연구 22.2
알츠하이머병

75세인 J는 부인없이 혼자 살고 있고 매우 활동적이다. 혈압이 높으나 식이와 지역커뮤니티센터에서의 운동으로 효과적으로 잘 조절하고 있다. 최근 자신의 외모와 위생관리를 게을리 했고 커뮤니티센터 친구들은 J가 센터의 여러 활동에 참석하지 않았다고 하였다. 전문간호사와의 약속도 지키지 못했는데 약속이 다음 주라고 생각하였다. 친구들과 카드게임 중에 화를 내고 카드를 던지면서 "이건 멍청한 게임이야"라고 말하였다. 딸이 업무로 가까운 도시에 오게 되어 아버지를 방문하였고, 이때 아버지의 혼동(confusion)과 과민(irritability)을 알게 되었다. 전문간호사는 노인병원에 J의 진단을 의뢰하였고, 알츠하이머병 초기로 진단이 내려졌다.

1. J에게 나타나는 과민의 원인은 무엇인가?
2. 초기 알츠하이머병은 그가 과거에 해왔던 체중과 혈압을 조절하는 능력에 어떻게 영향을 미치는가?
3. 고혈압약물을 처방한다면 J가 직면하게 되는 문제는 무엇인가?
4. J의 체중이 적정체중보다 20% 이상 증가된다면 발생할 수 있는 합병증은 무엇인가?

사례연구 22.3
노화의 다발장애

B는 67세이고 오랫동안 관절염을 앓고 있어 소염제로 치료하고 있다. 의사는 위를 보호하는 약물도 처방하였으나 그 약은 매우 비싸다. B는 자신의 위는 건강하다고 느꼈기 때문에 위장약은 안먹고 관절염약만 복용하였다. 최근에 소화가 안되었는데 음식물을 먹은 후엔 조금 나아졌다. 또한 단단하고 검은 타르변을 보았다. 소화불량으로 통증이 심해졌고 하루아침에 구토를 몇 번 하였다. 힘이 없어 누워서 쉬었으나 구역과 구토가 계속되었다. 달리기할 때처럼 심장이 뛰기 시작하였다. 친구에게 전화를 걸어 병원에 데려가 달라고 부탁하였다. 검사결과 급성위염(acute gastritis)과 불규칙심박동(irregular heartbeat)으로 진단이 내려졌고 치료가 시작되었다.

1. 구토로 인해 어떤 체액과 전해질불균형이 초래될 수 있는가? 이러한 불균형과 불규칙심박동이 관련이 있는가?
2. B는 심박출량이 감소되고 혈액이 심방에 고이는 불규칙심박동을 경험하였다. 심장기능의 변화로 야기되는 두 가지 잠재문제는 무엇인가?
3. 대변을 변화시킨 원인은 무엇인가? 이러한 변화가 지속되면 초래될 수 있는 잠재문제는 무엇인가?

단원 요약

노화는 출생후부터 시작되지만 그 결과는 나이가 아니라 개인에 따라 상당한 차이를 보인다. 노화가 진행됨에 따라 전반적으로 세포와 기관의 기능이 감소하게 된다. 노화과정에 영향을 줄 수 있는 인자에는 세포자멸사(apoptosis), 닳고 찢어짐(wear-and-tear), 노폐물의 축적, 자가면역반응의 증가 등이 있다.

- 성호르몬 이외의 호르몬은 정상적인 수준으로 계속 분비된다. 여성은 생식기관의 조직퇴행이 나타난다. 대부분의 남성은 어느 정도의 양성전립샘비

대를 보인다.
- 암은 남성과 여성의 생식계에서 흔히 발생한다.
- 피부와 점막이 얇아지고, 혈류의 흐름이 감소한다.
- 심혈관계의 주요한 변화는 동맥의 퇴행이다.
- 골다공증(osteoporosis)은 유전소인뿐 아니라 에스트로젠농도의 감소, 좌식생활양식, 식습관 등과 관계있으며, 폐경 후 여성에서 자주 발생한다.
- 골관절염과 탈출추간판은 많은 노인의 활동을 제한한다.
- 환기능력이 노년기에 감소한다.
- 노인은 신경반응시간과 반사작용이 느려지지만, 이에 비하여 과거에 습득한 경험과 지식은 의사결정과 학습을 용이하게 한다.
- 눈과 귀의 퇴행변화는 종종 시력과 청력을 약화시킨다.
- 많은 노인이 적절한 영양분을 섭취하지 못한다.
- 신장의 체액보유능력이 감소하고, 방광조절기능이 저하된다.

학습문제

1. 노인의 건강한 식이를 위한 적절한 지침을 기술하시오.
2. 노인에게 유익한 규칙적이고 중정도 강도의 운동을 몇가지 설명하시오.
3. 노화과정은 개인에 따라 다양하게 나타나는데 이에 대한 이유를 몇가지 제시하시오.
4. 왜 노인에게 감염이 흔하게 발생되는지 이유를 설명하시오.

제 5 부

환경인자와 병태생리

제 23 장

부동과 관련된 문제

학습목표

이 장을 학습한 후에, 학생들은 다음을 할 수 있다 :

1. 부동이 뼈대근육, 뼈, 관절에 미치는 영향에 대해 설명할 수 있다.
2. 욕창의 발생에 대해 설명할 수 있다.
3. 혈압변화와 잠재적인 혈전형성에 대해 설명할 수 있다.
4. 호흡기능과 관련된 잠재적인 문제를 열거할 수 있다.
5. 부동이 식욕, 장 기능, 요로 기능에 미치는 일반적인 영향에 대해 설명할 수 있다.
6. 부동이 신경계와 심리에 미치는 영향에 대해 설명할 수 있다.
7. 부동이 아동의 성장에 미치는 잠재적 영향에 대해 설명할 수 있다.

주요 용어

기초대사율(basal metabolic rate)
욕창(decubitus ulcer)
양쪽마비(diplegia)
폄근(extensor)
굽힘근(flexor)
반신마비(hemiplegia)
기립저혈압(orthostatic hypotension)
하반신마비(paraplegia)
사지마비(quadriplegia)
정체(stasis)
바로누운(supine)

부동상태 또는 움직임 부족은 골절된 팔에 석고붕대를 하는 것과 같이 신체의 일부만 영향을 받을 수 있다. 그러나 반신마비(hemiplegia)와 같이 신체의 한쪽이 마비될 수 있고, 하반신마비(paraplegia)처럼 다리가 마비될 수 있으며, 몸통(trunk)과 팔다리가 마비되는 사지마비(quadriplegia)가 될 수 있다. 그리고 신체의 어떤 부위가 대칭적으로 마비된 경우 양쪽마비(diplegia)라 한다. 또는 혼수상태나 급성 병증의 경우처럼 온몸을 움직이지 못할 수도 있다. 이러한 부동상태가 신체에 미치는 영향은 부동의 범위와 기간에 따라 나타나며, 해당 신체 부분에 물리치료를 하거나 수동운동을 실시하여 이러한 영향을 최소화 할 수 있다.

바로누운(supine) 자세에서 중력의 소실은 신체의 정상적인 기능에 많은 영향을 미치며 일차적으로 장(intestine)과 요로의 기능장애를 초래한다. 그 외에 부동이 신체에 미치는 뚜렷한 영향은 뼈대근육(skeletal muscle)에 의해 뼈에 정상적으로 압력이 가해지지 않고 혈액 순환이 감소되어 발생한다. 또한 호흡기능, 대사기능 및 신장기능에도 영향을 미친다.

1. 부동이 근골격계에 미치는 영향 (Musculoskeletal System Effects)

사용하지 않는 근육에서는 근력 및 지구력 감소와 질량 손실이 급격하게 나타난다. 그 예로서, 팔이나 다리부분에 몇 주 동안 석고붕대를 적용한 후에 석고붕대 적용 부위의 근육이 위축되어 불용위축(disuse atrophy)이 발생한다. 부동으로 인한 근력 상실은 일주일에 약 12%씩 감소되며, 3~5주간의 침상안정에 의한 부동 후 거의 절반 가량의 근력이 상실된다. 이 때, 정확한 자세잡기와 움직이지 않은 근육과 관절에 가해지는 비정상적인 부하를 줄이는 것이 중요한데 그 이유는 근육과 관절이 신전되거나 짧아질 수 있어 관절을 비정상적으로 고정시키는 결과를 초래하기 때문이다. 예를 들면, 무겁고 조이는 담요나 부적절한 자세로 발에 과도한 압력이 가해졌을 때 발처짐(foot drop)으로 진행될 수 있다(그림 23-1). 일반적으로 굽힘근(flexor)은 대항근인 폄근(extensor)보다 더 강하며, 이러한 불균형은 운동범위운동(range-of-motion exercises, ROM)을 통해서 유연성이 유지되지 못한다. 자세를 비정상적으로 변형시킨다. 부동으로 힘줄(tendon)과 인대는 짧아지고 탄력성을 잃게 된다. 부동이 장기간 지속되면, 근육세포들은 섬유조직으로 대치되어 근육이 소모되고 약화되며 유연성이 감소된다. 더 나아가 비가역적인 변형[구축(contracture)]과 기능 상실을 초래한다.

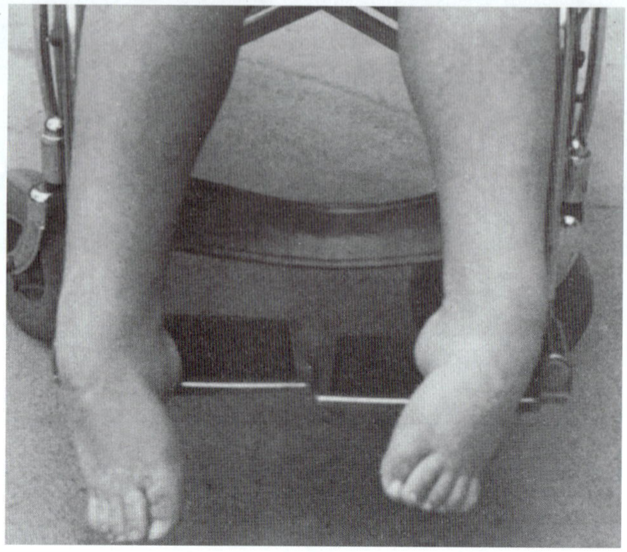

그림 23-1. 근디스트로피 대상자 발의 구축
(*From Jahss MH* : Disorders of the Foot and Ankle, *vol. 1, ed 2, Philadelphia, 1991, Saunders.*)

근육활동이 줄어들면 정맥혈복귀(venous return)에 장애가 일어나 부하를 받는 신체부위에 혈액이 정체되어 체위부종(dependent edema)이 진행되며 심박출량을 감소시켜 체위 변경 시 어지러움증과 실신을 초래할 수 있다.

부동상태에서 뼈는 약해진다. 뼈는 "살아 있는" 조직으로서, 골모세포(osteoblastic)의 활동으로 새로운 뼈가 계속적으로 생성되고 기존의 뼈는 파골세포(osteoclastic)의 활동으로 파괴된다. 체중부하의 결여와 근육활동의 저하는 골모세포 활동이나 뼈 생성을 감소시키지만 파골세포 활동은 지속되기 때문에 뼈에 침착된 무기질이 뼈에서 빠져나오게 된다. 이러한 과정은 뼈의 질량 감소를 일으켜 골다공증(osteoporosis)을 유발한다. 골다공증이 발생되면 뼈에 과도한 힘이 가해질 경우 골절이 초래될 수 있다.

근육과 뼈 조직의 손상은 초기에 혈청 내 크레아티닌(creatinine)과 같은 질소 노폐물 및 혈청 칼슘의 증가를 초래한다. 고칼슘혈증(hypercalcemia)은 수분섭취가 부적절하고 소변이 과다 농축되었을 때 신결석(renal calculi)을 일으킬 수 있다. 또한, 높은 혈청 칼슘농도는 근육활동을 방해하는데, 그 이유는 근육 긴장도를 떨어뜨리며 근육을 축 늘어지게 하기 때문이다. 수동 운동범위운동(passive range-of-motion exercises)을 규칙적으로 실시하면 부동으로 인한 근골격계 합병증을 예방하는데 도움이 된다.

뼈와 근육을 연결하고 관절의 구조를 유지하는 힘줄과 인대 또한 구조와 기능을 유지하기 위하여 움직임이 필요하다. 부동이 4~6일 정도 지속되면 힘줄과 인대 조직이 짧아지고, 조직의 밀도가 증가하여 근골격계 유연성과 운동범위를 제한한다.

생각해보기 23-1

a. 부동이 자세와 관절에 미치는 영향을 설명하시오.
b. 부동이 어떻게 골다공증을 일으키는지 설명하시오.

2. 부동이 피부에 미치는 영향 (Cutaneous Effects)

피부는 순환장애가 있고 세포 재생(regeneration)이 감소할 때 쉽게 손상된다. 뼈 돌출부위의 피부가 늘어난 부분이나 지방 또는 근육조직이 적어 몸의 체중을 완충하지 못하는 곳에서는 종종 혈액공급이 감소하며 특히 혈액관류가 감소되기 쉬운 취약한 부위는 궁둥뼈 결절과 엉치뼈(sacrum), 엉덩이의 넓적다리큰돌기(greater trochanter), 발꿈치, 팔꿈치이다. 이 부분에 가해지는 압력은 조직의 허혈과 괴사를 유발시켜(그림 23-2) 욕창을 일으킨다. 피부손상과 욕창을 유발하는 요인들은 다음과 같다 :

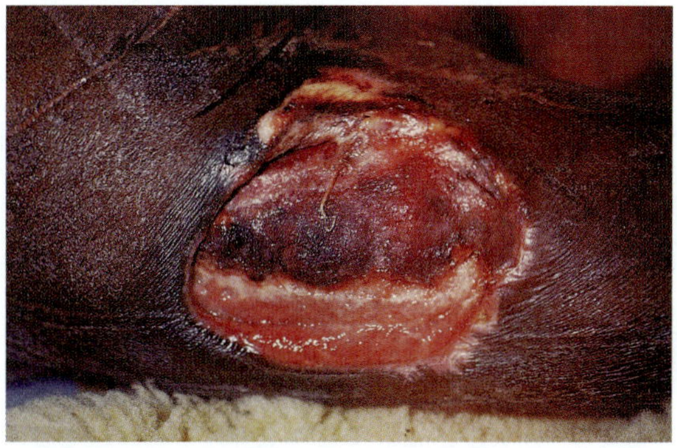

그림 23-2. 욕창

(*From Callen J, Greer K, Hood A, et al*: Color Atlas of Dermatology, *Philadelphia, 1993, Saunders.*)

- 전신순환장애 또는 빈혈
- 부종
- 노인 또는 쇠약한 사람의 불충분한 피부밑조직(subcutaneous tissue)
- 감각상실
- 장시간 지속되는 정지된 자세
- 기계적 자극, 옷, 보조기(braces) 및 다른 장비로 인한 마찰
- 땀남(sweating)이나 소변으로부터 생긴 과도한 습기
- 개인위생 불량
- 부적절한 영양 또는 수분섭취
- 옷 또는 시트와의 마찰에 의한 피부손상 또는 피부에 직 · 간접적으로 가해지는 자극(irritation)

욕창은 소인이 되는 요인을 제거하지 않는 한 치유하기가 어렵다.

손상 받은 부위는 처음에는 붉게 변하고 그 후 표피의 손상(breakdown)이 나타난다. 궤양이 생기고 손상이 깊은 경우 그 부위는 자줏빛을 띤 붉은색으로 변한다. 결국에는 괴사로 심층조직까지 파괴되면서 넓은 개방성 공간이 형성되며 국소적 감염이 흔하다.

손상 받기 쉬운 부위에 부유장치(flotation devices)를 사용하고 양가죽 패드(pad)를 대어 보호하며 대상자의 자세를 자주 변경함으로써 어느 한 부분에 압력이 지속적으로 가해지는 것을 막아 적절한 혈액순환을 유지한다면 피부손상의 위험을 줄일 수 있다.

생각해보기 23-2

a. 휠체어에 오랫동안 앉아 있는 노인에게 욕창이 발생할 수 있는 이유를 설명하시오.
b. 피부손상과 궤양형성의 위험을 줄일 수 있는 몇 가지 구체적인 방법을 제시하시오.

3. 부동이 심혈관계에 미치는 영향 (Cardiovascular System Effects)

완전한 부동상태에서 초기에는 똑바로 누운 자세를 취하면 다리로부터 심장으로 더 많은 혈액이 유입된다. 혈액은 몸통(trunk), 특히 폐에 머물게 된다. 초기에는 정맥혈복귀가 증가되면서 심장내압(intracardial pressure)이 커지고 심박동수와 일박출량이 증가된다.

부동과 침상안정이 지속될 경우 정맥혈복귀와 심박출량이 감소되어 대상자가 급격하게 자세를 바꾸면 잠시 어지러움증을 느끼거나 실신할 수 있으며, 창백과 땀남, 빈맥 등의 증상이 나타나는 기립저혈압(orthostatic hypotension)이 나타날 수 있다. 규칙적인 활동은 근 수축을 일으켜 정맥혈이 심장으로 귀환되는 것을 돕는다. 또한 누운 자세에서 일어서면 정맥혈복귀를 촉진하기 위해 혈관수축반사가 피부와 내장에서 발생한다. 적절한 정맥혈복귀는 충분한 심박출량을 가능하게 하여 뇌의 혈류를 유지하고 혈압저하와 실신을 예방한다. 대상자가 오랫동안 침상안정한 후에 움직이게 되면, 적절한 순환을 유지시키는 반사기전이 정상으로 회복되는데 수주가 걸릴 수 있다.

다른 문제는 혈액저류(blood pool)가 중력이 작용하는 방향(dependent area)에 있을 때 발생한다. 이곳에 증가된 혈액량은 모세혈관 압력을 증가시키고 부종을 유발한다. 부종 부위의 사이질액이 지속적으로 증가하면 중력이 작용하는 방향의 동맥혈류는 감소하고 모세혈관에서의 영양분 교환도 줄어들어 조직괴사, 궤양, 감염 등의 소인이 된다. 부종을 줄이기 위해서는 팔과 같이 작은 부위를 움직이지 못하게 되더라도 그 부위를 위로 올려야 한다.

부동에 의한 혈액 정체나 저류는 특히 다리부분에서 정맥의 혈전형성을 촉진한다. 느린 혈류속도와 정맥혈복귀 저하 뿐만 아니라 누워있거나 휠체어에 앉아있는 자세에서 가해지는 압력이 혈관을 압박하거나 손상시키는 것도 혈전의 형성을 촉진한다. 장딴지근(gastrocnemius)과 같은 뼈대근육의 수축은 다리의 주요 정맥을 압박하여 정맥혈복귀를 돕는다. 또한 탈수환자나 암환자도 이러한 상태에서 혈액의 응고성(coagulability)이 증가하여 혈액응고가 촉진된다. 피르호세증후(Virchow's triad)로 알려진 세 가지 요인(정맥혈류 정체, 과다응고, 혈관 손상)은 깊은정맥혈전증(deep vein thrombosis) 발생을 촉진시킨다.

혈전은 활동이나 마사지로 떨어져나가 폐색전증(pulmonary embolism)을 유발할 수 있기 때문에 위험하며 이는 호흡계와 심혈관계 기능에 심각한 결과를 초래한다. 일차적인 문제에 따라 항색전(antiembolic) 스타킹, 운동, 항응고요법 등이 예방에 도움이 될 수 있다.

4. 부동이 호흡계에 미치는 영향 (Respiratory System Effects)

감염과 같이 기초대사율(basal metabolic rate, BMR)이 증가하는 몇몇 경우가 아니면, 초기 부동상태에서는 대사가 감소하여 산소 요구량이 줄어들게 되고, 호흡계가 인체 요구량을 쉽게 충족시킬 수 있어 보통 호흡은 느리고 얕아진다.

침대에 바로누운 자세로 있으면 체중과 복부구성물이 가로막(diaphragm)을 압박하여 가슴(chest) 팽창이 제한을 받게 되어 심호흡과 기침은 더 어려워진다. 가슴의 용적이 감소하고 환기(ventilation)가 줄어들면서 가스교환은 저하되며, 근육의 약화가 호흡 노력의 효율성을 방해하기도 한다. 진정제(수면을 유도하고 불안감을 감소시키는 약물)와 진통제를 포함한 다수의 약물은 신경근육 활동과 호흡조절중추를 억제하여 호흡이 느려지고 얕아진다.

부동상태일 때 분비물이 기도에 쌓이게 되지만, 기침기전의 효율성이 저하되어 분비물을 제거하기가 어렵게 된다. 영양공급이 불충분하거나 대상자가 흡연자인 경우 섬모활동이 감소될 수 있다. 폐의 분비물을 증가시키는 요인으로는 탈수로 인해 점도가 높아진 점액분비와 수술이나 진단 시술과 관련된 염증 등이 있다. 폐에 액체가 증가하면 폐확장을 더욱 방해하며, 분비물의 정체는 심각한 호흡계 합병증을 유발한다. 증가한 점액 분비물은 흔히 감염(침강성 폐렴)이나 기도폐쇄 또는 무기폐(atelectasis)를 유발한다. 폐렴과 무기폐는 또한 섭취한 음식물이나 물이 흡인되어 발생할 수 있으며, 이는 대상자가 부동자세이거나 바로누운 자세일 경우 발생하기 쉽다. 보통 똑바로 앉아서 식사할 경우, 음식물이 중력의 도움으로 식도로 빠르게 이동한다.

호흡운동을 포함한 호흡치료(respiratory therapy)가 도움이 되며 호흡운동은 수술 전 처치의 일부분으로 사용되기도 한다. 수술 전후에 개인별로 사용하는 유발폐활량측정(incentive spirometer, inspirometer)은 흡식량을 눈으로 확인할 수 있어 시각적인 피드백을 제공하므로 환기 능력을 증진시킨다.

생각해보기 23-3

폐렴이 부동대상자에게 자주 발생하는 이유를 설명하시오.

5. 부동이 소화계에 미치는 영향 (Digestive System Effects)

부동과 관련된 소화계의 가장 큰 문제점은 변비이다. 장 근육의 비활동성과 체위로 인해 대변이 장을 느리게 통과하고, 그 결과 단단한 대변이 되어 배출이 어려워진다.

환자들의 음식, 식이섬유, 수분 섭취가 종종 줄어들며, 이는 장의 연동운동을 감소시키고 대변(fecal mass)으로부터 수분흡수를 증가시킨다. 근육이 약화되어 배변이 어려워질 뿐만 아니라 바로누운 자세에서 실내용 변기를 사용하는 것에 거북해 하면 배변이 어려워질 수 있다. 노인 대상자들은 특히 장 합병증에 취약하다. 따라서 활동이 저하된 대상자에게 적절한 지사제(antidiarrhea agent)를 사용하고 식이섬유와 수분섭취를 늘리면 변비가 줄어든다.

활동을 하지 않을 때 식욕은 종종 감소하며, 이로 인해 영양섭취가 감소된다. 이것은 음성질소평형(단백질 결핍)을 초래하며 특히 근육조직을 분해시킨다. 단백질 불균형으로 혈색소 수치는 떨어지고 치유가 지연된다. 더욱이 음식섭취의 감소는 대개 피로와 우울을 악화시켜 식욕을 더욱 감소시키며, 궁극적으로 영양실조를 일으키고 치유와 회복을 지연시킨다. 적절한 칼로리와 영양분을 공급해주는 유동식은 부동대상자가 섭취하기에 다소 용이하다. 따라서 구강으로 정상적인 영양공급이 유지되지 않는다면, 필요에 따라 요구되는 영양용액을 직접 정맥이나 코위관(nasogastric tube)으로 투여하는 완전비경구영양(total parenteral nutrition, TPN)을 이용할 수 있다.

6. 부동이 비뇨계에 미치는 영향 (Urinary System Effects)

신장과 방광내 소변 정체는 흔히 요로감염이나 신장결석을 유발한다. 바로누운 자세(supine position)에서는 중력이 작용하는 쪽 신장의 신배(calyces)에 잔뇨(residual urine)가 생기게 되는데, 이는 중력에 의해 요관으로 소변이 빠져나가는 것이 방해받기 때문이다. 바로누운 자세이거나 근육들이 약화되면 실내용 변기를 이용하여 방광을 완전히 비우는 것도 어렵다. 장기간 부동과 수분 섭취의 감소로 인해 고칼슘혈증 대상자에게 신장결석이 더 많이 발생할 수 있다. 방광염(cystitis)은 결석이 있거나 유치도관(indwelling catheter)

으로 소변을 배출하는 부동대상자에게 흔하다.

비뇨계에 미치는 다른 잠재적인 영향으로는 이뇨작용의 증가가 있으며, 이로 인해 탈수가 유발될 수 있다. 가슴으로의 혈액 이동은 심장으로부터 강력한 이뇨작용을 일으키는 심방나트륨배설펩타이드(atrial natriuretic peptide, ANP) 분비를 촉진한다. 또한 이러한 혈액 이동은 대동맥활(aortic arch)과 목동맥팽대(carotid sinus)의 수용체를 자극하여 항이뇨호르몬(antidiuretic hormone, ADH) 분비를 억제한다. 항이뇨호르몬 분비가 감소되면 신장에서 수분 재흡수를 감소시켜 ANP의 이뇨효과를 증가시키고, 소변 배출량을 증가시켜 탈수에 빠지게 된다.

7. 부동이 신경계/심리에 미치는 영향 (Neurological/Psychological Effects)

피부와 조직의 지속적인 압박 및 이에 따른 조직 손상은 외수용기(exteroceptor), 기계수용기(mechanoceptor), 통각수용기(nociceptor) 등의 감각수용기를 자극하여 통증을 일으킨다. 시간이 경과함에 따라 압박이 지속되는 동안 심각한 국소 조직 손상을 유발하여 신경이 손상된다. 압박 부위에서 얼얼한 느낌과 같은 새로운 감각이 나타나고 결국에는 감각이 완전히 사라지게 된다. 신경이 손상된 경우 신경 지배를 받는 근육의 경련이 발생하기도 한다.

통증으로 대상자는 환경에 대한 통제감이 떨어지게 되며 심리상태에 부정적인 영향이 나타나게 된다. 이러한 영향은 우울, 불안, 혼동, 건망증 등을 포함한다. 또한 부동으로 인해 스트레스가 증가함에 따라 코티코스테로이드(corticosteroid)와 같은 스트레스호르몬이 분비되어 대상자의 전반적인 건강에 영향을 미치는 광범위한 생리적 변화를 초래하게 된다.

생각해보기 23-4

비뇨계가 국소적/전신적 증상을 나타내는데 부동이 어떻게 영향을 미치는지 설명하시오.

8. 아동에서 부동의 영향 (Effects of Immobility on Children)

아동의 경우 오랜 기간 동안 움직이지 못한다면 뼈와 근육 발달에 대한 자극이 상실되어 정상적인 성장이 지연된다. 다시 움직이게 되면 성장이 회복될 수 있지만 기저질병과 부동기간에 따라서 엉덩이, 척추, 손, 발의 변형이 발생될 수 있다. 감각자극과 경험적 자극(experiential stimulus)이 감소되면 보통 다른 발달도 지연된다.

사례연구 23.1

외상과 부동

L은 만성적인 건강 문제가 없는 27세 남성이다. 그는 건강에 자부심을 갖고 있으며 모험적인 삶을 즐긴다. 지난 주 그는 오토바이를 타고 질주하다가 젖은 아스팔트에서 미끄러지며 오토바이가 회전할 때 튕겨져 나갔다. 응급실에서 왼쪽 정강뼈와 갈비뼈 골절을 진단받았고, 그는 통증과 숨쉬기 어렵다는 호소를 하였다. 대상자는 전체 다리 석고붕대(full leg cast)를 하고 필요시 진통제를 매 4시간마다 복용하기로 하고 퇴원하였다. 그는 골절된 다리에 체중 부하를 주지 말라는 지시를 받았고 목발로 어떻게 걷는지를 관찰하였다.

1. 대상자의 부러진 갈비뼈가 호흡에 어떻게 영향을 주었는가? 만약 대상자가 심호흡과 기침을 하라는 지시를 따르지 않는다면 어떠한 잠재적인 문제가 발생할 수 있는가?
2. 진통제는 대상자의 심호흡과 움직일 수 있는 능력에 어떤 영향을 줄 수 있는가?
3. 대상자의 일상생활, 건강습관, 연령은 손상된 조직이 치유되는 데에 어떻게 영향을 줄 것인가?
4. 대상자의 진통제는 구역을 유발하였다. 대상자가 고칼슘, 고단백, 비타민 C와 D를 충분히 섭취하는 것이 왜 중요한가?
5. 석고붕대 아래의 피부에 가려움증이 있어 매우 가려웠다. 더위가 심한 날, 대상자는 엄마의 뜨개질 바늘을 석고붕대 아래로 집어넣어 피부를 긁으려고 하였다. 석고붕대를 한 다리에서는 왜 피부 손상과 감염의 위험이 더 커질까?
6. 4주 후, 대상자의 석고붕대가 헐거워져 새로운 보행용 석고붕대로 바꾸게 되었다. 대상자는 자신의 다리가 이전보다 가늘어져 있는 것을 보고 속상해하였다. 대상자의 골절된 다리의 크기와 형태에 변화가 생긴 것은 무엇 때문인가?
7. 대상자는 다리에서 최종적으로 석고붕대를 제거할 때 어떤 문제를 경험할 것 같은가?

단원 요약

부동은 신체의 한 부위(예, 팔다리), 또는 넓은 부위에 일어날 수 있으며, 일시적이거나 영구적일 수 있다.

- 근육과 뼈에 대한 영향은 짧은 시간 내에 발생한다. 뼈대근육이 위축되어 근력과 근질량이 상실되고, 골다공증이 발생하며, 구축이 발생할 수 있다.
- 피부 손상이나 욕창이 쉽게 발생하며, 특히 오랫동안 한 자세를 유지할 경우 압력으로 인해 허혈이 나타나는 부위에 쉽게 발생한다.
- 기립저혈압과 혈전색전증은 심혈관계 기능과 관련된 두 가지 문제점이다.
- 부동상태에서는 심호흡과 기침이 효과적으로 일어나지 않아 폐에 분비물이 정체되고 폐렴이 발생한다.
- 부동으로 인해 장의 연동운동이 감소되어 변비가 발생한다.
- 부동은 소변 정체, 신장결석, 감염 및 탈수의 소인이 될 수 있다.
- 부동은 피부와 영향받는 조직의 감각수용기를 자극하여 통증을 유발할 수 있다.
- 부동 기간 동안 소아의 성장이 지연되는 경우가 빈번하다.

학습문제

1. 부동이 순환에 미치는 영향을 설명하시오.
2. 부동 기간 동안 왜 치유가 지연되는지 몇 가지 이유를 설명하시오.
3. 자주 체위를 변경하는 것이 다음에 어떻게 영향을 주는지 설명하시오.
   a. 한 부위에서 사이질액의 양
   b. 호흡 기능
   c. 피부

제 24 장

스트레스와 관련된 문제

학습목표

이 장을 학습한 후에, 학생들은 다음을 할 수 있다 :

1. 스트레스 반응을 기술할 수 있다.
2. 긍정적인 스트레스와 부정적인 스트레스를 구분할 수 있다.
3. 테크노스트레스를 설명할 수 있다.
4. 스트레스 반응이 질병과 어떻게 관련되는지 설명할 수 있다.
5. 심한 스트레스가 급성신부전, 스트레스궤양, 감염에 어떤 영향을 미치는지 기술할 수 있다.
6. 긍정적인 대처 전략을 제시할 수 있다.

주요 용어

기관지확장(bronchodilation)
엔도핀(endorphin)
항상성(homeostasis)
지방분해(lipolysis)
부적응의(maladaptive)
생리적(physiologic)

1. 스트레스 반응 요약 (Review of the Stress Response)

스트레스 반응은 내적 혹은 외적 변화(스트레스인자)에 대한 전신적인 반응으로 특정 상황에 따라 다양하게 나타난다. 20세기에는, 특히 1946년 Hans Selye가 전신순응증후군(general adaptation syndrome, GAS)과 싸움도피반응(fight or flight)에 대한 정의를 내린 이후로 질환에서의 스트레스 역할이 더욱 견고하게 입증되었다. Selye는 신체가 음식섭취나 활동과 같은 신체요구 혹은 환경의 작은 변화에도 끊임없이 반응하여 항상성(homeostasis)을 유지한다는 사실을 밝혔다. 신체에는 체액균형이나 혈압의 생리적 변화를 재빨리 보상하려는 내재 기전(built-in mechanisms)이 존재하며, 이러한 신체기능의 작은 변동은 정상적인 것이다.

스트레스인자는 신체나 환경에 상당한 변화를 일으키는 요인으로 신체적 혹은 심리적인 것일 수 있으며, 혹은 두 가지가 복합된 것일 수도 있다. 스트레스인자는 실제적 혹은 예측적 요인일 수도 있으며, 단기적 요인일 수도 혹은 장기적 요인일 수도 있다. 스트레스인자에는 통증, 저온에의 노출, 외상, 불안이나 두려움, 새로운 직장, 감염 등이 있고, 즐거운 상황도 스트레스인자가 될 수 있다. 스트레스는 스트레스인자에 대한 반응으로 개인의 상태가 변화할 때 발생하는 것으로 생각된다. 스트레스 반응은 기본적인 것이지만 어떤 스트레스인자에 대해서는 신체가 복합적인 반응을 일으킬 수 있다. 주어진 상황이나 개인에 따라 스트레스 반응의 강도나 영향이 다양하게 나타날 수 있지만, 스트레스인자가 달라도 신체의 생리적인 반응은 같다. 어떤 상황에서는 부가적인 되먹임 고리(additional feedback loops)가 있을 수 있다. 어떤 스트레스인자는 부가적인 특정 반응을 일으킬 수 있는데, 예를 들어 감염은 열을 발생시킨다.

사람마다 스트레스인자를 각각 다르게 지각한다. 특정 스트레스인자가 어떤 개인에게는 가벼운 흥분이나 자극이 될 수 있지만, 다른 사람은 같은 스트레스인자로 인해 우울이 심각해질 수 있으며, 그로 인해 질환이 발생하기도 한다. 스트레스를 받은 개인이 스트레스인자에 대처할 수 있다면 신체는 정상상태로 회복되지만, 스트레스인자에 적응하지 못하면 스트레스로 인해 악영향이 발생한다. 이것을 "고통(distress)"이라 한다.

스트레스인자는 삶의 정상적인 요소이며, 적절한 대처기전이 제대로 기능할 때 신체에 긍정적인 영향을 미친다. 스트레스인자는 다양한 방법으로 성장과 발달을 자극한다. 삶에 어떤 변화나 스트레스인자가 없다면 사람은 둔하고 무력하며 반응없는 상태로 존재할 것이다. 하지만 스트레스인자가 심각하거나 매우 부정적인 영향을 미칠 때, 혹은 한 번에 여러 요인들이 작용하여 변화를 일으킬 때에는 신체가 제대로 적응하지 못할 수도 있다. 그렇게 되면 신체는 차츰 기능에 지장을 초래하고, 부적응행동이 나타날 수 있으며, 개인의 항상성은 깨지게 된다. 노화나 병리적 장애와 같은 요인들은 스트레스인자에 대한 개인의 대처능력을 저해할 수 있다. 스트레스인자가 지속되는 경우 악순환이 발생할 수 있고, 이러한 영향은 신체가 새로운 스트레스인자에 대처하는 것을 방해한다. 어떤 경우에는 더 많은 피해가 발생하는데, 스트레스가 가중되고 개인의 대처능력이 훨씬 더 약화되어 정상 상태로 회복할 가능성이 줄어든다. 마찬가지로, 스트레스인자를 무시하거나 분별없이 음식을 섭취하는 등의 부적응행동(maladaptive behaviors)은 스트레스인자를 제거하지 못하고 문제를 악화시키기 쉽다.

생각해보기 24-1

a. 자신의 생활에서 현재 겪고 있는 스트레스인자 두 가지와 과거에 대처하기 어려웠던 스트레스인자 두 가지를 말해 보시오.
b. 자신에게 성공적이었던 여러 대처기제에 대해 기술하시오.
c. 시도했지만 성공적이지 않았던 대처기제에 대해 기술하시오.
d. 학생들은 보통 논술시험에 스트레스를 받는다. 이러한 상황에서 스트레스 반응이 도움이 되는 점을 두 가지 제시하시오.
e. 입원대상자의 스트레스를 감소시키는 여러 방법을 제시하시오.

Selye는 처음으로 스트레스 반응을 3단계로 정의하였다. 경고단계(alarm stage)에서는 시상하부, 교감신경계, 부신이 활성화되면서 신체의 방어계(defense system)가 동원된다. 두 번째 단계인 저항단계(resistance)에서는 호르몬 수치가 상승되고, 극히 중요한 신체는 최상의 상태로 기능한다. 마지막 단계인 탈진단계(exhaustion stage)는 신체가 더 이상 반응하지 못하거나 스트레스 증가로 손상되었을 때 나타난다. Selye의 연구 이후 여러 측면으로 스트레스에 대한 연구가 진행되고 있다.

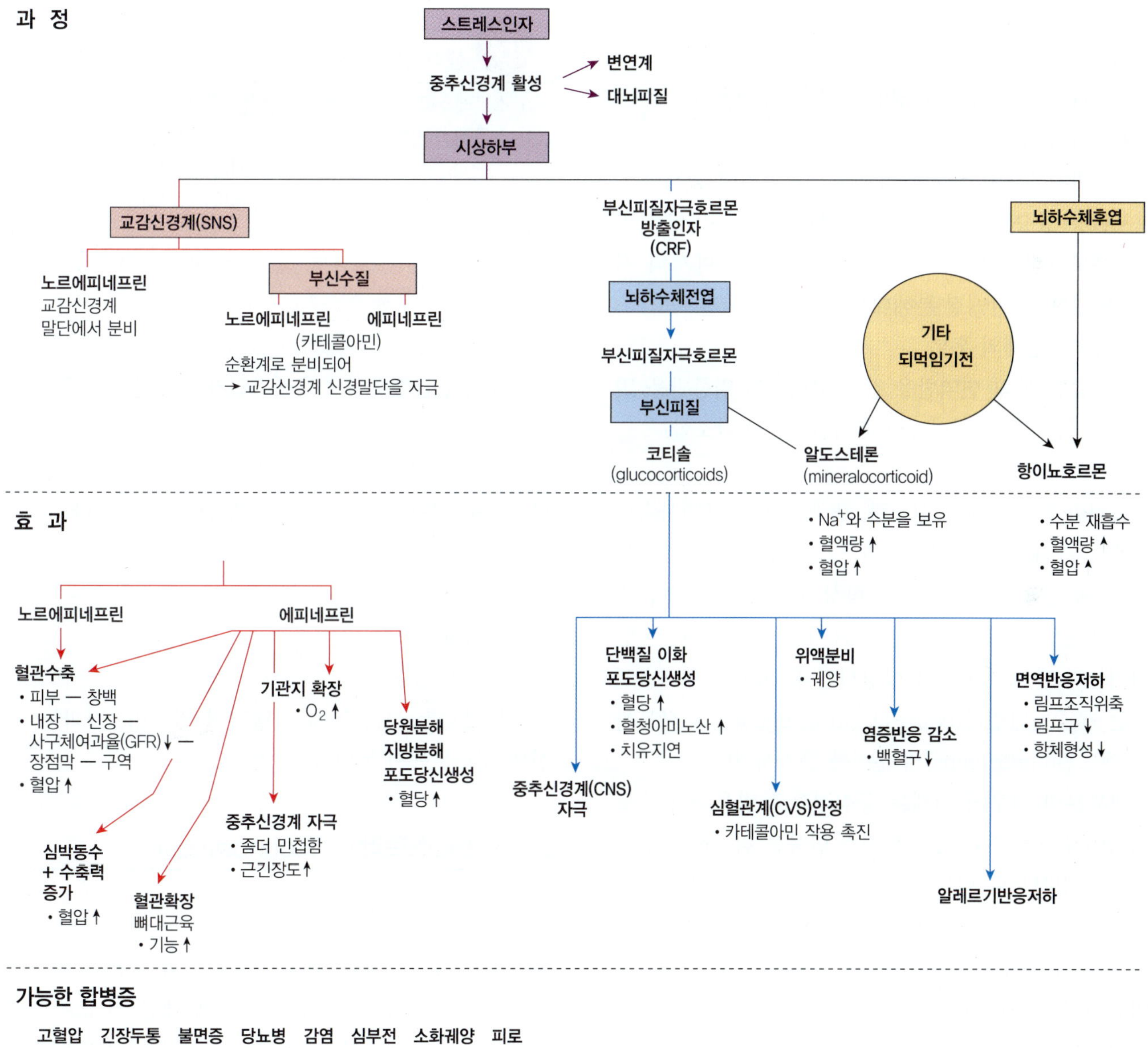

그림 24-1. 스트레스 반응

중추신경계(CNS) ; 교감신경계(SNS) ; 부신피질자극호르몬방출인자(corticotropin-releasing factor, CRF) ; 부신피질자극호르몬(ACTH) ; 항이뇨호르몬(ADH, antidiuretic hormone) ; 사구체여과율(GFR, glomerular filtration rate) ; 위장관(GI) ; 소듐(Na^+) ; 산소(O_2) ; 혈압(BP) ; 백혈구(WBC) ; 심혈관계(CVS, Cardiovascular system)

스트레스 반응은 시상하부와 뇌하수체, 교감신경계, 부신수질 및 부신피질 등의 통합연쇄작용(integrated series of actions)과 관련이 있다. 노르에피네프린(norepinephrine)을 분비하는 청색반점(locus ceruleus)은 신경계에서 빠른 반응을 지원한다. 모든 종류의 스트레스인자는 즉각적으로 ACTH(adrenocorticotropic hormone)의 분비를 현저하게 증가시켜 코티솔(cortisol)의 분비가 크게 늘어난다. 주요 작용은 그림 24-1에 요약하였다.

스트레스 반응의 주요 영향은 다음과 같다.

- 혈압 상승 및 심박동수 증가
- 기관지 확장(bronchodilation) 및 환기량 증가
- 혈당 상승〔간에서의 당원분해(glycogenolysis) 및 포도당신생성(gluconeogenesis)과 근육에서의 지방분해 및 단백질 분해대사의 결과〕
- 중추신경계의 흥분
- 염증반응 및 면역반응 감소(코티솔이 염증반응 및 면역반응의 초기단계와 후기단계에서 감소함)

이러한 작용은 체내 산소량, 혈액순환, 세포대사속도 등을 증가시켜 뇌, 심장, 뼈대근육(skeletal muscle) 등의 중요 신체부위의 기능을 향상시킨다. 경증이나 중등도의 단기 스트레스인자(short-term stressor)는 인지기능과 단기 기억력을 향상시킨다. 또한 스트레스인자는 통증차단인자(pain-blocking agents)로 작용하는 엔도핀(endorphins)의 분비를 증가시킨다.

대부분의 경우에 신체는 긍정적으로 반응하여 스트레스인자를 극복하고, 스트레스 반응은 감소하여 신체활동이 정상으로 회복된다. 스트레스가 심하거나 장기화될 경우, 혹은 개인의 적응기전이 어떤 이유로 손상된 경우 부가적인 고통(distress)이 발생한다. 질병으로 입원하거나 물리치료를 받는 것처럼 부가적인 치료가 요구되는 경우 대상자에게 스트레스인자가 가중된다. 예를 들어, 입원은 두려움과 통증을 가중시킬 수 있고 가족과 직장으로부터 이탈, 일상생활과 식이 변화, 개인의 사생활과 삶에 대한 통제력 상실과 관련된 불안을 증가시킬 수 있다. 반대로, 어떤 경우에는 입원이 질환에 대한 부담을 긍정적으로 완화시켜 줄 수도 있다.

심한 만성적 스트레스는 지적 기능과 기억력을 손상시킨다. 그러한 원인 중의 하나는 과량의 당질부신피질호르몬(glucocorticoid) 분비인데, 다량의 당질부신피질호르몬을 투여한 사람에게 기억력 손상이 나타나는 것과 같은 맥락이다.

생각해보기 24-2

a. 스트레스로 인해 혈당이 상승하는 원인을 설명하시오.
b. 스트레스 반응 동안 혈관수축으로 혈류량이 감소하는 신체기관과 혈류량이 증가하는 신체기관의 명칭을 기술하시오.
c. 스트레스 반응 동안 뇌로 산소공급이 증가되는 두 가지 경우를 설명하시오.
d. 스트레스 반응으로 분비되는 호르몬과 각각의 주요 작용을 두 가지씩 열거하시오.

앞에서 언급했듯이 스트레스인자에 대한 반응은 긍정 또는 부정적일 수 있다. 긍정적인 스트레스(eustress)는 고무적이고 격려하며 장기적인 건강을 증진시킬 수 있다. 이런 스트레스 유형은 다음과 관련될 수 있다:

- 동기부여
- 효율성
- 창의성
- 관심과 집중

고통(distress)은 앞에 설명되어 있으며, 결과는 이 장의 뒷부분에서 논의될 것이다.

2. 테크노스트레스(Technostress)

테크노스트레스는 정보통신기술(information and communication technologies, ICT)의 사용과 비즈니스 및 일반 사회에서의 ICT 사용에 대한 기대로 인해 발생하는 스트레스를 의미한다. 연구에 따르면 테크노스트레스는 기술 수행에 부정적인 영향을 미친다. 부정적인 신경생리학적 효과에는 스트레스 호르몬(아드레날린, 노르아드레날린, 코티솔)의 상승과 교감신경

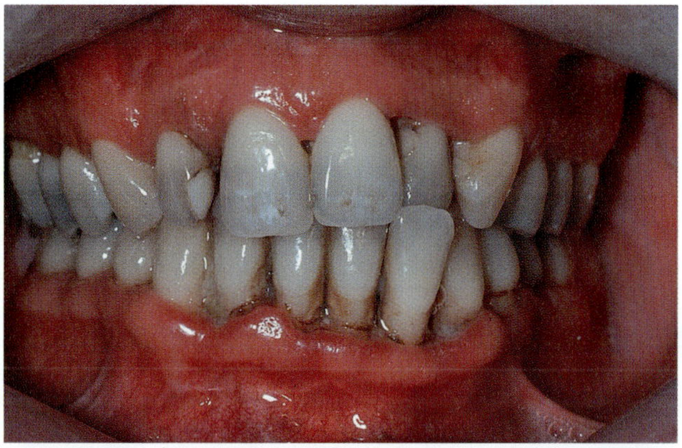

그림 24-2. 스트레스로 인해 발생 가능한 구강내 질환
염증 및 괴사(시험기간 중 구강에서 발생한 괴사성 치주질환)
(Courtesy of Evie Jesin, RRDH, BSc, George Brown College, Toronto, Ontario, Canada.)

계의 활동 증가, 뇌에서의 신경전달 과정의 변화를 포함한다. 비즈니스와 사회에서 디지털화가 증가함에 따라 테크노스트레스는 모든 연령대에서 발생하지만, 나이 든 사람들은 ICT와 함께 성장하지 않았기 때문에 테크노스트레스 수준이 더 높을 수 있다. 반면, 최근의 연구근거는 젊은 세대의 과도한 스마트폰 사용은 스트레스 증가와 관련이 있음을 나타내고 있다. 최근에 스마트폰 사용장애라 불리는 현상이 발생하기 시작하고 소셜미디어 사용자들에서 삶의 만족도가 떨어질 뿐만 아니라 눈에 띄는 스트레스 반응을 일으키기도 한다. 연령과 테크노스트레스 사이의 관계는 현재 완전히 밝혀지지 않았으며 많은 연구가 필요하다.

3. 스트레스와 질병(Stress and Disease)

성인의 40% 이상이 스트레스의 부작용을 경험하고 병원을 방문하는 대상자의 75%~90%는 스트레스 관련 문제를 호소한다. 스트레스는 두통과 같은 증상의 원인이 될 수 있고, 어떤 사람에서는 스트레스인자가 사라지면서 두통이 발생할 수도 있다. 장기간의 혈관수축은 염증 및 괴사를 일으키고, 구내염(구강의 궤양)이나 괴사성 치주질환(그림 24-2), 구역(nausea) 등을 발생시킨다. 혈액공급의 감소로 위장관과 신장의 기능 손상이나 괴사가 발생하는 경우, 좀 더 심각한 합병증이 발생한다. 기저질환이 있는 대상자의 경우에는, 스트레스 반응이 악화요인이 되어 급성 합병증을 일으키거나 기존 질환을 악화시킨다. 예를 들어, 스트레스 반응으로 인한 혈압상승이나 심장부정맥은 심장손상이 있는 대상자의 상태를 더욱 악화시킨다.

스트레스는 어떤 질환의 촉발요인일 수 있다. 단순포진과 같은 만성감염은 대상자가 스트레스를 받을 때 흔하게 발생한다. 스트레스로 급성 천식발작(acute asthma attacks)이나 발작(seizure)이 발생될 수 있다. 암이나 감염의 발병은 심각한 삶의 위기 후에 오는 경우가 많은데, 이는 면역기능이 저하되었다는 것을 뜻한다. 다발경화증(multiple sclerosis)이나 류마티스관절염 등과 같은 여러 만성질환들은 스트레스로 악화된다.

스트레스인자는 신체적 혹은 정서적인 것일 수도 있다. 예를 들면, 류마티스관절염, 전신홍반루푸스(systemic lupus erythematosus, SLE), 천식, 여드름, 궤양결장염(ulcerative colitis), 습진 등은 일반적으로 스트레스인자가 있을 때 증상이 더욱 심해지는 질환들이다. 만성질환 대상자는 만성질환의 악화나 진행성 퇴행을 지연시킬 수 있도록, 스트레스 대처능력과 적절한 지지체계를 개발하는 것이 중요하다.

고혈압, 관상동맥질환, 당뇨병 등의 질병은 스트레스가 원인으로 추정된다. 스트레스를 받는 동안 혈청 콜레스테롤이 상승하고, 스트레스가 지속되면 반응성 혈관수축이 나타나 혈압 및 혈관에 영향을 준다.

스트레스 관련 질병들이 표 24-1에 간략하게 요약되어 있다.

1) 지속적 또는 심한 스트레스의 잠재적 영향 (Potential Effects of Prolonged or Severe Stress)

심한 스트레스는 신부전(renal failure)이나 스트레스 궤양과 같은 다양하고 심각한 합병증을 일으킨다. 급성

표 24-1. 스트레스 관련 질병

위장관계	소화궤양, 스트레스궤양 궤양결장염 국소회장염 구역, 설사 구내염, 치주염	**신경계**	다발경화증 발작 우울증 뇌졸중
호흡계	천식	**근골격계**	류마티스관절염
심혈관계	고혈압 협심증 울혈심부전	**피부**	단순포진 습진 여드름
기타	암 감염 자가면역장애 비만	**요로계**	급성신부전 알콜남용으로 인한 경화

신부전은 심한 장기간의 혈관수축과 신장의 혈액공급 감소로 발생한다. 혈액공급의 감소는 세뇨관 괴사, 여과액 흐름 차단, 사구체여과 중단 등을 유발한다. 때로는 영구적인 신장손상을 가져오기도 한다. 스트레스궤양은 심각한 외상으로 유발될 수 있는데, 좋은 예로 화상과 관련이 있는 컬링궤양(Curling's ulcer)이 있다. 스트레스궤양은 다발위궤양으로, 보통 증상이 없지만 위출혈이 자주 발생하기 때문에 위험하다. 스트레스 반응의 여러 요인이 궤양형성에 기여한다. 위점막의 심한 혈관수축으로 점막재생과 점액생산이 감소되고, 위 연동운동 감소로 위 미즙(chyme)이 정체되며, 당질부신피질호르몬의 이화작용으로 조직재생이 지연되는데, 이 모든 과정이 궤양형성의 원인이 된다.

심한 스트레스로 인한 합병증의 위험을 줄이기 위해 예방법을 적용해야 한다. 예를 들면, 급성신부전 예방을 위해, 간호제공자는 수분섭취를 격려하여 신장 관류액의 흐름을 증가시키고, 신장 세동맥을 확장시키기 위해 처방된 약물을 투여하여 신장기능을 보호한다. 스트레스궤양을 예방하기 위해 위점막을 보호하고 산분비를 감소시키는 약물을 투여한다.

심한 스트레스의 또 다른 잠재적 합병증인 감염은 코티솔 분비 증가로 염증반응과 면역기능이 저하되는 것과 관련이 있다. 이 같은 신체방어기전의 감소로 기회감염이 발생하고, 일반적인 병원성(pathogenic) 미생물이 아닌 흔하지 않은 미생물에 의해 감염되기 쉽다. 염증반응이 결핍되어 감염이 충분히 진행될 때까지 감염징후가 나타나지 않을 수도 있다. 곧이어 림프조직이 위축되고, 순환 백혈구수와 기능이 감소한다. 심한 스트레스와 관련된 악성종양의 성장과 발생빈도의 증가 역시 면역계의 감시기능 저하와 관련이 있다.

지속적인 스트레스는 외상이나 수술 후의 조직 회복을 방해한다. 일차적으로 코티솔이 증가하여 단백질 합성과 조직 재생을 감소시키고, 이차적으로 카테콜아민이 증가하여 혈관수축, 혈액공급 감소, 외상부위의 영양공급 감소 등이 발생한다. 경우에 따라 이러한 영향으로 감염 위험성이 증가하고 외상이나 수술부위의 흉터조직이 증가한다.

외상후스트레스장애(Post Traumatic Stress Disorder, PTSD)는 갑작스런 재난 후에 발생하는 질환이다. 참전 군인들에게서 처음으로 확인되었고, 지금은 큰 재앙이나 개인적 외상을 경험한 대상자에게 진단을 내린다. 이 증후군은 보통 사건발생 3개월 내 발생하지만 수년 후에 증상이 나타나기도 한다. 증상은 3가지로 분류한다; 사건의 재논의 또는 재체험, 어떤 활동의 회피와 감정반응의 결여, 무반응이라는 해리상태. 또한 외상후스트레스장애 대상자는 약물이나 알콜 의존성이 발생할 가능성이 매우 높다. 증상은 치료시 보통 6개월 내에 완화되지만 어떤 경우에는 증상이 지속되거나 수년 후에 재발한다.

생각해보기 24-3

혈류 감소가 치유를 방해하고 감염의 위험성을 증가시키는 기전을 설명하시오.

2) 스트레스 대처(Coping with Stress)

스트레스가 신체에 주는 부정적인 영향을 예방하기 위해 개개인은 스트레스인자를 확인하여 정서적, 행동적인 면에서 그 요인을 통제할 수 있는 최선의 방법을 선택해야 한다. 문제해결을 위해 적절한 행동을 취하고, 스트레스인자를 제거할 수 없는 경우 적절한 대처기전을 활용해야 한다. 이러한 방법은 실천하기 어려운 경우가 있으며, 특히 스트레스인자에 압도되거나 다수의 스트레스인자에 노출된 경우에는 더욱 그러하다. 피로, 노화, 영양부족, 지식부족, 정서적 지지 부족 등은 적절한 대처를 방해하는 요인들이다.

스트레스의 병리 효과를 최소화하기 위해서는 단기간이라도 지지체계가 필요하며 다음과 같은 전략이 이용될 수 있다.

- 충분히 휴식을 취하고 건강식을 섭취한다.
- 새로운 상황에 적응하도록 생활양식을 바꾼다.
- 스트레스 조절을 도울 수 있는 규칙적이고 알맞은 운동프로그램을 선택하여 스트레스가 높은 시간에 운동을 한다.
- 자전거타기, 수영, 달리기 등의 유산소운동은 기분전환 뿐만 아니라 근육긴장을 해소하고 순환을 증진시키는데 효과적이다.
- 유산소운동을 하면 신체가 더 많은 지방을 에너지로 사용하여 혈당을 보다 안정적으로 유지한다.
- 비교적 일정하게 뇌로 혈액을 공급하는 것은 기분변화(mood swings)를 방지하고 흥분성을 감소시킨다.
- 일정시간 동안 기분전환 활동을 한 후에 좀 더 객관적으로 문제를 평가해본다.
- 상담 및 지원서비스를 활용한다.
- 이완요법, 심상요법, 생체되먹임(biofeedback)요법, 음악요법, 미술요법 등을 활용한다.
- 필요시 항불안 약물(단기간의 lorazepam (Ativan)과 같은 신경안정제)을 이용한다.
- 조직적인 접근을 하고, 차선책이나 목표를 확인하며, 즉각적인 의사결정을 한다.

개인마다 스트레스인자를 서로 다르게 인식하는 것처럼, 각자 개별적인 대처기전을 개발하고, 이러한 기법들을 주기적으로 수정해야 한다.

스트레스 반응의 초기단계에는 부적응 행동(maladaptive behavior)을 더 많이 하는 경향이 있다. 수면회피(avoiding sleep), 패스트푸드 섭취, 커피 자주 마시기, 지속적인 흡연 등은 스트레스를 줄이기보다 증가시키기 쉬운 행동들이다.

사례연구 24.1

상황적 스트레스 반응

치과에서 사랑니 발치를 앞 둔 13세의 건강한 L은 매우 불안하다. 치과의사가 구강내 마취를 위해 바늘을 삽입하는 것이 두렵다. 이 소녀는 과거에 병원에서 예방접종을 받을 때 가벼운 두통과 어지러움을 경험한 적이 있다. 그녀의 엄마는 그녀의 불안한 행동이 어리석다고 생각하며 치과에서 잘 될 것이라고 안심시키려고 노력하였다. 치과는 혼잡하고 치위생사는 치과의사가 응급 대상자가 있어 이 소녀의 진료가 늦어질 거라고 한다. 이 소녀는 30분 동안 대기하고 있다.

1. 이 소녀의 스트레스인자는 무엇인가?
2. 진료가 지체되는 것은 이 소녀의 스트레스 반응에 어떤 영향을 주는가? 무엇이 대기동안 이 소녀의 스트레스를 줄일 수 있을까?
3. 치위생사가 이 소녀를 불렀을 때 이 소녀는 일어나자마자 쓰러질 것 같았다. 신경계의 어떤 변화가 이 저혈압의 원인이 되는가? 이는 스트레스인자에 대한 일상적인 반응의 일부인가?

4. 이 소녀는 땀이 나고 동공이 확대되었다. 이런 증상을 일으키는 무슨 특별한 변화가 나타나는가?
5. 이 소녀의 엄마는 소녀에게 진정하고 용기를 내라고 말한다. 이는 이 소녀가 경험하는 스트레스에 어떤 영향을 줄 수 있는가?

치과의사는 주사기가 아닌 마스크를 이용하여 마취를 제공할 거라고 이 소녀를 진정시키고 이 소녀는 이런 절차에 동의하였다. 이 소녀는 4개의 치아를 발치 후 집으로 돌아왔다. 집에서 이 소녀는 턱의 통증과 경직을 경험하였다.

1. 지속적인 통증과 경직은 조직치유와 회복에 어떤 영향을 주는가?
2. 침습적 처치가 다음에 계획될 때 이 소녀는 스트레스를 줄이기 위해 무엇을 할 수 있는가?

단원 요약

기본적인 스트레스 반응은 모든 상황에서 동일하지만, 특정 스트레스인자나 원인에 따라 차이를 나타낸다. 스트레스인자는 정상적인 삶의 일부분이다.

- 스트레스 반응은 경고, 저항, 탈진의 3단계로 이루어지며, 시상하부, 뇌하수체, 교감신경계, 부신 등의 작용과 관련이 있는 것으로 생각된다.
- 스트레스인자에 대한 반응은 긍정 또는 부정적인 스트레스 반응일 수 있다.
- 테크노스트레스는 정보통신기술의 사용 및 의존도 증가로 인해 발생하는 비교적 새로운 형태의 스트레스이다.
- 스트레스는 두통과 같은 가벼운 문제를 유발할 수도 있고, 발작이나 암 등의 보다 심각한 질환을 촉진시킬 수도 있으며, 궤양결장염과 같은 만성질환을 악화시킬 수도 있다.
- 심한 장기간의 스트레스나 다수의 스트레스인자는 소화궤양이나 급성신부전과 같은 심각한 결과를 초래할 수도 있다.
- 긍정적인 방법으로 스트레스 상황을 해결하고 적절한 대처기제를 이용하면 정상상태로 회복할 수 있다.

학습문제

1. 세포에 산소공급을 증가시키는 스트레스 반응 기전이나 요인을 기술하고, 각 요인이 스트레스 반응에 어떻게 기여하는지 설명하시오.
2. 여러분이 최근에 경험한 스트레스인자와 이에 따른 스트레스 반응을 기술하시오.
3. 스트레스인자에 대한 긍정적인 반응과 부정적인 반응을 구분하시오.
4. 테크노스트레스를 설명하시오.
5. 스트레스 관련 질병들을 열거하시오.
6. 심각한 스트레스로 인하여 발생 가능한 두 가지 합병증을 기술하시오.
7. 과도한 음식 섭취나 음주 같은 부적응적 대처기제가 왜 도움이 되지 않는가?

찾아보기

ㅇ

ㅊ

A

B

C

I

Q

R

보건의료인을 위한 **병태생리학** 값 48,000원

2011년 1월 10일 제1판 1쇄 발행
2024년 2월 28일 제5판 1쇄 발행
2026년 2월 5일 제5판 3쇄 발행

공저자 : Karin C. VanMeter
Robert J. Hubert
공역자 : 최명애 · 이경숙 · 정재심 · 안경주
채영란 · 조미경 · 황영희 외 10명
발행인 : 주 영 일
발행처 : **계 축 문 화 사**

서울특별시 종로구 통일로12길 16-17
우편번호 : 03029
TEL : 735-2257 · 738-9746
FAX : 723-9025
E-mail : gyechuk@hanmail.net
홈페이지 : http://gyechuk.co.kr
1973. 10. 31 등록번호 제300-1973-8호
ISBN 978-89-5629-756-9 93510

HANDY TABLES

It may be noted that the normal values presented in various texts differ somewhat. Institutions publish a specific set of normal values to be used as a baseline reference by individuals using that laboratory. Always check the reported values against these norms.

Blood

	Conventional Units	SI Units
Arterial Blood Gases		
PaO_2	95-100 mm Hg	
$PaCO_2$	35-42 mm Hg	
pH	7.35-7.45	
Bicarbonate (HCO_3^-)	22-26 mEq/L	
Base excess	−2.4 to +2.3 mEq/L	
Arterial O_2 saturation (SaO_2)	96%-98%	
Cells		
Red blood cells (erythrocytes, RBCs)	4.2-5.9 million (10^6)/mm^3	$4.2\text{-}5.9 \times 10^{12}$/L
Platelets (thrombocytes)	150,000-350,000/mm^3	$150\text{-}350 \times 10^9$/L
White blood cells (leukocytes, WBCs)	4500-10,500/mm^3	$4.5\text{-}10.5 \times 10^9$/L
Differential		
Neutrophils (57%-70%)	2000-7500/mm^3	
Lymphocytes (20%-25%)	2000-4000/mm^3	
Eosinophils (2%-4%)	400-450/mm^3	
Monocytes (3%-8%)	500-1000/mm^3	
Basophils (0.5%-1%)	40-100/mm^3	
Hemoglobin	Male 13.5-18 g/100 mL (135-180 g/L)	8.1-11.2 mmol/L
	Female 12-16 g/100 mL (120-160 g/L)	7.4-9.9 mmol/L
Reticulocytes	0.5%-2.5% erythrocytes	
Hematocrit	Male 45%-52%	0.45-0.52
	Female 37%-48%	0.37-0.48
Erythrocyte sedimentation rate (ESR)	Male 1-13 mm/hr	
	Female 1-20 mm/hr	
Red cell volume	25-35 mL/kg body weight	
Mean corpuscular volume	86-98 μm^3	
Electrolytes		
Sodium (Na^+)	135-142 mEq/L	135-142 mmol/L
Potassium (K^+)	3.8-5 mEq/L	3.8-5 mmol/L
Calcium (Ca^{2+})	4-5 mEq/L	2-2.6 mmol/L
Magnesium (Mg^{2+})	3 mEq/L	1.25-1.75 mmol/L
Chloride (Cl^-)	95-102 mEq/L	95-102 mmol/L
Nutrients		
Amino acids (total)	35-65 mg/dL	1.5-2.5 mmol/L
Glucose (fasting)	70-110 mg/dL	3.9-5.6 mmol/L
Iron (total)	60-150 µg/dL	11-27 µmol/L
Lipids (total)	400-800 mg/dL	4-8 g/L
Cholesterol	150-250 mg/dL	4-6.5 mmol/L
HDL	>40 mg/dL	
LDL	<180 mg/dL	
Fatty acids (total)	8-20 mg/dL	0.08-0.2 g/L
Triglycerides	75-160 mg/dL	0.85-1.9 mmol/L
Phospholipids	150-380 mg/dL	1.5-3.8 g/L
Vitamin B_{12}	150-900 pg/ mL	150-670 pmol/L
Proteins		
Albumin	3.2-4.5 g/dL	32-45 g/L
Fibrinogen	200-400 mg/dL	2-4 g/L
Immunoglobulins	0.5-1.5 g/dL	5-16 g/L
IgG	640-1350 mg/100 mL	6.4-13.5 g/L
IgM	85-350 mg/100 mL	0.8-3.5 g/L
IgA	70-300 mg/100 mL	0.7-3 g/L
IgE	3-150 mg/100 mL	0.03-1.5 g/L
IgD	0-8 mg/100 mL	0
Hormones		
Adrenocorticotropin (ACTH)	15-70 pg/ mL	3.3-15.4 pmol/L
Cortisol		
8 AM	5-25 µg/100 mL	0.14-0.69 µmol/L
8 PM	<10 µg/100 mL	0-0.28 µmol/L
Triiodothyronine (T_3)	75-95 ng/100 mL	1.16-3 nmol/L
Wastes		
Bilirubin (direct)	maximum 0.3 mg/dL	5 µmol/L
Bilirubin (indirect)	0.1-1.0 mg/dL	1.7-17 µmol/L
Creatinine	0.6-1.2 mg/dL	53-105 µmol/L
Nonprotein nitrogen	20-35 mg/dL	14.3-25 mmol/L
Urea nitrogen	8-22 mg/dL	2.9-8 mmol/L
Uric acid	2-6 mg/dL	0.12-0.36 mmol/L